中文翻译版
原书第5版

眼科学基础

The Eye: Basic Sciences in Practice

原　著　〔英〕约翰·V. 福雷斯特（John V. Forrester）
〔英〕安德鲁·D. 迪克（Andrew D. Dick）
〔澳〕保罗·G. 麦克梅纳明（Paul G. McMenamin）
〔英〕菲奥娜·罗伯茨（Fiona Roberts）
〔美〕埃里克·珀尔曼（Eric Pearlman）

主　译　王丽强　黄一飞

科学出版社

北　京

图字：01-2024-3671 号

内 容 简 介

本书是美国和英国眼科医师资格考试的必备参考书，也是国际眼科医师考试的重要参考读物。全书分 9 章，将眼科的基础知识按照解剖学、组织胚胎学、遗传学、生物化学与细胞生物学、生理学、药理学、免疫学、微生物感染及病理学等基础医学学科进行了系统整理和详细阐述，结合大量精美的示意图、组织学及电镜照片将基础知识和相关临床信息进行了综合讨论。第 5 版补充了生命科学的最新发展，如增加了在人类基因组计划基础上表观遗传学、功能基因组学、微生物组学和免疫学发生的革命性变化，以及解剖学和病理学在概念和诊断手段上的进步等，这些新知识推动着眼科学的深入发展。此外，本书还介绍了虫媒病毒感染及 COVID-19 所致眼部病损。

本书可供眼科医师、研究生、基础研究者及其他相关人员使用。

图书在版编目（CIP）数据

眼科学基础：原书第 5 版 /（英）约翰 · V. 福雷斯特 (John V. Forrester) 等著；王丽强，黄一飞主译．-- 北京：科学出版社，2025. 6. -- ISBN 978-7-03-081758-7

Ⅰ. R77

中国国家版本馆 CIP 数据核字第 2025GV8983 号

责任编辑：丁慧颖　路　倩　徐卓立 / 责任校对：张小霞
责任印制：肖　兴 / 封面设计：吴朝洪

科 学 出 版 社 出版
北京东黄城根北街 16 号
邮政编码：100717
http://www.sciencep.com

北京汇瑞嘉合文化发展有限公司印刷
科学出版社发行　各地新华书店经销

*

2025 年 6 月第　一　版　开本：889 × 1194　1/16
2025 年 6 月第一次印刷　印张：31
字数：960 000

定价：368.00 元

（如有印装质量问题，我社负责调换）

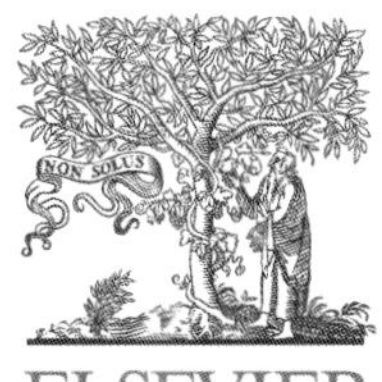

Elsevier (Singapore) Pte Ltd.
3 Killiney Road, #08-01 Winsland House I, Singapore 239519
Tel: (65) 6349-0200; Fax: (65) 6733-1817

The Eye: Basic Sciences in Practice, 5/E

Publisher's note: Elsevier takes a neutral position with respect to territorial disputes or jurisdictional claims in its published content, including in maps and institutional affiliations.

First edition 1996, Second edition 2002, Third edition 2008, Fourth edition 2016, Fifth edition 2021
ISBN: 9780702079931

This Translation of The Eye: Basic Sciences in Practice, 5/E by John V. Forrester, Andrew D. Dick, Paul G. McMenamin, Fiona Roberts and Eric Pearlman was undertaken by China Science Publishing & Media Ltd. (Science Press) and is published by arrangement with Elsevier (Singapore) Pte Ltd.

The Eye: Basic Sciences in Practice, 5/E by John V. Forrester, Andrew D. Dick, Paul G. McMenamin, Fiona Roberts and Eric Pearlman 由科学出版社（中国科技出版传媒股份有限公司）进行翻译，并根据科学出版社（中国科技出版传媒股份有限公司）与爱思唯尔（新加坡）私人有限公司的协议约定出版。

《眼科学基础》（第 5 版）（王丽强，黄一飞主译）
ISBN: 9787030817587

注意

本译本由科学出版社（中国科技出版传媒股份有限公司）独立完成。相关从业及研究人员必须凭借其自身经验和知识对文中描述的信息数据、方法策略、搭配组合、实验操作进行评估和使用。由于医学科学发展迅速，临床诊断和给药剂量尤其需要经过独立验证。在法律允许的最大范围内，爱思唯尔、译文的原文作者、原文编辑及原文内容提供者均不对译文或因产品责任、疏忽或其他操作造成的人身及（或）财产伤害及（或）损失承担责任，亦不对由于使用文中提到的方法、产品、说明或思想而导致的人身及（或）财产伤害及（或）损失承担责任。

第 5 版原著作者

John V. Forrester

MB ChB MD FRCS(Ed) FRCP(Glasg)(Hon) FRCOphth(Hon) FMedSci FRSE FARVO

Emeritus Professor of Ophthalmology, Department of Ophthalmology, University of Aberdeen, Aberdeen, UK; Section of Immunology and Infection, University of Aberdeen, UK; Ocular Immunology Program, The University of Western Australia, Australia; Centre for Experimental Immunology, Lions Eye Institute, Western Australia, Australia

Andrew D. Dick

BSc MB BS MD FRCP FRCS FRCOphth FMedSci FRSB FARVO

Professor of Ophthalmology, University of Bristol; Duke-Elder Professor of Ophthalmology and Director, UCL-Institute of Ophthalmology, University College London, London, UK

Paul G. McMenamin

BSc MSc(MedSci) DSc (Med) PhD FARVO FRSB

Emeritus Professor, Department of Anatomy and Developmental Biology, Monash University, Melbourne, Victoria, Australia

Fiona Roberts

BSc MBChB MD FRCPath

Consultant Ophthalmic Pathologist, Queen Elizabeth University Hospital, Glasgow, UK

Eric Pearlman

BSc PhD

Director, Institute of Immunology; Professor, Departments of Ophthalmology and Physiology and Biophysics, University of California, Irvine

《眼科学基础》翻译人员

主　译　王丽强　黄一飞

副主译　刘安琪　王　群　许薇薇

译　者　（以姓氏笔画为序）

王　群　王大江　王丽强　王昱淇　叶　子
田　磊　白　芳　乔国庆　刘　峰　刘书钰
刘安琪　许薇薇　孙图南　李　钊　李　娜
李　想　杨昆昆　肖国城　吴　星　余继锋
张远霞　陈小鸟　陈晓菲　武博文　卓德义
金　鑫　孟晓丽　胡　健　侯豹可　贾　亮
贾烈曦　陶　冶　黄一飞　董　莹　蒋依琳
曾湘纹

第 5 版中译本序

Elsevier 是一家国际著名的出版社，山东省眼科研究所的团队曾经翻译出版《眼科学基础》（*The Eye: Basic Sciences in Practice*）第 3 版，我作为中文翻译版第 3 版的主审，获益匪浅。得知中国人民解放军总医院王丽强、黄一飞教授团队不仅翻译出版了第 4 版，中文翻译版第 5 版也出版在即，能坚持将其介绍给中国的眼科医师，我感到很高兴。我向他们表示祝贺，因为他们为中国眼科界做了一件有意义的工作，尤其对刚刚进入眼科医学队伍的广大青年学生和初中级眼科医师来说，此书可能为他们提供更多的营养。

在向译者祝贺的同时，我也郑重向大家推荐此书。希望在生命科学日新月异的今天，有更多的读者能够通过阅读此书学习到眼科学的前沿知识，打下坚实的专业基础，为患者眼睛的健康提供更精准的诊断和治疗。

谢立信

中国工程院院士

山东省眼科研究所名誉所长

山东第一医科大学附属青岛眼科医院院长

2025 年 5 月

第 5 版译者前言

《眼科学基础》（*The Eye: Basic Sciences in Practice*）一书，由 John V. Forrester、Andrew D. Dick、Paul G. McMenamin、Fiona Roberts、Eric Pearlman 联合编写。本书问世以来，一直都是美国和英国眼科医师资格考试的必备参考书，也是全球许多医学生和眼科工作者喜爱的参考书，在业界受到普遍好评，有着深远影响。目前已连续出版至第 5 版。

本书第 3 版多年前由山东省眼科研究所王宜强和刘廷教授担任主译翻译成中文，他们的工作对中国眼科工作者和眼科事业发挥了很好的推动作用，向他们致敬。第 4 版的翻译则是我们团队于 2018 年完成。

与时俱进是科学发展的必由之路。近年来，生命科学的各个领域已经发生了翻天覆地的变化，这些变化对眼科的基础研究和临床实践影响巨大，眼科和视觉科学领域与其他领域的交叉融合也越来越密切。《眼科学基础》第 5 版是基于这些变化而出版的。

本次再版除保留了第 4 版的精华外，重点更新了各学科在眼科领域的新进展和新理念，内容涵盖解剖学、胚胎学和发育、遗传学、生物化学与细胞生物学、视觉生理和视觉系统、基础药理学和眼科药理学、免疫学和病理学等诸多方面。书中除系统阐述各领域的理论要点外，各个章节还分别由该领域一流专家根据学科最新进展做了精心修订，如表观遗传学、功能基因组学、微生物组学、免疫学、病理诊断学的革命性变化对眼科学的影响，甚至包括解剖学中关于眼部与颅内液体流动的新知识及虫媒病毒感染和 COVID-19 对眼的影响等。第 5 版还增删了许多插图，适合眼科专业各个领域的工作者阅读，同时对眼科感兴趣的其他医学专业人员和普通读者也能从中获得丰富的相关知识。

《眼科学基础》第 4 版主译黄一飞教授首次拜读本书是在英国牛津大学图书馆，当时感到书中对相关内容叙述较其他一般性专业书籍更加广泛和深入，介绍得非常系统和有条理，精美的插图也有助于理解高深的理论，因此黄教授对本书印象深刻、爱不释手。当看到 Elsevier 出版的《眼科学基础》第 5 版，大家就像重新找到珍爱的朋友一样高兴。医院同事，还有我们的学生都很喜欢这本书，同时也都非常有热情、愿意花精力和时间将其译成中文，以便更多的眼科同行能够一起来和它做朋友。相信本书一定能为中国眼科医生，以及想了解眼科相关内容的医学专业人员提供更丰富的知识和极大的帮助。

在本书的翻译过程中，我们的翻译团队除了力求忠实于原著外，也尽量注意兼顾中文的表达习惯，大家竭尽全力试图准确地传递与呈现原著的内容和知识体系，为达到这一目的，每一位参与翻译工作的人员都付出了大量辛勤的劳动。本书出版之际，衷心感谢所有参与翻译和校对的工作人员，对他们的认真和付出表示深深的敬意。不过略有遗憾的是，鉴于版权及其他方面的考虑，书中少量的插图不得不保留了原版未做翻译。不过瑕不掩瑜，这本书所能带给我们的享受和益处并不会因此而有丝毫减少，相信广大读者能像我们一样从中获益。

由于多方面因素本书暂未引进相关的电子读物，敬请读者谅解。此外，因日常工作繁重，本书的翻译若有不当之处，衷心期望大家批评指正。

王丽强

中国人民解放军总医院眼科主任、教授、博士生导师

2025 年 5 月于北京

第 5 版原著前言

今天，全面更新的《眼科学基础》（*The Eye: Basic Sciences in Practice*）第 5 版即将面世，本书旨在为所有希望在眼科学和视觉基础科学领域夯实基础的医学生、培训者、科学家、研究人员、医生和验光师提供帮助。眼科学是一个非常广泛的领域，因为它涵盖了生命科学的各个方面。事实上《眼科学基础》一书出版以来正在或已经引起了学术型眼科医生和视觉科学家的广泛兴趣与关注，他们希望了解与其临床实践或研究项目间接相关的各个知识领域。《眼科学基础》最初的编撰构想只是为了满足当时的需求，即提供一本可供广泛不同背景群体使用的易读、简洁的知识读本，使得他们能够涉足眼科学和视觉科学背后的知识海洋。这当然包括眼科学和视觉科学的一系列核心学科，如解剖学、胚胎学、眼部发育生理学和视觉神经生理学，然而，为了获得与眼部疾病过程和治疗干预相关的更多知识，还需要来自如病理学、药理学、微生物学、遗传学和免疫学等其他学科更广泛的信息，以便能够更清晰地理解这些内容。

自第 4 版出版以来，我们对眼部功能和疾病的理解又取得了长足的进步，如遗传学的进展使基因治疗和基因编辑得到了更深入的研究，并揭示了表观遗传学的重要作用；微生物组学的不断发现，特别是胃肠道作为免疫器官的作用，给微生物学和免疫学带来了革命性的变化；眼部药物输送问题仍然是药理学家面临的重大挑战；眼部和颅内液体流动的新知识对我们理解解剖屏障的概念具有重要意义；病理学的发展为诊断提供了改进的更加丰富的辅助手段；这些都不可避免地对相关学科产生了更大的影响。此外，寨卡（Zika）病毒、登革（Dengue）病毒、基孔肯雅（Chikungunya）病毒等虫媒病毒正被列入影响眼部和中枢神经系统的已知病原体列表，日益严重地引起新型致盲疾病。再者，COVID-19 正成为全球大流行病（译者注：截至原著出版时），尽管尚未证明 SARS-CoV-2 会影响视网膜，但它确实侵袭了大脑中的神经元。

《眼科学基础》第 5 版对上述多个领域进行了重大修订，并提供了最新的前沿信息，这将更加吸引核心读者群，即眼科和视光方面的从业者。我们也希望本书能够继续吸引眼科学和视觉科学领域的学者，为他们提供易于获取的相关学科的基础知识。再版中我们保留了原有的格式和子标题，同时我们以加强互动和线上的方式进一步开发了电子书材料。我们衷心希望《眼科学基础》第 5 版能够在全球各地的眼科研究实验室中占有一席之地，成为相关基本术语和知识的“维基指南”。对于新进入眼科学和视觉科学这个令人着迷的世界的人来说，本书中的信息如能被正确吸收和引用将特别有价值。

John V. Forrester　Andrew D. Dick　Paul G. McMenamin

Fiona Roberts　Eric Pearlman

（刘安琪　杨昆昆　译）

致 谢

本书出版之际，我们对 William R. Lee 教授致以衷心感谢。他是本书第 1 版和第 2 版的共同作者，感谢他为当前版本提供的指导和支持，并且慷慨提供了很多资料。对为本书初稿提出意见和建议的未署名学者也一并表示谢意。

John V. Forrester
Andrew D. Dick
Paul G. McMenamin
Fiona Roberts
Eric Pearlman

本书献给 Anne、Lindsey、Christine(dec) 和 Lucy

目 录

第 1 章

眼和眶的解剖

第一节　解剖术语

国际上通用的描述人体结构位置和关系的术语，需要参照一系列假想的平面（图 1–1）。这些涉及解剖结构相对位置的术语包括内（靠近人体的正中或正中矢状面）和外（远离人体的正中或正中矢状面）；前（靠近身体的前表面）和后（靠近身体的后表面）；上（近头侧）和下（远头侧）；浅（靠近身体的表面）和深（远离身体的表面）。这些术语的组合可作为一种补充以便确切地描述位置关系，如腹外侧、腹内侧等。

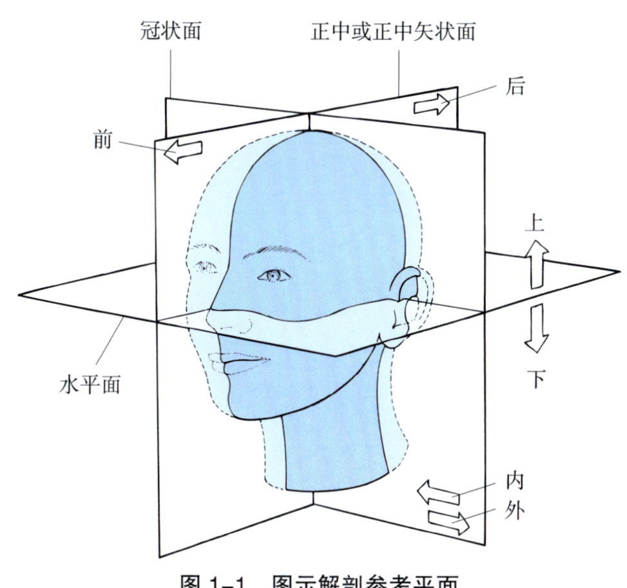

图 1–1　图示解剖参考平面

第二节　颅骨及眶

一、颅的整体特点

颅可分为上下两部分：上半部分呈碗状，容纳脑组织，称为脑颅或神经颅；下半部分为面颅，又称内脏颅。脑颅可进一步分为颅盖和颅底。

颅骨间借骨缝（纤维组织形成的固定连接）相连。脑颅骨共 8 块（仅两个成对），面颅骨共 14 块，其中不成对的有 2 块（图 1–2）。颅骨包含许多腔，反映了其复杂的功能。

1. 颅腔　容纳、支持和保护大脑。

2. 鼻腔　与呼吸和嗅觉有关。

3. 眼眶　容纳眼及其附属器。

4. 口腔　为消化道的起始部，负责咀嚼和初步加工食物；容纳味觉感受器。

颅骨内有许多含气空腔，如鼻旁窦（图 1–3）。图 1–2A 和 B 中标明了与眼和眶有关的解剖结构。

二、眶骨骼学

两个眶腔位于脑颅和面颅之间，由鼻腔、筛小房、蝶窦将其隔开（图 1–3）。每侧眶是一个凹腔，容纳和保护眼及眼附属器，并有相关的神经和供应眶周面部的血管通过。以下颅骨构成眶壁：上颌骨、额骨、蝶骨、颧骨、腭骨、筛骨、泪骨（图 1–4 和图 1–5）。眶大致呈四棱锥体，底为眶缘，尖端狭窄为视神经管。眶有上、下、内侧和外侧四壁（图 1–4）。

眶下壁由外向尖端逐渐变窄，因此锥体的尖部呈三角形。眼眶在眶缘后约 1.5cm 处最宽。眶内侧壁大致与正中矢状面平行，而外侧壁则与该平面约成 45°。眶口朝前外稍偏下方开放，这是为了适应灵长类和捕食者需要双眼视觉的特点。神经和肌肉从眶尖入眶，向前外方走行（图 1–3A、B）。眶高 40mm、宽 40mm、深 40mm。眶容积约 30ml，眼球占其 1/5 容积。

（一）眶壁

图 1–4 显示了构成眶上、下、内侧、外侧壁的骨。

1. 眶上壁

（1）泪腺窝：位于眶上壁前外侧，额骨颧突的后方。

（2）滑车窝（凹）：位于眶上壁前内侧，距眶缘约 4mm，为滑车（小滑轮）的附着处。上斜肌的肌腱通过滑车。

（3）筛前孔和筛后孔：位于眶上壁和内侧壁的交界处，额筛缝的上方（图 1–5A），有筛前、筛后神经和血管通过。

（4）与周围组织的关系：眶上壁将眼眶与颅前窝和大脑额叶分开，除蝶骨小翼形成的部分外，其余的眶

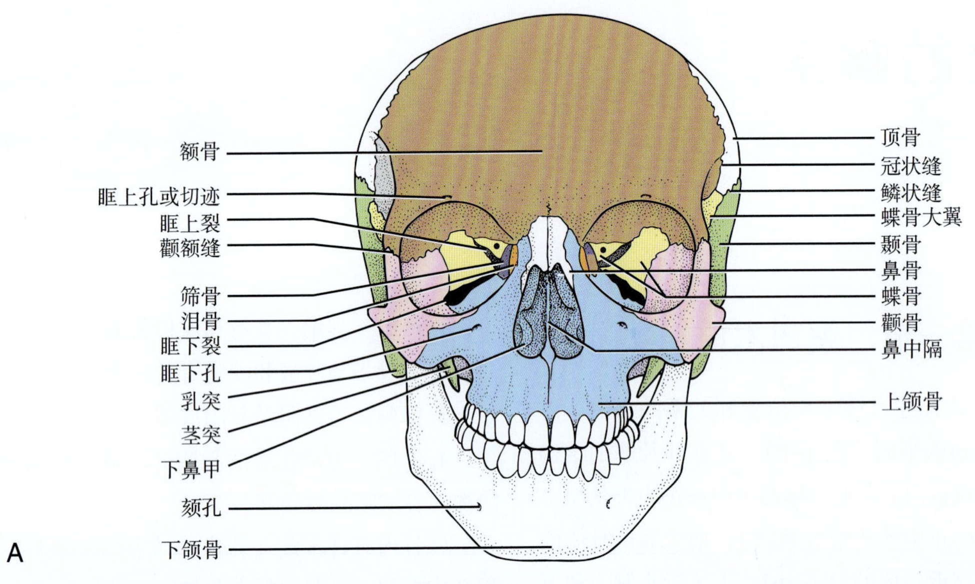

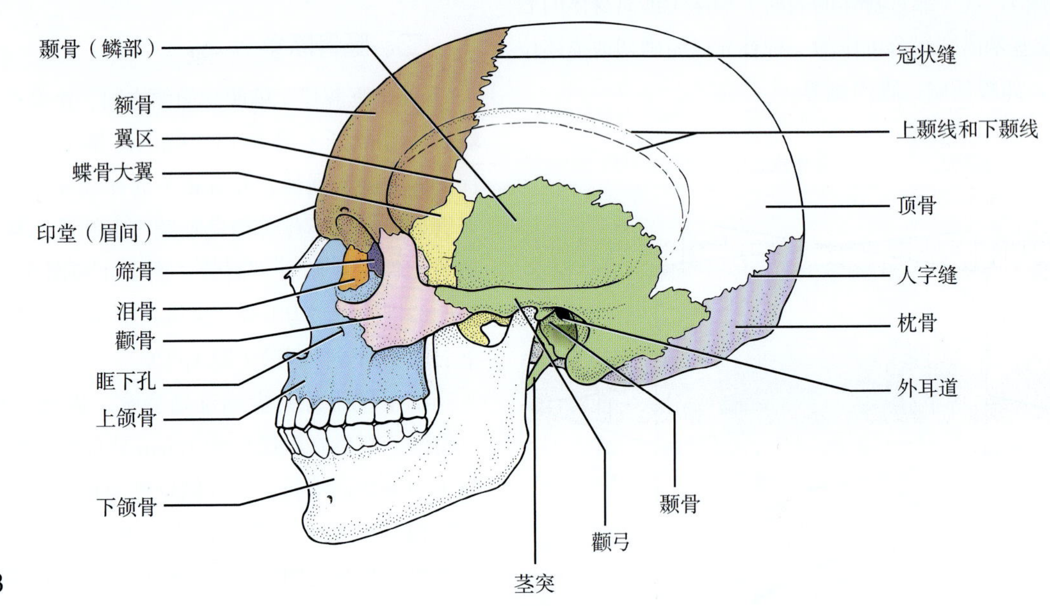

图 1-2 头颅骨骼学

A. 正面观；B. 侧面观。显示每块骨和重要的解剖标志

上壁质薄透明。额窦位于眶上壁的前上方。

2. 眶内侧壁

（1）眶内侧壁为长方形，厚 0.2 ～ 0.4mm。构成此壁的 4 块骨被垂直缝分隔（图 1-4 和图 1-5A）。

（2）泪囊窝：位于泪前嵴与泪后嵴之间，向下与鼻泪管相连接（图 1-5B）。

（3）与周围组织的关系：眶内侧壁是最薄的眶壁，大部分呈透明或半透明状，在干燥的颅骨透过此壁可较明显地看到筛小房（图 1-5）。眶内侧壁的中部由前至后依次排列有前、中、后群筛小房和蝶窦。感染很容易通过气房的薄壁传播，导致眼眶蜂窝织炎（知识关联 1-1）。

3. 眶下壁

（1）眶下壁由内向外稍向下倾斜。

（2）眶下壁有眶下沟经过，此沟在眶下裂向前走行，在到达眶缘前移行为眶下管，眶下管开口于眶下孔，位于眶缘下 4mm 上颌骨的前表面（图 1-3C、图 1-4 和图 1-5A）。

（3）与周围组织的关系：眶下壁将眼眶与上颌窦分开，两者之间的骨壁厚 0.5 ～ 1mm（图 1-3C）。创伤后眶下壁最易受损，如眼眶爆裂性骨折（知识关联 1-2）。

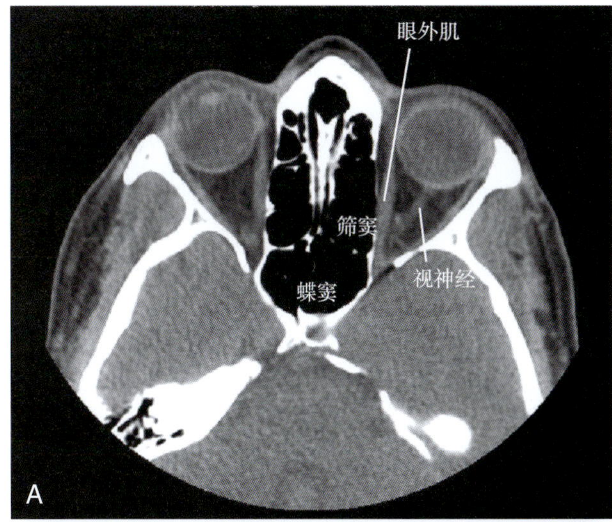

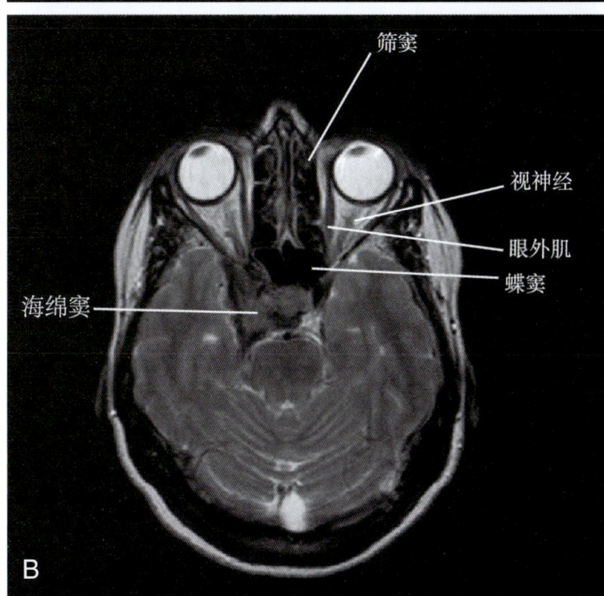

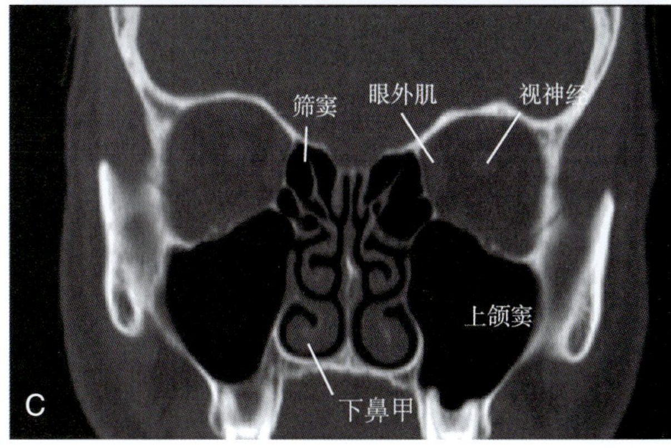

图 1–3 头颅水平位（A、B）和冠状位（C）的 CT（A、C）和磁共振成像（MRI）（B）显示眼眶的毗邻

重要结构包括筛窦、上颌窦、蝶窦、鼻腔、下鼻甲、眼外肌、视神经和海绵窦

4. 眶外侧壁

（1）外直肌嵴：小的骨性突起，位于眶尖附近的蝶骨大翼上，部分外直肌起始于此。

（2）颧孔：颧部的血管和神经由此通过（图 1–5B）。

（3）眶外侧结节：附着有外直肌节制韧带、眼球悬韧带（Lockwood 韧带）、上横韧带（Whitnall 韧带）和上睑提肌腱膜。

（4）与颅中窝联系的小静脉通过的孔。

（5）与周围组织的关系：自前向后依次排列着外侧皮肤、颞窝及颅中窝。

（二）眶缘、眶裂和视神经管

1. 眶缘　眶骨边缘增厚形成眶缘，保护眶内容物。它由 3 块骨构成，分别是额骨、颧骨和上颌骨（图 1–4 和图 1–5A、B）。眶外侧缘较眶内侧缘略靠后（图 1–2B 和图 1–5B），眶内侧缘下半部由于存在泪前嵴，形状清晰，而上半部不易辨认（图 1–4 和图 1–5B）。

2. 眶上裂　与颅中窝沟通，位于眶上壁与眶外侧壁之间，边缘由蝶骨大小翼构成（图 1–4、图 1–5A 和图 1–6）。眶上裂外侧最窄，内侧较宽，长约 22mm，由蝶骨小翼后根与上部的视神经孔相隔，总腱环位于最宽与最窄处之间，部分外直肌起源于此。通过腱环外侧的结构有泪腺神经、额神经、滑车神经、眼上静脉及泪腺动脉回返支。泪腺动脉回返支与脑膜中动脉的眶支吻合，共同通过眶上裂外侧的颅眶孔走行。在肌锥尖端内部，通过腱环的结构有动眼神经（上下支）、展神经、鼻睫神经、睫状神经结的交感根及眼下静脉（图 1–6）。

3. 眶下裂　位于眶外侧壁与眶下壁之间，成为眶与颞下窝及翼腭窝间的交通处。此裂向前向外行进约 20mm，其末端距眶缘约 20mm（图 1–4 和图 1–5A），眶下裂的中部较两端狭窄，在活体上可见其被眶周一些未知功能的平滑肌覆盖，称眶肌或“Müller 肌”。眶上神经、颧神经及翼腭神经节的分支由此通过，眼下静脉在此与下方的翼静脉丛沟通。

4. 视神经管　是位于蝶骨的骨性管道，自颅中窝向前下外（36°）走行至眶尖，由蝶骨小翼两根部相连而成。两侧视神经管开口在眶尖处的距离为 30mm，颅内两管口的距离为 25mm。视神经管呈漏斗形，前方最窄，在眶内的开口为卵圆形，其上下缘锐利，上壁较长（10 ～ 12mm）。其在颅内的开口也为卵圆形。视神经管内侧为蝶窦和后群筛小房，上方为嗅束。视神经管内有视神经及其鞘膜、眼动脉通过，在视神经鞘膜内，眼动脉先在视神经下方，然后在其外侧走行（图 1–6），交感神经纤维与眼动脉伴行。交感神经纤维起源于颈上交感神经节，围绕颈内动脉形成神经丛，伴眼动脉走行。

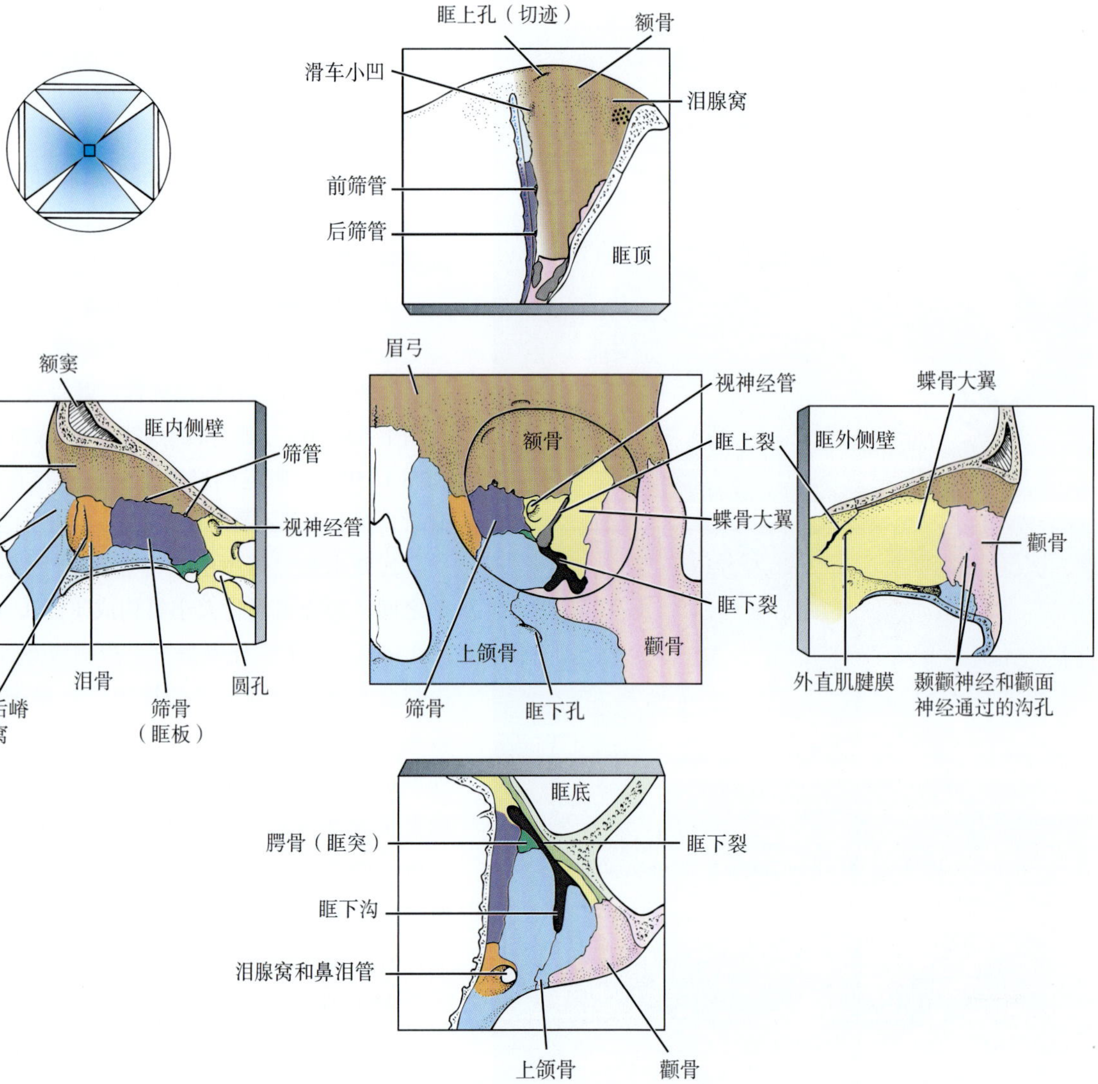

图 1-4　眼眶的骨骼学

中央的图显示了左眶前面观，四周的图显示的是形成眶顶、眶底、眶内侧和外侧壁的每块骨和一些值得注意的解剖部位。眶顶：由额骨的眶板和少部分蝶骨的小翼组成。眶内侧壁：上颌骨的额突、泪骨、筛骨纸样板和蝶骨体。眶底：上颌骨的眶板、颧骨的眶面和腭骨的眶突。眶外侧壁：蝶骨大翼的眶面和颧骨的前部

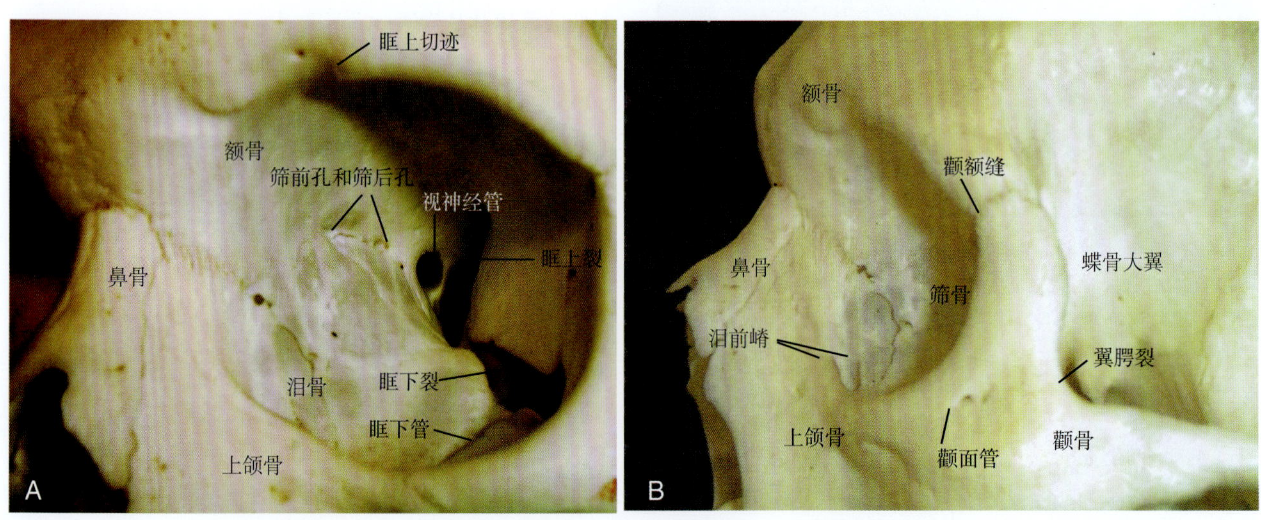

图 1-5　A. 骨性眼眶的正面图显示眶尖的解剖特点，包括眶上裂、视神经管、眶下裂；B. 眼眶的侧面观

知识关联 1-1 眶蜂窝织炎

眶内侧壁像纸一样薄，它将眼眶和筛窦分开，眶蜂窝织炎可能由鼻旁窦的感染扩散而来。图中病例是继发于引流瘘管（A）的眶蜂窝织炎，冠状位 CT（B）箭头显示了筛窦和鼻腔的交通。

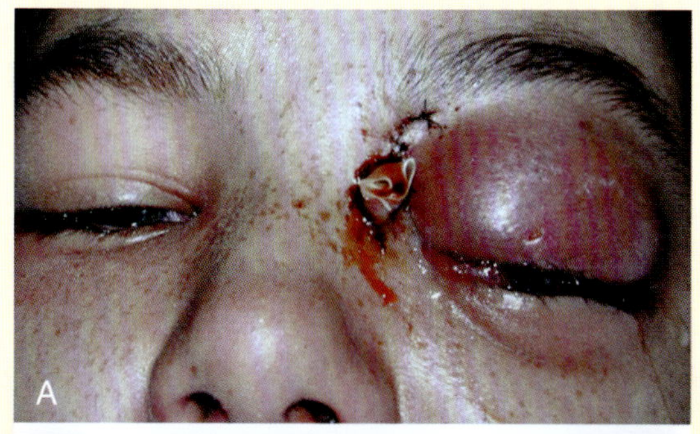

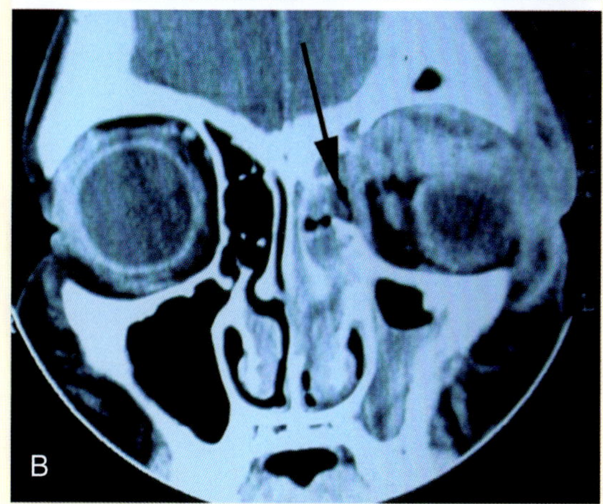

图片由 Alan McNab 博士提供

知识关联 1-2 眼眶爆裂性骨折

眶底尽管比眶内侧壁厚，但经常在眼眶爆裂性骨折中被波及，可能是由于它缺乏筛骨小房的支撑和鼻的保护。上颌窦的肿瘤可能通过眶底蔓延至眶。

以下为眼眶爆裂性骨折患者左眼眼球运动受损的面部特征（A）及冠状位 CT 的影像（B），箭头所示为眶内容物突出到上颌窦顶部。

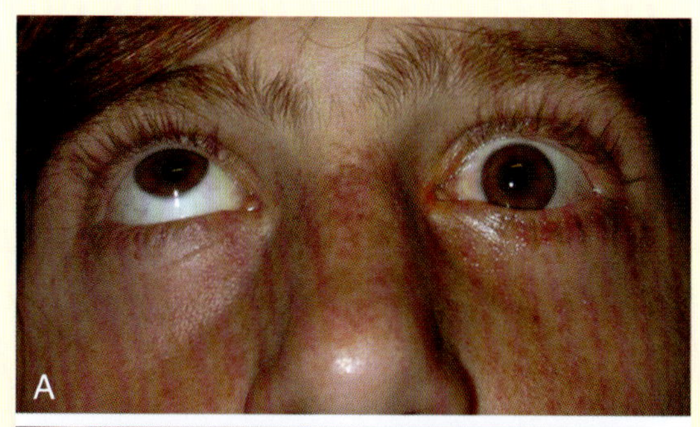

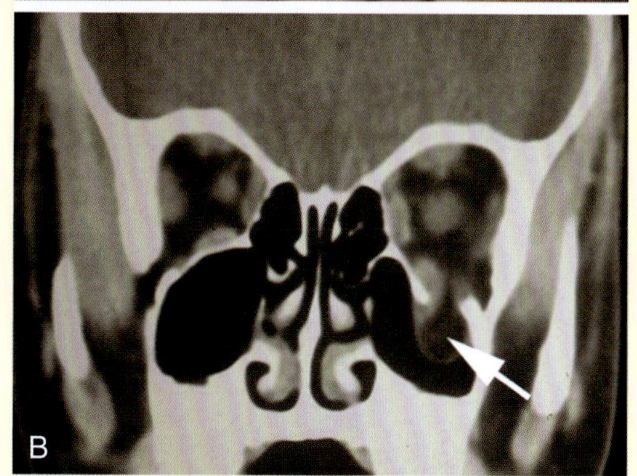

图片由 Alan McNab 博士提供

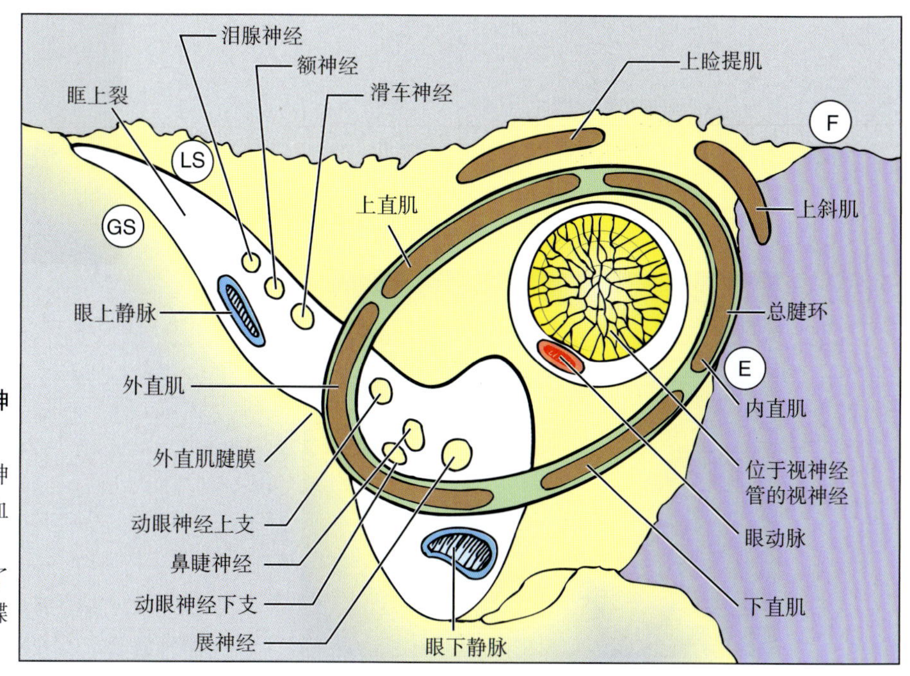

图 1-6 右侧眼眶的眶上裂和视神经管示意图

注意眼外肌从总腱环起源，以及脑神经和血管出入眶时的相对位置。血管的位置是变化的。为便于记忆，经过眶上裂的结构的首字母形成了 LFTSNIA。E. 筛骨；F. 额骨；GS. 蝶骨大翼；LS. 蝶骨小翼

（三）鼻旁窦

鼻旁窦包括额窦、筛窦、蝶窦及上颌窦（图 1-3 和图 1-7），是颅骨内的含气空腔，与鼻腔相通，鼻腔的感染常蔓延至鼻窦。鼻窦有加温湿化空气、对声音产生共鸣及减轻颅骨重量的作用。其大小和外形有个体差异。

额窦（图 1-4 和图 1-7）是成对的，位于额骨内的眉弓后。由薄骨隔膜彼此隔开或进一步细分，这些骨隔膜并不一定在中线位置。这些窦可能会延伸到额骨颧突的外侧。每个窦大致呈三角形，最高处位于眉内侧端上方（图 1-7）。每个额窦通过筛骨隐窝或直接通过额鼻管开口到鼻腔的中鼻道。黏膜面有眶上神经和血管供应；因此，额窦炎引起的牵涉痛会沿着眶上神经的走行分布。 最近关于大量放射学图像中额窦轮廓的几何形态学研究（椭圆傅里叶分析）证实了“额窦具有个体差异”的传统观点。这在法医学身份鉴定中可能具有重要的应用价值。

筛窦又称气房（图 1-3 和图 1-7），这些薄壁筛窦大部分由筛骨的外侧组成，也包括额骨、上颌骨、泪骨、蝶骨和腭骨。筛窦的气房数量可变，分为前、中、后三群。筛窦的引流模式如下：前群开口于半月裂孔，中群开口于筛泡（两者都在中鼻道），后群开口于上鼻道，与额窦前部、蝶窦后部、鼻腔内侧和下方及外侧的眼眶相邻（图 1-7A）。

蝶窦（图 1-3A、B 和图 1-7）位于蝶骨体内，顶部由于上方有垂体窝而呈现凹陷，垂体窝内含有垂体（图 1-8）。蝶窦可被中线隔分隔，位置可变。外侧壁横嵴是颈内动脉（位于海绵窦内）的标志。蝶窦的其他

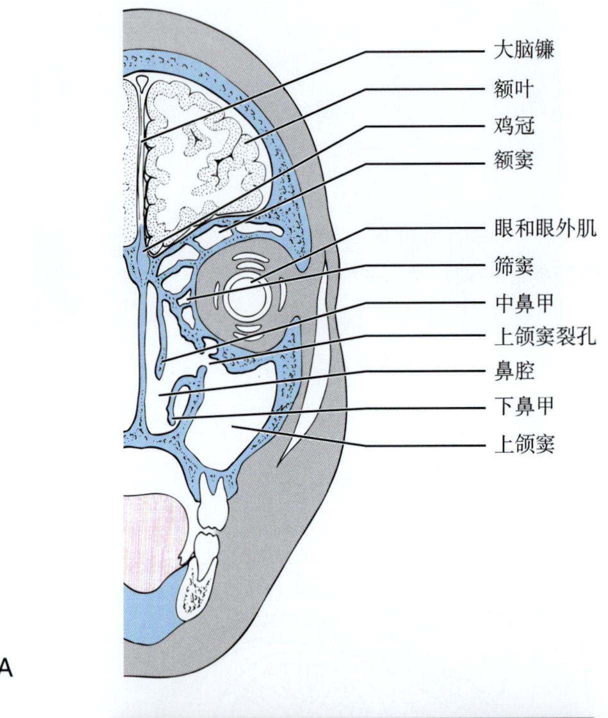

B

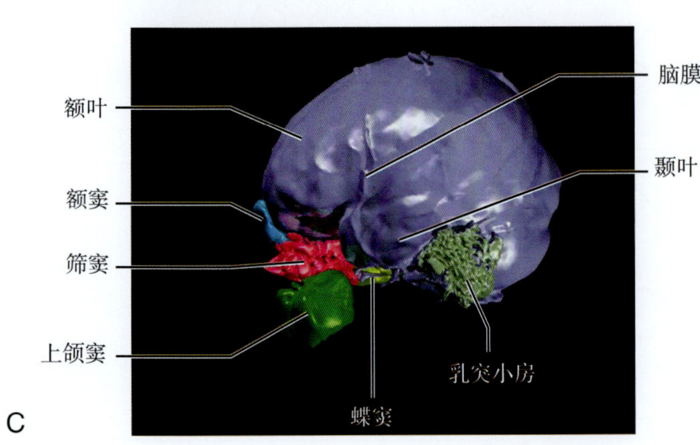

图 1-7　头的冠状位（A）显示蝶窦以外的鼻旁窦。鼻旁窦的立体图前面观（B）和侧面观（C）

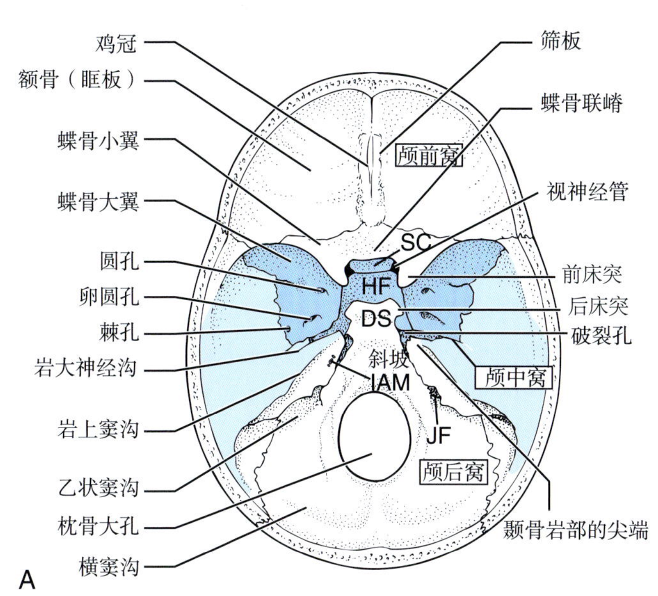

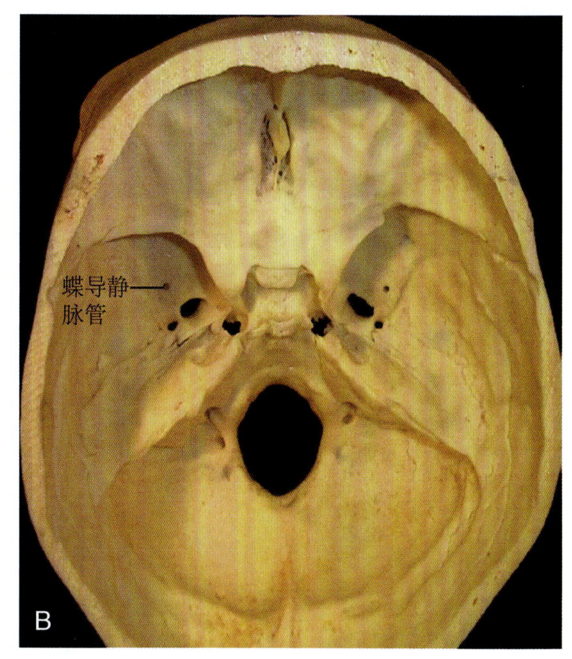

图 1-8　颅底内面（颅窝的骨骼学）

A. 颅前窝、颅中窝、颅后窝的边界和颅底的重要沟、孔和解剖标志；B. 颅底的照片显示 A 中的解剖内容。HF. 垂体窝；DS. 鞍背；SC. 交叉前沟；IAM. 内耳道；JF. 颈静脉孔

重要毗邻关系包括上方的视神经和视交叉、下方的鼻腔、前方的筛窦及两侧的海绵窦（图 1-9C）。蝶窦引流入上鼻道或蝶筛隐窝。术中通过鼻腔和蝶窦可到达垂体，因此，外科医生须熟悉上述毗邻关系。

上颌窦（图 1-3C 和图 1-7）是最大的鼻旁窦，呈金字塔形，位于上颌骨内。其底部构成鼻腔侧壁的一部分，而顶点位于颧突内。每个上颌窦都通过一个开口（上颌窦裂口）与鼻腔的中鼻道相连，该开口位于其底部，排入半月裂孔下部。这个开口位于此壁的高位，因此在直立位置时不利于重力引流。鼻泪管位于底部前方的薄骨管中。眶板形成上颌窦的顶和眼眶的底。

1. *眶下壁骨折*　通常由眶内容物的快速创伤性压缩引起，如在壁球运动中损伤，可能导致爆裂性骨折，眶内容物可疝入上颌窦。以前认为当包括眼外肌在内的眶内容物嵌入骨折的眶下壁时会限制眼球运动，引起患者复视。但最近的研究表明，多数情况下，只有眶内的纤维脂肪组织常嵌顿在受损的眶下壁。

2. *上颌窦炎或脓肿*　上颌窦的底部由牙槽突构成，牙槽突内包含第一和第二磨牙的牙根，数量可变，这些牙根突入上颌窦并可能仅由一层薄薄的骨或黏膜与上颌窦分隔。因此，上颌窦炎可能表现为牙痛等牵涉痛，反之亦然。此外，上颌窦内的脓肿可能由这些牙根的感染引起。前 / 侧壁朝向面部，可通过此路径进行上颌窦阻塞的引流或其他手术操作。后壁面向颞下窝。

三、颅腔

颅腔容纳脑组织、脑血管、脑膜、脑膜血管和脑神经的颅内段。为了便于描述，颅底分前、中、后三部分。关于这部分内容在任何统编教材中都可以找到，因此，本书只讲述与眼及眶有关的颅前窝和颅中窝等（图 1-8）。

（一）颅窝

1. *颅前窝*　前、外界为额骨，后界为蝶骨小翼。底由额骨眶板、筛骨筛板（正中有嵴样突起的鸡冠，为大脑镰前方附着部）、蝶骨小翼及蝶骨体前部构成。筛板的筛孔内有嗅神经根丝通过。额骨眶板将大脑半球的额叶（其沟回形成骨表面的压迹）与下方的眶分隔。蝶骨小翼后部的突起为前床突，突出于颅中窝，是小脑幕游离缘的附着部分。

2. *颅中窝*　比颅前窝低，比颅后窝高。其下壁呈蝶形，由狭窄的中间部和伸展的外侧部构成。蝶骨小翼后缘、前床突及视交叉前沟构成其前界（图 1-8），颞骨岩部上缘及蝶骨鞍背构成其后界，颞骨鳞部、部分顶骨及蝶骨大翼构成其外侧缘。颅中窝底部的特征标志和孔道及通过它们的结构，见表 1-1。

表 1-1 颅中窝底部的特征性解剖标志

特征性标志	位置	关系毗邻
交叉沟	两视神经管之间，在鞍结节前方	在少数情况下，视交叉与此区有关
蝶鞍	蝶骨体的中部，两侧海绵窦之间	中央凹陷为垂体窝，容纳垂体；前床突和后床突，提供小脑幕缘的附着部
视神经管	蝶骨小翼两根部之间	内有视神经、眼动脉、交感神经通过，并被脑脊膜覆盖
眶上裂	蝶骨大小翼之间，位于海绵窦尖端	内有滑车神经、展神经、动眼神经及三叉神经的眼支通过
圆孔	穿入蝶骨大翼	内有上颌神经及从海绵窦发出的小静脉通过
卵圆孔	穿入蝶骨大翼	内有下颌神经、脑膜副动脉，有时也有岩小神经通过
棘孔	卵圆孔后外方	内有脑膜中动脉和静脉及下颌神经的脑膜支通过
破裂孔	颞骨岩部尖端	最上端有进入海绵窦前的颈内动脉通过，也有交感神经及小静脉丛通过；最下端被结缔组织覆盖，仅有咽升动脉的小分支穿过
三叉神经压迹	颞骨岩部前方表面、破裂孔后方	内有三叉神经节；岩大神经沟和岩小神经沟参与构成其外侧面
鼓室盖和弓状隆起	鼓室盖是中耳道上方的薄骨板，弓状隆起由颞骨岩部上的前半规管形成	中耳道感染可通过薄骨板蔓延至颅中窝及大脑颞叶

3. 垂体窝　垂体窝（脑垂体窝）是颅中窝蝶骨体顶部的凹陷，其前界为鞍结节，前方为交叉前沟，后界为鞍背，两端的骨缘末端为后床突。垂体窝内容纳腺垂体和脑垂体，通过细长的垂体柄与大脑相连。垂体窝上方为一片硬膜（称为鞍膈）所隔（图 1-9D、E），前方与鞍结节相接，后方与鞍背相连。垂体柄从其上壁的一个小口通过，海绵窦位于其两侧（见下文）。

（二）脑膜和硬脑膜静脉窦

脑和脊髓外包被 3 层脑膜（图 1-9A、B）：坚韧的硬脑膜（为硬膜）、蛛网膜和软脑膜。蛛网膜和软脑膜之间为蛛网膜下隙，腔内充满脑脊液。

1. 硬脑膜　理论上被分为骨内膜层（即颅骨内表面的骨膜）和脑膜层两层；然而，除在硬脑膜静脉窦和硬脑皱襞处两层分开外，其余基本上融合在一起（图 1-9A、C）。硬脑膜皱褶是伸入颅腔将其分成隔室的结缔组织隔，与脑脊液一起提供物理依托并保护大脑。硬脑膜皱褶的位置和形态见图 1-9A。硬脑膜与脑动脉、脑静脉系统和硬脑膜静脉窦之间的关系见 3D 打印图（图 1-9B）。

硬脑膜静脉窦是颅腔内无瓣膜、高度特化、壁坚固的静脉，引流从脑和颅骨回流的静脉血（图 1-9C）。请注意，“窦”这个词也可以应用于前面描述的充满空气的鼻旁窦（图 1-7）。同其他静脉一样，窦壁内面衬有内皮细胞，但管壁本身无平滑肌细胞。窦的分布见图 1-9A、B。

对于眼和眶尤为重要的是位于蝶骨体两侧的一对海绵窦（图 1-9D、E）。

海绵窦的重要性在于它们的位置、与周围的关系及其广泛联系。每侧海绵窦在矢状面上长 2 ～ 3cm，由许多不完全融合的静脉通道，或一独立的被小梁部分分隔的静脉通道形成。同其他静脉窦一样，它也有硬膜壁。关于海绵窦：

（1）位置：蝶骨体两侧各有一个海绵窦，海绵窦从前部的眶上裂延伸至后部的颞骨岩部尖端。

（2）毗邻：与周围组织的关系，见图 1-9D、E。

（3）交通：两侧的海绵窦通过前、后海绵间窦相通。自前方汇入窦内的支流包括眼上、下静脉（引流眼、眶及眶周面部、鼻部皮肤的静脉血）及蝶顶窦，发自大脑的大脑浅静脉从上方汇入窦内。

根据相对的压力变化，每侧窦内的血液通过岩上、下窦直接汇入颈内静脉（岩下段），或先入横窦再汇入颈内静脉。颈内动脉或静脉周围的静脉丛通过卵圆孔或蝶骨导静脉孔与翼状丛和颅底部的其他静脉相通。海绵窦还通过斜坡上的基底静脉丛与硬膜外腔内的椎静脉丛相通。颈内动脉与海绵窦之间关系紧密，其重要性可通过动静脉瘘和海绵窦血栓说明（知识关联 1-3）。

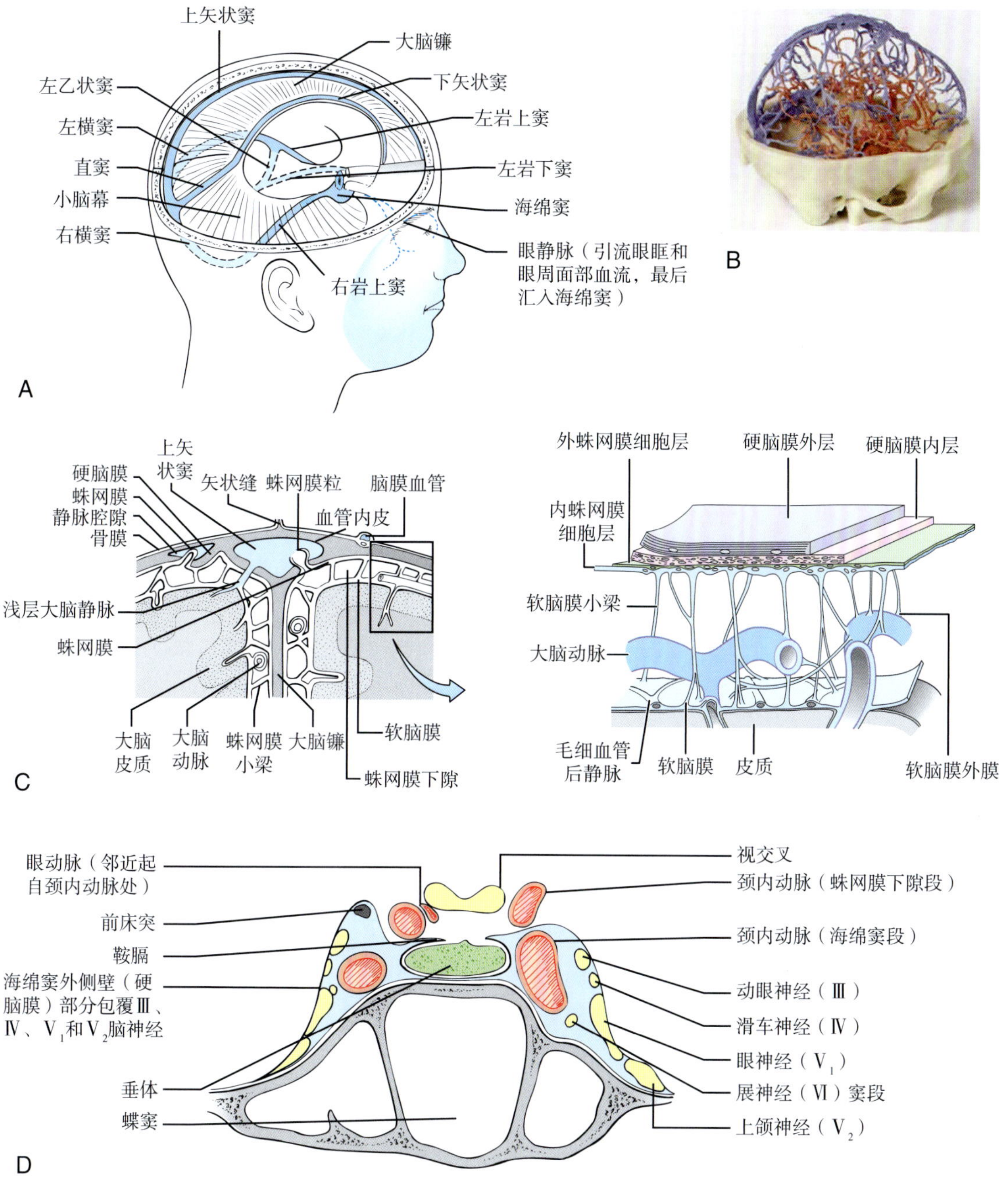

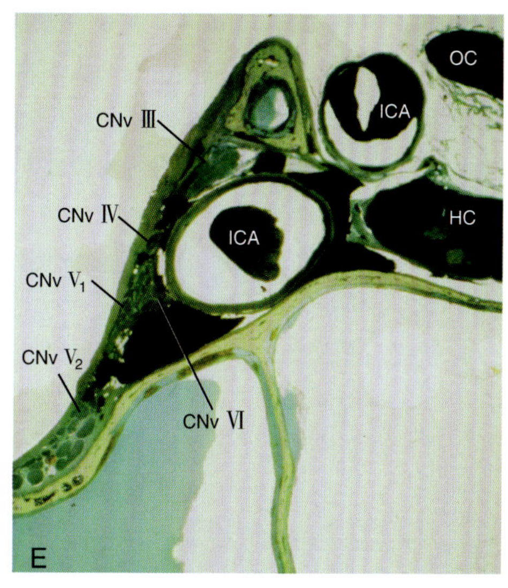

图 1-9　A. 脑膜及硬脑膜静脉窦；B. 颅腔内硬脑膜静脉窦、脑静脉和脑动脉的 3D 打印图，颅骨顶部数据已去除，数据来源于 CT 血管造影；C. 上矢状窦的冠状切面显示脑膜；D. 脑膜的高倍镜示意图，蝶窦的冠状切面显示两侧海绵窦，注意脑神经、颈内动脉和垂体的位置；E. 左侧海绵窦的高倍镜示意图

OC. 视交叉；HC. 垂体；ICA. 颈内动脉；CNv. 脉络膜血管

知识关联 1–3 海绵窦病变

1. 海绵窦动静脉瘘 引起各种症状体征，包括波动性突眼，是由静脉压增高导致的眼睑和结膜充血。患者主诉听到冲刷样噪声，是由于内耳迷路血管丛的血流增加，其通过岩上窦与海绵窦交通。

2. 海绵窦血栓静脉炎 由鼻窦感染蔓延而来，原发部位如鼻、眼睑、耳后、骨迷路、咽和颞颌关节，可引起一系列症状，其基础是鼻窦内或周围结构被累及。面部疼痛可能是眼静脉受累，外直肌麻痹是由于展神经被波及。动眼神经麻痹不常见，由于它们更多受鼻窦外壁保护。由于海绵间窦的存在，血栓通常是双侧的。视盘水肿是由于视网膜中央静脉回流受阻。

主要的硬脑膜皱褶（图 1–9A）包括大脑镰、小脑幕、三叉神经腔和鞍膈。

（1）大脑镰：呈镰刀状，其附着缘位于从颅中窝前部的鸡冠到后方小脑幕的矢状面中线。它位于两个大脑半球之间的垂直裂中，下缘位于胼胝体上方。上矢状窦位于附着缘中，而下矢状窦位于大脑镰的下缘游离端。

（2）小脑幕：此皱襞大约位于与大脑镰成 90° 角的水平面上，其中心部位隆起（呈“帐篷状”），从而将上方两个大脑半球的枕叶与下方颅后窝内的小脑分隔开。其游离缘形成小脑幕切迹的边界，该切迹将前脑与后脑分隔开，并“容纳”中脑。与小脑幕相关的静脉窦包括直窦、左右横窦、岩上窦和海绵窦。

（3）三叉神经腔：一个盲端的硬脑膜隐窝，其入口位于颅后窝。由小脑幕游离缘下方的硬脑膜内陷形成，并由颅中窝底部的硬脑膜覆盖，包含三叉神经节。该神经节位于岩骨颞骨顶的浅凹中，有血管伴行。神经节周围有脑脊液环绕，与颅后窝蛛网膜下隙相连。

（4）鞍膈：是位于鞍状结节上方的小圆形硬脑膜皱襞，其中心被垂体柄漏斗部穿透（图 1–9D）。横向与海绵窦的顶部相融合（图 1–9E）。

小脑幕上方区域称幕上区；下方区域称幕下区。幕上区的硬脑膜由三叉神经的感觉分支支配，刺激这些神经（拉伸、炎症、压迫）会引起前额或顶部疼痛。幕下区由颈上神经的分支支配，刺激这些感觉神经可能表现为枕部和颈部疼痛。

幕下区急性脑膜炎伴随的颈部僵硬最有可能是由炎症的脑膜和脊髓受到拉伸时，后颈部肌肉产生的反射性收缩或痉挛所致。

脑膜动脉与相伴行的静脉位于硬膜内层（或骨膜层）（图 1–9C），负责颅盖内表面的许多分支状小沟的血供（图 1–8B）。硬脑膜在头部外伤中容易受损，可导致硬膜外出血和硬膜下出血（知识关联 1–4）。硬脑膜还含有淋巴管，这些淋巴管沿着上矢状窦走行，多见于颅底硬脑膜。硬脑膜还富含巨噬细胞、树突状细胞和肥大细胞等常驻免疫细胞。

其中最大、最重要的是脑膜中动脉，它通过棘孔进入颅内。脑膜中动脉为脑膜和板障（颅骨骨髓）供血，但不负责大脑血供。

2. 蛛网膜 是硬膜下方一层纤细的纤维细胞层（两者被潜在的硬膜下间隙分隔），在大脑上方通过充满脑脊液的蛛网膜下隙内许多纤维细胞带与软脑膜相接。由于这种关系，一些学者提出软脑膜应被看作软脑膜 – 蛛网膜结合膜。蛛网膜跨过脑沟、脑回及脑表面其他不规则结构，形成蛛网膜下池或扩大的蛛网膜下隙（图 1–9C）。

知识关联 1–4 硬膜外和硬膜下出血

脑膜中血管损伤，尤其是脑膜中动脉和静脉的额支受损（后者紧贴骨壁）可能是由于颅骨骨折，尤其是颞部受力，此处骨壁薄，易骨折。脑膜中静脉血流缓慢，脑膜中动脉血流速度快，因此出血导致硬膜外血肿，引起颅内压增高。如果不尽快引流血肿，将引起视盘水肿等高颅压表现，随后导致昏迷或死亡。硬膜下出血在创伤引起硬膜内血管撕裂时发生。

在蛛网膜的特定区域，蛛网膜绒毛和蛛网膜粒（绒毛纤维聚集）伸入几个硬脑膜静脉窦内（图 1–9B），充当脑脊液从蛛网膜下隙流入硬脑膜静脉窦的单向阀门。大脑与颅骨及其孔道之间相联系的结构，如脑神经，必须穿过蛛网膜下隙。此外，所有的脑动脉和脑静脉都位于该腔内。

由于蛛网膜与脑神经束膜相融合，含脑脊液的蛛网膜下隙在所有脑神经周围都有较短距离的延伸。其中，在视神经周围呈袖样伸展一小段距离至眼后表面。

3. 软脑膜 是一层比蛛网膜厚的血管性纤维细胞膜（图 1–9），与大脑的轮廓紧密相贴，进出大脑的血管具有包被了软脑膜的软膜鞘。软脑膜内含有大量沿血管排列的星形细胞。

第三节　眼的结构

眼（图 1–10）是一个高度特化的感光器官，在光感应过程中，外界光能在视网膜上的视杆细胞和视锥细胞中引起变化，这种变化会引发神经动作电位，由视神经传导到达大脑，信息经大脑整合，转变为视觉信息。眼的其他结构如角膜、晶状体、虹膜、睫状体也是感光系统的功能部分，它们能协助聚焦并把光线投射到视网膜上；而脉络膜、房水引流系统及泪器则起到营养和支持眼部组织的作用，这些结构都是感光基本过程的辅助结构。

一、眼的大体形态、大小和位置

眼球的直径约 25mm，容积约 6.5ml。实际上，它有两个球面，前面为较小的角膜面，半径约 7.8 mm，覆盖整个球周的前 1/6；后 5/6 由巩膜覆盖，巩膜半径约 11.5mm。人眼的大小因人而异，但平均眼轴长 24mm（范围 21 ～ 26mm），直径 23mm，水平切面长约 23.5mm。眼轴过短（＜ 20mm）会造成远视；眼轴过长（26 ～ 29mm）会造成近视。眼球位于眼眶的前半部，偏外上方。眼球壁分为 3 层（图 1–10）：外层为纤维膜（包括角膜和巩膜），中层为葡萄膜（由虹膜、睫状体和脉络膜组成），内层为神经层即视网膜。眼球壁围绕眼内容物，即透明介质（晶状体、房水和玻璃体）。

角膜和巩膜组成纤维外层以保护眼组织，纤维外层也为眼内容物和眼外肌的连接提供重要的支持作用，角膜和巩膜的移行区称为角膜缘。

二、角膜

角膜的外表面（空气和组织的分界面）和泪膜是眼的主要折光部分，屈光指数随着年龄增长会有小的变化。透明性是角膜的主要特性，因为角膜是高度暴露部位，因此它还具有避免创伤和感染的物理屏障功能。角膜的透明性是很多因素作用的结果，如角膜无血管、角膜上皮的匀整和光滑、角膜基质中的细胞外成分和细胞成分的规则排列（这种排列依赖于基质成分的水合状态、代谢情况和营养状况）。

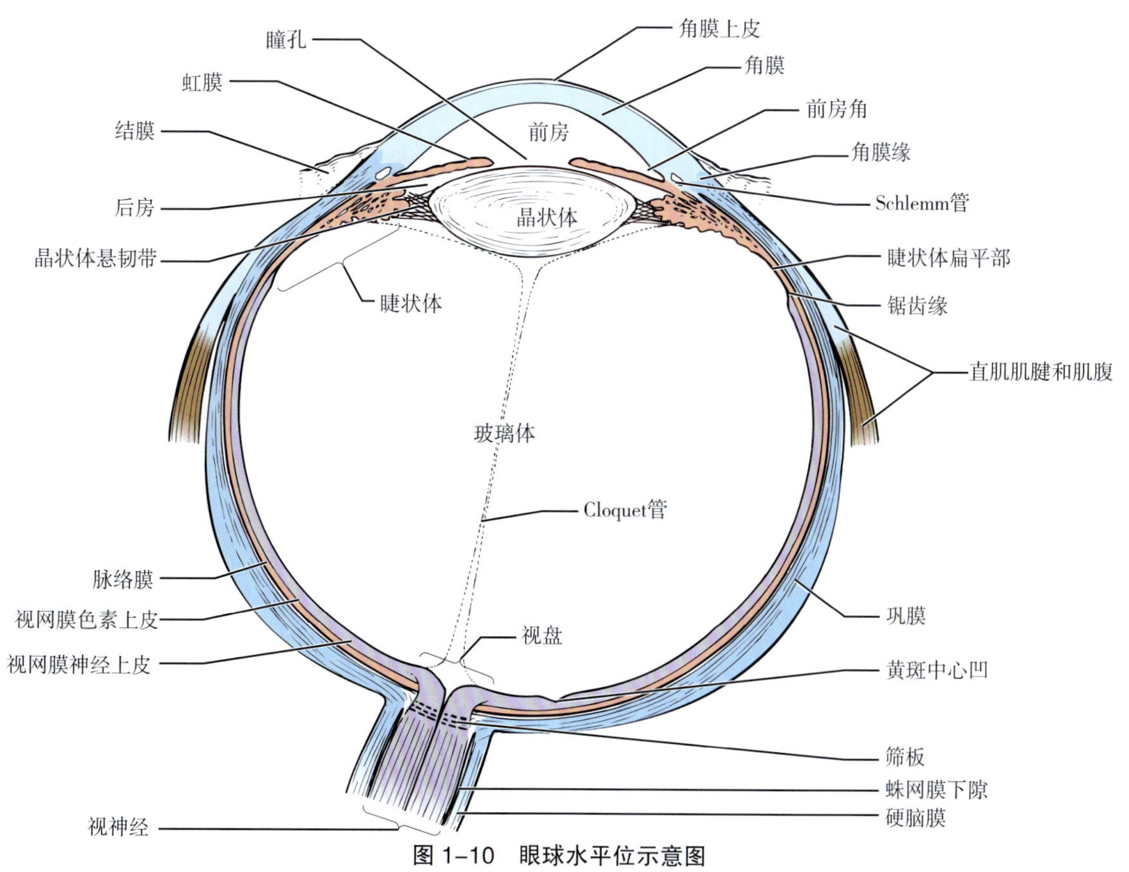

图 1–10　眼球水平位示意图

图示眼球壁的 3 层结构和眼球的主要构成。蓝色是角巩膜包膜，橙色 / 红色是葡萄膜，紫色是视网膜神经上皮层

（一）角膜的形态

角膜的垂直径（10.6mm）比水平径（11.7mm）略小，但是，从后面观，它的周边接近圆形，中央半径为7.8mm，外周角膜曲率较小，角膜周边（厚约0.67mm）要比中央区（厚约0. 52mm）厚。角膜形状可通过计算机辅助的角膜地形图达到可视化，它以一系列彩色编码的地形图呈现（图1–11），这是常用的可视化方法，可用来诊断散光（知识关联1–5）。

知识关联 1–5 散光

> 散光通常是角膜垂直径线和水平径线的曲率半径存在差异所致。角膜曲率半径的异常可以通过角膜地形图检测，其原理是将Placido环投射到角膜表面，从而构建地形图（图1–11）。

（二）角膜的结构

角膜有5层结构（图1–12A）。

1. 角膜上皮层　角膜上皮是鳞状非角化上皮细胞（表层细胞扁平、有核、非角化），共5～6层，厚度为50～60μm。表层细胞由于广泛的紧密连接形成屏障，而相邻细胞通过大量的桥粒连接在一起，并通过半桥粒和锚定纤维与下面的基底膜相连（图1–12B）。角膜上皮的前表面具有许多微绒毛和微皱褶（脊），糖萼层与角膜前泪膜相互作用维持其稳定。新的细胞来源于角膜缘基底细胞层的有丝分裂，并以X、Y、Z迁移模式在表层和向心方向上进行更新。

基底上皮细胞下方为基底膜，这层膜很薄，但比较明显（透明板厚25nm，致密板厚50nm）。角膜上皮层通过基底膜连接到Bowman层，这种连接是锚定纤维丝（Ⅶ型胶原） 和锚着斑（Ⅵ型胶原）（均位于致密板

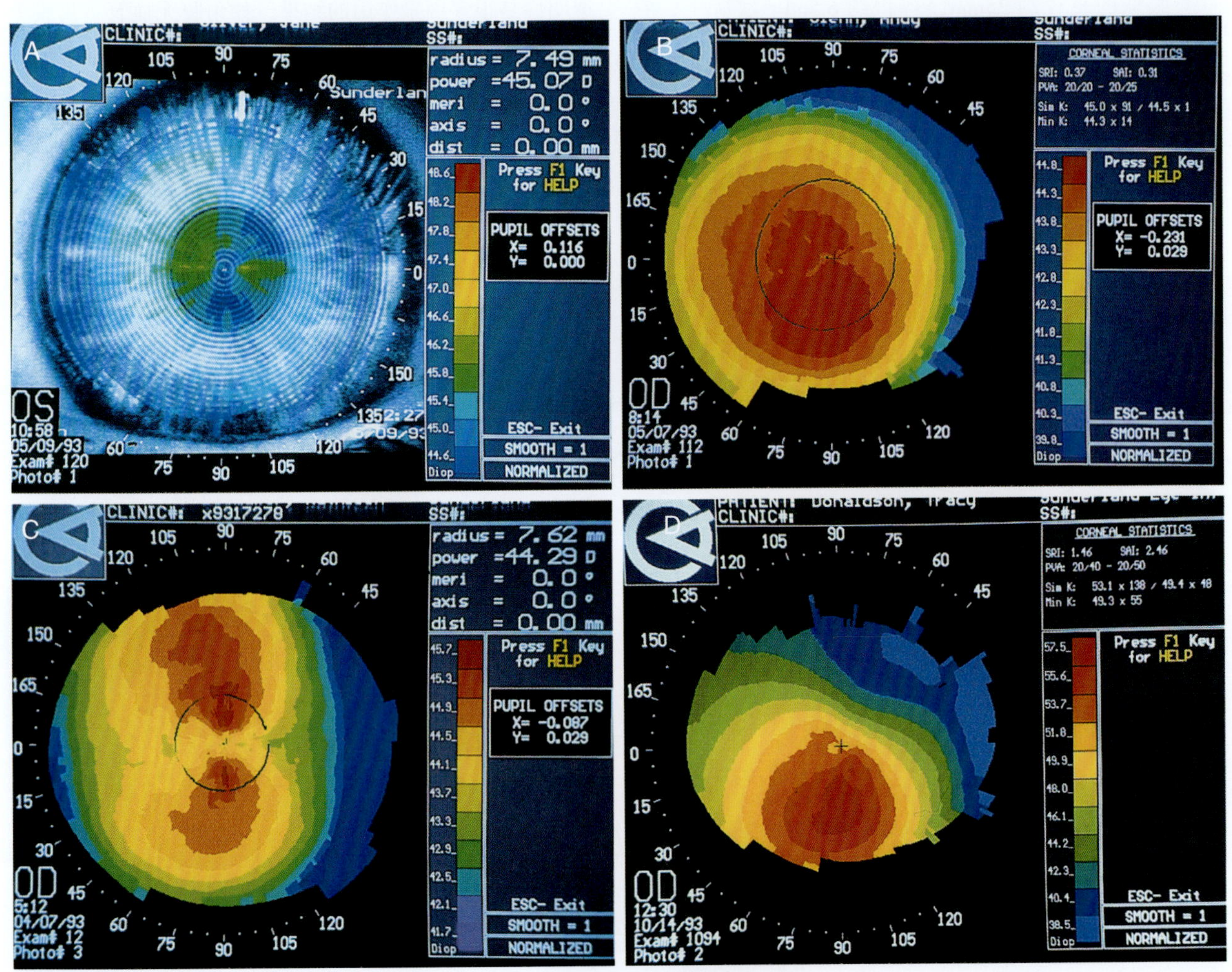

图1–11 计算机辅助的角膜地形图

A. 这种方法包括6000个点以Placido环的方式在角膜表面的投射。图像通过构建颜色编码的拓扑图/屈光度地形图，进行图像分析。B. 正常的角膜拓扑地形图。C. 正常角膜在90° 有1.5D的循规散光。D. 早期圆锥角膜的地形图。计算机辅助的角膜地形图在判断早期圆锥角膜方面很有用。该病例在角膜颞下区屈光度值较大（图片由C. McGhee教授提供）

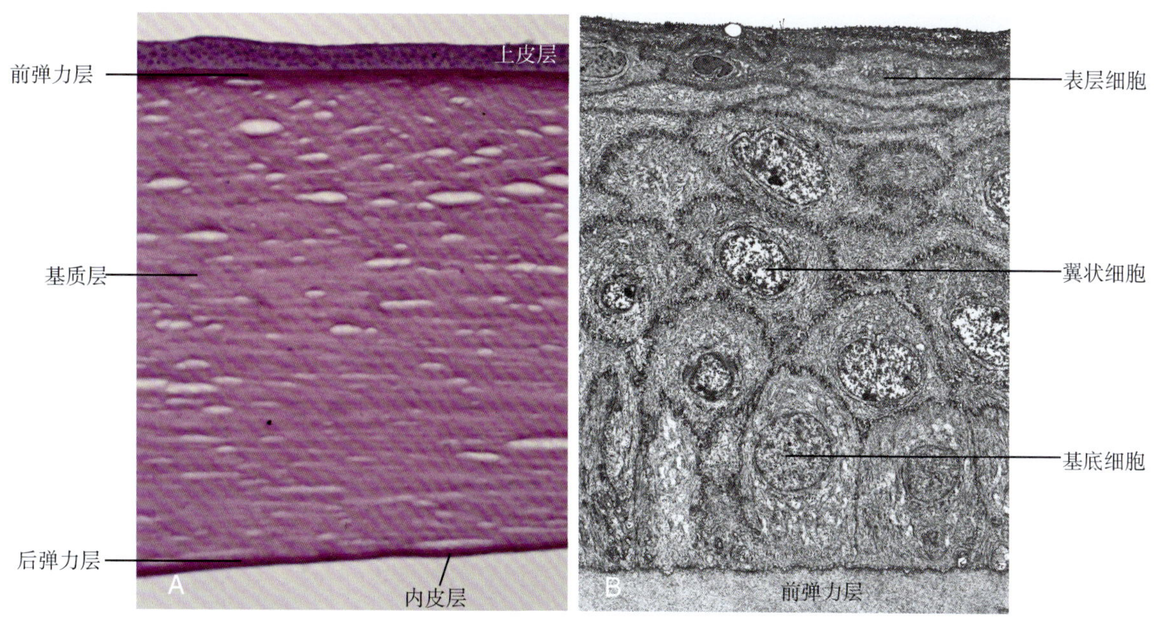

图 1-12　角膜的组织学和超微结构（A. ×80；B. ×3000）

A. 低倍镜显示角膜 5 层结构；B. 角膜上皮的电镜结构（图 B 由 W. R. Lee 和 D. Aitken 提供）

和 Bowman 层之间）共同作用的结果。角膜缘和外周角膜上皮存在大量来源于骨髓的主要组织相容性复合体（MHC）Ⅱ类抗原阳性树突状细胞（有时称为朗格汉斯细胞），中央角膜中树突状细胞数量较少（细胞密度 20 ～ 25/mm^2）。有一些研究发现，小鼠中央角膜上皮中存在 MHC Ⅱ类抗原阴性的树突状细胞，但尚未得到更多验证。活体共聚焦显微镜（IVCM）的最新进展（图 1-13）表明，正常人类中央角膜上皮含有树突状细胞，尽管其免疫表型在临床上无法确定。潜在的抗原提呈细胞（如树突状细胞）的相对缺乏和角膜的无血管特性被认为是角膜移植成功的重要因素（参见第 7 章）。

2. *前弹力层*　前弹力层（Bowman 层，8 ～ 12μm 厚）是基质中无细胞的变形部分，由精细的无规则排列的纤维丝（直径 20 ～ 30nm 的Ⅰ型、Ⅲ型、Ⅴ型、Ⅵ型胶原）组成，它的前表面通过基底膜与上皮层隔开，后界不清，与基质层难分（图 1-12A），Bowman 层止于角膜缘。

3. *角膜基质层*　是一层规则致密的结缔组织（图 1-14），是角膜的主要组成部分，由 200 ～ 250 层胶原板层组成，板层每层厚约 2μm，与角膜表面平行，在角膜缘处移行为巩膜。胶原板层之间有角膜细胞的扁平变形成纤维细胞存在，这些细胞呈卫星状，在常规横切面上，纤细的胞质突出部分内很少见到特征性的细胞器（图 1-14）。但是，最近一项研究发现，在纵切面胞质内可见大量细胞器，这些细胞器表面可见网状“窗口”，这些“窗口”可能有助于代谢产物的扩散或胶原束之间的机械连接（图 1-14A）。最近的活体共聚焦显微镜资料表明前部基质细胞的密度为 20 000 ～ 24 000/mm^2，后半部分的密度减少，但在邻近 Desçemet 膜处又增加（图 1-13C），角膜细胞通过缝隙连接与相邻细胞相连，并呈螺旋形排列。胶原板层呈矩形，相邻层的排列方向互相垂直，但前 1/3 部分胶原分布稍偏斜。胶原纤维的类型以Ⅰ型为主（直径 30nm，带宽 64 ～ 70nm）（图 1-14C），也存在Ⅲ、Ⅴ、Ⅵ型胶原。角膜的透明性取决于胶原纤维的半径（受Ⅴ型胶原的影响）、胶原纤维之间的距离，受糖胺聚糖（GAG）和蛋白聚糖的调控，这两种聚糖可在胶原纤维丝之间形成桥接。人角膜中的 GAG 主要是硫酸角质素和硫酸皮肤素（参见第 4 章）。角膜基质通常无血管或淋巴管，但在它的前层有感觉神经纤维的分布（见下文和图 1-13）。近来应用增强绿色荧光蛋白（eGFP）转基因鼠（在该小鼠中，eGFP 存在于所有 CX3CR1 阳性的单核细胞上）的研究发现，角膜基质中有大量巨噬细胞存在，其中部分参与膜纳米管细胞间通信（图 1-15F、H）。

4. *后弹力层*（Desçemet 膜）　位于角膜后基质和角膜内皮之间，整齐、较薄，过碘酸希夫染色（PAS 染色）阳性，该层可从角膜基质脱离（图 1-12A 和图 1-16A）。后弹力层厚 8 ～ 12μm，是角膜内皮的基底膜。它包括两部分，前 1/3 为带状区，后 2/3 为均一的非带状区，其内富含糖蛋白、层粘连蛋白和Ⅳ型胶原。据报道，前部条纹区含Ⅷ型胶原，Ⅴ型和Ⅵ型胶原可能起到连接 Desçemet 膜

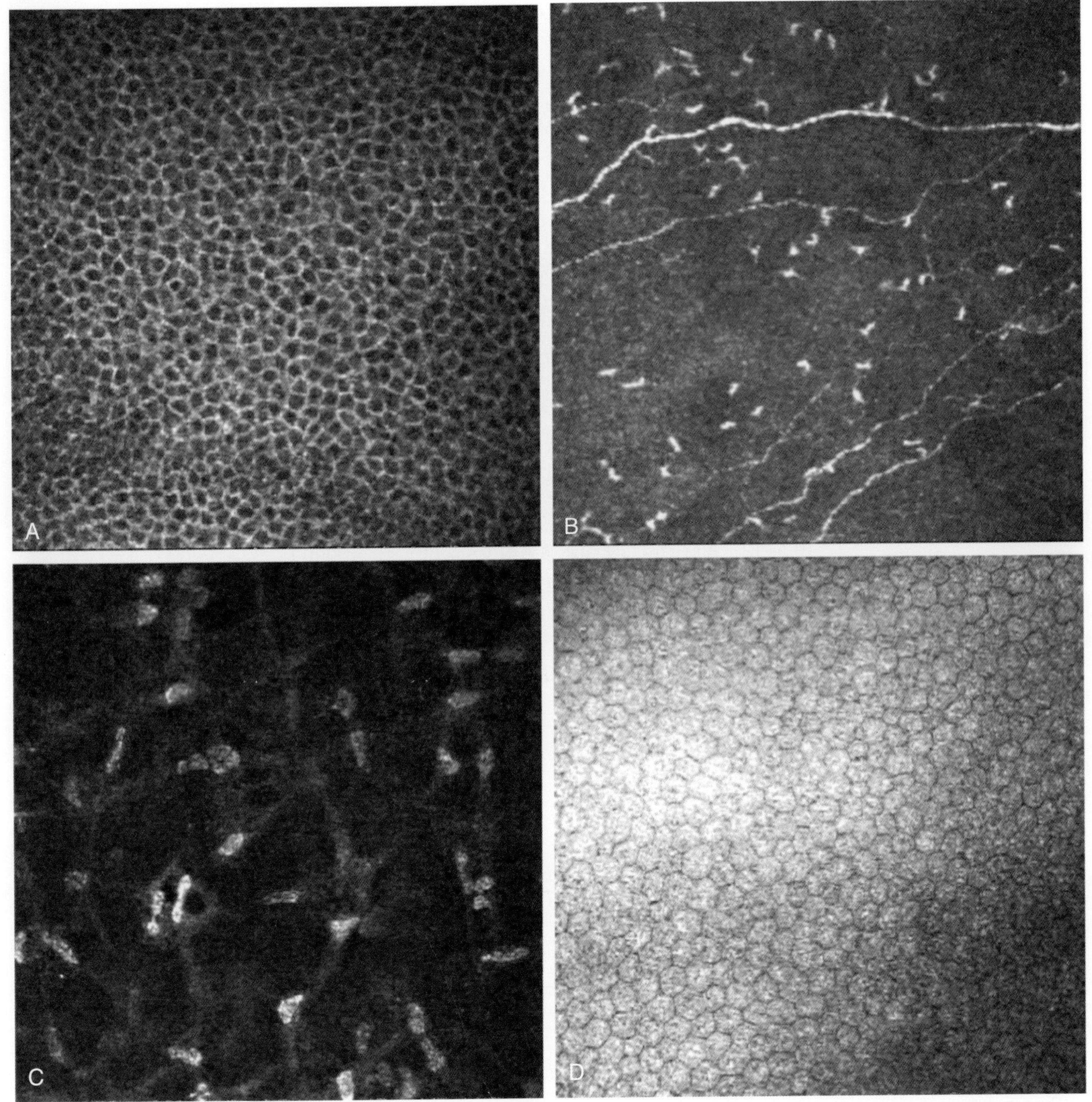

图 1–13 活体共聚焦显微镜（IVCM）图像

IVCM 是一种高效无创的检测方法，用于评价异常、正常角结膜结构和泪膜。IVCM 通过非相干白光实现角膜光学切片。透明角膜内的细胞由于不同反射特性而成像。共聚焦方法的优点是通过显微镜和光散射获取一个 4 ～ 25μm 厚度焦平面的信息而成像，而焦平面以外的信息被弱化。激光束在焦平面逐点扫描，之后转变深度在另一个焦平面重复扫描，由于亮度或对比度的差异，就可以获得一系列来自整个角膜细胞细节的高分辨率的光学图片。这里提供的信息涵盖了传统光学显微镜和体外激光扫描共聚焦荧光显微镜对整个角膜组织的研究。图像在角膜由浅入深依次为上皮（A）、上皮下神经纤维丛和树突状细胞（朗格汉斯细胞）（B）、后部基质的角膜细胞（C）、角膜内皮细胞（D）（图片由 C. McGhee 教授提供）

和角膜基质的作用，Desçemet 膜在周边与小梁网中小梁的皮质带相连。随着年龄的增长，Desçemet 膜周边部在显微镜下可见赘疣样隆起（Hassall–Henle 小体），含有 100nm 宽的沉积物，其性质至今尚不明确。Desçemet 膜边缘部位（Schwalbe 线，即小梁网的前缘部）较厚。Desçemet 膜在破裂时易向前房内卷曲。

5. 角膜内皮层　是单层鳞状上皮，在维持角膜的水合度和透明性方面发挥着重要的作用。

眼表的液体通常通过蒸发散失，眼睑闭合一晚或上皮表面覆盖渗透性差的接触镜后，角膜通常由于厚度增

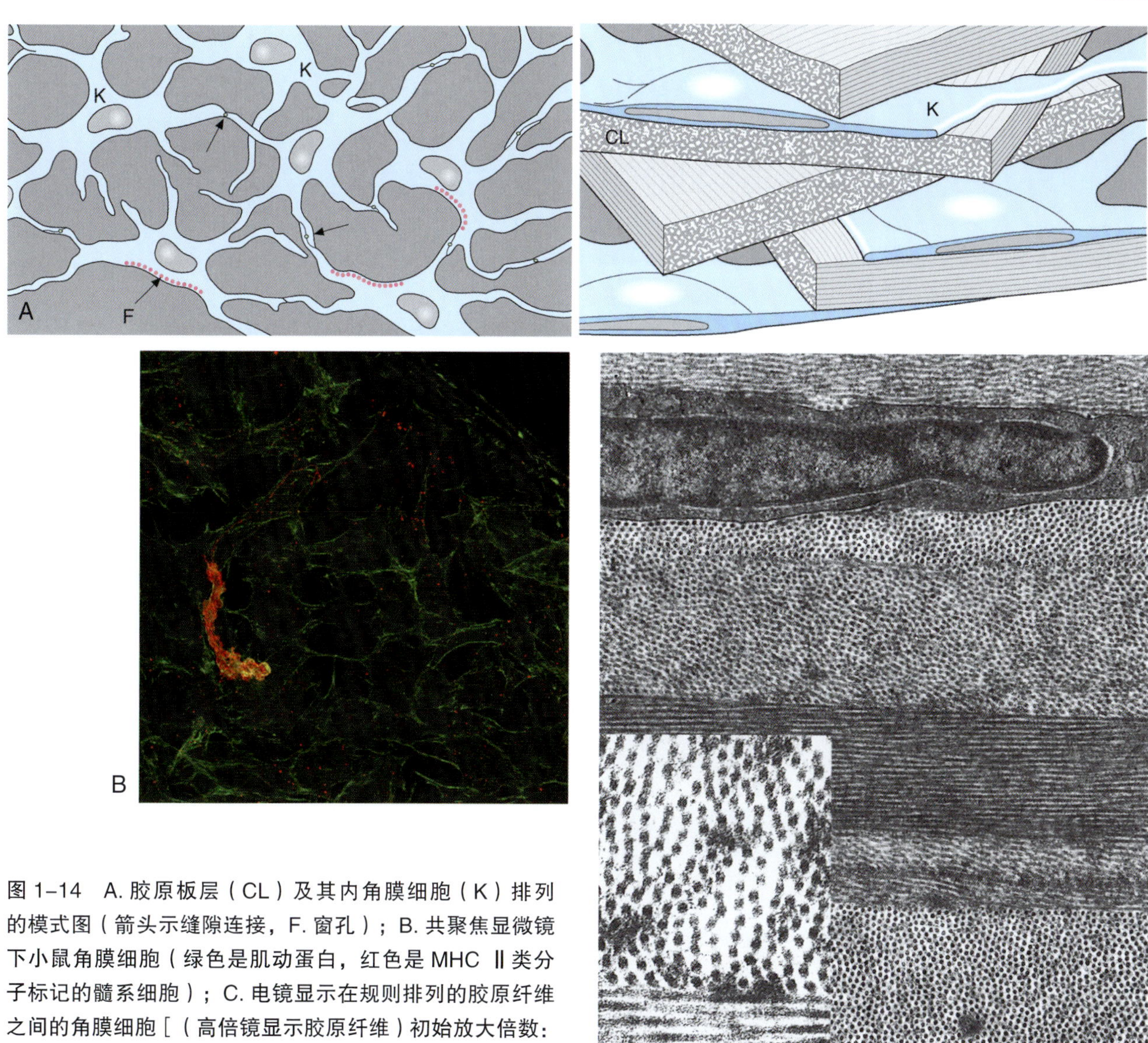

图 1–14　A. 胶原板层（CL）及其内角膜细胞（K）排列的模式图（箭头示缝隙连接，F. 窗孔）；B. 共聚焦显微镜下小鼠角膜细胞（绿色是肌动蛋白，红色是 MHC Ⅱ类分子标记的髓系细胞）；C. 电镜显示在规则排列的胶原纤维之间的角膜细胞［（高倍镜显示胶原纤维）初始放大倍数：×20 000］

加而变模糊。角膜内皮细胞位于 Desçemet 膜的内侧（图 1–16A）。在角膜内皮显微镜或活体共聚焦显微镜下（图 1–13）呈连续的多边形或六边形排列，或呈马赛克样（图 1–16B）。这些细胞高 5 ～ 6μm、直径 18 ～ 20μm，侧面呈指状交错结合，并具有顶面连接复合体，胞质内含丰富的细胞器，如大量的线粒体（图 1–16A），表明其在碳酸氢盐和钠的主动运输中扮演关键角色，这种运输控制着从角膜基质到房水的液体转运。

正常人的角膜内皮细胞再生能力较弱，损伤的细胞可由邻近细胞移行修复。但是，有证据提示，角膜周边的微环境或栅栏样结构内可能存在角膜内皮干细胞，并且呈向心性排列。当角膜内皮细胞受损，细胞密度降至 800/mm^2 时，角膜基质会出现水肿，同时角膜透明度降低（参见第 4 章相关内容）。内皮细胞的密度随年龄增长而逐渐减少（知识关联 1–6）。如果角膜捐献者内皮细胞的密度低于 1500/mm^2，则不宜移植给其他人。

（三）角膜的神经支配

角膜神经丰富，主要由三叉神经眼分支的睫状长神经支配，下方角膜偶尔接受三叉神经上颌分支的支配。神经束呈辐射状从外周进入角膜，于角膜基质前 1/3 处穿过，在离角膜缘约 1mm 处神经束膜和神经鞘膜消失。神经鞘膜的消失可能与角膜的透明性有关。这些神经纤维分成小分支，改变方向，到达上皮层和 Bowman 层，由更小的分支形成上皮下神经丛或基底膜下神经丛。主要为直径 0.1 ～ 0.5μm 的末梢神经轴突，为传导痛温觉的 A–δ 和 C 类纤维，但轴突终末端没有明显特化的终板。个别串珠状的纤维穿入上皮层，以上皮内神经丛的形式

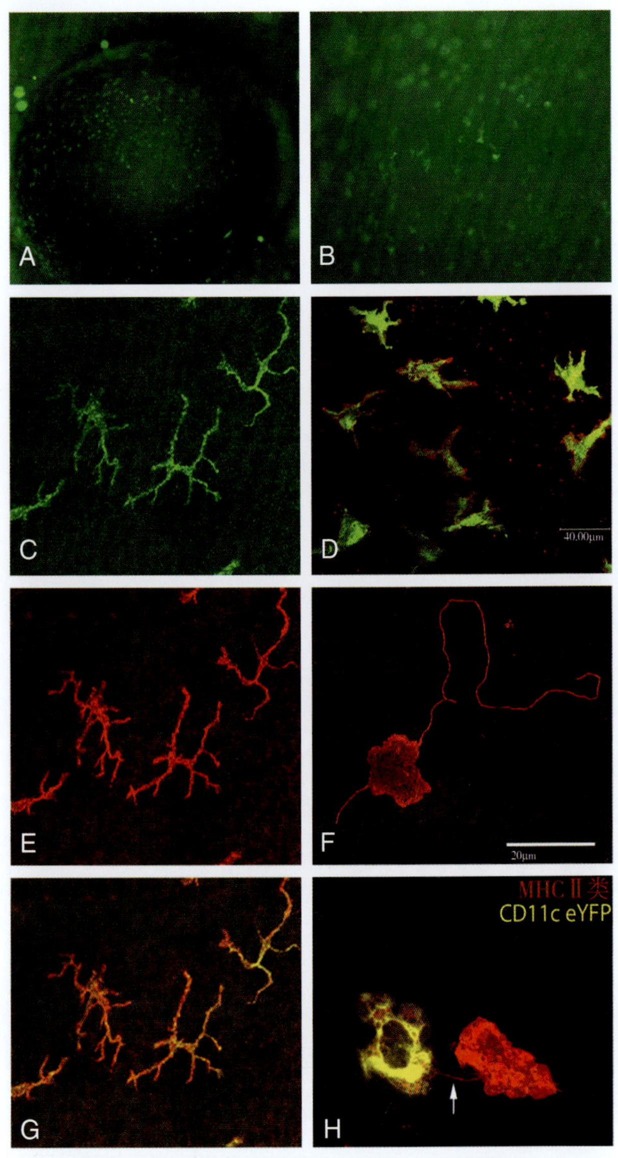

图 1-15 活体荧光显微镜下显示的角膜图像

A、B. 低倍和高倍镜下正常 CX3CR1-GFP 转基因鼠被绿色荧光蛋白（GFP）标记的髓系细胞（巨噬细胞和树突状细胞），注意角膜基质细胞的规则排列；C ～ H. 共聚焦显微镜下正常角膜的免疫细胞；C、E、G. CX3CR1-GFP 转基因鼠角膜铺片的同一区域；C. 绿色荧光蛋白（绿色）；E. MHC Ⅱ类分子（红色）；G. 融合图像；D. CD11b$^+$ 同一鼠角膜的基质巨噬细胞；F. MHC Ⅱ类分子阳性的树突状细胞（DC）（详见第 7 章 DC 的功能介绍），该细胞带有来自细胞质的膜纳米管；H. 假想的 DC 与 MHC Ⅱ类分子阳性的巨噬细胞连接

止于表皮层。据估计，人角膜上皮中，每平方毫米有约 7000 个疼痛感受器。目前很多研究都聚焦于角膜上皮的感觉神经，通过活体共聚焦显微镜可以对它进行无创检测，角膜上皮的感觉神经是单纯疱疹病毒传播到角膜的通道（知识关联 1-7），同时可以提示一系列眼科和全身性疾病的存在，包括干眼症和糖尿病。

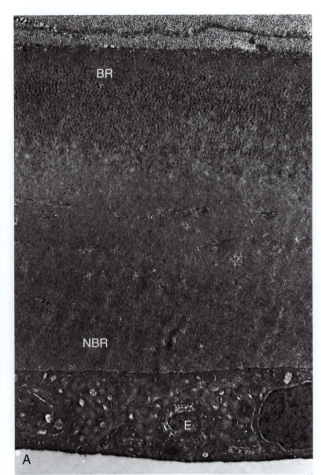

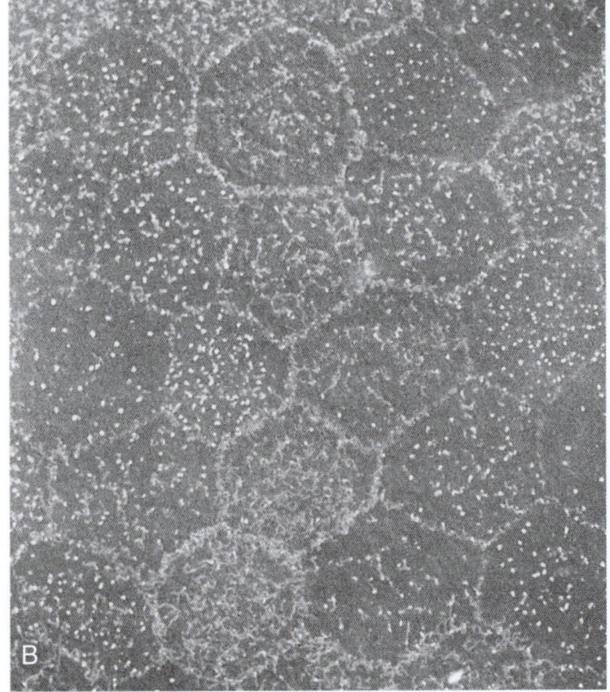

图 1-16 电镜下的角膜图像

A. 角膜后弹力层和内皮（E）的电镜照片显示带状区（BR）和非带状区（NBR）；B. 扫描电镜下角膜内皮的内面观。内皮呈均质的六边形，内皮镜下可见到类似的内皮形态，但细节显示不清（A. ×7000；B. ×1200）（图 A 由 Springer-Verlag 提供，图 B 由 W. R. Lee 和 D. Aitke 提供）

知识关联 1-6　老化

每个角膜约有 350 000 个内皮细胞（出生时细胞密度为 3000 ～ 4000/mm^2，中年降至 2500/mm^2，老年为 2000/mm^2），因此，随着年龄的增长，角膜内皮细胞数量逐渐减少，典型的致密、规则的六边形细胞被大小和形状不均匀的细胞所取代。

知识关联 1-7

在裂隙灯检查中经常可以看到大的有髓神经纤维，它们是从角膜缘辐射到角膜的细小的白色纤维。活体共聚焦显微镜大大提高了我们对角膜神经在健康和病变角膜中分布的理解（图 1-13）。由于神经纤维在角膜前基质，并呈放射状排列，做屈光手术［如准分子激光原位角膜磨削术（LASIK）］时，会损伤许多神经纤维。角膜上皮和上皮内神经末梢的损伤会引起疼痛。

在寒冷、紫外线照射、创伤、应用皮质激素等情况下，神经末梢受损时，三叉神经节中潜伏的单纯疱疹病毒（HSV）会被再次激活，激活的病毒沿着感觉神经分支游走到角膜，导致单纯疱疹性角膜炎复发和浅表性角膜溃疡。

三、巩膜

巩膜（图 1-17）是形成眼球纤维层的主要部分，它可保护眼内容物，当眼压升高时可维持眼球的形态。此外，在维持眼球形态方面，附着在眼球上的眼外肌的收缩也起到了很大作用。婴幼儿的巩膜未成熟，可以扩张（知识关联 1-8）。巩膜是相对无血管的，成年巩膜外观呈白色。巩膜的弹性（有很强的抗张性、伸展性和柔韧性）使得其有一定耐受眼压变化的能力。

知识关联 1-8　先天性青光眼

由于胶原纤维的不成熟，在患有先天性青光眼儿童中，高眼压会引起角膜巩膜不可逆扩大，从而引起先天性青光眼特征性的“牛眼”改变。

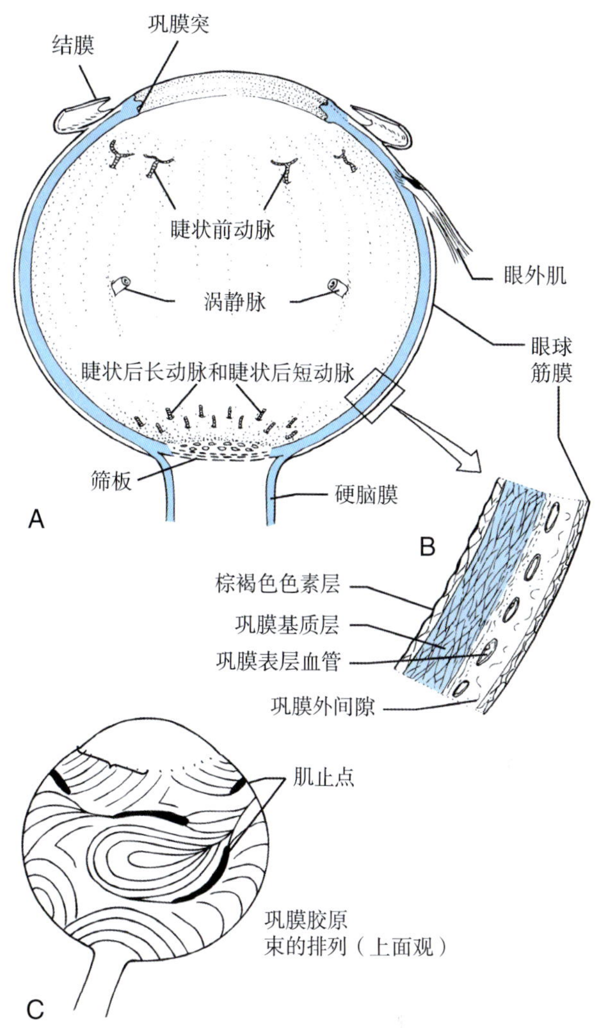

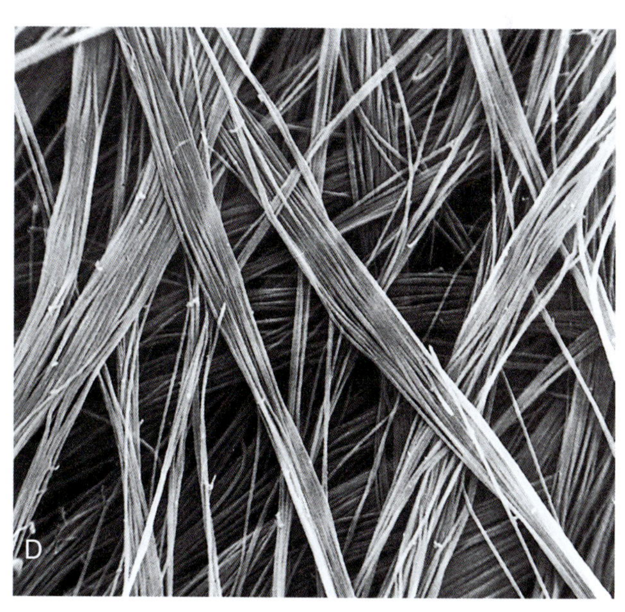

图 1-17　A. 图示巩膜及与其相邻（肌腱和视神经鞘膜）和贯穿的结构；B. 巩膜的分层；C. 在眼外肌肌腱插入部位的巩膜基质胶原束排布的模式图；D. 巩膜的胶原束（D.×7000）（图 D 由 A. Thale 提供，引自 Thale & Tillmann，1993）

巩膜在后方最厚（1mm），在眼外肌附着点最薄（0.3～0.4mm），它的后部被眼球筋膜覆盖，前部被球结膜遮盖。巩膜由致密的、不规则的结缔组织组成，这种结缔组织中包括细胞外基质和分泌基质的成纤维细胞。虽然Ⅲ、Ⅳ、Ⅴ、Ⅵ、Ⅷ、Ⅻ和ⅩⅢ型胶原已被证实存在于基质内，但基质主要由Ⅰ型胶原组成。巩膜的胶原层分布不如角膜规则（图1-17D），且被弹性纤维隔开，每一根弹性纤维的中心为弹性蛋白，弹性蛋白被纵向排列的微纤丝所围绕，微纤丝由几种糖蛋白（包括微纤维蛋白）组成。与角膜相比，巩膜的不透明性很大程度上取决于胶原纤维的这种不规则排列（图1-17D），但也与胶原纤维直径（25～250nm）的多样性、纤丝间隙的多样性和不规则性、含水量高及胶原纤维上GAG的减少有关。巩膜上蛋白聚糖和GAG的含量只有角膜的1/4。巩膜中硫酸皮肤素和硫酸软骨素的含量最丰富。

胶原纤维接受拉力，并与最大拉伸强度的方向一致。胶原纤维的排列情况可借助于分裂线（split-line）技术来研究，该技术揭示巩膜外层的胶原纤维是成束排列的，有的呈涡状，有的呈环状，有的呈弓形，在视神经穿过和眼肌附着部位尤为如此（图1-17C），内层的胶原纤维呈菱形排列（图1-17D）（参见第4章）。

巩膜前方始于角膜缘，后方终止于视神经穿过的巩膜筛板区（图1-17A）。在巩膜筛板，巩膜胶原纤维束呈环形或“8”字形排列。巩膜的横断面结构见图1-17A，巩膜在组织学上分3层：巩膜棕褐色色素层、巩膜基质层和巩膜表层（图1-17B）。巩膜（眼白）及其上方结膜的颜色变化可能提示全身性疾病，如黄疸或与年龄相关的一些变化（知识关联1-9和知识关联1-10）。

知识关联1-9

黄疸患者眼球发黄是结膜而非巩膜内胆红素沉积所致。巩膜异常变薄，如某些结缔组织疾病（如Ehlers-Danlos综合征）也可能导致巩膜呈淡蓝色。间质胶原层局部变薄可能导致巩膜葡萄肿（膨胀）。

知识关联1-10 老化改变

婴儿的“蓝色”巩膜是由于透过较薄的胶原基质显示其下脉络膜色素。在老年人中，巩膜中的脂肪沉积可使外观颜色发黄。

四、角膜缘与房水流出通道

角膜缘不仅仅是角膜与巩膜的交界区，它还有复杂的功能，包括营养周边角膜、促进角膜伤口愈合、参与眼表的免疫监视和超敏反应；其内有房水流出通道（图1-18），参与眼压的调节。它也是白内障和青光眼手术进入前房的切口部位。实际上，外科医生对角膜缘的定义常与传统解剖学描述有所不同（知识关联1-11）。角膜缘宽1.5～2.0mm，巩膜和角膜交界处因曲率半径的不同而形成一个浅的巩膜外沟和一个巩膜内沟。巩膜突使巩膜内沟加深，其内容纳Schlemm管和小梁网。巩膜突后面有睫状肌纵向纤维附着，前表面附有角巩膜小梁网。

知识关联1-11 解剖学和外科学的角膜缘定义

解剖学家、病理学家和外科医生对角膜缘界限的定义和标记各不相同。解剖学（组织学）的角膜缘是由一条线来定义的，这条线是角膜板层到巩膜板层的V形过渡带（图1-18B）。病理学家将角膜缘定义为一条组织区带，前界是Schwalbe线和结膜、角膜上皮的交界处（角膜缘），后界是巩膜突对应的眼表。外科医生通常在外部检查中看到的蓝灰色过渡区附近进行切割，而此处切口将穿过小梁的前半部和Schlemm管（图1-18B、C）。

角膜缘处几种重要的移行（图1-18）如下。

（1）规则排列的角膜板层移行为较不规则的巩膜板层，角膜的止端呈V形（图1-18B、C）。

（2）内外表面平行、无角化、鳞状分层的角膜上皮层与皱褶状的基底表面和交错突状的上皮下结缔组织（有时形成明显的乳头状）为特征的结膜上皮相移行（图1-18B）。

（3）结膜上皮内有杯状细胞和大量MHC Ⅱ$^+$ CD11c$^+$树突状细胞（朗格汉斯细胞）网络（见结膜相关部分）。

（4）结膜毛细血管环或弓（发自睫前动脉）和毛细淋巴管止于角膜缘。微小血管不受神经支配，而对局部免疫细胞（见下文）分泌的血管活性胺类物质（如组胺、白三烯、前列腺素）的作用较敏感。

（5）角膜前弹力层和后弹力层终止于角膜缘。

（6）疏松的结膜上皮下血管结缔组织（固有层），其内有免疫活性细胞类，如肥大细胞、浆细胞及淋巴细

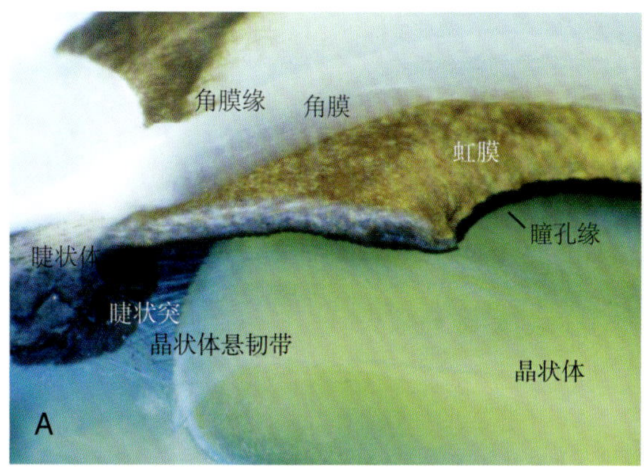

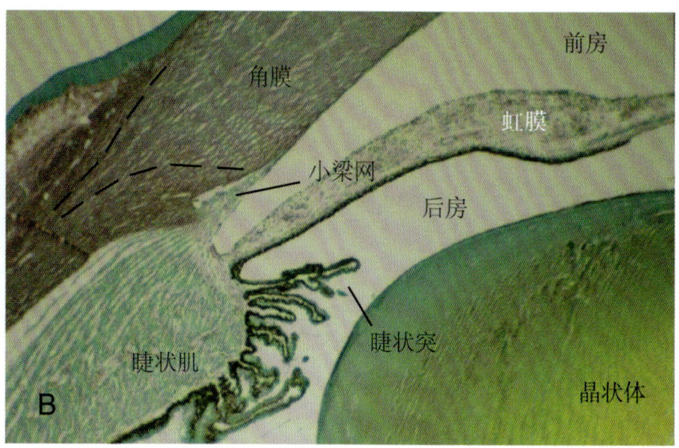

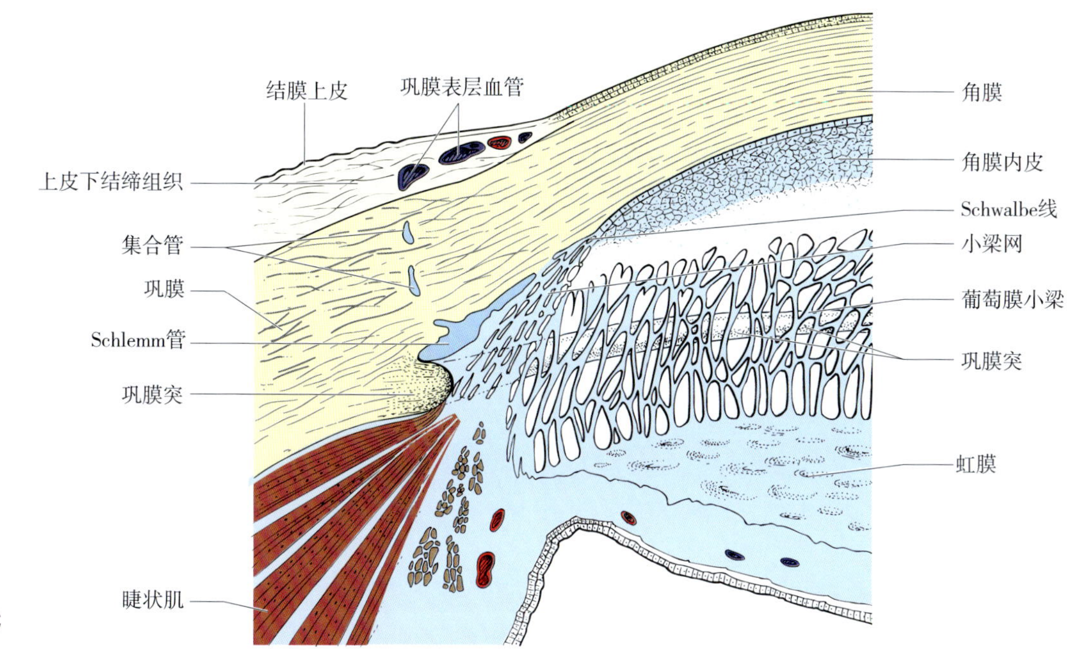

图 1-18　A. 灵长类动物眼前节的照片，其与人眼类似，注意有色素沉着的角膜缘（L）的特点；B. 灵长类动物眼前节的组织切片，虚线显示角膜、巩膜交界处；C. 角膜、虹膜夹角和角膜缘重要结构的 3D 模式图（A、B.×50）

胞，越接近角膜数量越少，角膜内缺乏这些细胞（图 1-18B）。

最近新提出在 Desçemet 膜前存在的 Dua 层是由基质胶原纤维汇聚而成的（参见第 4 章），是角膜移植手术中向角膜基质中注入气泡的解剖标识。

（一）房水流出途径

在房角（或虹膜角膜角），部分位于巩膜内沟内的小梁网，为特化的海绵状结缔组织构成的复杂楔形环状带。小梁网的外面有 Schlemm 管（巩膜静脉窦）（图 1-18C 和图 1-19A）。小梁网基底部后界由巩膜突、睫状肌前表面及虹膜根部构成；小梁网尖端向前延伸附着于 Schwalbe 线及邻近的角膜内皮细胞层（图 1-18 和图 1-19A）。小梁网可分为 3 部分：内层为带状的葡萄膜小梁网；中层为扁平片状的角巩膜小梁网（图 1-19D）；外层为 Schlemm 管内壁下方的筛状小梁网（图 1-19E）。筛状小梁网不像其他两层那样呈板层状排列，而是由疏松的胶原（Ⅰ、Ⅲ和Ⅳ型）、弹性纤维及蛋白聚糖构成。该层被认为是房水流出的主要阻力部位。小梁的弹性核心与筛状小梁网的弹性纤维相连，而后者则经“连接纤维”与 Schlemm 管内壁相连。前部睫状肌纤维终止于小梁的弹性核心。当睫状肌收缩并向内移动时，三维的小梁网可被扩张，使筛状小梁网的开放小孔数量增多。这反过来又允许更多的房水流出，从而增加房水流出量。

房水从前房经衬有小梁细胞的小梁间及小梁内间隙流出。小梁细胞围成小梁（图 1-19D），并以与角膜内皮相似的方式维持结缔组织核心的水合状态。此外，小梁细胞具有吞噬功能，当房水经曲折的小梁间及小梁内间隙滤过时，间隙近 Schlemm 管时变得狭窄，其中的碎

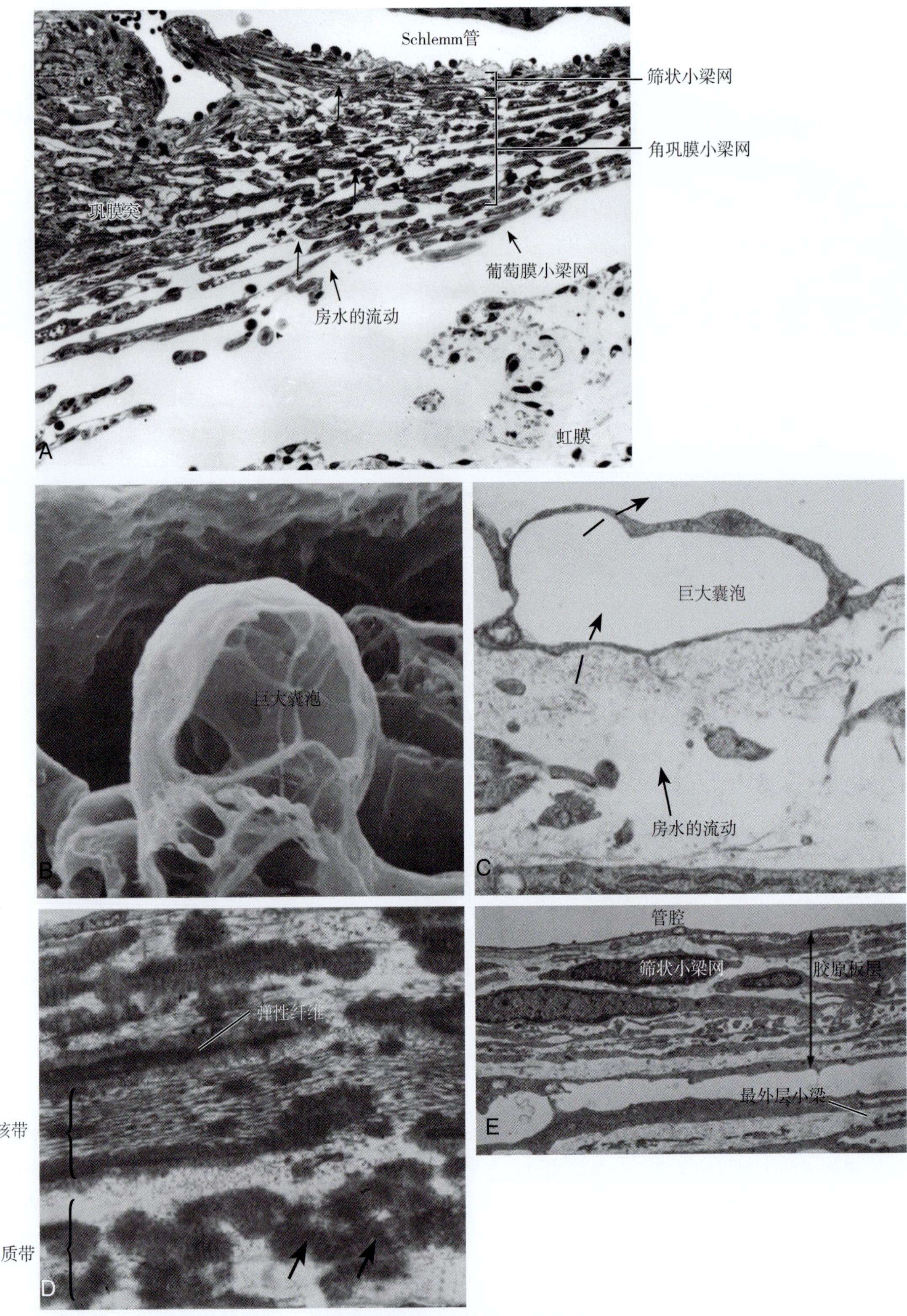

图 1-19 小梁网和 Schlemm 管的组织学和超微结构

A. 光学显微镜下显示巩膜突（SS）、Schlemm 管和小梁网的 3 个区带：葡萄膜小梁网、角巩膜小梁网和筛状小梁网。箭头所示为房水由内向外的流出途径。B. 扫描电镜下可见 Schlemm 管内壁的“巨大囊泡”（GV）。C. 透射电镜下的“巨大囊泡”。箭头所示为房水的流向。这张切片未包含在一些“巨大囊泡”中所见的基底部和腔孔。D. 小梁网断面的电镜显示分层排列的细胞外成分。箭头所示为长距胶原。E. 筛状小梁网的高倍镜显示缺乏小梁结构。纤维细胞样细胞疏松地排列在各类细胞外基质中（A.×340；B、C.×7000；D.×13 000；E.×5000）（经许可引自 McMenamin et al., 1986）

片可被捕获清除（图 1-18C 和图 1-19A）。

Schlemm 管（巩膜静脉窦）为一长 36mm 的环形管，管腔内壁衬内皮细胞，管内充满房水。管的横径为 200 ～ 400μm，垂直径多不到 50 ～ 60μm，管腔常被分隔。管内的房水经 25 ～ 35 条集液管（直径 20 ～ 90μm）和 2 ～ 8 条房水静脉（Ascher 静脉）（直径 100μm）排出。集液管的房水直接汇入巩膜深层静脉丛，经巩膜内静脉丛，再汇入上巩膜静脉丛，最后达结膜静脉。房水静脉则直接汇入结膜浅层静脉。前房内的房水大部分（70% ～ 90%）经小梁网和 Schlemm 管（“传统”流出途径）流出，在较好保存并适当固定的眼中可见以跨细胞通道或巨大空泡为特征的管腔内侧壁（图 1-19B、C）。有足够的证据表明，这些细胞内空泡同时开口于小梁和角巩膜面，行使引流大量房水的功能。当压力改变时，空泡的数量、大小及开口均会发生改变。少量房水可经管壁的内皮细胞间隙通过。虽然过去人们认为 Schlemm 管和房水静脉的内皮在功能和表型上与淋巴内皮相似，但最近研究提出争议，与典型的淋巴管不同，Schlemm 管只表达调控淋巴发育的主要基因 Prox-1，而不表达淋巴血管内皮透明质酸受体（LYVE-1），但 CD31 可有阳性表达且其壁上的支持细胞可能具有收缩性。

部分（10% ～ 30%）房水经“非传统”房水流出途径引流。该通路是非压力敏感性的，由睫状肌纤维和脉络膜上腔内的疏松结缔组织之间的细胞间隙构成。在此处，横跨巩膜的房水经神经和血管的结缔组织鞘进行物质交换（图 1-17A）。最近也有证据表明，房水与虹膜基质及虹膜血管的交换比之前所知的要多（参见第 4 章）。知识关联 1-12 中讨论了青光眼流出道正常功能受损的情况。

（二）葡萄膜

葡萄膜为眼球壁中层的血管色素膜，由 3 部分组成，由前到后为虹膜、睫状体和脉络膜（图 1-10）。此 3 部分相互衔接，前方开口为瞳孔，后方开口为视神经管。葡萄膜类似于脑的血管软脑膜 - 蛛网膜，与视神经在视盘处吻合。脉络膜的介绍见本节“十一、脉络膜”，虹膜和睫状体的介绍见下文。

五、虹膜

虹膜（图 1-20）为一类似于照相机光圈的圆盘，较薄，富含色素，有收缩性。虹膜在冠状面上位于晶状体和睫状体的前方，并悬于房水中。虹膜中央稍偏鼻下方的开口为瞳孔，被虹膜分隔的前后房经瞳孔相通。虹膜根部附着于前房角（虹膜角膜角），并在此处与睫状体和小梁网相连接。虹膜游离缘称瞳孔缘。

知识关联 1-12　青光眼

> 青光眼是一种进行性视神经病变。对于大多数青光眼，高眼压和老龄仍然是重要的危险因素，尽管低眼压或正常眼压青光眼也很常见。然而，在许多情况下，小梁网和 Schlemm 管的病理改变可能是造成房水流出的阻力增加、眼压（IOP）波动的原因。先天性青光眼有复杂的小梁三维排列畸形和外侧小梁网细胞外基质过多。闭角型青光眼房角内表面被虹膜物理性堵塞，这可能是一个原发性或继发性过程（参见第 9 章中的闭角型青光眼）。各种形式的小梁网阻塞可引起开角型青光眼（参见第 9 章中的开角型青光眼）；原发性开角型青光眼的原因尚不清楚，有研究表明可能是筛状小梁网中有细胞外成分的过度沉积。继发性开角型青光眼可能是晶状体蛋白、黑色素、巨噬细胞和出血产物等碎片阻塞小梁间和小梁内间隙，从而引起眼压升高(参见第 9 章)。

虹膜直径为 12mm，周长 37mm。瞳孔缘较虹膜根部明显偏前，使虹膜略呈锥形。瞳孔缘受晶状体支持，若失去支持就会产生震颤（虹膜震颤），如无晶状体患者。瞳孔开大肌及瞳孔括约肌的收缩状态决定瞳孔的大小，瞳孔的大小调节进入眼内的光线总量。瞳孔直径 1 ～ 8mm，正常人左右眼可能稍不等大。

（一）结构

瞳孔缘和虹膜根部较薄，因此受到挫伤时更易撕裂（虹膜根部离断）。虹膜前表面被较厚的瞳孔领分为睫状区和瞳孔区两部分。虹膜前表面有特征性的放射状条纹（瞳孔缩小时变直，开大时弯曲）和收缩沟（虹膜扩张时更明显）。黑色虹膜基质内黑色素细胞含色素多，表面较平整；而蓝色虹膜基质内色素较少，表面较不规则。虹膜呈蓝色，是虹膜尤其是其胶原基质吸收长波光、反射短波光所致（图 1-20）。

（二）显微解剖

虹膜由 4 层构成，包括前界膜层、基质层、瞳孔开大肌及色素上皮层。

1. 前界膜层（图 1-20B 和图 1-21A）　多年来解剖学者认为虹膜前表面没有上皮细胞层覆盖，而由致密的成纤维细胞、色素细胞和少量散在的胶原纤维聚集而成。在一些部位缺乏该层，使得虹膜基质与前房的房水自由交通。前界膜层较大的缺如，如隐窝，肉眼下明显可见。含较多色素的黑色素细胞在该层聚集成痣

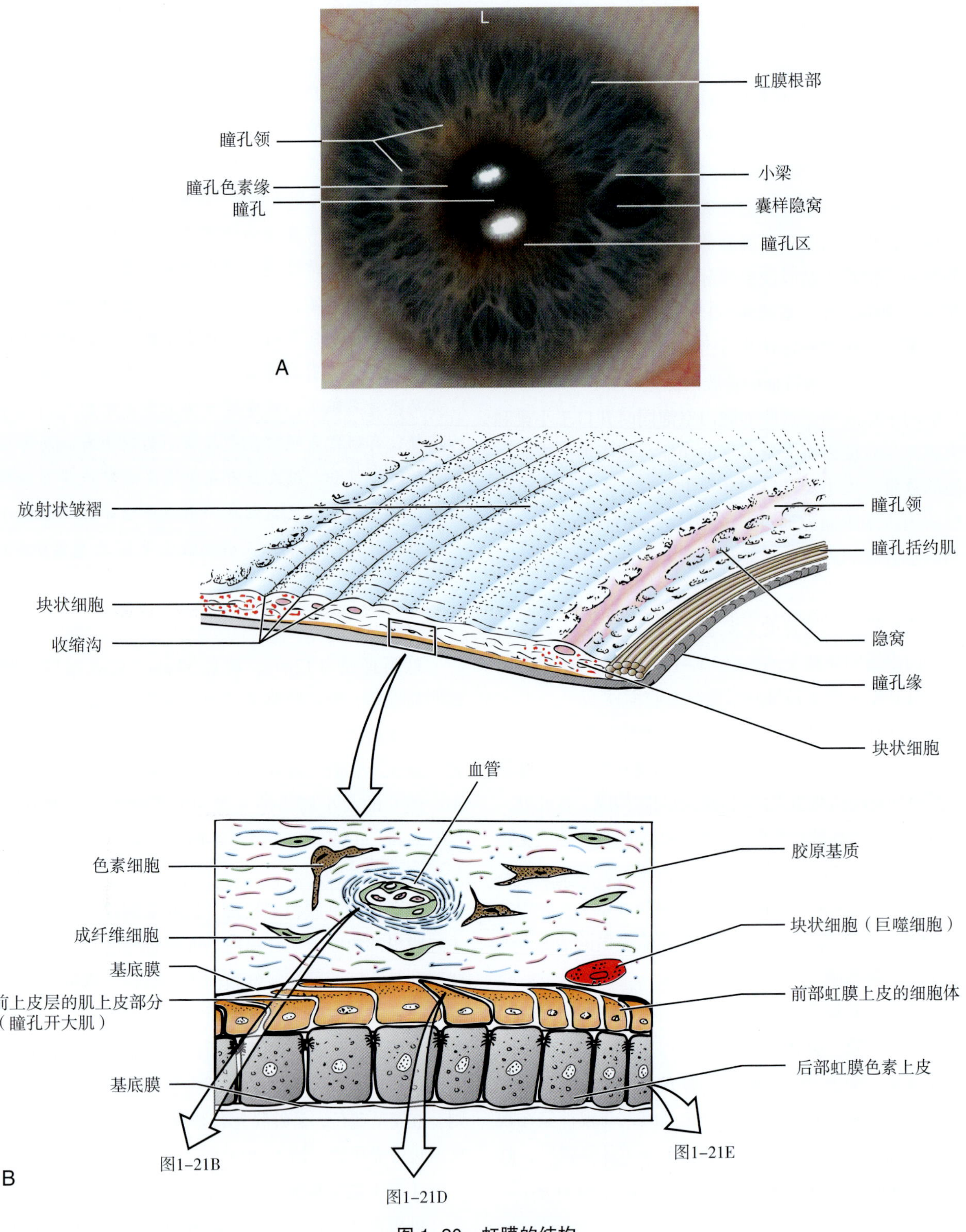

图 1–20 虹膜的结构

A. 蓝色虹膜的显微镜照片。注意瞳孔：瞳孔色素缘和瞳孔区被瞳孔领与虹膜的睫状体部分分离。虹膜根部附着在角膜缘处虹膜角膜角的深部。注意纤细的胶原纤维组成的小梁样结构形成椭圆形囊样隐窝。B. 上图为虹膜的表面，下图为高倍显示色素层和无色素层的结构

样外观。虹膜黑色素细胞与皮肤黑色素细胞不同，它们位于结缔组织中，不会不断将黑色素释放到相邻的细胞中（这是皮肤色素形成的基础），虹膜的颜色反映了虹膜中黑色素细胞的密度、其在虹膜中的位置及黑色素的含量。

2. 基质层（图 1–21C～E） 由疏松的结缔组织构成，

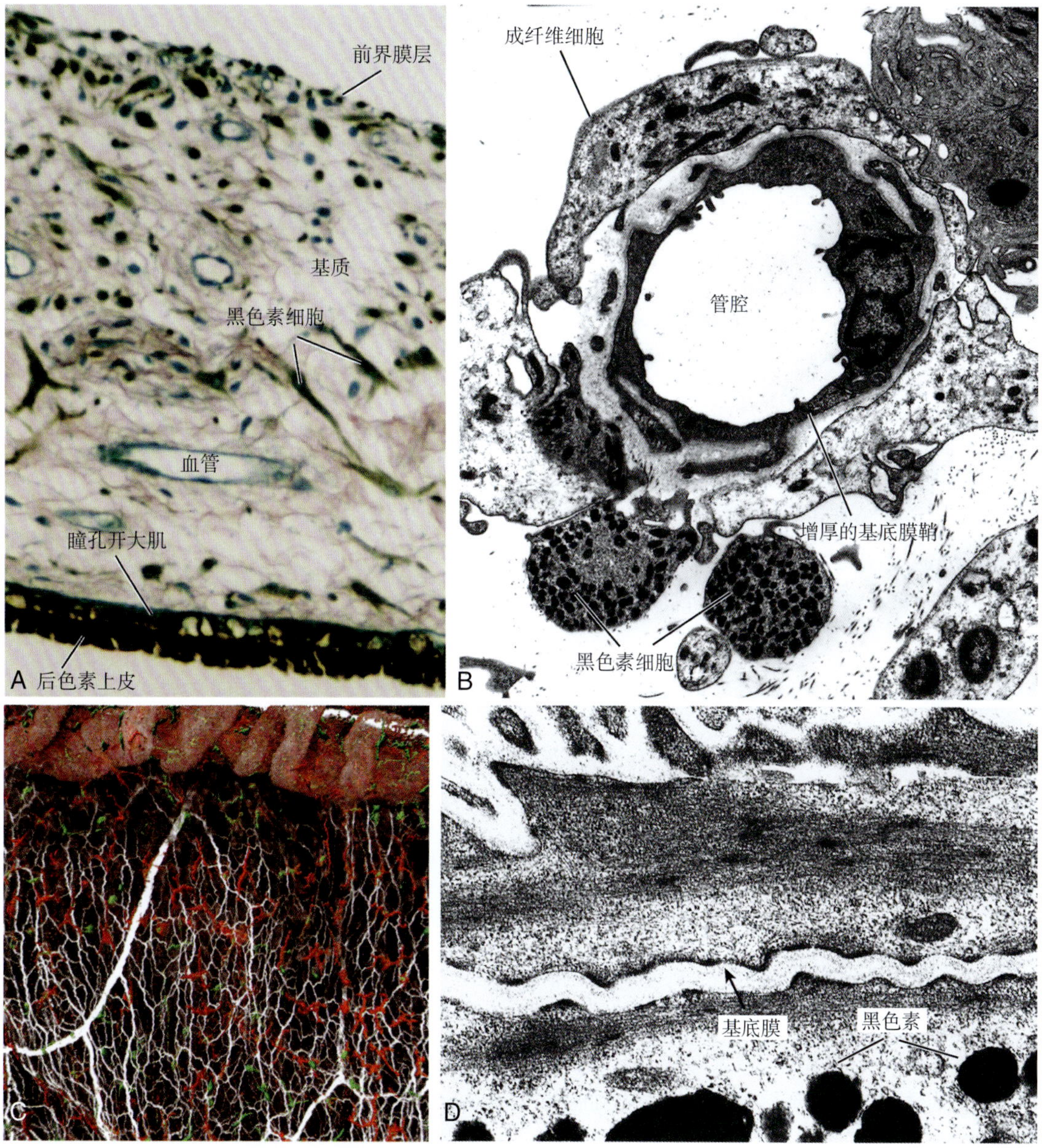

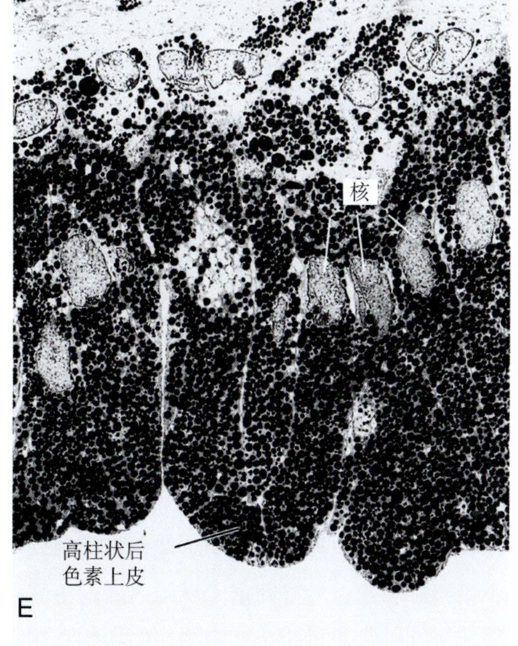

图 1-21　A. 灵长类动物虹膜组织学结构，显示前界膜层，含黑色素细胞、血管和胶原基质的基质层，后部以瞳孔开大肌和后色素上皮为特征；B. 成纤维细胞和黑色素细胞包绕的虹膜基质血管的电镜图；C. 来自 Cx3cr1-GFP 转基因 Balb/c（白化）小鼠的虹膜和睫状体（图像顶部）的共聚焦显微图像。该虹膜整体切片经过染色，以显示虹膜的神经（白色：WGA 染色）和广泛分布的组织驻留巨噬细胞网络（红色：Iba1 染色）。髓系来源的 Cx3cr1^{+} 细胞为 GFP^{+}（绿色），主要为巨噬细胞；D. 虹膜前上皮的收缩肌上皮部即瞳孔开大肌的超微结构：细胞质微丝和膜致密化，均为平滑肌细胞的特征标志；E. 后部虹膜上皮电镜观察，显示这些细胞的大小、柱状外形和高色素的特征

原始放大倍数：A. × 300；B. × 7100；D. × 16 000；E. × 1400

包含成纤维细胞、色素细胞及胶原纤维（Ⅰ型和Ⅲ型）。因此处组织疏松，并且可经前界膜层的开口与房水自由交通，故当舒张和收缩时房水可快速进出基质。人虹膜基质中包含大量肥大细胞和巨噬细胞，它们多在血管周围（图1-21C）。许多巨噬细胞内含大量色素，少数可形成大的卵形的“块状细胞”（Koganei细胞），块状细胞趋于向虹膜根部和瞳孔括约肌附近聚集(图1-20B)。这种被吞噬的黑色素来源于睫状体/虹膜上皮和基质黑色素细胞。近瞳孔缘的基质内有游离的瞳孔括约肌，为一宽约1mm的平滑肌纤维环。瞳孔括约肌由肌束构成，每个肌束包含6～8个平滑肌细胞，平滑肌细胞间经缝隙连接相连并被基底膜所包绕。虽然交感神经也终止于瞳孔括约肌，但瞳孔括约肌受动眼神经（睫状神经节通过睫状短神经发出节后纤维到达眼部）发出的副交感神经纤维支配。来自神经外胚层的瞳孔括约肌的异常胚胎起源详见第2章。

3. *瞳孔开大肌*　为一起源于虹膜前上皮的肌上皮细胞层。虹膜上皮由两层组成，两层相对，理论上两层之间间隙与视网膜下腔相连。上皮细胞基底部突起厚度为4μm，沿向心方向长50～60μm；肌上皮细胞顶部含少量色素，并与色素上皮层（图1-20B和图1-21A、E）的顶部紧密连接。瞳孔开大肌受无髓鞘的交感神经纤维支配，后者的胞体位于颈上交感神经节；受副交感神经支配较少。瞳孔开大肌向瞳孔方向伸延，终止于瞳孔括约肌的外缘。

4. *色素上皮层（图1-21E）*　由大立方上皮细胞构成，富含色素，从虹膜后表面观察可见立方上皮细胞为黑色。该层细胞由视杯（参见第2章）的神经外胚层的内部分化而来。细胞向前延伸一小段距离，于瞳孔缘处到达虹膜前表面；这就形成了裂隙灯检查时在瞳孔缘所见的黑领（图1-20A）。色素上皮层形成了许多放射状沟（瞳孔缘处最明显）和环形收缩皱褶（外围最明显）。

（三）瞳孔运动

在暗光条件下及兴奋或恐惧时瞳孔散大（扩张），为瞳孔开大肌收缩的结果。在强光条件、集合运动及睡眠时瞳孔缩小（收缩），为瞳孔括约肌收缩的结果。

（四）虹膜的血液供应

虹膜有丰富的血液供应和广泛的血管吻合。根部有源自睫前动脉前支的虹膜动脉大环。此处分支向瞳孔方向走行，在瞳孔领处参与形成部分虹膜动脉小环。

虹膜动脉呈螺旋形，以适应虹膜收缩状态的改变。静脉与动脉相伴行，较大的静脉主要位于基底层前方，而较小静脉位于较深层。静脉向后/外周引流入睫状体，最后汇入涡静脉。

虹膜毛细血管特点为无孔的内皮细胞，有大量的吞饮小泡和紧密连接。这使内皮细胞对各种溶质的通透性比正常的躯体血管差（因此在荧光血管造影时，正常情况下不会渗漏）。因此，这些血管构成了血-房水屏障的重要组成部分。内皮细胞的基底膜增厚（0.5～3μm），并且血管周围胶原/透明层使其得到进一步加强（图1-21A、B）。小动脉周围的平滑肌细胞罕见，无弹性纤维。

（五）神经分布

虹膜内有丰富的有髓鞘和无髓鞘神经丛，感觉神经来自睫状长神经和睫状短神经的分支，又是鼻睫神经的分支(三叉神经眼支)。这有助于避免散瞳时的虹膜塌陷。虹膜肌肉的自主神经分布已在前面讨论。

六、睫状体

睫状体（图1-22）是一宽5～6mm的组织环，前方起自巩膜突，后方止于锯齿缘。颞侧宽5.6～6.3mm，鼻侧宽4.6～5.2mm。睫状体分为两部，即前方的皱褶部（睫状体冠）和后方的平坦部（图1-22A）。睫状体横切面近似三角形；底向前房、尖朝后与脉络膜血管相连续。皱褶部宽2mm，由70个放射状排列的突起即睫状突(图1-22B)构成，睫状突高0.5～0.8mm，宽0.5mm。由于色素减少，尖端较苍白。大睫状突间可有小睫状突。睫状体平坦部为睫状突后界与锯齿缘之间的区域，宽约4mm，锯齿缘处的无色素睫状上皮在平坦部移行为视网膜神经层。

睫状体可分为睫状上皮、睫状体基质和睫状肌3部分（图1-22A）。下面阐述睫状体的3个主要功能：①调节作用；②形成房水；③形成晶状体悬韧带、玻璃体黏多糖和玻璃体胶原，并对各结构进行更详细的介绍（参见第4章睫状体的生理功能）。

（一）调节作用

睫状体前2/3为睫状肌，它与晶状体悬韧带和有弹性的晶状体囊一起，调节晶状体的屈光力。组织学上，子午线切面的睫状肌由3组平滑肌纤维束组成，包埋于血管结缔组织基质中（图1-18和图1-22A）。基质内有黑色素细胞、成纤维细胞，也有少量免疫细胞如肥大细胞、巨噬细胞和淋巴细胞等。

外侧的纵行肌纤维附着于巩膜突，前部间接与角巩膜小梁组织相连；后方固定于巩膜内面。中间的斜行或放射状肌纤维与角巩膜小梁组织内侧面相连续。内侧的

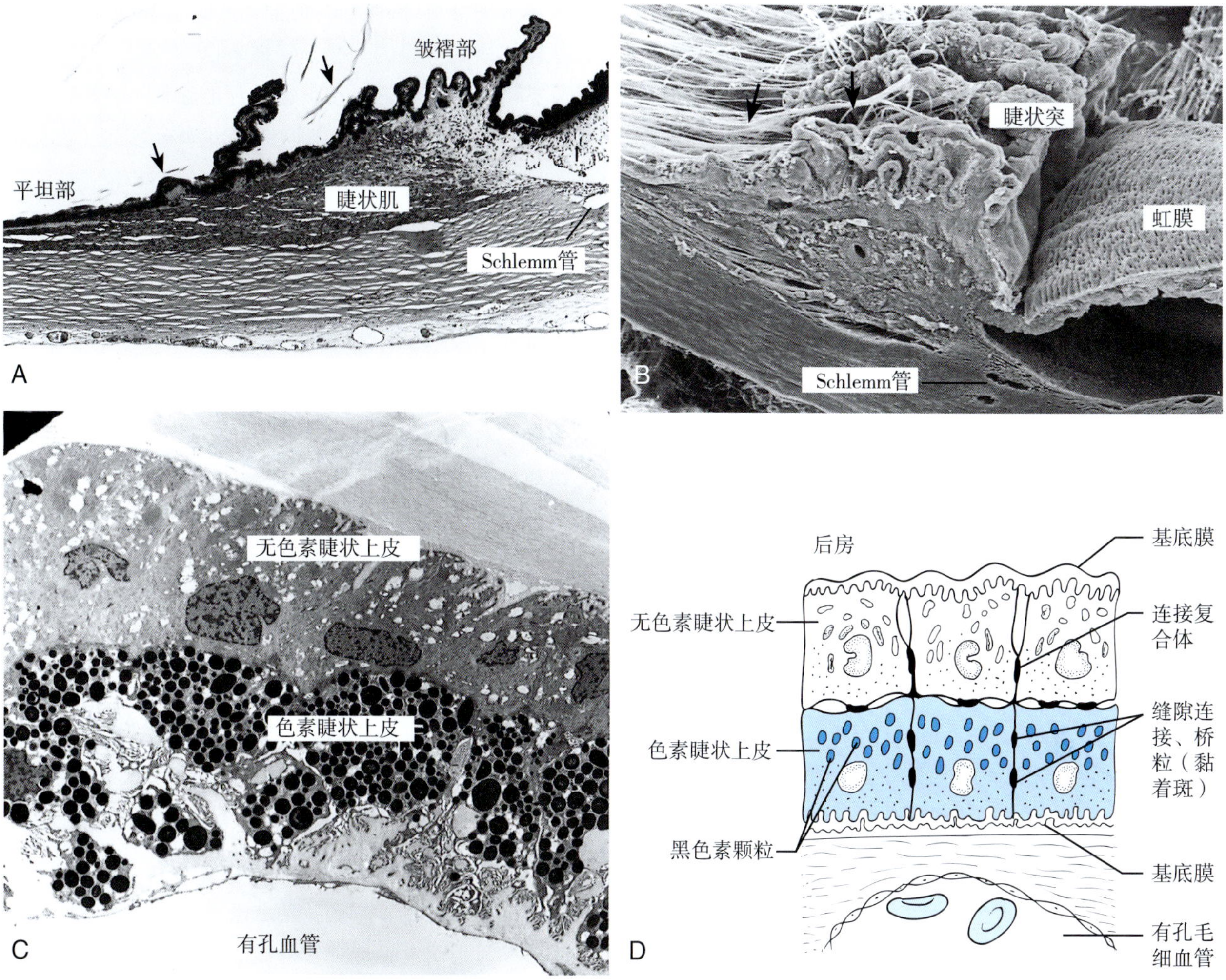

图 1-22　A. 组织切片显示两个主要部分：平坦部（PP）和包含睫状突的皱褶部（PPL）。B. 扫描电镜观察睫状突和虹膜。A 和 B 中的箭头示悬韧带纤维。C. 低倍电镜显示一睫状突的色素睫状上皮和无色素睫状上皮。大的有孔血管和晶状体悬韧带与无色素上皮的基底膜相融合。D. 双层上皮是构成血 - 房水屏障的主要部位。原始放大倍数：A. ×40；B. ×45；C. ×1600（图 A 由 W. R. Lee 和 Springer-Verlag 提供）

环状肌纤维（与眼和眼附属器有关的 3 条 Müller 肌之一）的横切面与睫状体子午线切面见图 1-18C 和图 1-22A。3 群肌束间的三维空间结构关系已阐明，这些纤维互相交织成网状结构（图 1-23）。

房水外流时睫状肌的运动　一些证据表明，睫状肌纵行纤维的收缩使巩膜向内向后移动，使小梁网内部之间的间隙扩大。这是毛果芸香碱等缩瞳药的一种作用方式，常被用来增加青光眼患者房水外流。

（二）房水的形成

房水是由睫状突主动分泌的无色透明液体（房水的具体成分参见第 4 章）。睫状突主要由纤小的指状突起构成，这些突起由双层立方 / 柱状神经上皮包绕疏松血管结缔组织形成，外层的色素上皮和内层的无色素上皮均起源于胚胎期视杯的神经外胚层（参见第 2 章）。血 -

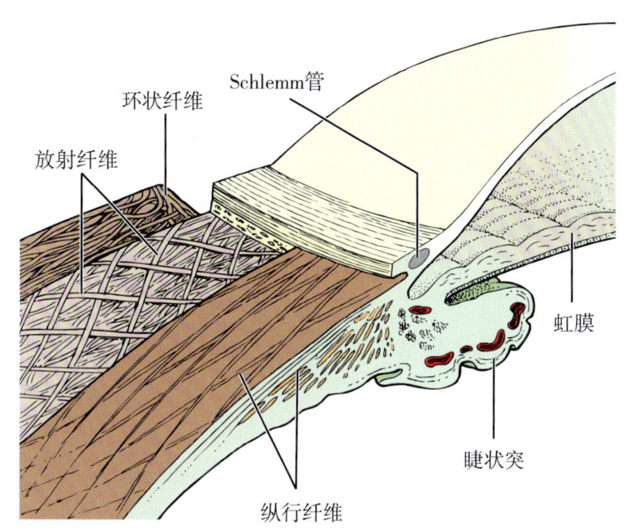

图 1-23　去除巩膜后的睫状肌纤维排列（引自 Rohen & Ciliankorpër, 1964）

房水屏障的形态学基础见图 1-22B。房水由内层的无色素睫状上皮主动分泌，无色素上皮顶部由连接复合体相连，包括紧密连接。色素上皮细胞之间仅借点状粘连（黏着斑）相连，类似黏着连接或有渗透性的带状连接（紧密连接），大分子物质经高度通透的有孔同质毛细血管滤过，通过色素上皮细胞之间时被阻挡，不能进入后房。无色素睫状上皮具有分泌上皮的形态特征，即含有大量的线粒体，组织化学染色可见内部有碳酸酐酶等主动液体转运必需的酶（参见第 4 章）。

（三）晶状体悬韧带、玻璃体胶原及玻璃体透明质酸的形成

平坦部无色素睫状上皮细胞，因年龄和位置不同可为立方形、柱状或不规则形。这些细胞很可能对晶状体纤维、玻璃体的细胞外成分即胶原和透明质酸及内界膜的形成起作用，尤其是在胚胎发育期。

一些内层无色素细胞向前方“倾斜”，提示其受晶状体悬韧带纤维的牵引。晶状体悬韧带与无色素睫状上皮的基底膜纤维成分部分融合（图 1-22C）。晶状体悬韧带的具体合成方式尚不清楚。平坦部的柱状无色素睫状上皮细胞的超微结构和组织化学特征表明其主动分泌透明质酸。

（四）睫状体的血液供应

睫状体的血液供应主要来源于睫后长动脉及睫前动脉，两条睫后长动脉起源于眼动脉，在靠近视盘处穿过巩膜，在脉络膜内外层水平面向前走行，再与睫状前支吻合进入睫状体，形成虹膜大环（参见图 1-39）。虹膜大环发出肌支及脉络膜返支，这些数目众多的分支形成睫状体突的血管丛。静脉血主要通过涡静脉回流，少部分经睫状前静脉回流。

（五）睫状体的神经支配

睫状体有丰富的副交感神经、交感神经及感觉神经。

1. 副交感神经支配　节前神经元胞体位于 E-W 核，它们的轴突沿动眼神经（Ⅲ）走行并与节后神经元在睫状神经节换元，由睫状神经节发出的节后纤维经睫状短神经在睫状肌周围形成广泛的神经丛。该神经活动由乙酰胆碱作用于毒蕈碱受体介导（参见第 5 章）。

2. 交感神经支配　节前神经元胞体位于脊髓第 1 胸段（T_1）的外侧角，节前纤维中继于颈上神经节（毗邻于 C_2 和 C_3 椎骨，位于颈内动脉的后面）。节后纤维离开神经节形成颈内神经及神经丛。这些纤维到达眶腔，一部分成为颈内神经丛的直接分支，一部分连接于三叉神经眼支和三叉神经眶部的主要分支——鼻睫神经。交感神经直接经过眼球后的神经丛，穿过睫状神经节。来自睫状神经节的纤维经睫状短神经分布于眼部的血管，包括睫状体。颈内神经的一些分支终末也可分布于眼动脉及其分支。交感神经的活动由去甲肾上腺素作用于两种类型的抑制性受体（α_1 和 β_2 肾上腺素受体）实现（参见第 4 章）。

3. 感觉神经支配　睫状体的感觉神经支配来自鼻睫神经，但这些神经纤维的功能目前尚不清楚。

七、晶状体和悬韧带

晶状体（图 1-24）是由特殊细胞构成的高度有组织的系统（因而称为晶状体纤维），是眼部光学系统的重要组成部分，具有改变眼内屈光指数，使图像汇聚在视网膜上的重要功能。尽管晶状体没有角膜的折射力大，只有 15D，但它可以在睫状肌的作用下通过改变自身的形状，改变自身的折射力。随着年龄的增长，屈光力改变的范围减小（40 岁时为 8D，60 岁时为 1 ～ 2D）。晶状体的透光度与晶状体细胞和纤维的形状、排列、内部结构及生化活动有关。晶状体透明度下降称为白内障（知识关联 1-13）。

知识关联 1-13　白内障

白内障是除正常的年龄相关黄化外，晶状体失去正常的透明度，可由紫外线或其他对晶状体纤维生成代谢有影响的因素引起。晶状体混浊可以由晶状体囊、晶状体纤维或上皮结构被破坏或干扰引起。

（一）位置、大小和形状

附着于囊袋的晶状体位于虹膜的后面和玻璃体的前面，晶状体被睫状突环绕，并且通过外侧的睫状小带保持其位置，后面紧贴前部玻璃体（膝凹），前面是虹膜（图 1-10），在胚胎形成后期，随着瞳孔膜和晶状体血管膜的退化，晶状体保持透明和无血管化状态（参见第 2 章）。由房水和玻璃体液为其提供营养。晶状体是一个双凸、椭圆形的结构，其前表面和后表面有不同的曲率半径，前曲率半径约 10mm（8 ～ 14mm），后曲率半径约 6mm（4.5 ～ 7.5mm），前后表面的中点，即前后极部，由一虚拟的轴相连，前极位于角膜后表面 3mm。赤道将其分成前后表面，赤道是由睫状小带形成的嵴状物。成年人晶状体的直径约 10mm，中轴长 4mm。晶状体以每年 0.023mm 的速度持续生长并发生形状改变。随着年龄的增长，晶状体逐渐变成圆形，特别是 20 岁以后。

（二）结构

晶状体由 3 部分组成：①晶状体囊；②晶状体上皮；③晶状体纤维（图 1-24A、D）。

1. 晶状体囊　是由晶状体上皮和晶状体纤维形成的光滑的原基底膜。它将晶状体完全包绕，并且在各个部分厚度不一，赤道部最厚（17～28μm），后极（2～3μm）较前极（9～14μm）薄，超微结构呈纤维状和层状表现。原纤维间的基质由基底膜糖蛋白（Ⅳ型胶原）和氨基多糖硫酸盐组成，组织切片中 PAS 染色阳性。晶状体囊的弹性，使其在没有睫状小带的压力下，与皮质一起使晶状体接近圆形。

2. 晶状体上皮　是晶状体前表面的一单层立方上皮（图 1-24A、D），赤道部细胞变成柱形。随着细胞的延续，前部的晶状体细胞在细胞顶端形成更多的交错插入连接，这些延长的晶状体细胞就是晶状体纤维（图 1-24D）。赤道部晶状体细胞转化为晶状体纤维的方式，见图 1-24A。当外部的细胞生成增多时，晶状体细胞的细胞核和胞体被挤压至晶状体的中央部。赤道前和赤道的晶状体上皮细胞是有丝分裂活性最活跃的部位，是晶状体上皮细胞的生发中心（图 1-24A）。

3. 晶状体纤维　每条晶状体纤维的横切面虽然仅是一个 4μm×7μm 的六棱柱（图 1-24C），但它的长度可达 12mm（12 000μm，比其宽度长 1000 倍）。伸长的晶状体细胞（或者晶状体纤维）的顶部向前，基底部向后。当细胞被挤压进中央区时，细胞核向前移行，形成前面提及的晶状体弓（图 1-24D）。子午线的晶状体纤维延伸至晶状体的整个长度，在前、后缝处相遇（图 1-24A），深部的晶状体纤维是无核的。晶状体连续生长，新生成的细胞包绕在表面，形成了近似于洋葱的板层（经固定或冷冻后的晶状体更易发现这种板层）。活体状态下，

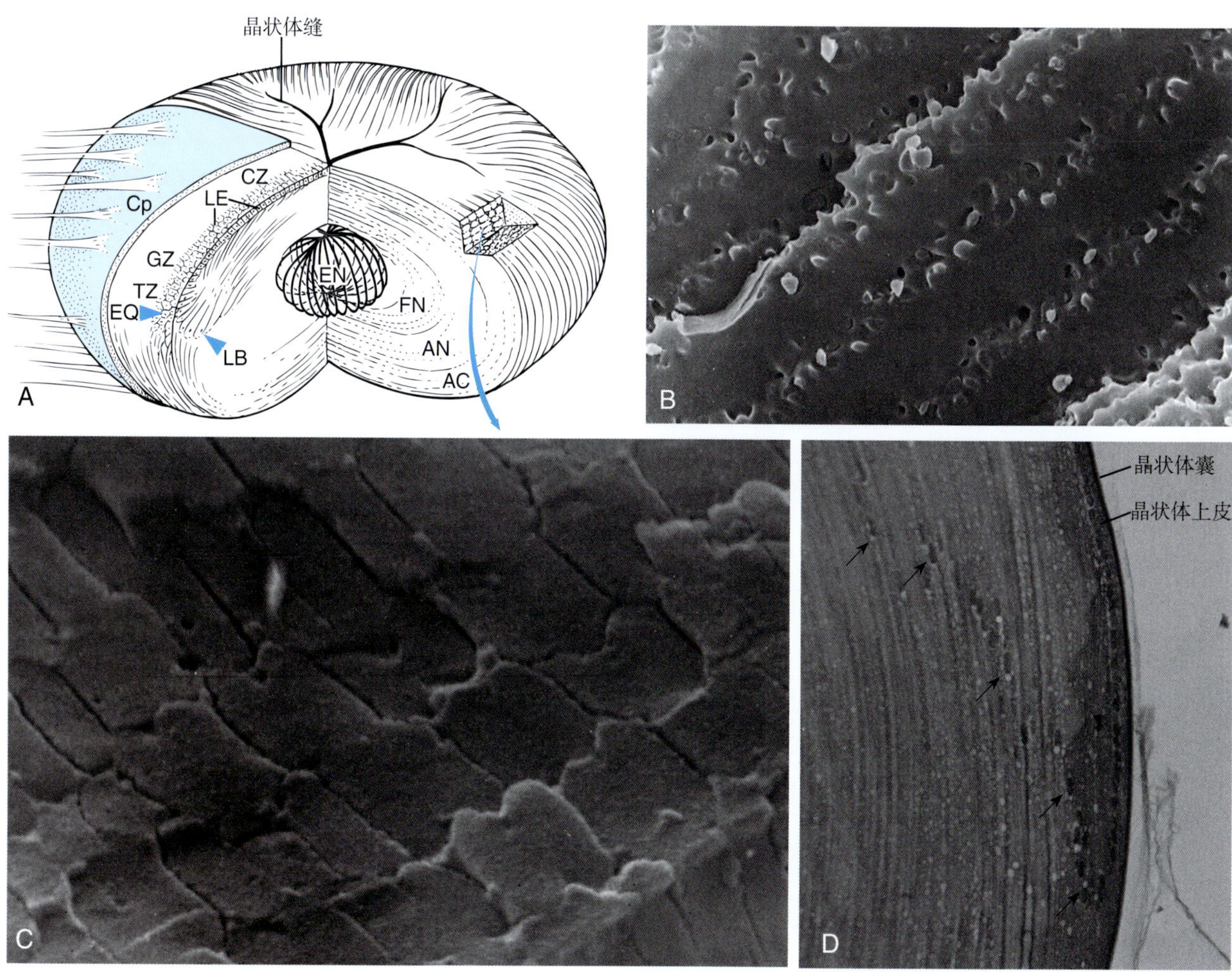

图 1-24　A. 晶状体的结构示意图：CZ. 中央区；GZ. 生发区；TZ. 移行带；LE. 晶状体上皮；EQ. 赤道；LB. 晶状体弓；Cp. 晶状体囊；AC. 成年皮质；AN. 成年核；FN. 胎儿核；EN. 胚胎核。B、C. 晶状体纤维的扫描电镜图：B 为纵切面，C 为横切面，毗邻的晶状体纤维表面的齿状交错插入排列。D. 晶状体赤道部的组织切片显示晶状体纤维方向、晶状体囊、晶状体上皮和晶状体弓（箭头所示）。原始放大倍数：B. ×2500；C. ×5000；D. ×150

晶状体外侧的皮质比坚硬的中央核更加柔软。

晶状体纤维排列紧密，几乎没有细胞间隙。相邻的细胞通过齿状交错和众多的缝隙连接相连（图 1-24B、C）。这些连接可以帮助位于中央位置细胞的营养源的维持（经细胞间和分子耦合或者代谢）。晶状体表面活跃的纤维有丰富的核糖体、多核糖体和粗面内质网，合成特有的晶状体蛋白质，即晶体蛋白（参见第 4 章）；成熟晶状体纤维的细胞质比较均一。晶状体纤维富含细胞支架成分，沿细胞的长轴平行排布。晶状体纤维的生物化学或排列的紊乱会导致白内障（知识关联 1-13）。

（三）晶状体小带（晶状体悬韧带）

一个复杂的三维放射状排列的小带系统维持晶状体的位置（晶状体小带或晶状体悬韧带）（图 1-25）。这些精细的纤维附着于晶状体囊赤道前 2mm 至赤道后 1mm 的范围内，起于睫状上皮平坦部向前与睫状突外侧面相连（图 1-25A、B），存在于晶状体圆周的整个 360° 范围内，因此类似于一个圆形的吊床。在现代白内障手术中，超声乳化探头会对晶状体悬韧带施加相当大的向下压力，因此了解这些纤维的分布及它们能够承受的张力非常重要。

睫状小带由高密度透明束组成，直径 5 ～ 30μm，每束由一组微纤维组成（直径 0.35 ～ 1μm），微纤维由直径 10 ～ 12nm 纤丝构成。生化分析显示睫状小带结构独特，类似于牙周韧带。蛋白质组分析显示悬韧带大部分由富含 350kDa 胱氨酸的原纤维蛋白组成。尽管为弹性纤维，但并不含有大量的弹性蛋白。马方综合征中原纤维蛋白 1 基因的突变会在眼睛中有所表现（知识关联 1-14）。悬韧带纤维由睫状体平坦部无色素睫状上皮细胞合成和维持，近端从睫状体上皮细胞的基底部发出，远端与晶状体囊赤道部相连。人的晶状体纤维与囊袋直接相连，终止于晶状体囊表面下方。晶状体悬韧带由无色素上皮细胞产生和维持。在整个胚胎发育期和出生后早期，悬韧带一直在生成，悬韧带蛋白生长非常慢。

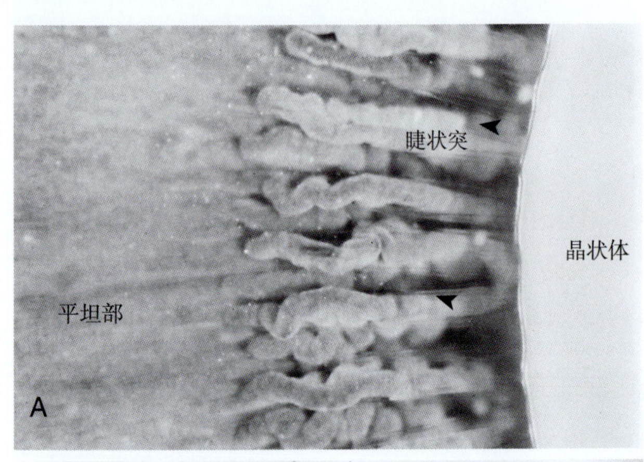

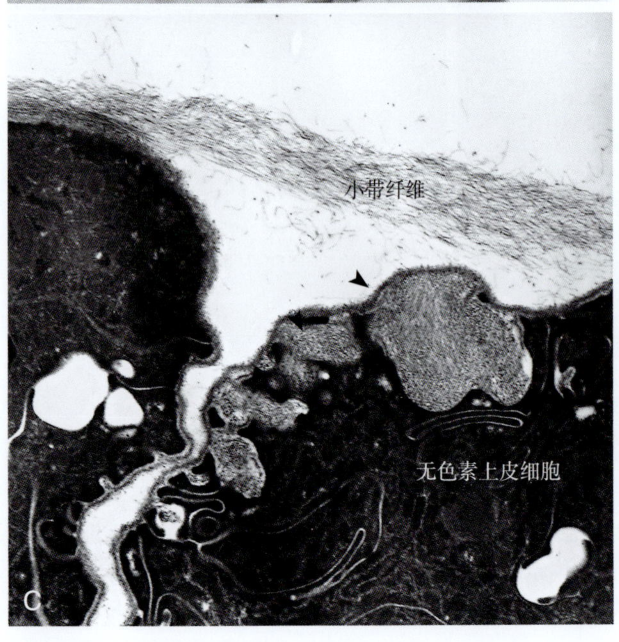

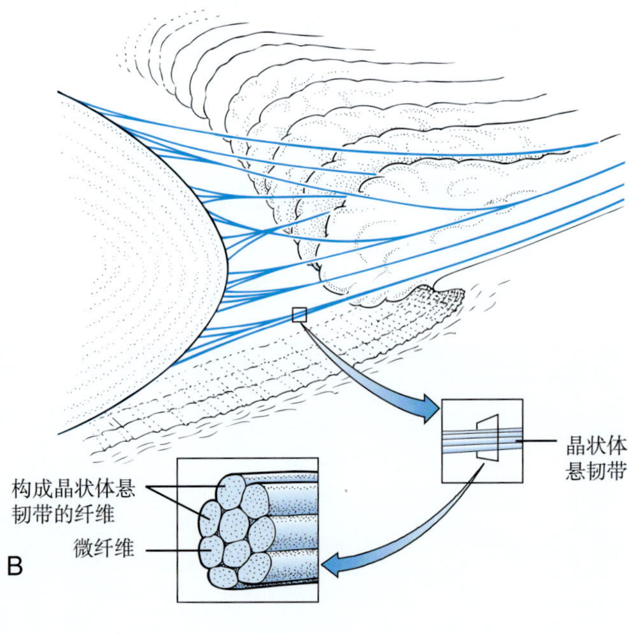

图 1-25　小带纤维的排列

A. 一只猴眼的睫状突和晶状体悬韧带（箭头所示）插入晶状体囊的宏观相。B. 睫状小带不同组的排列。C. 电子显微照片显示小带纤维与睫状突的无色素上皮细胞的紧密连接。注意在上皮细胞基底膜下面类似于睫状小带纤维的物质（箭头所示）。原始放大倍数：A. × 24；C. × 10 500

知识关联 1–14　马方综合征晶状体移位

人类的原纤维蛋白 1 基因突变引起马方综合征，特征是影响结缔组织和骨骼成分。这些患者的悬韧带受影响，出现晶状体脱位或异位。

调节作用　在非调节状态下，睫状体维持小带的张力。在调节状态下，睫状体的运动引起小带松弛。晶状体囊和外皮质层的弹性作用使晶状体呈现增大的前曲率，导致晶状体屈光力增强。一些学者认为有主要纤维和辅助纤维两种成分，后者在调节过程中处于紧张状态。晶状体的衰老影响了其调节能力（知识关联 1–15）。

知识关联 1–15　眼部的年龄相关性改变：老视

40 ～ 50 岁时，晶状体弹性显著降低，伴随着睫状肌的萎缩，晶状体不能在调节过程中充分地改变自身的形状，于是产生老视。在需要运用视近能力进行阅读等活动时，表现尤为明显。

后晶状体悬韧带与前玻璃膜的胶原紧密关联。有些小带与多数小带走行方向垂直，在睫状突基底部或睫状体平坦部（后悬韧带）形成环形带，并超过睫状体的顶端（前玻璃体带）。

八、前房和后房

虹膜将晶状体和晶状体悬韧带前面的腔分成两个房腔，即较大的前房和较小的后房，前房和后房之间通过瞳孔相通。前后房的分界见图 1–26。

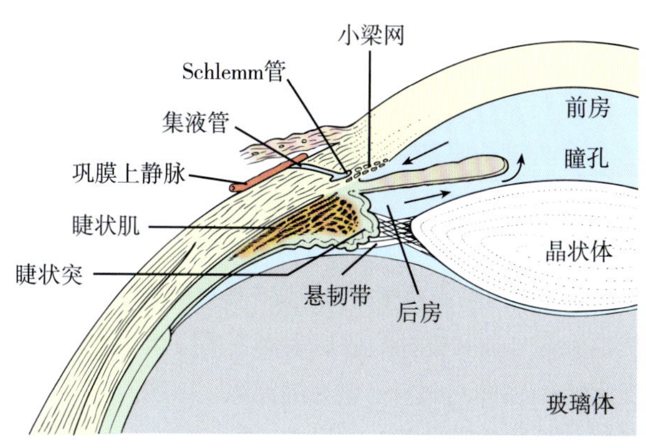

图 1–26　眼前节示意图

房水流出主要通路是从后房流入前房，箭头所示为流向

（一）后房

后房是一个随着调节变化的不规则形状的腔，非常小。大致为顶端朝向瞳孔缘的三角形，睫状突为三角形的底，后界是晶状体和晶状体悬韧带，前界是虹膜后表面。睫状体平坦部不断分泌房水，经后房通过瞳孔到达前房。

（二）前房

前房由前面的角膜、后面的虹膜前表面和晶状体瞳孔部组成。其外侧隐窝由小梁网组成的虹膜角膜角形成。前房在中央部最深（3mm），容积大约 250μl。房水产生速度为 2 ～ 4μl/min，关于房水动力学和功能的全面介绍见第 4 章。

九、玻璃体

玻璃体腔是眼部最大的腔（图 1–27，占眼容积的 2/3，重 3.9g），其内容物是玻璃体液。玻璃体的前界是晶状体、晶状体悬韧带的后部和睫状体；后界是视盘凹陷。玻璃体是一透明的黏弹性胶体，其 98% 以上是水，折射指数为 1.33，黏性是水的 2 ～ 4 倍。玻璃体液的组成除了水之外，还有透明质烷（透明质酸）、Ⅱ型和Ⅸ型胶原、纤维连接蛋白、原纤维蛋白和旋光蛋白。玻璃体的胶样结构取决于胶原组分而不是透明质烷。Ⅱ型胶原纤维直径纤细（直径 8 ～ 12nm），包绕在螺旋状的透明质烷大分子外（参见第 4 章）。

玻璃体呈椭圆形，前面有一凹陷即玻璃体凹（即蝶状凹或晶状体凹）（图 1–27A）。传统上玻璃体被认为由两部分组成：皮质区，含有较多稠密排列的胶原纤维；中央玻璃体，含有较多的液体。为了便于描述，玻璃体可被进一步细分为 3 个主要的区域，如图 1–27A 所示。

玻璃体皮质通过周边几处纤细胶原纤维的聚集点黏附（图 1–27）。

- 周边（部）视网膜和睫状体平坦部，玻璃体基底部（一个 3 ～ 4mm 的宽带）。
- 晶状体囊部（玻璃体囊韧带）。
- 视盘边缘的视网膜（玻璃体管基底），但尚有争议。
- 靠近视网膜血管的视网膜内界膜（最多样和最疏松的连接）。

玻璃体中央部胶原含量比皮质少，管道（称玻璃体管或 Cloquet 管）贯穿前后，充满液体，是胚胎时期供应玻璃体和晶状体的玻璃体动脉的残留（参见第 2 章）。人眼的玻璃体后区和中间区是半液态的。由于有研究对凝胶体含水量为 98.5% ～ 99.7% 存在诸多疑问，因此认为玻璃体是有序、有组织的结构也存在争议。

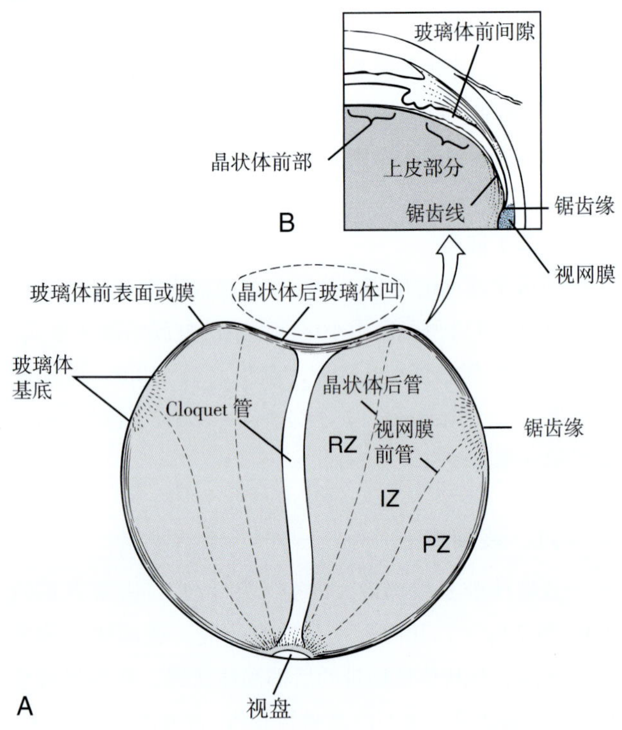

图 1–27 A. 玻璃体的解剖区带（PZ. 视网膜前束；IZ. 中间束；RZ. 晶状体后束）和主要的玻璃体液化（晶状体后管、视网膜前管、玻璃体基底、玻璃体前表面、玻璃体皮质）；B. 前部玻璃体表面和其与睫状体、虹膜相互关系的高倍镜图（是否存在有序、规则的玻璃体结构尚有争议）

人类的玻璃体从青春期开始退化，出现了充满液体的腔和纤维束，如晶状体后束、视网膜前束和其他仅对玻璃体研究有意义的束。大部分中央束（除了视网膜前束）在眼球运动时是可流动和变化的。后部玻璃体皮质可能有部分密度降低的束或皮质缺口，若有，通常位于黄斑中央小凹、视网膜血管或其他的发育异常附近。除了这些正常状态外，伴随着各种疾病的发展可形成病理性裂孔（知识关联 1–16）。

知识关联 1–16　玻璃体后脱离

皮质玻璃体和视网膜之间潜在的（透明膜下或板层下）间隙充满了液体，以防玻璃体后脱离。玻璃体后部与视网膜连接较松弛，相对容易脱离。在孔源性玻璃体脱离中，液体可能迅速积聚；在皮质未破裂处，液体的积聚可能会较慢些（非孔源性玻璃体脱离）。前者是玻璃体年龄相关性改变，玻璃体脱离可能诱发视网膜脱离（参见第 9 章）。

玻璃体细胞（图 1–28）　玻璃体本质上是无细胞的，然而，偶尔会在玻璃体皮质中出现零散的细胞，尤其在靠近玻璃体基底部、视盘和视网膜血管的部位。玻璃体细胞为玻璃体组织主要的细胞类型，它具有骨髓衍生的巨噬细胞的形态学、免疫表型及功能特征。玻璃体内存在明显的细胞渗出，预示着邻近组织存在病理或炎症过程，如葡萄膜视网膜炎。

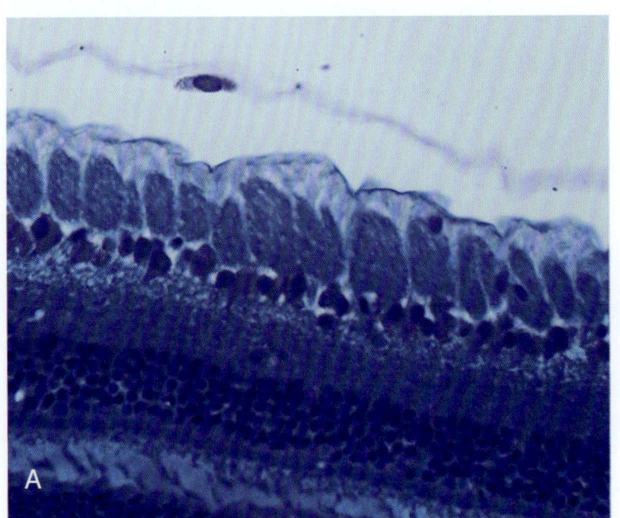

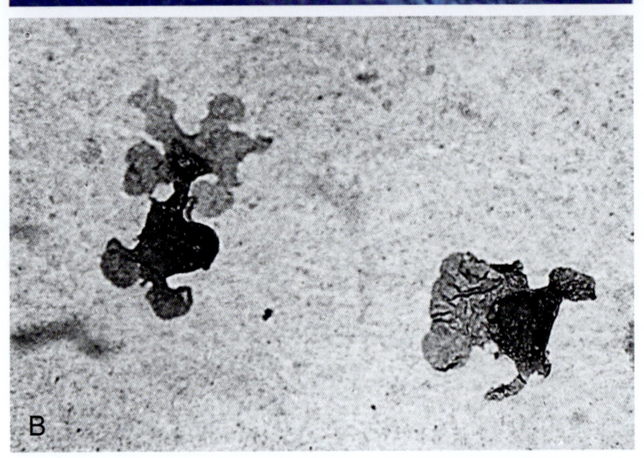

图 1–28 A. 灵长类眼部视网膜内侧玻璃体细胞；B. 鼠眼底的 CD169⁺ 玻璃体细胞（主视图，视网膜全组织包埋）

十、视网膜和视网膜色素上皮（图 1–29）

视网膜是眼部 3 层结构中最内侧的一层，视网膜由 2 个主要的层组成：内部的感觉神经性视网膜和外部的单层上皮——视网膜色素上皮（RPE）。这两层能追溯到胚胎时期内陷的视杯的内外层（参见第 2 章）。成年时，其在前部与睫状突和虹膜后表面上皮层相连续。在神经视网膜和 RPE 之间有一潜在的间隙，即视网膜下间隙，但视网膜的两层实际上黏附在一起，神经视网膜仅在其前端（锯齿缘）和视盘的边缘牢固附着。视网膜脱离发生在神经上皮层和 RPE 之间（知识关联 1–17）。

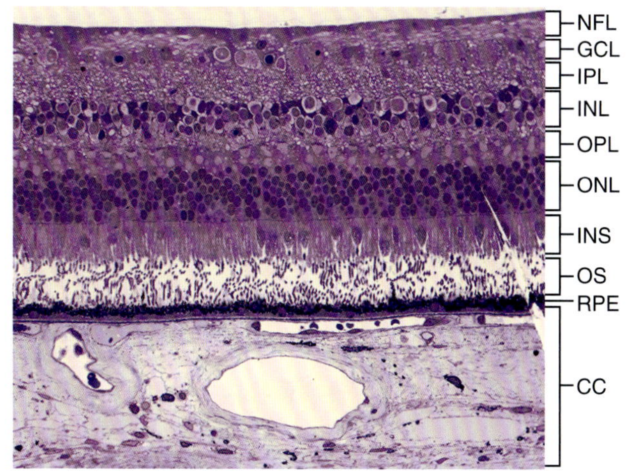

图 1-29　人视网膜低倍率显微照片（石蜡切片）

NFL. 神经纤维层；GCL. 神经节细胞层；IPL. 内丛状层；INL. 内核层；OPL. 外丛状层；ONL. 外核层；INS. 内节；OS. 外节；RPE. 视网膜色素上皮；CC. 脉络膜血管层。原始放大倍数：×150

知识关联 1-17　视网膜脱离

> 视网膜脱离是神经视网膜与视网膜色素上皮细胞层的分离，重新开放了胚胎视网膜内间隙和眼室（相当于脑室，在成人被称为视网膜下间隙）。蛋白质性渗出物倾向于在新形成的空隙积聚（见第 9 章）。神经层和视网膜色素上皮层的黏附在正常情况下由负压、视网膜下间隙黏稠的蛋白聚糖和静电力来维持。

视网膜以 Bruch 膜（布鲁赫膜）为外界，内界为玻璃体（图 1-26），在后面与视神经相连，即视网膜神经节细胞轴突离开眼睛的部位。

（一）视网膜区域

在研究人的视网膜各层组织结构（图 1-29）和它们的组成细胞类型之前，读者有必要了解人视网膜的区域性或地形学的变异情况（图 1-30A、B）。

因临床医生和解剖学者使用不同的术语，故关于视网膜区的术语常发生混淆。图 1-30A 对视网膜区的临床及解剖术语做了简明的总结。

1. 后极部视网膜或视网膜中央（解剖学上称中央区）　为视网膜上直径 5 ～ 6mm 的一圆形区域，位于颞上动脉和颞下动脉之间。该区以视锥细胞为主，组织学特征为存在一层以上的神经节细胞胞体。

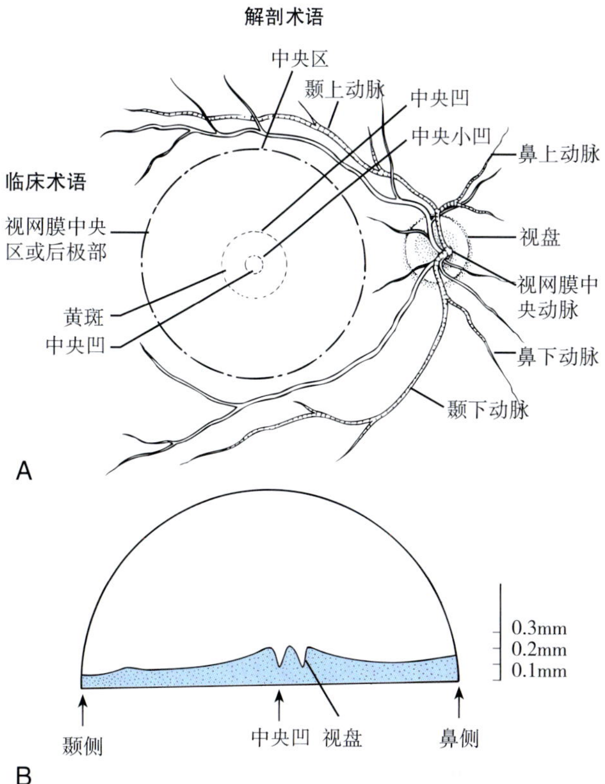

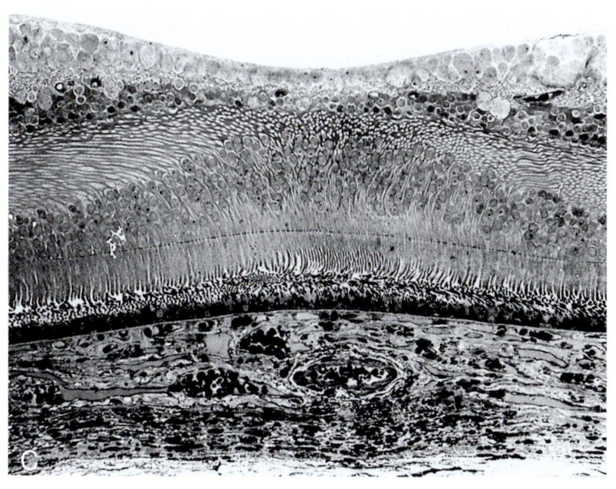

图 1-30　A. 用于描述视网膜区的解剖术语和临床术语：如颞上动脉、颞下动脉、鼻上动脉、鼻下动脉、视网膜中央动脉；B. 视网膜厚度的区域变化；C. 中央凹处的视网膜截面。原始放大倍数：×150（图片由 D. Aitken 和 W. R. Lee 提供）

2. 黄斑（解剖学上称中央凹）　为视网膜后极部一直径 1.5mm 的区域，位于视盘颞侧 3mm 处。视锥细胞轴突中的类胡萝卜素（叶黄素和玉米黄素）为黄色，故黄斑呈淡黄色。淡黄色物质可作为短波长滤波器，避免紫外线照射。

3. 中央凹（解剖学上称中央小凹）　为黄斑中央宽 0.35mm 的区域，由稍增厚的边缘包围一凹陷构成。此处视锥细胞含量最高，而无视杆细胞。中央凹边缘（斜坡）处的视网膜内层移行为横向，外层仅由视锥细胞组成（图 1–30C）。中央凹视网膜无血管，靠脉络膜毛细血管提供营养。

4. 视盘　位于黄斑（中央凹）中央的鼻侧 3mm 处。视盘区（盲点）无正常的视网膜层，视网膜神经节细胞轴突穿过巩膜于此处汇集入视神经。该区呈淡红色／发白，直径 1.8mm，边缘稍隆起。视网膜中央动静脉由视盘中央通过，跨过视盘边缘，放射状分布于视网膜（图 1–30A）。静脉通常走行于动脉外侧。

5. 周边视网膜　为后极部外的其余视网膜部分。视盘距颞侧锯齿缘 23 ～ 24mm，距鼻侧锯齿缘约 18.5mm。周边视网膜厚 110 ～ 140μm，富含视杆细胞，仅有一层神经节细胞胞体。

6. 锯齿缘　为视网膜感觉层的花边状或齿状前缘。在该移行区，视网膜神经层与睫状体扁平部的柱状非色素上皮细胞相延续。鼻侧锯齿缘较颞侧锯齿缘距角膜缘近约 1mm。

为便于描述，经中心凹的垂线将视网膜分为鼻侧半和颞侧半。视盘常被用作描述视网膜鼻上、鼻下象限和颞上、颞下象限的一个中央点。视网膜面积约 1250mm^2，厚度自 100μm（周边）至 230μm（视盘附近）不等（图 1–30B）。

（二）视网膜色素上皮

视网膜色素上皮（RPE）（图 1–31）为一连续的单层立方／柱状上皮细胞，自视盘边缘延伸至锯齿缘，在锯齿缘与睫状体扁平部的色素上皮相延续。此细胞层有许多生理、光学、代谢／生化及运输功能，在正常的视觉过程中发挥至关重要的作用（图 1–31A），包括：①维持视网膜神经感觉层的黏附性；②在神经上皮层与脉络膜之间形成屏障；③吞噬视杆细胞及小部分视锥细胞外节；④合成光感受器内基质；⑤吸收进入眼内光线，以减少其发散，从而提高图像分辨率；⑥运输及储存代谢产物和维生素（尤其是维生素 A）。这一神经外胚层起源的上皮细胞的复杂形态，反映了上述的多种功能。

细胞的大小、形态及结构（图 1–31）：视网膜色素上皮细胞的大小和形态变化取决于年龄和位置，视网膜中央部存在许多柱状细胞（高 14μm，宽 10μm），视网膜周边部存在许多扁平状细胞（高 10 ～ 14μm，宽 60μm）。细胞的基底部附着于 Bruch 膜上，顶部表面与光感受器外节密切联系（图 1–31A、B）。从顶端表面观察可见，大小均匀的细胞形成了高度统一的六边形（图 1–31C）。正常每只眼视网膜色素上皮细胞的数量为 420 万～ 610 万。该单细胞层结构和功能的关系，以图示形式总结于图 1–31A 中。理解视网膜色素上皮的衰老，对于认识年龄相关性黄斑变性的发病机制很重要（知识关联 1–18）。

知识关联 1–18　视网膜色素上皮的老化改变

视网膜色素上皮（RPE）是光感受器功能的基础。RPE 自人出生就存在，它会随着年龄增长而退化，并且是年龄相关性黄斑变性（AMD）的主要发病部位。退行性变化因部位（周边区域与中心区域）而异。此外，随着 RPE 的萎缩和细胞数量的减少，它会试图通过增大和扩散来覆盖这些缺陷。在这个过程中，会形成多核 RPE 细胞，细胞核数量从 2 个到多个不等。人们一直认为这种现象是细胞间融合的结果，类似于巨噬细胞等其他细胞中的过程。而最近的研究表明，细胞质分裂失败可能是形成多核巨大 RPE 细胞的主要机制，即虽然细胞核可在细胞分裂和修复的初始阶段复制，但衰老的 RPE 细胞无法完成这一过程，表现为两个新细胞的胞质分离失败。也证明了随着年龄的增长，RPE 内具有自发荧光特性的脂褐素增加。

（三）视网膜神经感觉层

视网膜神经感觉层（图 1–29 和图 1–32）为神经组织的一薄的透明层，因含视色素，故活体呈红色或紫色；然而，死亡后及在固定的标本中，其呈白色或不透明，并常与其下的视网膜色素上皮分离。视网膜将光刺激转换为神经冲动，神经冲动部分汇集于局部，再经视神经的节细胞轴突传入大脑。掌握视网膜神经感觉层的解剖是理解视生理的关键（参见第 5 章）。

视网膜由以神经细胞为主的几种细胞类型构成；神经细胞外的其他细胞类型包括胶质细胞、血管内皮细胞、周细胞及小胶质细胞。传递光刺激所产生神经冲动的 3 类主要的神经细胞为光感受器、双极细胞和神经节细胞，它们的活动受其他类型细胞调节，如水平细胞、无长突细胞，并且可能有非神经成分参与调控。该神经处理的主要作用是将有关视觉图像的信息沿视神经最终传入大脑。视网膜细胞以一种高度组织有序的方式排列，组织切片上可见其有 8 层，包括 3 层神经元胞体和 2 层突触。普通组织切片中的排列见图 1–29，超微结构见图 1–32A。视网膜神经元通路的简化图见图 1–32B。以下简要描述各主要细胞类型。

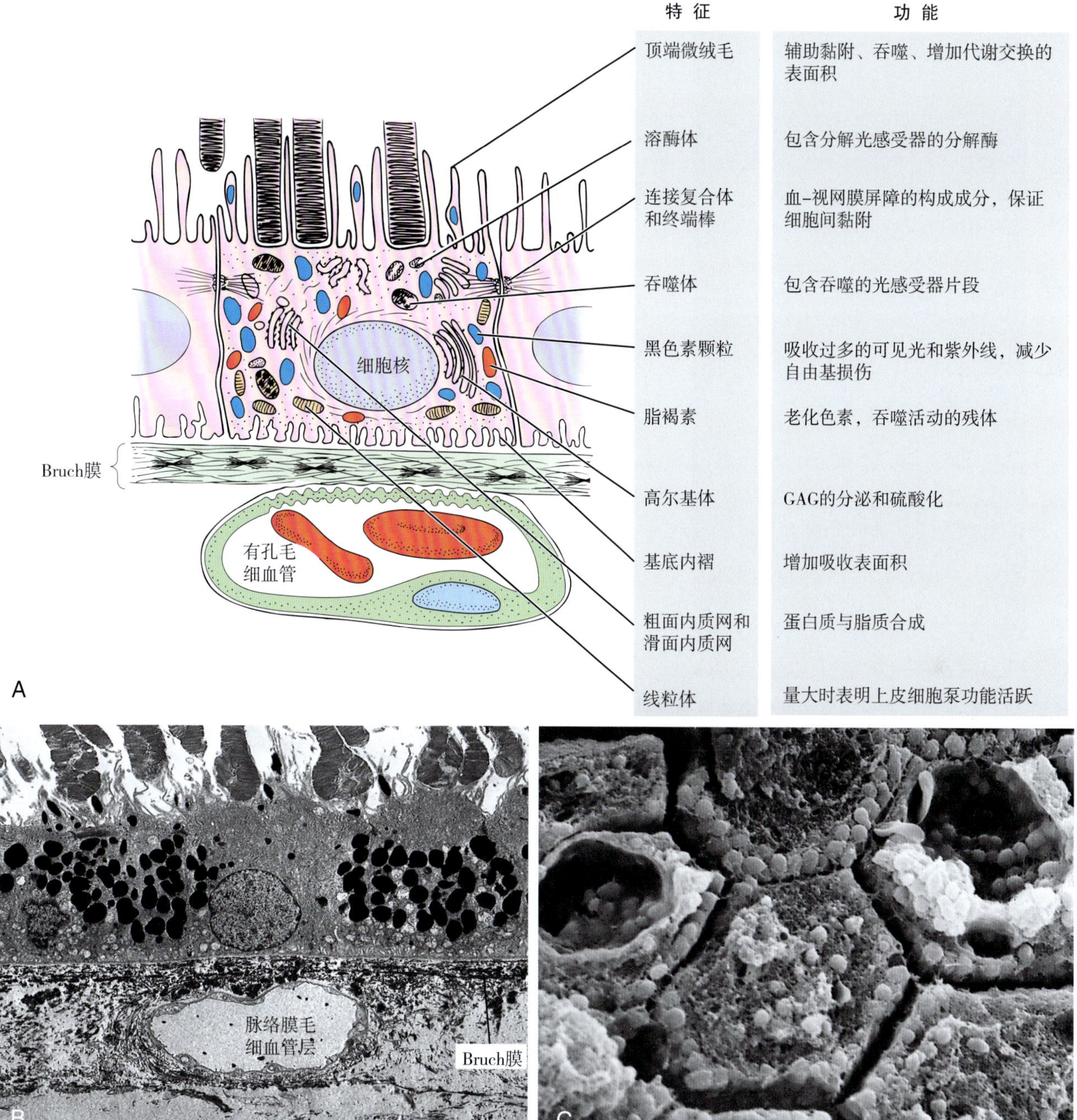

图 1–31　A. 视网膜色素上皮（RPE）的超微结构；B. 人 RPE 的透射电图片；C.RPE 顶端表面的扫描电镜图片（显示为六边形和卵圆形的黑色素颗粒，仅于死亡后引起顶端细胞膜破裂时方可见到）。原始放大倍数：B. × 2600；C. × 3600（图 B 和 C 由 D. Altken & W. R. Lee 提供）

（四）光感受器

人眼中有两类光感受器（图 1–33）：视杆细胞和视锥细胞，位于视网膜外层或“巩膜面”层（图 1–33）。人眼中约有 11 500 万个视杆细胞，650 万个视锥细胞。视杆细胞感知对比度、光强度和运动，而视锥细胞感知精细分辨率、空间分辨率和色觉（参见第 5 章）。视网膜不同部位的视杆细胞和视锥细胞的含量不同，周边部以视杆细胞为主（30 000/mm²），而视锥细胞含量则在近黄斑部增多（中央凹处 150 000/mm²），中心凹处只有视锥细胞。

每个光感受器均为一狭长的细胞，胞体通过外界膜与内节分开，内节的另一端与外节通过一连接蒂连接（图 1–33）。外界膜将内节和外节与细胞胞体“分隔”。细胞核位于视网膜外核层，轴突进入外丛状层，并在外丛状层与双极细胞和中间神经元（水平细胞）形成突触末端（视锥小足或视杆小球）（图 1–32B）。如其名称所示，

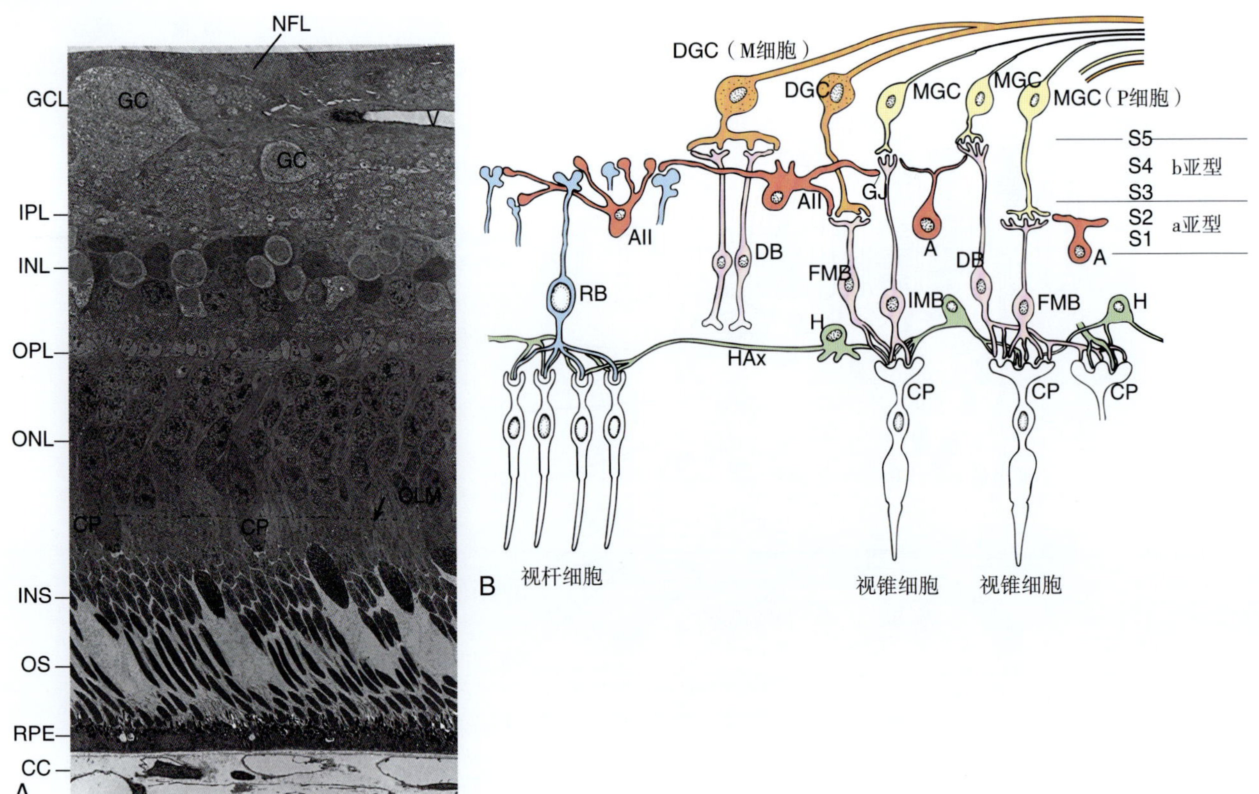

图 1-32 A. 低倍透射电镜显示灵长类动物视网膜呈层状排列：CC. 脉络膜毛细血管层；RPE. 视网膜色素上皮；OS. 外节；INS. 内节；ONL. 外核层；OPL. 外丛状层；INL. 内核层；IPL. 内丛状层；GCL. 神经节细胞层；GC. 神经节细胞；NFL. 神经纤维层；V. 视网膜血管；OLM. 外界膜；CP. 视锥小足。原始放大倍数：×930。B. 视网膜主要细胞类型排列及关系的简化图：RB. 杆状双极细胞；CP. 视锥小足；H. 水平细胞；HAx. 水平细胞轴突；A. 视锥无长突细胞；AII. 所有（视杆）无长突细胞；IMB. 内陷型侏儒双极细胞；FMB. 扁平双极细胞；DB. 弥散双极细胞；MGC. 侏儒节细胞；DGC. 弥散神经节细胞；GJ. 缝隙连接

视杆细胞和视锥细胞外节的形状分别为圆柱形和圆锥形。光感受器含视色素，吸收光线并引发神经电冲动。

1. *视杆细胞* 为细长形（100～120μm），其外节所含感光色素为视紫红质，对蓝－绿光敏感（吸收光谱峰值 496nm）。视杆细胞为高敏感度光感受器，用于感受暗视觉。视紫红质存在于膜结合片或膜盘（每个细胞达1000个以上，厚10～15nm）内，由单个细胞膜包裹（概念上形象地将其比喻为堆在长袜内的硬币）。每个外节宽 1～1.5μm（图 1-33A～C、G），长 25μm。膜盘由外节的基底部产生，经 10 天移动至末端，被视网膜色素上皮的微绒毛封闭。按昼夜规律性被视网膜色素上皮细胞吞噬（主要在凌晨吞噬）。视杆细胞被修饰的细胞外基质即所谓的光感受器间基质分隔，包含一 135kDa 的糖脂复合蛋白、光感受器间类视黄醇结合蛋白（IRBP）。内节的内侧半是肌样区，外侧半是长 3μm 的椭球区。椭球区通过（9 个双重微管，无中央微管）改良的纤毛附着于外节（图 1-33B），纤毛的基体位于椭球区。纤毛是胚胎时期排列在原始视网膜或视叶脑室的纤毛神经上皮细胞的残余（参见第 2 章）。纤毛对内节和外节间的代谢产物和脂类起管道运输的作用。椭球区的其余部分含大量线粒体，提示这些细胞有高代谢活性。肌样区含大量的细胞器和糖原，包括高尔基体、滑面内质网、微管，表明其具有活跃的代谢和合成作用。

2. *视锥细胞*（图 1-33D～F） 多数昼行性动物存在两种视锥细胞类型，光谱不同，一种对短波长敏感，另一种对长波长敏感；而昼行性“旧大陆”灵长类动物，即猿和人，存在第 3 种类型，这 3 种类型通常被认为是蓝、绿、红（或短、中、长波长）敏感性视锥细胞。视锥细胞之所以被称为“锥”，是因为其外节通常较视杆细胞短，且多为圆锥形（基底部 6μm，顶端 1.5μm）；而在中心凹，视锥细胞狭长且排列紧密（图 1-30C），与视杆细胞不同，视锥细胞膜片或膜盘没有被质膜包绕，而是与光感受器自由连通。视锥细胞膜盘的寿命较视杆细胞长，产生方式也不同；此外，视网膜色素上皮细胞的吞噬作用无昼

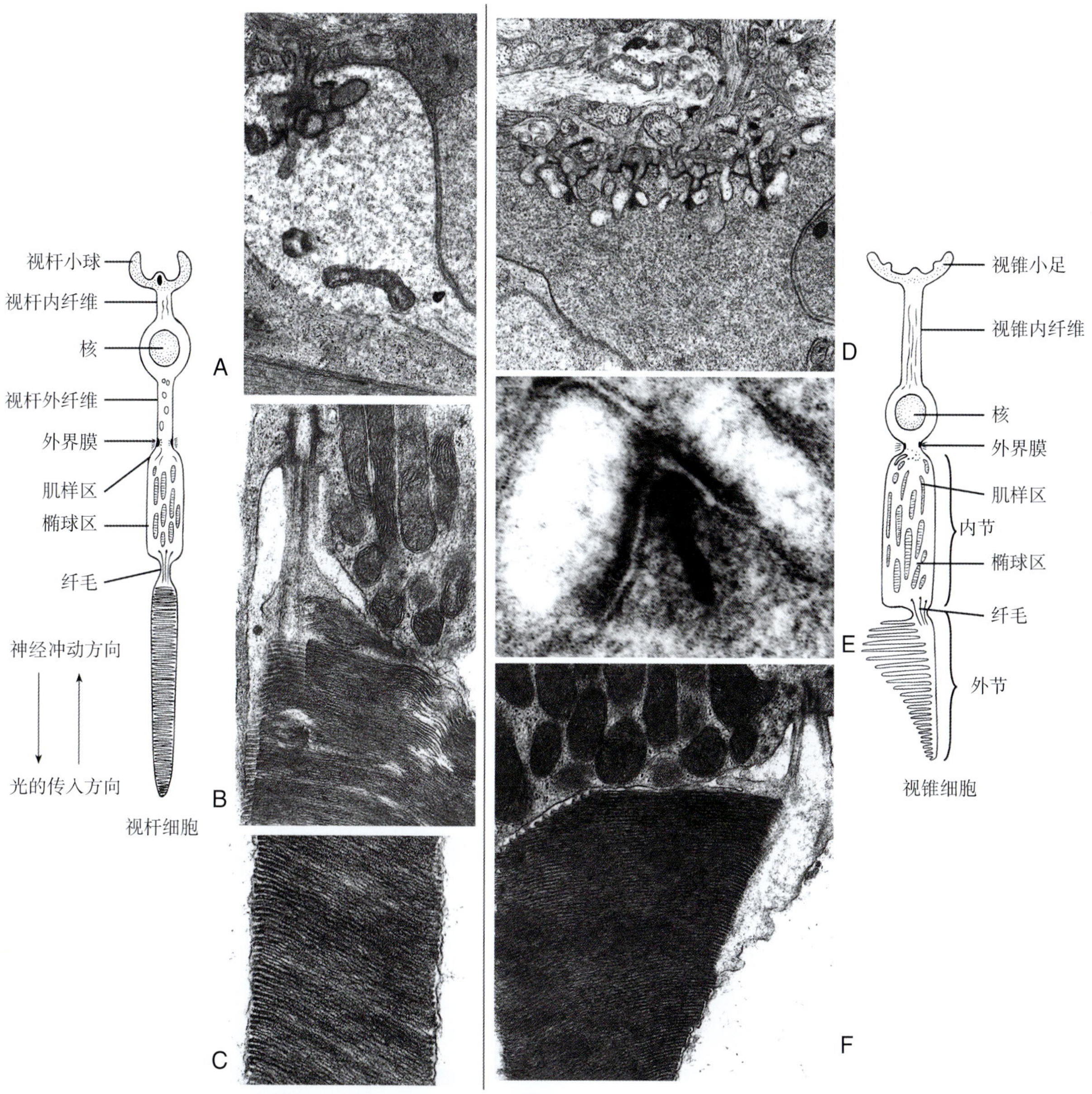

视杆小球
视杆内纤维
核
视杆外纤维
外界膜
肌样区
椭球区
纤毛
神经冲动方向
光的传入方向
视杆细胞
A
B
C
D
E
F
视锥小足
视锥内纤维
核
外界膜
肌样区
内节
椭球区
纤毛
外节
视锥细胞

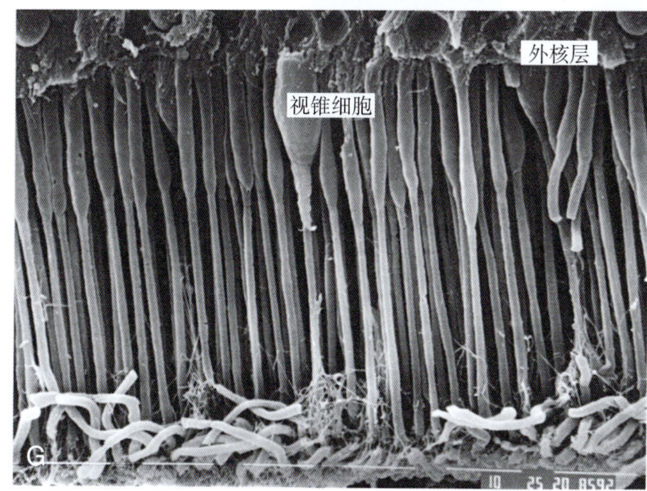

图 1–33　光感受器视杆细胞（左面图）和视锥细胞（右面图）

A. 视杆小球；B. 视杆内外节连接处的纤毛；C. 视杆外节的圆盘；D. 包括突触带或三联体的视锥小足；E. 一视锥小足内的高密度三联体突触；F. 视锥外节和连接纤毛；G. 人光感受器的扫描电镜。原始放大倍数：A. × 14 000；B. × 28 000；C. × 34 000；D. × 10 000；E. × 92 000；F. × 28 000；G. × 1700

夜规律性。视锥细胞膜盘被视网膜色素上皮中含黑色素的长绒毛顶端突起所包绕。

视锥细胞长 60 ～ 75μm。与前述的视杆细胞相似，视锥细胞的外节与富含线粒体的椭球区的内节（每个细胞约含 600 个线粒体）通过纤毛相连（图 1-33F）。由于具有大片淡染的细胞核及核周胞质，视锥细胞胞体在组织学上，在外核层的近巩膜面能轻易地被识别（图 1-29 和图 1-32A）。

视杆细胞胞体和视锥细胞胞体通过一内在纤维相连，特征是具有特化的膨大突触末端（分别为视杆小球和视锥小足）。其与双极细胞和水平细胞形成突触，含有高度特化的突触前囊泡。

视杆小球较视锥小足更靠近巩膜面，双极细胞和水平细胞突起（终树突）相互交错，呈锯齿状。突触带为一特异区域，位于两个相邻的神经纤维之间。水平细胞终树突伸入小球深部，双极细胞树突（1 ～ 4 个细胞）伸入浅部。一个小球内可包含 5 个突起（图 1-33A）。视杆小球间未见接触；但视锥小足间可通过缝隙连接相连。

视锥小足较视杆小球（7 ～ 8μm）宽，呈锥体形。视锥小足有 12 个锯齿状凹陷，每个凹陷内含 3 个神经元末梢（三联体）（图 1-33D、E）。每个三联体的中央突起为一个侏儒双极细胞树突（每个这种树突都可与同一视锥小足发生复杂接触；图 1-32B），其旁突起为水平细胞突起，这个水平细胞突起可参与同一视锥小足的几个三联体。因此每个小足可有 25 个以上的突触带（图 1-32B 和图 1-33D、E）。通常每个视锥细胞与邻近区域所有水平细胞（4 ～ 6 个）相联系。每个小足与扁平弥散的双极细胞之间形成大量浅锯齿状凹陷或突触（图 1-32B）。

（五）双极细胞

视网膜约含 3570 万个双极细胞（图 1-32B，图 1-34A），由几个功能和形态亚型组成。双极细胞的主要作用是将光感受器信号传递给神经节细胞，双极细胞穿插排列于神经节细胞间。其细胞胞体位于内核层，呈放射状排列，与光感受器平行。双极细胞的单个或多个树突向外主要与光感受器（也与水平细胞）形成突触，而其单个轴突向内与神经节细胞和无长突细胞形成突触。中央部视网膜中心凹区域，视锥细胞：双极细胞：神经节细胞的比例可为 1：1：1，而周边部视网膜，一个双极细胞接受 50 ～ 100 个视杆细胞刺激，过渡区域的比例与周边部视网膜视敏度的降低程度相一致。刺激总和是视杆系统能感受弱光的一个重要因素。人类的双极细胞进一步分为 9 个形态学亚型（图 1-32B 和图 1-34A），包括 1 种视杆双极细胞型和 8 种视锥双极细胞型。视锥双极细胞型可再分为 5 类弥散视锥双极细胞和 3 类侏儒双极细胞（另见第 5 章）。

1. *视杆双极细胞* 有一个感受野或树突，位于中央部视网膜者感受野较小（宽 15μm，与 10 ～ 20 个视杆细胞相连接），在周边部视网膜者较大（宽 30μm，与 30 ～ 50 个视杆细胞相连接）。视杆双极细胞占所有双极细胞的 20%，黄斑中央凹周围含量最高。周边部的双极细胞，与 50 个视杆细胞相连接，与所有无长突细胞形成突触，极少情况下直接与弥散神经节细胞形成突触。

2. *弥散视锥双极细胞* 与多数视锥细胞传出的信息的汇集相关。其树突扇形散开（长 70 ～ 100μm），末端呈簇状排列于 5 ～ 7 个视锥小足之间（可多达 15 ～ 20 个）。中心凹周围区的此类细胞与相邻细胞广泛重叠。

3. *侏儒双极细胞* 嵌入侏儒双极细胞是最小的双极细胞，其树突伸入单个视锥小足的基底部（偶尔 2 个），形成三联体的中间部分。侏儒双极细胞与视锥细胞比例约 1：1，但周边部分逐渐降低。其树突可与无长突细胞及侏儒节细胞形成突触连接。

嵌入侏儒双极细胞将单个视锥细胞与单个侏儒节细胞相连，或偶尔可连接几个视锥细胞。除树突末伸入视锥小足深部外，扁平侏儒双极细胞与嵌入侏儒双极细胞类似。由此可知，多数视锥细胞可与两类侏儒双极细胞及弥散视锥双极细胞相连接。

蓝色特异性视锥双极细胞（blue S-cone）目前存在于灵长类动物和人类中。其仅与少量视锥细胞进行嵌入性连接，被认为是蓝色特异性视锥细胞。

（六）神经节细胞

多数神经节细胞胞体位于神经纤维层和内丛状层之间，是视网膜最内侧的核层（神经节细胞层）（图 1-29 和图 1-32）；但在内核层中也发现了“异位”的神经节细胞。神经节细胞是视觉通路视网膜段的最后一个神经元环节（图 1-32B）。其轴突构成视网膜最内侧的神经纤维层，并与丘脑外侧膝状体的细胞形成突触连接。轴突被神经胶质细胞分隔并包裹成束（图 1-34E）。神经纤维束出眼后形成视神经。轴突穿出筛板后变为有髓鞘的少突胶质细胞。视网膜中央部或中心凹有多达 7 层的神经节细胞胞体（60 ～ 80μm 厚），而周边部视网膜只有一层胞体（10 ～ 20μm 厚）。每个视网膜中约有 120 万个神经节细胞。因此理论上，视杆细胞与神经节细胞的比例约为 100：1，视锥细胞与神经节细胞的比例为（4 ～ 6）：1。虽然功能不同，但神经节细胞的形态学特征均具有一个大的胞体、丰富的尼氏体（粗面内质网阵列）及一个大高尔基体（图 1-34E）。根据在内丛状层 5 层中细胞胞体大小、树突分布、分支形状及分支水平，将神经节细胞分为不同类型（图 1-32B、C）。黄斑区的一些神经节细胞胞质中含有黄色素（类胡萝卜素中的

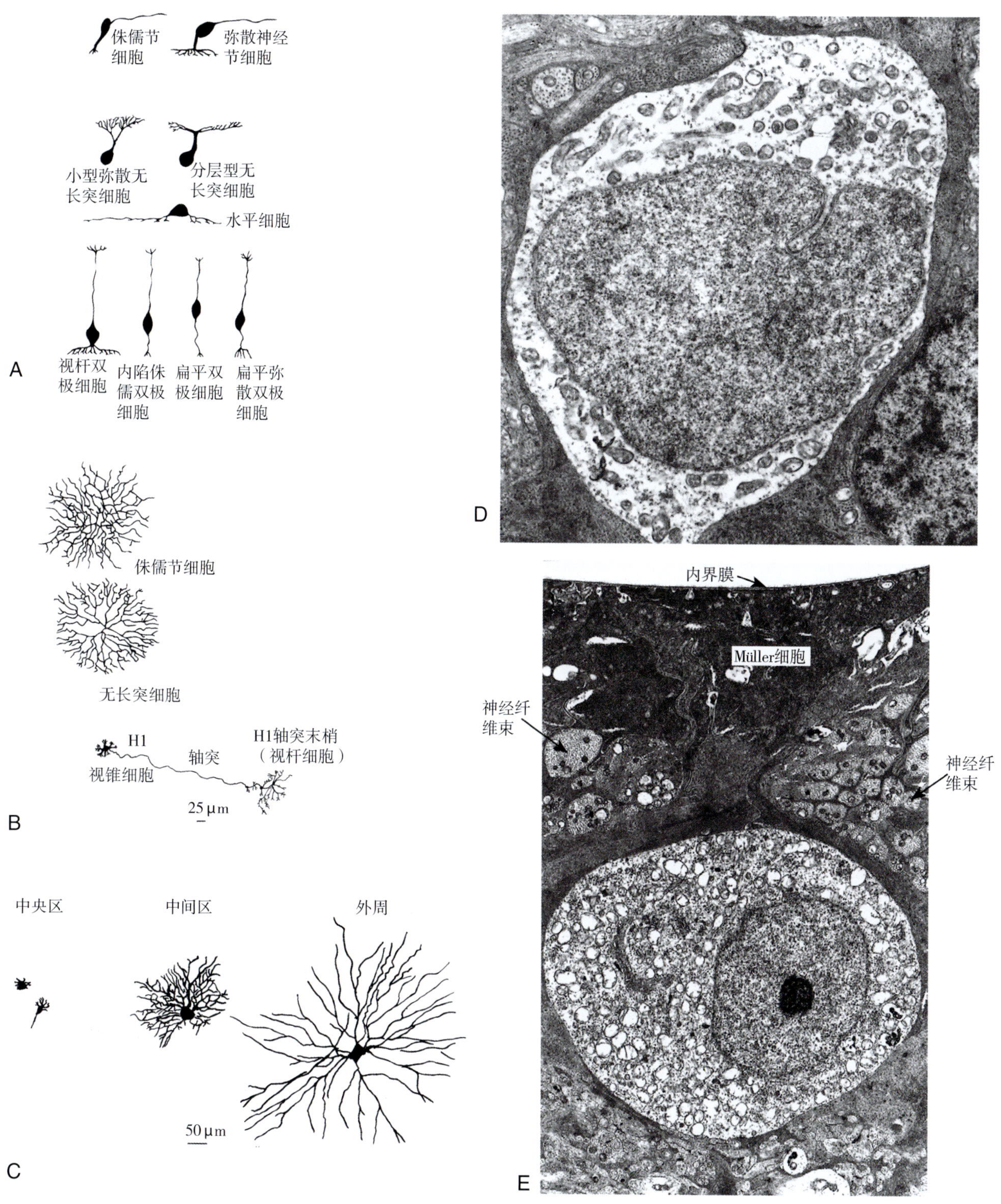

图 1–34　A. 显示了在高尔基染色制备中观察到的主要神经细胞类型的分布和位置与它们在视网膜层中的位置有关。B. 使用高尔基染色法或视网膜铺片中单细胞注射法见侏儒节细胞、无长突细胞和 H1 水平细胞（HC）的树突外形。C. 猫神经节细胞的树突随着距离中心凹越来越远，跨度也越来越大（图 B 和 C 引自 Kolb et al.，1992；1994）。D. 无长突细胞的电镜检查。E. 神经节细胞胞体及邻近神经纤维束（NFB）。原始放大倍数：D. ×7100；E. ×4200

叶黄素），而且认为此区域的视锥细胞轴突和 Müller 细胞也含有这类色素。由双极细胞和无长突神经细胞传来的神经冲动经轴 – 树突触和轴 – 体突触被接收，轴 – 树突触主要存在于内丛状层（图 1–32B），分支形成树状结构，这些结构的形状和大小各异，可能与其在视网膜上的位置和功能相关（图 1–34B、C）。根据神经节细胞形态的多样性（哺乳类动物25种，人视网膜上18种），可将其分为α、β及γ或X、Y和Z 3种，这种分类主要以猫的实验数据为依据。

最近，在喜夜活动的鼠类身上发现了一种视网膜神经节细胞来源的非视锥、视杆细胞光感途径，其在灵长类动物身上也有发现。这些神经节细胞表达感光色素视黑素，并通过向大脑中的视交叉上核传递光强度的大幅度变化，从而与潜意识、非成像功能的昼夜节律光同步和瞳孔收缩等功能相关（参见第5章）。灵长类动物的视网膜除本身具有感光性外，还可被视锥细胞和视杆细胞活化，从而传递人类视觉动态变化的辐照度。这样，灵长类动物在日间可感受三色光，把“非成像”途径和传统的“成像”途径结合在一起，这种基于视黑素的信号传递途径可能在视知觉方面有很大作用。

1. 侏儒节细胞　这些细胞的突触只与无长突神经节细胞和一个双极细胞（因此只对应一个视锥细胞）连接（图1-32B），视网膜中央的树突延续直径为5～10μm，但在距离中心2～6mm处增大10倍，最大可达100μm（图1-34C）。相邻侏儒节细胞的树突不互相嵌合重叠。人类的这种细胞因为投射到外侧膝状体核（LGN）的小细胞层，通常被称为P细胞。

2. 弥散神经节细胞（伞形神经节细胞）　这些细胞与除了侏儒双极细胞以外的其他双极细胞组成了大范围突触野，通常位于视网膜中央，胞体直径8～16μm、树突野宽30～70μm，位于黄斑区者比位于周边部的宽度要窄。人类的这种细胞因为投射到外侧膝状体的大细胞层，通常被称为M细胞。

侏儒节细胞只与侏儒双极细胞形成突触连接，且均位于黄斑中央凹，这种发现为此区域的小感受野产生高视敏度提供了解剖学基础。弥散神经节细胞依据形态可分5型。感受野、周围拮抗野在位于中心凹8mm之内差别不大，但是它们的解剖基础却非常复杂，拮抗感受野的形成可能与无长突神经细胞向外侧延伸，并与神经节细胞的树突、双极细胞及其他无长突神经细胞相互作用相关。

（七）连接神经元（无长突神经细胞与水平细胞）

1. 水平细胞　因其水平延伸的生长方式而得名。水平细胞在很多种属（其中猫的研究最深入）都分为两类：A类，是一种较大、带有坚固树突的无轴突细胞，只与视锥细胞联系；B类，是一种带有丛状树突的较小的细胞，也只与视锥细胞联系，但它有一个长300μm的轴突，带有延伸的树状结构，只与突触后的视杆细胞相连（图1-32B及图1-34B）。A类细胞比B类细胞的感受野大。灵长类动物的水平细胞也分两类，HⅠ（类似于B类）和HⅡ（类似于A类），两类都有轴突。人视网膜上发现HⅢ类。每个视杆细胞至少与同一种的两个水平细胞相连，而每个视锥细胞至少与同一种的3～4个水平细胞相连。灵长类动物坚固的HⅠ细胞树突在中央凹附近（树突覆盖范围约15μm）约与7个视锥细胞相连，在离中央凹较远的地方可增加到18个视锥细胞，其覆盖范围可达80～100μm。HⅠ类细胞的轴突由侧面经过，止于距离增厚的轴突末端1mm处，呈扇形伸入到呈棒槌形状的视杆细胞的小球体中（多达100个）（图1-34B），HⅡ类细胞的树突呈网状，可与2倍多的视锥细胞相连，其轴突一般比较短（100～200μm），通过小束状末端与视锥小足相连。轴突插入视杆细胞的方式见图1-32B，胞体主要位于内颗粒层的外侧，胞质内除了含有与核糖体相关的一连串紧密连接的小管状结晶体结构外，没有典型的细胞器，胞体分支位于视锥细胞小足旁的外丛状层。水平细胞的重叠很明显，视网膜的每处都有近20个水平细胞，水平细胞在视网膜的信号处理和释放抑制性神经递质［主要是γ-氨基丁酸（GABA）］过程中发挥着综合性作用。近已证明，人类的视网膜上这3种水平细胞存在颜色特异性的连接方式。

2. 无长突神经细胞（图1-32B和图1-34D）　通常认为这些连接细胞无轴突，但是最近一项研究表明，有些无长突神经细胞确实有轴突。这些细胞位于内颗粒层（双极细胞层）的内侧面，体积较大（直径12μm），呈卵圆形，比较好区分。其形态多样，人类和猴子的视网膜上至少有25种，胞体呈烧瓶样，有大量的分支，末端止于由双极细胞和神经节细胞形成的突触复合体，称为内丛状层。树突野的形状各异（图1-34A、B），可根据这些树突野在内丛状层的分层情况或者形状将其分为几个亚型，如弥漫型、星型和层状型。弥漫型所占区域比较小，约25μm宽，其纤维呈锥形，其他类型的类轴突可延伸到几毫米。也可根据释放神经递质的类型进行分类，无长突细胞可释放GABA和多巴胺，也能释放乙酰胆碱，这些细胞的形态表明其作用是调节（可能为抑制性调节）到达神经节细胞的信号。有一亚类无长突细胞被认为是生长抑素的主要来源。生长抑素是视网膜上一种很重要的活性肽，可以作为神经递质、神经调质或营养因子发挥作用。

（八）视网膜神经胶质

1. 星形胶质细胞　非视网膜上主要的胶质细胞，其与中枢神经系统的少突胶质细胞相似，主要位于神经纤维层、神经节细胞层和内丛状层（胞体所在位置），人的视网膜上星形胶质细胞最外侧到达内核层的玻璃体面。星形胶质细胞垂直于 Müller 细胞，在血管和神经细胞之间形成不规则的蜂窝状支架连接，可能表现为纤维性的（长形的）或者是原生质的（圆形的）星形胶质细胞原细胞，它们都含有丰富的细胞质结构纤维（直径为 10nm），这些纤维由胶质细胞原纤维酸性蛋白（GFAP）组成（图 1-35B），细胞受到压力时出现高表达（知识关联 1-19）。星形胶质细胞通常垂直于神经元胞体或突起（图 1-35），其功能可能是隔离视网膜神经细胞的感受面，以阻止邻近神经细胞传递不必要的信号。这些细胞胞质内含有大量糖原，并与邻近的星形胶质细胞形成缝隙连接。曾认为星形胶质细胞足突或突起是血－视网膜屏障的一个重要组成部分（见下文）。

知识关联 1-19　增生性玻璃体视网膜病变

视网膜受伤后，通常会形成星形胶质瘢痕。在周边的视网膜年龄相关性退变过程中，也常伴有胶质细胞增生。内界膜的裂伤会导致星形细胞透明膜下腔和玻璃体腔内增生。

2. Müller 细胞（图 1-36A、B）　是视网膜主要的支持性胶质细胞，与中枢神经系统的放射状胶质细胞或室管膜细胞功能相似。Müller 细胞从内表面经视网膜的全层呈放射状分布到达外界，其膨大的根部靠近内界膜（ILM），在此处与光感受器的内节之间形成紧密连接，构成外界膜。因此，Müller 细胞为视网膜提供了类似于藤架的支撑结构，光感受器将它们的“工作端”（即外节）穿过外界膜（ELM）的间隙伸展出来（图 1-36C）。Müller 细胞包围着血管、神经细胞的胞体及突触，通过一系列的胞质成分形成胶质性通道（图 1-36A、B）。与拥有无血管视网膜的种属相比，人类视网膜 Müller 细胞缺少糖原。其胞质含有大量的内质网和微管，说明在蛋白质的合成、分泌和转运方面发挥作用（图 1-36C），这些细胞营养和支持缺乏直接血液供应的外部视网膜。

星形胶质细胞和 Müller 细胞之间存在广泛耦合，可允许示踪分子通过。最近的研究表明，视网膜胶质细胞之间没有明显的缓冲电流通过。星形胶质细胞和 Müller 细胞都具有高钾膜电导，大部分立体缓冲电流都通过此电导流出而不是通过缝隙连接扩散至相邻胶质细胞。与电耦合相比，星形胶质细胞间的化学耦合间接增强了细胞间的信号传递，足以介导胶质细胞间代谢产物和离子的扩散。因此，胶质细胞之间的耦合可促进重要代谢产物如谷氨酸、谷氨酰胺及乳酸盐在胶质细胞间的运输，使这些代谢产物在胶质合胞体的细胞之间扩散。星形胶质细胞和 Müller 细胞的内在分布也验证了这种功能。Müller 细胞类似于光纤电缆，允许光子快速传输到光感受器的外节，特别是在视盘 / 黄斑区域，提高了光捕获的效率。

3. 小胶质细胞（图 1-36D、E）　是组织巨噬细胞的一个高度专业化的亚群，作为中枢神经系统实质的免疫哨兵。人们越来越认识到它们在突触重塑（突触修剪）中发挥着重要作用。这些骨髓来源的细胞具有静息巨噬细胞的形态学特征和免疫表型，胞体主要分布在两层，一层位于神经纤维层与神经节细胞层的交界面，另一层位于内核层与外丛状层交界面。小胶质细胞的树突在视

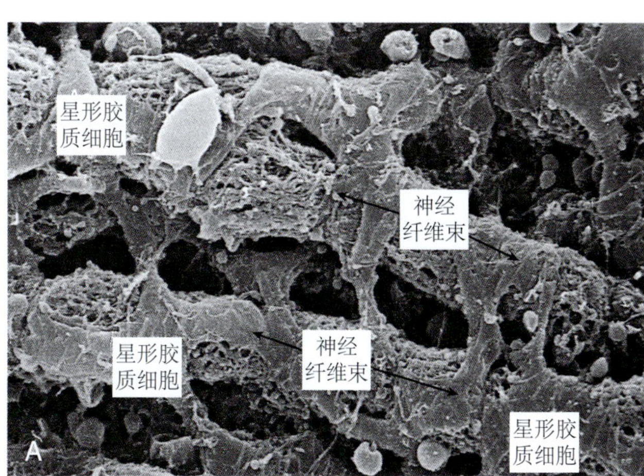

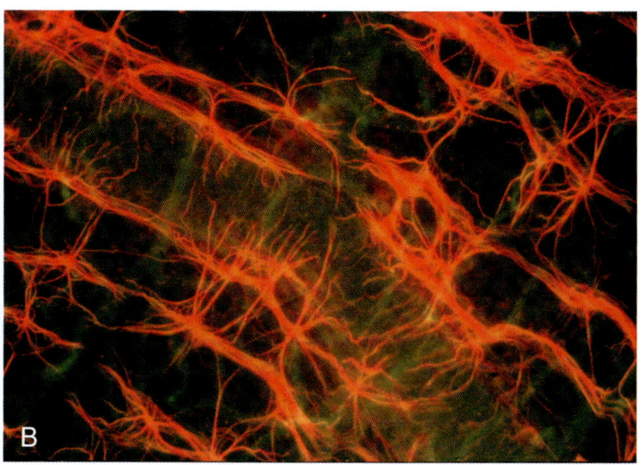

图 1-35　A. 扫描电镜检查显示（从玻璃体面观察）的内层视网膜（已去除内界膜以暴露下面的神经纤维层）上神经纤维束周围的星形胶质细胞；B. 使用双色免疫荧光染色法，利用胶质细胞原纤维酸性蛋白（GFAP）抗体（红色）和凝集素染色血管抗体（浅绿色）显示星形胶质细胞之间的关系。原始放大倍数：A. ×1500；B. ×150（图 B 由 T. Chan-Ling 博士提供）

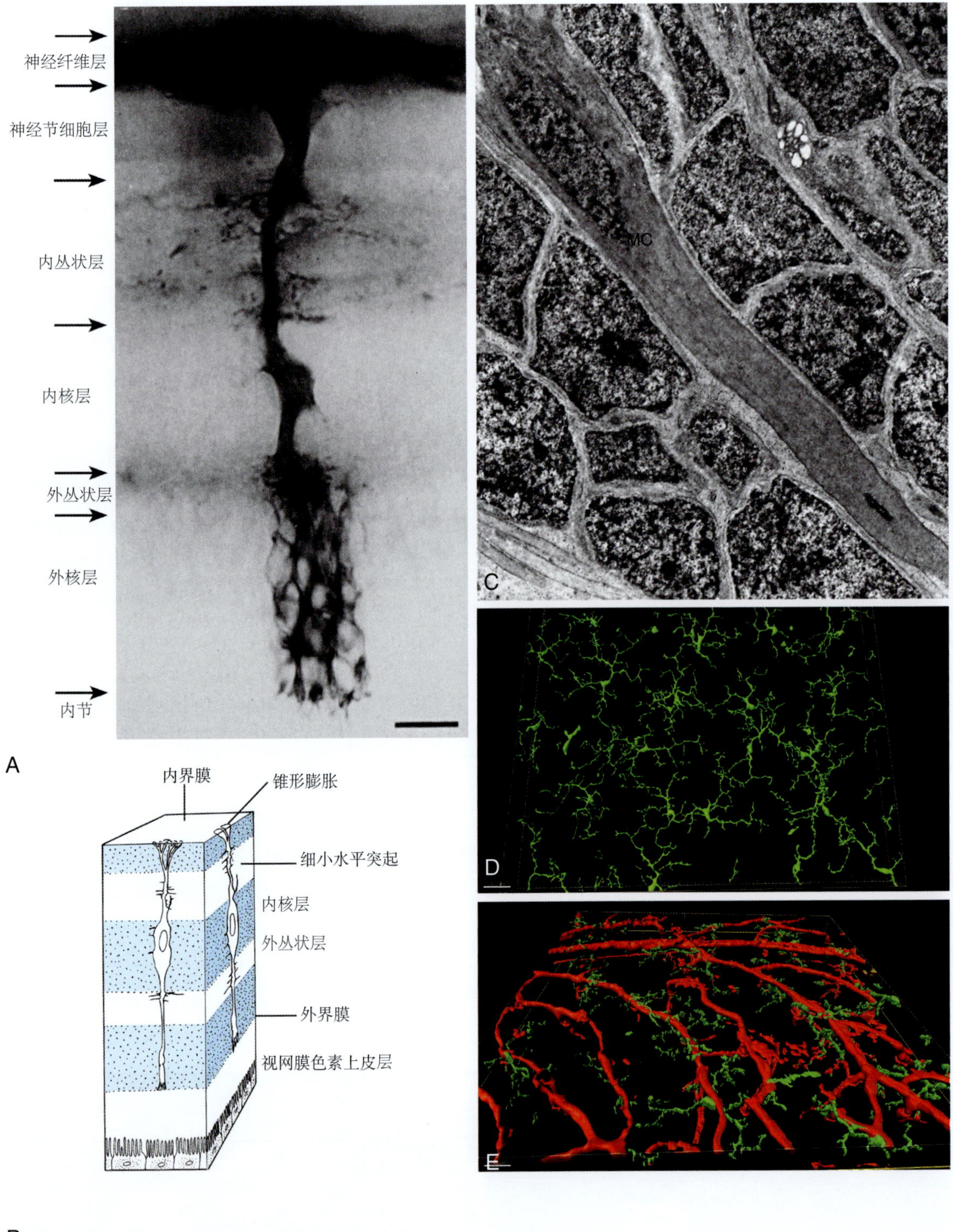

图 1-36 A. 兔子视网膜上 Müller 细胞内的辣根过氧化物酶的电镜检查。显微描记上方的黑色条带由 Müller 细胞和神经纤维层的神经节细胞的轴突组成。Müller 细胞的旁树突在内丛状层形成不同的层次，并有大量的树突围绕光感受器的胞体。B.Müller 细胞的形态和位置。C. 外核层内 Müller 细胞的形态。图片显示了胞质内的微丝。D. 转基因鼠视网膜上的小神经胶质细胞（特异性巨噬细胞）。在这个转基因鼠中，eGFP 在趋化因子受体 CX3CR1 旁边的基因座位上的表达。这些动物的所有小神经胶质细胞都表达 CX3CR1，这样在共聚焦显微镜下就可显示绿色荧光。E.3D 渲染的视网膜小神经胶质网络在视网膜整体中的影像，其中视网膜血管通过灌注血管染料而突出显示（红色）。原始放大倍数：A. 比例尺 10mm；B. ×4400；C. ×200（图 A 由 S. Robinson 博士提供）

网膜内形成三维网状结构，只延伸到外界膜层面。虽然其在视网膜上分布均匀，但中心凹处没有小胶质细胞，而在周边部较多。树突较少的亚型，有时被称为血管周围巨噬细胞，与脑实质中的同源细胞很类似，虽然数量上比脑血管周围巨噬细胞少，但其与视网膜毛细血管周围间隙关系密切。视网膜小胶质细胞与脑小胶质细胞有很多共同的特征，包括维持内环境的稳定和防御功能，高度分支的树突不断地从周围微环境中获取样本。视网膜受到损伤时，这些细胞会被激活并承担起游走吞噬细胞的角色。小鼠模型中，在光感受器退化、视网膜色素变性、糖尿病、全身性病毒感染或衰老等状态下，小胶质细胞会迁移到视网膜下腔，在那里它们可能在保护视网膜色素上皮（RPE）完整性方面发挥作用（知识关联 1–20）。最新数据表明，视网膜小胶质细胞存在一定程度的异质性，其中内丛状层的小胶质细胞依赖于 IL–34，与颜色视觉相关的突触功能有关，而外视网膜的小胶质细胞则不依赖于 IL–34。

知识关联 1–20　人类视网膜上巨噬细胞的老化

随着年龄增长，动物体内小胶质细胞发生形态、活性表型改变和向视网膜下间隙迁移的趋势越来越明显。人类在周边视网膜逐渐出现年龄相关的视网膜囊样变性时更加明显。

（九）视网膜的血供

视网膜是代谢极其活跃的神经组织，单位重量耗氧量最高。视网膜和大脑一样，也具有一个高度选择的血 – 组织屏障，可调节细胞外环境使其达最佳状态，促进神经冲动的传递；还能调节病原体的入侵和血管内白细胞的迁出，在一定程度上保护神经系统的环境免受免疫细胞监控。人类视网膜有双重血供，内 2/3 由视网膜中央血管供应，外 1/3 由脉络膜循环供应（图 1–30A 和图 1–37）。脉络膜血流速度很快（150mm/s），氧交换率低，还有一个有孔毛细血管床；而视网膜血流速度低（25mm/s），氧交换率高。血 – 视网膜屏障有两个特征，首先是位于内皮和 RPE 细胞连接处的内皮细胞和 RPE 细胞的结构特征，其次是膜相关的运输特征。

（十）视网膜中央动脉及其分支

视网膜中央动脉直径 0.3mm，从视神经管内或视神经孔旁由眼动脉发出，在分叉处眼动脉与有硬脑膜覆盖的神经相连。中央动脉由眼动脉发出后从硬脑膜内神经下方穿过前行，在眼后 1 ～ 1.5cm 处，穿入脑膜下内侧，经蛛网膜下隙穿入神经。其在视神经中央穿行时有中央静脉和交感神经纤维伴行（图 1–38）。中央动脉与其他肌束或筛板沟动脉相似，易受环境因素，如动脉粥样硬化及巨细胞动脉炎等的影响。其穿过筛板从视盘中央穿出，这是血管部分或完全闭塞的潜在部位（知识关联 1–21）。而后又分为上下支，各自又分成鼻支和颞支，荧光血管造影很容易观察到。在视盘处可能看到睫状体

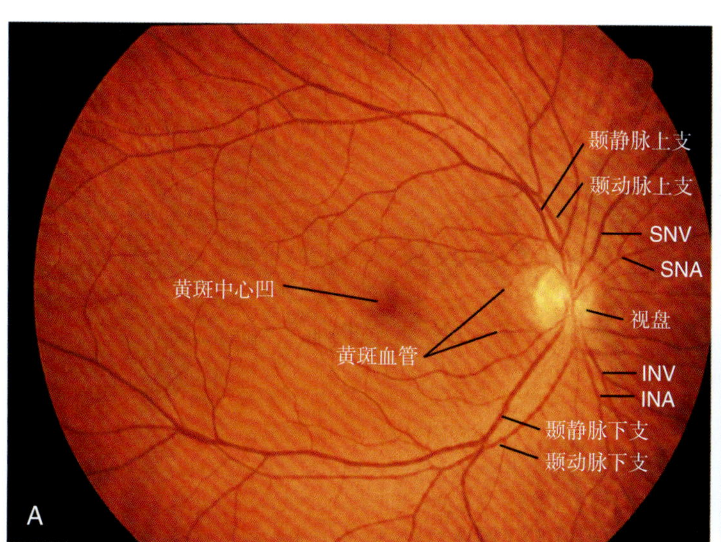

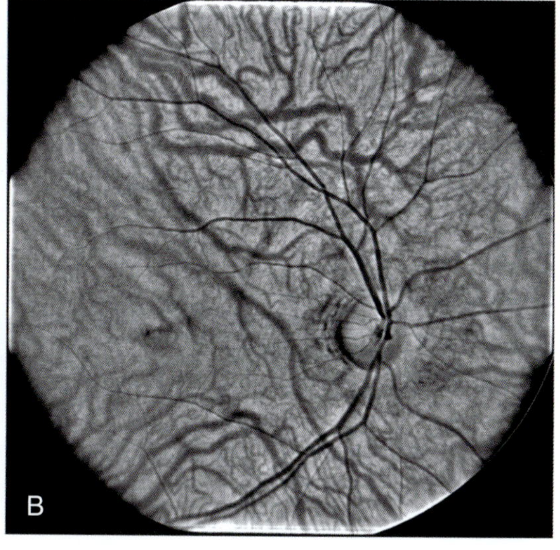

图 1–37　A. 正常成人大范围眼底图。B. 多普勒数字影像显示视网膜和脉络膜循环：这种新技术通过捕获视网膜和视网膜下层高分辨率图像数据，显示脉络膜循环中的较大血管。它既扩大了检测波长范围以包括来自不可见光波长的图像数据，并且还生成探测波长分离特定区域以增强可视性和区分度。在这种使眼底可视化的方法中没有使用血管内对比。SNV. 鼻静脉上支；SNA. 鼻动脉上支；INV. 鼻静脉下支；INA. 鼻动脉下支（图 A 由 C. Barry 提供，图 B 由 Annedis 提供）

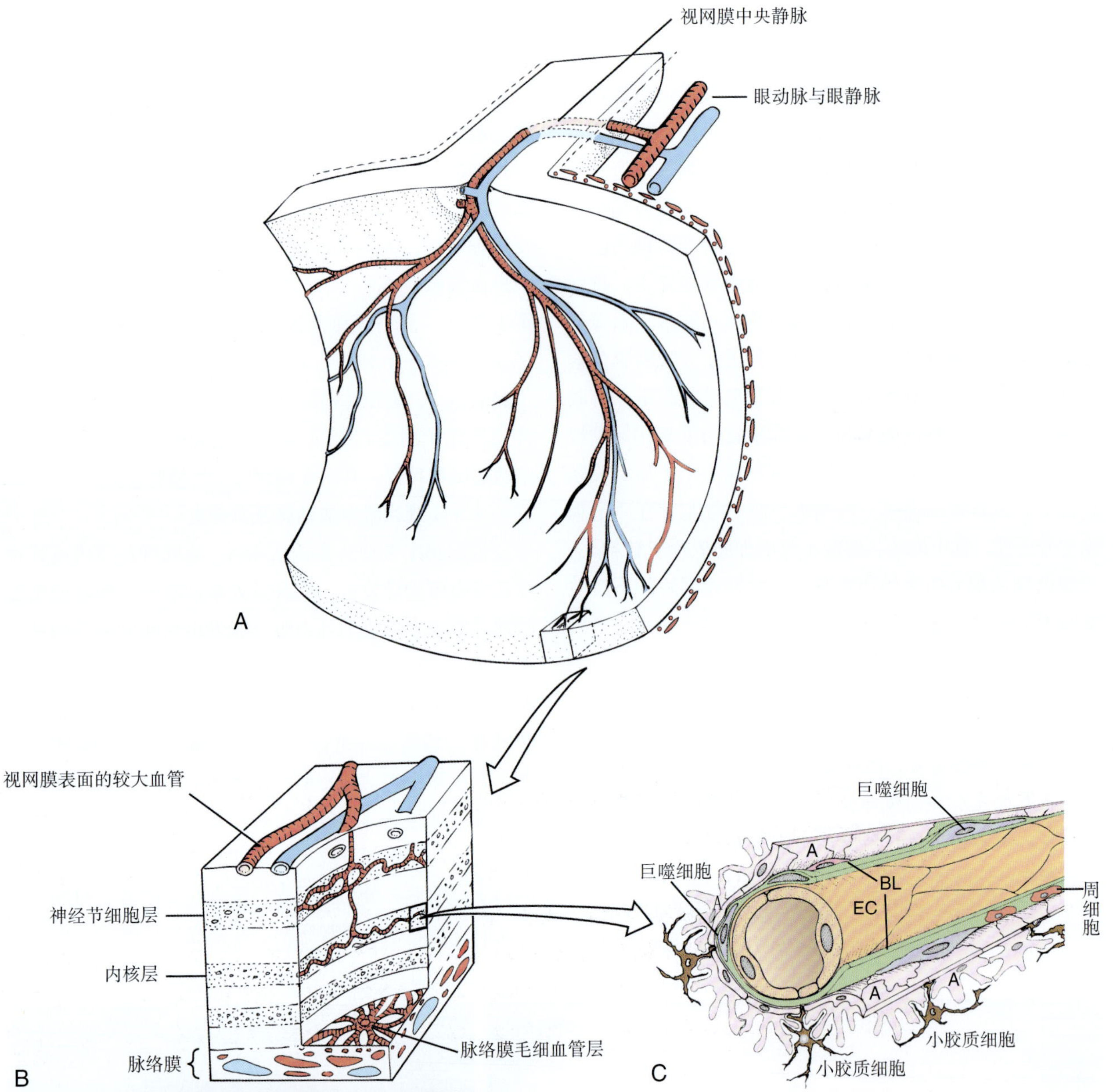

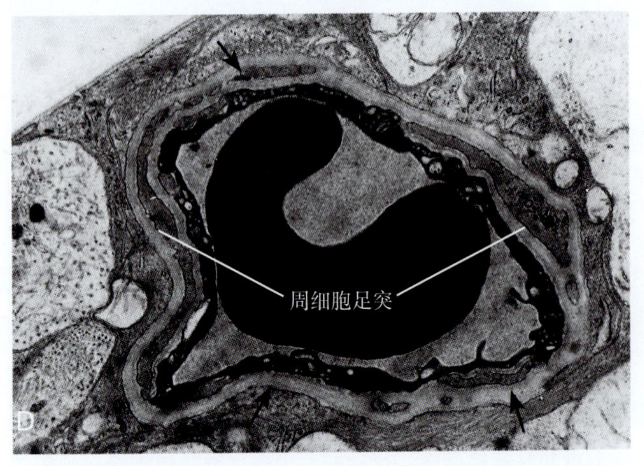

图 1-38 视网膜血液供应示意图

A. 视网膜中央动脉由眼动脉发出后到达眼神经。B. 视网膜毛细血管的分层。C. 高倍镜下显示的视网膜或脑血管壁中促进血 - 视网膜屏障或血 - 脑屏障形成的成分，从管腔侧开始依次为血管内皮细胞（EC，浅橙色）、基底层（BL，绿色）、由星形胶质细胞组成的胶质层（A）。注意血管周围小胶质细胞、巨噬细胞、周细胞的位置。D. 视网膜毛细血管的电镜检查。增厚的基底膜（箭头所示）和上皮细胞周围的周细胞足突。原始放大倍数：×6000。［图 C 引自 Forrester JV, McMenamin PG, Dando SJ.（2018）. CNS infection and immune privilege. Nat Rev Neurosci. 2018；11：655-671.］

视网膜动脉，它是脉络膜血流和视网膜血流之间的吻合支。视网膜中央动脉从视盘出来后直径降至 100μm，大的视网膜动脉分支穿行于内界膜下的神经纤维层，从视盘处开始这些血管缺乏内弹力层（在视盘处缺失），因此不受颞动脉炎的影响，但其有发育良好的肌层，在内皮基膜内有大量周细胞。视网膜中央动脉的四大分支（图 1-30A 和图 1-37）的每一支分别供应视网膜的一部分，之间没有交叉，也就是说，视网膜中央动脉是功能性的终末动脉，上下支的颞动脉在黄斑和中央凹处有弯曲。通常动脉跨过静脉，在某些病理情况下会引起静脉压迹或狭窄。视网膜上有两大毛细血管网，像蜘蛛网样覆盖视网膜（图 1-38B），毛细血管网内丛位于神经节细胞层，外丛位于内核层。虽然一些血管类疾病的类型支持这种观点（参见第 9 章），但是两层毛细血管网的概念还存在争议。视盘周围可能有 4 层毛细血管网，黄斑中心凹周围与锯齿缘周围可能各有一层毛细血管网。

知识关联 1-21　视网膜中央动脉阻塞

这是视网膜血供“动脉功能消失”的良好例证。完全性视网膜动脉阻塞 1～2h 就会发生不可逆病变，除中央凹外，内层视网膜变白、水肿，而中央凹处因有脉络膜循环支持，故始终表现为红色圆形斑点。

人类的视网膜毛细血管网只延伸到内核层的巩膜缘，视网膜外侧通常没有血管，黄斑区的毛细血管非常密集，但中央凹没有血管（无毛细血管区域直径为 500μm），依赖脉络膜毛细血管的营养支持。较大的动脉周围也有无毛细血管区。越靠近周边，视网膜毛细血管密度越低。在了解青光眼方面，须知视盘周围的一小部分血管可能比其他血管更重要（知识关联 1-22）。

知识关联 1-22　视盘周围毛细血管

除了已述的毛细血管外，在视盘周围的神经上皮层还有一个呈扇形分布的核纤蛋白层。青光眼患者在眼压升高时，这种独特的放射状毛细血管网可能更易受损，因为它的行程长（约 1000μm），动脉输入少，缺乏吻合支。由高血压或视盘水肿引起的火焰状出血或缺血性疾病的棉絮样斑点多发于这种独特的血管网。

视网膜毛细血管以环状分布的内皮细胞为特征，这些细胞之间通过无缝隙的紧密连接相连在一起，其含有大量的内皮细胞囊泡，表明其通透性比脑毛细血管腔大（图 1-38C、D）。其被一层厚的基膜、周细胞及星形胶质细胞足突围绕（图 1-38C）。视网膜血管周围这些结构的数量是脑部毛细血管的 4 倍，可能是构成血 - 视网膜屏障的第二道防线，弥补了视网膜血管内皮通透性大的不足。在糖尿病、巨球蛋白血症和其他缺血性疾病中，这些支持性细胞的数量减少（参见第 9 章）。

视网膜毛细血管的管腔直径（3.5～6μm）比一般毛细血管小，其大小刚好足够白细胞通过。血管外结缔组织也很少，在包括脉络膜在内的其他组织的血管周围都有肥大细胞存在，但视网膜没有，视网膜对组胺的耐受阈值比较高。视网膜中没有淋巴管。

十一、脉络膜

脉络膜（图 1-39）是眼中层血管膜（葡萄膜）的后半部分，其与软脑膜 - 蛛网膜同源，是位于巩膜和视网膜之间较薄的血管膜，含有丰富的色素、血管和疏松结缔组织。脉络膜的主要功能是营养外层的视网膜，也可作为血液流向眼睛其他部位的管道，还可能有温度调节作用；此外，脉络膜色素吸收光线可以防止不必要的光线反射回视网膜，有助于视觉成像。在某些夜行性哺乳动物中，一种被称为脉络膜反光色素层的结构，有助于在黑暗条件下增加光子的捕获（知识关联 1-23）。脉络膜的血流调节也可通过影响睫状突的血液灌注影响眼压。

脉络膜从视神经边缘延伸到睫状体，尽管其厚度很可能取决于血流动力学，有研究证明，脉络膜后极部厚度约 220μm，前部厚度约 100μm。其内表面光滑，是 RPE 下方 Bruch 膜的组成部分，外表面不规则，紧连于巩膜的棕黑层上。组织学上人的脉络膜有以下结构：Bruch 膜、脉络膜毛细血管层、血管层及脉络膜上层（图 1-39C）。

（一）Bruch 膜（玻璃膜）

这是一改良的结缔组织层，厚 2～4μm，位于 RPE 下，组织学上表现为无血管的玻璃样膜（图 1-31A、B 和图 1-39F、G），包括 5 层：RPE 基底膜（厚约 0.3μm，实际不是脉络膜的组成部分）、内胶原层、中弹力层（不完整的交织带或孔状弹性纤维层）、外胶原层（与脉络膜毛细血管层基质成分混合在一起）及脉络膜毛细血管层的内皮细胞基底膜层。Bruch 膜的年龄相关性改变会导致弥散或坚固的局部增厚，形成所谓的玻璃膜疣（参见第 9 章）。

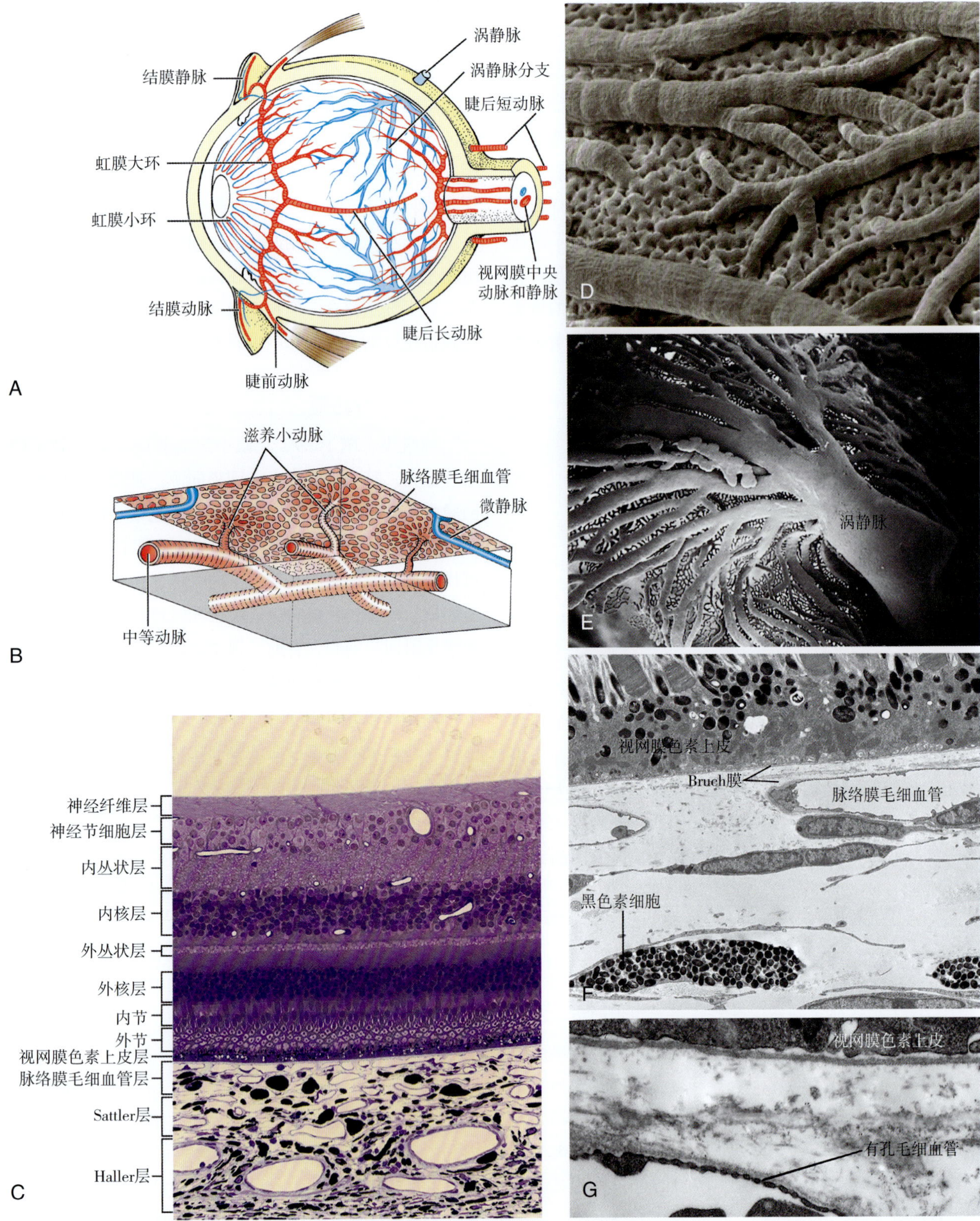

图 1-39 A. 葡萄膜血管供应；B. 发自小动脉的呈现六边形单元的脉络膜毛细血管；C. 灵长类动物眼视网膜外侧和脉络膜的半薄树脂切片；D. 树脂血管铸型脉络膜毛细血管的视网膜面观；E. 脉络膜树脂血管铸型外面观，显示一个大的涡静脉；F. 低倍电镜下显示灵长类动物视网膜色素上皮、Bruch 膜和密切相关的脉络膜毛细血管；G. 高倍电镜下显示视网膜色素上皮的基底面及基底层构成部分 Bruch 膜。注意脉络膜毛细血管内皮衬里中的有孔毛细血管及邻近 Bruch 膜视网膜面的以有孔毛细血管为特征的毛细血管内皮细胞。原始放大倍数：C. ×350；D. ×35；E. ×120；F. ×2400；G. ×14 000（图 D 由 Valantion Djanor 博士提供）

知识关联 1–23　比较解剖学——反光色素层是眼睛“放光”的原因

许多哺乳动物（食肉动物、反刍动物、鲸类、海豹等）和非哺乳动物（鱼、鳄鱼）等物种都具有反光色素层，可增加低光照条件下的光线感受。这种反光色素层可位于脉络膜或视网膜色素上皮（RPE）。脉络膜反光色素层可以是蜂窝状或纤维状，也可仅占该层的上部分。食肉动物的反光色素层一般由含有反射物质（如鸟嘌呤、锌半胱氨酸）的数层扁平细胞构成。反刍动物（如牛、羊）和鲸类（海豚）的反光色素层则是纤维性的（反光色素纤维），由规则排列的细胶原束组成，其形成的衍射图案取决于排列的方向。视网膜反光色素层由沉积于 RPE 层内的脂质（如小型袋鼠）或鸟嘌呤（如鱼和鳄鱼）组成。

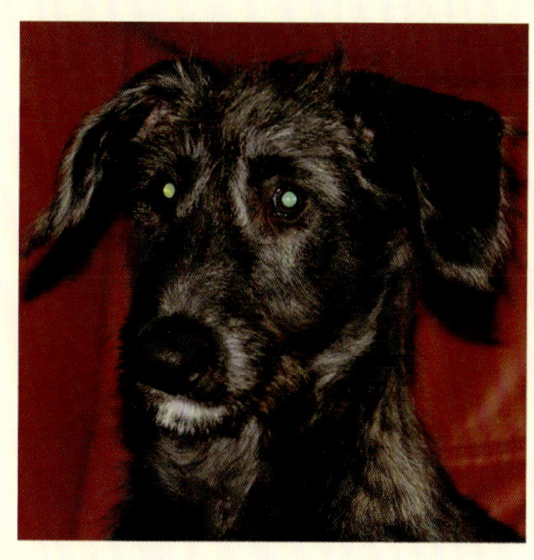

（二）脉络膜毛细血管层

这层由丰富的有孔、内径宽的毛细血管组成，只延伸到视网膜锯齿缘前，为外层视网膜（尤其是光感受器）提供营养支持。用树脂铸型方法研究这些毛细血管网发现，其不只是简单的毛细血管网络，而是由带孔的血管网构成（图 1–39B、D、E）。

黄斑附近的脉络膜毛细血管网内的毛细血管内径（20 ～ 40μm）最大，血管网密度最高（图 1–39D）。毛细血管的视网膜面有孔（直径 75 ～ 85nm），孔的密度约 46/μm²（图 1–39F、G）。此层通常无平滑肌细胞。该毛细血管层或网由小动脉供血，来源于由小动脉和小静脉构成的层（Sattler 层）如图 1–39B 所示，供应脉络膜毛细血管六边形的“片”或“小叶”。前毛细血管中央小动脉垂直进入扁平脉络膜毛细血管，该小叶结构临床意义重大，脉络膜缺血时常出现苍白的六边形斑片（马赛克图案）。静脉通路小叶周围的血液流入见图 1–39B。

（三）血管层

血管层（图 1–39C）位于脉络膜毛细血管层下，可进一步分为外层（主要动脉和静脉，Haller 层）和含中等大小血管的内层（小动脉和小静脉，Sattler 层）。尽管睫前动脉返支与脉络膜前血管吻合（图 1–39A），脉络膜的血液供应却主要来自睫后长动脉和睫后短动脉（图 1–38B）。静脉血经几条大的涡静脉（通常有 4 条，可达 6 条），分别引流出脉络膜的部分区域。这些大静脉通过导静脉管穿入巩膜（图 1–17A 和图 1–39A、E），再流入眶内的眼上静脉和眼下静脉。

脉络膜基质由不规则排列的胶原纤维（Ⅰ型）、扁平带状弹性纤维、纤维细胞及大量黑色素细胞构成（图 1–39C、F）。脉络膜色素沉着的程度影响眼底表现，透过眼底可见黑种人较白种人脉络膜色素多，眼底橘红色反光主要是脉络膜血管所致。脉络膜为结缔组织，含固有免疫活性细胞（包括少数浆细胞和淋巴细胞）、大量血管周围肥大细胞（图 1–40A、B）及固有组织的巨噬细胞和树突状细胞构成的网络（图 1–41）。这些细胞的胞体位于脉络膜毛细血管的外侧（巩膜侧）和脉络膜深层，突起延伸至 RPE 的基底侧附近（图 1–41）。目前有关其在年龄相关性疾病中作用的研究刚刚开始（知识关联 1–24）。睫后长动脉与睫后动脉之间吻合模式的临床意义在知识关联 1–25 中进行了讨论。

知识关联 1–24　眼的老化改变——脉络膜免疫细胞和年龄相关性黄斑病变（AMD）

随着 Bruch 膜的老化，局部的巨噬细胞聚集增加，固有巨噬细胞和脉络膜树突状细胞维持自我平衡的清除能力降低，脂质物、补体及免疫球蛋白 G 沉积，这些最终都有可能促进碎屑聚集，形成干性 AMD 的玻璃膜疣，并最终在湿性 AMD 中形成脉络膜新生血管。

知识关联 1–25　脉络膜梗死

造影显示为近赤道部顶点指向视盘的三角形区域。或许这是因为脉络膜毛细血管小叶间的功能吻合比我们预想的少，但是在小毛细血管动脉中的确存在一定程度上的吻合。周边视网膜呈现鹅卵石或铺路石样变性表明前部脉络膜发生了慢性局灶性的缺血性改变 。

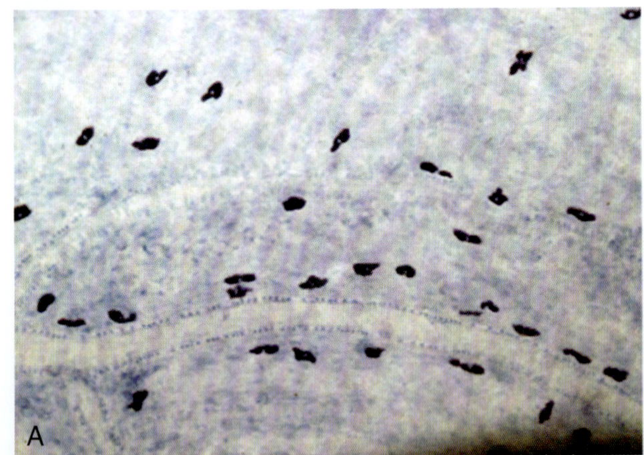

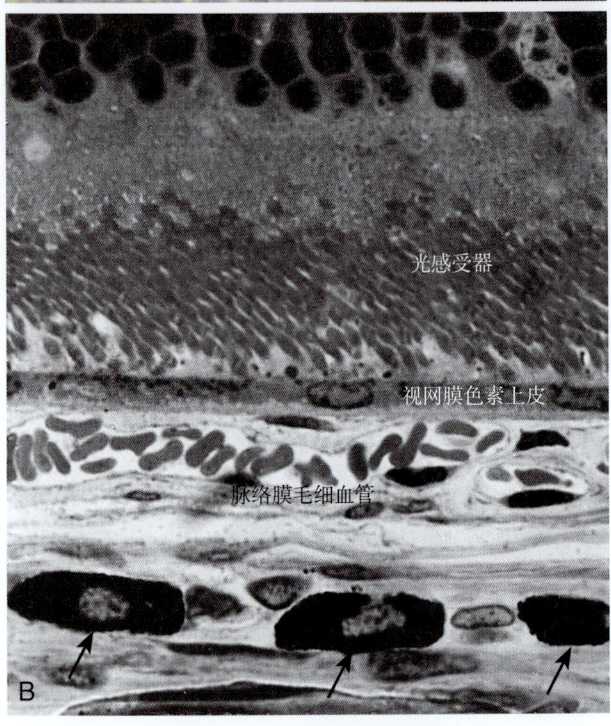

图 1-40 脉络膜肥大细胞

A. 甲苯胺蓝染色大鼠脉络膜铺片，低倍镜下观察肥大细胞在血管周围分布；B. 甲苯胺蓝染色的大鼠视网膜外侧和脉络膜半膜树脂切片中显示 3 个肥大细胞（箭头所示）。原始放大倍数：A.×75；B.×900

（四）脉络膜上腔

脉络膜上腔为脉络膜和巩膜之间的移行区，厚 30μm。脉络膜上腔为黑色素细胞、成纤维细胞和结缔组织构成的互相连接的薄层，被一“潜在”窄腔隙分隔（脉络膜上或脉络膜周），病理条件下可被液体和血液分离。病理组织制备时常被人为扩大形成假象。脉络膜上腔为一无血管层、仅有横贯脉络膜上腔进或出脉络膜的血管，该层将脉络膜和巩膜棕褐色色素层融合在一起。脉络膜上腔与睫状体上腔在前方相连。最近研究揭示了一个以前未认识的结构，脉络膜上腔中非血管平滑肌细胞组成高度有组织的网络结构。这些网络结构存在于中心凹后，睫后动脉和神经进入点周围尤为明显，从后极部前行，呈束状平行血管走行，直至涡静脉穿出点。人类脉络膜中的这个平滑肌细胞网络的功能仍然待研究，但目前认为可能有对血流的调节作用。

（五）脉络膜神经支配

脉络膜由睫状长神经和睫状短神经支配。睫状长神经（第Ⅴ对脑神经第一支的鼻睫神经分支）通过脉络膜传递感觉纤维至角膜、虹膜和睫状体。这些神经中还含有交感神经纤维，支配瞳孔开大。睫状短神经起自睫状神经节，含感觉（起自鼻睫神经）、交感和副交感神经纤维（主要起自第Ⅲ对脑神经，还有部分起自第Ⅶ对脑神经）。副交感神经纤维已与翼腭神经节发生突触连接。睫状长神经和睫状短神经均在视神经鞘前 2～3mm 处呈环形穿入巩膜，与睫后长动脉和睫后短动脉伴行。神经末梢分支广泛，在脉络膜和脉络膜上腔的血管平滑肌细胞附近形成无髓鞘纤维丛，并不延伸至脉络膜毛细血管。脉络膜中已发现含血管活性肠肽（VIP）和神经肽 Y 的纤维，分别有扩张和收缩血管的作用。最近发现，脉络膜多极和双极神经节细胞胞体对一氧化氮合酶（NOS）和 VIP 具有免疫反应，轴突可支配脉络膜血管（血管扩张）和非血管平滑肌细胞。其结构和免疫组织化学特性提示其可能有机械感觉的作用。

十二、视神经

视神经（图 1-42）有特殊的解剖学特点，是中枢神经系统唯一离开颅腔的神经束。此外，视神经被结缔组织和神经胶质分隔为小的神经束，被脑脊液包围。其特殊之处还在于，它是中枢神经系统唯一可临床直视观察的神经束。

视神经由神经节细胞轴突汇聚于视盘而形成，视盘即为视神经起始处。在所有离开眼的轴突中，中心凹/黄斑纤维约占 90%，形成了独特的乳头黄斑束。自视盘开始，轴突沿视神经向后延伸，经眶，然后通过蝶骨的视神经管。

视神经可分为 4 个主要部分：眼内段（长 1mm），眶内段（25～30mm）、管内段（4～10mm）和颅内段（10mm）。下面叙述眼内段、眶内段和管内段相关内容，颅内段将在视路章节讨论。

（一）眼内段

眼内段（图 1-42A）指由视盘表面至巩膜后缘的部分。此段神经纤维没有髓鞘。眼内段可进一步分为 3 部分：视网膜部、脉络膜部和巩膜部。髓鞘开始于筛板后界，与蛛网膜下隙止点大致水平。神经纤维束自视盘向后进

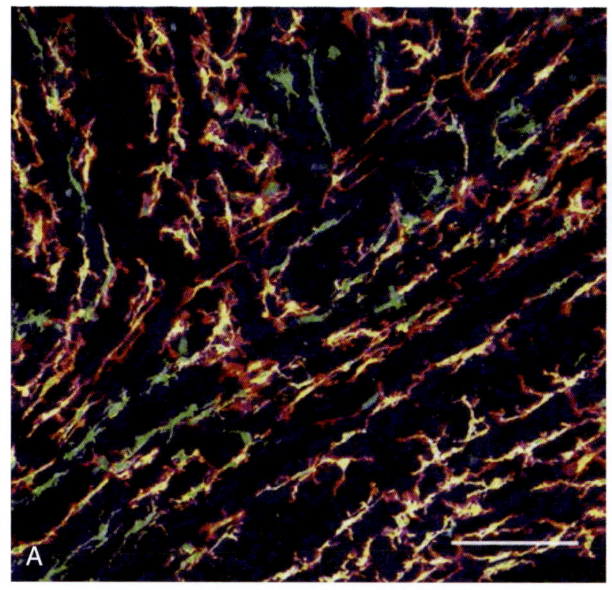

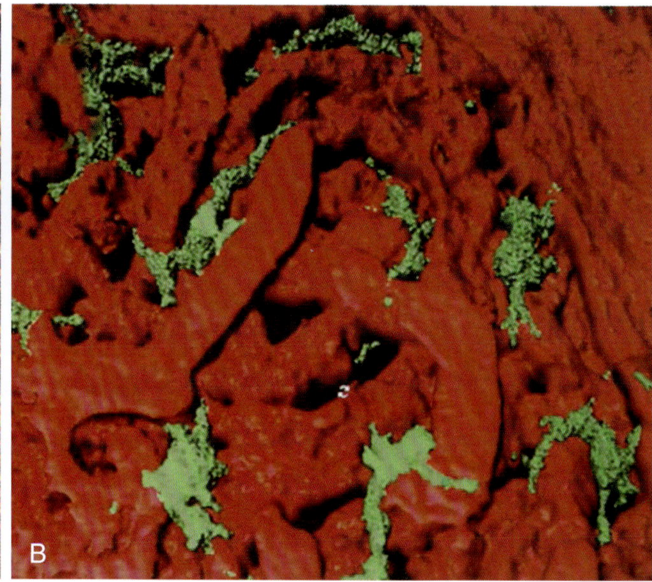

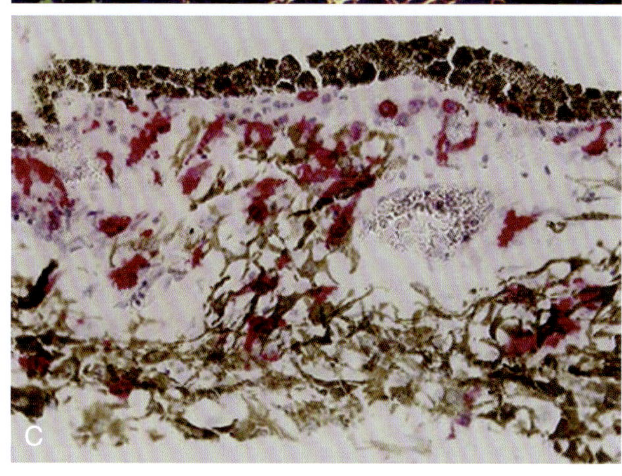

图 1-41　A. Balb/c Cx3cr1$^{-gfp/gfp}$ 小鼠脉络膜全层的大区域 MHC II 类染色（红色）共聚焦显微镜图像；GFP 绿色荧光表明，所有的髓系细胞都是 Cx3cr1^{+}，其中绝大多数同时表达 MHC II 类（黄色 / 橙色）。B. 在 Balb/c Cx3cr1$^{-gfp/gfp}$ 小鼠中，脉络膜毛细血管（红色）的巩膜侧面显示了巨噬细胞体的位置。C. 为正常人脉络膜（53 岁）斜切（因此 RPE 呈多层状，脉络膜在轮廓上显得更厚），并用 Iba-1（红色）染色，以显示大量存在于 RPE 下方的脉络膜中及黑色素细胞（棕色）之间的多态性 Iba-1^{+} 巨噬细胞

入眼内段，此处神经胶质细胞更为常见；胶质细胞核束在巩膜部尤为显著，占组织块总量的 40%（图 1-42A）。视神经的起始处即视盘，其大小因测量方法不同而各异，直径为 1.7 ～ 2.8mm；经观察，视盘大小与受测人群和种族有关，也与青光眼易感性有关。视网膜和脉络膜各层终止于视盘边缘，形成神经胶质组织的特化区、中间组织（Kuhnt）和边缘组织（Elschnig）。该处缺乏视网膜组织，这是“生理盲点”现象的产生原因。视盘周围神经纤维层中有 120 万个神经节细胞轴突，离视盘越近越拥挤，形成隆起的结构即视盘；视盘颞侧最厚，乳头黄斑束位于颞侧，含大量神经纤维。视盘的隆起边缘环绕一凹陷，即生理杯。神经纤维向后穿过一筛网状结缔组织，称为筛板，后巩膜孔由筛板填充封闭。筛板由与巩膜延续的不规则胶原纤维束构成，这些纤维束呈环形或“8”形排列（图 1-42E）。来自脉络膜和 Bruch 膜的弹性组织与视网膜中央动脉和静脉的外膜相延续并锚固。筛板中的胶原纤维束被覆盖轴突表面的神经胶质组织分隔开，这样可在神经纤维穿过不规则孔隙时发挥保护作用。巩膜管长约 0.5mm，形状各异，可呈锥形（越近视盘越窄）、双锥形或漏斗形。在巩膜部，神经纤维开始由少突胶质细胞形成髓鞘（图 1-42B），故有髓鞘视神经增粗，直径是无髓鞘视神经的 2 倍。视盘和视神经及其脑膜覆盖物的解剖结构包围着蛛网膜下隙的延伸部分。其临床意义体现在青光眼发病机制的核心作用中（知识关联 1-26），它可作为颅内压升高的指标（知识关联 1-27）和眶颅交通的通道（知识关联 1-27）。

（二）眶内段

眶内段（图 1-41C、D）是视神经自眼球后方向内、向后延伸至眶尖处蝶骨中的视神经管前的部分。视神经在此处被 3 层脑膜覆盖，即软脑膜、蛛网膜和硬脑膜。硬脑膜、蛛网膜与巩膜融合，蛛网膜下隙则以充满脑脊液的环形终止于巩膜后表面（图 1-42A）。视网膜中央血管必然通过蛛网膜下隙，因此，在颅内压升高时这些血管易受损，尤其是静脉。

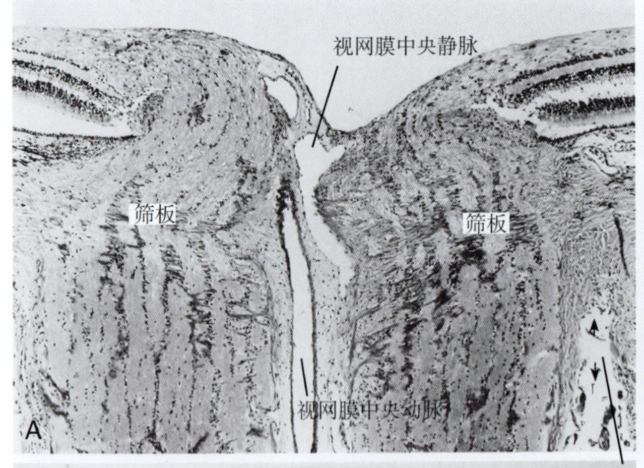

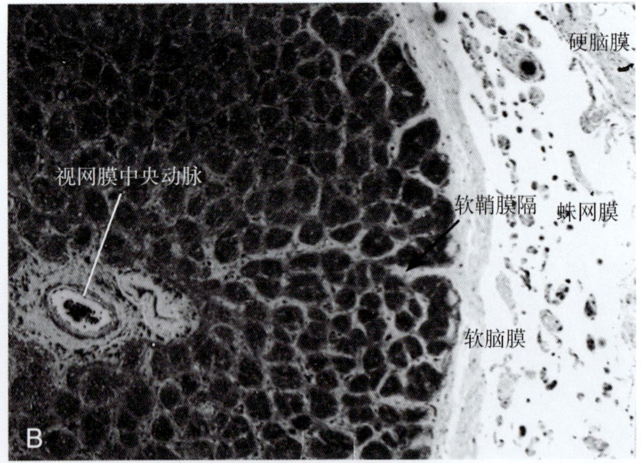

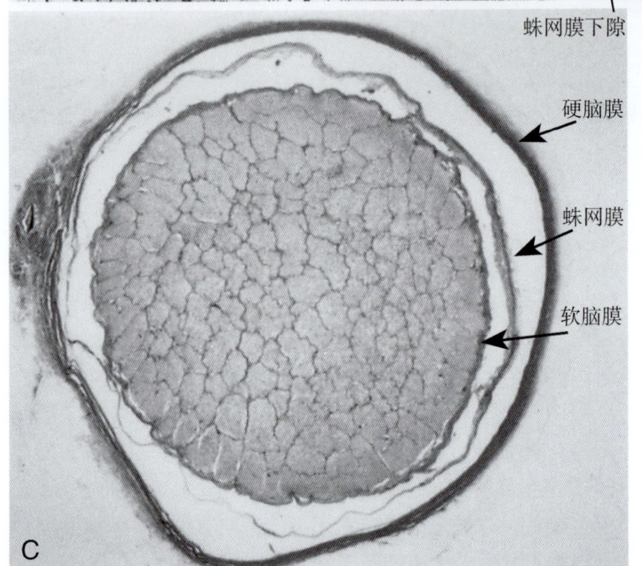

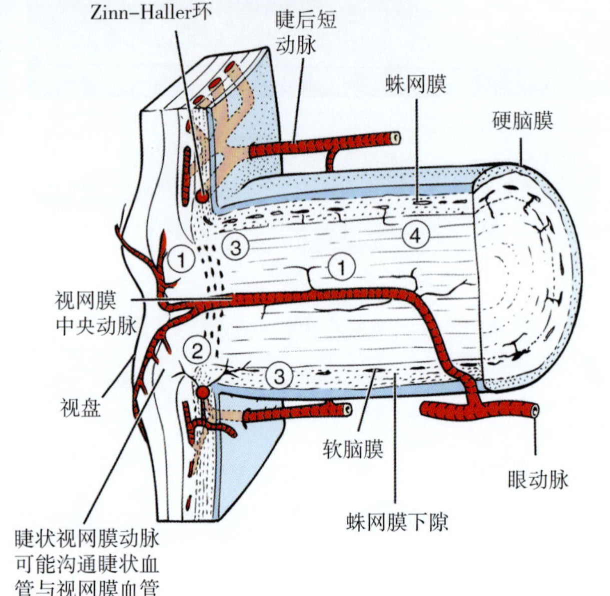

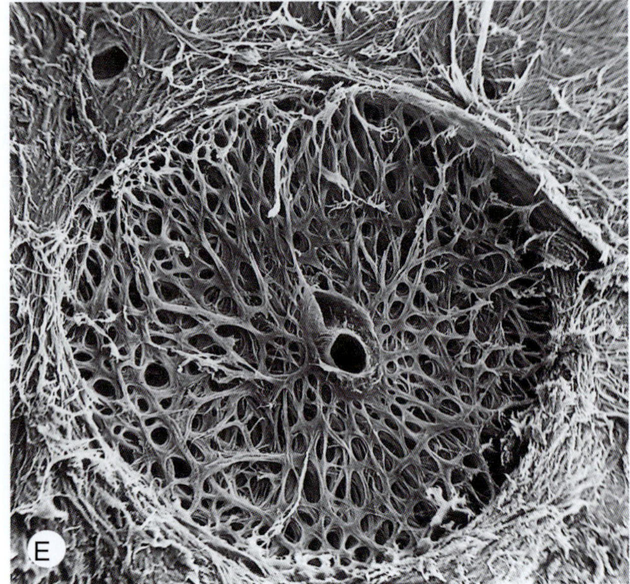

图 1-42 A. 视盘组织切片。B. 视神经眶内段横断面（Loyez 染色），显示有髓鞘神经纤维（黑色）被软鞘膜隔分离，软鞘膜在神经中部可深达视网膜中央动脉。包裹神经的 3 层脑膜在此处和图 C 上清晰可见。C. 完整视神经和周围脑膜断面图（三色染色），位于视网膜中央动脉进入视神经处后方。D. 视神经血液供应。视神经的 4 处血供来源包括：①视网膜中央动脉分支或分支的分支；② Zinn-Haller 环的分支；③脉络膜分支；④软脑膜分支。E. 筛板电镜扫描图像。显示视网膜中央动脉和静脉的进入孔隙。原始放大倍数：A. ×60；B. ×290；C. ×40；E. ×75（图 E 由 A. Thale 博士提供）

知识关联 1-26　青光眼

眼内段视神经是青光眼损害发生的部位。青光眼轴突损害可以是血流障碍或轴浆运输中断的结果，而眼压增高是明确的风险因素。目前尚无单个假说能充分解释为何视神经在特定部位较其他部位更易受损，并最终导致特征性视野缺损或暗点。近期的研究显示脑脊液和眼压之间跨筛板压力梯度（translaminar pressure gradient，TLPG），以及TLPG 如何在视网膜中央静脉横穿筛板时影响静脉压，包括血管壁及其内皮的“动脉化”。其他因素如眶组织的缓冲效应、软脑膜和筛板自身结构可能进一步影响 TLPG。在青光眼领域 TLPG 既往从未被人关注，但目前研究认为它可能是视杯处筛板向外弯曲的原因之一。TLPG 增高及其与眼压的关系可能在青光眼和视神经损害进展中起重要作用。

视神经的大部分轴突直径为 1μm，其余约 10% 轴突直径为 2 ～ 10μm。神经束间的神经胶质隔由眼内段延续至眶内段，在靠近眶尖处变得不明显。视神经的眶内段略呈 S 形，这使得眼球有充分的运动空间而不牵拉视神经。视神经在眶尖部被总腱环围绕，后者是直肌的起始处。

知识关联 1-27　视盘水肿

视盘水肿是视盘纤维肿胀，表现为盘缘白色隆起。部分原因是该区域缺乏 Müller 细胞。在其他部位 Müller 细胞有将视网膜神经纤维连接在一起的作用。视盘水肿可能是颅内压增高的主要表现。蛛网膜下隙延展至视神经，最前可达巩膜环绕视神经处，故增高的颅内压传递至蛛网膜下隙，导致视盘水肿。

脑膜炎：视神经鞘的蛛网膜下隙与颅内相交通，有助于感染或肿瘤由眶内扩散至颅内，反之亦然。

（三）管内段

视神经管内段是视神经通过视神经管（孔）的部分，眼动脉和交感神经与之伴行。围绕视神经的硬脑膜在眶口分开，大部分在视神经管内延续为视神经硬膜鞘，剩余较薄的部分与眶骨膜融合（图 1-43）。

（四）血液供应

视神经血供复杂，因其在青光眼发病机制中的重要性被广泛研究（参见第 9 章）。视神经的眼内段由 4 个来源的分支供血：视网膜中央血管及其分支、巩膜血管（Zinn-Haller 环）、脉络膜血管和软脑膜血管（图 1-42D）。

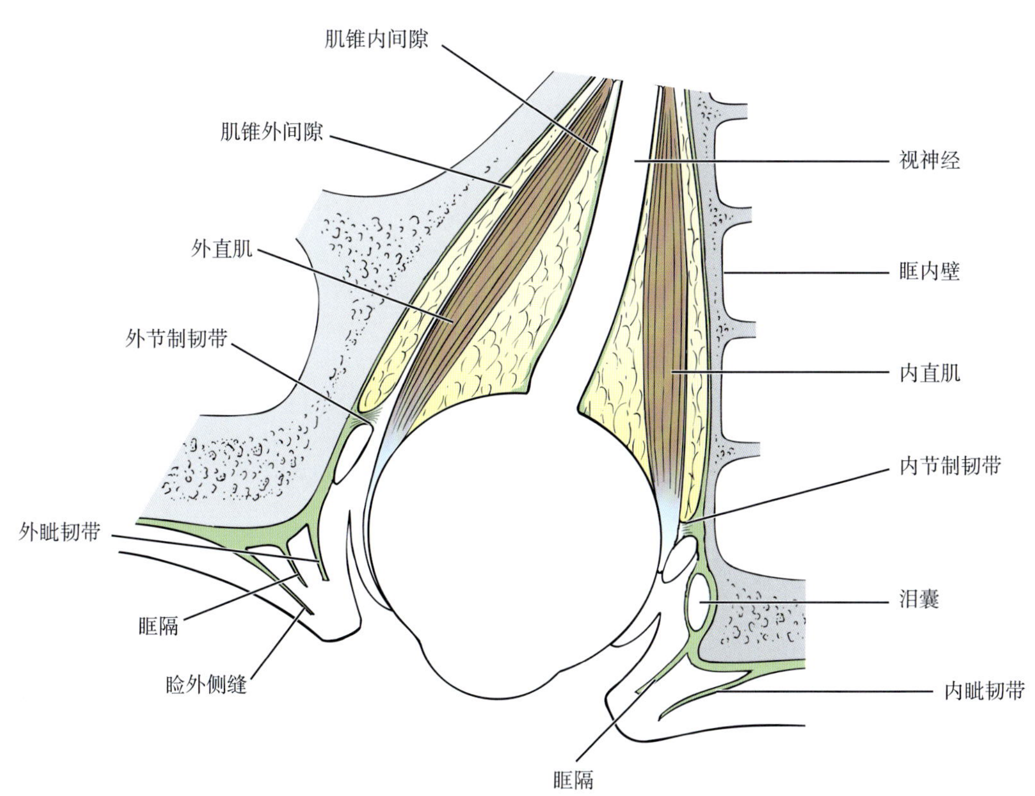

图 1-43　眼眶水平切面，显示 4 条直肌形成肌锥内间隙和肌锥外间隙（图中仅显示内直肌和外直肌）

前 3 个源自眼动脉或视网膜中央动脉，以及来自颈内动脉相邻分支的软脑膜血管。大多数毛细血管穿入神经并在神经内沿神经胶质隔纵向走行。

第四节 眶内容物

一、简介

眶是一对骨性凹窝，单眶容积约为 30cm^3。

二、眶骨膜与眶纤维脂肪组织

眶内容物被纤维脂肪组织支持并连在一起。这些结缔组织一般可分为以下独立的部分。

1. 眶骨膜 该层结缔组织常被形容为外层致密、内层疏松，包被眶神经和泪腺。眶骨膜在骨缝、骨裂、骨孔处与眶骨连接紧密；在后泪嵴处亦连接紧密，该处骨膜覆盖泪囊，与鼻泪管的纤维内层相连续；在眶上裂和眶下裂处的骨膜致密，但留有充分空间容纳神经和血管。眶骨膜与视神经孔骨膜及视神经鞘相延续，本身亦是硬脑膜的扩展。在前眶缘，骨膜与眶贴附牢固，此处与眼睑的眶隔（眼睑筋膜）相连。

2. 眼球筋膜（Tenon 囊） 包绕眼球的厚纤维鞘膜，并由一层疏松结缔组织将其与眼球分开。

3. 肌筋膜鞘 环绕眼外肌，并与眼球筋膜融合在一起。

4. 节制韧带 包括内节制韧带与外节制韧带。

5. 悬韧带 即 Lockwood 悬韧带。

纤维肌间膜连接 4 条直肌，参与肌锥内间隙的形成（纤维肌间膜在眶前部发育最好，在球后发育不完全）（图 1-44B、C）。在眼外肌走行过程中，除节制韧带外，还有一些结缔组织以带状纤维形式连接眼外肌与眶壁（图 1-44）。有一个称为“主动轮（active pulley）假说”或“滑轮假说”的理论框架，说明了上述带状结缔组织的重要作用，具有“悬吊”的作用，有助于我们理解眼外肌的作用动力学。悬吊组织处于眶壁和每条眼外肌的“滑轮袖套”之间，这是自 Tenon 囊向后围绕眼外肌呈环状延伸的结缔组织。由于存在平滑肌纤维，这些滑轮可能处于神经控制之下。“主动轮假说”提出直肌具有“眶层”纤维，这些纤维以“融合”或“插入”的方式与袖套相延续，从而与滑轮悬吊结构联系起来。眶层纤维可认为是直肌的外层，本质上是直肌分开附着其中的一部分。直肌的内层（“球层”）继续通过袖套和眼球筋膜，直接附着于巩膜。“主动轮假说”近来提出一个新的理论，眼眶结缔组织具有双重止端，

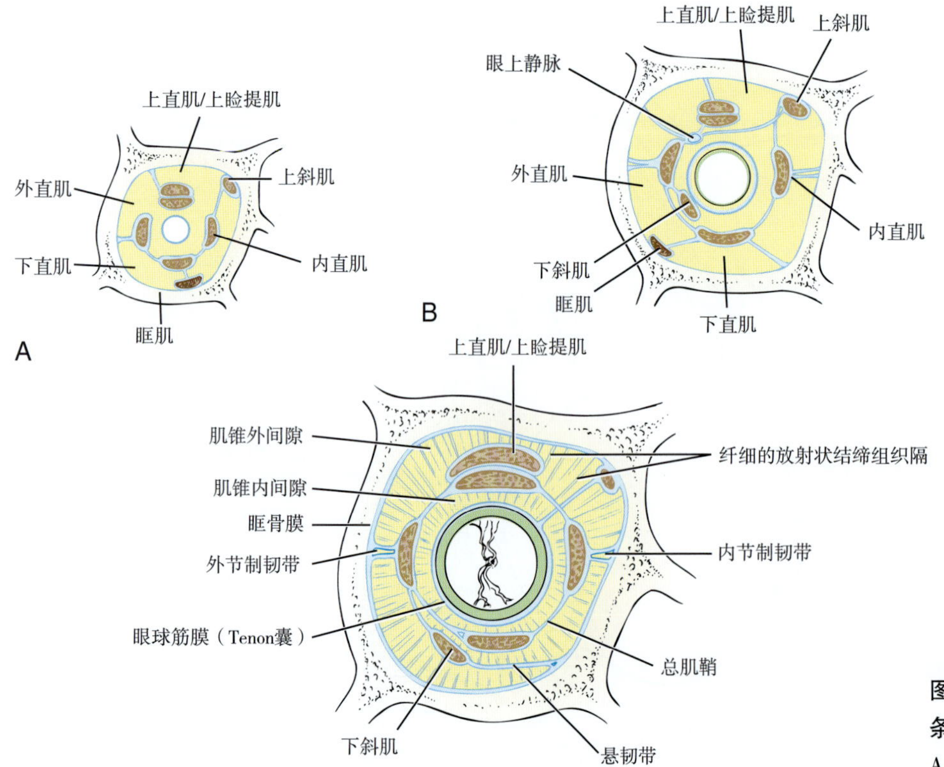

图 1-44 眼眶结缔组织隔与每条眼外肌在 3 个水平上的关系
A. 近眶尖；B. 眼球后；C. 近眼球赤道（改编自 Koornneef，1982）

滑轮可作为第二“起端”，影响眼外肌的收缩方向；这一观点得到广泛接受，但是一些学者质疑眶肌纤维终止于结缔组织而不是巩膜的解剖学证据（译者注：pulley 一词原译为“滑车”，也有音译为“蒲力”的，在眼肌专业组中也可直接称之为 pulley 而不是中文“滑车”）。

眼眶结缔组织内，包括一些直肌的袖套，有许多易辨认但是数量各异的平滑肌。这些平滑肌的功能尚不明了（除了上睑肌和下睑肌），有理论提出可能像覆盖眶下裂的平滑肌（眶肌或 Müller 肌）一样属于进化残余。

静脉通过眶时需要由结缔组织隔支撑（图 1-44B），动脉走行于脂肪小叶内且经常贯穿结缔组织隔。上直肌和上睑提肌之间由一条较厚的眶纤维带状组织连接，当上直肌收缩、眼球上转时，上睑也同时抬起。

结缔组织隔的纤维脂肪系统复杂性和相互联系的特性可以解释为什么眶底“爆裂”骨折时，患者出现垂直眼球运动障碍。有时即使下直肌和下斜肌没有直接嵌塞到骨折处，仍然存在此临床症状，纤维脂肪系统可以解释这一现象。

三、眼外肌

6 条眼外肌负责眼球运动。除此之外，还有一条“眼眶”肌肉，即上睑提肌，起自眶尖，附着于睑板和上睑（见下文）。

6 条眼外肌由 4 条直肌和 2 条斜肌组成。4 条直肌起自眶尖处的总腱环，止于角膜缘后 4 ～ 8mm 的巩膜。2 条斜肌（上斜肌和下斜肌）的肌腱自前向后朝眼球方向走行，终止于后巩膜（图 1-45 ～图 1-48）。6 条眼外肌的详细信息，包括神经支配、起点、止点、肌腱长度（在斜视治疗中很重要）、肌腹长度、肌肉走行与垂直方向的夹角、运动单位大小，汇总于表 1-2。图 1-47 显示各肌肉起点，图 1-48 显示各肌肉终止于巩膜的方式。图 1-17C 显示肌腱胶原束与巩膜胶原融合。图 1-45 和图 1-46 显示眼眶肌肉之间、眼眶肌肉与眶内神经的相关关系。眼外肌的运动在第 5 章讨论。

眼外肌的显微镜下解剖

组织学上，眼外肌在以下方面不同于骨骼肌（对比图 1-49A 与图 1-49B）。

（1）与其他肌肉相比，眼外肌的肌外膜或肌鞘一般较薄。

（2）肌纤维并不是紧密相连，而是被大量结缔组织（肌束膜）分开，肌束膜富含网硬蛋白和弹性纤维。

（3）肌纤维呈圆形或椭圆形，小纤维（5 ～ 15μm）位于周边，大纤维（10 ～ 40μm）位于中央。

（4）眼外肌是人体中仅次于心肌的最富含血管的肌肉。血管最丰富的区域在其眶面。

（5）正常眼外肌常表现为与肌病相关的组织病理学或超微结构改变，如轻度单核细胞浸润、胞核中心移位、肌膜破坏、“Z”线断裂、线粒体聚集。

（6）眼外肌含有大量特化的感觉或本体感受神经末梢，包括长达 1mm 的大肌梭（核袋纤维、核链纤维和环状神经末梢）。高尔基腱器含量丰富，一般眼外肌肌腱中的高尔基腱器含量高于骨骼肌（图 1-49）。来自眼外肌的传入纤维最初位于各个相应的脑神经中（Ⅲ、Ⅳ或Ⅵ），在海绵窦或脑干处神经纤维离开相应神经，加入三叉神经的眼支。其中一些肌肉传入纤维可以追踪至小脑的浦肯野细胞，但是它们的细胞体位于中脑，在位置感和眼球运动控制（扫视和追踪）中起重要作用。

上述眼外肌与骨骼肌在结构上的差异是两者功能差异的基础；只有眼外肌稳定运动（即使在睡眠中）和快速、精细收缩，才能保证眼球将目标物体的像固定于黄斑中心凹。既然双眼球一起运动，每只眼的 6 条眼外肌运动时必须高度协调一致且同时进行（参见第 5 章）。至今形态学上已确定多达 6 种肌肉纤维，但是从功能上看有 3 种主要类型（表 1-3）。

四、眶血管

眶内容物的血供主要来自眼动脉，通常在颈内动脉离开海绵窦顶部后很短距离发出眼动脉分支（图 1-50）。眼动脉开始走行于视神经下方，在视神经管内紧邻硬脑膜，然后绕行于外侧，前行于视神经上方，继而走行于内直肌之上、上斜肌之下，末端分为鼻背分支和滑车上分支。眼动脉的分支见图 1-50。颈内动脉分支与颈外动脉之间存在许多重要的吻合部位（表 1-4）。

这些吻合部位具有重要意义，当出现眼动脉阻塞性疾病时，这些吻合可替代为眼球和眶供血。静脉与上述动脉伴行，缺乏静脉瓣（这一点与头颈部的大部分静脉相同），颜面上部和眼睑的静脉与眶内静脉（眼上静脉和眼下静脉）之间存在许多交通，眶内静脉向后回流至海绵窦。眼下静脉经眶下裂回流至翼静脉丛。这些交通具有重要临床意义，因为鼻周和眼周的面部感染可经这些潜在路径扩散至海绵窦和颅腔。

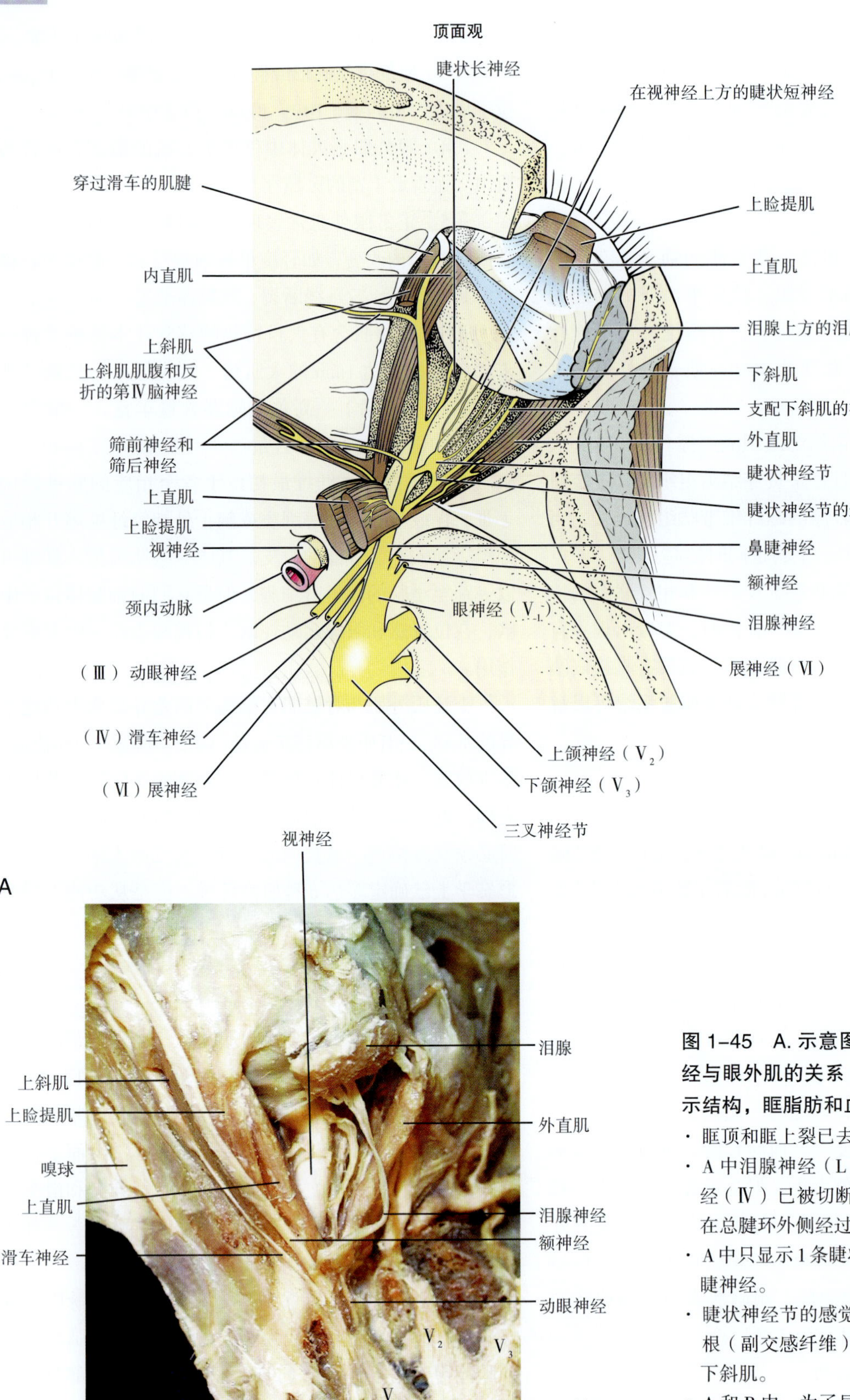

图 1-45 A. 示意图；B. 解剖标本［眶内神经与眼外肌的关系（顶面观），为了清楚展示结构，眶脂肪和血管已去除］

· 眶顶和眶上裂已去除，眶骨膜也被分开。

· A 中泪腺神经（L）、额神经（F）和滑车神经（Ⅳ）已被切断。B 中这些神经是完整的，在总腱环外侧经过。

· A 中只显示 1 条睫状长神经，该神经来源于鼻睫神经。

· 睫状神经节的感觉根起源于鼻睫神经，运动根（副交感纤维）来自动眼神经分支，支配下斜肌。

· A 和 B 中，为了显露穿过眶上裂之前的脑神经，已去除覆盖海绵窦外侧的硬脑膜。V_1、V_2、V_3 为三叉神经的分支。

· 视神经管未打开。

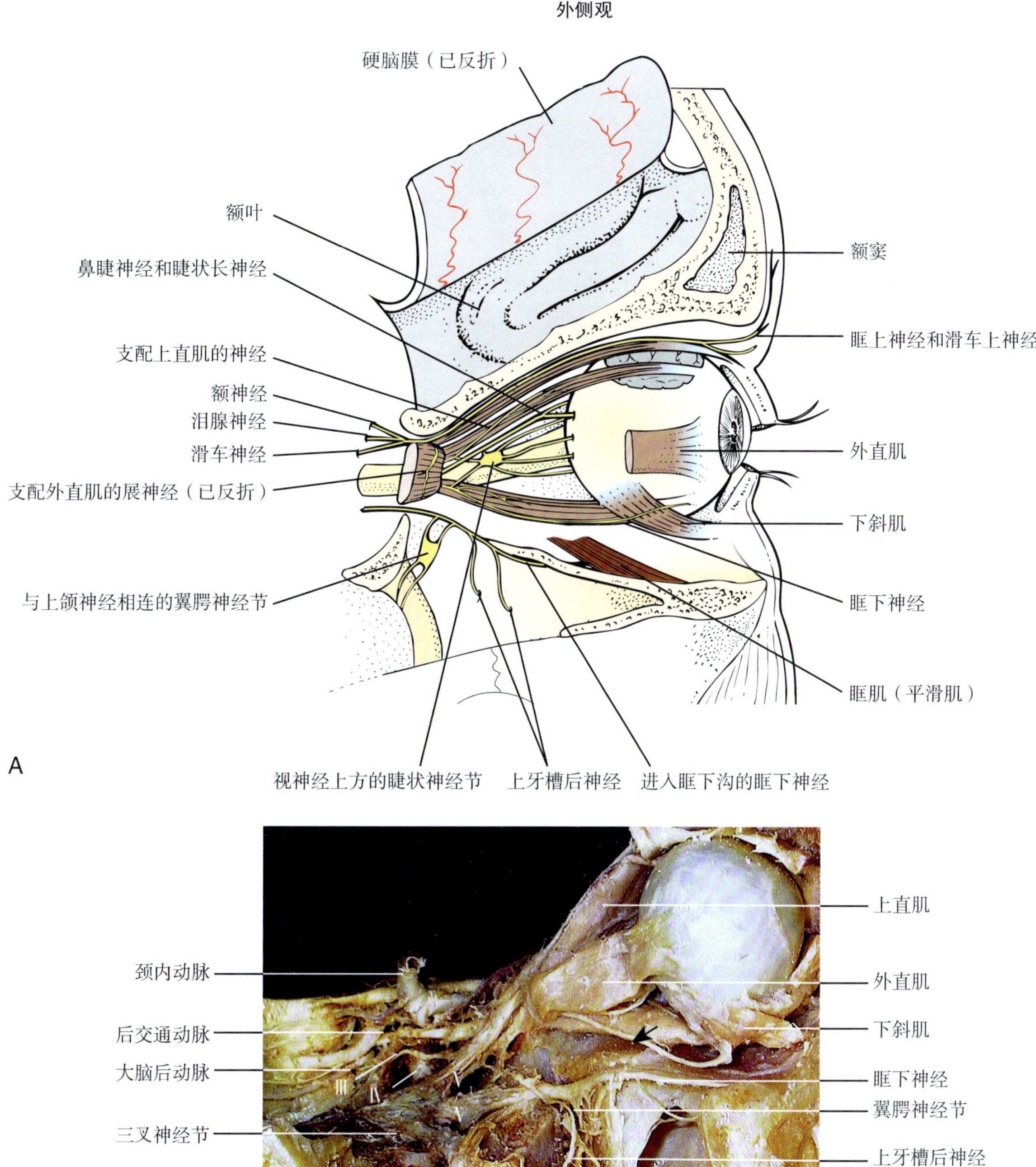

图 1-46　A. 眶内神经与眼外肌关系（侧面观）；为了清晰显示，血管已去除。B. 与上面示意图相似的眼眶解剖图（仅外直肌未切断），并且可显示在海绵窦内走行的眼眶神经（切除了外侧硬脑膜壁）。V_1、V_2、V_3. 三叉神经的分支；Ⅲ. 动眼神经；Ⅳ. 滑车神经；箭头示动眼神经的分支支配上直肌

- 眶外侧壁已移除，颞下窝已切开，暴露翼腭裂和翼腭窝。
- 颅腔已打开，显示硬脑膜（已翻转）覆盖额叶。
- 分离并翻转外直肌，显露视神经和其他经总腱环入眶的脑神经。请注意展神经进入外直肌球侧表面。
- 睫状神经节位于外直肌和视神经之间。注意上方观观察的运动根和感觉根。进入下斜肌（NIO）的神经是寻找睫状神经节的有用标志。睫状短神经起自睫状神经节，在视神经附近进入眼球。
- 注意这 3 条在总腱环外入眶的神经：泪腺神经、额神经和滑车神经。
- 支配上直肌的神经（第Ⅲ对脑神经的上分支）穿入上直肌后，自下而上进入上睑提肌。
- 翼腭神经节（PTG）的分支，经眶下裂入眶，参与形成球后神经丛（未显示）。
- 下斜肌于下直肌下方，向后、向外、向上走行。
- 眶肌（Müller 肌）是一条平滑肌带，覆盖着下眼眶裂。

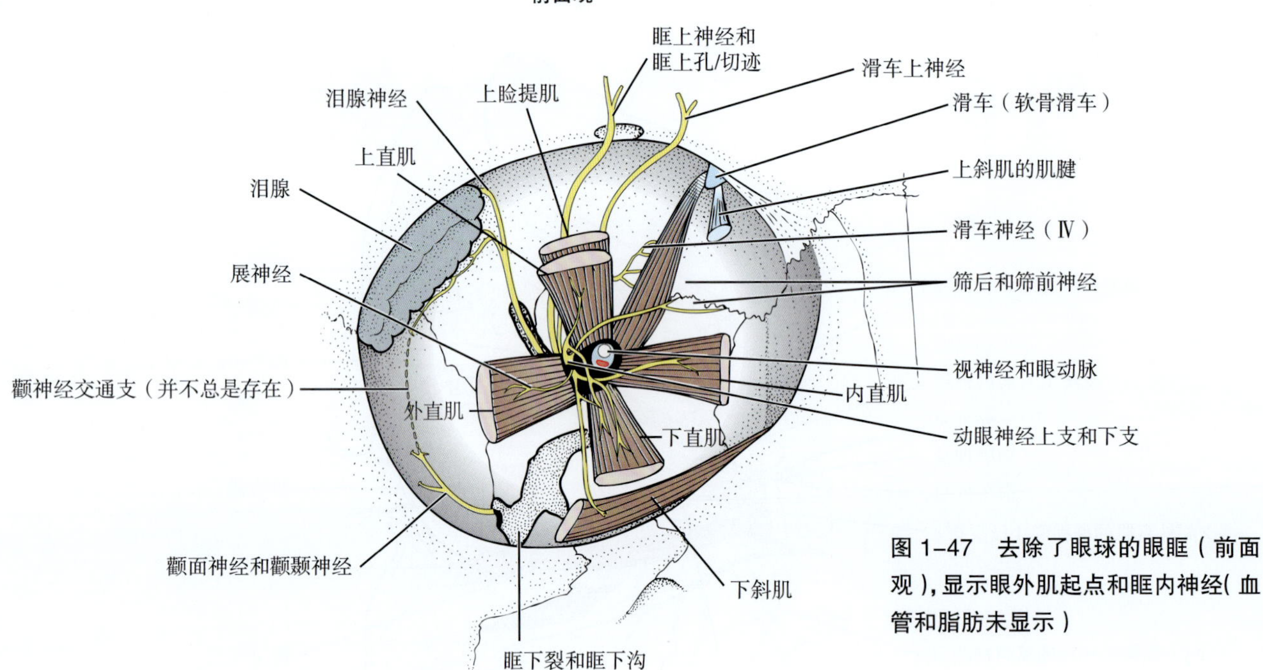

图 1-47　去除了眼球的眼眶（前面观），显示眼外肌起点和眶内神经（血管和脂肪未显示）

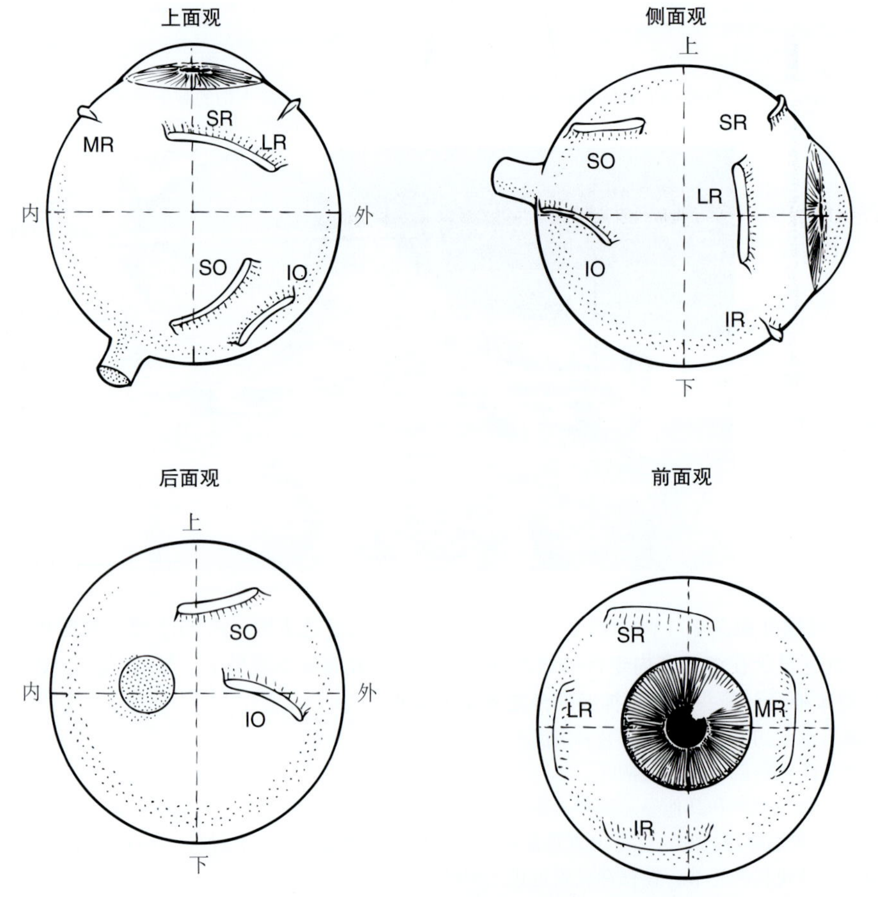

图 1-48　从上、侧、后、前 4 个角度显示右眼球所有眼外肌的止点

LR. 外直肌；MR. 内直肌；SR. 上直肌；IR. 下直肌；SO. 上斜肌；IO. 下斜肌

表 1-2　人类眼外肌解剖学特征总结

肌肉	神经支配	起点	止点（距角膜缘）（mm）	肌腱长度（mm）	肌腹长度（mm）	运动单位大小	点评
内直肌	Ⅲ（下）	总腱环	5.6	3.6	40	1：1.7～1：4	最大的眼外肌
下直肌	Ⅲ（下）	总腱环	6.6	5	40	1：2～1：6	
外直肌	Ⅵ	总腱环（有两个头）	7.0	8.4	40	1：3～1：6	开始于眶上裂内侧相连的两头之间
上直肌	Ⅲ（上）	总腱环	7.8	5.4	41	1：4	位于上睑提肌下方
上斜肌	Ⅳ	视神经管内上方	后上象限的外侧	在滑车之前肌腱长 10mm	32	1：5～1：6	唯一呈梭形的眼外肌。第Ⅳ对脑神经在其上方进入
下斜肌	Ⅲ（下）	鼻泪管外侧眶缘后方	后外象限，多在水平线以下	很短，肌纤维几乎抵达巩膜	34	1：7	唯一不是起自眶尖的眼外肌。走行于眼球和外直肌之间

注：Ⅲ（下）：动眼神经的下分支；Ⅲ（上）：动眼神经的上分支。
数值来源于多个研究的近似平均值；更多细节请参阅 Eggers（1982）。

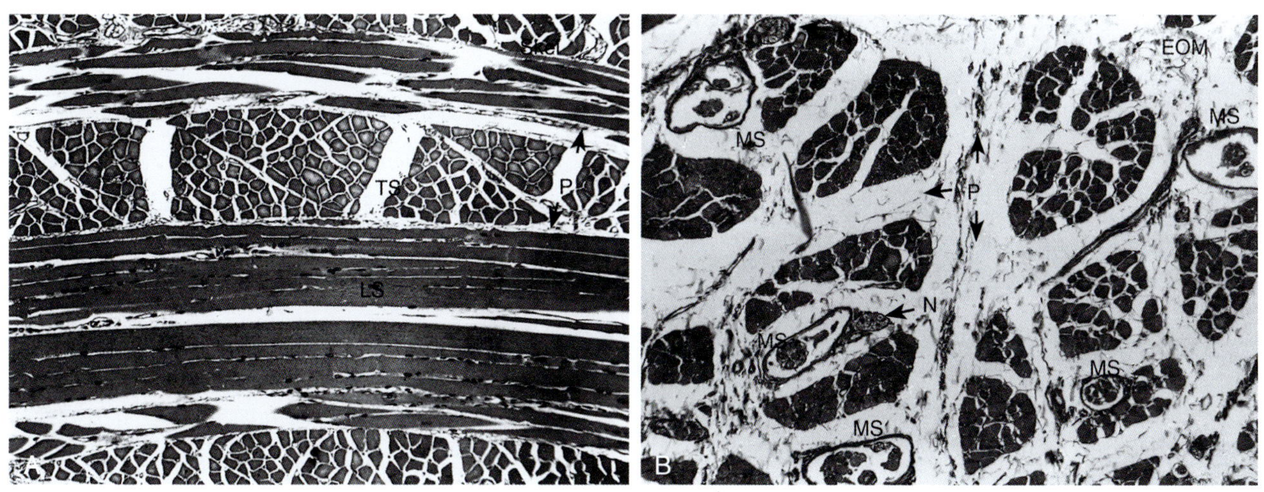

图 1-49　A. 正常人类骨骼肌纤维（SKel）组织切片；B. 正常人类眼外肌纤维（EOM）组织切片
LS. 纤维纵切面；TS. 纤维横切面；P. 肌束膜；MS. 肌梭；N. 神经。原始放大倍数：A 和 B × 100

表 1-3　哺乳动物眼外肌纤维分类

A 类	B 类	C 类
大直径	中直径	小直径
单终板	多终板	小终板（葡萄串样）
快缩	慢缩	强直收缩
扫视运动的需要	平稳追踪运动物体的需要	功能是调整双眼视轴，即局部精细收缩

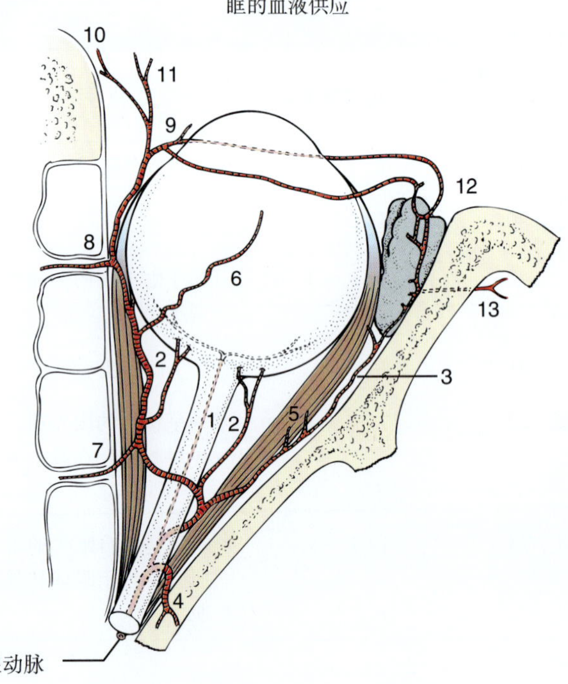

图 1-50 眶的血液供应（上面观）

1. 视网膜中央动脉；2. 睫后动脉，通常 2 个主干，分为睫后短动脉（≥ 7 条）和睫后长动脉（通常内外侧各 1 条）；3. 泪腺动脉；4. 返支（达脑膜）；5. 肌支（延伸为睫前动脉）；6. 眶上动脉；7. 筛后动脉；8. 筛前动脉；9. 上下睑内侧动脉；10. 鼻背动脉；11. 滑车上动脉；12. 上下睑外侧动脉；13. 泪腺动脉的颧支

表 1-4 颈内动脉与颈外动脉分支的吻合部位

颈外动脉分支	颈内动脉分支	吻合部位
内眦动脉（面动脉）	背侧动脉（眼动脉）	鼻侧睑缘
面横动脉（颞浅动脉）	泪腺动脉（眼动脉）	颞侧睑缘
脑膜中动脉和颞深动脉	泪腺动脉（眼动脉）	眶

第五节 眼和眶相关的脑神经

一、功能概况

脑神经有多种功能成分。除了与脊髓神经相同的功能成分（躯体传出神经、躯体传入神经、一般内脏传出神经、一般内脏传入神经）外，脑神经还含有其他功能类型成分，包括特殊内脏传出神经（运动）、特殊躯体传入神经（特殊感觉、听觉与平衡觉）、特殊内脏传入神经（味觉与嗅觉）。脑干脑神经的起始部位见图 1-51 ～图 1-58。

二、动眼神经（第Ⅲ对脑神经）

动眼神经是最大的支配眼外肌的神经，支配除外直肌和上斜肌之外的所有眼外肌（图 1-52 和图 1-53）。

（一）起源

动眼神经核主要包括两种类型：①躯体传出运动神经核，是由 5 个单独的运动核组成的复合体，含有多极运动神经元的细胞体，其轴突各自直接支配相应眼外肌。具体支配如下：背侧核（下直肌）；中间核（下斜肌）；内侧核（上直肌）；中央尾状核（上睑提肌）；腹侧核（内直肌）。②一般内脏传出运动神经核，即 E-W 核（Edinger-Wetphal 核），含有小梭形的副交感节前（一级）神经元。

动眼神经核位于导水管周围灰质腹侧的上丘水平，向头顶方向延伸一小段距离到达第三脑室底部（图 1-52A ～ C）。内侧纵束位于此核外侧，含有核间神经元的轴突，这些轴突垂直穿过第Ⅲ、Ⅳ、Ⅵ对脑神经的脑干核之间（图 1-52D）。这些纤维从动眼神经核出发，向前穿过中脑被盖和红核，并从黑质内侧穿过，最终在脑桥上方边缘脚间池中的大脑脚内侧显现（图 1-52A）。

（二）颅内和海绵窦内走行

动眼神经继续向前，到达脚间窝外侧稍偏下处，脚间窝是蛛网膜下隙或脑池膨大的一部分，位于后交通动脉外侧（图 1-51）。然后从上方的大脑后动脉和下方的小脑上动脉之间穿过，开槽于后床突，向前通过海绵窦硬脑膜顶部（图 1-46B 和图 1-53B），此后沿海绵窦外壁的上段（图 1-9C）继续前行，经过眶上裂穿过总腱环入眶的肌锥内间隙（图 1-5 和图 1-6），分为上支和下支。其进入海绵窦前及在海绵窦内相关性的临床意义在知识关联 1-28 中进行了讨论。

知识关联 1-28 累及动眼神经的海绵窦内病变

动眼神经同其他脑神经一样都经过海绵窦，海绵窦的病变如静脉血栓、颈内动脉瘤可累及动眼神经。脑垂体增大更经常影响动眼神经和三叉神经，展神经则因颈内动脉的保护而较少受影响。脑膜瘤或眶上裂区域的占位性病变也可压迫动眼神经。

（三）眶内走行

在眶内，鼻睫神经位于动眼神经 2 个分支之间。

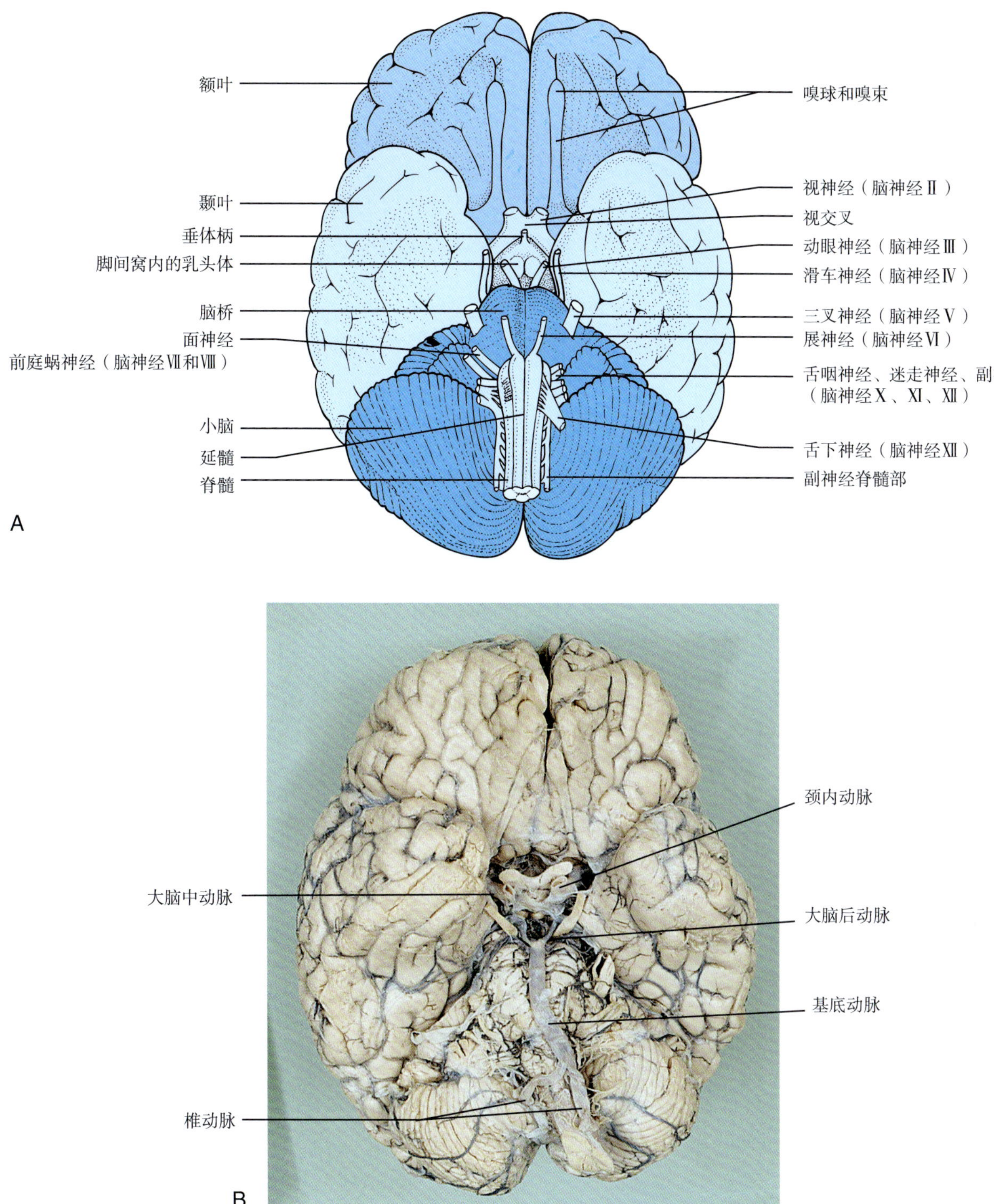

图 1-51　大脑腹面观，显示各脑神经起始部位

A. 无血管的示意图；B. 带血管的全脑照片

动眼神经的上支支配上直肌，穿过上直肌到达并支配上睑提肌。下支分为多个分支，支配内直肌和下直肌，且有一长分支向前经过下直肌外侧面到达下斜肌（图 1-46B 和图 1-53A）。该分支的粗大运动根（副交感节前纤维）进入睫状神经节，睫状神经节是副交感节后神经元（二级）所在之处（图 1-46A）。节后神经元发出的轴突行于睫状短神经内，分布于脉络膜、瞳孔括约肌和睫状肌。

支配眼外肌的神经通常在肌腹 1/3 处的眼球面进入相应肌肉。

可能影响动眼神经并影响其功能的复杂病变在知识关联 1-29 中进行了概述。

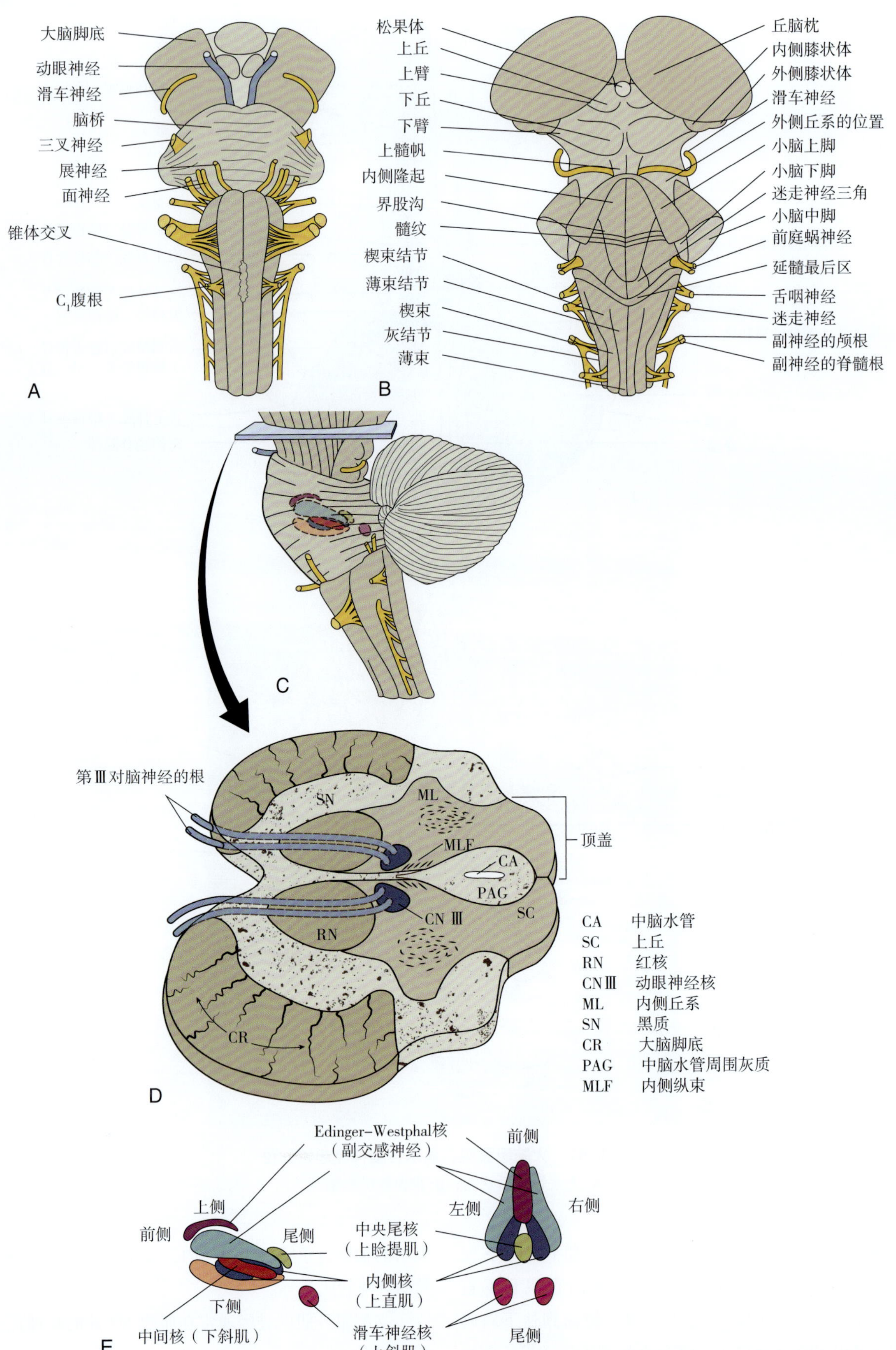

图 1-52　A. 动眼神经（蓝色）起源的整个脑干的腹侧面；B. 脑干的背面视图；C. 显示了脑干（上丘）切面水平，提供了在图 D 所示的染色横切面的图解中所见的视图；E. 支配各种眼外肌的动眼神经核排列的图解

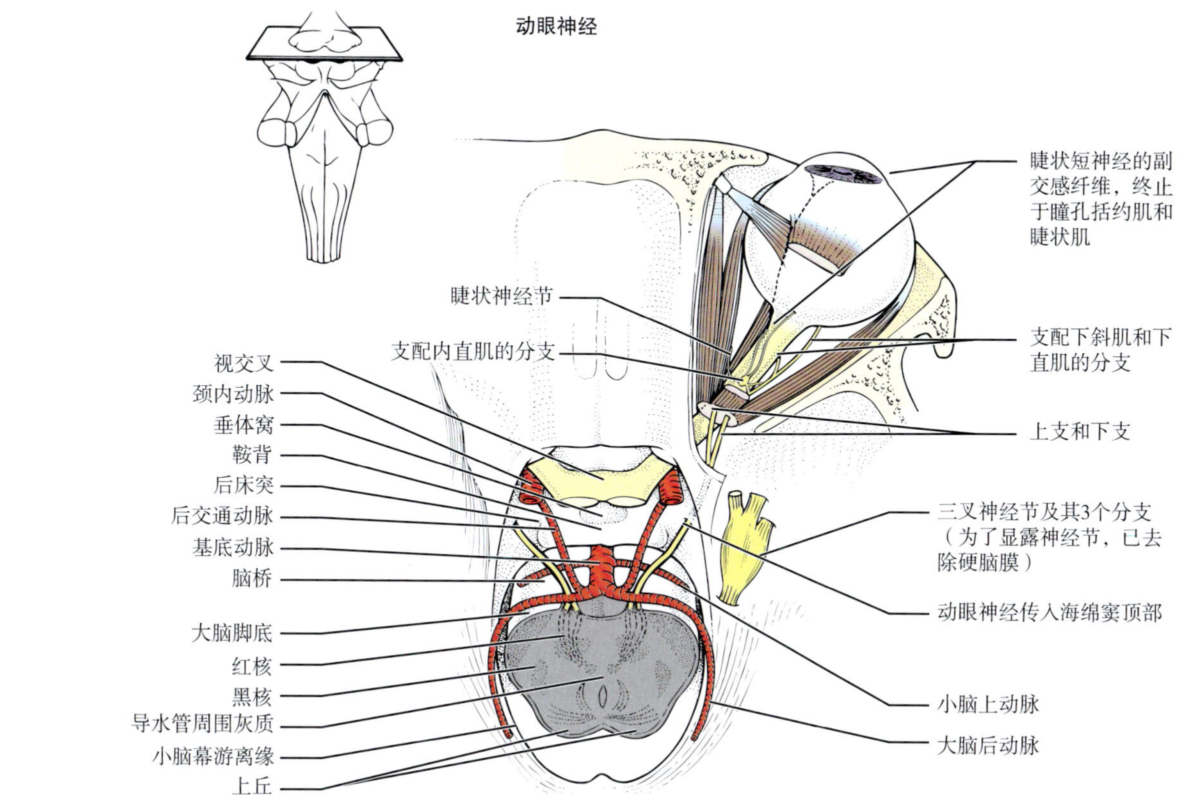

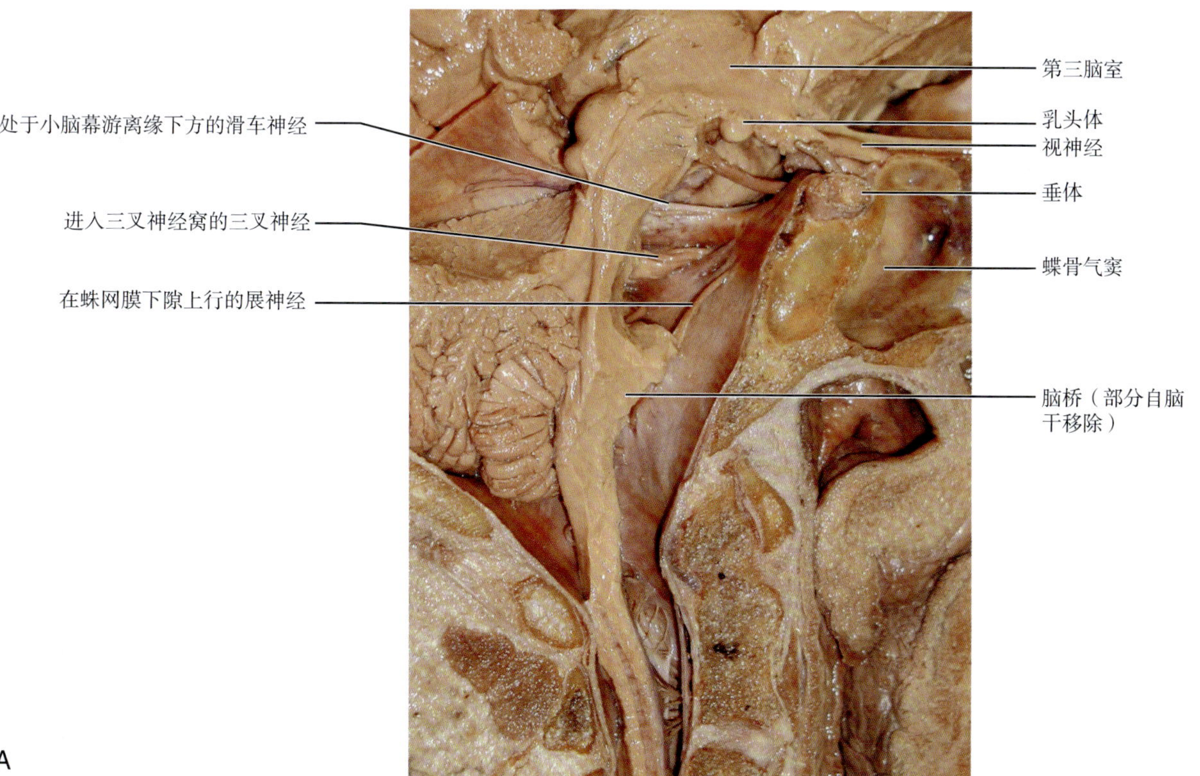

图 1–53　A. 从脑干到眼眶的动眼神经走行图；B. 一张头部的半横断照片，可见脑干，脑桥已被移除，以展示动眼神经、滑车神经和展神经的起源和走行，以及三叉神经的根部和视神经的颅内部分

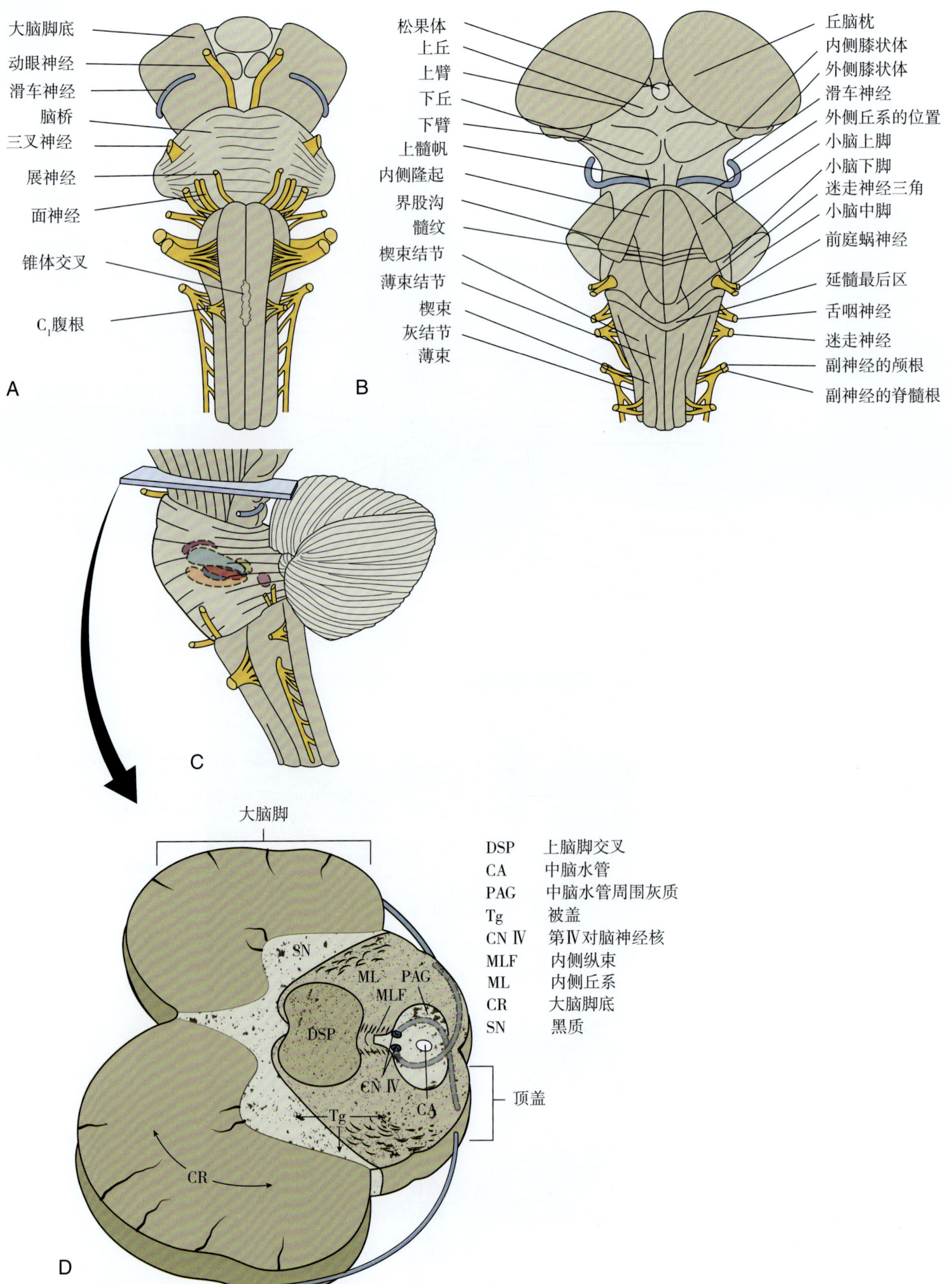

图1-54 A.脑干的腹侧面视图; B.脑干的背面视图，两者均显示了滑车神经(蓝色)的起源和走行; C.脑干(下丘)切面水平，提供了在图D所示的染色切面图解中所见的视图

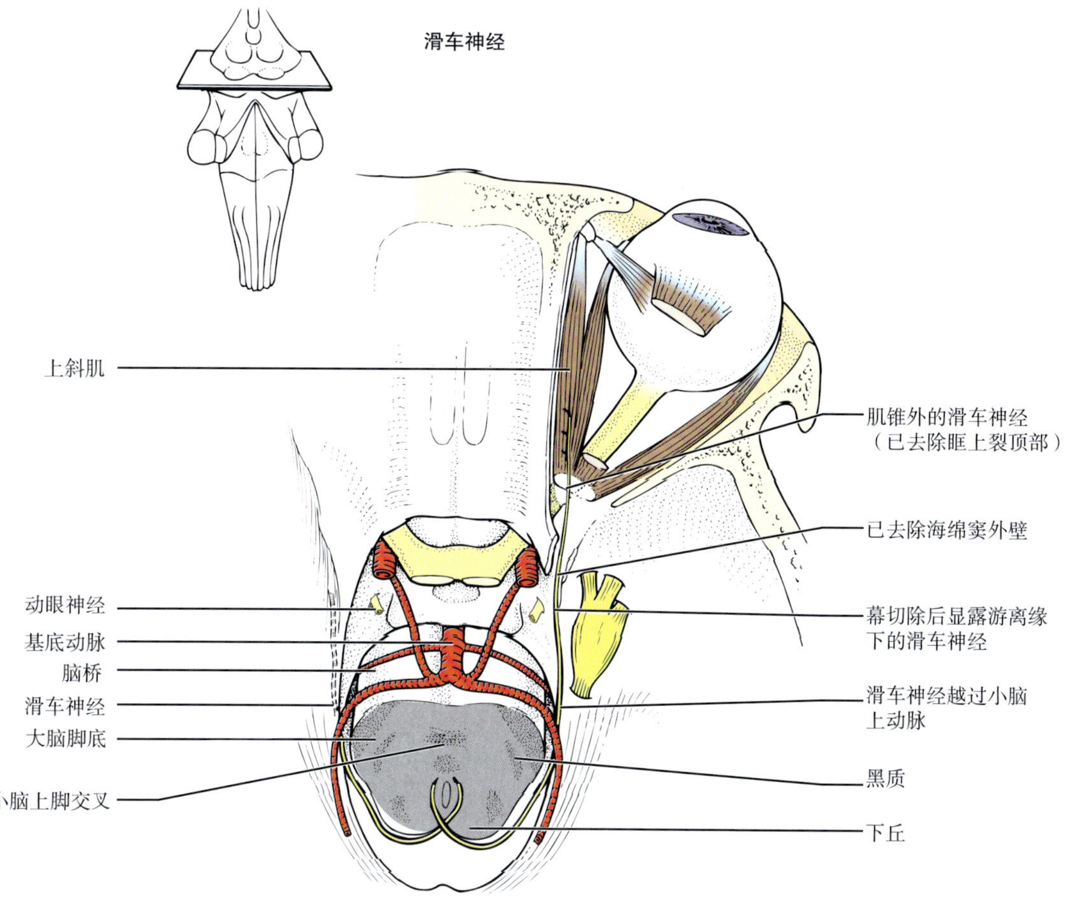

图 1-55　滑车神经脑干起源（插图显示切面水平）、颅内、海绵窦内和眶内走行

知识关联 1-29　动眼神经病变

1. 完全性动眼神经病变（如外伤）　可导致：①眼球上转、下转或内转障碍；②外斜视，因为缺乏对抗外直肌的力量；③复视；④完全性上睑下垂（上睑提肌麻痹，缺乏对抗眼轮匝肌的力量）；⑤瞳孔散大，光反应消失（缺乏对抗瞳孔开大肌的力量）；⑥调节麻痹。

2. 不完全性动眼神经病变　可出现下述部分症状。

（1）眼内肌损伤：仅有动眼神经的副交感成分丧失。这可能是神经麻痹的第一个表现，因为副交感神经纤维位置表浅，在发生颅内病变时可能首先受损；因此，瞳孔散大是头部外伤后颅腔内动眼神经受压的重要体征。

（2）眼外肌损伤：支配眼外肌的神经纤维受损所致。

三、滑车神经（第Ⅳ对脑神经）

滑车神经特殊之处在于是唯一从中枢神经系统后部出脑的躯体运动神经，此外，双侧滑车神经在离开脑干之前就发生交叉。滑车神经只支配上斜肌。

（一）起源

滑车神经核位于导水管周围灰质前段、下丘脑水平（动眼神经核之后），与其他动眼神经核排列在一起。神经纤维沿前外侧走行，至大脑被盖，绕导水管灰质向后到达上髓帆（第四脑室顶部的一部分），在此处交叉，然后从颅后窝脑干后表面穿出（图 1-55）。它是唯一一条完全交叉的脑神经。这些纤细的神经从脑干背侧面的下丘尾侧出现（图 1-54A ～ C）。

（二）颅内和海绵窦内走行

滑车神经一旦从下丘下方出现，这些纤细的神经每一条都会绕过中脑脚（大脑脚）上方的小脑上动脉、脑桥及大脑后动脉下方的部位。滑车神经在小脑上动脉和脑桥上方、大脑后动脉下方绕行大脑脚，然后立即向前走行于小脑幕游离缘下方（图 1-53B），继而穿过硬脑膜，进入动眼神经下方的海绵窦外壁（图 1-9C、图 1-45B

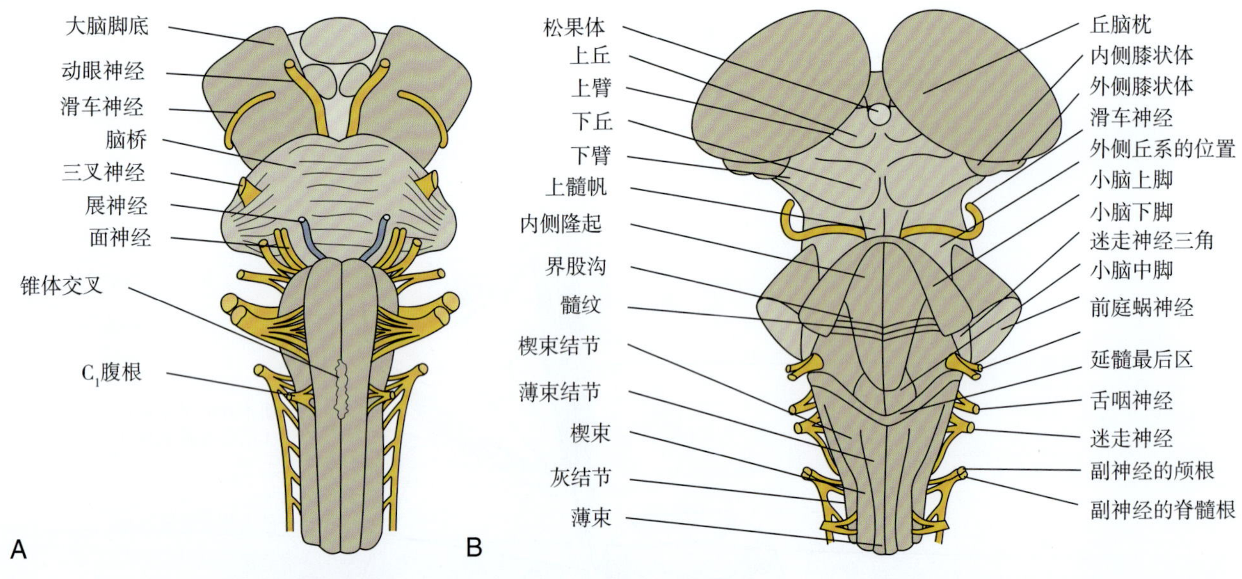

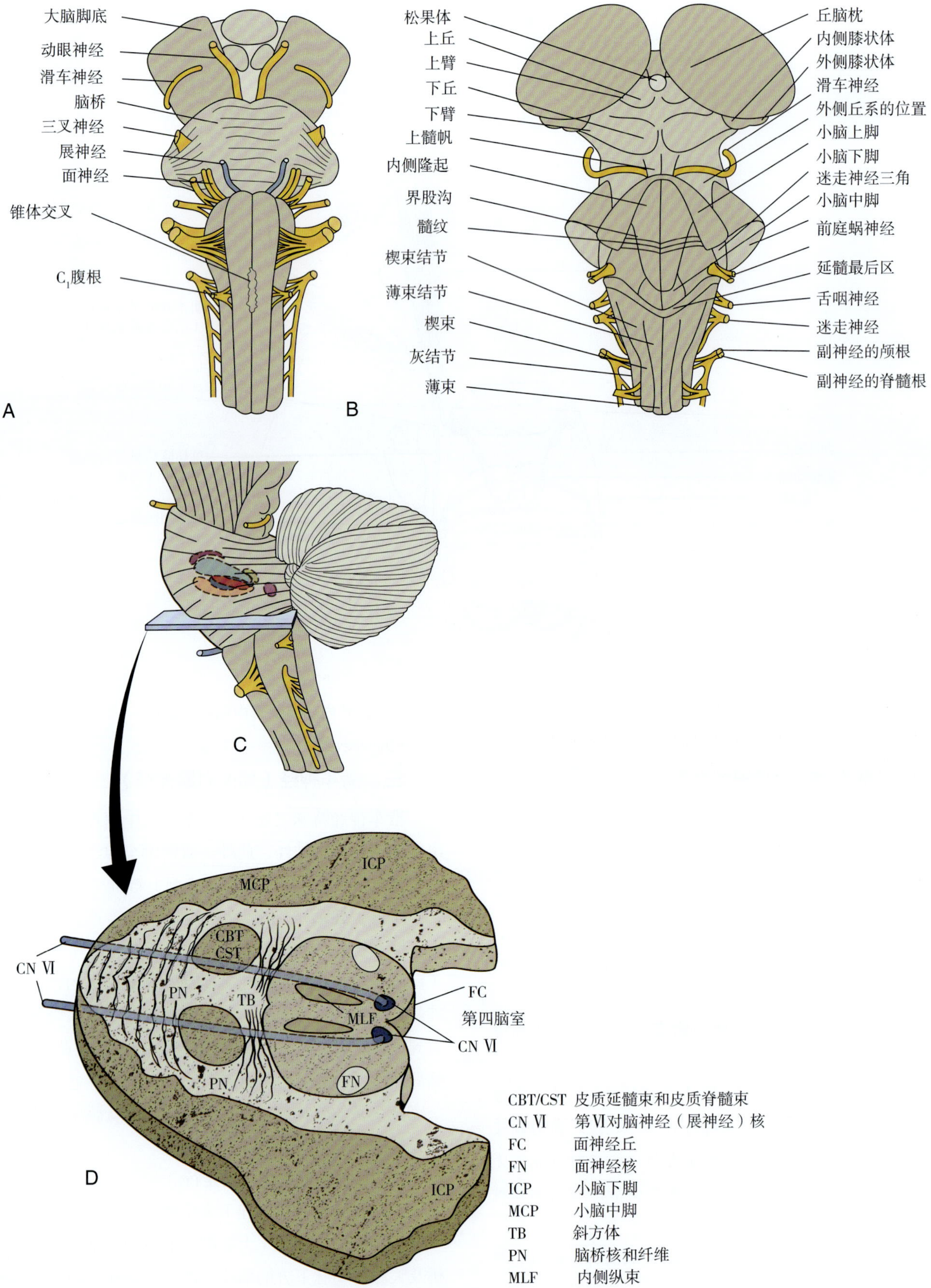

大脑脚底
动眼神经
滑车神经
脑桥
三叉神经
展神经
面神经
锥体交叉
C_1腹根
A
松果体
上丘
上臂
下丘
下臂
上髓帆
内侧隆起
界股沟
髓纹
楔束结节
薄束结节
楔束
灰结节
薄束
丘脑枕
内侧膝状体
外侧膝状体
滑车神经
外侧丘系的位置
小脑上脚
小脑下脚
迷走神经三角
小脑中脚
前庭蜗神经
延髓最后区
舌咽神经
迷走神经
副神经的颅根
副神经的脊髓根
B
C
ICP
MCP
CBT
CST
CN Ⅵ
PN
TB
MLF
FC
第四脑室
CN Ⅵ
FN
PN
ICP
D
CBT/CST 皮质延髓束和皮质脊髓束
CN Ⅵ 第Ⅵ对脑神经（展神经）核
FC 面神经丘
FN 面神经核
ICP 小脑下脚
MCP 小脑中脚
TB 斜方体
PN 脑桥核和纤维
MLF 内侧纵束

图 1-56 A. 脑干的腹侧面视图；B. 脑干的背侧面视图，两者都描绘了展神经（蓝色）的起源和走行路径；C. 脑干（中脑桥）切面水平，提供了在图 D 所示的染色切面图解中所见的视图

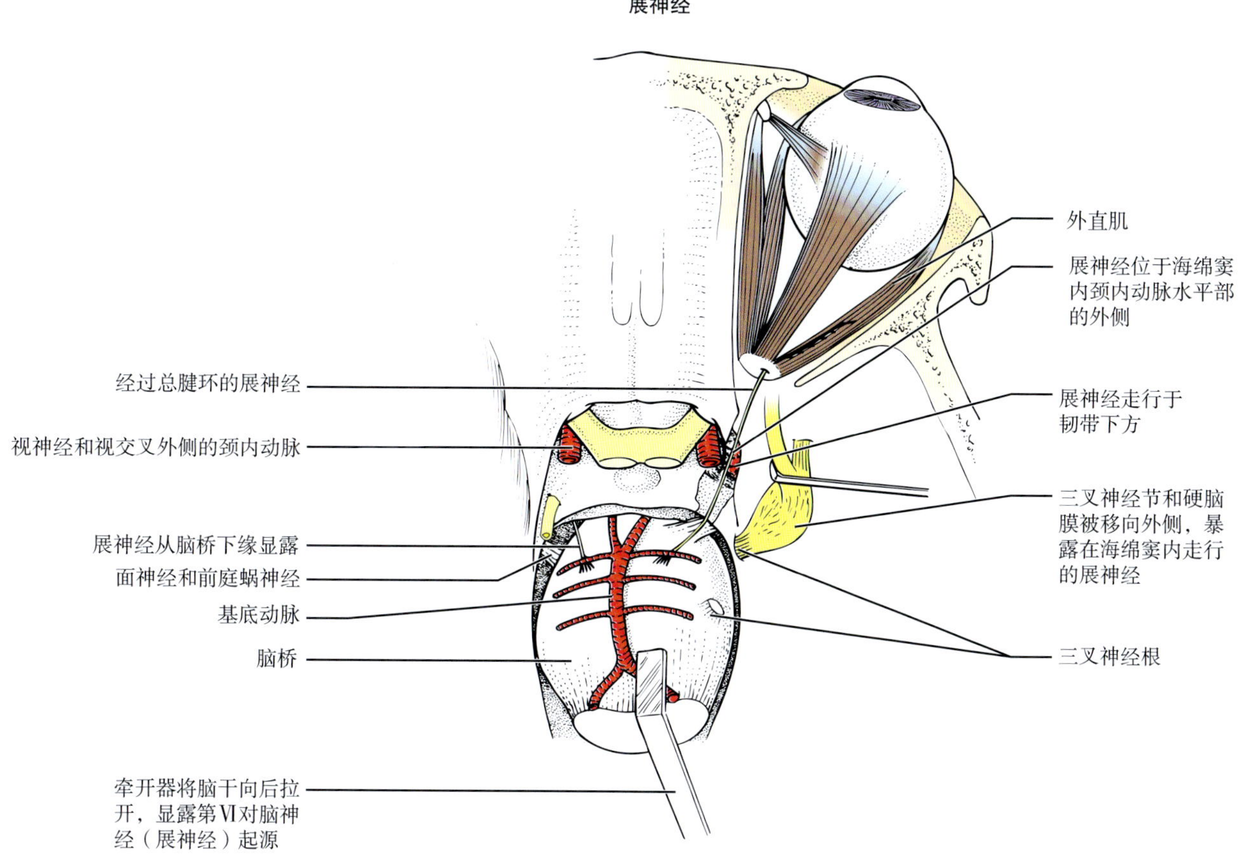

图 1-57　展神经从脑干到眼眶的走行

和图 1-46B）。此后滑车神经向上走行于动眼神经上方，在眶上裂颞侧、总腱环外侧入眶（图 1-54 和图 1-55）。

（三）眶内走行

滑车神经向前越过靠近骨壁的上睑提肌起始处，从上斜肌的上方游离缘进入该肌（图 1-45A、B，图 1-47 和图 1-55）。可能影响滑车神经的颅内病变及受影响的功能在知识关联 1-30 中进行了概述。

知识关联 1-30　影响滑车神经的颅内病变

尽管滑车神经从脑干后方穿出和绕行中脑时极易受损，但该神经单独麻痹很罕见，多与其他脑神经麻痹一起发生。小脑幕背面压迫性的病变可能会累及滑车神经。海绵窦的病变也可能累及滑车神经。因滑车神经受损而上斜肌麻痹的患者向内下方看时出现复视，这是因为上斜肌是眼球内转位时唯一的下转肌。此时患者出现特征性的倾斜头位，即头倾向健侧、下颌内收，以代偿下斜肌作用过度产生的眼球旋转。

四、展神经（第Ⅵ对脑神经）

展神经核位于第四脑室上段底部之下的脑桥中部，接近面神经丘下面的中线。发出的神经纤维前行，在近中线处越过延髓，于脑桥下界穿出（图 1-51 和图 1-56）。

（一）颅内和海绵窦内走行

展神经是在颅内走行最长的脑神经。它向上走行于脑干与斜坡之间的脑桥池内，可在基底动脉任一侧。它与小脑前下动脉交叉，或被后者“绑定”于近起始的脑干处。上行的这一段，可能开始即穿过硬脑膜，位置是邻近岩下窦（后床突下 2cm）的斜坡上（图 1-52）。在颞岩骨尖部上缘，展神经由岩下窦内侧越至外侧，走行由垂直陡然变为水平，前行于岩蝶韧带（Gruber 韧带）和岩上窦的下方（图 1-56 和图 1-57）。展神经在海绵窦内前行，由静脉间隙包绕，并有纤细的结缔组织小梁悬吊着。然后从颈内动脉升段的外侧向外下走行转为水平方向（图 1-9D、E）。展神经由总腱环内进入眶的肌锥内间隙（图 1-5 和图 1-6）。

（二）眶内走行

展神经在眶内很短，在距外直肌起点 1/3 处自球侧面进入外直肌（图 1-57）。外直肌是展神经支配的唯一

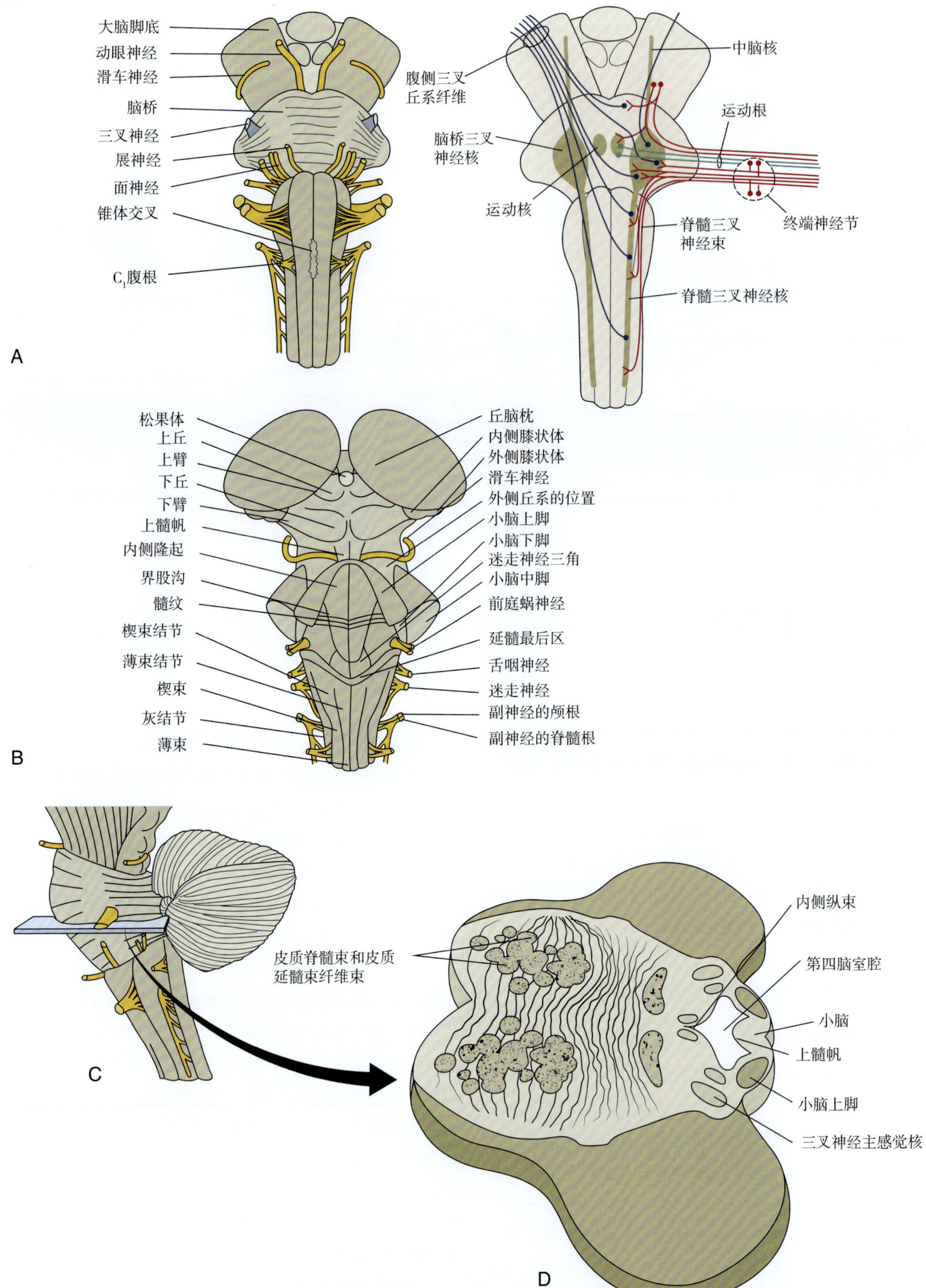

图 1-58 A. 脑干的腹侧面视图；B. 脑干的背侧面视图，两者都描绘了三叉神经（蓝色）的起源和走行路径，展示了神经运动和感觉成分的中心路径和核团；C. 中脑桥部分的切面水平；D. 横截面图，包括上、中大脑脚和第四脑室的上部

肌肉。可能影响展神经的颅内病变及受影响的功能在知识关联 1–31 中进行了概述。

知识关联 1–31　影响展神经的颅内病变

展神经被认为是颅内容物的薄弱部分。因为它在颅内走行长，所以在颅底骨折或颅内占位病变的情况下易受损。如果脑干向下方移位（颅内压增高），展神经可能受压顶在颈内动脉上，在颞骨岩尖处突然拐弯的部位情况更加严重。在海绵窦内，展神经不受外壁硬脑膜保护，与海绵窦内其他神经相比易受损。颈内动脉粥样硬化改变时会压迫展神经。展神经受损后导致外直肌麻痹，患者眼球不能外转，因为缺乏对抗内直肌的力量，所以出现内斜视。

（三）动眼神经的感觉末梢

眼外肌本体感受纤维的细胞体位于三叉神经的中脑核。中脑核也接受颈部和面部肌肉的本体感受神经末梢。头和眼同时运动的协调依赖于颈、眼肌肉感觉（本体感觉）信息的整合，也依赖于小脑动眼神经中枢的输入信息（参见第 5 章）。

五、三叉神经（第Ⅴ对脑神经）

三叉神经是最大的脑神经（图 1–58 和图 1–59），是头部主要的感觉神经，分布于口鼻腔黏膜、中耳、鼻旁窦、面部皮肤、牙、角膜、颞下颌关节及颅前窝和颅中窝的硬脑膜（图 1–59A、B）。图 1–59A 显示了三叉神经 3 个主要分支分布的皮肤范围，以及眼神经、上颌神经的皮支分布情况。

（一）三叉神经及核团（图 1–58）

三叉神经具有一般躯体感觉传入（GSA）和特殊内脏运动传出（SVE）功能，它是从脑干中脑桥中部出现的一条大神经，位于颅后窝的中脑小脑脚水平，有一条大的感觉根和一条小的运动根。GSA 负责面部 3 个皮区的感觉（见图 1–59A 及后文）。SVE 纤维供应咀嚼肌的运动纤维。GSA 部分的细胞体位于三叉神经节中。

与三叉神经相关的脑干中有 3 个感觉神经核，在脑干中垂直连续排列（图 1–58B）。

（1）中脑核位于最前端，是咀嚼肌和面部表情肌本体感觉一级感觉神经元的位置。也可能为眼外肌提供本体感觉，但此点仍有争议。神经元细胞体位于上脑桥水平（不同于其他感觉神经元细胞体那样位于中枢神经系统外的三叉神经节内）。它与第Ⅴ对脑神经的运动核相连，是下颌反射的基础。

（2）主感觉或脑桥核位于中脑桥水平（图 1–58D），它感受疼痛、触觉、压力和温度。进入脑桥的三叉感觉神经元向颅侧和尾侧方向传递。有意识的本体感觉、压力和触觉感觉通过三叉丘脑束（类似于内侧丘系）传递到丘脑的腹后核（同侧纤维通过背侧三叉丘脑束传递，对侧纤维通过腹侧三叉丘脑束传递）。

（3）三叉神经的脊髓核和神经束可能从中脑桥延伸到 C_2 ～ C_4 水平（图 1–58B），与脊髓后角的胶质层相连，接受核尾部的痛觉和温度觉，通过腹侧三叉丘脑束（类似于外侧丘脑脊髓束）连接到丘脑，与来自 3 个区域的触觉信息、伤害性信息和热信息等有关。

这些核团和纤维束共同协作，使我们能够感知面部的各种感觉，包括疼痛、温度、触觉和本体感受。这些信息对于我们与环境互动和做出反应至关重要。

终止于后两个核的传入纤维是感觉神经元的中枢突，这些神经元的胞体位于三叉神经（Gasserian）神经节中。周围突终止于 3 个分支区域（图 1–59A、B）相应的感受器中。运动核位于感觉主核的内侧（图 1–58D）。它接受来自两个大脑半球、网状结构、红核、中脑顶盖、中脑核和内侧纵束（MLF）的输入。其运动纤维作为三叉神经的运动根发出并支配咀嚼肌。

（二）三叉神经的分支

三叉神经在颅后窝发自脑干，由一个大的感觉根和一个小的运动根组成。感觉根由假单极感觉神经元的中枢突组成，这些神经元的细胞体位于三叉神经窝内粗大的三叉神经节内。三叉神经窝是颞骨岩尖附近的骨性凹窝，被小脑幕缘外翻的硬脑膜覆盖，顶部是颅中窝硬脑膜。三叉神经节有部分结构被脑脊液（与颅后窝的蛛网膜下隙延续）包绕。该神经节与脊神经的背根或感觉神经节同源。三大分支，即眼神经（V_1）、上颌神经（V_2）和下颌神经（V_3），就是从这个扁平的三叉神经节的前外侧凸发出的（图 1–59B）。

三叉神经的眼支（图 1–60A）在海绵窦的前外侧部又分为 3 个主要分支：泪腺神经、额神经和鼻睫神经。这些神经的走行路径和终点见图 1–45 ～图 1–47 和图 1–58B、图 1–59A。

上颌神经（图 1–59B 和图 1–61）经圆孔，跨过翼腭窝，由眶下裂入眶，名为眶下神经。眶下神经位于眶骨膜下，所以不属于真正的眶内容物。该神经自眶下裂前行至眶下沟（眶下管），最终由眶下孔穿出（图 1–61）。此处发出许多放射状皮支，分布于下睑、鼻、上唇和颊

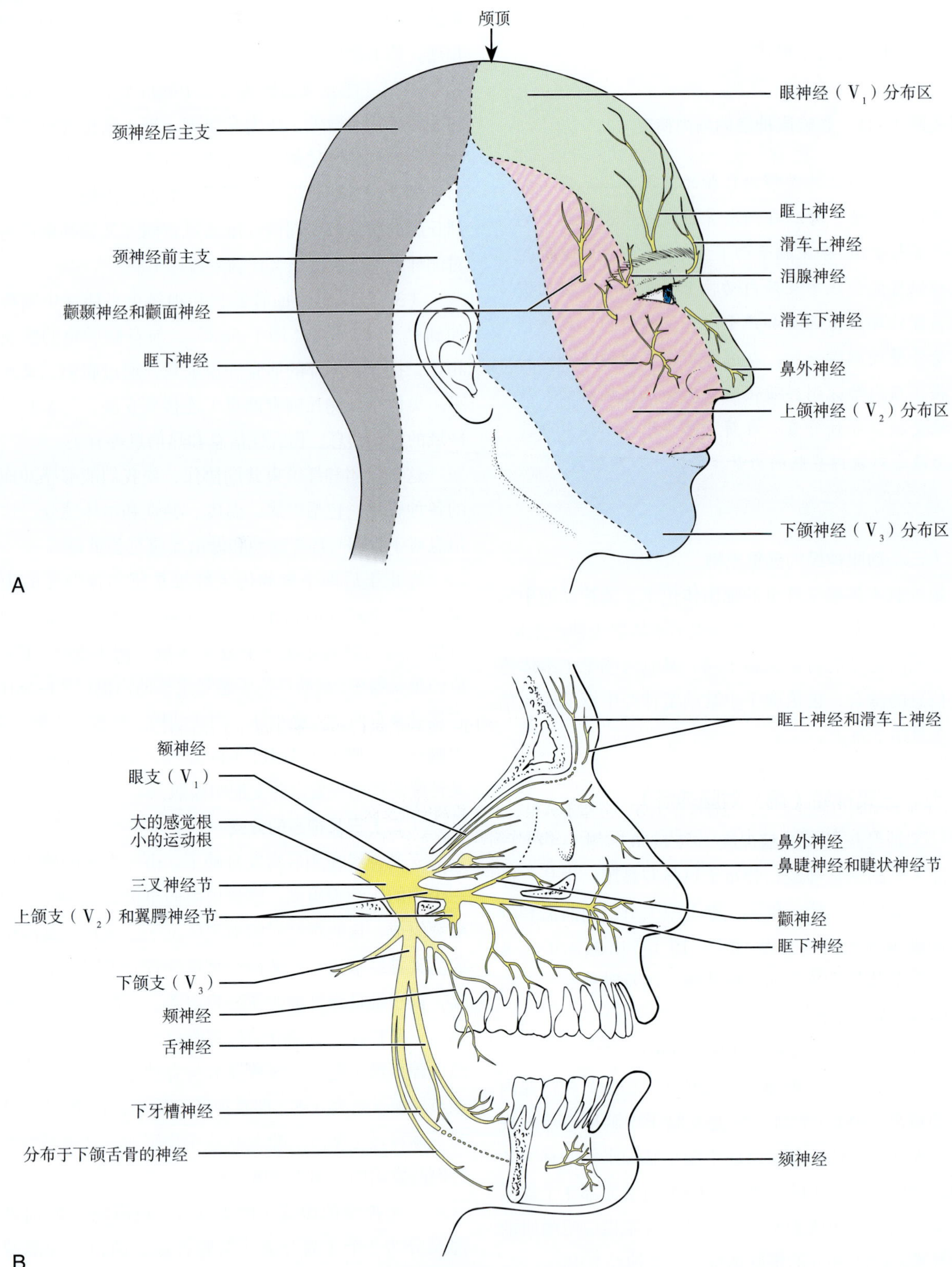

图 1-59　A. 头颈感觉分布图，注意三叉神经 3 个分支（眼神经、上颌神经、下颌神经）在面部皮肤和头皮的分布区域；B. 三叉神经运动根和感觉根的起始部位、翼腭神经节和睫状神经节位置、三叉神经主要分支分布的部分区域

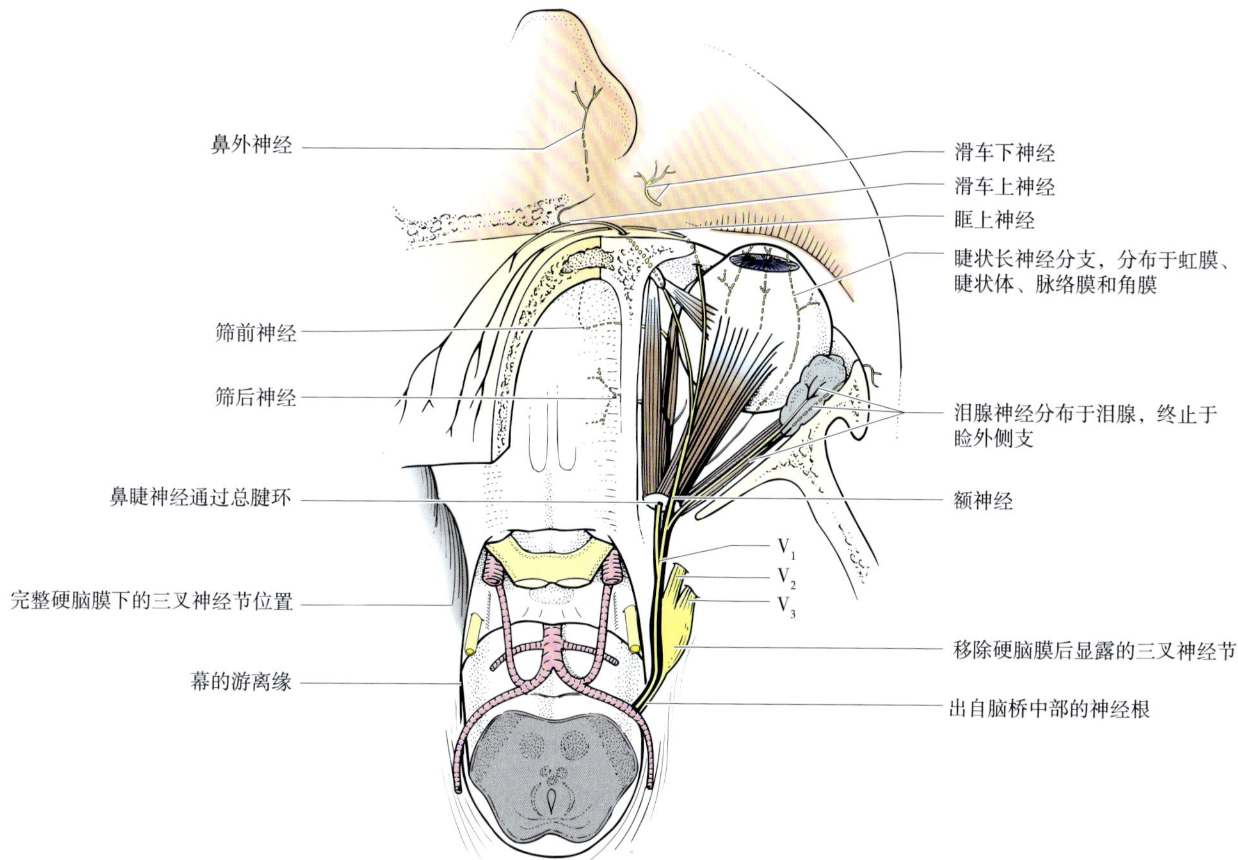

图 1-60　眼神经的起源及在颅内、海绵窦内、眶内的走行和眼神经的 3 个主要分支

- 额神经从上睑提肌斜上方经过，分为眶上神经和滑车上神经。
- 眶上神经经过眶上切迹或眶上孔，在额部皮下向上走行，分布于额部皮肤。
- 滑车上神经沿眶内侧壁走行，经过滑车上方，分布于鼻根、上睑和额中部皮肤。
- 泪腺神经向前沿外直肌上缘走行，发出纤维于泪腺，终端作为睑外侧支分布于结膜和皮肤。
- 鼻睫神经的分支包括感觉根（至睫状神经节，睫状短神经由睫状神经节发出）、睫状长神经、筛后神经（分布于筛窦和蝶窦）、筛前神经和滑车下神经。
- 筛前神经在筛板（硬脑膜下）再次进入颅腔，然后穿过筛骨出颅腔，终端分为内侧鼻内支和外侧鼻内支（分布于鼻腔），其中外侧支最终成为鼻外支，分布于鼻下部皮肤。
- 滑车下神经贴眶内侧壁走行，经过滑车下，分布于眼角和鼻上部皮肤。

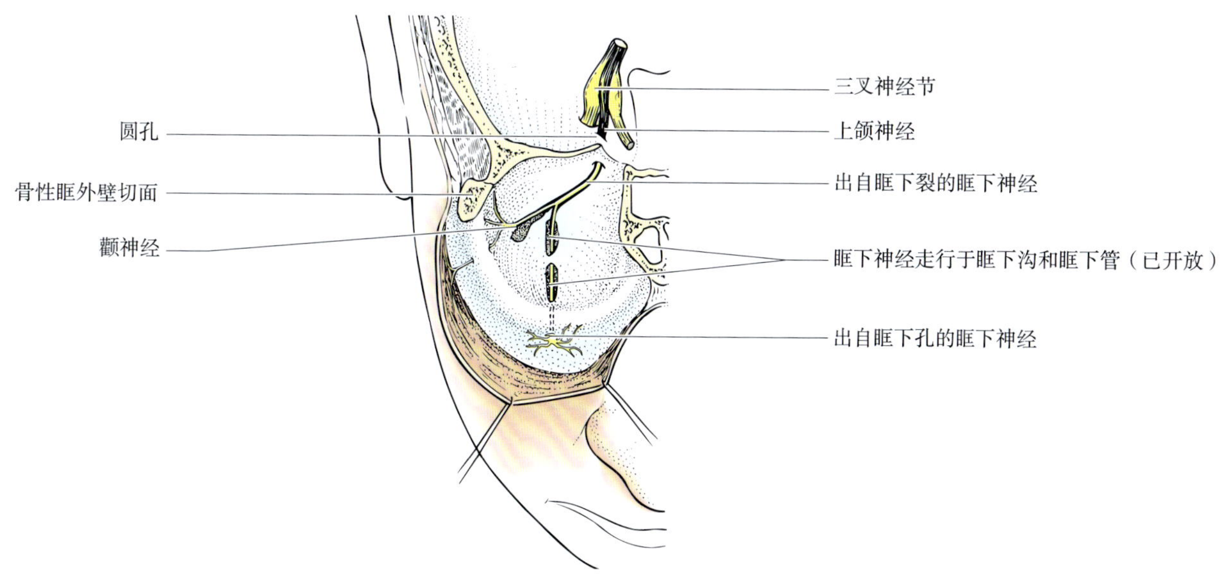

图 1-61　眶下壁及上颌神经和眶下神经走行

部（图 1-59A）。颧神经是眶下神经的一个分支，沿着眶下裂走行于骨膜下，在眶外侧壁分为两支穿过颧骨，分别称为颧颞神经和颧面神经，均为皮支。传统上认为有一交通支沿眶外侧壁向上走行，加入泪腺神经；但是该分支是否存在及其重要性尚存争议。上颌神经的其他分支经过翼腭神经节（无突触），分布于鼻腔、上牙弓、硬腭和软腭（图 1-59B）。上颌神经和下颌神经分支的详细内容可参阅标准解剖教科书。

除感觉成分外，下颌支还为咀嚼肌提供运动纤维，并接收来自这些肌肉和面部下半部分面部表情肌的本体感受纤维。三叉神经痛可以帮助我们了解三叉神经支配区域分布的重要性（知识关联 1-32）。

知识关联 1-32　三叉神经痛

三叉神经痛是以三叉神经一个或多个分支的分布区域剧烈疼痛为特征的疾病。要求临床医生熟悉每一分支的分布情况。三叉神经痛可由多种原因引起，如颞骨岩部骨炎、三叉神经窝内扩张或充血的血管压迫三叉神经节或三叉神经根，但是许多病例病因不明。3个分支中，上颌神经分布区域最易受累，其次为下颌神经，眼神经受累最少。治疗三叉神经痛的常用外科方法有 3 种，即甘油注射治疗、立体定位放射手术（伽马刀）和内镜下血管减压术。

头颈部的 4 种副交感神经节（睫状神经节、翼腭神经节、耳神经节和下颌下神经节）都与三叉神经的分支有关（图 1-59B）。它们一般通过含有节前和节后纤维的短柄状纤维束相互连接，末梢纤维随着三叉神经的分布而分布；在部分行程中，可能共享相同的周围神经鞘（“搭顺风车”）。交感神经也可能在部分行程中与三叉神经共享神经鞘，其纤维分布于三叉神经分布区域。

六、面神经（第Ⅶ对脑神经）

面神经含有多种功能成分（参见表 1-1），其中特殊内脏传出纤维（运动）支配面部表情肌、镫骨肌（中耳内的小肌肉）、茎突舌骨肌、二腹肌后腹。第二种成分是中间神经，含有促分泌神经纤维或副交感神经纤维（一般内脏传出纤维），神经突触位于翼腭神经节，除了支配口内、口周、鼻内、鼻周的其他腺体外，还支配泪腺和脉络膜。该神经还包含来自舌前部 2/3 的味觉纤维（特殊内脏传入纤维）（图 1-62）。

起源

主要运动核（特殊内脏运动传出纤维）位于脑桥下部的被盖腹外侧，是 3 个核团中最内侧的一个。其传出纤维的走向较为特殊，绕展神经核背内侧，形成一小隆起（称为面神经丘），可在第四脑室底部观察到。其穿行于展神经核的外侧，然后沿脑桥的腹侧和尾部行进，最终在脑桥延髓交界处的展神经外侧出现。之后穿过内听道，颞骨岩部的面神经管。第Ⅶ对脑神经的纤维通过茎乳孔出颅，进入腮腺，走行于腮腺的前缘，并辐射到面部，支配面部表情肌（图 1-63）。为了理解面神经病变及其临床现象，知识关联 1-33 中列出了皮质核束与面神经核上、下两部分连接的重要性。

副交感（GVE）核位于主要运动核的外侧。它由两部分组成，即上泌涎核（SSN）和泪腺核（LN）。上泌涎核位于脑桥下部的网状结构中。这些纤维在脑桥中沿腹外侧穿过，形成中间神经。节前纤维终止于下颌下神经节。此后节后副交感纤维支配下颌下腺和舌下腺。头侧的泪腺核的纤维通过岩大神经到达翼腭神经节。来自该神经节的节后副交感纤维供应泪腺、鼻腺和腭腺。泪腺核接收来自下丘脑（情感反应）和三叉神经感觉核（角膜和结膜受刺激时的反射性流泪）的输入（参见第 4 章）。

感觉核（特殊内脏传入纤维）靠近运动核。它接收来自面神经膝状神经节中感觉神经元的输入，负责舌前 2/3 的感觉。来自该核的传出纤维交叉并上升至丘脑，至大脑皮质的中央后回。

面神经对眼睛和眼眶非常重要，因其副交感神经纤维支配泪腺（及一些眼内分支），其运动神经纤维支配眶周面部肌肉（尤其是眼轮匝肌）。在所有外周神经中，面神经最易出现麻痹（知识关联 1-33 列出了面神经损伤的临床相关情况）。

脑干存在 3 种与面神经有关的反射弧，其中角膜反射是一种很重要的临床检查（表 1-5）。

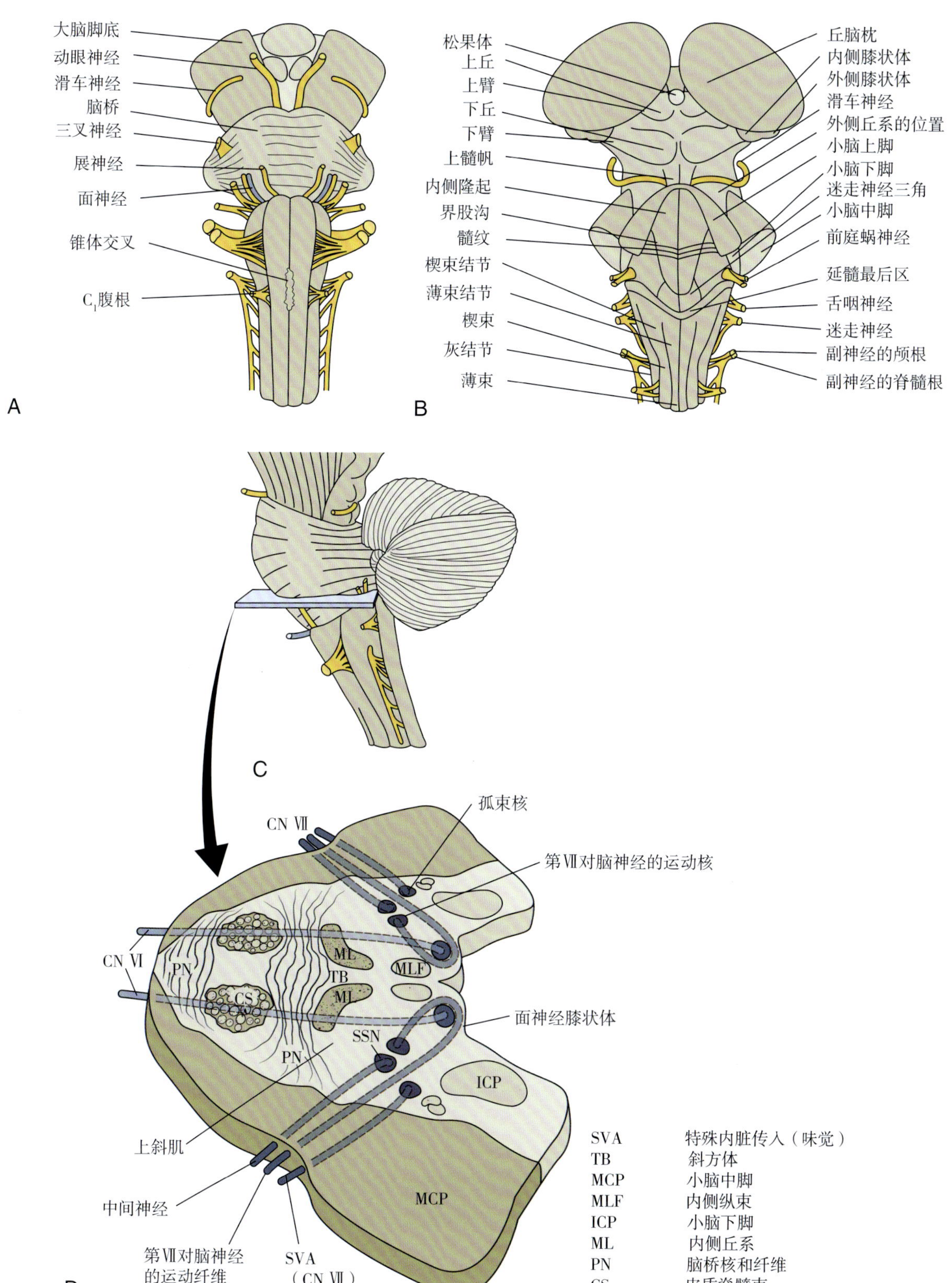

图1–62　A.脑干的腹侧面视图; B.脑干的背侧面视图,两者都描绘了面神经(蓝色)的起源和走行路径; C.下脑桥切面水平,以说明图D所示的横截面图取自何处，该图位于第四脑室底部的面神经丘水平

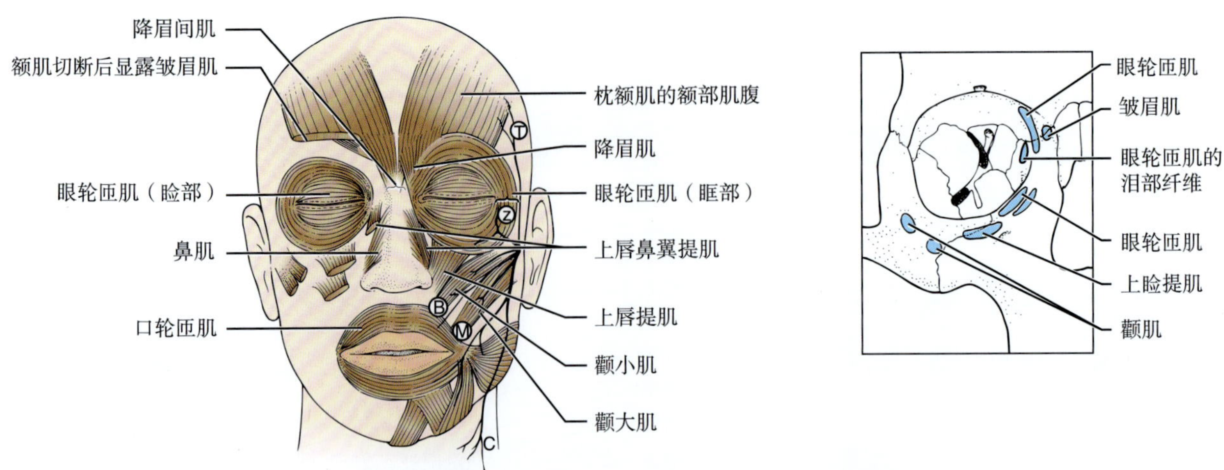

图 1-63 面部表情肌（尤其是与眼和眶相关的表情肌）

图中显示眶周一些肌肉的骨性起始部位。右侧面部的一部分眼轮匝肌和额肌已被去除，以便显示其下的肌肉组织，并且显示支配这些肌肉的面神经颅外运动分支：T. 颞支或额支；Z. 颧支；B. 颊支；M. 下颌缘支；C. 颈支

知识关联 1-33 引起面神经损伤的病变

1. 核上损伤 卒中所致，下行的皮质核纤维和皮质脊髓纤维在内囊内受损。面上部运动神经核（支配面部上半部分肌肉）接收来自面部同侧和对侧的运动皮质的传入，面下部神经核则仅接收对侧的传入。所以卒中引起对侧肢体和面下部的肌肉麻痹或肌力减弱，面上部受影响小是因为受到双侧核上支配。

2. 核损伤 面神经核的直接损伤所致，如基底动脉的脑桥分支血栓形成，导致面神经(和展神经，见图 1-54）所支配结构的完全麻痹，伴对侧肢体运动减弱（因为锥体交叉发生于该水平之下）。

3. 核下损伤 即 Bell 麻痹，颞骨管内面神经炎直接导致面神经麻痹，通常是完全性麻痹。患者不能活动唇部（唾液和食物从嘴角漏出），不能抬眉或闭眼（眼睑松弛，导致溢泪），听觉过敏（由于镫骨肌麻痹）。一些患者还会出现泪液和唾液分泌减少、舌前部 2/3 味觉减退。核下损伤的其他原因包括多发性硬化、小脑脑桥角肿瘤（听神经瘤）、中耳疾病和腮腺肿瘤。

表 1-5 与面神经有关的神经反射

	角膜反射	瞬目（光照或物体快速接近时）	瞬目（噪声）
感受器	角膜上皮内的感觉末梢	视网膜	耳蜗
传入路径	睫状长神经、鼻睫神经、眼神经	视神经	前庭蜗神经
第一突触	三叉神经脊髓核	上丘	下丘
第二突触	面神经核	面神经核	面神经核
传出路径	面神经颞支、颧支	面神经颞支、颧支	面神经颞支、颧支
效应肌肉	眼轮匝肌	眼轮匝肌	眼轮匝肌

第六节 眼附属器

一、眼睑及其相邻的面部肌肉

负责眼睑运动的肌肉包括眼轮匝肌和上睑提肌。眼轮匝肌属于面部表情肌，收缩时眼睑闭合。上睑提肌属于眼外肌，收缩时提高上睑。

其他位于眼及眼睑周围的表情肌是皱眉肌和枕额肌。

（一）眼轮匝肌

1. 形状 眼轮匝肌是宽而扁平的片状骨骼肌，可分为眶部、睑部和泪腺三部分。眼轮匝肌纤维呈环形分布，提示它具有类似括约肌的功能。眶部起自内眦韧带及其相邻的眶缘（图 1–63），其肌肉纤维呈环形排列，围绕眶缘附近且越过眶缘。尽管一些纤维（降眉肌）插入眉部的皮肤和结缔组织，但是绝大部分纤维不间断地越过眶缘。睑部肌肉极薄，发自内眦韧带，肌肉纤维在眼睑内向外侧走行，位于眶隔和睑板（见下文）前，然后交错形成睑外侧缝。小的泪腺部肌肉自深处穿过内眦韧带，分为上下两束连接于泪后嵴（位于泪囊后）。这些纤维向外侧插入泪小管旁的睑板；肌肉收缩时有助于牵拉眼睑和泪乳头向内侧移动，眨眼时扩张泪囊。这就能将泪湖中的泪液吸入泪点。

2. *神经支配* 由面神经颞支和颧支支配。

3. *运动* 眼轮匝肌的眶部因为其椭圆形和内侧附着，呈荷包样运动，即牵拉额部、颞部、颊部和眶缘皮肤向眶内侧角方向运动，紧闭眼睑（如强光下）。睑部则在日常瞬目（和睡眠）时进行闭眼动作，受随意和非随意双重控制。瞬目反射（表 1–5）对于维持泪膜完整性和角膜功能是必需的。

（二）皱眉肌

皱眉肌是眉内侧小的锥形肌肉（图 1–58），位于枕额肌和眼轮匝肌下。该肌肉收缩时牵拉眉向下、向内（皱眉），导致额部产生纵向皱纹。在强光下有保护眼球的辅助作用。皱眉肌由面神经颞支的小分支支配。

（三）枕额肌

枕额肌是覆盖从眉到项线的颅骨穹顶的纤维肌层，由两个枕腹自后方通过一个厚纤维层（帽状腱膜）连接到两个额腹上组成。与眼和眶有关的只是前额部分，肌纤维形成一薄四方形片，附着于眉上的浅层筋膜，内侧纤维与降眉间肌相延续（图 1–58），中间纤维与皱眉肌和眼轮匝肌相延续，外侧纤维与眼轮匝肌相延续。枕额肌的额腹受面神经颞支支配，收缩时牵引头皮向后，眉毛抬高，这样就会在额部出现横纹（如惊讶、恐惧或打架、向上看时）。

（四）上睑提肌

上睑提肌位于眶内，收缩时开睑，松弛时眼睑在重力作用下闭合。该肌起源于蝶骨小翼，位于视神经孔前上方，与上直肌起点融合。肌腹在上直肌上方、贴近眶顶处水平前行（图 1–45），在眶缘后方向下弯曲，进入眼睑，再次变为腱膜。腱膜向两侧呈扇形散开，形成内、外侧角，延伸至整个眼睑宽度。上睑提肌插入眼睑皮肤（形成水平眼睑沟）和睑板前表面（图 1–60C）。腱膜外侧角参与形成外眦韧带，后者插入眶外侧结节；内侧角参与形成内眦韧带，内眦韧带插入额泪缝。上睑提肌受动眼神经上支支配（图 1–52）。上睑提肌收缩时抬高上睑，引起睑裂开大。上睑提肌下方有一条小的带状平滑肌，即上睑板肌或称 Müller 肌，该肌向前连接于睑板前表面和穹窿结膜(图 1–60)。Müller 肌有交感神经分布，收缩时辅助抬高上睑。下睑没有与上睑提肌对应的肌肉，只有一小束平滑肌纤维（下睑板肌），起源于下直肌的筋膜鞘，插入下睑板。

二、眼睑

眼睑是一薄的帘样结构，由皮肤、肌肉、纤维组织和黏膜组成，作用是保护眼球免受外伤和强光刺激，并且在瞬目时将泪液涂布于眼表。正常情况下，睁眼时上睑缘刚好位于上方角膜缘水平。正常瞬目动作绝大部分由上睑完成，下睑仅有轻微活动。

从外部观察（图 1–59），眼睑被水平方向的上睑沟分为眶部和睑板部，上睑最明显。上睑止于眉，下睑则与颊部皮肤延续。上睑与下睑在内眦、外眦处汇合，被椭圆形的睑裂分开。外眦呈锐角（60°），相比内眦更贴近眼球；内眦圆钝，向内侧延长，距眼球 6mm。将内眦与眼球分开的是一个三角形区域，称为泪湖，在内眦角内有一小的红色隆起称泪阜。眼睑和眦的形状和形式存在明显的种族差异，最显著的例子就是东方或亚洲人有垂直方向的内眦赘皮。

睑缘（图 1–64 和图 1–65）长约 30mm、厚约 2mm。内侧 1/6 睑缘较圆钝，无睫毛，其余部分睑缘略呈方形(与内侧 1/6 相比较)。睫毛是粗且硬的变形毛发，呈 2 ～ 3 排，靠近前部睑缘。睫毛的弯曲方向使上睑与下睑的睫毛相互远离。睑缘的显著特征包括下列几点。

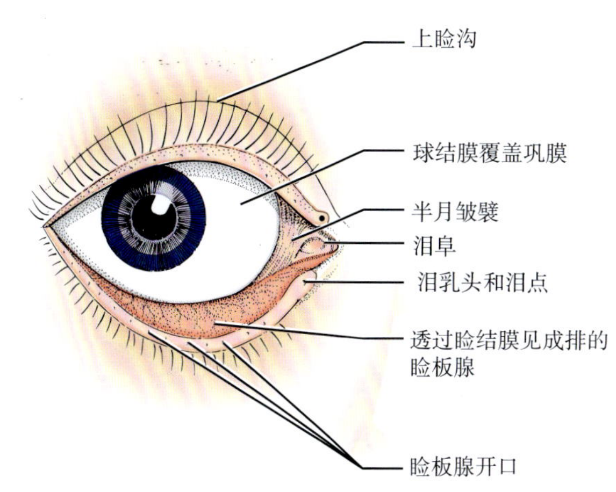

图 1–64 眼球与眼睑表面解剖

下睑轻度翻转以显示眼睑内表面和沿睑缘分布的泪乳头、泪点、睑板腺开口

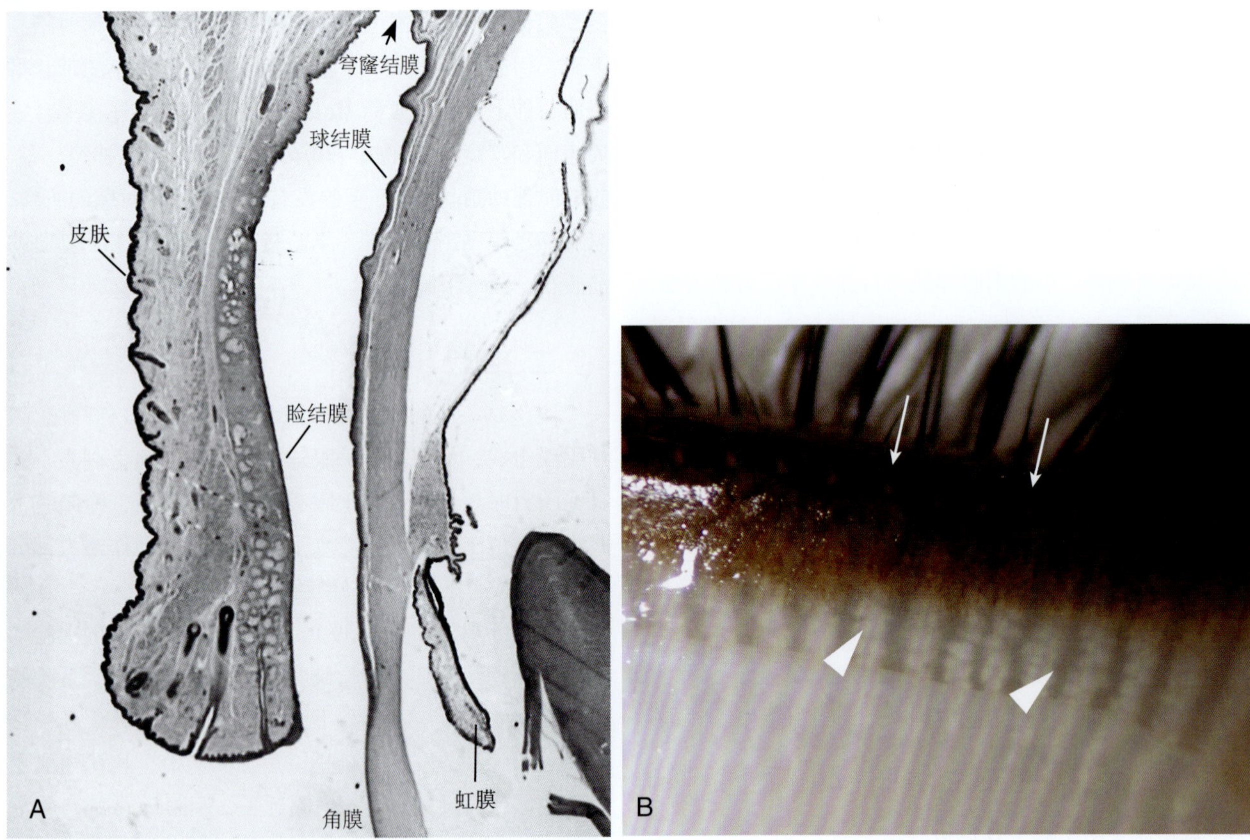

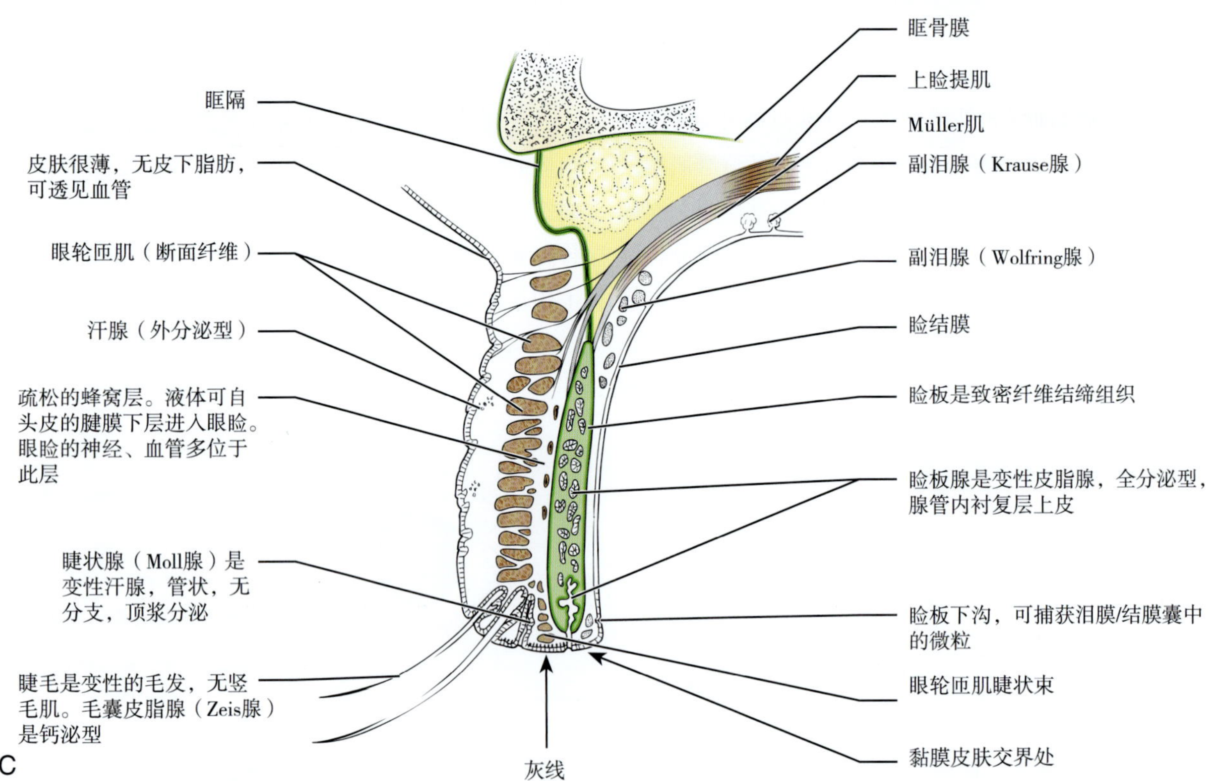

图 1-65 A. 上睑、结膜和眼球前节的组织学标本；B. 灵长类动物上睑（内面观），显示睑缘的睑板腺排列（箭头）和睑板腺开口（箭）；C. 上睑矢状面示意图。原始放大倍数：A. ×15（图 A 由 W. R. Lee 和 Springer-Verlag 提供）

1. 泪点　位于上睑和下睑的内侧端，引流来自泪湖的泪液。当牵拉眼睑使泪乳头变白显露，就很容易看到泪点。

2. 睑板腺（meibomian 腺）开口　是位于睑缘睫毛毛囊后方的一排微小开口，裸眼可见。在上睑约有 30 个，下睑则稍微少一些。

3. 皮肤 / 结膜移行区　睑板腺开口水平的皮肤黏膜连接处。

4. 灰线　睑板前界，也是手术切口的重要标志。

眼睑的组织结构，见图 1-65A、C。请注意眼睑的纤维框架由起自眶缘的眶隔和睑板组成（图 1-43）。睑板是眶隔的局部增厚，增加了上下睑的硬度，并将眶和眶内容物与眼睑分开。知识关联 1-34 中讨论了眶隔的年龄相关衰老问题。

知识关联 1-34　年龄改变

老年人眶脂肪自眶隔薄弱区脱出，导致眼睑肿胀、松垂（眼睑松弛症）。

睑板由致密纤维结缔组织构成，从内到外长 25 ～ 30mm，厚约 1mm，上下睑板高度不同，上睑睑板高 10 ～ 12mm，下睑睑板高约 5mm。上下睑板的内外侧延续为内眦韧带和外眦韧带，并通过内外眦韧带连接。睑板的前表面皮肤可自由活动，睑板的后表面则与结膜连接紧密。翻转眼睑可观察到黄色睑板腺的垂直排列（图 1-65B）。睑板腺包埋于睑板基质内，由变性的皮脂腺构成。组织学上，腺泡细胞内充满脂质小滴，这些脂滴以全分泌的形式被分泌到睑缘，功能是将泪液保留在结膜囊内，参与形成角膜前泪膜的脂质层。

眼睑和睑周区域的血液供应和神经支配见图 1-66。淋巴液回流至表浅腮腺淋巴结或颌下淋巴结。眼睑的睑板前部的血液供应来自颞浅动脉和面动脉（颈外动脉分支），睑板后部的血液供应来自眼动脉（颈内动脉分支）的分支（图 1-50）。静脉回流与动脉供血有相似的模式（参见前文所述颈内、颈外动脉之间存在吻合及表 1-4）。睑板后的静脉血经眼静脉回流至海绵窦。与眼睑相关的临床情况在知识关联 1-35 中进行了讨论。

知识关联 1-35　睑板腺囊肿（霰粒肿）、睑腺炎（麦粒肿）和睑外翻

1. 睑板腺囊肿　是眼睑局部无痛性隆起，由睑板腺口阻塞和慢性炎症导致（图 1-60B）。

2. 睑腺炎　指睫毛毛囊或所属皮脂腺的急性感染、睫毛汗腺的感染（外麦粒肿）或睑板腺的急性感染（内麦粒肿）。

3. 睑外翻　是下睑眼轮匝肌麻痹导致的下睑下垂并外翻。因为眼轮匝肌纤维包绕泪囊，肌麻痹后泪点不再吸入泪液，所以泪液积聚，越过睑缘而外流（溢泪）。

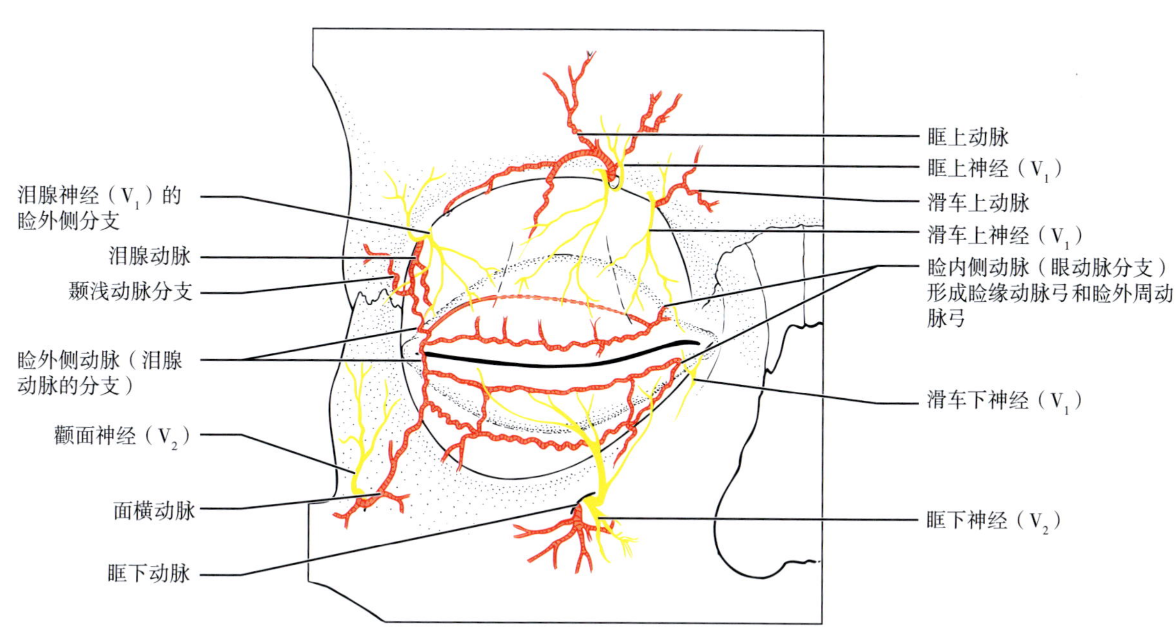

图 1-66　眼睑和邻近区域的血液供应和神经支配，感觉神经来自三叉神经的眼神经（V_1）和上颌神经（V_2）的皮支

眼睑运动

眼睑的闭合是眼轮匝肌睑部纤维收缩和上睑提肌松弛的结果，眼睑抬起则是上睑提肌牵拉上睑皮肤、睑板和穹窿结膜所致。上述肌肉的神经支配有3个来源：眼轮匝肌——面神经，上睑提肌——动眼神经，上睑板肌（属于平滑肌，即Müller肌）——交感神经。Müller肌可使人在恐惧或兴奋时睑裂进一步增宽，具有重要意义。Horner综合征可见于多种情况，是上睑下垂的常见原因之一（知识关联1-36）。

知识关联1-36 Horner综合征

> Horner综合征的典型特征是患侧上睑下垂、瞳孔缩小和面部皮肤干燥（无汗症）及潮红。由于交感神经系统解剖的复杂性，Horner综合征可由多种中枢和周围神经系统疾病引起，包括医源性颈交感神经链阻断、颈内动脉夹层、颈椎间盘脱位、第一肋骨溶解（与Pancoast瘤有关）累及星状神经节。Horner综合征的其他症状还有虹膜异色和眼球内陷，后者尚存争议。

三、结膜

结膜（图1-65A、C和图1-67）是薄而半透明的黏膜，其名称源自“它连接眼球与眼睑”这一事实。结膜由结膜上皮和结缔组织基质构成，结膜上皮位于表层，其下的基质结构疏松。在角膜缘，结膜上皮与角膜上皮相延续；在睑缘的皮肤黏膜连接处结膜上皮与眼睑皮肤相延续。在上下穹窿，结膜自巩膜前表面反折至睑板后表面，这样在眼睑闭合时形成了一个潜在的腔隙，即结膜囊。结膜囊容积约7μl，所以当使用商用滴眼液（容积50～70ml）时，除非滴眼时将下睑拉离眼球，否则滴眼液会溢出眼外。结膜可产生泪膜中的黏液成分。此外，与其他黏膜一样，结膜的各种免疫防御机制可保护眼表免受感染（参见第7章）。为便于描述，将结膜分为3部分介绍。

（一）睑结膜

睑结膜位于眼睑内表面（图1-65A、C）。与睑板紧密连接，该处结膜上皮下的结缔组织基质很薄。泪点开口于睑结膜，泪道下端开口于下鼻道，所以结膜上皮与下鼻道相通，这就是为什么眼表与鼻腔的感染会相互蔓延。睑缘附近有一个小的睑板下沟，其重要作用在于捕获和移除异物颗粒和眼表的碎屑。在各种过敏情况下，免疫细胞聚集在睑结膜上（知识关联1-37）。

知识关联1-37 结膜的免疫反应

> 临床上为了判断是否存在过敏和感染，常翻转眼睑进行检查。免疫细胞异常积聚有两种类型：滤泡和乳头。滤泡与其他部位的黏膜相关淋巴滤泡相似，主要由淋巴细胞构成。乳头是慢性炎症细胞浸润积聚而成，伴血管改变。滤泡和乳头通常与过敏状况和眼表刺激（如戴角膜接触镜）有关。

（二）穹窿结膜

上下穹窿结膜在内眦和外眦处相延续，形成一个环形囊（图1-65A）。主泪腺导管和大量副泪腺开口于颞上穹窿。穹窿结膜与上睑提肌和直肌的筋膜鞘连接疏松，当这些肌肉收缩时，穹窿结膜随眼球转动而轻微移动。

（三）球结膜

透过半透明的正常球结膜可见到白色巩膜（图1-20A和图1-66）。球结膜覆盖眼球前部，包括眼外肌止端和Tenon囊。结膜与眼球在近角膜缘处紧密相连，但是远离角膜缘处有一层疏松的巩膜上组织（图1-67A），角膜周围血管丛即在其中（图1-67D）。若有物理或炎性刺激，这些血管就会显著扩张，出现眼红症状。

在内眦处结膜有两个特化结构。第一个是半月皱襞，它可能与低等哺乳动物和许多非哺乳类脊椎动物的瞬膜同源；半月皱襞高度血管化，含有大量杯状细胞和间质免疫活性细胞；这个疏松的皱襞的功能是便于眼球外转。第二个特化结构是泪阜，它是高度血管化的变态皮肤在内眼角形成的小丘，含有大量副泪腺和皮脂腺组织。结膜是可从外部观察到的黏膜，多种全身疾病可表现为结膜异常（知识关联1-38）。

知识关联1-38 系统性疾病在结膜的表现

> 以下一些重要的系统性疾病可在结膜出现特有体征：镰状细胞贫血（逗号征）、黄疸（巩膜黄染）、维生素A缺乏（Bitot斑）。

（四）结膜的组织结构

组织学上，结膜上皮因部位不同而异，从近睑缘处的复层鳞状非角化上皮过渡到球结膜的复层柱状上皮。总体而言，结膜上皮由2～7层上皮细胞构成，这些细胞分为3种主要类型：基底细胞、中间细胞和表层细胞。角膜上皮未发现有“棘”层存在，这提示结膜细胞间的桥粒比角膜少。结膜上皮内还有许多其他类型的细胞，

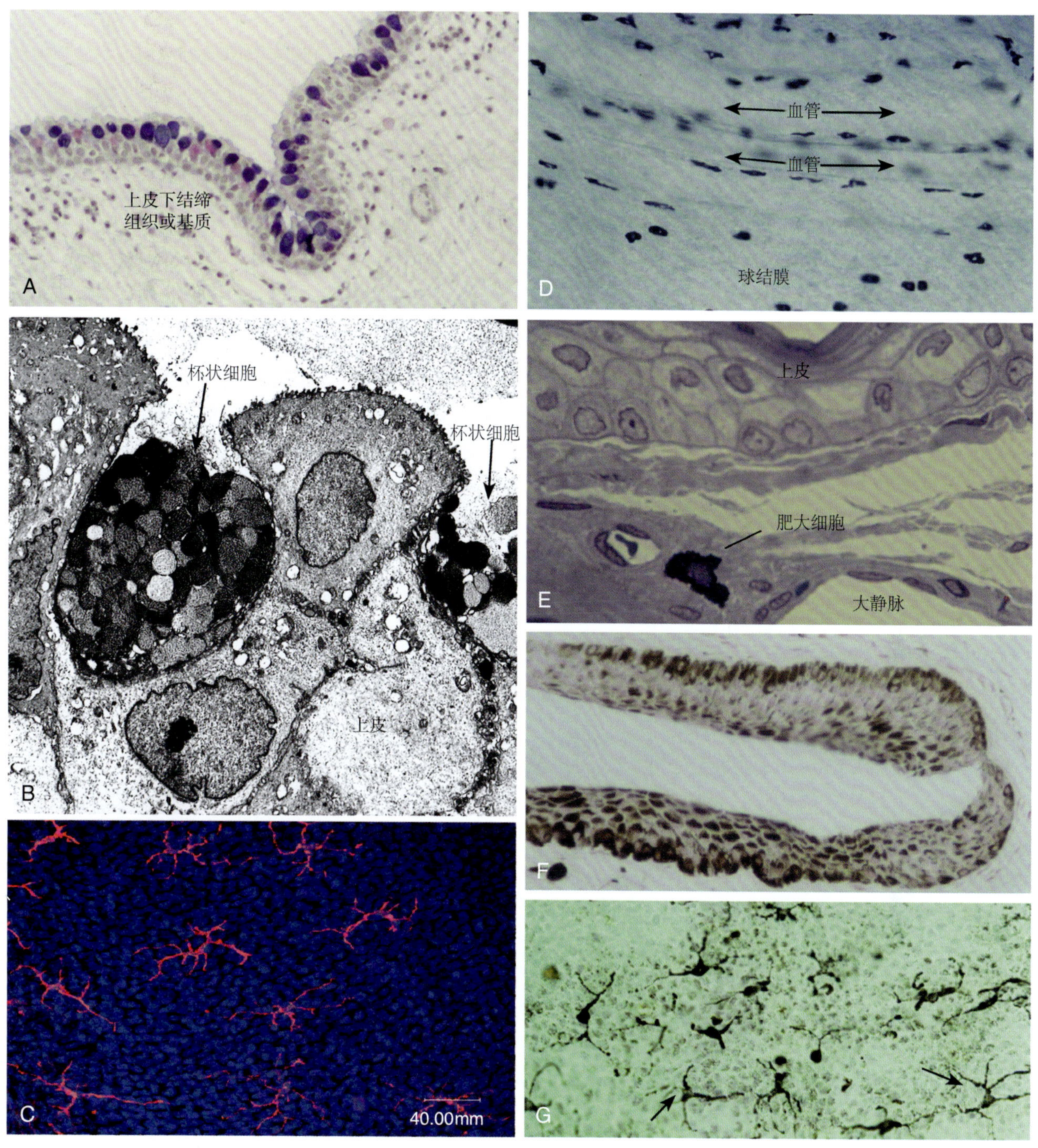

图 1–67　结膜组织学结构

A. 低倍显微镜下人的结膜（PAS 染色），显示结膜上皮（与角膜比较，见图 1–12、图 1–14 和图 1–16）的不规则特征和杯状细胞内容物（紫红 PAS$^+$），注意高度血管化的结缔组织基质内有淋巴细胞积聚，这是老年人眼的常见特点。B. 电镜下结膜上皮内的杯状细胞。C. Cx3cr1–GFP 转基因小鼠角膜缘 / 结膜铺片的上皮内树突状细胞（朗格汉斯细胞，简称 LC）的“平面图”（绿色；Cx3cr1$^+$ 骨髓源性细胞；红色：MHC Ⅱ类；蓝色：DAPI 染色核）。注意 LC 是 Cx3cr1$^+$ MHC Ⅱ类。Z 形分布显示一些细胞是如何进行“潜望镜”样移行并向结膜 / 角膜缘上皮的表层方向伸出的。D. 甲苯胺蓝染色的结膜铺片显示角膜缘血管周围和球结膜的肥大细胞的位置和分布，球结膜的肥大细胞更圆些。E. 甲苯胺蓝染色的角膜缘半薄树脂切片，显示与大静脉相邻的肥大细胞。F. 灵长类动物结膜（免疫组织化学染色），可见结膜 / 角膜缘上皮基底层有黑色素细胞。注意上皮内的黑色素颗粒遍布结膜上皮层。G. 角膜缘铺片可见黑色素细胞多呈树枝状（箭示），注意黑色素颗粒如何在相邻的上皮细胞（上皮 – 黑色素单元）内形成一个晕轮。原始放大倍数：A. × 150；B. × 3000；C. × 200；D. × 100；E. × 650；F. × 150；G. × 160（图 B 由 W. R. Lee 提供）

具有保护功能，如下所述。

1. 杯状细胞（图 1–67A、B） 单个细胞的黏液分泌细胞。它在结膜的不同位置分布密度不同，穹窿结膜和半月皱襞分布最多。负责多数结膜黏蛋白的分泌。

2. 黑色素细胞（图 1–67F、G） 人眼均存在黑色素细胞，但其分布密度随人种不同而异。黑色素是在黑色素细胞内合成的，出胞后被周围上皮细胞摄取，如表皮中发生的情况。

3. 上皮内 MHC Ⅱ 类阳性树突状细胞（图 1–67C） 有时被称为朗格汉斯（Langerhans）细胞，原因是与皮肤表皮的树突状细胞群形态学相似，功能是作为眼表的“哨兵”，捕获并内化抗原，将信号提呈给局部淋巴结（如耳前淋巴结），或结膜相关性淋巴组织（CALT）或滤泡，该处将抗原提呈给幼稚 T 细胞，引发初次免疫应答，或促进抗原特异性 B 细胞成熟而产生免疫球蛋白（参见第 7 章）。

4. 上皮内淋巴细胞 属于正常结膜的一个特征，但在炎症条件下和靠近上皮下淋巴样积聚处数量会增加。这些细胞主要是 $CD3^+$ T 细胞，其中一半是 $CD3^+CD4^+$ T 细胞，另一半是 $CD8^+$ T 细胞，偶尔也会有 $CD19^+$ B 细胞出现。在不同区域的结膜中，比例有显著变化，近期数据显示，产生 IL–22 的 γδ T 细胞和产生 IL–22 的 γδ 先天淋巴细胞也存在于人类结膜中（参见第 7 章）。

上皮细胞基底部不规则，其下方的结缔组织有时被描述为疏松淋巴层（浅层）和纤维层（深层）。结缔组织基质形成明显的乳头状、指状突起，伸入上皮内，这一特点只出现在近角膜缘处。上皮下结缔组织含有大量免疫活性细胞如肥大细胞（图 1–67D、E）、嗜酸性粒细胞、浆细胞和淋巴细胞，它们散在于基质内。在某些人的眼中，尤其是老年人，这些免疫活性细胞会弥漫性或分散聚集，形成滤泡。其中一些滤泡含有淡染的生发中心，代表局部黏膜淋巴组织（MALT）或 CALT。尚无明确证据表明存在特化的传递抗原的上皮内 M 细胞，该细胞存在于其他相似的 MALT 如 Peyer 集合淋巴结或扁桃体。免疫活性细胞弥漫性上皮下聚集，与上皮内淋巴细胞形成免疫系统的传出支，有助于眼表的免疫防护。小扁豆形（约 0.3mm）淋巴滤泡和睑板 – 眶部结膜的上皮隐窝在闭眼时靠近角膜，起到“免疫垫”的作用。

与眼睑相似，结膜的疏松结缔组织基质含有丰富的血管网。此外，还接受睫前动脉的血液供应（参见图 1–50）。

睑结膜的感觉神经几乎全部来自三叉神经眼支的分支（眶上神经、滑车上神经和泪腺神经）。这些神经含有神经递质 P 物质、降钙素基因相关肽（CGRP）和甘丙肽（galanin）。只有下穹窿和睑结膜的内侧感觉神经来自上颌支（眶下神经）（图 1–66）。睫状长神经支配球结膜。来自翼腭神经节的副交感神经（含有神经递质乙酰胆碱和血管活性肠肽）和与眼动脉分支伴行的交感神经（含有去甲肾上腺素和神经肽 Y）也在结膜分布。杯状细胞周围既有交感神经也有副交感神经分布，而感觉神经末梢只在复层鳞状上皮分布。

（五）结膜腺体

除了单细胞黏液腺（杯状细胞）分布于整个结膜外，还有一些命名的腺体，包括副泪腺（位于上穹窿的 Krause 腺、位于睑板上缘的 Wolfring 腺）和分泌黏液的腺体（Henle 腺）。副泪腺受交感神经支配，参与基础泪液的分泌。

四、泪器

泪器包括泪腺、泪点、泪小管、泪囊和鼻泪管（图 1–68）。泪器的功能是产生泪液、湿润眼表，从而避免眼部细胞和组织干燥，有利于眼睑在眼球表面无摩擦力地进行运动。所以泪液对于维持眼部功能完整是必不可少的。

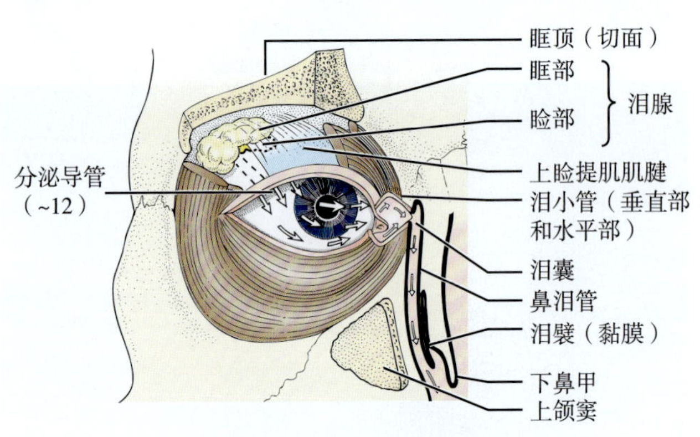

图 1–68 全部泪器示意图

箭头显示泪液自产生到引流部位的方向

泪膜厚 7 ～ 9μm，由三层构成：外层是脂质层（来自睑板腺和 Zeis 腺）；中层是水液层，含有蛋白质、电解质和水（主要来自泪腺，也有少量来自结膜上皮和角膜）；内层是亲水性黏蛋白层（来自杯状细胞和结膜上皮细胞，也有一部分来自角膜上皮），该层与富含微褶的结膜上皮有关（图 1–67B）。

（一）泪腺

泪腺大小约 20mm × 12mm × 5mm，重约 78mg。被上睑提肌筋膜外角分为大的眶部和小的睑部泪腺，这两部分通过峡部相连，峡部位于上睑提肌筋膜外缘周围。

眶部泪腺形状似杏仁，外侧面凸出，位于泪腺窝中（图 1-47）；下表面凹陷，紧贴于上睑提肌和外直肌肌腱周围。睑部泪腺约占泪腺总体积的 1/4，下表面靠近眼球；当翻转上睑时可看到睑部泪腺。眶部泪腺的细小叶间导管合并形成 3 ～ 5 个分泌主导管，穿过睑部泪腺并汇合睑部泪腺的 5 ～ 7 个导管，然后到达颞上穹窿结膜。所以，基于上述结构特点，去除睑部泪腺会导致全泪腺功能丧失。

1. 组织结构（图 1-69A ～ C）　泪腺是分支状的管泡腺，分泌浆液。泪腺由许多小叶组成，小叶间被间质纤维血管分隔开，这些隔与发育不良的包膜相延续。组织切片观察，每一小叶含有大量腺泡，腺泡间被大量松散的小叶内结缔组织和脂肪组织分开。组织学上，这些腺泡与腮腺的腺泡相似，在横切面上排列成圆形（图 1-69A、B）。每个腺泡单位由单层立方上皮或单层柱状上皮构成，细胞顶部均朝向中央管腔

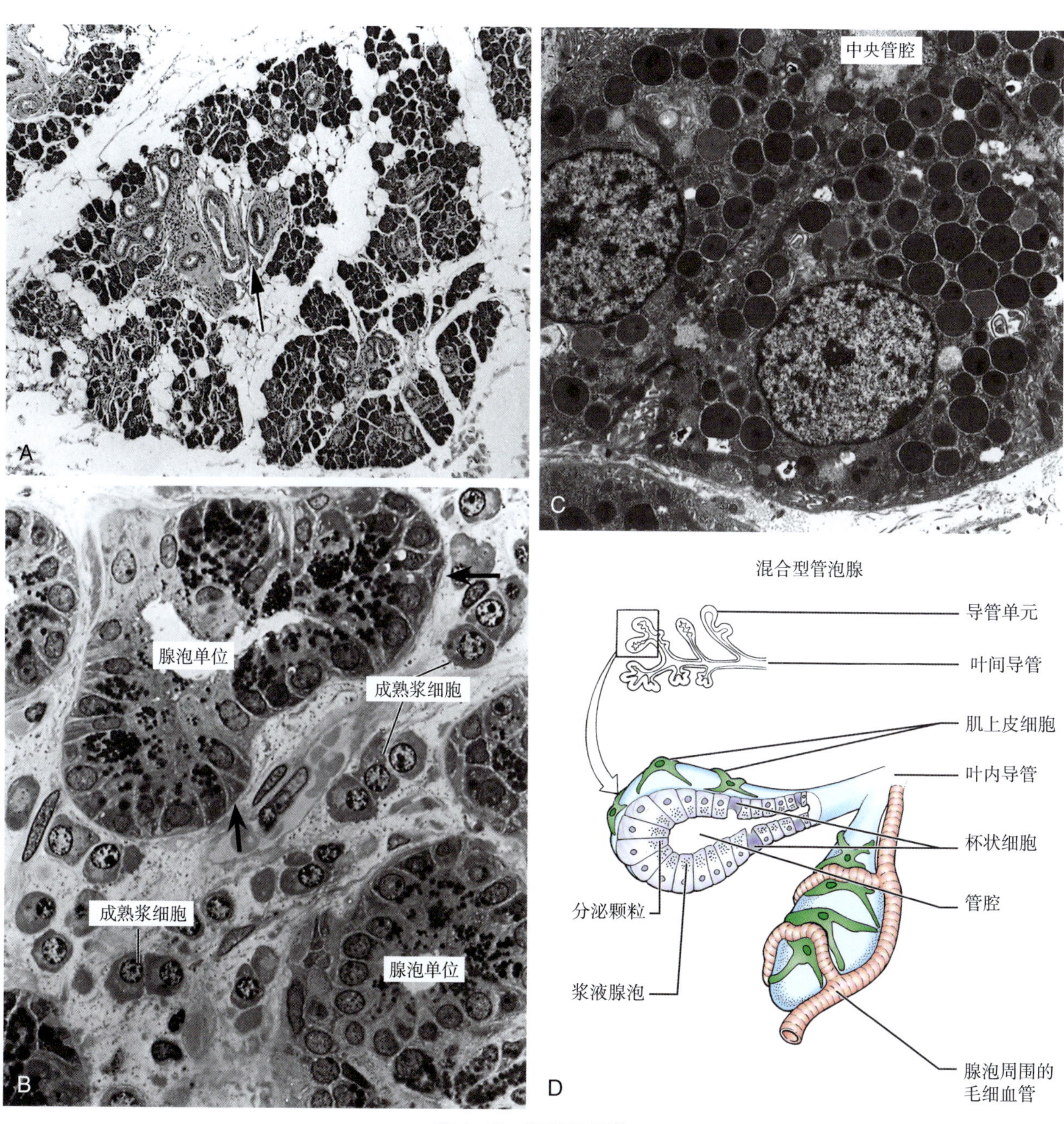

图 1-69　泪腺组织学

A. 低倍显微镜下的完整腺泡，内含一系列大的小叶内导管（箭头）。B. 半薄切片显示腺泡单位的腺上皮细胞的排列，内含大量分泌颗粒。成熟浆细胞间，小叶内血管性结缔组织尤为丰富。箭头示肌上皮细胞。C. 电镜下锥形腺泡细胞的超微结构，其顶部朝向中央管腔。注意顶部大量电子密度较大的酶原颗粒。D. 上皮细胞、肌上皮细胞和毛细血管排列的三维示意图。原始放大倍数：A. ×40；B. ×630；C. ×4400（图 B 由 W. R. Lee 提供）

（图 1–69B ～ D）。每个腺泡都有一层星状肌上皮细胞围绕。许多腺泡单位的中央管腔合并形成小叶内导管（图 1–69A），然后形成较大的小叶间导管，最终形成分泌主导管系统。腺上皮细胞具有浆液细胞的特征性组织学和超微结构表现，即胞质嗜碱性，因为含有大量圆形或椭圆形分泌颗粒（“酶原”）。上皮细胞根据所含颗粒大小和电子密度进一步分为各种亚型。然而，这是功能性亚型还是同一个细胞类型在生命周期中的不同阶段，尚存争议。细胞内小管可见于唾液腺，关于泪腺是否有真正的细胞内小管（图 1–69C）也存在争议。泪腺分泌的主要是蛋白质，也有一些分泌颗粒内含糖胺聚糖；经组织学检查，管腔含有强嗜伊红和黏液样分泌物质。此外，还有溶菌酶、乳铁蛋白、溶素和免疫球蛋白 A（IgA），这些物质在眼表防御微生物感染方面具有重要作用。小叶内结缔组织（图 1–69B）中含大量浆细胞，IgA 即由它们产生。此外，还含有其他免疫活性细胞如淋巴细胞和肥大细胞。随年龄增长，这些细胞数量增加，纤维化和脂肪浸润增多，腺泡成分减少，这些特点在眶部泪腺更明显。

2. 神经支配　泪腺的神经支配和分泌运动神经纤维的复杂走行，见图 1–70。面神经的泪腺核位于脑干细胞体的一般内脏传出柱的喙端，传出柱含上、下催泪核。下丘脑通过下行的自主径路来控制这些细胞体，所以在情绪变化状态下泪液增加。反射性流泪发生于角膜、结膜和鼻黏膜上皮受到刺激时，即三叉神经眼支和上颌支的传入通路。三叉神经感觉核与泪腺核通过神经元相联系。

3. 血液供应　泪腺的血液供应主要来自泪腺动脉（眼动脉分支），眶下动脉（间接起自颈外动脉）的许多分支也可能参与血供。泪腺的静脉向后回流，通常回流至眶内的眼上静脉。淋巴回流至耳前淋巴结。

（二）泪器的收集装置

收集系统负责引流正常情况下没有蒸发的泪液（一般量少）和某些情况下过量分泌的泪液。过多的泪液自结膜囊鼻侧经泪小管引流至泪囊和鼻泪管，排空至鼻腔下鼻道（图 1–68）。

泪点是上下眼睑的内侧睑缘局部小隆起（泪乳头）的顶部开口，肉眼可见（图 1–64）。瞬目时，泪液自泪湖进入泪点，然后进入泪小管，泪小管位于上下眼睑内眦韧带之后。泪小管长约 10mm、直径 0.5mm，由垂直部和水平部组成（图 1–68）。上下泪小管多先汇合形成泪总管，然后进入泪囊。泪小管内衬非角化复层鳞状上皮，穿过筋膜进入泪囊。泪囊长 12mm，上部的泪囊壁常对合在一起。泪囊位于泪囊窝（图 1–5B），前后均有保护结构，前面是内眦韧带，后面是眼轮匝肌的泪部纤维。内侧与筛骨气房和中鼻道毗邻。泪囊壁由纤维弹性组织构成，内衬黏膜（由复层立方 / 柱状上皮构成，含杯状细胞）。泪囊上皮与泪小管和鼻泪管等的内层结构相延续。

泪液自鼻泪管流入鼻腔下鼻道前部，开口处受黏膜瓣保护，该瓣可在“擤鼻涕”时阻止空气和碎屑反流入鼻泪管。鼻泪管位于由上颌骨、泪骨和下鼻甲组成的骨性鼻泪道中。鼻泪管内衬柱状纤毛，其下是血管化的基质层。在先天性泪液引流系统畸形的重建治疗中，了解鼻泪管狭窄位置、泪道的黏膜褶或瓣的位置很重要。

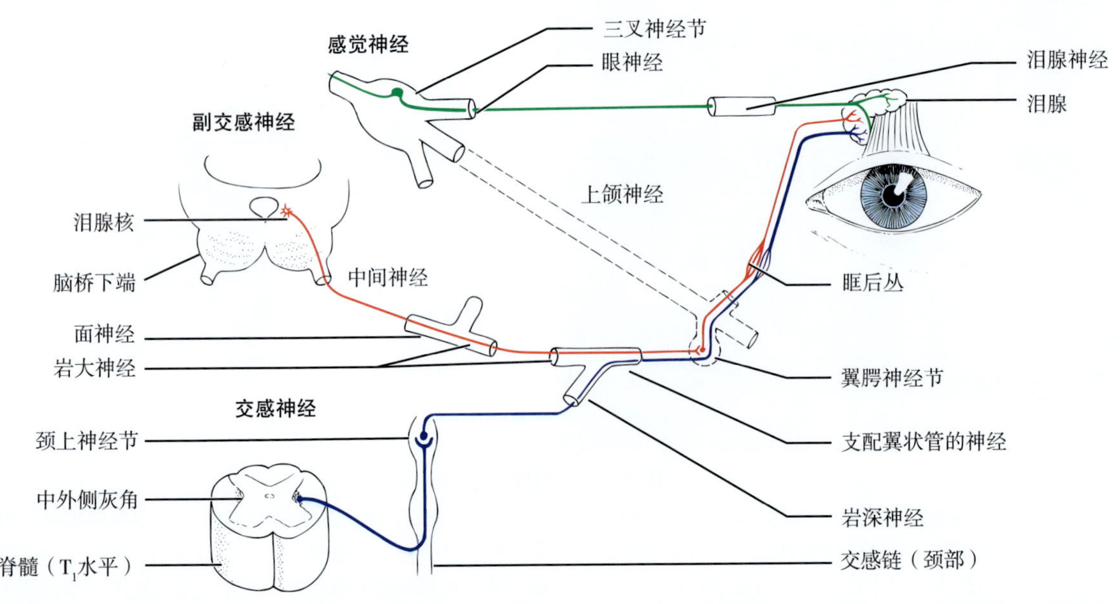

图 1–70　泪腺的神经支配：感觉（三叉神经——绿色）、分泌运动（面神经——红色）、交感神经（蓝色）

第七节　视路解剖

视路由视网膜、视神经、视交叉、视束、外侧膝状体核、视放射和视皮质组成（图 1–71）。大脑皮质其他区域如额叶视区也与视觉有关（参见第 5 章相关内容）。视路是中枢神经系统的一条高效神经束通路，因为视网膜由间脑外翻发育而来（参见第 5 章相关内容），视神经被各层脑膜包裹，甚至眼本身被角巩膜和葡萄膜的包绕也可认为分别与硬脑膜和软脑膜同源，如前所述。

视网膜、视神经的眼内段、眶内段和管内段均已在相应章节介绍，不再赘述。此处视路从视神经颅内段开始阐述。

一、视神经颅内段

视神经在视神经管内，向后出视神经管，在颅中窝的蛛网膜下隙向中后方、稍向上走行，在第三脑室底部形成视交叉。邻近的重要结构有嗅束、额叶（直回）和上方的大脑前动脉。颈内动脉自海绵窦顶部穿出后，位于视神经接合处和视交叉外侧（图 1– 45）。视神经下方是蝶骨的交叉沟或视沟。

二、视交叉

视交叉（图 1–71 和图 1–72）位于第三脑室前壁和底部的交界处，在鞍膈和脑垂体之上 5 ～ 10mm 处。它是大小为 12mm × 8mm 的扁平四边形神经束。其前外侧角与视神经相延续，后外侧角形成视束。通常恰好位于视沟或交叉沟的后方，部分位于交叉沟内者少见。乳头体间的视交叉下后方是灰结节（大脑灰质围绕垂体茎基底或漏斗形成的正中隆起）。前穿质是视交叉外侧的重要结构。两条大脑前动脉之间的前交通支位于视交叉上

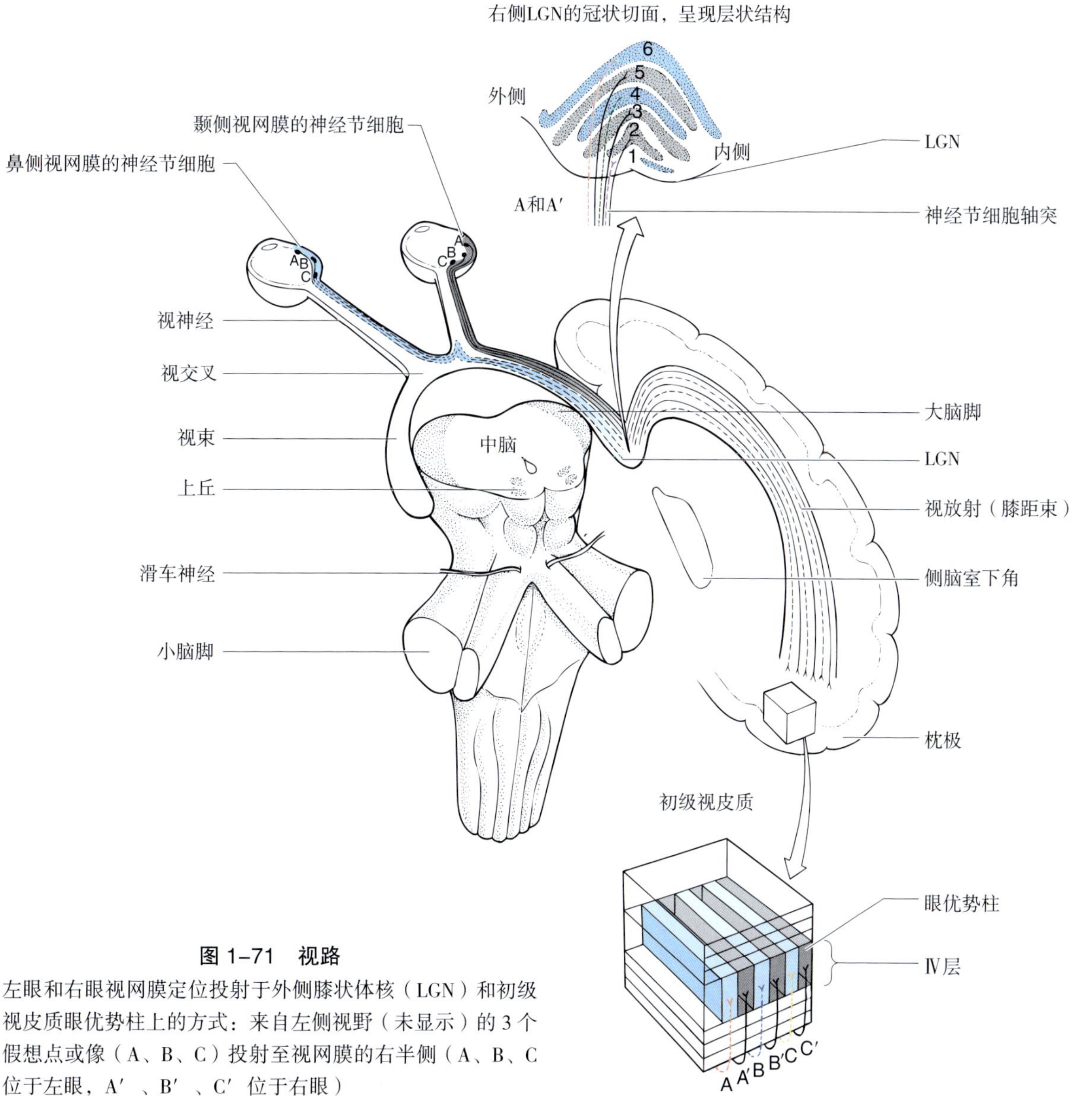

图 1–71　视路

左眼和右眼视网膜定位投射于外侧膝状体核（LGN）和初级视皮质眼优势柱上的方式：来自左侧视野（未显示）的 3 个假想点或像（A、B、C）投射至视网膜的右半侧（A、B、C 位于左眼，A′ 、B′ 、C′ 位于右眼）

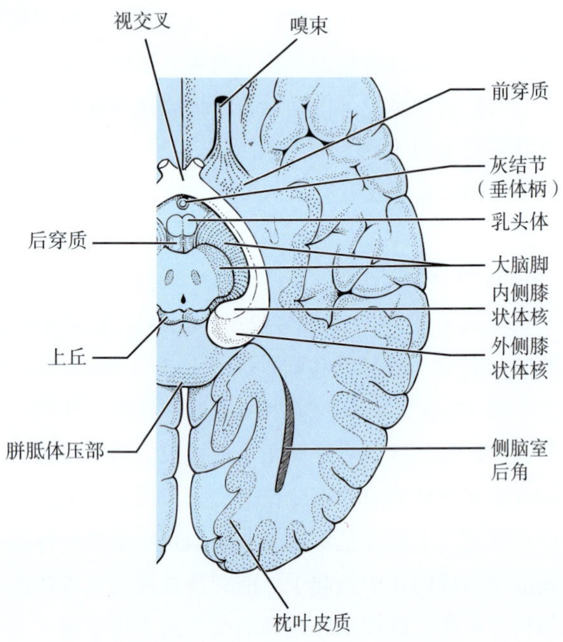

图 1–72 脑底，已去除脑干和小脑，显示视神经、视交叉、视束、外侧膝状体核及其相互关系

方。视神经纤维在视交叉的部分交叉是形成双眼视觉的必要条件。来自双眼鼻侧半视网膜的纤维在同侧视束或对侧视神经内形成短袢，然后在中线交叉后进入对侧视束。来自颞侧半视网膜的神经纤维在视交叉处不交叉（图 1–71）。

三、视束

视束（图 1–71 和图 1–72）绕中脑腹侧的大脑脚走行，单侧视束被分为较大的外侧根和较小的内侧根。外侧根向后终止于外侧膝状体，与有意识的视觉感知有关。内侧根通过四叠体上臂与顶盖前区和上丘相联系，占视束所有纤维的 10%，与有意识的视觉感知功能无关。视束含有 6 组纤维，其中 3 组投射至上丘（参与视觉抓握反射、图像自动扫描和视觉相关通路），另外 3 组投射至顶盖前核（参与瞳孔光反射）、小细胞网状核（唤醒功能）或视网膜下丘脑束，终止于下丘脑的视交叉上核（可能参与光周期调节，并已用于解释明亮的人工光或太阳光对情绪产生有益作用）。

上丘位于下丘上方、中脑背侧，是两个小的圆形隆起，在脑干外表面可见到。松果体位于上丘之间的上方。学者们认为这两对小丘共同形成顶盖。视束纤维的中脑或顶盖终止处在种系发生上比前脑的终止处（视皮质）更古老。

视束的外侧根向后且稍向上走行，终止于外侧膝状体核（LGN），此为丘脑的一部分（感觉信息上行的换元站）。外侧角并不是完全游离的，其通过一窄带状组织将外侧角内侧部分黏附于第三脑室外壁。外侧角绕大脑脚走行时，绕自身轴轻度旋转（内旋 90°），然后在鞍背上方走行，自内向外交叉越过动眼神经。大脑后动脉在视束下方与之平行（图 1–52 和图 1–71）。视束的中间部分与钩回和海马旁回重叠。

四、外侧膝状体核

外侧膝状体核（图 1–71 和图 1–72）从大脑表面看是丘脑后下方表面的卵圆形隆起，部分轮廓因颞叶悬垂而欠清晰（图 1–73）。外侧膝状体核由头、体、棘和脐组成。脐部与视束内侧根、外侧根之间的沟相延续。外侧膝状体核位于丘脑后结节前方，且被丘脑后结节从上方部分环绕着。大部分视束纤维终止于 LGN，它由 6 层细胞构成（自脐部开始，依次为 1 ～ 6 层），形成圆顶状小丘，似一叠帽子（图 1–71）。冠状切面观察，细胞核（约 100 万个）层被白质（视束纤维）隔开。来自对侧眼的神经纤维（鼻侧视网膜的交叉纤维）终止于 1、4、6 层的细胞体，同侧眼的神经纤维（未交叉）则终止于 2、3、5 层。这样每侧 LGN 就接收双侧视网膜的信息。每个视网膜神经节细胞轴突可终止于最多 6 个外侧膝状体细胞，这 6 个细胞位于同一板层。来自视网膜上方象限的纤维与 LGN 内侧形成突触，来自视网膜下方象限的纤维与 LGN 外侧形成突触。黄斑在 LGN 的投射呈大楔形且不成比例。LGN 后表面呈圆顶状，LGN 的细胞轴突自此发出，形成视放射。大量 LGN 细胞纤维以视放射的形式到达视皮质（17 区）。LGN 接收来自 17、18、19 区和眼球运动中枢及网状结构的信息。

五、视放射（膝距束）

视放射（图 1–71），即膝距束，由细胞体位于 LGN 的神经纤维束组成，其轴突终止于视皮质（纹状区）。这些神经纤维形成向前下走行的扇形宽袢（Meyer 袢），首先进入内囊的豆状核后部（位于感觉纤维后方、听觉纤维内侧），穿入侧脑室下角周围的颞叶（图 1–73），然后每个神经束均沿着侧脑室下角后表面向后走行，再转向内侧，进入视皮质。视放射具有重要的临床意义，脑血管疾病或肿瘤常累及此区。神经纤维形成袢的程度并不相同（图 1–73A、B）。绕侧脑室下角顶部，投射至视皮质下半部的纤维，比投射至视皮质上半部的纤维的袢更宽（图 1–73B）。入袢最远的神经纤维与周边视网膜相关，直接向后走行的神经纤维则来自视网膜黄斑区或近黄斑区。

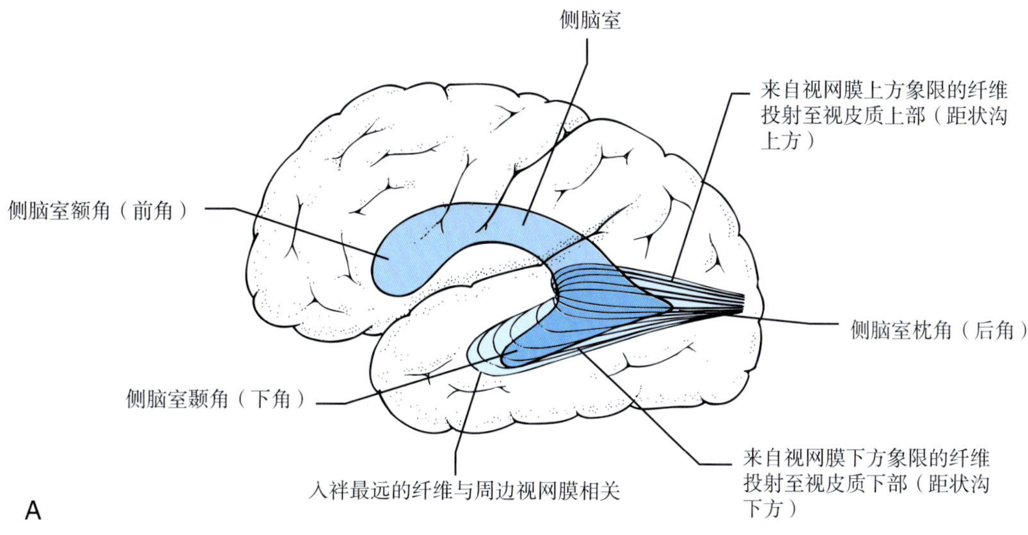

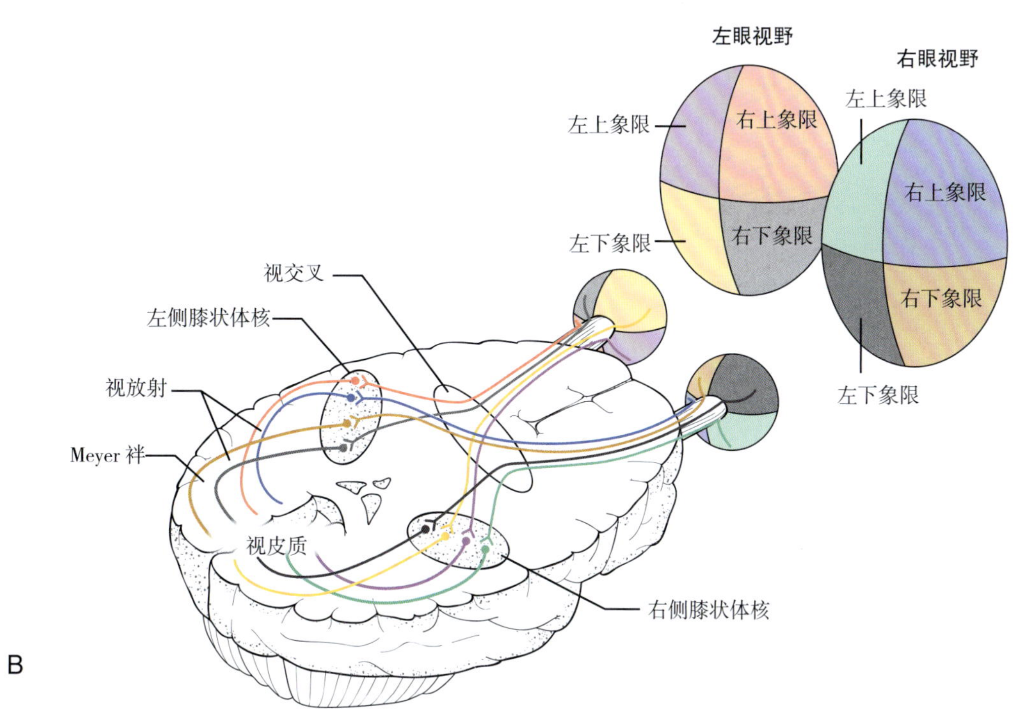

图 1–73　A. 视放射及其与侧脑室的关系（左侧观）；B. 视放射内视网膜纤维定位投射示意图

六、初级视皮质（17 区）

视放射（含来自双眼的神经纤维）的有髓纤维进入初级视皮质，它位于距状沟深处，上下超过距状沟的上缘和下缘（在枕叶皮质内面）、后达枕极（图 1–74B）、前达顶枕沟。距状沟上方区域称为楔回，下方为舌回。

来自视网膜上方象限（代表下方视野）的纤维投射至距状沟上唇，来自黄斑的纤维占视皮质的 1/3（17 区的后部）。进入该区的视放射有髓纤维呈现明显的白线或条纹（Gennari 线）。Gennari 线代表视皮质的Ⅵ层（图 1–75）。初级视皮质有 6 个基本层，如图 1–75 所示。初级视皮质虽然较薄（1.5mm），但是细胞数量比其他皮质多，主要的细胞类型是小星形细胞，而不是锥体细胞。这些细胞的交替性眼优势柱接收来自双眼的信息（图 1–71）。视放射的投射按照一定方式进行，来自双眼视网膜的对应点依次排列于连续的柱（参见第 5 章双眼视觉、色觉相关内容）。Ⅱ、Ⅲ层的细胞投射于次级视皮质（18 区和 19 区，图 1–74B、C）。Ⅴ层的细胞投射于上丘，Ⅵ层的细胞是 LGN“前馈”的主要来源。

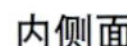

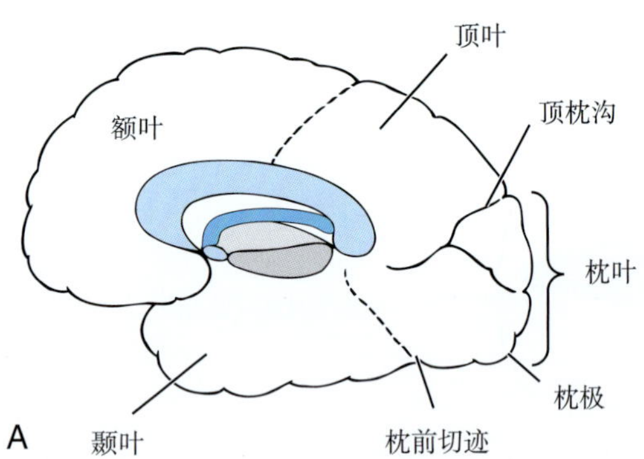

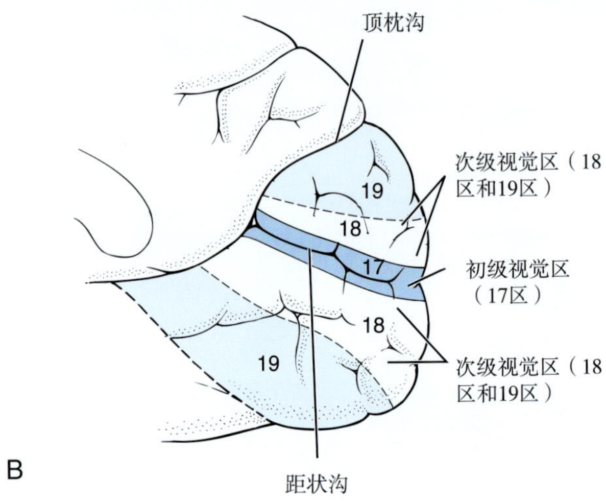

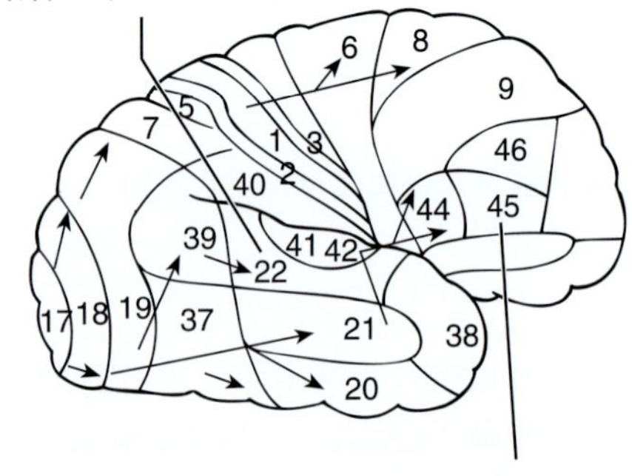

图 1–74　A. 大脑各叶边界简示图（内侧观）；B. 右枕叶内侧面，显示初级视觉区和次级视觉区的位置；C.Brodmann 所描述的大脑皮质细胞结构区。更高的视觉投射来自左侧半球的 17 区。出入 20/21 区的视觉投射与细节和色觉有关。出入 7 区的与立体视觉和运动有关，而出入 39 区的与字母和数字有关

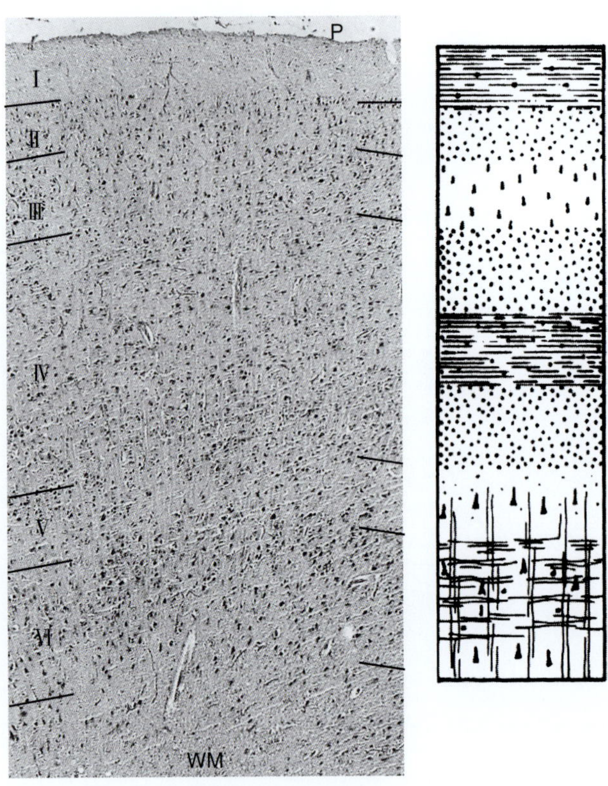

图 1–75　初级视皮质的组织学结构和细胞结构

显微镜照片和旁边的示意图标出了Ⅰ～Ⅵ层：P. 软脑膜；WM. 白质。原始放大倍数：×35

七、次级视觉联合区（18 区和 19 区）

次级视觉联合区（图 1–74B、C）位于 17 区的上方和下方，并延伸至大脑半球外侧面，缺乏像初级视皮质那样特征性的“纹”。该联合区拥有通常的 6 层细胞，但是比 17 区的Ⅳ层范围小。18、19 区接收来自 17 区、丘脑、丘脑后结节和其他大脑皮质的信息。18 和 19 区连接背侧和腹侧两条通路（图 1–74C）。它们向顶叶皮质 7 区传输的信息主要与立体视觉和运动有关。腹侧向颞下皮质传输的信息与色觉和形觉有关，与 37 区的联系则与面部识别有关。18 区已被证实通过下行通路与额叶眼区和动眼神经核相联系，其也可能参与眼感觉 – 运动的协调活动。胼胝体合缝处的纤维在胼胝体膨大部中线处交叉，因此 18 区也可以整合两个半侧视野的信息（图 1–72）。

八、额叶眼区

额叶眼区（图 1–74C）与 Brodmann 区的 6、8、9 区相对应，与眼球运动的随意控制（扫视）有关。神经纤维从此处到达上丘，并与“眼外肌”的脑神经核（Ⅲ、Ⅳ、Ⅵ）和脊髓颈段的前角细胞（运动神经元）连接，协调头、颈与眼球的运动。

九、视路的视网膜区域定位和视路疾病

对灵长类和非灵长类动物的大量神经生物学研究，以及神经眼科学家进行的人类视觉异常的观察，使我们对起自视网膜各个点的神经纤维在视路中的定位有了较深入的认识。这些信息对于理解视觉生理有决定性意义（参见第 5 章），也有助于解释视路局部病变导致视野缺损的特殊模式（图 1–76 ～图 1–82）。图 1–77 ～图 1–82 显示了视路损害导致相应视野缺损的一些例子。

十、视路的血液供应

视路的血液供应见图 1–76。

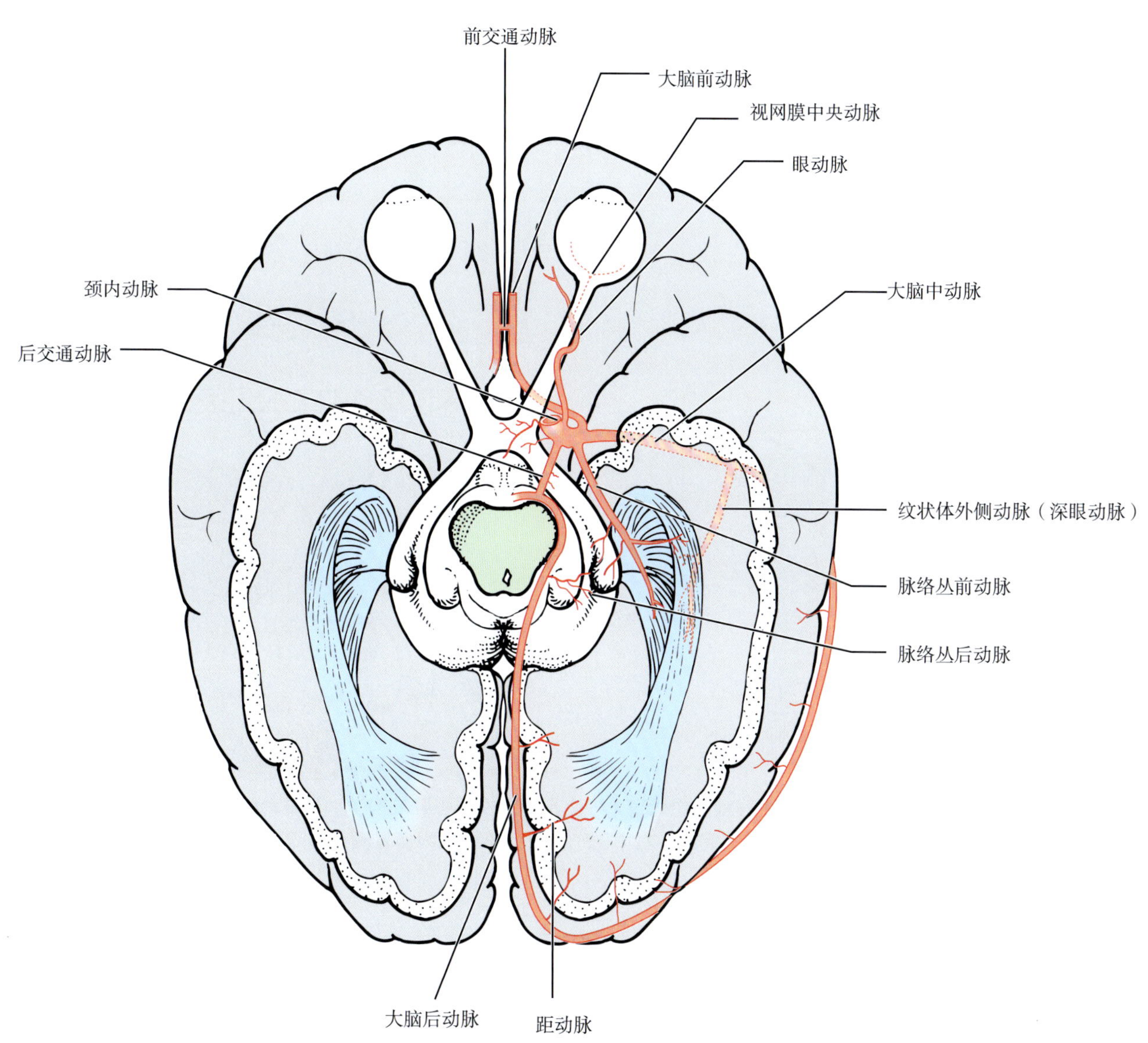

图 1–76 脑切面的视路示意图（腹侧面观）

图中右侧的红色显示视路各部分的血液供应（与脑左侧相对应），注意以下区域的血液供应：

- 颅内段视神经：眼动脉（重要的下方毗邻）和垂体动脉的软脑膜分支
- 视交叉：供血血管包括垂体上动脉、颈内动脉、大脑后动脉、大脑前动脉和前交通动脉
- 视束外侧根：脉络丛前动脉
- 外侧膝状体：脉络丛前动脉和大脑后动脉各分支
- 视放射（膝距束）起始处：脉络丛前动脉
- 向后走行的纤维：大脑中动脉的外侧纹状体分支
- 视放射终止处和视皮质：皮质动脉穿支，主要是大脑后动脉的距状沟支，虽然大脑中动脉可能通过吻合支参与距状沟前端和后极皮质供血

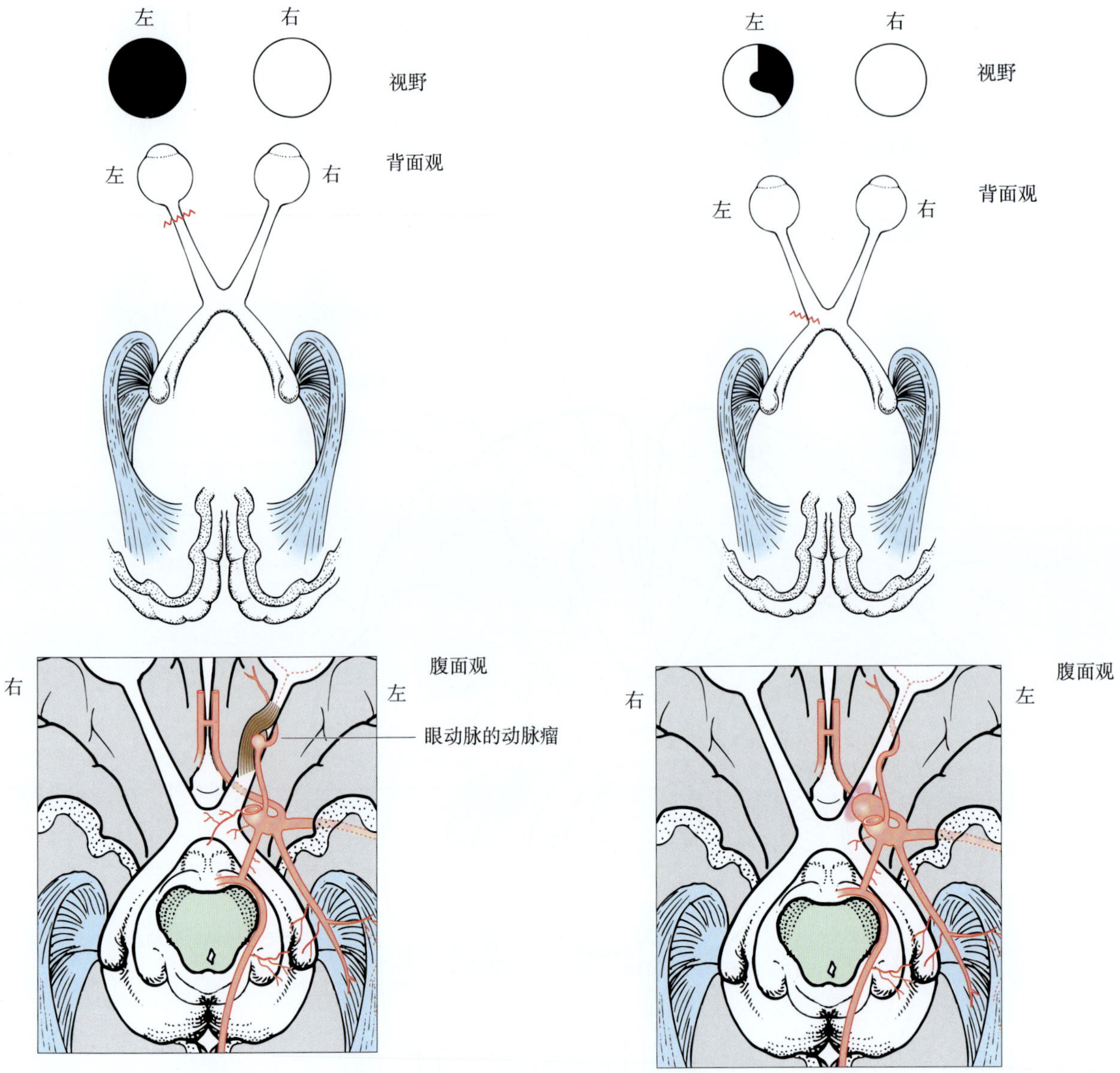

左 右
视野
背面观
左 右

左 右
视野
背面观
左 右

腹面观
右 左
眼动脉的动脉瘤

腹面观
右 左

图 1-77　由左侧视神经病变（左中图）导致的左眼盲（左上图显示左眼视野缺损）。如眼动脉的动脉瘤导致左侧视神经损伤（左下图，脑腹面观）。由左侧视交叉病变（右中图）导致的不对称同侧鼻侧偏盲（右上图）。本例为颈内动脉末段的动脉瘤，可导致左侧视交叉损伤

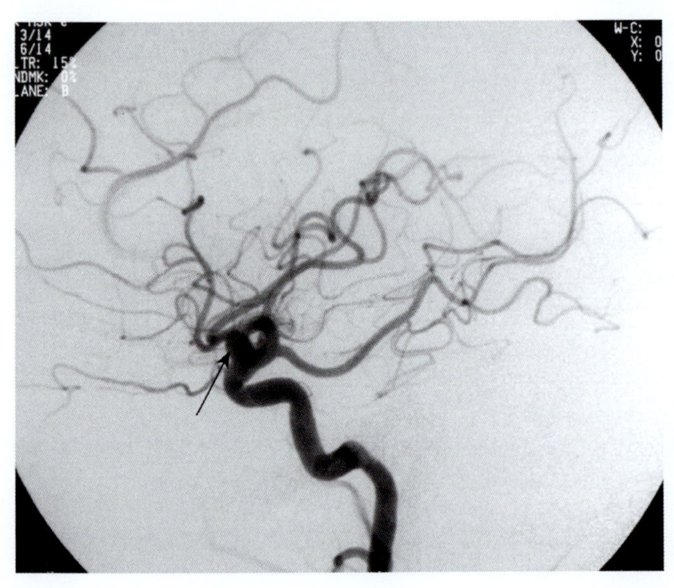

图 1-78　图中显示的是一名 48 岁患者的数字减影颈动脉造影的动脉相，该患者因颈内动脉末段动脉瘤（图中箭头示）而出现不对称同侧鼻侧偏盲（图片由 Royal Perth 医院的 T. Chakera 教授提供）

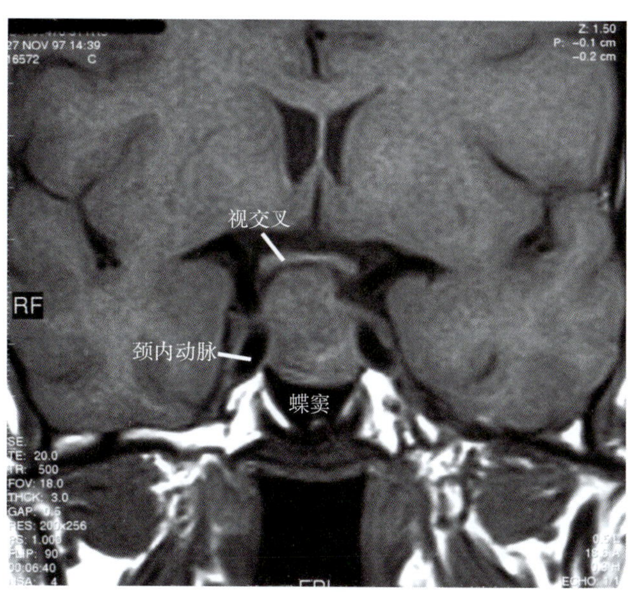

图 1-79　本例为蝶鞍区磁共振冠状位扫描：患者 31 岁，双颞侧偏盲，可见一大的垂体瘤压迫视交叉（图片由 Royal Perth 医院的 T. Chakera 教授提供）

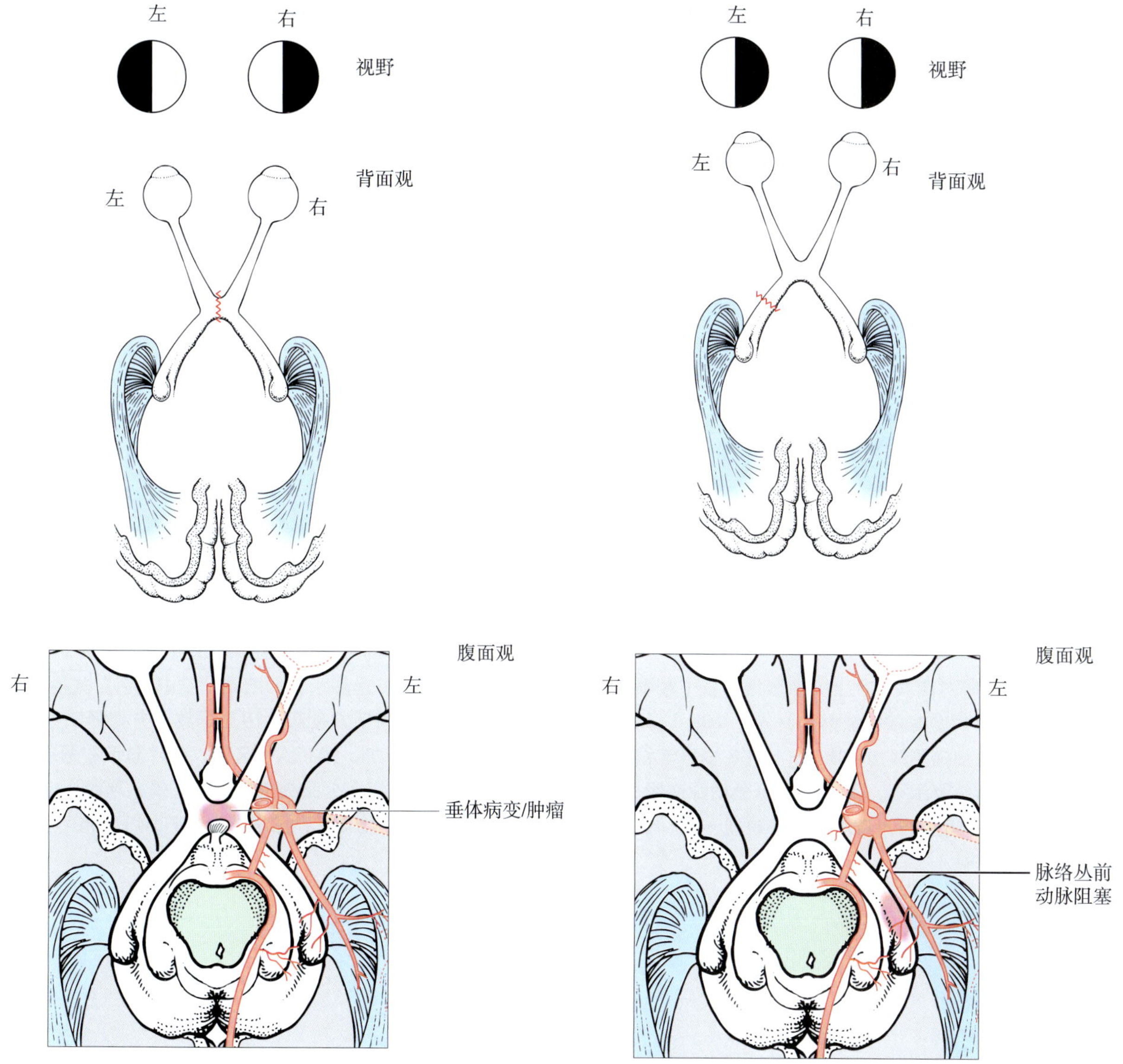

图 1-80　双颞侧对称性偏盲（左上图），由视交叉（左中图）处交叉的鼻侧视网膜纤维损伤所致。常见原因之一是脑垂体瘤（左下图）。对侧同向性偏盲（右上图），由左侧视束（右中图）病变导致。这种病变使左眼颞侧不交叉的视网膜纤维和右眼鼻侧交叉的视网膜纤维受损，因此引起右侧半视野缺损。这类视野缺损的原因包括血管性疾病，如脉络丛前动脉阻塞（右下图）

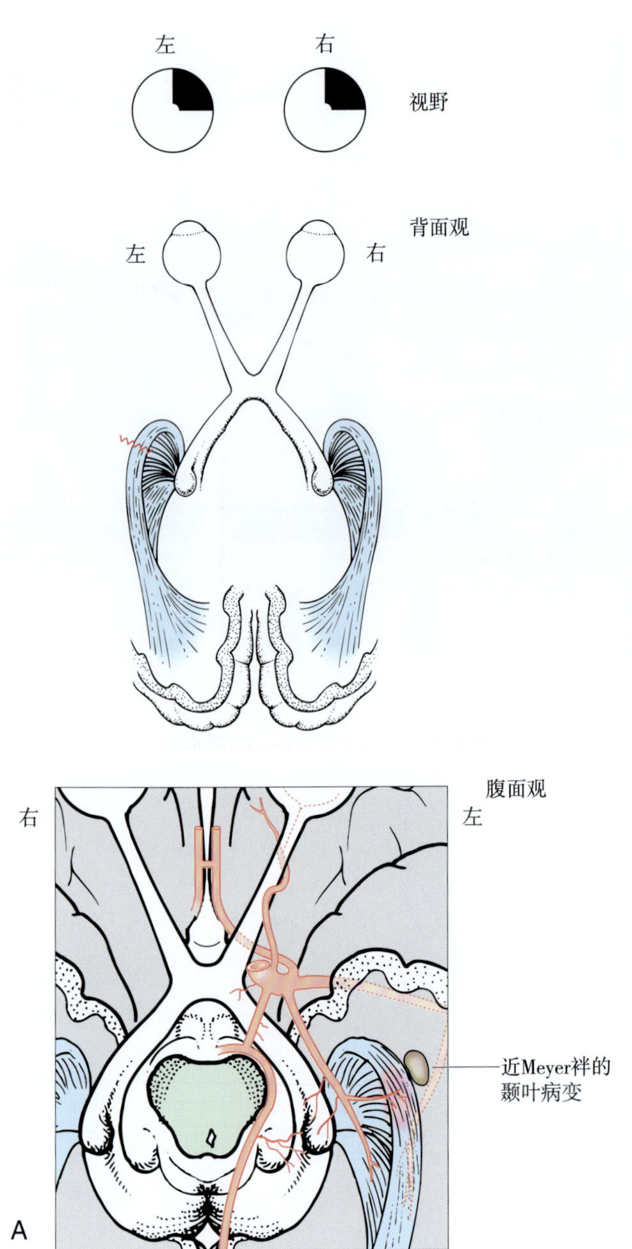

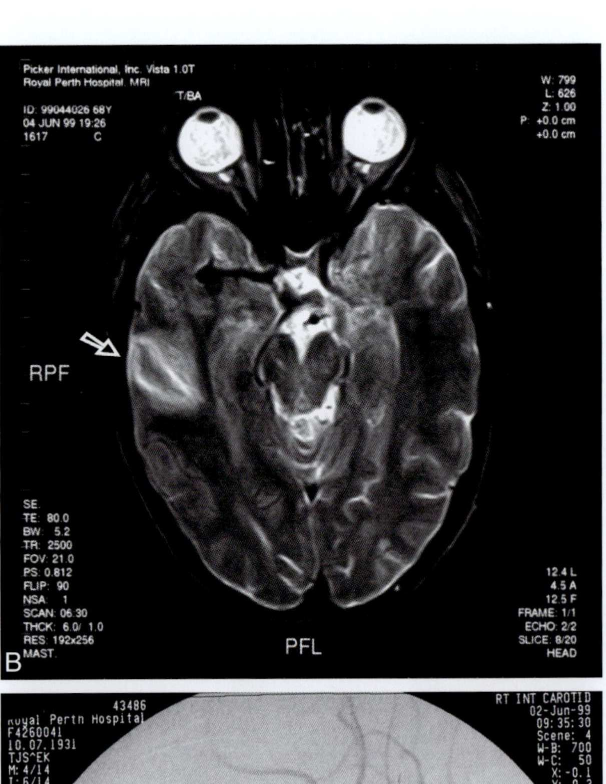

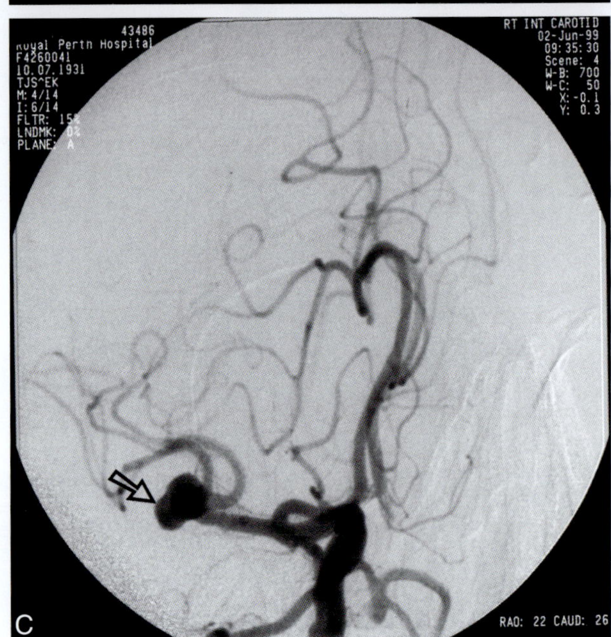

图 1–81 A. 双眼对侧同向性上方象限性偏盲（右眼颞上、左眼鼻上视野缺损，上图），即所谓“空中馅饼”式视野缺损，原因可能是颞叶病变影响视放射的纤维（中图），这部分纤维对应的是视网膜下方象限，因而导致上方视野缺损。B. 脑部磁共振水平位扫描弥散加权像，一名 68 岁患者发生卒中，病变在右大脑中动脉（MCA）区域，图片显示右颞顶梗死的大小和范围（箭头所示）。C. 数字减影颈动脉造影（前后位投照），显示右 MCA 分叉处的动脉瘤（箭头所示）。颞叶缺血程度（累及视放射）与患者左侧视野缺损一致，左侧视野缺损使得患者常撞到物体（影像学图片由 Royal Perth 医院的 T. Chakera 教授提供）

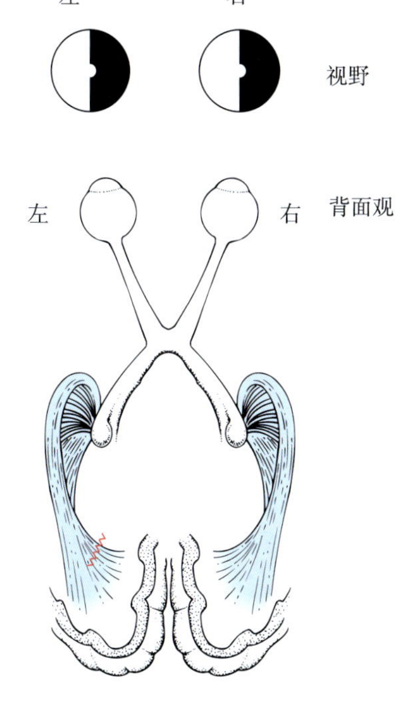

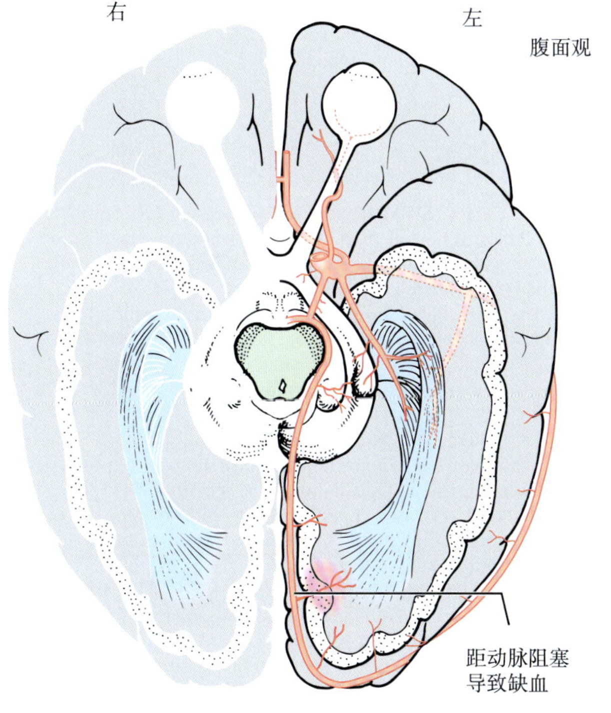

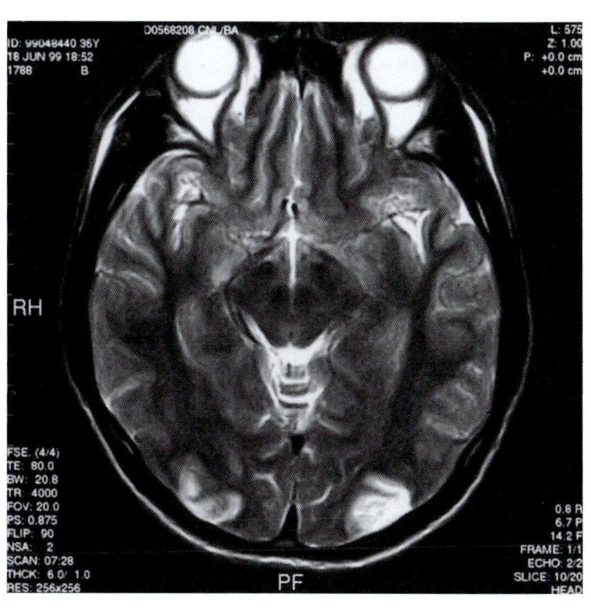

图 1–82　双眼对侧同向性偏盲伴黄斑回避（左上图）。可能是累及枕叶部分皮质的病变所致，如肿瘤或梗死（下图）。若病变影响全枕叶皮质，则发生全盲。影像是一名 36 岁静脉注射毒品的患者，用受污染针头注射硫酸苯丙胺，2 天后清醒，发现全盲且枕部头痛。早期 CT 扫描（此处未显示）无梗死表现，但磁共振扫描及弥散加权成像（右上图）清楚显示双侧枕叶梗死，这是该患者双侧皮质盲的原因（影像学图片由 Royal Perth 医院的 T. Chakera 教授提供）

（卓德义　白　芳　胡　健　董　莹　李　钊　译）

参考文献

Chinnery, H.R., Pearlman, E., McMenamin, P.G., 2008. Cutting edge: Membrane nanotubes in vivo: a feature of MHC class II+ cells in the mouse cornea. J. Immunol. 180 (9), 5779–5783. PMID:18424694.

Chinnery, H.R., McMenamin, P.G., Dando, S.J., 2017. Macrophage physiology in the eye. Pflugers. Arch. 469 (3–4), 501–515. https://doi.org/10.1007/s00424-017-1947-5. Epub 2017 Feb 23. Review. PMID: 28233124.

Forrester, J.V., McMenamin, P.G., Dando, S.J., 2018. CNS infection and immune privilege. Nat. Rev. Neurosci. 19 (11), 655–671. https://doi.org/10.1038/s41583-018-0070-8. Review. PMID: 30310148.

Freddo, T.F., 2013. A contemporary concept of the blood-aqueous barrier. Prog. Retin. Eye. Res. 32, 181–195. https://doi.org/10.1016/j.preteyeres.2012.10.004. Epub 2012 Nov 2. Review. PMID: 23128417.

Gonzalez, J.M. Jr, Ko, M.K., Hong, Y.K., Weigert, R., Tan, J.C.H., 2017. Deep tissue analysis of distal aqueous drainage structures and contractile features. Sci. Rep. 7(1), 1701. doi: 10.1038/s41598-017-16897-y. PMID: 29213129

Labetoulle, M., Baudouin, C., Calonge, M., Merayo-Lloves, J., Boboridis, K.G., Akova, Y.A., et al., 2019. Role of corneal nerves in ocular surface homeostasis and disease. Acta Ophthalmol 97 (2), 137–145. https://doi.org/10.1111/aos.13844. Epub 2018 Sep 17. Review. PMID: 30225941.

O'Koren, E.G., Yu, C., Klingeborn, M., Wong, A.Y.W., Prigge, C.L, Mathew R, et al., 2019. Microglial function is distinct in different anatomical locations during retinal homeostasis and degeneration. Immunity. pii: S1074-7613(19)30073-1. doi: 10.1016/j.immuni.2019.02.007. [Epub ahead of print]. PMID: 30850344

Reinoso, R., Martín-Sanz, R., Martino, M., Mateo, M.E., Blanco-Salado, R., Calonge, M., et al., 2012. Topographical distribution and characterization of epithelial cells and intraepithelial lymphocytes in the human ocular mucosa. Mucosal. Immunol 5 (4), 455–467. https://doi.org/10.1038/mi.2012.27. Epub 2012 May 2. PMID: 22549743.

Siegal A, Sapru HN. Essential Neuroscience. Essential Neuroscience, second ed. Lippincott Williams & Wilkins. ISBN-13: 978-1496382405, ISBN-10: 1496382404

Seyed-Razavi, Y., Hickey, M.J., Kuffová, L., McMenamin, P.G., Chinnery, H.R., 2013. Membrane nanotubes in myeloid cells in the adult mouse cornea represent a novel mode of immune cell interaction. Immunol Cell Biol 91 (1), 89–95. https://doi.org/10.1038/icb.2012.52. Epub 2012 Nov 13. PMID 23146944.

Truong, T.N., Li, H., Hong, Y.K., Chen, L., 2014. Novel characterization and live imaging of Schlemm's canal expressing Prox-1. PLoS One 9 (5), e98245. https://doi.org/10.1371/journal.pone.0098245. eCollection 2014, PMID 24827370.

延伸阅读

Ahnelt, P., Kolb, H., 1994. Horizontal cells and cone photoreceptors in human retina: a Golgi-electron microscopic study of spectral connectivity. J. Comp. Neurol. 343, 406–427.

Ambati, J., Anand, A., Fernandez, S., Sakurai, E., Lynn, B.C., Kuziel, W.A., et al, 2003. An animal model of age-related macular degeneration in senescent Ccl-2- or Ccr-2-deficient mice. Nat. Med. 9 (11), 1390–1397.

Balazs, E.A., 1982. Functional anatomy of the vitreous. In: Jakobiec, F.A. (Ed.), Ocular Anatomy, Embryology and Teratology. Harper and Row, Philadelphia, pp. 425–440.

Bishop, P.N., 2000. Structural macromolecules and supramolecular organisation of the vitreous gel. Prog. Retin. Eye Res. 19, 323–344.

Bishop, P.N., Takanosu, M., Le Goff, M., Mayne, R., 2002. The role of the posterior ciliary body in the biosynthesis of vitreous humour. Eye 16 (4), 454–460.

Butler, T.L., McMenamin, P.G., 1996. Resident and infiltrating immune cells in the uveal tract in the early and late stages of experimental autoimmune uveoretinitis. Invest. Ophthalmol. Vis. Sci. 37, 2195–2210.

Ceelen, P.W., Lockridge, A., Newman, E.A., 2001. Electrical coupling between glial cells in the rat retina. Glia 35, 1–13.

Chan-Ling, T., 1994. Glial, neuronal and vascular interactions in the mammalian retina. Prog. Ret. Eye Res. 13, 357–389.

Chinnery, H.R., Ruitenberg, M.J., Plant, G.W., Pearlman, E., Jung, S., McMenamin, P.G., 2007. The chemokine receptor CX3CR1 mediates homing of MHC class II-positive cells to the normal mouse corneal epithelium. Invest. Ophthalmol. Vis. Sci. 48, 1568–1574.

Christensen, A.M., 2004. Assessing the variation in individual frontal sinus outlines. Am. J. Phys. Anthropol. 127, 291–295.

Cruzat, A., Witkin, D., Baniasadi, N., Zheng, L., Ciolino, J.B., Jurkunas, U.V., et al, 2011. Inflammation and the nervous system: the connection in the cornea in patients with infectious keratitis. Invest. Ophthalmol. Vis. Sci. 52 (8), 5136–5143.

Dacey, D.M., Liao, H.W., Peterson, B.B., Robinson, F.R., Smith, V.C., Pokorny, J., et al, 2005. Melanopsin-expressing ganglion cells in primate retina signal colour and irradiance and project to the LGN. Nature 17 (433), 749–754.

Dartt, D.A., 2002. Regulation of mucin and fluid secretion by conjunctival epithelial cells. Prog. Ret. Eye Res. 21, 555–576.

Demer, J.L., 2004. Pivotal role of orbital connective tissue in binocular alignment and strabismus. Invest. Ophthalmol. Vis. Sci. 45, 729–738.

Demer, J.L., Poukens, V., Miller, J.M., Micevych, P., 1997. Innervation of extraocular pulley smooth muscle in monkeys and humans. Invest. Ophthalmol. Vis. Sci. 38, 1774–1785.

Diaz-Araya, C.M., Provis, J.M., Penfold, P.L., Billson, F.A., 1995. Development of microglial topography in human retina. J. Comp. Neurol. 363, 53–68.

Dick, A.D., Carter, D., Robertson, M., Broderick, C., Hughes, E., Forrester, J.V., et al, 2003. Control of myeloid activity during retinal inflammation. J. Leuk. Biol. 74 (2), 161–166.

Eggers, H.M., 1982. Functional anatomy of the extraocular muscles. In: Jakobiec, F.A. (Ed.), Ocular Anatomy, Embryology and Teratology. Harper and Row, Philadelphia, pp. 783–834.

Eisner, G., 1982. Clinical anatomy of the vitreous. In: Jakobiec, F.A. (Ed.), Ocular Anatomy, Embryology and Teratology. Harper and Row, Philadelphia, pp. 391–424.

Ertruk, M., Kayalioglu, G., Govsa, F., Varol, T., Ozgur, T., 2005. The cranio-orbital foramen, the groove on the lateral wall of the human orbit, and the orbital branch of the middle meningeal artery. Clin. Anat. 18, 10–14.

Fitzgerald, M.J.F., 1992. Neuroanatomy. Basic and Clinical, second ed. Baillière Tindall, London.

Forrester, J.V., 2003. Macrophages eyed in macular degeneration. Nat. Med. 9, 1350–1351.

Gausas, R.E., 2004. Advances in applied anatomy of the eyelid and orbit. Curr. Opin. Ophthalmol. 15, 422–425.

Gebert, A., Pabst, R., 1999. M cells at locations outside the gut. Semin. Immunol. 11, 165–170.

Guymer, R.H., Bird, A., Hageman, G., 2005. Cytoarchitecture of choroid capillary endothelial cells. Invest. Ophthalmol. Vis. Sci. 45, 1660–1666.

Halfter, W., Dong, S., Schurer, B., Ring, C., Cole, G.J., Eller, A., 2005. Embryonic synthesis of the inner limiting membrane and vitreous body. Invest. Ophthalmol. Vis. Sci. 46 (6), 2202–2209.

Hamrah, P., Zhang, Q., Liu, Y., Dana, M.R., 2002. Novel characterization of MHC class II-negative population of resident corneal Langerhans cell-type dendritic cells. Invest. Ophthalmol. Vis. Sci. 43, 639–646.

Hingorani, M., Metz, D., Lightman, S.L., 1997. Characterisation of the normal conjunctival leukocyte population. Exp. Eye Res. 64, 905–912.

Ihanamaki, T., Pelliniemi, L.J., Vuorio, E., 2004. Collagens and collagen-related matrix components in the human and mouse eye. Prog. Ret. Eye Res. 23, 403–434.

Jakobiec, F.A., 1982. Ocular Anatomy, Embryology and Teratology. Harper and Row, Philadelphia.

Kabil, M.S., Eby, J.B., Shahinian, H.K., 2005. Endoscopic vascular decompression versus microvascular decompression of the trigeminal nerve. Minim. Invasive Neurosurg. 48 (4), 207–212.

Knop, E., Knop, N., 2005. The role of eye-associated lymphoid tissue in corneal immune protection. J. Anat. 206, 271–285.

Kolb, H., Linberg, K.A., Fisher, S.K., 1992. Neurons of the human retina: a Golgi study. J. Comp. Neurol. 318, 147–187.

Kolb, H., Fernandez, E., Schouten, J., Ahnelt, P., Linberg, K.A., Fisher, S.K., 1994. Are there three types of horizontal cell in the human retina? J. Comp. Neurol. 343, 370–386.

Koornneef, L., 1982. Orbital connective tissue. In: Jakobiec, F.A. (Ed.), Ocular Anatomy, Embryology and Teratology. Harper and Row, Philadelphia, pp. 835–857.

Last, R.J., 1968. Wolff's Anatomy of the Eye and Orbit. Lewis, London.

Lockwood, C., 1886. The anatomy of the muscles, ligaments, fascia of the orbit etc. J. Anat. Physiol. 20, 1.

Lütjen-Drecoll, E., 1998. Functional morphology of the trabecular meshwork in primate eyes. Prog. Retin. Eye. Res. 18, 91–119.

Mariani, A.P., 1990. Amacrine cells of the rhesus monkey retina. J. Comp. Neurol. 301, 382–400.

May, C.A., 2005. Non-vascular smooth muscle cells in the human choroid: distribution, development and further characterization. J. Anat. 207, 381–390.

May, C.A., Neuhuber, W., Lutjen-Drecoll, E., 2004. Immunohistochemical classification and functional morphology of human choroidal ganglion cells. Invest. Ophthalmol. Vis. Sci. 45, 361–367.

McClung, J.R., Allman, B.L., Dimitrova, D.M., Goldberg, S.J., 2006. Extraocular connective tissues: a role in human eye movements? Invest. Ophthalmol. Vis. Sci. 47, 202–205.

McMenamin, P.G., Lee, W.R., Aitken, D.A.N., 1986. Age-related changes in the human outflow apparatus. Ophthalmol 93, 194–208.

McMenamin, P.G., Forrester, J.V., 1999. Dendritic cells in the central nervous system and eye and their associated supporting tissues. In: Lotze, M.T., Thomson, A.W. (Eds.), Dendritic Cells: Biology and Applications. Academic Press, San Diego, pp. 205–248.

Muller, L.J., Pels, L., Vrensen, F.J.M., 1995. Novel aspects of the organisation of human corneal keratocytes. Invest. Ophthalmol. Vis. Sci. 36, 2557–2567.

Muller, L.J., Marfurt, C.F., Kruse, F., Tervo, T.M.T., 2003. Corneal nerves: structure, contents and function. Exp. Eye Res. 76, 521–542.

Nimmerjahn, A., Kirchhoff, F., Helmchen, F., 2005. Resting microglial cells are highly dynamic surveillants of brain parenchyma in vivo. Science 308 (5726), 1314–1318.

Obata, H., Yamamoto, S., Horiuchi, H., Machinami, R., 1995. Histopathologic study of human lacrimal gland. Ophthalmol 102, 678–686.

Penfold, P.L., Madigan, M.C., Provis, J.M., 1991. Antibodies to human leucocyte antigens indicate subpopulations of microglia in human retina. Vis. Neurosci. 7, 383–388.

Qiao, H., Hisatomi, T., Sonoda, K.H., Kura, S., Sassa, Y., Kinoshita, S., et al, 2005. The characterisation of hyalocytes: the origin, phenotype, and turnover. Br. J. Ophthalmol. 89 (4), 513–517.

Rada, J.A., Shelton, S., Norton, T.T., 2006. The sclera and myopia. Exp. Eye Res. 82, 185–200.

Raviola, G., 1977. The structural basis of the blood–ocular barriers. Exp. Eye Res. 25(suppl.), 27–63.

Robinson, S., Dreher, Z., 1990. Müller cells in the adult rabbit retinae: morphology, distribution and implications for function and development. J. Comp. Neurol. 292, 178–192.

Rohen, J., 1964. Ciliarkörper. In: von Möllendoff, W. (Ed.), Das Auge und seine Hilfsorgane. Ergänzung zu Band 111/2. Haut und Sinnesorgane. 4 Teil. Handbuch Der Mikroskopischen Anatomie des Menschen. Springer, Berlin, pp. 189–238.

Rowe, M.H., 1991. Functional organisation of the retina. In: Dreker, B., Robinson, S.R. (Eds.), Neuroanatomy of the Visual Pathways and Their Development. In: Cronly-Dillon, J., general. (Eds.), Vision and Visual Dysfunction, vol. 3. Macmillan UK, Basingstoke, pp. 1–68.

Rowland, L.P., 1985. Blood–brain barrier, cerebrospinal fluid, brain edema, and hydrocephalus. In: Kandel, E.R., Schwartz, J.H. (Eds.), Principles of Neuroscience. Elsevier, New York, pp. 837–844.

Ruskell, G.L., 1971a. Facial parasympathetic innervation of the choroidal blood vessels in the monkey. Exp. Eye Res. 12, 166–172.

Ruskell, G.L., 1971b. The distribution of autonomic postganglionic nerve fibres to the lacrimal gland in monkeys. J. Anat. 109, 229–242.

Ruskell, G.L., 2004. Distribution of pterygopalatine ganglion efferents to the lacrimal gland in man. Exp. Eye Res. 78, 329–335.

Ruskell, G.L., Kjellevold Haugen, I.B., Bruenech, J.R., van der Werf, F., 2005. Double insertions of extraocular rectus muscles in humans and the pulley theory. J. Anat. 206, 295–306.

Sebag, J., 2004. Seeing the invisible: the challenge of imaging vitreous. J. Biomed. Opt. 9 (1), 38–46.

Snell, R.S., Lemp, M.A., 1989. Clinical Anatomy of the Eye. Blackwell Scientific, Boston.

Stewart, P.A., Tuor, U.I., 1994. Blood–eye barriers in the rat: correlation of ultrastructure with function. J. Comp. Neurol. 340, 566–576.

Stiemke, M.M., Watsky, M.A., Kangas, T.A., Edelhauser, H.F., 1995. The establishment and maintenance of corneal transparency. Prog. Ret. Eye. Res. 14 (1), 109–140.

Thale, A., Tillman, B., 1993. The collagen architecture of the sclera: SEM and immunohistochemical studies. Ann. Anat. 175, 215–220.

Thermos, K., 2003. Functional mapping of somatostatin receptors in the retina: a review. Vision Res. 43 (17), 1805–1815.

Van Buskirk, E.M., 1989. The anatomy of the limbus. Eye 3, 101–108.

Waring, G.O., Bourne, W.M., Edelhaauser, H.F., Kenyon, K.R., 1982. The corneal endothelium. Normal and pathologic structure and function. Ophthalmol 89, 531–590.

Watson, P.G., Young, R.D., 2004. Scleral structure, organisation and disease. A review. Exp. Eye Res. 78, 609–623.

Williams, P.L., Warwick, R., 1980. Gray's Anatomy, Thirty, sixth ed. Churchill Livingstone, Edinburgh.

Wotherspoon, A.C., Hardman-Lea, S., Isaccson, P.G., 1994. Mucosa-associated lymphoid tissue (MALT) in the human conjunctiva. J. Pathol. 174, 33–37.

Yemelyanov, A.Y., Katz, N.B., Bernstein, P.S., 2001. Ligand-binding characterization of xanthophyll carotenoids to solubilized membrane proteins derived from human retina. Exp. Eye Res. 72 (4), 381–392.

Young, R.W., 1967. The renewal of photoreceptor cell outer segments. J. Cell Biol. 33, 61–72.

Zhang, H.R., 1994. Scanning electron-microscopic study of corrosion casts on retinal and choroidal angioarchitecture in man and animals. Prog. Ret. Eye Res. 13, 243–270.

Zhivov, A., Stave, J., Vollmar, B., Guthoff, R., 2005. In vivo confocal microscopic evaluation of Langerhans cell density and distribution in the normal human corneal epithelium. Graefes Arch. Clin. Exp. Ophthalmol. 243 (10), 1056–1061.

眼及其附属器的胚胎学和早期发育

第一节　简　介

本章主要提供胚胎学的基础知识，目的是使读者进一步理解眼及其附属器的解剖结构。内容包括从第 4 周早期前脑憩室开始形成到晚期眼不同结构发育成熟的基本胚胎学所有事件。特别强调了神经外胚层、表面外胚层和眼周间充质在成体眼及头部周围组织最终结构形成中的作用。细胞相互作用与基因表达和转录因子的影响，决定了细胞的命运。这些胚胎学事件及不同胚胎学组织和细胞类型相互作用失调，是导致人类发生先天性异常的基础。本章对此给出了一些例子，并对相关的胚胎学事件遗传基础的新资料进行了简述。

第二节　普通胚胎学

遗传学、基因组学、基因组工程和活细胞成像等技术的创新发展推动了实验胚胎学和发育生物学的进步，并有助于人们更加了解发育过程背后的机制。这是胚胎发育中从一个受精卵来源的 230 余种不同类型细胞在三维动态组织空间中形成组织和器官的过程。在探讨眼睛发育之时，已知上述过程始于受精后的第 4 周，因此回顾一下受精后前 3 周的胚胎发育相关过程可能有所帮助。

第三节　眼胚胎学概述

眼的发育起自受精后 22 天左右。此时神经板或者神经褶的内侧出现浅沟，即视沟（视原基）（图 2–1A）。此时胚胎大约 2mm 长，有 8 对体节。这组包含视原基的细胞已经开始表达一组“视区转录因子”（EFTF）。EFTF 在进化过程中高度保守（见下文）。神经褶开始融合形成神经管，但头端尾端尚未闭合之前形成了视沟。此区域的神经褶快速闭合，形成将来前脑泡的间脑区。视沟外翻形成中空的憩室，即为视泡（图 2–1B）。

在 25 天左右（20 体节期），中空的视泡增大，除视泡顶端外都被间充质细胞覆盖，视沟顶端与发育中的头部侧面的表面外胚层相当接近。这些间充质来源于头部的神经嵴，视泡实际上是从自身外面的神经嵴细胞脱离后发育而来。

视盘是神经外胚层的一个盘样增厚，最终将发育成神经视网膜。视盘位于表面外胚层的一个局限增厚的部位之下，该部位在 27 天时分化成晶状体板（图 2–1B）。晶状体板与其下面的神经外胚层直接毗邻。晶状体板的形成是介绍发育生物学最好的例子之一。视泡在接触到前脑壁时会压缩，继而形成视柄。晶状体板的形成与视泡压缩是同时发生的。即将形成视网膜下腔的视泡内腔通过视柄内腔与将来的第三脑室形成连续的整体（图 2–1B 和图 2–2A）。

单层球形的视泡主动内陷、折叠，形成双层嵌套的高脚杯样的视杯。视泡的远端形成了内层神经视网膜，近端则形成了视杯的外层，并最终形成视网膜色素上皮层。增厚的视网膜盘位于视泡的远端（图 2–1B、C），而来源于外胚层的晶状体板通过细胞的生长分化而内陷，从而形成视杯及晶状体泡的背侧半球。在胚胎发育过程中暂时连接晶状体板及视盘的细胞桥可能帮助了这一内陷折叠过程。细胞外基质纤连蛋白 –1（Fn–1）对这一过程进行调控。位于晶状体板之下的视杯 / 晶状体泡背侧半球的大小受 Pax–6 表达的调控（图 2–3）。视杯在不同方向上的生长并不一致。这种差异生长使得视杯远端腹侧形成了一个凹槽。这一凹槽的边缘形成了视裂（脉络膜裂）。在第 29 天时，视网膜盘及晶状体板的内陷基本完成（图 2–1C 和图 2–2A）。在表面外胚层覆盖晶状体板凹陷之前，可以观察到小的晶状体凹。从第 36 天开始，晶状体泡逐渐与表面外胚层分离，晶状体上皮细胞包裹住晶状体泡的腔，并且被一层基底膜结构完整地包住，这层膜最终形成晶状体囊膜。视裂纵向沟延伸至视柄，在扩展和内陷形成视杯的过程中，纵向沟作为一个暂时的缺口。血管间充质细胞及眼动脉的一个分支（玻璃体动脉）通过此缺口合并到视裂部位，并得以进入视杯。到第 6 周末，不断生长的脉络膜或视裂的边缘接触闭合。至此，玻璃体血管及相

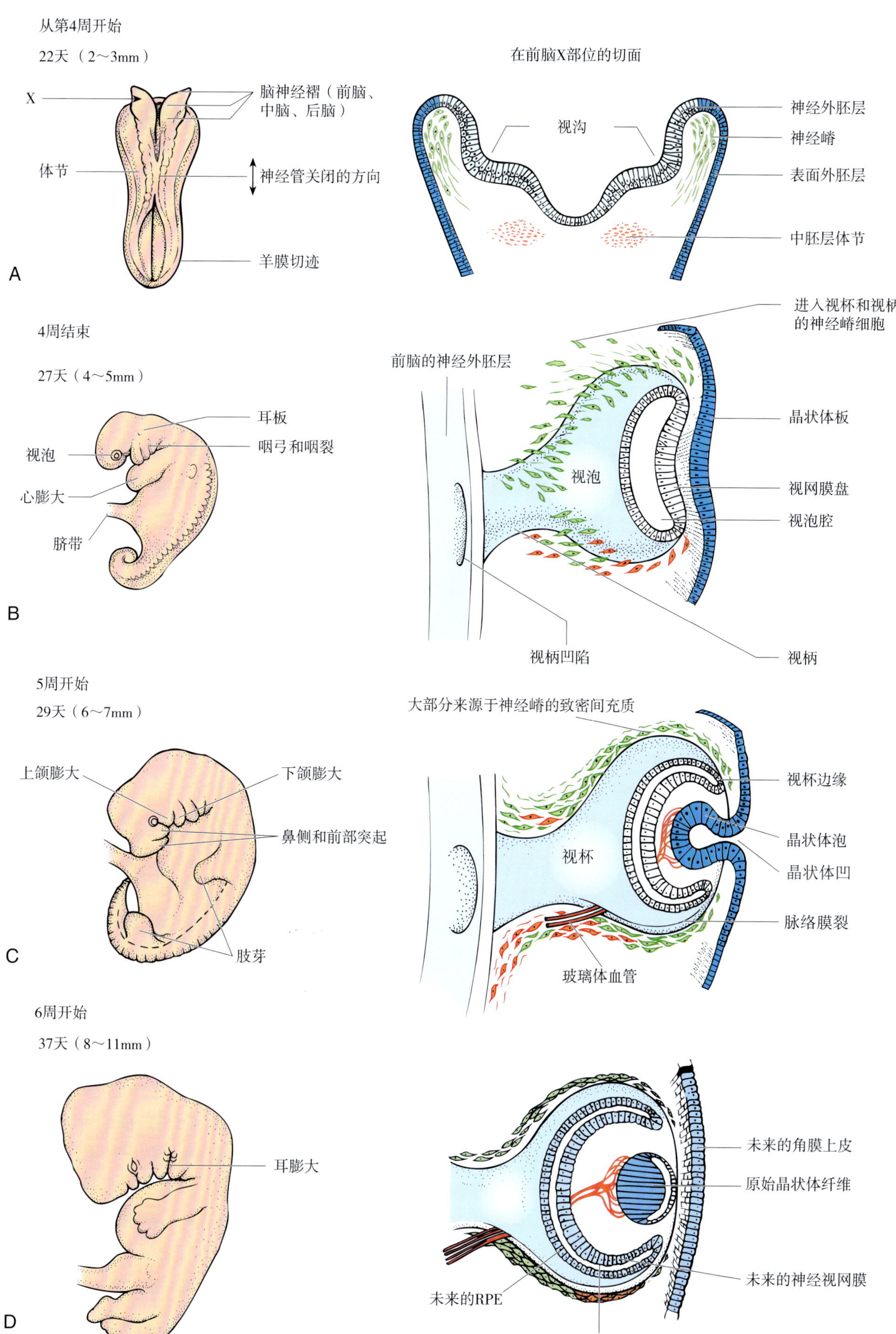
从第4周开始
22天（2～3mm）
X
脑神经褶（前脑、中脑、后脑）
体节
神经管关闭的方向
羊膜切迹
A
在前脑X部位的切面
视沟
神经外胚层
神经嵴
表面外胚层
中胚层体节
4周结束
27天（4～5mm）
耳板
视泡
咽弓和咽裂
心膨大
脐带
B
进入视杯和视柄的神经嵴细胞
前脑的神经外胚层
晶状体板
视泡
视网膜盘
视泡腔
视柄凹陷
视柄
5周开始
29天（6～7mm）
上颌膨大
下颌膨大
鼻侧和前部突起
肢芽
C
大部分来源于神经嵴的致密间充质
视杯边缘
晶状体泡
视杯
晶状体凹
脉络膜裂
玻璃体血管
6周开始
37天（8～11mm）
耳膨大
D
未来的角膜上皮
原始晶状体纤维
未来的神经视网膜
未来的RPE
未来的视网膜下腔

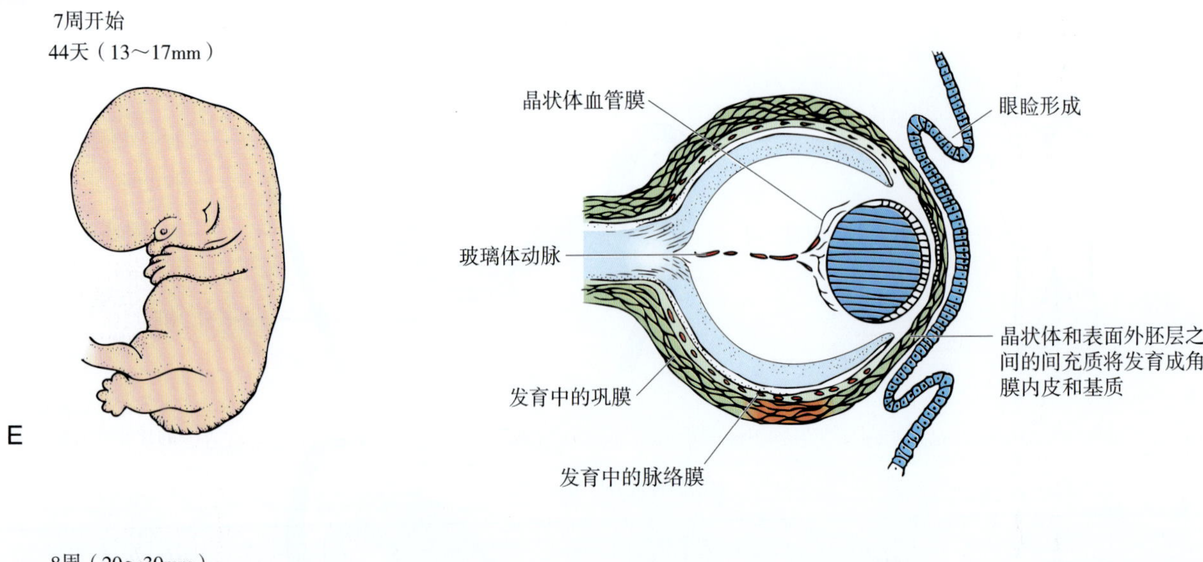

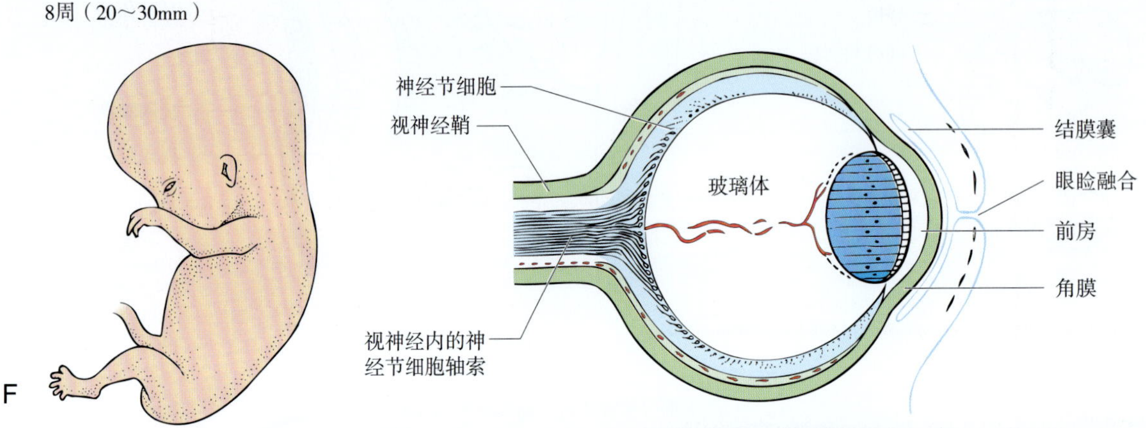

图 2-1　从第 22 天到第 8 周眼胚胎发育概要图

左侧显示了相应时期胚胎的整体外观图。不同胚层采用不同色彩填充标注，以便显示起源及其最终分化成的眼及眼周结构

应的间充质处于视柄的中央，并将形成视网膜中央动脉及静脉（图 2-1D、E）。视裂的融合或闭合始于视神经束的中部，并继续向近端和远端延伸。它在视神经杯的边缘远端完成，最终视杯将形成瞳孔。视神经裂的闭合失败可能发生在从杯缘（将来的瞳孔）到视神经束（将来的视神经）之间的任何位置，并导致缺损（知识关联 2-1）。神经管和视神经泡形成等基本过程的异常可能导致眼睛缺失、单眼或双眼融合（知识关联 2-2）。

晶状体泡从表面外胚层分离后，表面外胚层会再生并封闭晶状体凹。该部位的表面外胚层将形成角膜上皮（图 2-2E）。在此前后，第 39 天一些间充质经过视杯边缘，直接定位在表面外胚层下（图 2-1D、E 和图 2-2C、D）。有三群间充质，离晶状体次近的第一群细胞变平并形成接触。这些接触形成连接复合体的持续连接，并最终形成角膜内皮细胞。其他间充质细胞群将形成角膜的其他部分（角膜上皮除外）、虹膜基质和虹膜角膜角间充质。

在胚胎发育末期（人类为第 8 周），视网膜分化成一层薄的外膜，这层外膜会形成视网膜色素上皮（RPE）和一层厚得多的神经视网膜（图 2-1F 和图 2-2F）。这两层结构被一个狭窄的视网膜内间隙或视网膜下腔分开，此腔是近乎闭锁的视泡内腔的残留。色素最早出现在 5 周左右的 RPE（图 2-2C、D），在此期的胚胎可以从外部观察到。神经视网膜在与视柄连接部位开始分化成内、外神经母细胞层。随着后极细胞延伸形成原始晶状体纤维，晶状体泡逐渐消失（图 2-1D 和图 2-2D）。大部分来源于神经嵴细胞的间充质，围绕着视杯的外层聚集。这些间充质中最深层的部分质地松散且富含血管，逐渐形成脉络膜（葡萄膜毛细血管板层）（图 2-2C、D）。间充质最深层与由 RPE 形成的独特的基底膜结构毗邻。这层基底膜与前脑处的基底膜是连续的。实际上，脉络膜与包绕前脑的软脑膜和蛛网膜在胚胎来源上是一致的。致密的间充质外层会形成巩膜，与包裹视神经和大脑后部的硬脑膜

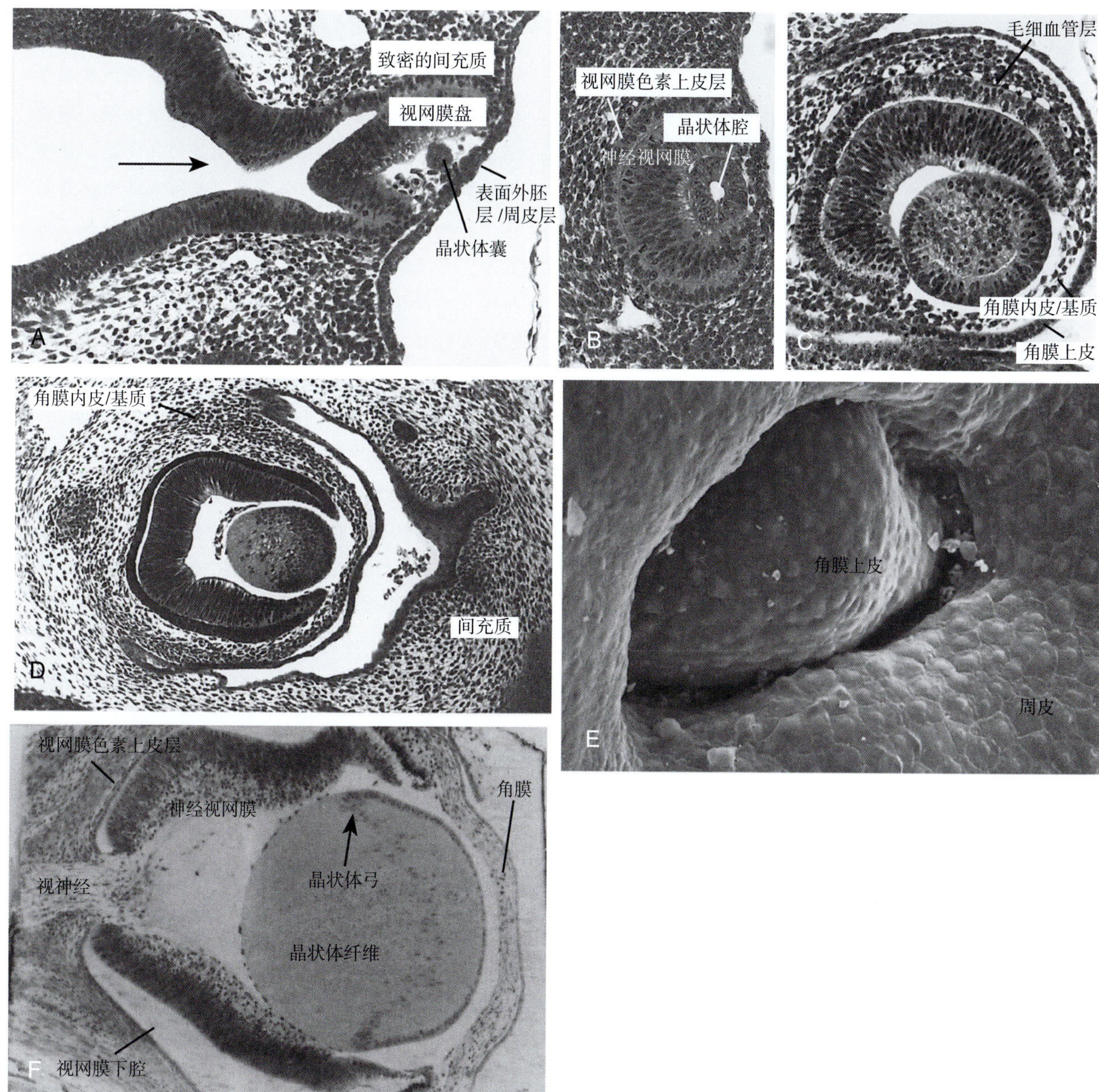

图 2-2　哺乳动物眼部早期发育的组织学和扫描电镜图（时间顺序 A ～ F）

A. 视泡空腔通过视柄空腔与前脑室沟通。B. 包含独立晶状体腔的晶状体泡占据整个视杯，此时视杯包含两层结构，外层为视网膜色素上皮层，内层为神经视网膜。C. 间充质聚集在视杯周围并迁徙跨过视杯边缘，形成表面外胚层来源的角膜上皮下的角膜内皮 / 基质。在视网膜色素上皮层下方，血管间充质已经形成一排明显的血管，即葡萄膜毛细血管层或假定的脉络膜。D. 在视网膜色素上皮层可见色素沉着，晶状体视网膜间隙包含血管间充质。间充质包裹着发育中的眼球，已经形成两层：外层为致密的无血管层（将发育成巩膜）；内层为血管层（将来发育成脉络膜）。在新形成的眼睑下方是结膜囊。E. 眼睑闭合前的胚胎角膜上皮表面和周皮顶端的扫描电镜图。F. 晚期胚胎的眼球具有发育良好的角膜，体积较大的晶状体包含着初级晶状体纤维，它的细胞核形成晶状体弓。神经视网膜与视网膜色素上皮层是分开的，形成大的视网膜下腔。轴突已经开始沿着视神经迁移。原始放大倍数：A. × 120；B. × 180；C. × 160；D. × 55；E. × 100；F. × 65（经许可引自 McMenamin & Krause，1993）

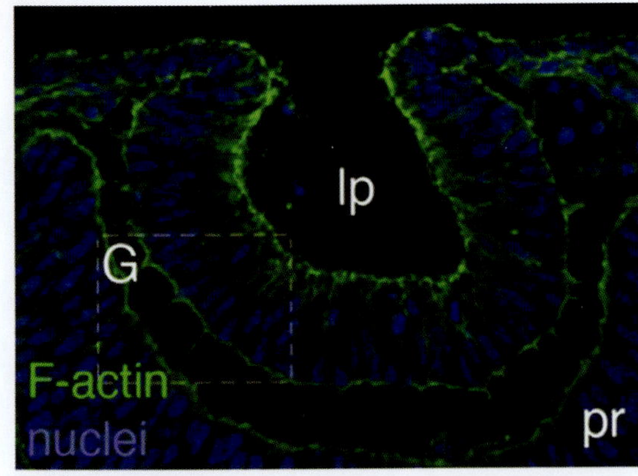

A

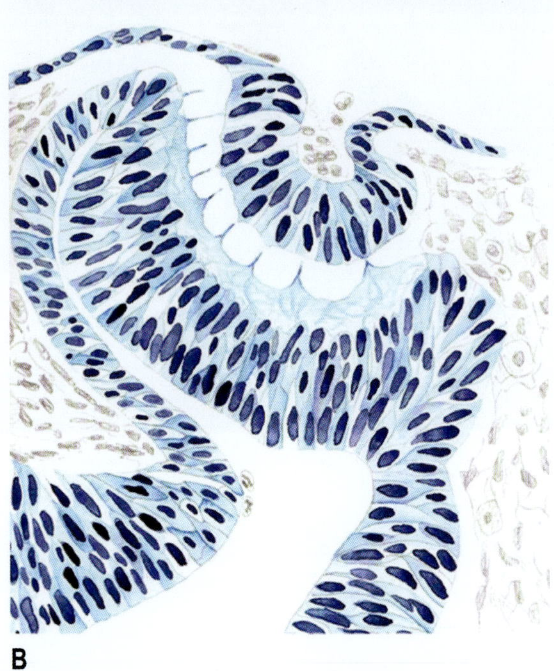

B

FIGURE 2-3 Transient, F-actin-filled processes connect lens and retina during lens pit–optic cup invagination in the mouse eye (sections from cytoplasmic protrusions interepithelial processes containing filamentous actin (F-actin, green) are clearly seen between the lens and future retina from E9.5 to E11.0 (embryonic days/post-conception). Equivalent interepithelial processes were described in the early human eye many years ago by Ida Mann. lp, lens pit; pr, presumptive retina. Scale bars: 20 μm. Nuclear staining (Hoechst 33258, blue). (Part A reproduced from Chauhan et al., 2009, with permission; Part B redrawn from Mann, 1928) ★

知识关联 2-1　眼组织缺损

眼组织缺损（一种突变）一词在临床上常用于描述鼻下象限虹膜、睫状体或脉络膜的缺损。缺损经常是双侧散发，并不会引起明显的并发症。主要由（鼻下）视裂闭合不全所致，其结果是干扰葡萄膜组织的正常诱导和形成。虹膜缺损表现为鼻下方基质、平滑肌和色素上皮的缺损。睫状体缺损特点为睫状突的缺失和偏小肌肉的出现。邻近的晶状体因小带纤维的缺失形成锯齿状。在部分复杂畸形和异常（三体性）相关的缺损中，可能出现中胚层组织长入晶状体后间隙，伴脂肪和软骨组织的形成。

视网膜缺损可能比较大并延伸至视盘区。在邻近缺损部位的视网膜中，神经母细胞的增殖导致玫瑰花结样结构的出现。缺损部位为视网膜色素上皮、Bruch 膜和脉络膜，但下面的巩膜仍保持正常。许多视网膜缺损病例缺损部位存在源自视网膜的神经胶质和血管组织的内生。缺损与 *CHD7* 基因突变间有关系。60% ～ 65% 的 CHARGE 综合征患者存在 *CHD7* 基因突变［CHARGE 综合征患者的临床表现，即先天性虹膜缺损（C）、心脏病（H）、后鼻孔闭锁（A）、生长和（或）发育迟缓（R）、生殖器发育不良（G）、耳畸形（E）］。大多数突变的基因会导致 CHD7 蛋白链异常缩短及功能丧失，使染色质重塑和基因表达的调节不能正常进行。

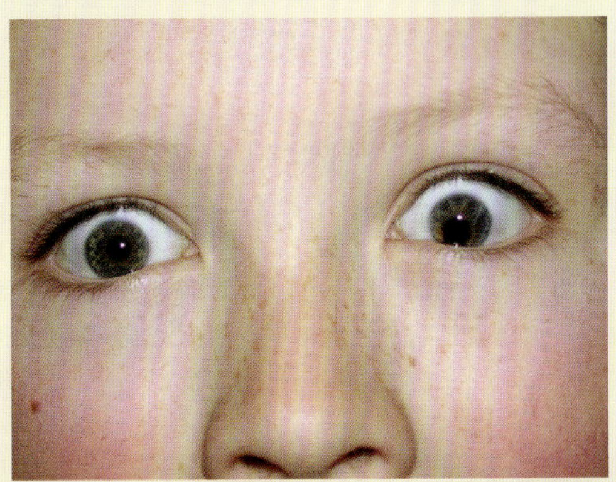

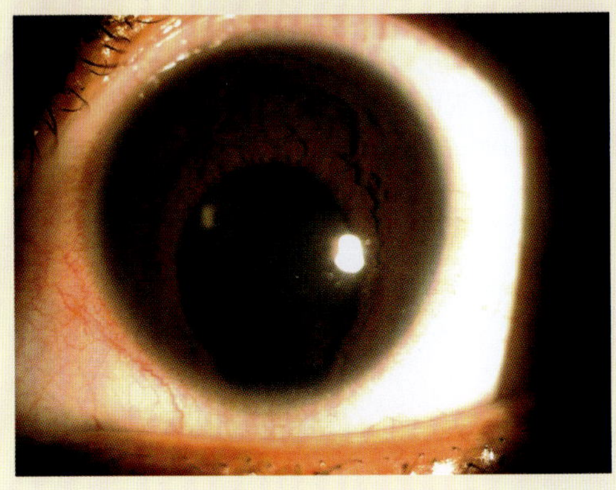

★图 2-3 因版权问题不允许翻译。该图显示的是小鼠妊娠期间在晶状体凹 – 视杯内陷的发育过程中，F- 肌动蛋白（F-actin）（A. 绿色；B. 细胞核染为蓝色）的暂时性突起将晶状体和视网膜连接起来的情形。lp. 晶状体凹；pr. 假定视网膜

知识关联 2-2　神经管和视泡的畸形与遗传因素

主要发生在胚胎发育的第 1 个月，包括：

1. 无眼　罕见，在英国婴儿先天性无眼症的发病率为（0.4 ～ 2.9）/10 万。由视泡形成缺陷引起，眼眶内没有眼组织，但眼外肌（中胚层来源）和泪腺组织［外胚层来源，最近有综述（Graw，2019）指出有大约 145 个基因与无眼相关］存在。*RAX* 和 *SOX2* 基因的突变与无眼畸形有关（表 2-1）。

2. 真性小眼球和小眼畸形　先天性小眼畸形的发病率为（10.0 ～ 10.8）/10 万。该病症是由于视泡形成后未能正常发育，导致眼眶内的眼球未充分发育，即小眼球症。其中真性小眼球是指视泡形成后没有适当的继续发育过程，造成眼眶内只有一个发育不完全的眼（侏儒眼）。小眼畸形是指眼球虽小，但还可辨认眼的各部结构，如晶状体、脉络膜和视网膜。小鼠突变小眼（Sey）的 *Pax-6* 有单倍体不足。人类 *PAX-6* 的一个突变拷贝可导致无虹膜症（虹膜异常）和小眼畸形。但纯合子缺失导致真性小眼球。

3. 独眼畸形　由 *Shh* 或 *SIX3* 突变所致中线缺损引起。

4. 并眼　两眼的融合可能是两视泡之间间充质组织的畸形或错误的诱导过程导致。只有极少数情况出现并眼，多数则是有两个可辨认的角膜和晶状体，以及部分虹膜和睫状体结构。中线巩膜和葡萄膜组织可能缺失，视神经可单可双。这类畸形可能与 18 号染色体的缺失有关。

表 2-1　眼部发育的关键基因

小鼠基因	人类基因	表达模式	小鼠突变体中的眼部缺陷	人已知相关基因突变的眼部缺陷
Sox1、*Sox2*、*Sox3*	*SOX1*、*SOX2*、*SOX3*	中枢神经系统、感觉基板、*Sox2* 在前部神经外胚层及晶状体板	小眼畸形、白内障	无眼畸形
Otx2	*OTX2*	前部神经外胚层，未来的前脑		从双侧无眼到视网膜营养不良一系列表型
Rax	*RAX*	前神经板、视泡、发育中的视网膜、光感受器	无眼	无眼畸形
Pax-6	*PAX-6*	前神经板、视沟、视杯和视柄 表面外胚层（未来的晶状体、角膜和结膜上皮） 在间充质细胞中微弱表达	小眼畸形、白内障、虹膜发育不全、虹膜角膜分离不全、角膜缺陷	无眼畸形、前节发育不全、先天性青光眼、Peters 异常、Axenfeld-Rieger 综合征（无虹膜）
Six3	*SIX3*	假定的眼区	神经视网膜缺失	前脑无裂畸形
Pitx3	*PITX3*	发育中的晶状体泡	晶状体柄永存、晶状体畸形	先天性白内障、角膜白斑、Peters 异常
Chd7	*CHD7*	神经外胚层、晶状体泡	CHARGE 样改变、干燥性角结膜炎	CHARGE 综合征（知识关联 2-1）
Maf	*MAF*	晶状体板、晶状体泡、初级晶状体纤维（与 Sox1 一起作为 α- 晶状体蛋白基因的转录因子）	晶状体纤维伸长缺陷、晶状体泡不能从表面外胚层分离	晶状体缺陷、角膜和虹膜缺陷（虹膜缺损）、Peters 异常
Foxe3	*FOXE3*	晶状体板	晶状体不能从表面外胚层分离	Peters 异常、后胚胎环、白内障
Pitx2、*Fox1*	*PITX2*、*FOX1*	眼周间充质（假定的角膜、眼睑、小梁网、眼外肌）	前节异常	虹膜房角发育不良、Axenfeld-Rieger 综合征、50% 发展成青少年青光眼
Crya、*Cryb*、*Cryg*	*CRYA*、*CRYB*、*CRYG*	晶状体	不同类型的白内障	不同类型的白内障

同源并且连续。

在胚胎发育的第 8 周即最后一周（图 2-1F 和图 2-2F），神经节细胞轴突逐渐从内层视网膜向视柄生长。这些轴突穿越整个视柄到达脑部，形成视神经。胚胎第 8 周的主要标志性事件还包括次级晶状体纤维、晶状体缝合和次级玻璃体的形成。

总之，到胚胎发育末期，眼部结构主要表现为一个神经外胚层来源的两层视杯结构，包含一个表面外胚层来源的晶状体。两者都被分为内外两层的致密的间充质包裹。这些间充质包含一个致密的外层（发育为将来的角膜和巩膜）和一个血管化内层（将来发育为脉络膜和虹膜、睫状体的基质）。在此阶段，人类胚胎头臀长度约 30mm，眼直径为 1.5 ~ 2.0mm（图 2-1F 和图 2-2F）。

一、眼发育的基因调控

无脊椎动物和脊椎动物通过表观遗传发育，从原始前体生物逐渐发育出各自决定性的特点。目前已经明确，基因通过级联表达调控表观遗传发育。也就是说，早期表达的调控基因启动了发育过程并诱导下游基因表达，继而引起更下游的基因表达。如此递进，直到激活编码特定细胞、组织的具体结构及功能特点的基因。明确的证据显示，这些基因级联在昆虫、鱼类及哺乳动物的整个进化过程中是十分保守的。全球范围内不同的研究组对果蝇、斑马鱼及小鼠的研究最为集中。目前的研究已经阐明了一些在眼发育过程中起关键作用的基因，其中一些基因在进化过程中是高度保守的。一些来自动物研究的线索有助于临床上对先天缺陷的患者进行 DNA 筛查，这些研究有助于揭示单基因突变如何导致先天异常。眼的相关研究则科学地提供了许多实际例子（表 2-1）（参见第 3 章）。

所有动物胚胎的基本形体模式最初都是由一组称作选择子或开关基因的调节基因建立的，如果蝇的母体效应基因建立了纵向或前后（头 - 尾）轴、背 - 腹轴及左 - 右轴。合子型基因是另一组基因，该基因在母体效应基因之后开启。分节基因诱导的改变导致另一组选择子基因的表达，即同源异型基因（homeotic gene）。该基因编码了 DNA 上的同源异型盒（命名为 *Hox* 基因）。这些基因继而调控了很多下游基因，故被称作主控制基因。

Hox 基因的活化在胚胎最初表现一致的体节分化方面起重要作用。通过更早的体节基因表达的诱导分化为颈部、胸部、腹部、骶部及头颈部体节，尤其是鳃弓和脑部的进一步细分。

配对框（*Pax*）基因编码的转录因子在调节无脊椎动物及脊椎动物早期发育方面发挥作用，也被认为是主控制基因。在脊椎动物中 *Pax-6* 和 *Pax-2* 是重要的眼部转录因子。

二、视区转录因子

哺乳动物（必须认识到大部分研究都是在小鼠上进行的）的视区转录因子（EFTF）包括 Pax-6、Rax、Six3 和 Lhx2。这些转录因子以相互重叠的方式在前神经板或未来的前脑上眼原基或眼部对应的位置成对表达（图 2-4）。有证据显示，Otx2（一个前脑发育的关键转录因子）可能和 Sox2（一个神经外胚层转录因子）协同作用，继而激活 Rax 在视区的表达。而 Rax 的表达可以激活 Pax-6、Rax、Six3 和 Lhx2。在小鼠模型及人类的突变效应中，可以观察到这些转录因子在胚胎发育早期所起到的重要作用（表 2-1）。

原始视区位于神经外胚层前部的一个区域，该区域有两个半球。之后分裂成左右两个独立区域。至少两个分子［即音猬因子（Shh）和 Six3］，参与了这一早期的形态学发生过程。如果这一过程受到干扰，分裂就不能顺利完成，将会导致独眼畸形或单一中线眼畸形。

Pax-6 在场前部神经上皮及形成晶状体板的上皮中表达。该基因定义了一群相关的细胞，这些细胞能够向眼部组织（神经视网膜、RPE、虹膜上皮、睫状体上皮、晶状体及角膜上皮）分化。该基因对维持视泡内细胞（及中枢神经系统其他区域）的生长和增殖也起到十分重要的作用。*Lhx2* 突变的小鼠，虽然能够形成视泡，但不能形成视杯。Lhx2 和 Pax-6 这两个转录因子对形成正常的视杯及诱导视泡表达 Six6（对诱导分化形成视网膜起关键作用）同时发挥重要的作用。视泡最终将分化成神经视网膜、RPE 和视柄。沿着背腹、身体中央轴的信号通路的差异性表达决定了组成视泡的几个部分的边界。也就是说，视泡向下游的分化反过来又受转录因子调控（图 2-4），如 Pax-2 和 Pax-6 的表达存在对抗的关系，Pax-2 的表达大部分限制在未来视柄的腹侧（该部位对脉络膜裂的顺利闭合是必需的），而 Pax-6 的表达则更加靠近背侧，而且与形成 RPE 及神经视网膜的关系更为紧密。在视泡中，这些细胞固有的信号通路并不是决定分化、发育的唯一因素。还有一些外在的因素，包括转化生长因子 -β（TGF-β）、成纤维细胞生长因子（FGF）、Wnt 家族及 Shh 等参与视泡的功能性分化。例如，FGF9 在假定 RPE 中的异位表达可促进神经视网膜的形成，而

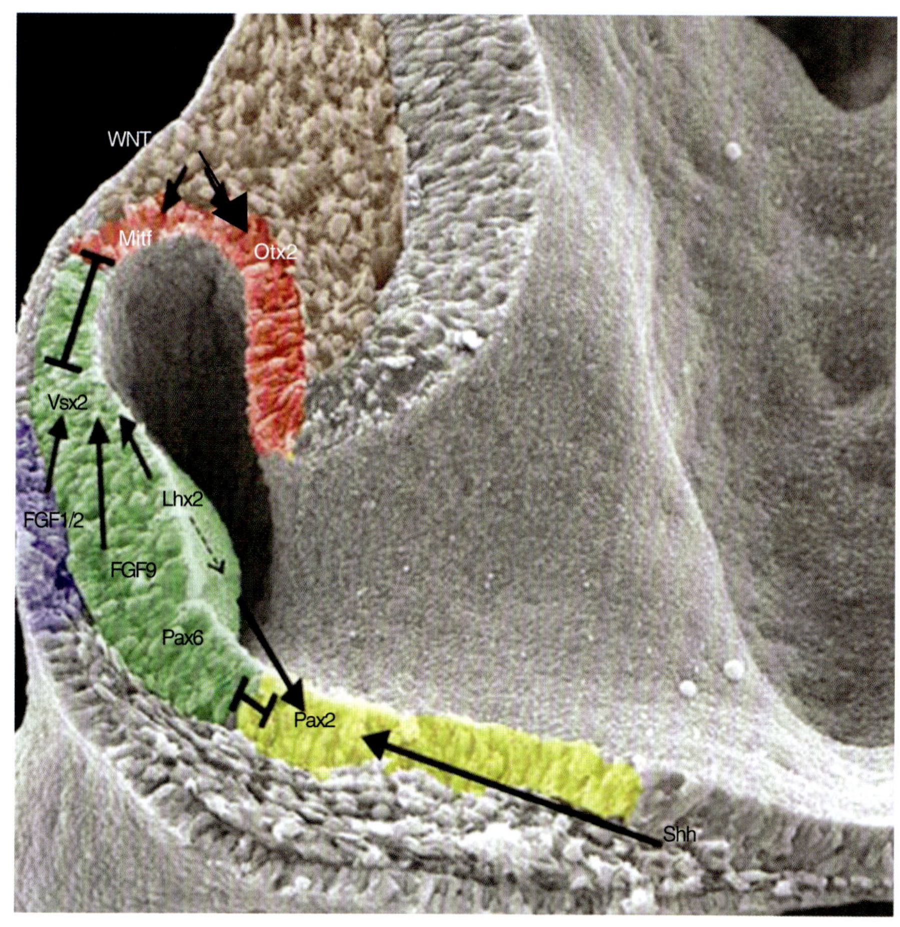

图 2-4　信号网在视泡中建立的边界

背侧在顶端，腹侧在左侧［注意视柄内腔与前脑泡相沟通（左侧）］。视泡划分成将来的 RPE（红色，背侧）、神经视网膜（绿色，中部）及视柄（黄色，腹部）。细胞外信号通过激活转录因子将视泡划分为若干部分（图中若干转录因子详细说明了表达这些转录因子的组织类型）。这些转录因子通过相互抑制来调节视泡的分化。晶状体基板表达成纤维细胞生长因子（FGF）配体（对神经视网膜的分化很重要），在图中标记为蓝色（经许可引自 Heavner W，Pevny L. Eye development and retinogenesis. Cold Spring Harb Perspect Biol，2012；4：a008391）

未来的 RPE 中经典的 Wnt 信号的失活，会使 RPE 转分化成神经视网膜。

第四节　神经嵴及中胚层衍生的眼周间充质

多年来，人们都认为中胚层以与躯干分化相似的模式，产生头颈部多数间充质及其衍生组织。

大量有关鸟类和哺乳动物的实验研究表明，头部区域的间充质有两个来源，分别是神经嵴（中外胚层）和中胚层。神经嵴细胞起源于前、中和后脑的神经外胚层 - 表面外胚层的连接处（在神经褶尚未融合前）。这些细胞向鳃弓的腹侧及前脑的嘴侧迁移，发育成视杯；这些神经嵴细胞也以一种高度有序的方式迁移到面部。细胞外基质中的一些成分，如纤连蛋白和糖胺聚糖（图 2-5）对这种迁移起引导作用。脑神经嵴的发生和迁移方式与 *Hox* 基因家族的表达产物（位于后脑的菱脑节）密切相关。在面部区域，神经嵴细胞对中胚层来源的组织，如骨、软骨、结缔组织、脑膜、眼及眼周结缔组织（通常不起源于躯干神经嵴）的形成起重要作用。这些神经嵴细胞还能分化成黑色素细胞、背根神经节类似物（第Ⅴ、Ⅶ、Ⅸ及Ⅹ对脑神经的感觉神经节）、副交感神经节（睫状、耳、翼腭和下颌下神经节）。

与头部神经嵴细胞迁移同时发生的还有视柄的收缩，从而在视柄和表面外胚层之间建立了一个通道，中脑嵴细胞主要通过这一通道迁移。当这些细胞接触到视杯腹侧的脉络膜裂时，就停止迁移。

轴旁中胚层（体节和位于较不明显的嘴部的体节球）形成了颅骨大部分的底和壁、颅脑所有的随意收缩肌肉

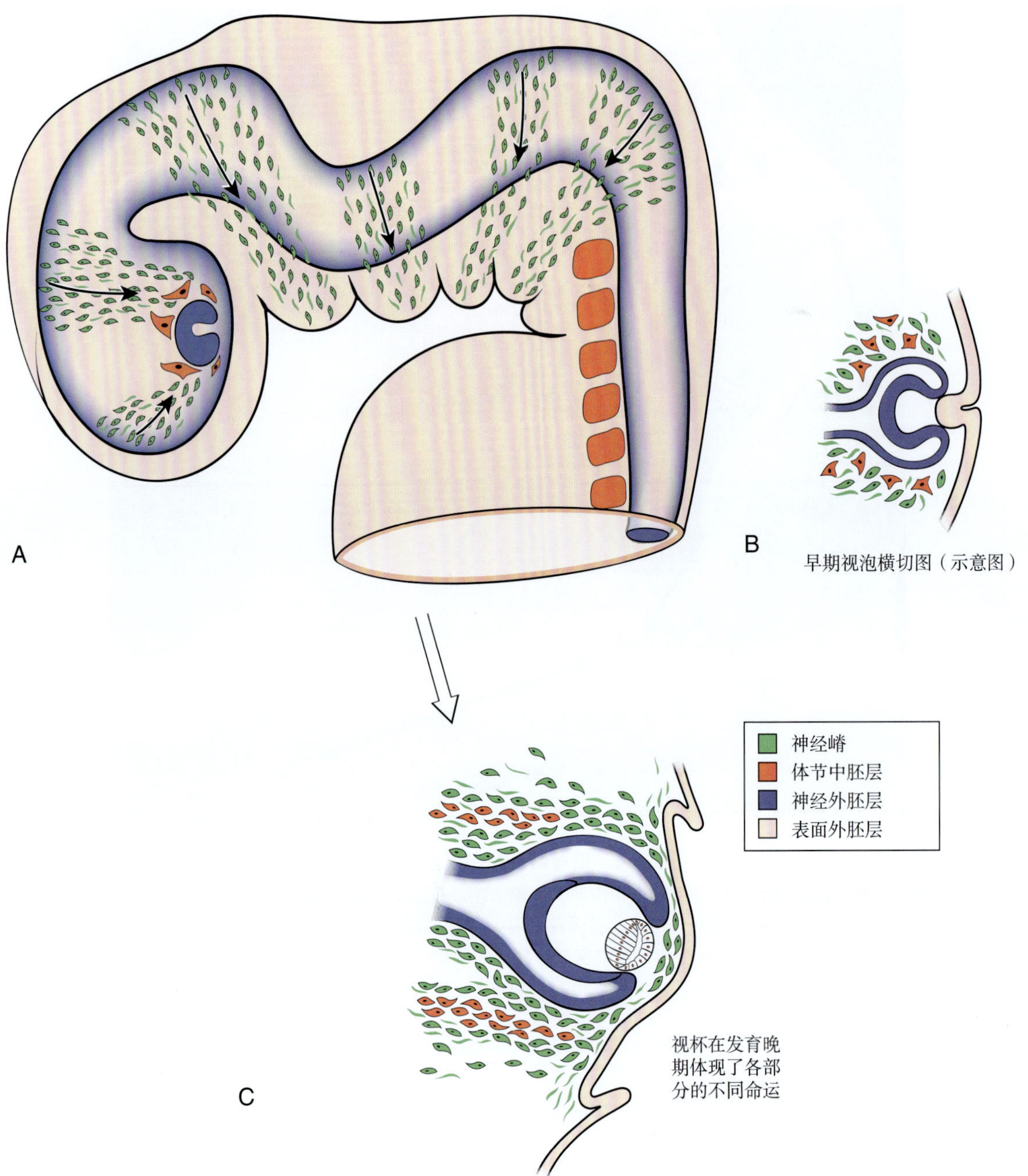

图 2-5 表面外胚层、神经外胚层、神经嵴和体节中胚层在早期发育时的相互作用及最终对眼和周围组织的贡献

（包括眼外肌）、血管内皮细胞、真皮、头部背侧结缔组织及前脑尾部的脑膜。鳃弓中，7 个位于嘴侧的体节球以分段的形式进行分化。它们可影响神经嵴细胞迁移分化，并且能够直接作用于眼周间叶细胞，故在眼部发育中起到重要的作用（图 2-6）。

总体来说，中胚层来源的间叶细胞对眼周结缔组织发育所起到的作用比既往鸟类研究结果所提示的更为重要。

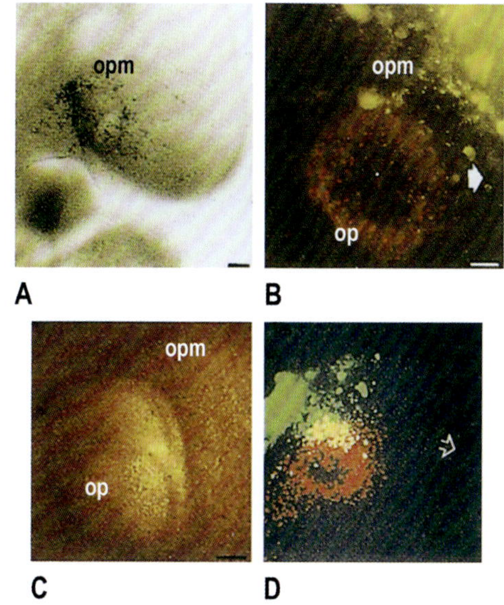

FIGURE 2-6 Colonization of the periocular mesenchyme (opm) by cells derived from somitomere I in the mouse embryo. In (**A**) the cells have been labelled with X-gal (blue) and in (**B**) with DiO (green fluorescence). In (**B**) the red cells are DiI-labelled neural crest cells. (**C**) A bright field view of the same specimen showing the orientation of the optic vesicle (op) and periocular mesenchyme (opm). (**D**) A confocal image showing the co-distribution of the two cell populations showing that neural crest cells are found in both the neural epithelium of the optic vesicle and in the surrounding mesenchyme where they share territory with somitomeric-derived mesenchyme (yellow indicates areas of overlapping distribution but not double-labelled cells). Arrow points rostrally. Bar, 500 μm. (Reproduced from Trainor and Tam, 1995, with permission.)★

第五节　起源于神经上皮的神经视网膜和视网膜色素上皮

视网膜盘是视泡增厚的部分，将分化成神经视网膜。视泡最外侧较薄的一层将形成 RPE。视泡的这些层次在视杯边缘相连续并且发生急剧的形态学改变（图 2-1B、C 和图 2-2A ～ D）。虹膜和睫状体的神经上皮成分起自视杯边缘，并最终形成瞳孔缘。由于视杯的反折，原始神经视网膜的顶端逐渐与 RPE 的顶层相连接，填满了视网膜内间隙（图 2-1C）。随着发育过程中或成体脑室区内壁室管膜细胞出现纤毛，背侧的原始神经视网膜和将来的 RPE 也会出现纤毛。发育的后期，神经视网膜的纤毛对视杆细胞和视锥细胞的形成十分重要。RPE 的纤毛会逐渐退化。

一、神经视网膜的轴位

我们现在对视网膜发育时轴位有了更好的理解，它在定位视网膜拓扑投射上有决定性的意义。小鼠研究显示，视杯的内层内陷形成神经视网膜，它建立了 3 个轴位：背腹侧、鼻颞侧和前后侧。之后，视柄相对于这几个轴位向下行走（图 2-7）。除了同源异型结构域转录因子 Vax 家族，背腹侧发育中重要的同源异型结构域基因是 *Pax-6*（在背侧表达最高）和 *Pax-2*（在腹侧表达最高）。*Vax-1* 在视柄上表达，而 *Vax-2* 在腹侧到背侧有一个陡峭的梯度变化。叉头转录因子 FOXD1 和 FOXG1 对鼻颞侧的发育进行调控。

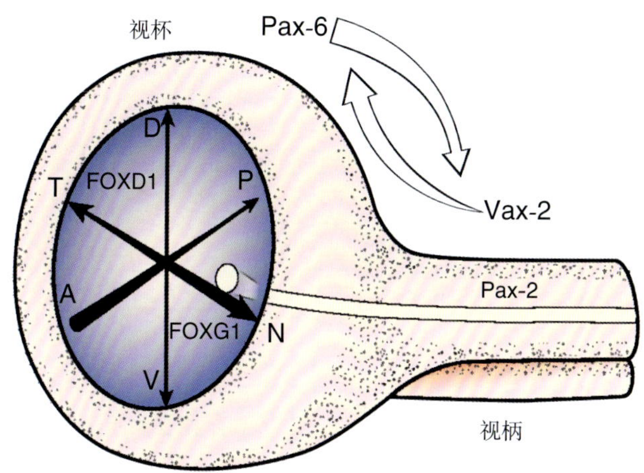

图 2-7　不同转录因子的差异性表达对视杯和视柄的轴位调节作用，决定视网膜背腹侧（D-V）、鼻颞侧（N-T）或前后侧（A-P）轴位的区域特异性

二、视网膜形态发生

原始神经视网膜包括外层核区和内层无细胞区或边缘区。外层核区与神经管中增殖的神经上皮是同源的。视杯的内外两层都附着于其各自的基底膜上：内层基底膜形成内界膜，外层基底膜将形成 Bruch 膜的一部分。视网膜层的分化起始于后极孔，以离心的方式进行，因而在同一只眼中可观察到视网膜分化的不同阶段。原始神经视网膜在核区外层的有丝分裂最为活跃（图 2-8A）。在妊娠 7 周左右（胚长 16 ～ 20mm），新形成的细胞向玻璃体方向迁移到边缘区形成内神经母细胞层。外层的有核区现在称为外神经母细胞层（图 2-8B 和图 2-9A）。这两个神经母细胞层被一个无细胞区（过渡层：

★图 2-6 因版权问题不允许翻译。该图显示的是小鼠胚胎第 1 体节段中细胞及外周间充质细胞的集落化。A. X-gal 标记（蓝色）；B. DiO 标记（绿荧光）及神经嵴细胞 DiI 标记（红色）；C. 明视场观察；D. 共聚焦图像，黄色表示叠合分布。op. 视泡；opm. 眼外周间充质

Chievitz 层）分开。早期形成内神经母细胞层的分化细胞将来发育为神经节细胞、Müller 细胞（放射状神经胶质细胞）和无长突细胞。采用嵌合体小鼠模型的大量研究证实，这些细胞克隆向玻璃体方向呈放射状排列，随着视网膜开始分层，这些来源于原始克隆的细胞开始增殖分化，表现为柱状。之后，一些细胞向侧面分散开。

因为神经节轴突的伸长和向视柄区汇聚，内神经母细胞层内面逐渐出现可以辨认的神经纤维层。内神经母细胞层的突起相互缠绕形成的区域内丛状层在妊娠 10.5 周可以辨认，并掩盖了 Chievitz 过渡层（图 2-8C 和图 2-9A）。一个新的中间有核层，即内核层，在后极部视网膜出现，并包含了无长突细胞和 Müller 细胞，稍后双极细胞和水平细胞从外神经母细胞层分化出来，并迁移至这个新的有核层（图 2-8C）。外神经母细胞层剩余的成分会形成含感光细胞（视杆细胞和视锥细胞）的外核层。从此层发出的纤维与内核层发出的纤维混合组成了新的视网膜外丛状层（图 2-8D）。视网膜外界膜本身并不是一层膜结构，在发育早期阶段，是由相邻神经母细胞间的紧密连接构成的（图 2-10B）。

其他视网膜发育中的重要标志包括：①视锥细胞足的突触发生在 4 个月左右，但视杆细胞小球直到 5 个月后才出现；②光感受器外节段的形成开始于 5 个月左右；

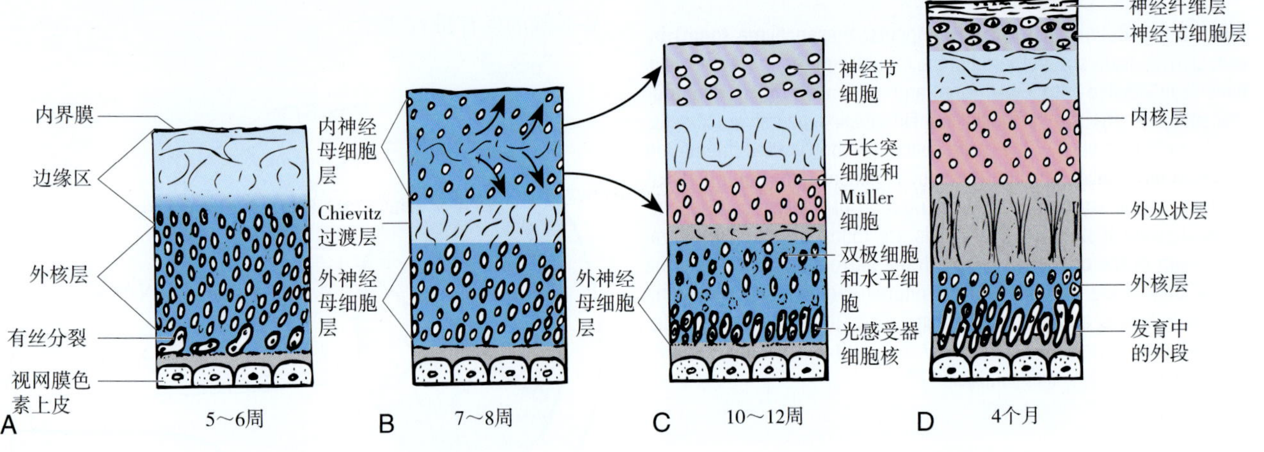

图 2-8　人眼早期视网膜形态的发生，箭头所示为细胞运动的主要模式

③水平细胞在 5 个月左右可以辨认；④小胶质细胞（固有组织巨噬细胞）通过视网膜血管和外周视网膜下区域进入视网膜（10 ～ 12 周）；⑤内界膜下的 Müller 细胞终末扩增体于 4.5 个月左右成熟，同时可以辨认出它们在视杆细胞和视锥细胞之间的突起。

神经视网膜细胞分化的启动部分取决于 Shh（音猬因子）和 FGF 信号。此外，一些 bHLH（螺旋 - 环 - 螺旋）基因转录启动子也可能在神经元的分化中有决定性的作用。NOTCH1 信号在调节神经胶质细胞（尤其是 Müller 细胞）的分化上也起重要作用。

三、黄斑和中央凹的发育

黄斑发生最初表现为在 4.5 个月左右，在视盘颞侧局部神经节细胞密度增加。到 6 个月时，神经节细胞层在此区域有 8 层或 9 层细胞。而增厚不成熟的外核层主要由不成熟的视锥细胞组成。在第 7 个月，神经节细胞逐渐被挤占，形成中央凹陷；在第 8 个月，中央凹区域大约有两层神经节细胞，出生时减至一层。出生后第 4 个月，内核层和神经节细胞层退缩到中央凹的边缘，在中央凹区域只保留了视锥细胞核。内外节段的拉长发生在接下来的几个月中。

四、周边视网膜

直到妊娠 10 ～ 12 周，视网膜外周才延伸到视杯边缘 50 ～ 100μm（图 2-2F）。到第 14 周，视网膜在新形成的纤毛褶后终止，形成较小的平坦部。但是，发育完全的睫状环和简单形成的锯齿缘直到第 6 个月才出现。睫状环和从锯齿缘到眼赤道部的区域在出生后随着眼球的持续生长而继续生长，直到 2 岁左右眼球停止生长。视网膜的面积在出生时约为 600mm^2，2 岁时达到 800mm^2。

五、视网膜血管的发育

合并到脉络膜裂的血管为玻璃体动脉，属于眼动脉

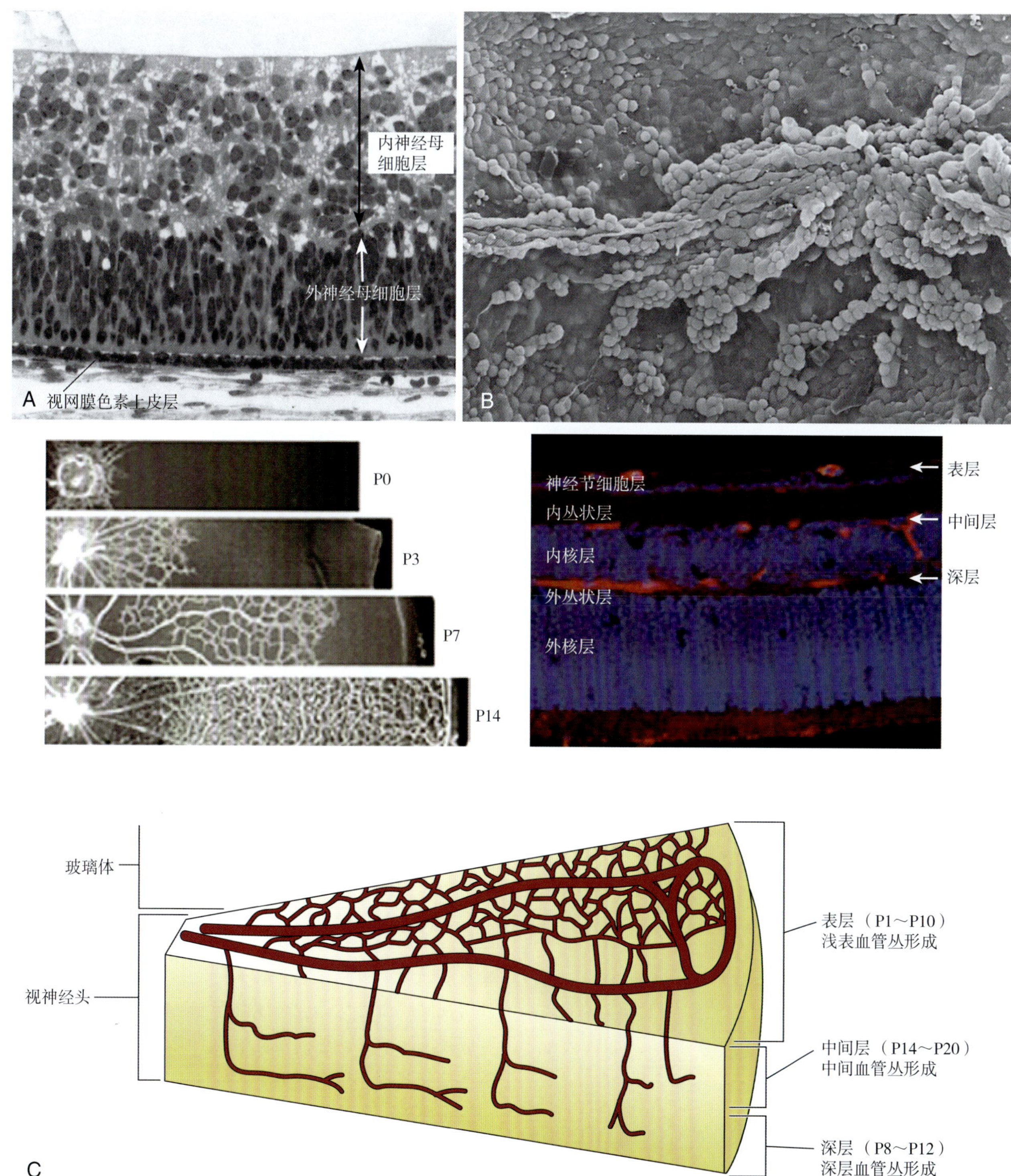

图 2-9　A. 人胚胎视网膜（12 ～ 13 周），显示内神经母细胞层和外神经母细胞层。内神经母细胞层已开始分化，Chievitz 过渡层已消失。原始放大倍数：×115。B. 视网膜表面正在分支的内皮细胞和支持细胞（视网膜血管前体细胞）形成的索状结构扫描电镜图。原始放大倍数：×55。C. 小鼠视网膜血管发育的图解

的一个分支，眼动脉是颈内动脉的分支（图 2-11A）。玻璃体动脉从视柄的中央一出现，就在晶状体表面和原始神经视网膜边缘区之间延伸。随着视杯的生长和玻璃体腔的形成，玻璃体动脉延长、经过玻璃体管内的原始玻璃体到达晶状体后表面。

在发育第 4 个月的早期，新生血管芽从视盘部位的玻璃体血管中长出。其中包含内皮细胞、未来的胶质细胞和巨噬细胞。内皮细胞形成新的管腔，约以每天 0.1mm

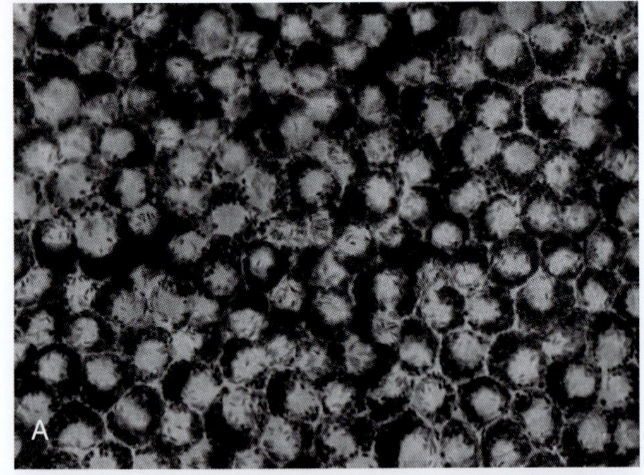

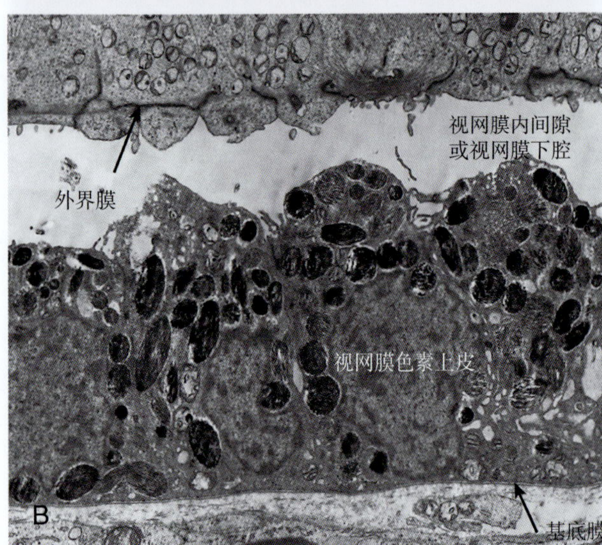

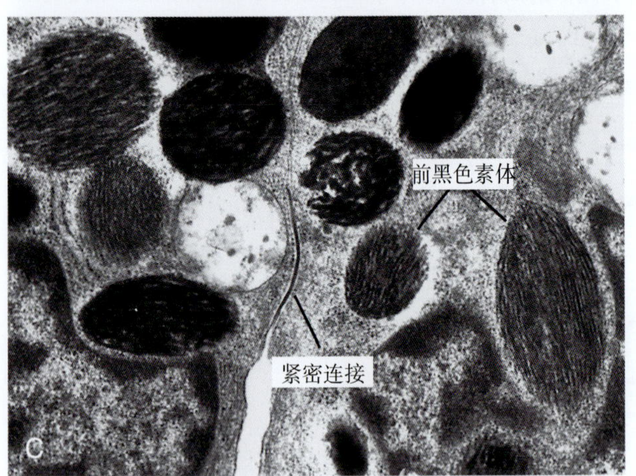

图 2-10 A. 人胚胎视网膜色素上皮层（15 周）正面观，显示规则的六边形排列（原始放大倍数：×100）；B. 人胚胎视网膜色素上皮层（12 周）的透射电镜图（原始放大倍数：×4100）；C. 靠近人胚胎（22 周）顶端的前黑色素体和紧密连接（原始放大倍数：×16 000）

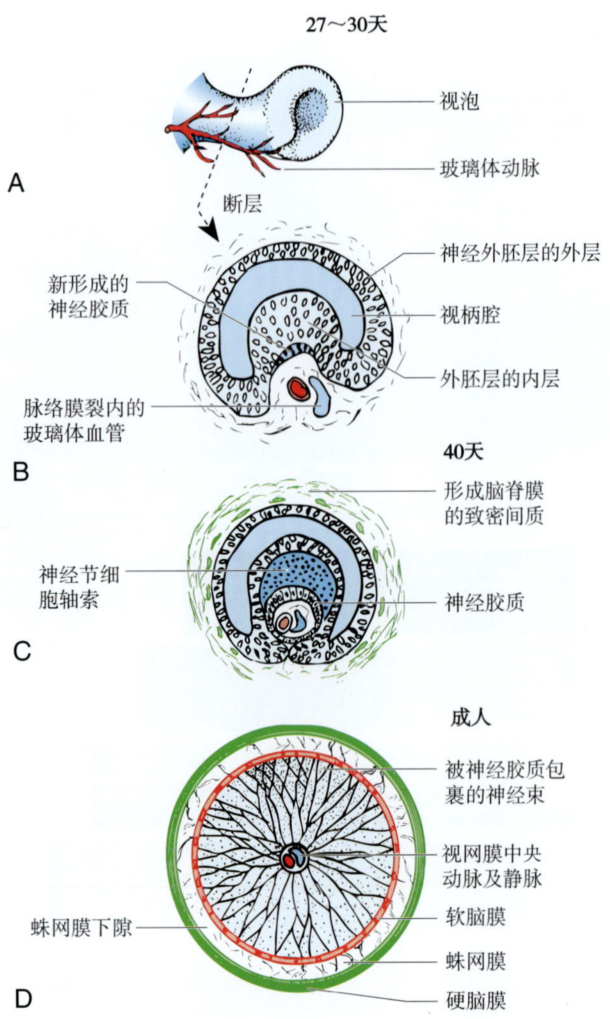

图 2-11 视柄和视神经发育过程中的重要事件

的速度，沿着神经纤维层向周边视网膜延伸，在第 8 个月时到达视网膜锯齿缘。同时，分裂的血管内皮细胞穿透神经视网膜层到达外核层的外边界，此过程直到第 9 个月才完成。由此它们形成了一个多角形的血管网，即外层视网膜血管丛。玻璃体血管神经视网膜内的部分发育成视网膜中央动脉，发育中的毛细血管被不成熟的缝隙连接和紧密连接划分为不同的区域，它们的基底膜仍未发育成熟。大量研究表明，小鼠视网膜血管在发育过程中首先在视网膜表面生长，然后穿透形成中间层和深层（图 2-9C），因为相关动物模型已被广泛应用于氧和血管内皮生长因子（VEGF）在妊娠期（在小鼠模型中多为出生后）正常视网膜血管形成中的作用及其与早产儿视网膜病变相关性的研究中。早产儿视网膜病变一般发生在当该早产儿被置于高氧环境中以辅助呼吸增加存活机会的情况下，这使得本应在妊娠晚期正常形成的视网膜血管被破坏，好在这种情况的发生已逐渐减少。当早产儿从这种高氧环境离开时则可能导致异常的血管生成，从而引起失明（知识关联 2-3）。

知识关联 2-3　早产儿视网膜病变

氧分压的变化对视网膜毛细血管网的形成产生复杂的作用。由于早产儿的肺尚未成熟，为了帮助早产儿呼吸，会将他们安置在氧浓度较高的环境中。高氧环境会导致视网膜血管化延迟或减少。当他们回到正常氧分压环境时，视网膜组织会经历一个相对的缺氧状态。这种缺氧会导致视网膜释放血管内皮生长因子（VEGF），继而导致视网膜和玻璃体异常新生血管化，在临床上称之为早产儿视网膜病变（ROP）或晶状体后纤维增生症。随着很多国家现代新生儿监护技术的进步，许多胎龄较小、体重很低的早产儿都能够存活（曾被认为很难存活）。出生体重低和胎龄小使得视网膜病变的发病率增加。在体重 1101 ～ 1200g 的早产儿中，视网膜病变的发病率约为 40%，而在体重 501 ～ 600g 的早产儿中，视网膜病变的发病率高达 90% 以上（图片由 S. Tahija 医生提供）。

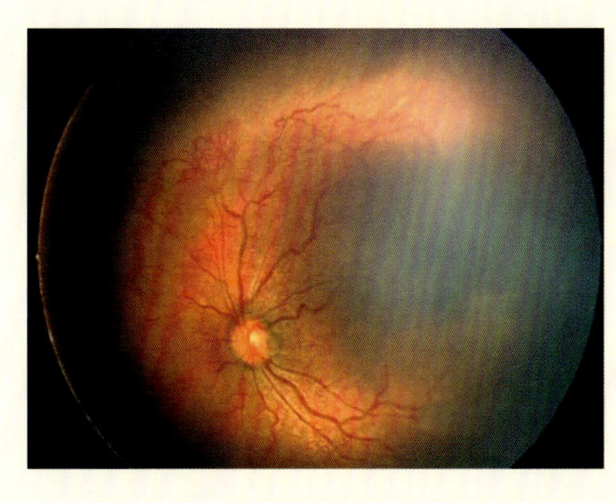

六、视网膜色素上皮的发育

在眼的发育过程中最为惊奇的事件之一是胚胎 RPE 中色素的出现，最早发生在受精后 28 天（胚胎 6 ～ 7mm 时）。RPE 从视泡最中央发出，视泡最终发育为视杯（图 2-1B、C）。推测 RPE 表达 bHLH 转录因子 Mitf（图 2-4），这似乎依赖于经典的 Wnt 信号转导通路，在小鼠实验中已被证实，阻断这一信号通路将使 RPE 返回为神经视网膜。最初，RPE 只是包含分裂活跃的假复层柱状纤毛上皮（图 2-2B、C）。纤毛在色素形成中即消失。RPE 细胞为六边形、大小均一（图 2-10A），在切片上表现为简单的立方上皮（图 2-10B），虽然在周边视网膜处保持柱状形态的时间长一些。到第 4 个月，RPE 只有少量的顶端微绒毛，很少或没有基底部的内褶、基底侧面的原始指状突（图 2-10B）、成熟的顶端连接复合体和细胞内的前黑色素体（图 2-10C）。在发育的早期还发生有丝分裂，到出生时分裂基本停止；因此眼的生长和 RPE 本身的生长是通过已有细胞的增大或扩展实现的。RPE 基底膜将来发育为 5 层的 Bruch 膜的一种组分，在视杯期即可辨认。在第 10 周时，胶原纤维在基底膜出现；弹性纤维层最早在 3.5 个月时可以检测到，在妊娠中期时弹性纤维形成一层多孔的薄膜。

第六节　视神经和视盘发育

中空的视柄连接了前脑腔室（将来的第三脑室）和发育过程中的视泡腔室（图 2-1B 和图 2-1A）。它是由视泡近段区域的缢痕形成的，特别是在背侧与视泡远端的膨大协同发生（图 2-11A）。在此阶段（26 ～ 28 天），中空并充满液体的视柄腔壁由神经外胚层的细胞排列而成。在脉络膜裂腹侧视柄的内陷与视泡的内陷同时发生，导致了双层神经外胚层的形成和中间充满液体的狭窄腔室的最终闭合（图 2-11B）。视柄远端和腹侧区域的内陷过程导致了玻璃体血管和周围间充质成分的嵌入（图 2-11B）。视柄的边缘在前脑附近、玻璃体血管的上方开始闭合（5 ～ 6 周），并逐渐向远端延伸，此闭合滞后于视杯的闭合。视柄与正中矢状平面约成 65° 角，成人为 40° 角。

发育过程中视网膜神经节细胞的轴突向视柄位置生长，在到达视盘后，改变方向，在发育中的视神经的内层神经外胚层细胞之间向脑部生长。脉络膜裂很快闭合，在第 6 周后，视神经含有大量的轴突，包绕着玻璃体动脉和静脉。视柄外层的神经外胚层分化形成外周胶质套膜和筛板的胶质成分。Bergmeister 乳头是由神经胶质细胞和残留的玻璃体血管在视盘前形成的锥样结构。在一些个体中，可能在视盘持续存在。浓缩的间充质的外层形成视神经硬脑膜（与巩膜交融）。围绕在神经束周围形成隔膜的神经胶质细胞是由星形胶质细胞组成的。这些星形胶质细胞源自视柄内层细胞。围绕在独立的轴突周围的少突胶质细胞也起源于视柄内层细胞。这些独立的轴突髓鞘一直延伸到筛板后部。在第 3 个月时，由于眼颞侧增大，视神经向鼻侧移位。

视神经发育异常的临床相关内容详见知识关联 2-4。

知识关联 2-4

1. 视盘畸形 视裂后部不能闭合时，脉络膜缺损（位于鼻下方）会造成视盘畸形，这与巩膜的膨出（巩膜扩张）有关。也可以视盘边缘发生小凹的形式（视凹）出现，这是视网膜向脑膜和邻近视神经区域发生的“疝出”所致。浆液可以自小凹部位向黄斑下渗漏，引起视力丧失，故视盘小凹有重要的临床意义。

2. 中轴缺损或“牵牛花综合征” 对称性的视盘拉长和视盘陷凹有很多名称，这些异常可能是单侧或双侧的。最为严重的中轴畸形是“牵牛花综合征”，因缺损形态与牵牛花相似而得名。这种畸形可能与其他病因的视力异常混淆，但其特征性表现为视盘后移至视神经的髓膜内。此异常是因为视盘中胚层发育缺陷，即筛板未形成，在脑膜位置有脂肪和平滑肌存在。

第七节 眼纤维外膜发育

在 6 ～ 7 周，眼周间充质（可能来源于神经嵴和中胚层）开始在视杯部位浓缩（图 2-5，图 2-1D、E 和图 2-2C、D），这类间充质能分化形成内层血管膜（葡萄膜毛细血管层形成脉络膜基质、睫状体和虹膜基质）和外层的纤维膜，将来发育形成巩膜和角膜。

一、巩膜的发育

眼外肌插入部位间充质的聚集（角膜缘 - 赤道区）（图 2-2D）最明显，第 3 个月内，活化的成纤维细胞已嵌入由胶原、弹性纤维和糖胺聚糖组成的不规则细胞外基质中；第 12 周，已形成完善的纤维膜包被着眼后端直到视神经的部位，在此位置，结缔组织形成有孔的筛板，由胶质包被着神经节细胞轴突从此穿过。

二、角膜的发育

封闭晶状体凹上方的表面外胚层形成角膜上皮，系 3 ～ 4 层的复层鳞状上皮，其中基底层附着于一层薄的基底膜。第一群间充质细胞越过视杯边缘并穿越晶状体前表面与表面外胚层之间的空间向中心迁移，形成角膜内皮层（第 33 天左右）（图 2-2C）。在第 49 天前后，第二群间充质细胞开始从视杯边缘迁移，穿过角膜上皮基底层和内皮层之间的空间形成角膜基质（图 2-2D）。这两群间充质细胞都来源于神经嵴。与表面外胚层连续的角膜上皮层逐渐复层化，在接下来的几周内，眼睑逐渐形成并融合（9 ～ 10 周）（图 2-2D）。在 8 周左右，在合成活跃的成纤维细胞（此时可以称角膜母细胞）间可以检测到排列疏松的胶原纤维。角膜上皮层中间的翼状细胞直到 4 ～ 5 个月才出现（图 2-12A）。在此之前，角膜内皮层是两层结构，此时开始逐渐变成单层柱状，并最终形成鳞状单层，附着于一层较厚的基底膜上，即 Desçemet 膜的前身（图 2-12B）。此时，除 Bowman 膜外，角膜各层的结构全部出现。无细胞的、由胶原构成的 Bowman 膜直到第 5 个月才能在角膜上皮的基底部观察到（图 2-12A）。基质内的胶原束开始生成高度定向的薄层，角膜母细胞也逐渐成熟为长而扁平的角膜细

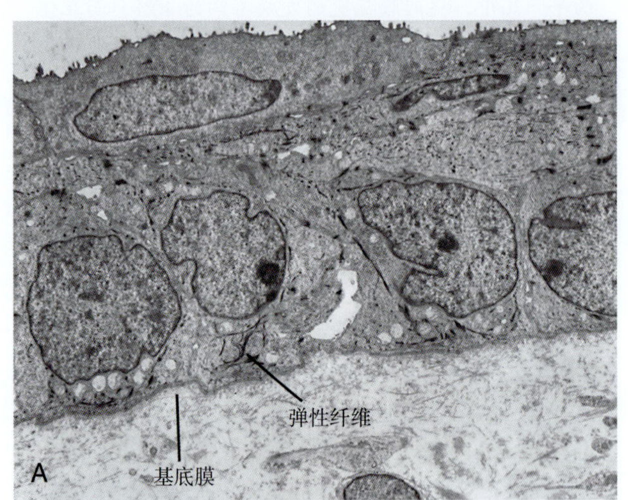

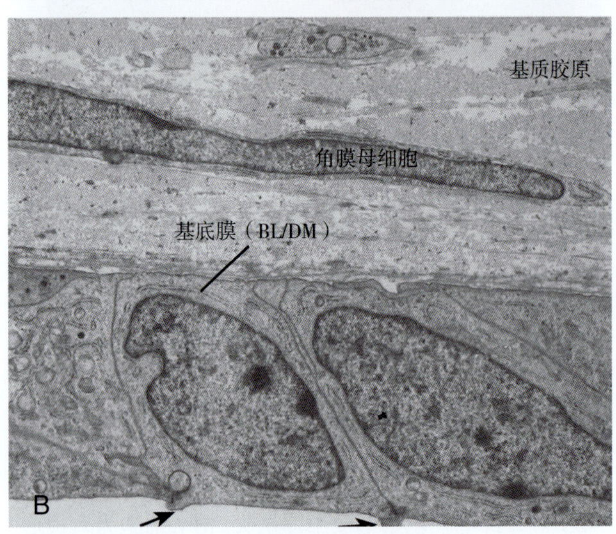

图 2-12 人胚胎角膜扫描电镜图（16 周）

A. 上皮由 3 层细胞组成，通过桥粒连接到其下的一层菲薄的基底膜上。注意：细胞之间电子密度的弹性纤维。原始放大倍数：×2300。B. 发育中的内皮细胞位于基底膜上。注意细胞呈立方形，有顶端连接复合体（箭头）；基底膜（BL/DM）已经显示出增厚的迹象，形成将来的 Desçemet 膜。原始放大倍数：×5000

胞。这个成熟的过程最初开始于角膜的深层，逐渐向表层推进。

间质的生长（板层的增厚）和外加生长（新板层的形成）使角膜的厚度和直径不断增加。在发育过程中，糖胺聚糖组成改变，这种改变被认为是最初角膜肿胀（在眼睑闭合时）和随后角膜变薄（在眼睑睁开时，24 周时）的原因。在出生前后主要由浅表板层的成熟和内皮细胞的水合作用保证角膜透明性。角膜的神经支配开始于第 3 个月，在第 5 个月时到达上皮层。

总之，表面外胚层来源的上皮和神经嵴来源的间充质相互作用并发育成角膜。神经嵴来源的间充质主要产生较深层的结构，包括 Bowman 膜、基质、内皮及其较厚的基底膜（即 Desçemet 膜）。作为更广泛的前段眼部异常（如 Peters 异常）特征而单独出现的角膜畸形详见知识关联 2–5。

知识关联 2–5 角膜和眼前节发育异常

角膜混浊可能是角膜细胞不能产生有序排列的胶原纤维所引起的。如果这些胶原纤维的排列类似于巩膜，则称作角膜巩膜化。Peters 异常用于描述后部中轴基质缺陷，这与虹膜瞳孔区侵入缺损部位的边缘有关。一种轻型畸形是 Desçemet 膜边缘（Schwalbe 线）增厚。这种异常在临床上多表现为弓形（房角镜下可看到），因此称为角膜胚胎环（即 embryotoxon，希腊语中 toxon 即为弓的意思）。有时在房角处可见来源于虹膜的宽带组织。在 Axenfeld 异常中，虹膜角膜带位于 Schwalbe 线位置。当虹膜发育不全时的畸形称为 Rieger 异常（Axenfeld–Rieger 异常）。与这些异常相关的基因突变见表 2–1。

第八节 眼内容物发育

一、晶状体的发育

晶状体起源于由数百个外胚层细胞形成的外胚层增厚区，即晶状体板，这在妊娠 27 天时已明显可见。这些细胞伸长程度不同，与顶端上皮闭锁堤的收缩一起造成晶状体板的内陷，从而产生中央凹陷（即晶状体凹）的晶状体泡，通向中空的晶状体腔，该腔通过晶状体孔与羊膜腔相连接（图 2–1C 和图 2–2B）。当由基底膜包裹的晶状体泡与表面外胚层脱离后（10mm，33 天），晶状体泡沉入下方视杯的边缘（图 2–1D 和图 2–2B）。偶尔在晶状体泡内部看到变性的细胞（皮上或周皮细胞）。现阶段研究表明，晶状体的诱导和表面外胚层细胞命运是一个多阶段的过程，需要来自视囊泡的骨形态发生蛋白（Bmp）和成纤维细胞生长因子（FGF）的细胞内和细胞外信号共同介导，这些信号受到 WNT 信号和维甲酸信号的调节或抑制，并结合一些局部激活转录因子的表达，其中最重要的细胞因子是 Pax–6、Six1 和 Six2。最近的研究表明，由晶状体基质产生的纤连蛋白组成的盘状细胞外基质对于确保表面外胚层的增厚（发育为晶状体基质的区域）十分重要，而这种基质的破坏会导致基质的横向扩展和晶状体基质的形成失败，这就是所谓的受限扩张假说。。

在神经视网膜的诱导信号作用下，晶状体泡后端的细胞伸长形成原始晶状体纤维（图 2–13A），并开始合成一种新的细胞内蛋白——晶状体蛋白（参见第 4 章）。成纤维细胞生长因子也可能作为诱导信号参与晶状体纤维的分化过程。每个伸长的晶状体细胞的后部仍与其基底膜连接，从其顶端向前端的晶状体上皮生长，从而逐渐封闭晶状体内的空腔（图 2–1D、E，图 2–2C 和图 2–13B、C）。在伸长细胞内的细胞核逐渐向前迁移产生一个具有明显凸度的晶状体弓（图 2–2F 和图 2–13C、H）。赤道部的前端晶状体上皮细胞分裂形成后来的晶状体纤维，称为次级晶状体纤维（图 2–13D、H）。次级晶状体纤维的尖端围绕着初级晶状体纤维延伸，并在 Y 形的晶状体缝前端和后端部位相遇（图 2–13D）。此后，从胚胎到成体后的每一条纤维的产生都会附着在原先形成的纤维上。在胚胎发育的早期，晶状体几乎是球形的，在前后轴上甚至更长一些。但是随着次级晶状体纤维逐渐添加到赤道部，晶状体逐渐变成椭圆形，这种趋势从胚胎时开始一直持续到成年。晶状体上皮分泌的基底膜成分在其外部形成连续的一层，形成包裹晶状体的无细胞囊膜，即晶状体囊。在发育过程中出现的基因突变和环境因素会干扰晶状体的结构和形状（知识关联 2–6）。

在胚胎和胎儿发育过程中，晶状体从一个复杂的血管网（晶状体血管膜）接受营养（图 2–13E ～ G），晶状体血管膜在第 9 周左右即开始完全包被晶状体。

二、玻璃体和玻璃体血管系统的发育

在妊娠 5 ～ 5.5 周时，视网膜下区域十分狭窄并被原始玻璃体占据（图 2–1C、D 和图 2–14A），其由玻璃体固有血管（VHP）组成。基于 Ida Mann 早期出色的工作，

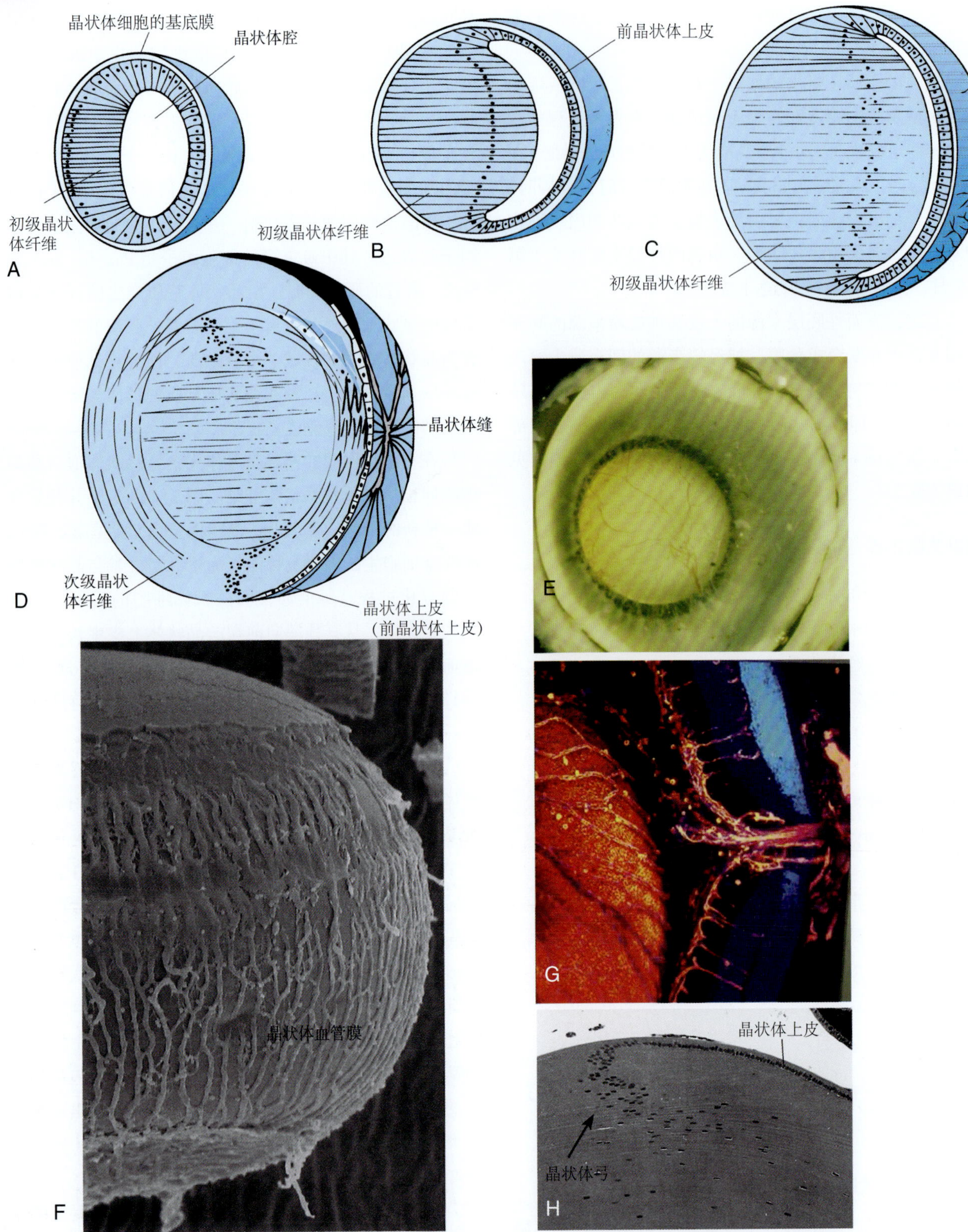

图 2-13 晶状体形态发生示意图及胚眼解剖与电镜扫描

A ～ D. 晶状体形态发生示意图。E. 去除后节结构的人胚眼（20 周）大体所见，显示围绕着晶状体的玻璃体动脉和晶状体血管膜；原始放大倍数：×10。F. 扫描电镜显示被晶状体血管膜细血管围绕的大鼠胚胎晶状体，注意小球形的巨噬细胞与晶状体表面的血管密切相关；原始放大倍数：×95。G. P0 小鼠胚眼（出生时）显示玻璃体动脉从视神经伸出，在玻璃体中呈分支状。晶状体已被摘除。动物为 Cx3cr1-GFP 转基因小鼠，所有骨髓来源的细胞（单核细胞、巨噬细胞、小胶质细胞）均显示荧光绿色。血管染成红色，蓝色代表细胞；原始放大倍数：×30（图片由 Wai Hong 博士提供）。H. 胚胎晶状体，显示晶体弓起源于赤道区。原始放大倍数：×90

知识关联 2–6　晶状体畸形

晶状体在早期形成和生长过程中，非常容易受到子宫内有害因素的影响，如风疹病毒。这些影响所引起的结构破坏会造成纤维变性和晶状体混浊（先天性白内障）。如果晶状体纤维细胞能恢复功能，这种混浊区会被新形成的晶状体纤维埋到皮质的深部。

先天性原发性无晶状体（CPA）[（前节发育不全 2（ASGD2）]（晶状体缺失）很少见，多与 *FOXe3* 基因缺陷有关。小晶状体或球形晶状体并没有特别异常的组织学特征。晶状体前后表面的轴向突出分别被称作前或后球形晶状体。这可能是由晶状体上皮和晶状体囊膜的异常所致。

最初认为 VHP 是玻璃样动脉的一个分支，传统上描述为通过脉络膜裂并入视杯，分支形成 VHP（图 2–13G）。除玻璃体中的分支外，玻璃体动脉也被认为终止于围绕着发育中的晶状体后部的晶状体血管膜（TVL）。然而，最新观点认为 VHP 或胎儿玻璃体血管系统和 TVL 是通过长入开放视裂的间充质血管形成的。在该间充质中，除内皮细胞和周细胞外，还有普遍存在的血管母细胞前体组成的孤岛，这些细胞可生成幼红细胞 / 红细胞。只有在妊娠约 7 周，玻璃体动脉形成时，这些血管岛才与玻璃体动脉结合。

TVL 也大约出现在妊娠 5 周时，作为生成血管细胞的孤岛，最终形成栅栏状血管网络，即囊膜瞳孔血管，这些血管延伸至晶状体赤道部（图 2–13F 和图 2–14B）。该毛细血管网最终与后方的玻璃体血管系统相结合，并与晶状体前表面的瞳孔膜相吻合（图 2–14B）。瞳孔膜血管主要来源于睫后长动脉分支，在靠近视杯边缘形成环状血管，其分支穿过视杯边缘为晶状体前部供血（图 2–14B）。玻璃体血管系统没有静脉血管，静脉性引流通过瞳孔膜和葡萄膜血管实现。目前认为晶状体表达的血管内皮生长因子在玻璃体血管系统的形成过程中起关键作用。

5.5 ～ 12 周时构成无血管次级（最终）玻璃体的精细原纤维成分沉积于原始玻璃体的后部。原始玻璃体细胞也在该期前后出现。目前普遍认为，原始玻璃体细胞属于单核吞噬细胞系统，可能与长入视杯的玻璃体血管、VHP 和 TVL 属于同一细胞群（图 2–13G）。玻璃体血管外膜中的间充质细胞可能对玻璃体基质合成起作用。但透明质酸和Ⅱ型胶原主要在出生后形成。

在第 3 个月末，在视杯边缘和晶状体之间的区域，次级玻璃体的聚集逐渐明显，贴附于视网膜平坦部内界膜的纤维成分有时被称为三级玻璃体，其成熟后形成基底部玻璃体（图 2–14C）。由此推测此区域的无色素睫状体上皮细胞合成了三级玻璃体和睫状小带。

在第 4 个月，原始玻璃体（即玻璃体血管和 VHP）的残留及晶状体血管膜开始萎缩（图 2–14C），此过程与视网膜血管系统的形成同时发生。这些血管在玻璃体中穿过的路径在成体中十分明显，表现为充满液体的狭

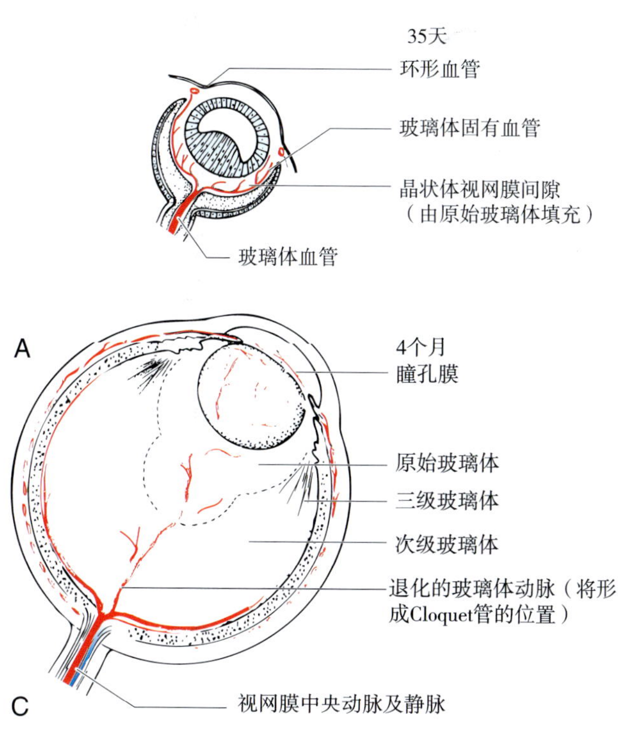

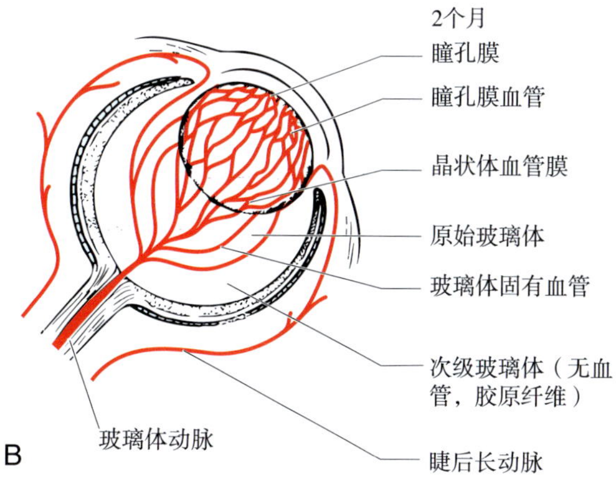

图 2–14　玻璃体和玻璃体血管系统的早期发育

窄中央管腔（即 Cloquet 管）。巨噬细胞在玻璃体血管的退行过程中起着重要的清除作用（图 2-13E、G），还可能诱导血管内皮细胞的凋亡。小部分的瞳孔膜可能在正常的新生儿眼中依然存在。然而，正常玻璃体和玻璃体血管系统的退化过程如被打断将导致永久失明（知识关联 2-7）。

知识关联 2-7　玻璃体和玻璃体动脉系统畸形

1. 永存性胎儿血管　通常情况下，玻璃体系统的血管会随着发育最终完全消失。但在一些异常情况下，血管并未退行。

2. 永存性晶状体血管膜　晶状体血管膜或瞳孔膜前段持续存在会引起虹膜变性。

3. 永存性原始玻璃体增生症（前部）　若原始玻璃体前的胚胎纤维血管组织持续存在，则将睫状突拉向内侧。当瞳孔放大时，临床诊断特征十分明显。在前部永存性原始玻璃体增生症中，晶状体也表现出混浊的特征。这是因为晶状体后的纤维血管成分侵蚀晶状体后囊，并穿透进入晶状体皮质。此发育异常造成的白色晶状体后团块（白瞳症）在临床上可被误诊为视网膜母细胞瘤。

4. 永存性原始玻璃体增生症（后部）　永存性玻璃体动脉和致密的后部原始玻璃体从视盘和邻近的视网膜突入玻璃体腔。视盘和视网膜前纤维膜引起视盘扭曲并可合并放射状或镰状的视网膜皱褶。虽然许多病例是偶然发生的，但有证据显示 *LRP5* 和 *FZD4* 基因突变与此有关。而凋亡和 Wnt 信号转导过程的缺陷对玻璃体血管系统退行起关键作用。此外，缺乏 Arf 肿瘤抑制蛋白（通常在持续性有丝分裂刺激下产生，对调控凋亡非常重要）小鼠，玻璃体血管系统不能消退，导致周细胞样细胞持续存在，增殖并破坏晶状体和视网膜而致盲。

第九节　葡萄膜发育

一、脉络膜

脉络膜出现较早，由围绕视杯的疏松间充质血管层发育而来（图 2-1C、D）。一层栅栏样的血管层紧贴于 RPE 外面，是形成脉络膜毛细血管的基础。在发育早期，内皮细胞筛孔即非常明显。在 2 个月时这层血管与睫状后动脉前体形成交通。于 4 个月时，第 2 层血管在将来的脉络膜毛细血管的外侧形成，由薄壁的静脉血管腔组成。这些血管腔最终连接形成最初的涡静脉、睫后长动脉和睫后短动脉的分支。大血管层（Haller 膜）和脉络膜毛细血管层之间形成中间血管层，其主要由小动脉组成（将来的 Sattler 层）。脉络膜血管最初包埋在疏松的胶原基质中，然而，在发育后期外层脉络膜（未来的脉络膜上层）中会形成弹性纤维。关于小鼠的研究表明，黑色素细胞来源于胚胎发育早期环绕视杯的神经嵴细胞衍生而来的黑色素母细胞。黑色素细胞在妊娠第 7 ～ 8 个月时才出现可辨别的黑色素颗粒，这可能使研究者误认为黑色素细胞是妊娠晚期才迁移到眼内的。

二、睫状体

睫状体的发育与虹膜的发育过程有类似之处，两者都需要间充质和神经外胚层的相互作用。睫状体和虹膜的发育起始于 11 ～ 12 周，靠近视杯边缘位置的神经外胚层（假定的色素睫状体上皮）外层的色素膜发生锯齿化。这种锯齿化是通过内层血管间充质内的小毛细血管网实现的（图 2-15A、B）。对小鼠早期眼部发育过程中基因表达的研究发现，*Pax-6* 在非色素或内神经上皮层高度表达，而 *Hox7.1* 在眼杯边缘后方、未来睫状体和虹膜位置的内神经上皮层中高度限制性表达。在小鼠出现这些结构的任何形态学证据之前 2 天，这些基因就开始表达了。因此它们可能是眼部区域特化和分化的早期分子标志物。睫状体和虹膜上皮祖细胞中存在的其他转录因子包括 Otx1 和 Msx1，其表达区分出不形成神经视网膜的睫状体上皮细胞。*Otx1* 基因敲除小鼠表现为睫状体缺失、虹膜发育不佳，因此有学者认为 *Otx1* 更关键，此外，结合转录因子调节，BMP（BMP4 和 BMP7）和 WNT 信号通路也参与调控睫状体和虹膜上皮的发育。

开始时，内层的无色素睫状体上皮是扁平的，随着血管出芽的增大，这些上皮被向内推挤，形成原始的放射状皱褶。双层的睫状体上皮细胞覆盖在血管结缔组织上，形成睫状突的解剖学基础（参见第 1 章）。以这种方式发育成 70 ～ 75 个放射状皱褶，这些皱褶起初以平滑波状起伏的形态出现（图 2-15B 和图 2-16）；

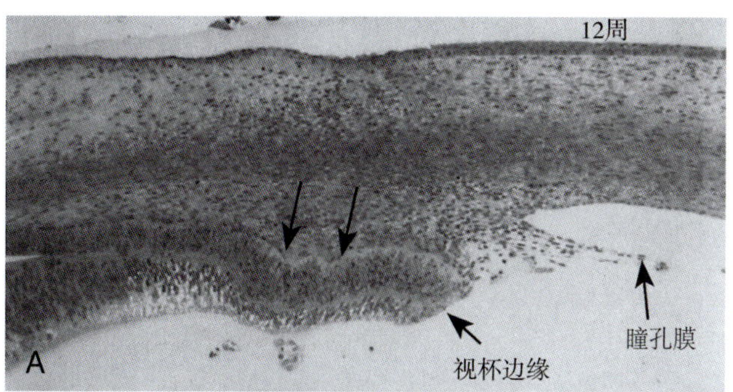

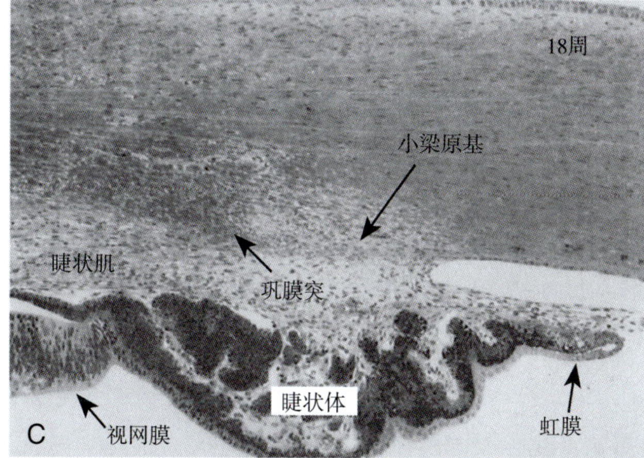

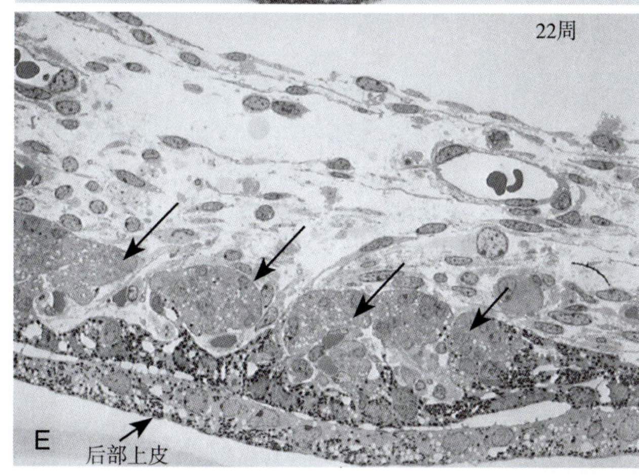

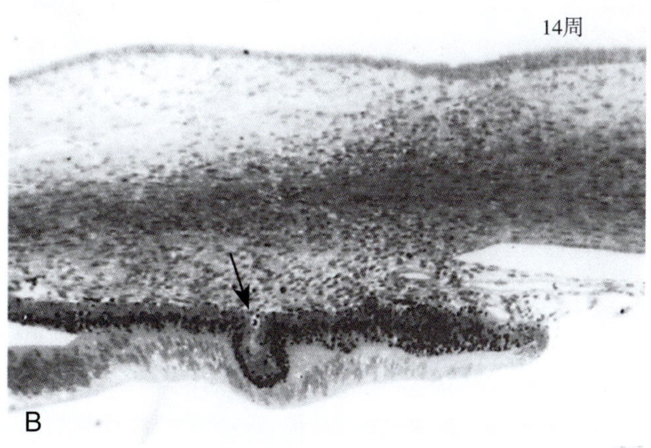

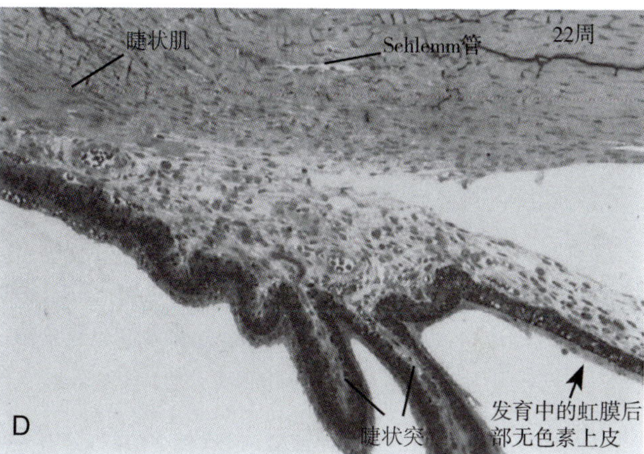

图 2-15　人胚眼 12 ～ 22 周的睫状体和虹膜发育

A~D. 发育过程（所有标本的晶状体都已去除），注意：最早的证据是 12 周和 14 周样本中血管间充质嵌入邻近视杯边缘的神经外胚层外层。E. 22 周人胚眼虹膜边缘的电镜图，显示由前部虹膜色素上皮分化而来的瞳孔括约肌平滑肌束（箭头所示）。注意后部上皮的黑色素发生的早期证据。原始放大倍数：A. ×75；B. ×95；C. ×110；D. ×80；E. ×420

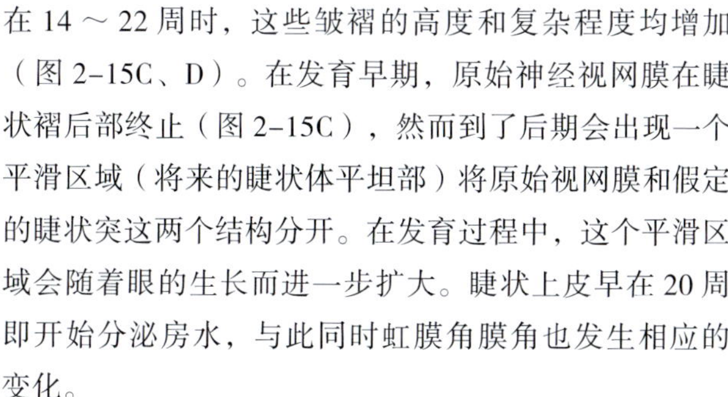

在 14 ～ 22 周时，这些皱褶的高度和复杂程度均增加（图 2-15C、D）。在发育早期，原始神经视网膜在睫状褶后部终止（图 2-15C），然而到了后期会出现一个平滑区域（将来的睫状体平坦部）将原始视网膜和假定的睫状突这两个结构分开。在发育过程中，这个平滑区域会随着眼的生长而进一步扩大。睫状上皮早在 20 周即开始分泌房水，与此同时虹膜角膜角也发生相应的变化。

15 周前后，位于神经外胚层和早期睫状褶外层的巩膜间充质分化形成睫状肌。这一区域将来发育成睫状体的基质。纵向排列的平滑肌纤维终止于胚胎发育中的小梁原基处。环状和放射状的睫状肌纤维到发育晚期才开始分化，1 岁左右才完全形成。

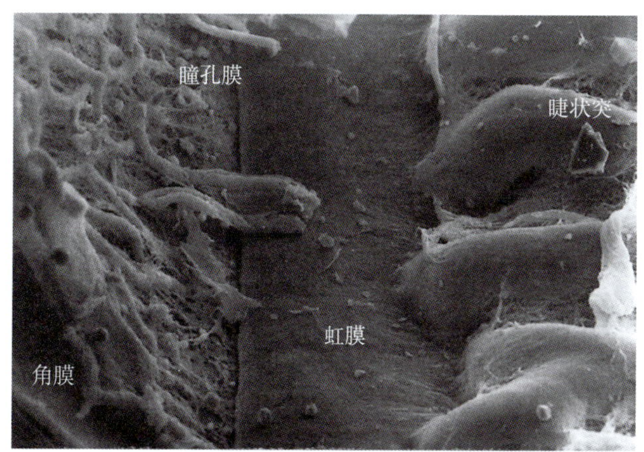

图 2-16　发育过程中（20 周）的人睫状突和虹膜的扫描电镜图

注意：睫状突的平滑轮廓、短的虹膜和瞳孔膜的血管。原始放大倍数：×120

三、虹膜

发育到12～13周，才在前房侧隐窝后方的视杯边缘出现无虹膜分化的形态迹象（图2-15A）。14周前后，在假定睫状体的前方，视杯边缘的神经上皮细胞开始扩增或生长（图2-15B、C）。视杯的神经外胚层在分别形成角膜和晶状体前表面的间充质之间以向心的方式生长。随着生长发育，这些细胞逐渐合并入位于晶状体前表面的虹膜瞳孔基底膜或瞳孔膜的部分血管。这些血管间充质深埋在上皮下的晶状体囊及瞳孔血管之下，被中央增殖的神经上皮细胞有效分隔，形成虹膜瞳孔膜的血管（正对前房，形成将来的虹膜基质）及上皮深层的囊膜瞳孔血管，这些血管在发育后期会逐渐退化（图2-15C、D）。

虹膜的平滑肌即瞳孔括约肌和开大肌，直接起源于神经外胚层，在胚胎学中十分特殊。瞳孔括约肌分化早于开大肌。在13～14周前后，前虹膜色素上皮细胞分层，逐渐脱色素，发育出细胞内的微丝（肌动蛋白）和致密体，并开始合成基底膜。这些都是平滑肌的典型特征。在这个环形肌肉带内，细胞间的接触（缝隙连接）直到第7个月才建立完整（图2-15E）。到第8个月时，这些基质内的平滑肌逐渐游离。瞳孔开大肌的发育则晚得多，始于6个月左右直至出生后。瞳孔开大肌由虹膜前部或色素上皮层的基底部延伸而成（图2-17），这些延伸围绕着瞳孔呈放射状排列。瞳孔开大肌是由修饰的神经上皮细胞基底部突起构成的，甚至到成人时也未从上皮层独立出来（图2-17）。

在发育过程中，后部内层虹膜上皮大多是无色素的，与无色素睫状体上皮及神经视网膜连续。细胞质内的黑色素在第4个月开始增加，初始是在瞳孔边缘（图2-15E），到第7～8个月该层色素已经十分明显（图2-17），而虹膜的前层则丧失了色素。

直到发育的晚期才建立虹膜神经支配，包括肾上腺素能和胆碱能两种。与脉络膜相似，虹膜基质中含色素的黑色素细胞也是直到晚期（或出生前后甚至更晚）才能辨认。然而针对小鼠的研究表明，虹膜基质中存在黑色素母细胞（图2-17）。基质的厚度和色素化的程度决定出生时眼睛的颜色。确实，虹膜前表面的色素沉积和形态发育到出生后数年才完成。蓝色虹膜是基质胶原受光干涉和反射的影响所致，而较薄的基质可能有后部上皮的渗出，使之呈褐色。晚年棕色虹膜是由基质内高度色素化的黑色素细胞所致。虹膜发育的异常既可单独发生，也可作为影响眼前部疾病谱的一部分（知识关联2-1和知识关联2-8）。

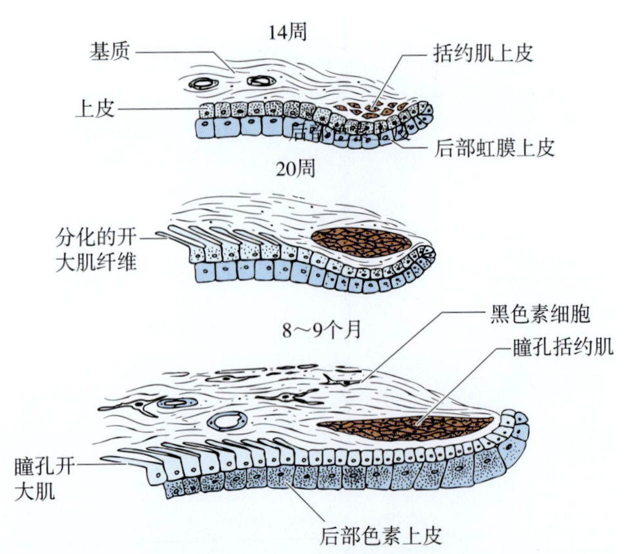

图2-17 人虹膜发育示意图

显示由前层虹膜上皮（神经外胚层）向瞳孔开大肌和括约肌的分化以及神经嵴细胞分化成基质成纤维细胞和黑色素母细胞，随后发育为黑色素细胞

知识关联2-8 无虹膜症

> 无虹膜症是一种罕见的常染色体显性遗传性疾病。双侧发病，表现为虹膜的明显缺失。但这个名称有误，因为在组织学上，可见到异常虹膜含多量细胞基质的残根，常伴色素上皮的异常增殖。因此，无虹膜症这种说法是不正确的。无虹膜症还存在着房水排出系统的畸形或发育不全、晶状体前部/后部皮质混浊等。晶状体可能脱位（晶状体异位），视神经也可能会发育不全。目前已知无虹膜症是由*Pax-6*基因突变所致。

第十节 前房角及房水外流系统发育

早在12周时，即可在瞳孔膜和角膜外侧边缘的连接处看到由间充质组成的略呈楔形的团块，即为小梁原基，将发育成前房角（图2-15A和图2-18）。小梁原基由一群密集的星状间充质细胞（神经嵴来源）和一些疏松排列的细胞外基质组成（图2-18A、D）。这个楔形小梁原基的深面有一排小毛细血管（图2-18A），这排毛细血管可能由眼外表面的毛细血管丛（将来的巩膜上血管丛）发育而来，即由中胚层来源的血管内皮细胞排列而成。到20～22周（第5个月），小梁原基的结缔组织基质包括扁平的小梁内皮排列的薄层和索状结构（早

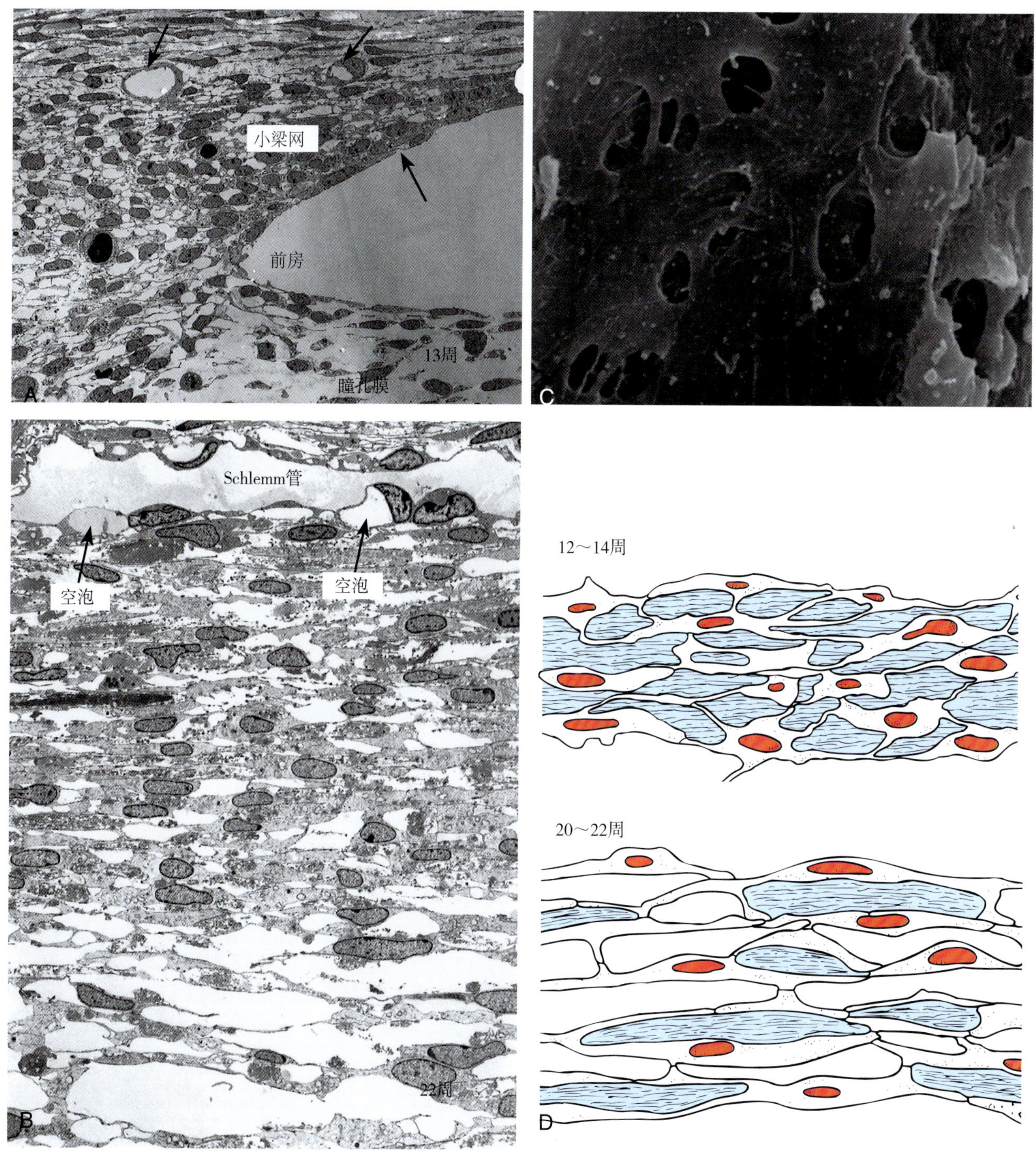

图 2-18　虹膜角膜和房角的发育

A.13 周龄胎儿小梁网的电子显微照片。注意两个小毛细血管（箭头）在深层侧面的房角，高密度的小梁细胞和发育不良的细胞外基质。瞳孔膜可发育为虹膜间质。放大倍数：×500。B. 22 周龄胎儿小梁网的电子显微照片。请注意由形成良好的结缔组织小梁隔开的扩大的小梁间隙和Schlemm管的大小，它的内壁有巨大的空泡。放大倍数：×100。C.13 周龄胎儿小梁网内表面扫描电镜观察，显示前房内皮细胞的不完整性。从这个早期阶段开始，这些孔状结构可以使细胞和液体从前房自由进入发育中的网络。A 中的大箭头表示获得扫描显微图像的角度。放大倍数：×1600。D. 重建过程中的形态变化，形成小梁网疏松的间质组织（图 A ～ C 经许可引自 McMenamin，1989；1991）

期小梁，图 2-18）被一些间隙隔开。在胚胎小梁网的深层，小的毛细血管逐渐融合形成单一长的裂隙状管腔，即 Schlemm 管，其壁上排列的内皮细胞与集合管和巩膜外血管的内皮在结构上是连续的。Schlemm 管内皮含有特征性的“巨型空泡”，主要负责跨越管内壁的水液运输（参见第 1 章），出现在妊娠的 18 ～ 20 周。近期研究发现，Schlemm 管代表了一种新的中间血管类型，它表达淋巴管内皮细胞标志物 Prox1、VEGF-R3 和整合素

α9，但不表达在免疫组织化学研究中经常用于识别淋巴管的特征性标志物 LYVE1 和平足蛋白。原始 Schlemm 管是在出生后通过 Prox1 的上调而获得淋巴表型的血管内皮细胞形成的。因此，尽管它们起源于 $Tie2^{+}$ 静脉内皮细胞前体细胞，但它们具有典型淋巴管的部分分子特征，且 *Tie2* 突变也在原发性先天性青光眼患者中发现。尽管原发性先天性青光眼的发病率很低，但在老年人群中仍比较常见。最近的一项研究表明，成年小鼠的双 *Angpt1*/*Angpt2* 缺失或 *Tie2* 缺失改变了 Schlemm 管的功能及完整性，导致了青光眼特征性改变——眼压升高和视网膜神经节细胞功能受损。

在胚胎发育的剩余时间内，这种网状组织进一步特化成索样的内层葡萄膜小梁、有大量板层角膜巩膜小梁的中间层和深层松散排列的筛状孔（图 2-18B）。至 4 ～ 5 个月巩膜突已形成（图 2-15C）。对发育过程中房角的扫描电镜图片观察发现，从 15 周开始，葡萄膜小梁网内面即是不完整的，大量的孔洞使得前房与发育中的小梁网间形成交通（图 2-18C）。外流系统发育的异常，无论是独立出现还是作为疾病谱的一部分，都可能导致正常房水循环受阻和先天性青光眼（知识关联 2-9）。

知识关联 2-9　先天性青光眼

先天性青光眼病因学的相关理论有很多。“分化的缺陷或差异性生长速度的改变”具有较强的可信性。因为对先天性青光眼的病理学检查发现组织多呈未分化状态，或缺乏典型的小梁结构和小梁间隙，特别是在外侧或筛状区。一项关于原发性先天性青光眼的队列研究发现：*CYP1B1*、*LTBP2* 和 *MYOC* 编码细胞色素 P450 超家族酶成员（编码细胞色素 P450 1B1）。*CYP1B1* 可能参与编码眼发育相关的一个信号分子（可能是一个类固醇）。因此，突变可能会导致先天性青光眼。

房角畸形（房角发育不全）：房角位置的前体组织重塑缺陷可以在虹膜基质和小梁网间或虹膜与角膜间留下明显的条带状结构。房水排出系统的发育异常（房角发育不全），包括巩膜突的发育不全，睫状肌延伸到小梁网的外部及出现过多的小梁组织。

还有几种更广泛的间充质和中胚层异常，表现为虹膜角膜角结构改变，或表现为婴儿青光眼，包括后胚胎环、Axenfeld 综合征、Rieger 异常和 Peters 异常。已发现许多基因突变或缺失与虹膜房角发育异常有关（表 2-1）。

第十一节　眼外肌发育

眼外肌是少数几个被证明不是神经嵴起源的眼周组织之一（图 2-6），其被认为起源于前胚轴中胚层区的假定肌细胞。

在发育中，它们从眼部周围迁移至腹侧和尾端。假定肌细胞主要集中在间充质外的赤道区，形成巩膜。在这里，它们增殖并分化。它们肥大的结缔组织肌腱是神经嵴的来源，并最终与巩膜融合。

对转基因小鼠 *MyoD* 基因表达的研究（*LacZ* 报告基因）显示，早在胚胎发生的第 10.5 天，即肌细胞出现在舌骨弓间充质时，就有证据表明发育中的眼睛周围有肌肉组织发生。眼外肌的发育依次为外直肌、上直肌和上睑提肌（第 5 周）、上斜肌和内直肌（第 6 周）、下斜直肌和下直肌（普通原基）。

先天性脑神经支配障碍（CCDD）是一组先天性、非进行性眼肌麻痹，伴一个或多个视野内眼球运动受限。这组斜视综合征的主要病理过程既往认为始于眼外肌。但最近的证据表明，其主要的病理过程是神经病理性的，涉及神经病变的起源。研究认为眼外肌的正常发育需要正常神经支配，而先天性眼外肌神经支配失调会导致眼外肌结构的异常，当然也与该神经支配缺陷的发生阶段和程度有关。现有关于眼外肌缺失小鼠的研究表明，眼外肌对于眼运动轴突从脑干向眼眶的初始生长与引导并非是必需的，但对于运动轴突末端分支的形成和存活是必需的。因此，围绕发育中眼球迁移的间充质中的中间靶标，可为眼球运动轴突向眼眶的特异性靶向提供线索，而来自发育中肌肉本身的线索则负责适当的末端分支和运动神经元的存活。

眼和周围结构发育受到头骨、咽弓和面部发育模式的影响。有关头部、颅骨和面部胚胎学与眼睛和眼眶发育有关的详细说明，可在相关网站获取。

（许薇薇　杨昆昆　蒋依琳　译）

延伸阅读

Bartelmez, G.W., Blount, M.P., Gage, P.J., Rhoades, W., Prucka, S.K., Hjalt, T., 1954. The formation of neural crest from the primary optic vesicle in man. Contr. Embryol. 35, 55–71.

Blankenship, T., Peterson, P.E., Hendricks, A.G., 1996. Emigration of neural crest cells from macaque optic vesicles is correlated with discontinuities in its basement membrane. J. Anat. 188, 473–483.

Bohnsack, B.L., Gallina, D., Thompson, H., Kasprick, D.S., Lucarelli, M.J., Dootz, G., et al, 2011. Development of extraocular muscles requires early signals from periocular neural crest and the developing eye. Arch. Ophthalmol. 129, 1030–1041.

Chan-Ling, T., 1997. Glial, vascular, and neuronal cytogenesis in whole-mounted cat retina. Microsc. Res. Tech. 36, 1–16.

Chauhan, B.K., Disanza, A., Choi, S.Y., Faber, S.C., Lou, M., Beggs, H.E., et al, 2009. Cdc42- and IRSp53-dependent contractile filopodia tether presumptive lens and retina to coordinate epithelial invagination. Development 136, 3657–3667.

Collinson, J.M., Hill, R.E., West, J., 2004. Analysis of mouse eye development with chimeras and mosaics. Int. J. Dev. Biol. 48, 793–804.

Creuzet, S., Vincent, C., Couly, G., 2005. Neural crest derivatives in ocular and periocular structures. Int. J. Dev. Biol. 49, 161–171.

Cvekl, A., Tamm, E.R., 2004. Anterior eye development and ocular mesenchyme: new insights from mouse models and human diseases. Bioessays 26, 374–386.

Dorrell, M.I., Friedlander, M., 2006. Mechanisms of endothelial cell guidance and vascular patterning in the developing mouse retina. Prog. Retin. Eye Res. 25, 277–295.

Erickson, C.A., Loring, J.F., Lester, S.M., 1989. Migratory pathways of HNK-1-immunoreactive neural crest cells in the rat embryo. Dev. Biol. 134, 112–118.

Fukiishi, Y., Morriss-Kay, G.M., 1992. Migration of neural crest cells to the pharyngeal arches and heart in rat embryos. Cell Tissue Res. 268, 1–8.

Gage, P.J., Rhoades, W., Prucka, S.K., Hjalt, T., 2005. Fate maps of neural crest and mesoderm in the mammalian eye. Invest. Ophthalmol. Vis. Sci. 46, 4200–4208.

Gilland, E., Baker, R., 1993. Conservation of neuroepithelial and mesodermal segments in the embryonic vertebrate head. Acta Anat. 148, 110–123.

Graw, J., 2019. Mouse models for microphthalmia, anophthalmia and cataracts. 2019 Mar 27. Hum Genet. https://doi.org/10.1007/s00439-019-01995-w. [Epub ahead of print].

Hall, B.K., 1998. Evolutionary Developmental Biology. Kluwer Academic Publishers, Dordrecht.

Hall, B.K., 2005. Bones and Cartilage: Developmental and Evolutionary Skeletal Biology. Elsevier Academic Press, London.

Heavner, W., Pevny, L., 2012. Eye development and retinogenesis. Cold Spring Harb. Perspect. Biol. 4 pii: a008391.

Hunt, P., Wilkinson, D., Krumlauf, R., 1991. Patterning the vertebrate head: murine *Hox2* genes mark distinct subpopulations of premigratory and migratory cranial neural crest. Development 112, 43–50.

Kwak, J., Park, O.K., Jung, Y.J., Hwang, B.J., Kwon, S.H., Kee, Y., 2013. Live image profiling of neural crest lineages in zebrafish transgenic lines. Mol. Cells 35 (3), 255–260. https://doi.org/10.1007/s10059-013-0001-5. Epub 2013 Feb 26.

Lang, R.A., 2004. Pathways regulating lens induction in the mouse. Int. J. Dev. Biol. 48, 783–791.

Lang, R.A., Bishop, J.M., 1993. Macrophages are required for cell death and tissue remodelling in the developing mouse eye. Cell 74, 453–462.

Larsen, W.J., 1997. Human Embryology, second ed. Churchill Livingstone, New York.

Lutty, G.A., McLeod, D.S. 2018. Development of the hyaloid, choroidal and retinal vasculatures in the fetal human eye. Prog. Retin. Eye Res. 62, 58–76.

Maden, M., Horton, C., Graham, A., Leonard, L., Pizzey, J., Siegenthaler, G., et al, 1992. Domains of cellular retinoic acid-binding protein I (CRABP I) expression in the hindbrain and neural crest of the mouse embryo. Mech. Dev. 37, 13–23.

Mann, I., 1928. The Development of the Human Eye. Grune and Stratton, New York.

Mann, I., 1964. The Development of the Human Eye, third ed. Grune and Stratton, New York.

Matsuoka, T., Ahlberg, P.E., Kessaris, N., Iannarelli, P., Dennehy, U., Richardson, W.D., et al, 2005. Neural crest origins of the neck and shoulder. Nature 436, 347–355.

McAvoy, J.W., Chamberlain, C.G., de Jongh, R.U., 1999. Lens development. Eye 13, 425–437.

McMenamin, P.G., 1989. A morphological study of the inner surface of the anterior chamber angle in pre- and post-natal human eyes. Curr. Eye Res. 8, 727–739.

McMenamin, P.G., 1989. The human fetal iridocorneal angle: a scanning electron microscopic study. Br. J. Ophthalmol. 73, 871–879.

McMenamin, P.G., 1991. A quantitative study of the prenatal development of aqueous outflow system in the human eye. Exp. Eye Res. 53, 507–517.

McMenamin, P.G., Djano, J., Wealthall, R., Griffin, B.J., 2002. Characterisation of the macrophages associated with the tunica vasculosa lentis of the rat eye. Invest. Ophthalmol. Vis. Sci. 43, 2076–2082.

McMenamin, P.G., Krause, W., 1993. Development of the eye in the North American opossum (*Didelphis virginiana*). J. Anat. 183, 343–358.

Mendelson, C., Larkin, S., Mark, M., LeMeur, M., Clifford, J., Zelent, A., et al, 1994. RARβ isoforms: distinct transcriptional control by retinoic acid and specific spatial patterns of promotor activity during mouse embryonic development. Mech. Dev. 45, 227–241.

Michalak, S.M., Whitman, M.C., Park, J.G., Tischfield, M.A., Nguyen, E.H., Engle, E.C., 2017. Ocular motor nerve development in the presence and absence of extraocular muscle. Invest. Ophthalmol. Vis. Sci. 58 (4), 2388–2396.

Miesfeld, J.B., Brown, N.L., 2019. Eye organogenesis: a hierarchical view of ocular development. Curr. Top. Dev. Biol. 2019 (132), 351–393.

Monaghan, A.P., Davidson, D.R., Sime, C., 1991. The Msh-like homeobox genes define domains in the developing vertebrate eye. Development 112, 1053–1061.

Noden, D., 1982. Periocular mesenchyme: neural crest and mesoderm interactions. In: Jakobiec, F.A. (Ed.), Ocular Anatomy, Embryology and Teratology. Harper and Row, Philadelphia, pp. 97–119.

Noden, D.M., 1988. Interactions and fate of avian craniofacial mesenchyme. Development 103 (Suppl), 121–140.

Noden, D.M., 1991. Vertebrate craniofacial development: the relation between ontogenetic process and morphological outcome. Brain. Behav. Evol. 38, 190–225.

O'Rahilly, R., 1966. The prenatal development of the human eye. Exp. Eye Res. 21, 93–112.

Osumi-Yamashita, N.O., Noji, S., Nohno, T., Koyama, E., Doi, H., Eto, K., et al, 1990. Expression of retinoic acid receptor genes in neural crest-derived cells during mouse facial development. FEBS Lett. 264, 71–74.

Ozanics, V., Jakobiec, F.A., 1982. Prenatal development of the eye and its adnexa. In: Jakobiec, F.A. (Ed.), Ocular Anatomy, Embryology and Teratology. Harper and Row, Philadelphia, pp. 11–96.

Patapoutian, A., Miner, J., Lyons, G.E., Wold, B., 1993. Isolated sequences from the linked *Myf-5* and *MRF4* genes drive distinct patterns of muscle-specific expression in transgenic mice. Development 118, 61–69.

Reese, B.E., Necessary, B.D., Tam, P.P.L., Faulker-Jones, B., Tan, S.S., 1999. Clonal expansion and cell dispersion in the developing mouse retina. Eur. J. Neurosci. 11, 2965–2978.

Robinson, S.R., 1991. Development of the mammalian retina. In: Dreher, B., Robinson, S.R. (Eds.), Neuroanatomy of the visual pathways and their development; Cronly-Dillon JR, series ed. Vision and visual dysfunction, vol. 3. Macmillan, Basingstoke, pp. 69–128.

Saha, M.S., Spann, C., Grainger, R.M., 1989. Embryonic lens induction: more than meets the optic vesicle. Cell Differ. Dev. 28, 153–171.

Saint-Geniez, M., D'Amore, P., 2004. Development and pathology of the hyaloid, choroidal and retinal vasculature. Int. J. Dev. Biol. 48, 1045–1058.

Schulz, M.W., Chamberlain, C.G., de Longh, R.U., McAvoy, J.W., 1993. Acidic and basic FGF in ocular media and lens: implications for lens polarity and growth patterns. Development 118, 117–126.

Spaeth, G., Nelson, L.B., Beaudoin, A.R., 1982. Ocular teratology. In: Jakobiec, F.A. (Ed.), Ocular Anatomy, Embryology and Teratology. Harper and Row, Philadelphia, pp. 955–1080.

Sullivan, C.H., Braunstein, L., Hazard-Leonards, R.M., Holen, A.L., Samaha, F., Stephens, L., et al, 2004. A re-examination of lens induction in chicken embryos: in vitro studies of early tissue interactions. Int. J. Dev. Biol. 48, 771–782.

Tatiana V. Petrova, Gou Young Koh (2018). Organ-specific lymphatic vasculature: From development to pathophysiology. J. Exp. Med. 2018 2; 215(1): 35–49.

Trainor, P.A., Tam, P.P.L., 1995. Cranial paraxial mesoderm and neural crest cells of the mouse embryo: co-distribution in the craniofacial mesenchyme but distinct segregation in the branchial arches. Development 121, 2569–2582.

Zieske, J.D., 2004. Corneal development associated with eyelid opening. Int. J. Dev. Biol. 48, 903–911.

遗传学

遗传性疾病是有趣而罕见的疾病。在每 100 000 人中约有 10 人出生时患有遗传性疾病，另有 10 人在生长发育阶段会发生遗传性疾病，还有超过 10% 的成年人患有明显遗传背景的慢性疾病。医学和分子遗传学的进展加深了我们对疾病过程的认识，这一点在眼科遗传病领域得到充分体现。此外，增加个性化或者疾病人群中基因组定义、基因表达多态性、翻译过程调控，基因表达过程中环境影响及非遗传非 DNA 影响的基因表达（表观遗传学）的研究，对于探索疾病的发病机制及靶向治疗干预具有深远的影响。本章将进一步突出全基因组关联分析（GWAS）及功能基因组学带来的治疗进展［基因治疗、RNA 治疗和成簇规律间隔短回文重复（CRISPR）序列技术］，特别是描述单基因疾病的基因治疗进展，并通过分泌蛋白扩展非孟德尔遗传复杂疾病，包括反义寡核苷酸疗法的 RNA 治疗和利用 CRISPR 技术进行基因编辑的发展潜力。

第一节　染色体与细胞分裂

一、染色体

人类体细胞含有 46 条染色体（二倍体），由 22 对几乎完全相同的同源常染色体和 1 对性染色体组成并构成单个个体的核型。染色体由长到短用数字 1 ～ 22 标明，每一条染色体由长臂（q）和短臂（p）组成，在体细胞分裂或有丝分裂过程中，每条染色体及其基因均精确复制。配子的形成是一种特殊的减数分裂，在这个过程中同源染色体彼此分离，这样每个细胞中包含了 23 条染色体（单倍体）。由于每对同源染色体中的 1 条染色体分配到配子中是随机发生的，因此配子内的染色体有 2^{23} 种组合。细胞分裂的两种形式其不同阶段总结如下：基因在染色体上呈线状排列，每个基因具有精确的位点或定位，每对同源染色体携带相互匹配的遗传信息，即它们具有相同的基因位点序列，但在任何位点上都可能存在细微的差别，这两种略有不同的形式即等位基因。通过观察单条染色体的带型，可以进行染色体的细胞遗传学分析。吉姆萨染色可以显示染色体的横向分带，表现为特征性的明带和暗带（G 带）。在有丝分裂早期（分裂前，见下文）可以通过高分辨率 G 带显带技术进行特异性的染色分析。脆性位点是不染色的间隙，只有当细胞在特殊培养条件下（如剥夺脱氧胸腺嘧啶和叶酸时），才能进行染色观察。

二、细胞分裂

1. 有丝分裂　有丝分裂过程中，每一条染色体及其携带的基因进行复制并产生两个完全相同的子代细胞，因此每个有核细胞（除配子外）含有 46 条染色体（二倍体）。在培养过程中，多数哺乳动物细胞周期不同，但一般为 24h 左右，其中有丝分裂过程约占 1h，合成用于复制 DNA 的时间为 6 ～ 8h（图 3-1）（知识

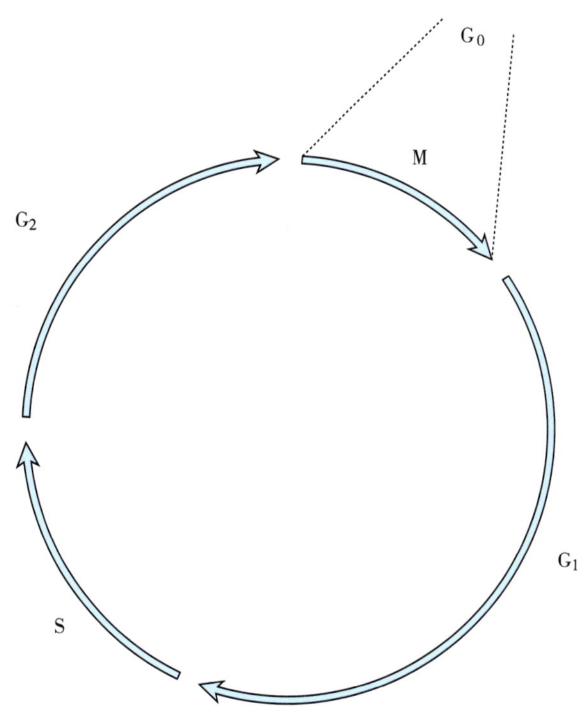

图 3-1　细胞周期

G_0 代表静止期或休眠期；M 代表有丝分裂和胞质分裂期；G_1 代表生物合成活性间期；G_2 代表分裂的准备期；S 代表 DNA 合成和染色体复制期

关联 3-1）。在有丝分裂和 DNA 合成之间的间期称为 G_1 期，在 DNA 合成和有丝分裂之间的间期称为 G_2 期。这两期掌控着细胞的更新（turn-over），G_2 期的影响较小，因为某些细胞可以停留在 G_1 期数天。在 G_1 晚期，细胞似乎要经过一个限制点后才以标准速率进行剩余细胞周期循环。在 S 期，每一条染色体以其独特的方式进行复制，尽管同源染色体的复制是同时进行的。在 G_2 期，细胞逐渐变大，在下一次有丝分裂前总质量翻倍。但某些细胞在完全分化后将不再分裂（如神经元和红细胞），永久地停留在 G_0 期。细胞周期调控如知识关联 3-2 所示。

知识关联 3-1　有丝分裂分期

分裂间期：静止期。

分裂前期：核内染色体可辨认。

分裂中期：核中心染色体呈直线排列。

分裂后期：染色体的着丝点分裂。

分裂末期：形成分离的子代染色单体。

知识关联 3-2　细胞周期调控

细胞周期蛋白（Cyclin）是胞内的调控亚单位，其周期性地合成与降解，调控周期蛋白依赖性激酶（CDK）活性，这对于细胞周期调控至关重要。

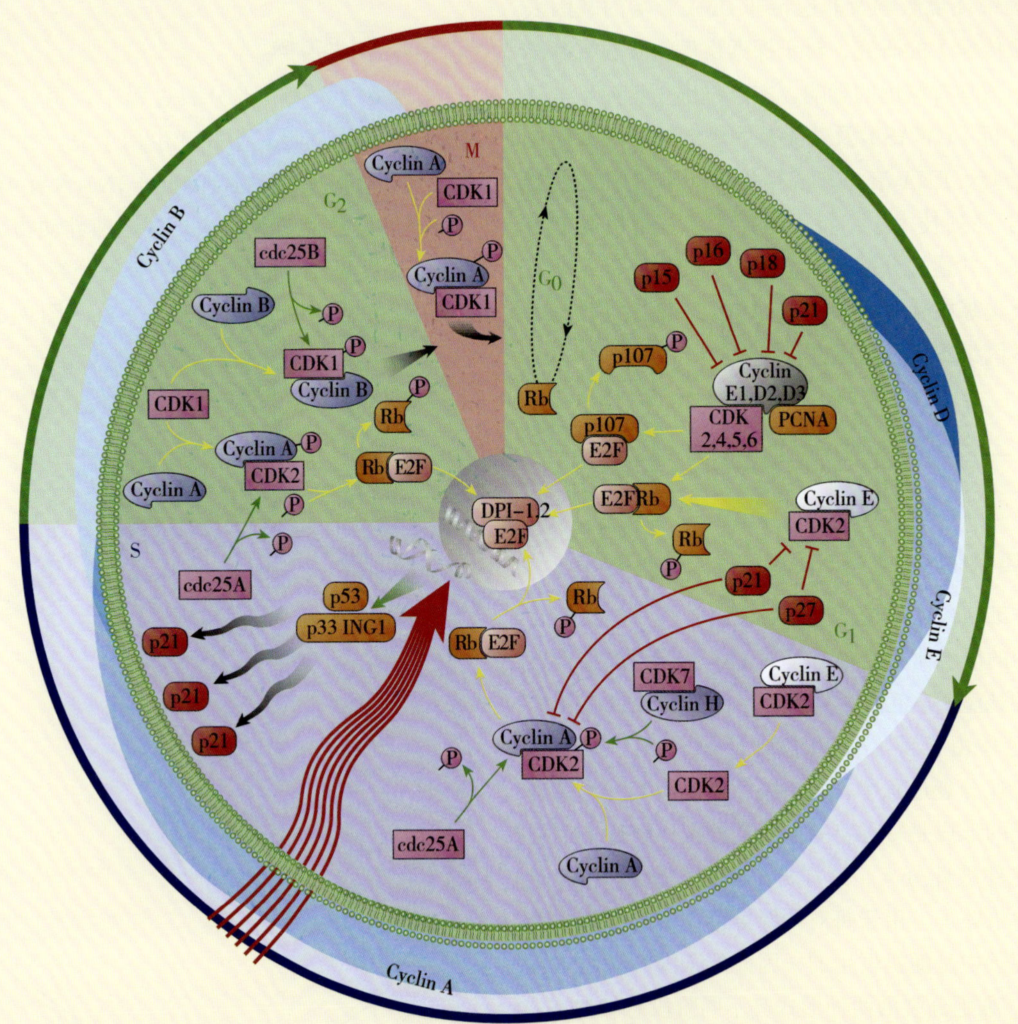

Cyclin（到目前为止有 9 种）与 CDK 结合后形成有活性的复合物，通过特异性的蛋白底物和磷酸化，以可控模式驱动细胞经历不同的细胞周期。例如，视网膜母细胞瘤蛋白 Rb，通过 Cyclin-CDK 复合物与 Rb 蛋白家族（Rb、p107、p130）之间相互作用，被阻断 Cyclin- CDK 复合物活性蛋白（如 p21）调控。p53 这种细胞周期调控因子可以上调 p21 表达。

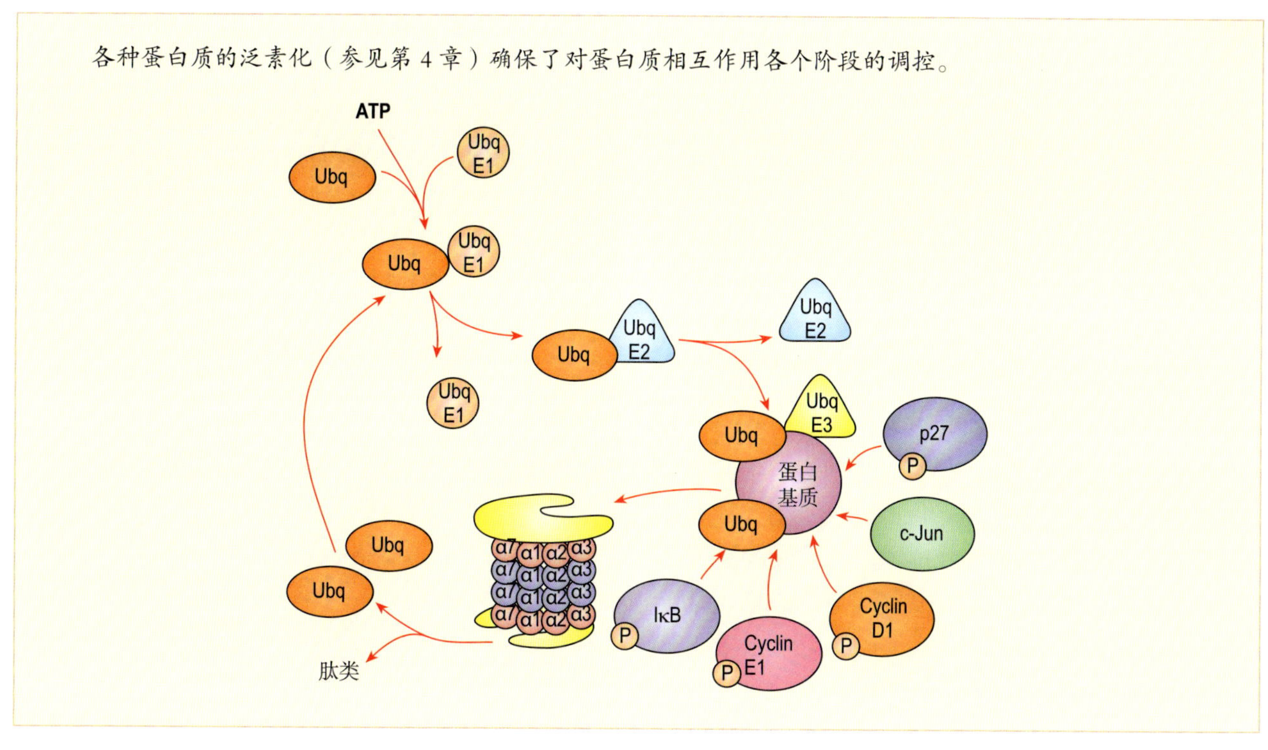

各种蛋白质的泛素化（参见第4章）确保了对蛋白质相互作用各个阶段的调控。

2. 减数分裂：配子的形成　减数分裂分为两个阶段，每个阶段都与有丝分裂的阶段类似。在减数分裂的第一阶段，有一个延长的分裂前期，发生同源染色体分离，使子代细胞核含有一半数量的染色体（23条），类似于有丝分裂，但为单倍体的形式。第一次减数分裂前期比较复杂，可以进一步分为5期。

（1）细线期：以染色体首次出现开始。

（2）偶线期：两条同源体开始配对并紧密结合形成四分体。

（3）粗线期：染色体增厚的主要阶段，每一条染色体由两条染色单体组成，由于其为二价，因此每对染色体具有4条链。在这个时期中，染色单体相互交换物质(交叉型)，进一步确保父系和母系同源物的随机分配。

（4）双线期：二价染色体开始分离（每一条二价染色体的着丝点仍然保持相连）。

（5）终变期：二价染色体彻底分离并各自紧紧缠绕在一起。

在减数分裂中期和后期，二价染色体不再有任何联系并各自位于赤道平面上，胞质分裂后每个细胞含有23条染色体，每条染色体由1对染色单体组成。第二次减数分裂没有分裂前期，其过程与有丝分裂相似。通过减数分裂，配子仅携带每对同源染色体其中之一的（遗传）信息，并且是随机地由父系或母系分配而来。

3. 基因组成　个体或群体患者的基因组成是以往基因突变或自然选择的结果。在细胞分裂过程中，同源染色体分离可能不完全。突变是DNA框架和精细结构的突然改变，如在减数分裂期，染色体复制错误或错误排列的同源染色体DNA的缺失或扩增，从而引起突变。染色体异常的发生机制将在后面讨论。突变可以影响一个特定基因及其编码的蛋白结构。突变引起的蛋白结构改变可能仅对蛋白功能产生轻度影响，而该突变蛋白参与的新陈代谢过程不受影响。如果基因严重受损，包括其核苷酸序列，那么携带此突变的个体将受到严重影响。因此，有害突变引起的遗传性疾病与多因素遗传模式的疾病不同，它的遗传方式是可以预测的。

第二节　分子遗传学（DNA与基因）

遗传性疾病的基础可以从染色体组成、特定基因及蛋白如何编码等方面进行理解。人类单倍体基因组由3×10^9bp（碱基对）的双链DNA（dsDNA）构成，决定多肽链中氨基酸排列顺序的遗传信息储存于DNA分子中的核苷酸碱基序列中，即腺嘌呤（A）、胞嘧啶（C）、鸟嘌呤（G）和胸腺嘧啶（T）。3个相邻的碱基（密码子）编码一个特定氨基酸。一个基因是决定多肽链序列的一段DNA分子。基因含有编码序列（外显子）和长度不等的插入序列（内含子）。基因中也包含增强子区，起调节活性作用，特别是组织中的基因表达。同样基因上还有一系列的其他调控分子，能够激活或抑制同源基因的活性（图3-2）。

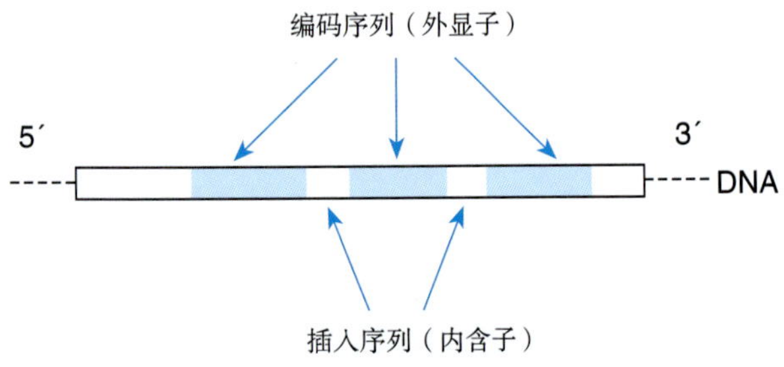

图 3-2　基因的组成

一、基因如何工作：解码 DNA

所有蛋白质均由 DNA 编码，如上所述，每一个三联碱基密码代表一个氨基酸。由于密码子数量多于氨基酸的种类，因此除了甲硫氨酸和色氨酸，大部分的氨基酸由几种密码子编码。密码子 AUG（甲硫氨酸 ）是蛋白质合成的起始信号（知识关联 3-3），并且还有编码多肽链的终止子（终止密码子）。

知识关联 3-3　蛋白质合成概述

> 以 DNA 为模板通过 5′→3′ RNA 聚合酶的催化作用转录生成 mRNA，mRNA 与绑定起始 tRNA 的核糖体亚单位结合启动翻译过程，氨基酸特异的 tRNA 通过反密码子与三联密码子互补识别，与氨基酸结合形成氨酰-tRNA，在氨酰-tRNA 合成酶的作用下结合于核糖体的 A 位点，沿着 mRNA 5′→3′ 的方向逐一读取密码子，氨基酸依次加入到多肽链的 C 端，多肽链的长度取决于特定的起始密码子和终止密码子。

多肽链的合成包括两个过程：转录与翻译（图 3-3）。在转录过程中，DNA 的一条链作为模板在 RNA 聚合酶的催化下合成信使 RNA（mRNA）。RNA 聚合酶结合到一段特定的 DNA 序列即启动子上，引发 DNA 双螺旋解开形成单链，作为碱基互补配对的模板。此过程沿着 DNA 分子向前移动，使 RNA 沿 5′→3′ 端方向延伸，直到遇见 DNA 分子上的终止信号，转录过程终止。第一次转录是 DNA 单链的一个精确复制。在离开细胞核之前，内含子被剪切，并将外显子连接在一起。在离开细胞核时，mRNA 在进行蛋白合成的细胞质核糖体上起模板的作用。整个分子转录完成之前，在 mRNA 5′ 端以 5′ 对 5′ 方式以及 3′poly-A 尾端加入 7-甲基鸟嘌呤起到封闭作用，这有助于其转运到胞质中。在转录完成后由 poly-A 聚合酶加一个 poly-A 尾。mRNA 离开细胞核后，在胞质核糖体上，作为蛋白质合成的模板。核苷酸序列的翻译由特定的转运 RNA（tRNA）执行：每一个氨基酸以其 C 端连接到对应密码子的 tRNA 上，并转化为高能量分子，以备通过肽键形成多肽。每一个 tRNA 通过其反密码子与 mRNA 上相应的密码子连接。翻译过程由一系列的氨酰-tRNA 合成酶催化，使每一个氨基酸与相应的 tRNA 结合。核糖体沿着 5′ 端向 3′ 端以 3 个核苷酸为单位来阅读 mRNA 序列，多肽链则由 N 端向 C 端延伸，并且 C 端因与 tRNA（肽酰-tRNA）共价连接而具有活性。mRNA 上有特定的起始密码子和终止密码子，因此能够决定多肽链的长度。多肽链合成的启动受起始因子 2（IF-2）的调控，IF-2 催化特定的起始因子 tRNA 与 mRNA 之间的反应。延伸中的多肽链，必须沿 mRNA 精确地以 3 个核苷酸逐个加入氨基酸，这个过程需要核糖体内多酶体系参与。核糖体占 RNA 总重的一半，含有一个容纳合成中多肽链的凹槽及一个容纳 mRNA 分子的凹槽。核糖体上有两个不同的 tRNA 结合位点。一个位点结合 tRNA 及延伸中的多肽链，即肽酰-tRNA 结合位点（P 位点），另一个位点结合新加入的 tRNA 分子，即氨酰-tRNA 结合位点（A 位点）。多肽链延伸过程包括两个步骤；第一步是氨酰-tRNA 先结合到与 P 位点毗邻的 A 位点；第二步是多肽链 C 端从 P 位点的 tRNA 解离出来，加入到 A 位点的 tRNA 分子上。此反应由核糖体上的肽酰转移酶催化进行。新的肽酰-tRNA 分子被转移到 P 位点，并释放出解离的 tRNA 分子，整个过程循环进行。直至遇到 mRNA 上的终止密码子，激活结合到 A 位点的释放因子蛋白，从而导致 P 位点上的肽酰-tRNA 水解，随后将多肽链释放到细胞质中。

基因受到基因组上相邻序列的调控。基因上游的启动子是 RNA 聚合酶与 DNA 链结合的部位。启动子含有一个 TATA 盒，它决定 RNA 前体正确的 5′ 端。目前已分离出若干启动子特异性的转录因子，每种可以特异性结合于一种基因启动子，并激活转录。TATA 结合蛋白是一种 RNA 聚合酶Ⅰ、Ⅱ、Ⅲ的通用转录因子。RNA 聚合酶Ⅲ负责各种小 RNA 分子（包括 tRNA 和核糖体 RNA 小亚单位）的合成。RNA 聚合酶Ⅱ参与基因转录，RNA 聚合酶Ⅰ则催化核糖体 RNA 大亚单位的合成。

二、基因表达调控持续活跃，具有多种途径并受到环境的影响（表观遗传学）

1.DNA 的排序和转录本的可获得性　组蛋白是核小体中包装 DNA 的一些蛋白质。组蛋白的作用是形成

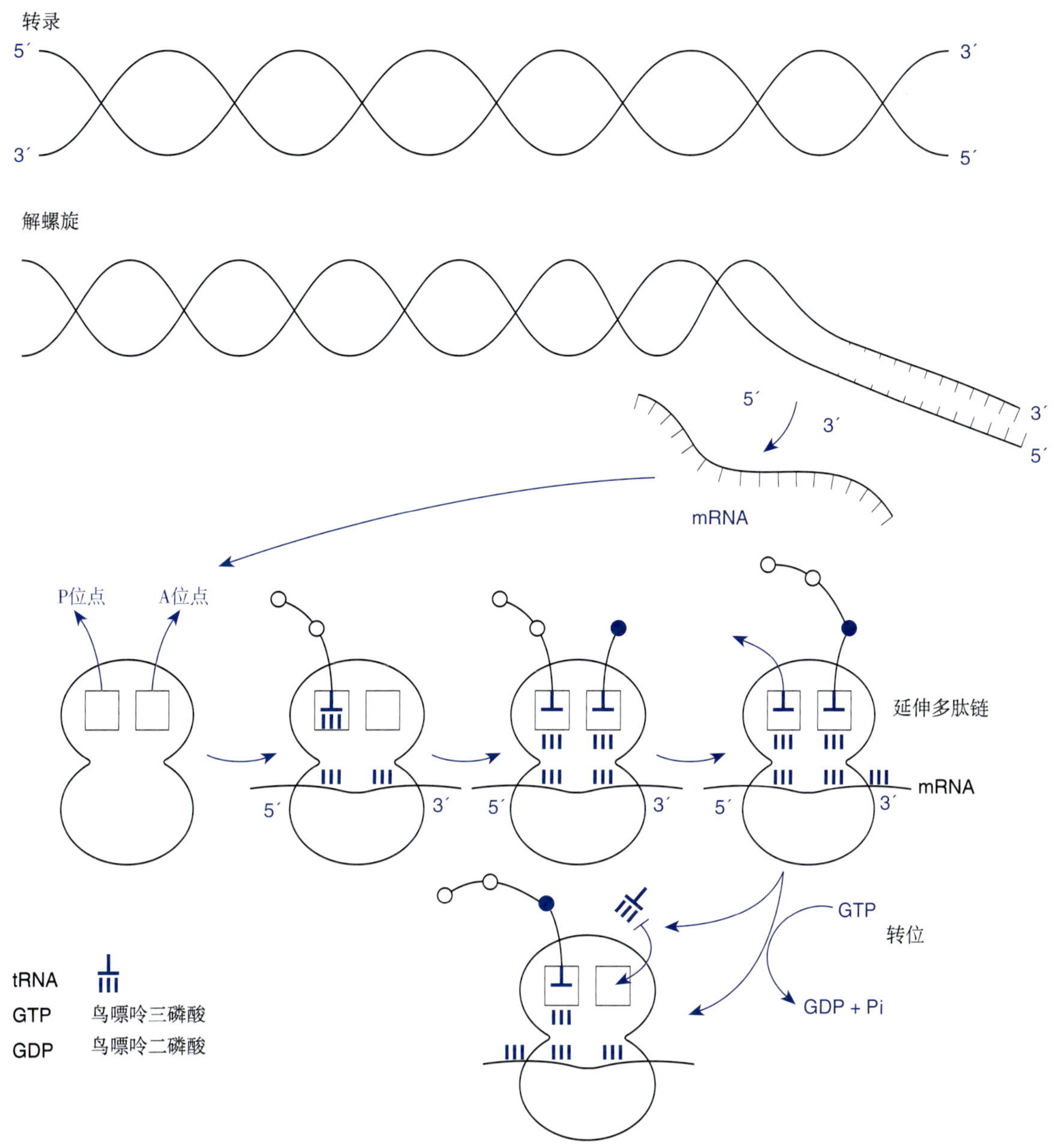

图 3-3　蛋白度合成：转录和翻译

DNA 包绕的特殊结构，是基因调控的关键，并受环境变化影响（表观遗传学——DNA 序列的变化不会引起基因表达改变）。存在多个组蛋白家族，核小体的形成和结构受到关键酶修饰如甲基化、乙酰化、磷酸化、泛素化和 SUMO 化修饰等影响（参见第 4 章），且决定了开放哪些特定 DNA 区域进行转录。例如，在活跃基因启动子处，组蛋白 3 上赖氨酸残基 4 的甲基化（H3K4Me3）与激活转录相关，相反，甘氨酸 27 的甲基化即 H3K27Me3 与基因抑制相关。

相似的机制也发生在 DNA 水平。DNA 甲基化特别是在 CpG 序列，形成"关闭"，使该处的基因处于抑制状态。甲基化对于细胞周期和细胞分化都十分重要。而甲基化的部位和方式改变（表观遗传的部分靶点）可以改变细胞分化、命运和基因功能。

2. 非编码 RNA 和 RNA 结合蛋白不断调控　在转录期间或转录后，基因表达进一步受到调控（基因表达的转录后调控）。例如，由核 DNA 编码的是微 RNA（miRNA），它们是小的非编码 RNA 分子（约 22 个核苷酸），具有与 mRNA 互补的序列，通过基因沉默或 RNA 结合蛋白发挥调控作用。RNA 结合蛋白是细胞核或细胞质内蛋白，可调控 RNA 转录（如在剪接体内）。

在 RNA 结合蛋白生物学与疾病相关性方面还有很多工作要做，然而我们知道 miRNA 有多个 mRNA 靶点，而每一个 mRNA 也可以是数个 miRNA 的靶点。假设基因组编码超过 1000 种 miRNA，将会形成一个巨大的基因表达调控网络。某些疾病，特别是炎症和肿瘤中 miRNA 异常表达。这种 miRNA 已经成为变性疾病如 AMD 等的经典发病机制。RISC（RNA 介导形成的蛋白沉默复合物）miRNA 激活 RNA 核酸内切酶Ⅲ Dicer1，有助于在 RISC 中形成小干扰 RNA（siRNA），从而抑制基因的表达（图 3-4）。非编码 RNA 确实会影响翻译、转录和染色质重塑，因此会参与并调节正常生理和疾病（包括细胞衰老）过程。秀丽隐杆线虫（*C. elegans*）的寿命可以通过特定的 miRNA 进行正向或负向调节，这一发现开启了对动物模型中 miRNA 的调控及在年龄相关疾病和癌症中发挥作用机制的探索。miRNA 可以通过细胞外小泡和外泌体分泌到细胞外基质中，如衰老细胞分泌的 miRNA。

3. 剪接体　基因转录（图 3-3）时，前体 mRNA 在剪接体中进一步被修饰，非编码序列被移除，编码序列（外显子）被连接在一起。认识这一过程非常重要，因为有些蛋白基因经历了“可变”剪接，形成了其他具有活性的 mRNA，从而使蛋白活性、细胞反应和行为均发生变化。理解剪接和剪接体的机制仍很重要，因为其活性改变与疾病和治疗靶点相关。

第三节　染色体缺陷与基因突变

细胞分裂过程中，染色体分离可能不彻底。但其对遗传性疾病的影响和严重程度仍然不确定。在出生时或婴儿期可检出遗传异常的风险是 1/40。但大部分染色体畸变的胎儿自发流产。据估计，遗传缺陷在成活婴儿中的发生率为 0.6%，在死胎中的发生率为 5%。有明显遗传因素的慢性疾病在成年人群中的发病率约为 10%。染色体的异常通常分为数目异常和结构异常。数目异常指体细胞中含有数目异常的正常染色体，结构异常指体细胞中含有 1 个或多个异常染色体，两种情况都可能累及性染色体或常染色体。

染色体数目异常：非整倍体是由配对染色体无法分离或在后期运动过程中延迟而导致的，从而产生额外的染色体（三体）或缺失的染色体（单体）。减数分裂过程中的非整倍体可以发生在减数分裂的任何一个阶段。多倍体系一套完整的额外染色体（三倍体有 69 条），常因两个精子细胞对卵细胞的受精作用而产生，可致流产。

常染色体三体：三体是指细胞中单个染色体在体细胞中被三重复制。单个染色体的三倍体会导致多系统紊乱的特征性综合征。常染色体三体包括 21 号染色体三体（唐氏综合征）、18 号染色体三体（Edwards 综合征）

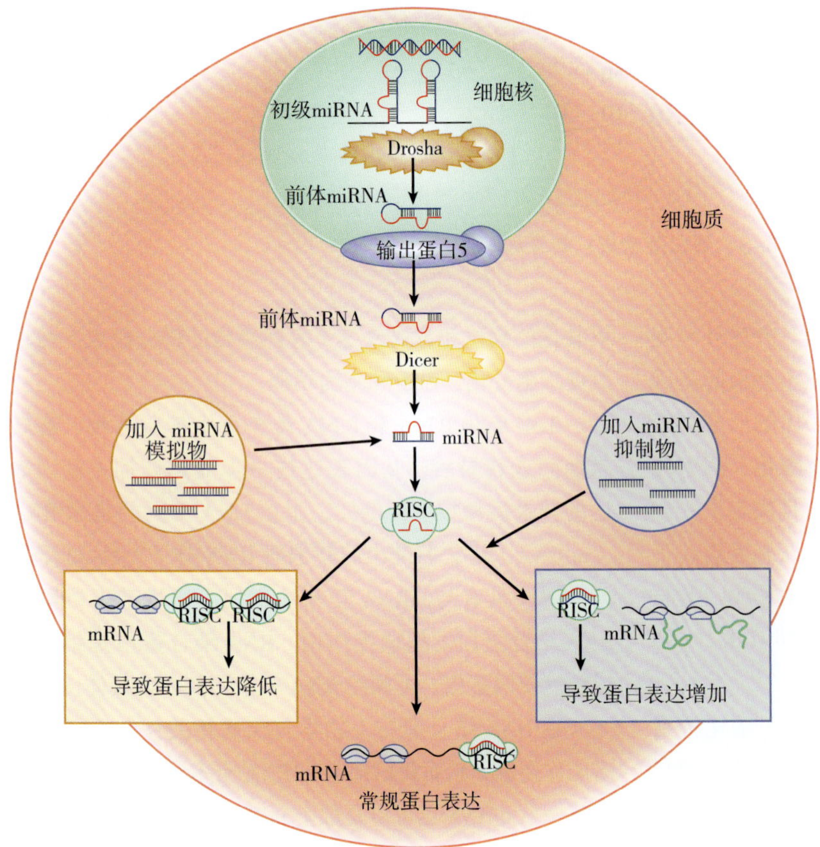

图 3-4　miRNA 通路

RISC. RNA 介导形成的蛋白沉默复合物（经 miRagen Therapeutics 许可改编自 Michael Hamers，Lightspeed Design and Branding，Boulder，CO，USA，http://www.miragentherapeutics.com）

和 13 号染色体三体（Patau 综合征）等。在每一种常染色体三体中，特别是当正常细胞谱系存在于重要组织中时，嵌合体（由单个受精卵衍生出的两种或多种细胞谱系）可能会显著影响临床表现。如前所述，三体可能是由细胞分裂过程中配对染色体分离失败（不分离）导致的，或者（在大约 4% 的病例中）是由于从父母一方遗传的一条染色体易位到另一条染色体上，从而使后代具有正常数量的染色体，但带有如 21 号染色体的易位副本（罗伯逊易位）。

减数分裂非整倍体：性染色体也有类似的染色体异常，一个额外的 X 或 Y 染色体产生的表型无法和正常人群鉴别。X 染色体的丢失会导致特纳综合征（45，X0），嵌合体的存在可能不具有特征性表型，因此有可能性发育正常。同样，克兰费尔特综合征也有一条额外的 X 染色体（47，XXY）。

一、染色体结构异常

染色体结构异常是由染色体断裂引起的。通常单一断裂可很快修复，但如果是多处断裂，修复机制可能造成末端间的错误随机组合。暴露于诱变化学物或者离子辐射下将导致染色体的自发断裂增加，出现以下的结构异常。

- 易位（translocation）：染色体断裂后碎片互换。
- 倒位（inversion）：染色体片段序列倒置。
- 缺失（deletion）：染色体片段丢失。
- 突变（mutation）：基因的三联体密码子中的一个碱基发生点突变。

易位的结果通常不会使 DNA 丢失，因此个体的临床表现正常。如果断裂位点远端的染色体片段发生交换，易位可能是相互的。罗伯逊易位则是由于两个具近端着丝粒染色体（着丝点与染色体一端接近）在着丝点上或者着丝点附近发生断裂后互换。例如，14 号与 21 号染色体片段发生易位，在减数分裂过程中形成三价体，这将导致在分裂后期形成正常和异常核型的嵌合体。插入易位需要在 1 条或 2 条染色体上出现 3 个断裂才能形成，第一个染色体上一个片段丢失，这个间隙被另一片段插入。如果两处染色体断裂形成的片段倒转 180° 重新接合，称为倒位。倒位阻碍减数分裂过程中染色体的配对，染色体交换受到抑制，生成不平衡的配子。当仅有的染色体部分丢失时也可能出现缺失。缺失可能发生于两个断裂点之间或染色体两个臂均产生断裂并发生片段丢失。点突变则是单个碱基被另外的碱基取代从而改变了蛋白质的氨基酸编码。

二、基因突变

每个基因座上的等位基因均会发生多种突变。在正常人群和遗传病患者人群中，突变的范围从单一碱基对到包括数百万碱基对的大基因片段的缺失。对于这些突变的描述增加了对遗传病进行诊断和筛选的可能性。知识关联 3-4 具体列出了人类基因组内出现基因突变的多样性。

知识关联 3-4　人类基因组内的突变

1. 点突变（核苷酸置换）

（1）错义突变：转录密码子上的单核苷酸改变，导致多肽链上一个氨基酸被替代。

（2）无义突变：单核苷酸改变后产生终止密码子，引起肽链缩短，反之可导致肽链延长。

（3）剪接位点突变：单核苷酸碱基的变化改变了关键剪接点，导致异常 RNA 的合成或正常基因产物的减少，或者阻止有效转录过程中 poly-A 链的添加。

2. 缺失和插入（框移）　1 个或 2 个核苷酸碱基的缺失导致翻译过程中错误读取，产生错误的氨基酸序列或使多肽链的翻译过早终止。

3. 密码子缺失和插入（重复扩张）　重复密码子（3 个碱基）的插入可打乱编码序列，这种突变称为三核苷酸重复；见于肌强直性营养不良、脆性 X 染色体综合征（X 连锁智力障碍）、Huntington 病及脊髓小脑共济失调等。

第四节　临床遗传学

遗传性疾病主要有以下几种类型：染色体病（如上所述）、线粒体病、多因子病、体细胞遗传病及单基因（常染色体和 X 连锁遗传）病（知识关联 3-5）。

一、常染色体遗传

常染色体上基因决定的性状或是显性或是隐性的。杂合子是指在同源染色体上相应基因位点携带不同等位基因的个体；纯合子有着相同的等位基因。临床上常染色体显性遗传是指单基因病在杂合子状态下能表现临床症状，通常仅遗传于父母之一；常染色体隐性遗传病男性、女性均可受累，两个等位基因均发生异常才出现临床症状。

X 连锁遗传病　指 X 染色体上基因携带的遗传信息的遗传形式。这种遗传表现具有特征性的家族谱系。X 染色体隐性遗传性状由 X 染色体携带，仅在女性中出现，且仅在女性为纯合子时出现，因为杂合子会表达正常基因。性状从健康女性携带者或者发病男性向下传递，男性患者将性状传递给他所有的女儿，但女儿仅是杂合子携带者，这种疾病不会遗传给儿子，因为儿子仅获得其父的 Y 染色体。在某些 X 连锁隐性遗传病中，相当一部分杂合子女性也发病。对于这一现象的解释是，细胞中的 X 染色体仅其中 1 条是活跃的（莱昂假说；知识关联 3–6）。这种 X 染色体的失活发生在个体发育早期，因此子代细胞拥有同一失活的 X 染色体。偶然情况下，女性如果健康染色体失活则会发病。

知识关联 3–5　孟德尔遗传特征

1. 常染色体显性遗传

· 垂直遗传。

· 50% 子代发病。

· 男性与女性患病率均等。

· 外显程度差异明显。

· 未发病者后代也不发病。

· 纯合子个体发病更严重。

2. 常染色体隐性遗传

· 杂合子的隐性基因不致病。

· 纯合子个体发病。

· 男性与女性患病率均等。

· 外显程度相对恒定。

· 患病个体生育子女为携带者。

3.X 连锁隐性遗传

· 垂直遗传。

· 通常仅男性发病。

· 发病男性生育的女儿均为携带者。

· 杂合子女性由于莱昂化（Lyonization）作用可能发病。

· 外显程度差异明显 。

在英国，新生儿 X 连锁遗传病的患病率约是 1/1000。X 连锁显性遗传是指女性杂合子按正常规律发病的 X 连锁遗传。在这些遗传病中，男性发病更加严重，并且妊娠中难以存活（如 Aicardi 综合征：胼胝体发育不全和脉络膜视网膜病变）。发病的男性生育的儿子都不患病，而女儿却全部患病。偶尔，显示有性别限制的常染色体性状也会有相似的谱系形式。如果患有性别限制的常染色体显性遗传病的男性不能生育，其家系特征将与 X 连锁隐性遗传一致，除非女性携带者出现 X 染色体失活。在家族谱系中，女性患者的发病率也低于 X 连锁显性遗传病中所预测的发病率。

知识关联 3–6　莱昂假说

莱昂假说是指女性体细胞的一对 X 染色体中的一条失活的过程。巴氏小体（Barr body，浓密着染的染色质，即失活的 X 染色体）在受精后第 12 天出现在滋养层。失活只发生在体细胞，它是随机的，然后一直存在于该细胞系的随后各代中。除了短臂顶端的一个小区域外，不能转录的 X 染色体处于静默状态。如果一条 X 染色体发生物质丢失，则由于其结构异常而失活。来自口腔黏膜涂片的细胞 30% 有巴氏小体，女性中性粒细胞中 1% ～ 10% 的细胞也显示有失活的 X 染色体。女性随机表达父系或母系的 X 染色体，在临床上增加了突变的 X 连锁基因表达的风险（如视网膜色素变性和无脉络膜症）。莱昂化与 B 细胞发育过程中观察到的免疫球蛋白（Ig）基因的等位基因排斥不同（参见第 7 章）。

二、线粒体遗传病

细胞有多个拷贝的核外染色体，存在于线粒体中。线粒体含有约 10 个单链环形染色体，不依赖核基因组而独自复制。其基因组中含有 tRNA 和 rRNA 的基因，tRNA 和 rRNA 是线粒体蛋白质及细胞氧化磷酸化作用的肽类合成所必需的。由于受精过程中精子顶体的丢失，线粒体染色体的遗传只能通过女性卵子以特征性的细胞质遗传方式进行，具有如下特征：尽管男性和女性都会从其母亲处获得缺陷基因，但男性不会遗传给后代；如果所有线粒体均携带致病基因，则女性患者的所有后代均患病。然而，如果仅有部分线粒体基因异常，疾病的精确表型或许难以识别。最近有研究发现线粒体突变存在双亲遗传模式，但分子机制尚不明确（Luo，2018）。

三、多因素遗传

有很多情况下，疾病具有明显的家族性，但兄弟姐妹的发病率很低，不能用单因素的孟德尔遗传规律解释。在多因素遗传病中遗传和环境因素联合对发病起作用，但两者在不同个体发病中所起作用有很大差异。每一种表型由不同基因位点上多个基因的相互作用决定。多因素遗传病可以是连续的，也可以是不连续的。在不连续的多因素遗传病中，受累家族成员的发病风险高于普通人群，但低于单基因缺陷的发病风险。在连续的多因素遗传病中，致病基因的表达有一定范围，介于两个极端之间（如高血压）。

在不连续的多因素遗传病中，受累家族成员的发病风险高于普通人群。如果怀疑某种疾病是多因素遗传病，应该进行双胞胎发病一致性和家族相关分析研究，如多因素遗传病中，同卵双胞胎同时发病的概率要高于异卵双胞胎。某些不连续多因素遗传病的性状也显示了不相等的性别分布，这表明在两性之一的疾病外显率高于另一性别，也就是说，需要更多的基因处于低活性状态才能发病。

四、疾病相关性

鉴定疾病与某特定遗传表型相关性的途径之一是检查某一群体主要的遗传多态性及与疾病的相关性。强直性脊柱炎与 HLA-B27、鸟枪弹样脉络膜视网膜病变与 HLA-B29 都有较强的相关性。在实际工作中，等位基因与疾病相关性对于预测疾病发生或许更有帮助。疾病相关性可用相对风险表示，相对风险是通过对比群体中等位基因概率与患者等位基因概率的差异得到的。表 3-1 给出了一些常见的 HLA 连锁疾病。目前，对主要组织相容性复合物等位基因核酸序列进行高分辨率分型发现，如经典的 DR4 相关性疾病现在可以细分为更多亚型，再如 DRB1*0404 与交感性眼炎和原田 – 小柳病相关。

表 3-1　HLA 连锁疾病

疾病	HLA 等位基因	相对风险
强直性脊柱炎	B27	90 ～ 100
急性前葡萄膜炎	B25	8
Reiter 综合征	B27	40
Behçet 综合征	B51	4 ～ 10
鸟枪弹样脉络膜视网膜病变	A29	50 ～ 224
中间型葡萄膜炎	DR15	6
交感性眼炎	DR4	14
原田 – 小柳病	DR4	12

随着全基因组测序（见后文）技术的提升及对人群研究的深入，确定了两者潜在的因果关系（见下文；孟德尔随机化），同时对疾病相关的遗传多态性的认识也取得了进展。

基因多态性　通常情况下人类基因组的许多基因位点上都有等位基因，可据此将人群分为不同的表型。这一方法最初被用于描述血液分型，特别是 ABO 和 MNS 分型系统。前者是由等位基因的差异导致细胞膜糖蛋白的末端糖残基不同，而后者则决定了膜结合型糖蛋白的氨基酸序列。Rh 分型系统也是如此。血红细胞膜上的 Rhesus 多肽也存在多态性。基因多态性是指一个基因座上有多个等位基因，其中至少两个等位基因的频率远大于 1%。相同的遗传物质在不同人中的不同存在形式，促进了将基因多态性作为遗传标记的应用，特别是应用在人类群体中存在多态性的酶和其他蛋白质中。在讨论分子多态性的类型和应用时，基因多态性是非常重要的。总之，基因多态性在医学遗传学的实际应用包括连锁分析（见下文）、遗传病症状发生前和产前诊断、对常见成人疾病（如糖尿病）患病风险分析及组织和器官移植时的组织分型分析。

第五节　群体遗传学

群体遗传学是研究群体内基因的分布及这些基因频率是如何改变或维持的。这种研究对于连锁分析（连锁的两个基因在同一染色体上，各自基因座之间的距离很近，可以将两者看作是连在一起）和连锁不平衡（两个连锁的等位基因组合成的单倍型出现的频率比按照随机模式预期值高）的认识是非常重要的，将在后面描述。

随着对上述基因表达调控的深入理解，现已明确基因表达和细胞功能（分化）都受表观遗传学的影响。

一、基因频率

当研究整个群体的遗传组成，特别是研究特定位点上杂合子与纯合子人群出现的频率时，通常采用哈迪 – 温伯格（Hardy-Weinberg）平衡法则，该法则基于的假设是，在发生随机交配的特定群体中，没有突变和自然选择的情况下，当基因从一代传递给下一代时，遗传成分将保持不变。

记住这一点是非常重要的，即等位基因是成对的。因此在哈迪 – 温伯格平衡法则中，假定 p 是正常等位基因的比例，q 是异常等位基因的比例，$p+q=1$。由于等位基因在各自的基因位点上成对出现，正常纯合子、杂合子和异常纯合子的相对比例可以用等式 $p^2+2pq+q^2=1$ 表示。从上述等式能得出如下要点。

（1）虽然基因频率决定着染色体上携带的任一等位基因出现的机会，但对于个体来说，一个基因有两个等位基因，这样异常等位基因在某条染色体上出现的概率将加倍。

（2）杂合子频率通常是基因频率的 2 倍。

（3）在常染色体隐性遗传病中，基因频率是异常纯合子频率的平方根。

值得注意的一点是，哈迪 – 温伯格平衡法则仅仅考虑了单一基因位点上的等位基因，实际上染色体上相互关联的基因位点之间的联系是非常重要的。

二、遗传连锁和连锁分析

与独立分配的基因相比，位于同一条染色体上的两个基因会更频繁地被传递。

减数分裂过程中，同源染色体之间的交叉可以发生在染色体上任一位点。因此两个基因彼此越接近，越容易被共同传递。如果减数分裂过程中相同染色体上的基因位点不表现出独立的分离状态，称为连锁的基因位点（即两个基因位点位于同一染色体上可测量的距离内）。虽然通过原位杂交等技术可以绘制染色体上的基因图谱，但通过家系研究也能证实遗传连锁性，确定疾病的遗传背景。家系连锁研究中，要考虑两个基因位点中的一个与疾病有关，另一个与表型有关。

进行连锁分析的方法之一是研究在每一个基因位点上均为杂合子的家族成员。首先必须建立连锁相，决定待研究的在基因位点 1 上的等位基因是否与基因位点 2（标志基因位点）上的等位基因位于相同的染色体（1 对）。家系当然必须有待研究基因位点的资料（也就是说有表型的表达）。连锁分析中最能提供信息的是在群体中呈高度多态性的基因位点，因此在群体中主要为杂合子。相连基因位点减数分裂时发生交叉的可能性实际上反映了它们之间的距离。同一染色体上相隔距离足够远的基因位点之间总是发生几种交叉，表现为 50% 的重组率（仿佛其位于不同的染色体并独立分离）。为确定两基因位点相连的概率，要计算重组的机会数及真正发生重组的比例。在假定两个基因位点之间无连锁性的情况下，可以用亲缘关系中出现连锁的概率表示。需要分析大量亲缘关系资料，通过计算机计算，并给出以对数表示的比率，即 Lod 评分（由对数概率得来）。在大多数情况下，如果 Lod 评分＞ 3，则存在显著的连锁性；如果 Lod 评分＜ -2，则可排除连锁可能性。

1. 连锁平衡和不平衡　在随机交配和经过足够多的代数后，能够存在的等位基因组合以相同比例出现，即表现为连锁平衡。而连锁不平衡是指两等位基因相关联的频率高于偶然前提下出现的频率。这可能是由于在选择优势或选择劣势下，尚未建立平衡的等位基因之一发生突变而引起的。平衡和不平衡的原理可应用于任何连锁基因位点上的等位基因。应强调的是疾病特异性基因位点与高多态性基因位点之间的紧密连锁，并不代表基因位点上的这两种等位基因之间有关联。例如，疾病和人类白细胞抗原（HLA）之间关联性的建立是综合考虑了 HLA 等位基因与疾病易感性之间遗传连锁，以及 HLA 基因位点上特定等位基因连锁不平衡的结果。连锁不平衡性对于临床上发现致病基因及发现突变的源头和传递具有非常重要的意义。如上所述，遗传多态性是指一个群体内的等位基因位点上出现两个或更多不连续的表型，频率最低的性状若再发生突变将被丢失。最常见的遗传多态性存在于血型（ABO）和细胞表面抗原（HLA）中（参见第 7 章）。但是最近，随着分子生物学技术的应用，基因 DNA 序列的测定发现了许多基因都存在多态性（见下文）。

2. 孟德尔随机化决定了可变环境危险因素与疾病的因果关系　复杂的多因素疾病如心血管疾病受环境危险因素的影响，而环境危险因素的作用又受到基因突变的影响。目前，对于该类问题的研究方向正从单一的关联性研究（通过全基因组关联分析来确定）向由孟德尔随机化作用决定的因果关系研究转变。孟德尔随机化利用已知功能的基因突变来检测可变的暴露因素对于疾病发生所产生的因果作用。该研究以基因相关性研究数据为基础，如果产生误导性的结果，则是由连锁不平衡、遗传异质性、基因多效性或群体分层导致的。为了检测所谓的因果关系，可以采用常见的遗传多态性分析，包括对环境暴露模式的间接的生物学影响（如尼古丁成瘾），或由可变风险产生的后果（如高血压）。

3. 表观遗传学　表观遗传学（知识关联 3-7）目前被广泛理解为受到染色体改变，而非 DNA 序列改变影响而发生的可遗传的表型。其机制包括 DNA 甲基化、染色质重塑、RNA 结合蛋白和 miRNA（如前所述）。这些机制使得细胞能够稳定地保留记忆，改变基因表达而不改变 DNA 序列。

知识关联 3-7　表观遗传学

后代的遗传印记由遗传模式引起，与其父亲和母亲不同。

基因表达的表观遗传调控及肿瘤可能由表观遗传的致癌物或 DNA 甲基化模式改变引起（包括 DNA 修复机制——*BRCA1* 与乳腺癌）。

目前癌症治疗是通过识别组蛋白脱乙酰酶或甲基转移酶，也就是说治疗可以改变细胞的分化和恶性细胞转录谱。

肿瘤甲基化状态的研究是表观遗传学研究的热点。可以通过以下方法研究其变化：①染色质免疫沉淀测序（ChIP-seq）；② RNA 测序（鉴定 RNA 表达或编码水平，可包括非编码 siRNA）。

第六节　人类基因组：DNA 分析

现代分子生物学技术的发展使许多医学分支学科受益，包括眼科学。下面介绍的这些技术提高了我们对遗传性视网膜变性疾病、X 连锁眼部异常、视网膜母细胞瘤、Leber 遗传性视神经病变等的认识。本节主要介绍用于基因和遗传连锁分析的技术，并举例说明它们是如何帮助我们鉴定和了解眼科疾病的分子和遗传基础的。

一、克隆

克隆（图 3-5）是一种产生 DNA 序列相同拷贝的体内技术，这些 DNA 序列可用作基因探针。将待研究的特定 DNA 片段插入到另一 DNA 分子中，使其在细菌中快速复制（重组）。采用自然界存在的一些酶（限制性内切酶）切断 DNA，可方便获得所需的 DNA 片段。这些限制性内切酶通常特异性识别并切割 4 ～ 6 个碱基长度的 DNA 序列。将遗传物质经过载体转入细菌，复制可得到大量相同的 DNA 片段（即克隆）。常用的载体是噬菌体或经过改造的细菌质粒（存在于染色体外的可以自我复制的环状 DNA 分子）。载体的选择由所克隆基因片段的大小决定：噬菌体能容纳 5 ～ 20kb 的片段，质粒的最大片段是 10kb。这些载体不依赖其宿主而独立复制，通常含有单一酶切位点，以方便重组子的插入。

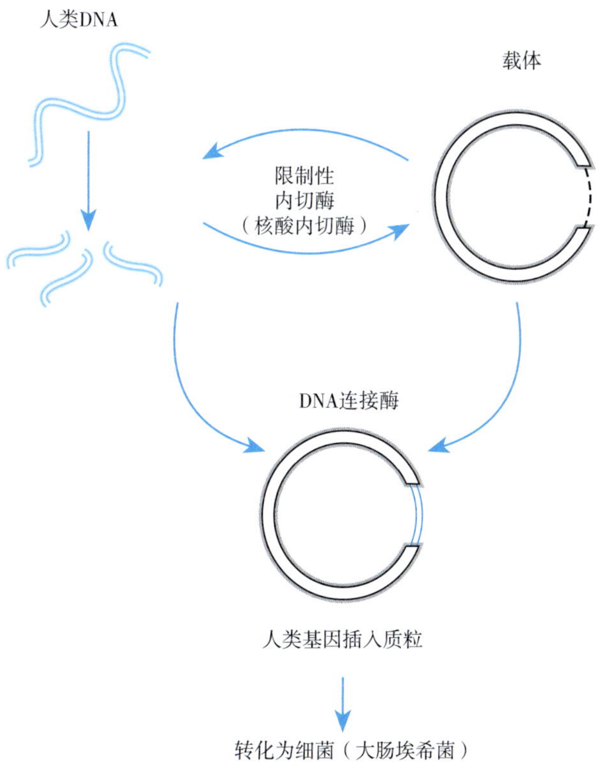

图 3-5　DNA 重组技术：克隆

将酶切后的 DNA 片段与质粒共温育，在 DNA 连接酶的作用下进行连接。到目前为止，已经发现了 200 多种限制性内切酶的识别位点。限制性内切酶根据其来源的种属命名，如 EcoR 类酶来源于大肠埃希菌。

二、精炼技术：人类基因和突变的分子分析

DNA 多态性　数目可变串联重复序列（VNTR）分析结合 PCR 技术仍沿用于 DNA 指纹图谱的研究，但近期的分子生物学技术（聚合酶链反应、全基因组测序、外显子测序）已用于检测单核苷酸多态性，从而使限制性片段长度多态性（RFLP）分析和 Southern 印记杂交等许多传统技术被新技术取代。

三、聚合酶链反应

聚合酶链反应（PCR）是一种将少量 DNA 扩增后用于检测或分析的技术。PCR 需要两条与被扩增片段相连的侧翼序列，DNA 引物是根据这些侧翼序列而设计的短链 DNA。DNA 扩增便是用耐热的 DNA 聚合酶对引物进行延伸。引物约为 20 个碱基，分别可与待扩增片段两端杂交。加热变性和冷却聚合的循环可高达 50 次，目的 DNA 被扩增了 10^5 ～ 10^6 倍。这个过程基本上是自动完成的，对于检测小量样本中特定 DNA 十分有效，如在新生儿诊断、组织样本中感染微生物的检查及研究方面很有用处。然而在广泛推广到临床应用以前，必须建立假阳性率的质量控制方法。

四、基因组学、转录组学和蛋白质组学

基因组中的基因，就像本章中已经描述的那样，转录成 RNA 并最终生成蛋白质。自从人类基因组计划开展以来，我们认识到人类蛋白质组中蛋白质的数量要远远大于基因的数量（约 400 000 个蛋白质和 22 000 个基因）。基因芯片技术的发展使得对于基因组的研究（基因组学）成为可能（图 3-6）。基因芯片是 DNA 微阵列（将成千上万个与基因相对应的 DNA 序列点固定于不同的表面如尼龙膜或玻璃），通过基因芯片我们可以一次性探测许多基因，并描述成千上万个基因之间可能的相互作用。应用过程中，芯片与样品中标记的 RNA 混合物杂交。根据杂交信号的强弱判定相应基因的相对表达量。基于这种技术，现在我们可以比较单个样品内各种基因的表达程度或多个样品之间特定基因的表达程度（知识关联 3-8）。随着高通量测序技术的进展，针对人群的研究策略进入了全基因组关联分析（GWAS）时代，并且这种方法在遗传性疾病的诊断中变得越来越普遍。这

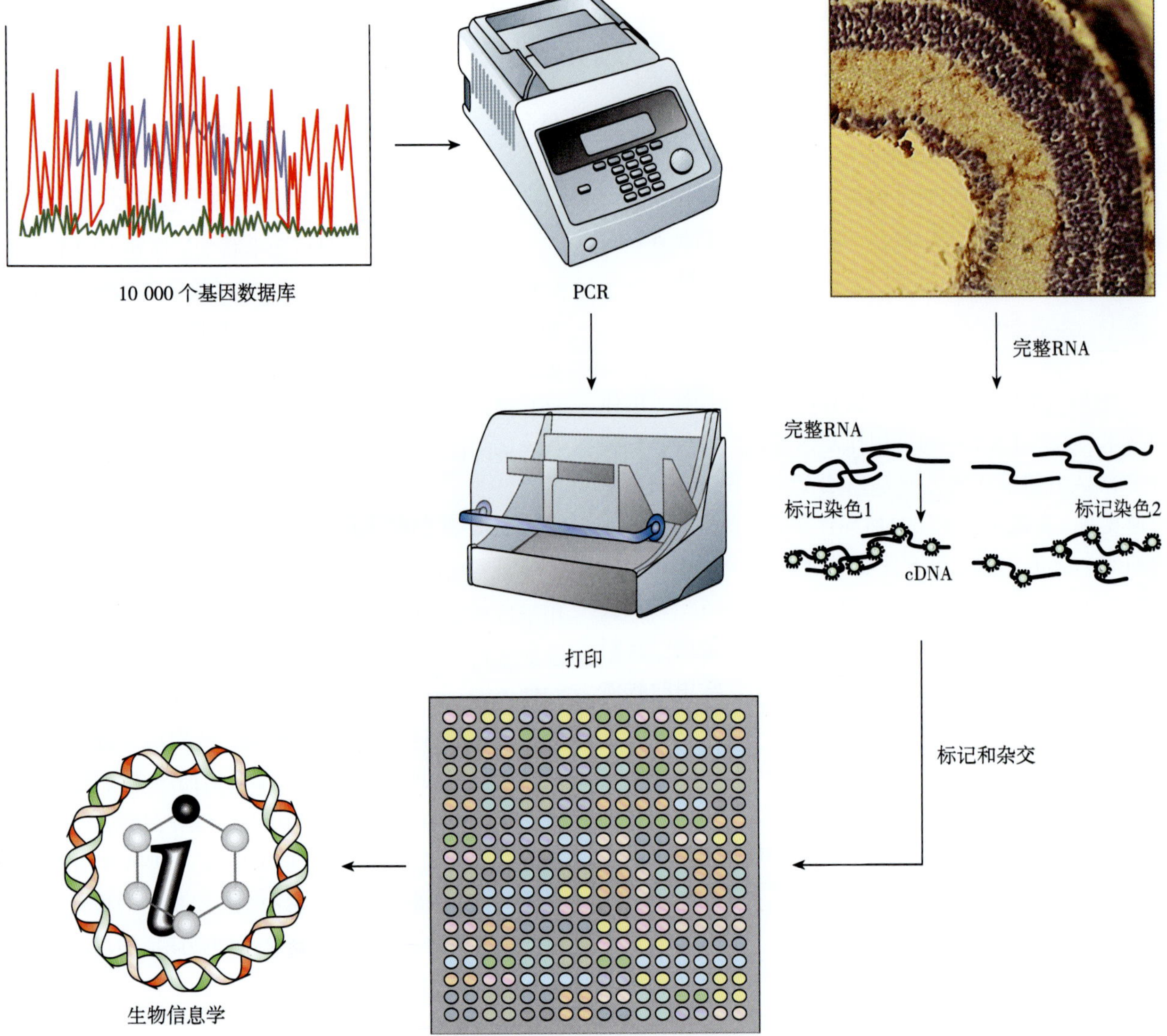

图 3-6 基因微阵列和生物信息学

微阵列杂交产生成千上万的计算参数，描述了上调或下调的目的基因或待定量的基因（图片由 UOB 转录组学实验室及英国布里斯托大学生物科学院的 Chungui Lu 博士提供）

知识关联 3-8 基因阵列（Affymettrix GeneChips®）

- 从样本中分离 RNA 进行比较。
- 用反转录酶 - 互补转换成 DNA 或 cDNA。
- 标记的 cDNA（如 ^{32}P）与固定的 DNA 阵列杂交（点直径为 300μm 的板）。
- 去除未杂交的 cDNA。
- 检测和量化杂交 cDNA。

个平台使得对重大疾病中单核苷酸多态性的基因变异的大规模研究成为可能（知识关联 3-9）。目前还有另外一种基因组测序——外显子测序，以基因组编码区测序代替全基因组测序。这一切随着下一代测序（NGS）及 DNA 和 RNA 测序（RNA 序列）技术的发展变得更加可及。

知识关联 3-9 GWAS 为疾病易感性研究、潜在的因果关系和治疗靶点带来希望

- 补体基因 *CFH* 多态性与年龄相关性黄斑变性（AMD）具有高度相关性。

  GWAS 已发现多种 AMD 相关基因，其中 1 号和 10 号染色体的多态性具有最高的风险。
- *IL-23R-IL12Rb2* 和 *IL-10* 与 Behçet 病易感性连锁。
- 抗 TNF 治疗后的 *TNFR1* 基因变异增加了多发性硬化的发生风险。
- 全基因组荟萃分析发现与屈光不正、青光眼和近视相关的新遗传易感基因位点。

基因组仅仅是遗传信息的来源，参与转录为 RNA 的最初步骤，转录组是一组完整的 RNA 转录本。转录组学能够研究动态的转录过程，这一过程在不同的细胞、细胞发育和活化的不同阶段，以及不同的环境影响中发生变化。转录组学研究激活或灭活转录因子对 RNA 转录过程的调控、不同条件下基因表达的变化，或比较生理和病理情况下基因表达的差异。这个动态的系统进一步证明了一个事实，蛋白质比基因更多。而且，最终细胞和组织的行为定义为细胞内和细胞外蛋白质的相互作用。蛋白质组学研究基因表达的动态结果，该研究依赖于分离和鉴定蛋白质技术，如质谱、双向凝胶电泳和蛋白质序列分析。结构蛋白质组学通过 X 射线晶体学和磁共振（光谱）分析确定蛋白质的三维结构。蛋白质相互作用可以通过亲和层析和荧光共振能量转移（FRET）进行评估。最后，研究蛋白质多样性，但并不是在基因水平，翻译后修饰通过磷酸化或糖基化程度进行研究（图 3-7）。

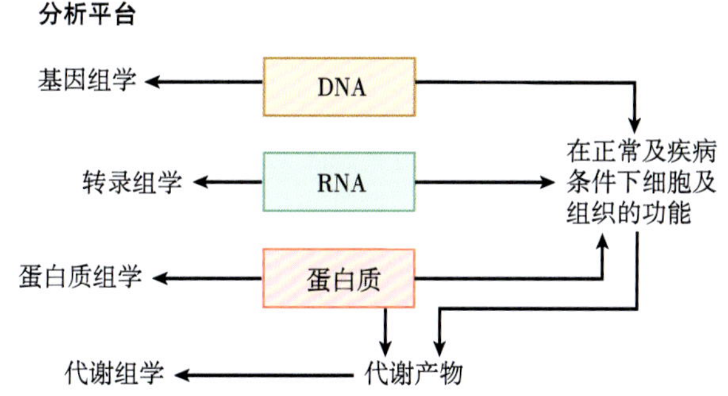

图 3-7 “组学”分析时代：分析平台用于检测基因缺陷及其与细胞和组织功能的关系

五、通过家系发现及追踪变异基因

使用限制性内切酶谱（基因图谱）分析遗传病是一项很成熟的技术。从组织或细胞（通常是外周血白细胞）中获得的 DNA，应用限制性内切酶处理，并采用放射性核素标记的基因探针进行 Southern 杂交并分析。通过使用不同的限制性内切酶和片段定位，可以建立人类基因组的限制酶谱。此技术可分析任何已有特异性探针标定的正常或异常基因。首先从基因文库中选择一定数量的候选探针，通过与不相关个体 DNA 进行 Southern 杂交并通过搜索限制性内切酶位点组成多种方案来评估其标记 RFLP 的能力，最终选定理想探针。一种致病基因可通过收集大型家系并比较疾病分析与 RFLP 分析，对疾病基因进行定位。一旦建立明确的连锁关系，基因探针便定位到致病基因接近的染色体区域，就可以跟踪整个家族致病基因传递。

遗传分析已经被高通量基因测序和外显子组分析等技术所取代。高通量测序（下一代测序）尽管有可能会丢失一些的因果关系，但一次生成数百千个序列，且越来越经济，需求很大。外显子组（exome）测序仍是一种有效的对编码区域进行测序的策略，因为编码区域的变化占引发突变总数的 85% 左右。

第七节 分子生物学和临床医学

基因探针

制作基因探针的方法有多种，可大致分为 3 类：基因特异性探针、寡核苷酸探针和多态性探针。基因特异性探针是通过反转录酶将特异性的 mRNA 反转录为互补 DNA（cDNA）而获得的。如果将放射性标记的碱基添加到反应混合物中，cDNA 将被标记并可作为杂交探针来探测互补序列。探针可用于点杂交。点杂交时，系列稀释的 DNA 样本固定在 DNA 结合膜上并与放射性标记的探针进行体外杂交，放射性信号的量与样本中存在的目标 DNA 的量成正比。也可以用 cDNA 在细菌 DNA 聚合酶作用下合成第二 DNA 链，然后将克隆的 cDNA 连入质粒并在细菌中扩增。用适当的酶促方法可以从 cDNA 扩增产物中制作较短的探针，也可根据已知的特异性基因序列直接用化学方法合成寡核苷酸探针并进行标记。在寡核苷酸探针中，单一错配碱基对足以使杂交受影响，因而可用于检测单个碱基的变化（点突变）。同样，探针也可用于识别非编码区不同的 DNA 多态性，如 RFLP 和 VNTR。DNA 探针还可以通过原位杂交用于鉴定细胞质或细胞核内的异常基因或基因产物。原位杂交技术使用标记的 DNA 或 RNA 探针，探针与细胞所表达的基因杂交，这一点与免疫组织化学分析很相似。原位杂交可用于在体外确定细胞 DNA 中是否存在感兴趣的遗传物质。

第八节 分子与细胞生物学：调控细胞周期

细胞可通过坏死和凋亡（程序性细胞死亡）两种途径死亡。凋亡是由发育或者外源环境信号的刺激触发特异性细胞内基因表达、导致细胞死亡的过程。细胞表面受体与配体（如 Fas 配体）的连接，常通过与死亡结构域的结合激活胱天蛋白酶（caspase），改变线粒体膜通道的通透性（知识关联 3-10）（参见第 7 章）。凋亡对于正常发育是必需的，很多基因调控凋亡（知识关联 3-10），在进化过程中是高度保守的。凋亡在组织学上早期表现为染色质固缩，核 DNA 断裂，只有到最后当 caspase 激活时，细胞膜完整性才受到影响，细胞经吞噬作用和网状内皮系统清除。凋亡不引起继发性炎症反应，但细胞坏死会引起炎症反应。正确认识细胞稳态的调控或发现哪里发生错误，对于理解癌症和其他疾病的发病机制，以及治疗的进展非常重要（知识关联 3-11）。

知识关联 3-10　凋亡基因调控

· *p53*：肿瘤抑制基因，功能是激活 DNA 断裂和凋亡，从而调控肿瘤发生。

· *Bcl-2*：编码凋亡抑制蛋白家族成员。

· *BAX*：编码凋亡激活蛋白家族成员。

· *Fas* 和 *TNFRI*：含有死亡结构域蛋白，与配体（分别为 Fas 配体和肿瘤坏死因子 -α）交联后诱导凋亡。

知识关联 3-11　细胞命运与功能：突变与药物开发

· 某些皮肤黑色素瘤具有丝氨酸 - 苏氨酸蛋白激酶 *B-RAF* 癌基因的激活突变（V600E 突变），该基因调节控制细胞增殖的 MAP 激酶途径。使用新型靶向药物维莫非尼可以抑制 B-RAF 酶，可能改善Ⅳ期黑色素瘤的治疗效果。

· 囊性纤维化疾病时，囊性纤维化跨膜传导调节因子基因（*CFTR*）的功能异常或完全丧失。CFTR 是调节汗液、黏液和消化液成分的 ABC 转运蛋白离子通道。少数囊性纤维化患者（5%）*CFTR* 基因存在特定的突变（G551D），导致离子转运受损，但 CFTR 仍在上皮表面表达。开发的药物（ivacaftor）可以恢复或增强这些患者中 CFTR 的功能，改善其预后。

一、分子生物学技术检测凋亡

细胞凋亡时可以观察到核内 DNA 的断裂，产生的单体或多聚体可通过 DNA 电泳检测（DNA 梯度）。凋亡早期检测可用末端脱氧核苷酸转移酶标记 DNA 片段 3′端 OH（TUNEL 染色），之后通过免疫组织化学或流式细胞术分析。凋亡时，可在检测到细胞膜双稳态多谐振荡电位增加，以及磷脂酰丝氨酸残基外翻至胞外侧。后者经膜联蛋白Ⅴ标记后可通过原位免疫组织化学或流式细胞术检测细胞凋亡；最终激活细胞内 caspase。可用简单的荧光分析法检测细胞裂解后 caspase 活性水平。

二、基因治疗

基因治疗是将选择的基因导入宿主，以减轻或治疗疾病。基因治疗有多种策略，应根据发病机制进行选择。

- 基因增强治疗：对于一些由基因功能缺失引起的疾病，向机体导入额外的正常基因拷贝以期恢复正常的表型，对如囊性纤维化、血友病、重度联合免疫缺陷综合征（SCID）、色素性视网膜炎的基因治疗。
- 靶向杀伤特定细胞：将针对特定靶细胞的基因转入细胞的基因组中，基因表达的蛋白可以干扰细胞周期和细胞存活并杀死细胞。
- 靶向突变修正：可以应用核酸酶（消化和修复 mRNA）、三链螺旋寡核苷酸（阻止基因的转录）和反义寡核苷酸（阻止 mRNA 的翻译）等，特异性地阻止突变基因的表达。
- 基因表达的靶向抑制：当疾病由新的基因产物表达或正常基因表达产物过多引起时，阻止该单个基因的表达（在 DNA 或 RNA 水平）或阻止蛋白的作用可以特异性抑制表达。

能否达到基因治疗的目的还依赖被转移（转染、转导）DNA 片段的长度。基因转移技术包括裸 DNA 注射，其不受基因大小和数量影响，但是效率低（基因枪）。因此，通常用于转入的基因不是常规基因，而是构建 DNA 编码序列并加入一些调节序列以保证在组织内有较高水平的表达。不管何种方式，目的都是把 DNA 插入细胞染色体中。为了协助 DNA 进入细胞，常选用一些载体（知识关联 3-12）。这些都是减毒工程病毒，已经去除了病毒原本复制和致病的组分，仍保留有效进入细胞的能力。工程病毒进入细胞的过程称为转导（知识关联 3-13）。

知识关联 3-12　载体

1. 病毒载体

· 反转录病毒：慢病毒属（包括人免疫缺陷病毒、猴免疫缺陷病毒）。虽然是 RNA 病毒，但有反转录酶，故能产生互补的 DNA。

· 腺病毒：经工程化改造，去除了复制能力及抗原包膜，降低了机体对腺病毒的免疫反应。

· 腺相关病毒（AAV）：是单链 DNA 病毒，无病毒基因，因此降低了免疫原性，AAV 只能插入较小基因，但是可长期表达。

2. 非病毒载体

· 脂质体：球形脂质双分子层囊泡，对 DNA 的大小没有限制，但是转染效率低。

知识关联 3-13　并非所有基因治疗都需要替换基因：光遗传学

近来，研究试图利用病毒转导模拟视紫红质功能激发神经元，从而初步建立一个不依赖光感受器的电压敏感系统以实现人造视觉，使产生视网膜退行性变的患者恢复视力。此系统可与功能性假体（光仿生学）结合使用，此外，光遗传学方法有助于确定模型中的疾病机制，包括对昼夜节律和非视觉转导色素的理解。

三、基因、细胞分化和细胞治疗

干细胞有自我更新和增殖的能力及无限分化的潜能。祖细胞可以分裂但是分化潜能有限。在成年脊椎动物的中枢神经系统中已经找到神经祖细胞（NPC），且已证明其可以产生神经元和神经胶质细胞。发育中和出生后的脊椎动物的视网膜中含有 NPC，其可以分裂、产生神经球并且分化为神经元和神经胶质。在细胞水平及分子水平对细胞发育过程，以及对啮齿类动物细胞分化过程中基因表达调控的理解逐渐深入，为基于细胞水平治疗退行性疾病提供可能。Cepko 的啮齿类动物视网膜细胞的分化时机、命运转归图谱使许多研究人员发现，多种特异性基因、转录因子和生长因子决定细胞的命运（图 3-8）。在发育过程中，祖细胞在自我复制及分化为成熟终末细胞方面呈现双峰分布。随着对细胞分化和视网膜发育过程中关键基因表达理解的加深，我们能够通过实验重现以生成细胞用于细胞移植。

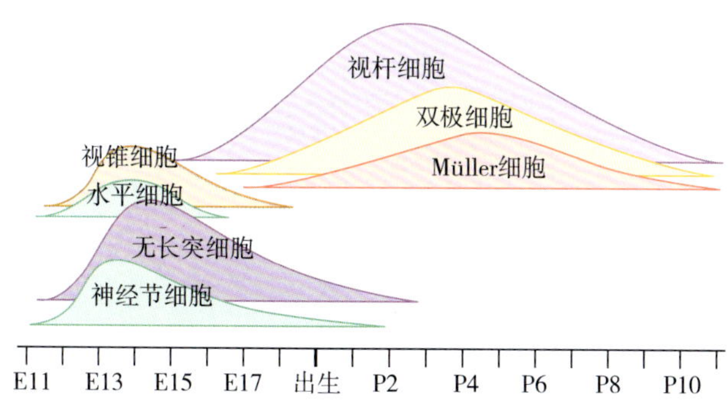

图 3-8　视网膜细胞型分化呈现双峰

曲线描述了退出细胞周期视网膜祖细胞的相对数量，以及随着时间推移的分化命运。视网膜神经节细胞（RGC）在 E11 出现，在 E13.5 出现峰值，无长突细胞、水平细胞和视锥细胞亦如此。其他细胞类型，如双极细胞、Müller 细胞和视杆细胞在其后出现

怎样才能为重建视网膜提供细胞？有数种来源可以获得。第一种方法，可以将胚胎干细胞（ES 细胞）从囊胚细胞团中分离，培养成为干细胞，诱导神经分化，最后形成光感受器；第二种方法，最近诺贝尔奖得主利用非分化潜能细胞（包括成体细胞如成纤维细胞）生成诱导多能干细胞（iPS 细胞），这使得干细胞可从宿主终末细胞直接产生（图 3-9）。

然而，胚胎期和出生后的脊椎动物视网膜中含有 NPC，其分裂、产生神经球并分化为神经元和神经胶质细胞。已经从成人的大脑和视网膜成功分离培养出人类中枢神经系统起源 NPC，在未成熟和正在发育的人视网膜组织中也成功分离出 NPC。干细胞和 NPC 的一个表型标志物是巢蛋白（或称神经上皮干细胞蛋白），它是一种中间丝。成人的视网膜和视网膜前瘢痕组织中含有巢蛋白阳性的神经元和神经胶质细胞。相关研究表明人类生命全程的视网膜中都存在 NPC。目前对人类视网膜 NPC 的研究集中在观察其修复损伤视网膜的能力，如经过基因治疗手段修饰过的 NPC 移植后能否修复损伤的视网膜。目前有数个应用人 ES 细胞诱导 RPE 细胞移植治疗年龄相关性视网膜变性的临床研究正在进行中（参阅 www.clinicaltrials.gov），为干细胞移植治疗视网膜疾病提供了数据参考。除此之外，至少在实验室阶段已经研发出能够将光感受器前体细胞移植整合到视网膜内并产生功能性突触（即能够产生动作电位的突触）的方法。此外，3D 视网膜类器官的研发已取得一定进展，这种类器官提供了一个可用于理解发育和测试药理的体外系统（参见第 4 章）。图 3-10 展示了如何将 ES 细胞和 iPS 细胞应用于阐明复杂视网膜病变和遗传性视网膜病变的发病机制，并可以用其评估基因和细胞治疗的适用性。

随着研究的进展，我们可以看到许多激动人心的当前和潜在的方法可以治疗遗传性视网膜变性。图 3-11 显示了不同治疗阶段中可能的干预方法。

四、基因编辑和修复

从根本上成簇规律间隔短回文重复（CRISPR）序列或 CRISPR/Cas9 是一种细菌防御机制，可以防止病毒侵入细菌基因组，是一种为了生存而出现的进化免疫防御机制。CRISPR 序列转录成 RNA，指导 RNA（gRNA）与 DNA 的匹配序列结合，然后使用 Cas9 酶切割 DNA，如去除病毒插入的 DNA 等。现在 CRISPR 可通过修改

Cas9 系统敲除和激活基因表达，且 CRISPR/Cas9 可以定制。定制化形式对实验工作非常有用，可应用于多种实验场景（图 3-12），且其潜在的临床用途正在开发中。

RNA 治疗方法包括研发反义寡核苷酸（ASO），这些核苷酸是人工合成的，并可通过多种方法来恢复蛋白表达。最近针对 CEP290 Leber 先天性黑朦的一项临床试验是通过靶向剪接以跳过异常的内含子位点进行矫正。ASO 还有其他机制，包括：① RNA-DNA 杂交以增加目标 mRNA 的降解；②阻止 RNA 结合蛋白的作用；③抑制增加蛋白翻译的上游开放阅读框。

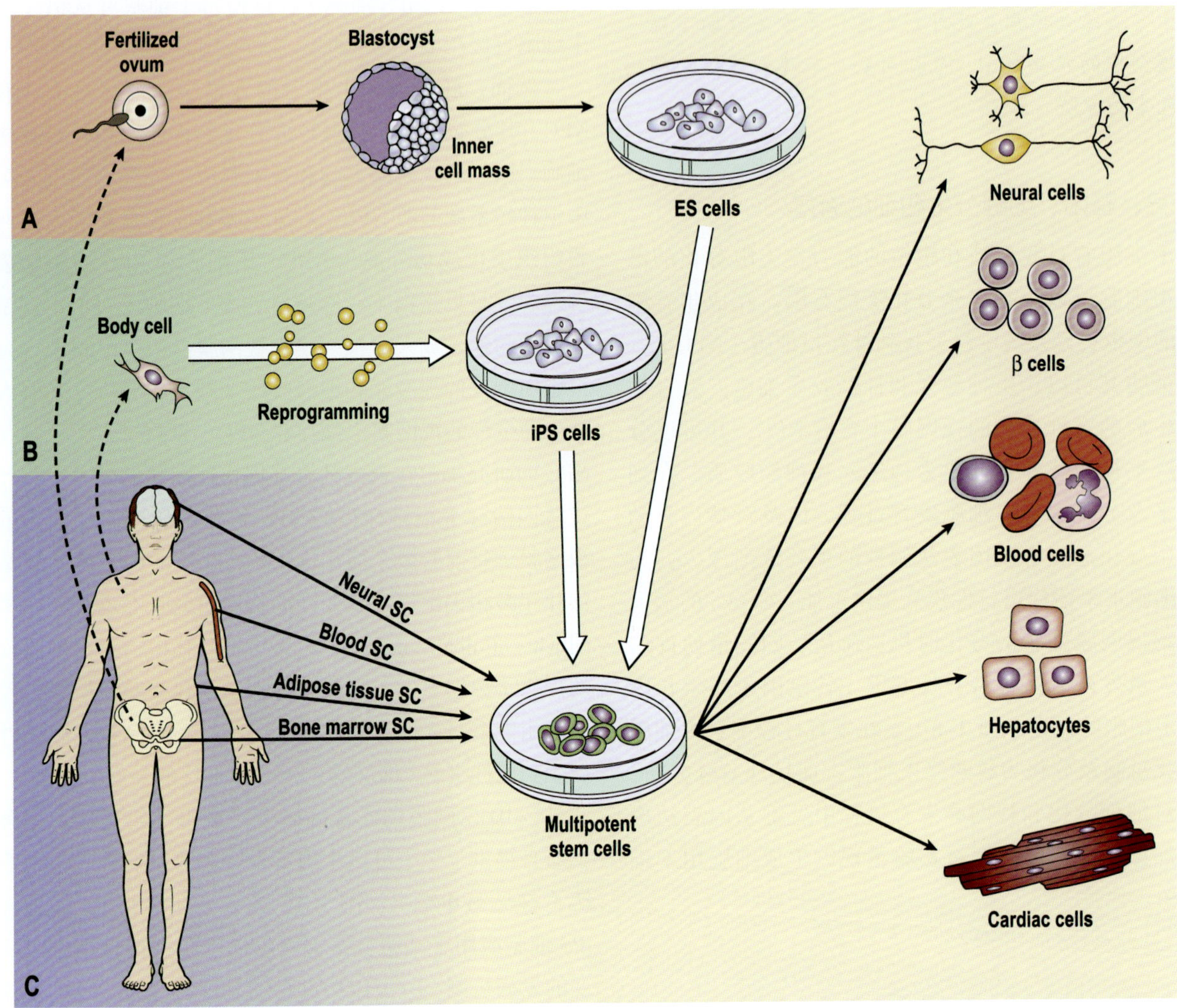

Fig. 3.9 Pluripotential stem cell sources for delivery of cell-based therapies. (A) Generation of embryonic stem (*ES*) cells. (B) Generation of inducible pluripotent stem cells (*iPS*). (C) Harvesting of lineage precursor cells. *SC*, Stem cells. (Reproduced from Power and Rasko, 2011.) ★

★**图 3-9** 该图受版权限制不能翻译。图片主要解释用于诱导治疗细胞的多能干细胞是怎样生成的。A. 显示人体受精卵经胚胎的多细胞团发育为胚胎干细胞（ES）；B. 显示人体细胞经编程转化后成为诱导多能干细胞（iPS）；C. 多能干细胞分别来自 ES、iPS 及各类细胞系的前体细胞，包括神经、血液、脂肪和骨髓的干细胞；图右侧显示它们最终可以演变为各类不同的细胞，如神经细胞、β 细胞、血细胞、肝细胞和心肌细胞

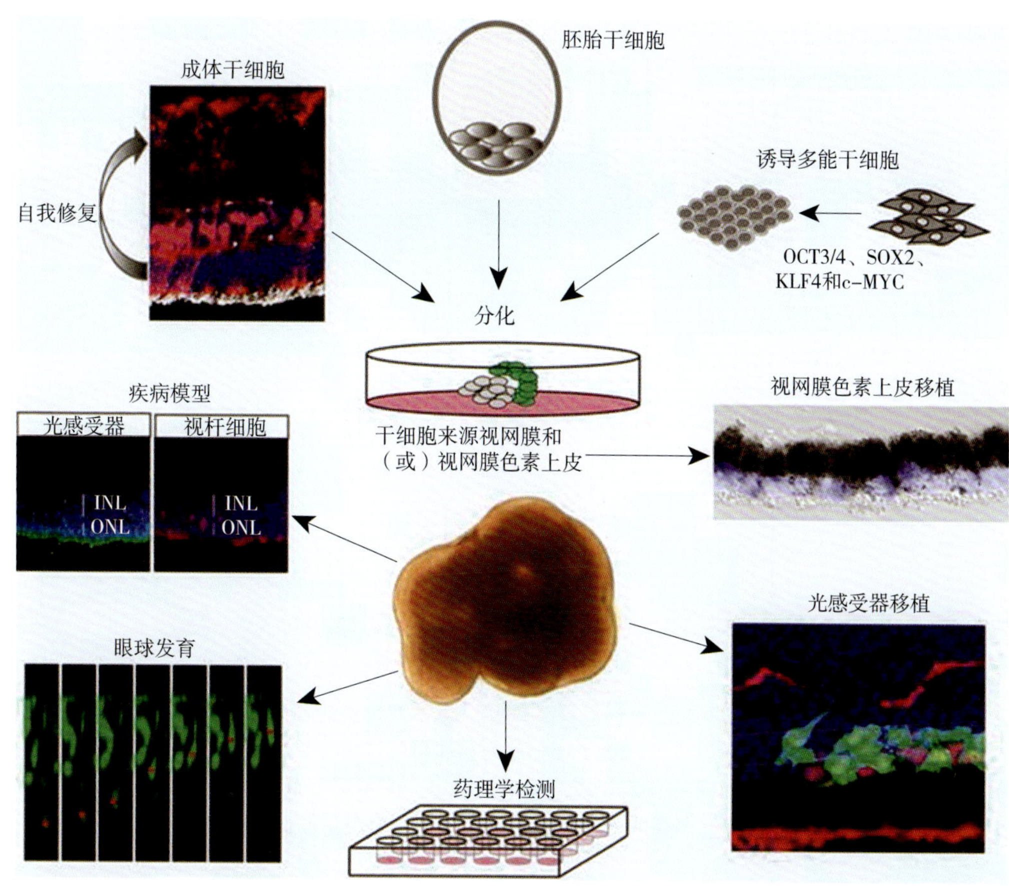

图 3-10 内源性视网膜干细胞、胚胎干细胞和诱导多能干细胞如何分化为可广泛应用的视网膜细胞的示意图

INL. 内核层；ONL. 外核层（图片由《自然》杂志提供）

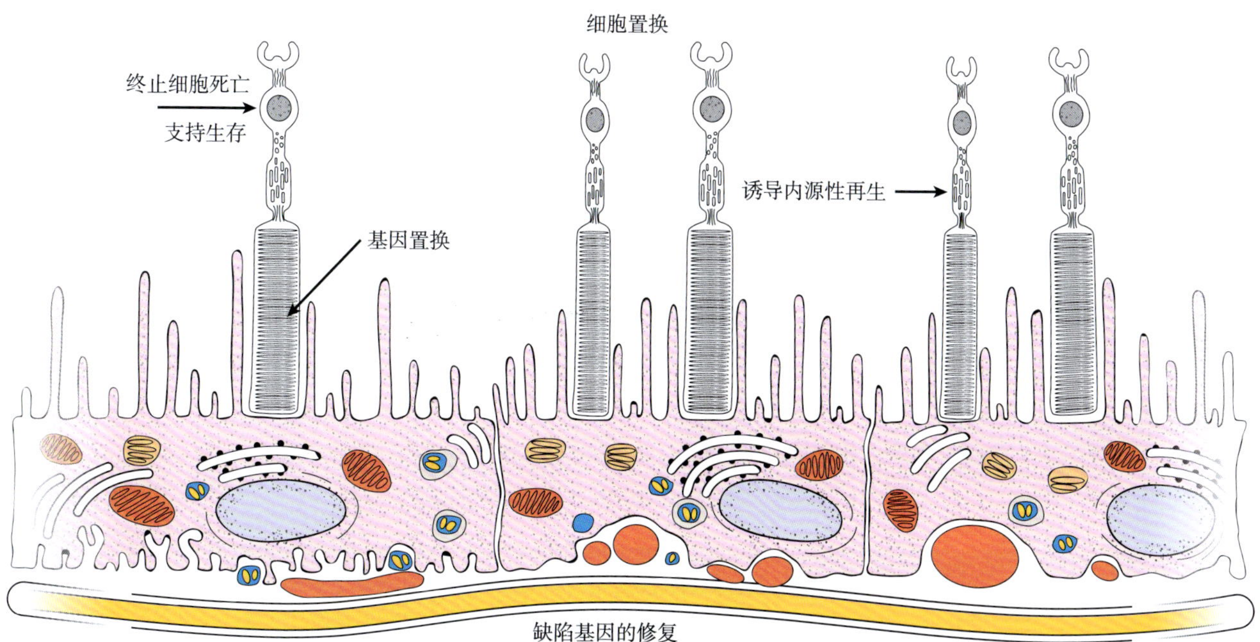

图 3-11 维持视网膜功能及恢复光感受器退化功能可能的方法

该方法基于早期诊断，为防止细胞凋亡途径发生的细胞死亡而进行干预［参见 Clarke 等（2000）细胞死亡风险理论：在整个生命中保持恒定的指数细胞死亡］。假设细胞及时获得特定生长因子以维持功能，即可生存更长时间。最终，基因疗法可以用来取代突变、有缺陷或遗失的基因。在疾病进程后期，当细胞通过细胞凋亡发生损失时，可以通过干细胞替代疗法（图 3-10）或者内源性视网膜前体细胞替代疗法治疗。以上治疗方法可使视网膜恢复部分功能来代替光感受器的功能（使用基因治疗方法来提供通道视紫红质蛋白）

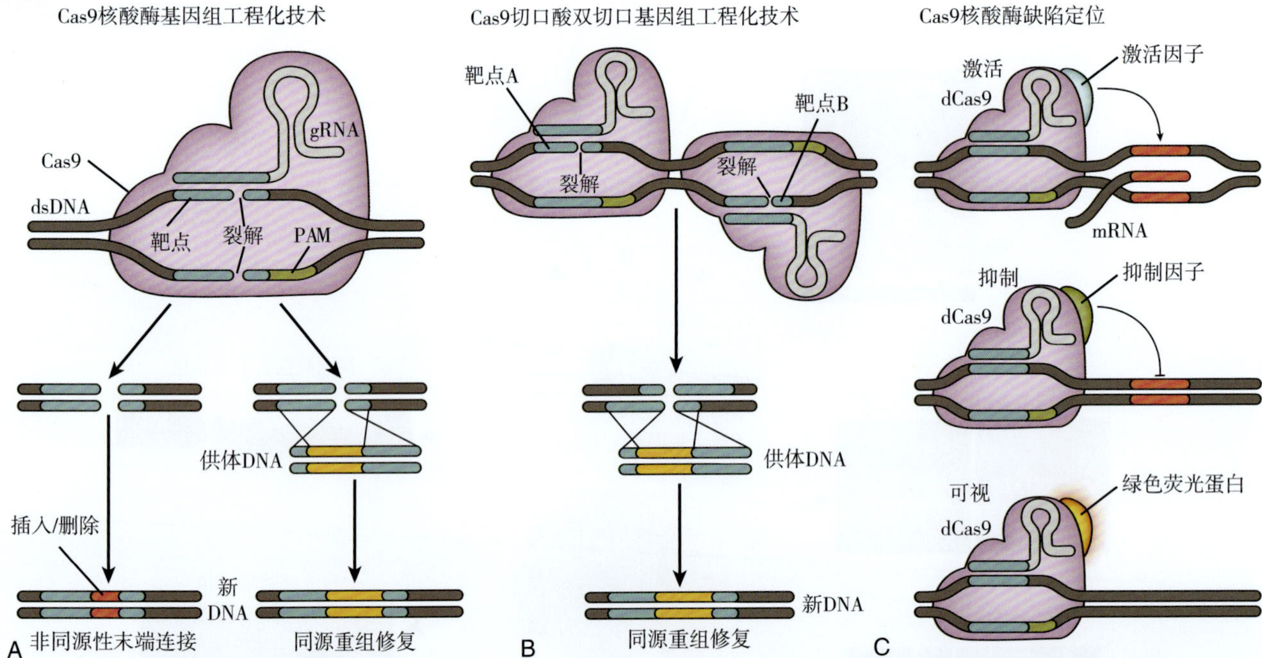

图 3-12 A. 野生型 Cas9 核酸酶位点特异性裂解了双链 DNA，激活双链断裂修复机制。在没有同源修复模板的情况下，非同源性末端连接可能导致插入或删除，从而破坏了目标序列；或可能通过提供同源修复模板并利用同源定向修复途径来制造精确的突变和敲入。B. 突变型 Cas9 在特定位点产生单链缺口。使用两个 sgRNA 引入错开的双链断裂，然后可进行同源定向修复。C. 核酸酶缺陷型 Cas9 可与各种效应结构域融合，实现特定定位，如转录激活因子、抑制因子和荧光蛋白

第九节 分子遗传学和眼科学

随着现代分子生物技术的发展，已经并将继续提高人们在细胞和分子水平上对疾病病理的认识，特别是眼科学家很感兴趣的几种 X 连锁疾病的研究方面，已经取得了很大的进步。

前面已经讨论了如何在人类基因组的数百万基因中发现和鉴定异常基因。简而言之，解决问题的方法主要有两条基本的途径。

第一条途径是在人类基因组中找到一个与引起缺陷相关基因接近的标记。这种方法是遗传连锁分析的基础，需要对易感家族的 DNA 进行分析。应用该遗传标记，连锁分析能够将致病基因定位于同一条染色体上，从该染色体区域获得 DNA 片段，克隆后再进行基因测序，便可鉴定出基因突变位点。

第二条途径是对组织中特异性表达的候选基因或编码已知对该组织很重要蛋白的基因表达进行鉴定。可以在患者中筛查这些基因的突变。如果通过这种方法找到了基因突变并且该基因编码的蛋白质功能已知，则可以了解疾病的病理生理机制。这种分析方法称为候选基因分析法。以上两种途径均已用来研究眼科疾病。

几个“新基因检测”联盟能够检测基因突变，也可以做遗传测试。现在越来越多的实验室使用 NGS 或特定的 235 个外显子基因组合进行完整的基因测试，相关案例可通过英国遗传测试网络查询（详见 https://digital.nhs.uk/about-nhs-digital/our-work/keeping-patient-data-safe/gdpr/gdpr-register/uk-genetics-testing-network-ukgtn-data）。表 3-2 提供了相关疾病中可以检测到的突变基因示例。

表 3-2 目前眼科疾病可用于检测的基因一览表

疾病	检测基因
全色盲	*CNGA3*、*CNGB3*
白化病	显性：*TYR*、*OCA2*、*TYRP1*、*SLC45A2*；X 连锁：*GPR143*（*OA1*）
虹膜发育异常及其他眼病	*PAX-6*、*WT1*#、*DCDC1*#、*ELP4*#（# 仅限于基因缺失 / 重复测试）
Axenfeld-Rieger 综合征	*PITX2*、*FOXC1*
Best 病	*BEST1*

续表

疾病	检测基因
Bietti 晶体角膜视网膜营养不良	*CYP4V2*
无脉络膜症	*CHM*
慢性进行性外侧眼肌麻痹（CPEO）	*POLG*
锥杆营养不良	*ABCA4*、*RPGR*、*CRX*、*GUCY2D*（密码子 R838）
先天性脑神经异常支配综合征（CCDD）	*KIF21A*、*CHN1*、*SALL4*、*TUBB3*、*HOXA1*、*PH02A*、*ROB03*、*HOXB1*
家族性 / 先天性眼球震颤（仅 X 连锁遗传）	*FRMD7*
先天性静止性夜盲 / 小口病	*GPR179*、*RHO*、*NYX*、*TRPM1*、*SAG*
角膜营养不良	*TGFBI*、*KRT3*、*KRT12*
Doyne 蜂窝状视网膜营养不良	*EFEMP1*
家族性渗出性玻璃体视网膜病变	*FZD4*、*LRP5*、*NDP*、*TSPAN12*
白点状眼底病变 /Bothnia 视网膜营养不良	*RDH5*、*RLBP1*
青光眼（青少年开角型 / 先天性）	*CYP1B1*、*OPTN*、*MYOC*
Hermansky-Pudlak 综合征	*HPS1* 和 *HPS3*
青少年先天性 X 连锁性视网膜劈裂	*RS1*
Kearns-Sayre 综合征（KSS），线粒体脑病，乳酸酸中毒和卒中样发作（MELAS）伴有红褐色糠疹的肌阵挛性癫痫（MERRF），神经病变、共济失调和视网膜色素变性（NARP）	线粒体基因组
Leber 先天性视神经炎（LHON）	*LHON* 基因组（*MT-ND4*、*MT-ND1*、*MT-ND6*/ 突变 11778G>A、3460G>A、14484T>C 和 14459G>A）
Lowe 综合征	*OCRL*
小眼畸形 / 无眼症	*RAX*、*SOX2*、*OTX2*、*VSX2*、*STRA6* 和 *SIX6* 缺失 / 重复
脑铁积聚性神经变性（NBIA）	*FA2H*、*MMIN*、*PANK2*、*PLA2G6*
隐匿性黄斑营养不良	*RP1L1*（*R45W*）
显性视神经萎缩	*OPA1*、*OPA3*
Papillorenal 综合征	*PAX-2*
视网膜色素上皮图形样营养不良	*PRPH2*
视网膜色素变性（RP）和视网膜变性	隐性（*RHO*、*PRPH2*、*RP1*、*IMPDH1*、*PRPF8*、*NR2E3*、*PRPF3*、*TOPORS*、*PRPF31*、*RP1*、*KLHL7*、*SNRPN200*）、*CA4*、*CRB1*、*CTRP5*; X 连锁：*RPGR*、*RP2*
视网膜母细胞瘤（2013 年纳入的 50 例患者中，12 例为视网膜母细胞瘤）	*RB1*
Sorsby 眼底营养不良	*TIMP3*
Stargardt 病	*ABCA4*、*ELOVL4*、*RDS*
Stickler 综合征（2013 年纳入的 50 例患者中，6 例为 Stickler 综合征）	*COL2A1*
Usher 综合征（2013 年纳入的 Usher 综合征超过了项目预设的限额）	Usher 综合征基因组［*CDH23*、*CLRN1*、*DFNB31*（*WHRN*）、*GPR98*、*MY07A*、*PCDH15*、*USH1C*、*USH1G*、*USH2A*］

注：为了强调可用来检测或诊断疾病的基因数量的增加，表中列出眼部疾病检测基因。所列基因虽然不完整，且测试中包含的基因在全世界范围内有所变化，随着外显子组和全基因组测序的深入，将会持续发现其他眼病致病基因。

资料来自美国国立卫生研究院国家眼科研究所，http：//www.nei. nth.gov/eyegene/genes_eyegene.asp。

当前的平台为我们提供了能够在大量人群中找到目标基因与复杂疾病关联的机会，并通过孟德尔随机化来确定两者间是否存在因果关系。例如，全基因组关联分析（GWAS）除了胆固醇通路中的许多基因外，还发现了 1 和 10 号染色体上的黄斑变性高风险等位基因，这为治疗提供了潜在的新靶点。目前，有关青光眼、近视等的研究已经陆续发现了新的风险等位基因，这有助于识别和判断分层患者的预后，为获得正确诊断的患者在合适的时间提供恰当的治疗，帮助深入了解发病机制，当然其终极目标是确定疾病和基因的因果关系。至于孟德尔随机化，它对复杂疾病中检测出风险基因是有益的。有证据证实，孟德尔随机化可揭示基因与疾病的关联，另外受教育时间的延长会增加近视的患病率，还提示了 HDL- 胆固醇机制在 AMD 中的作用。

一、X 染色体

许多分子遗传学的研究基于对 X 染色体和 X 连锁疾病的研究。已经应用 RFLP 和重组 DNA 技术明确了一些疾病的基因定位，如红绿色盲（Xq22—q28）、蓝锥单色视（Xq28）、先天性静止性夜盲（Xp11）。

二、视网膜色素变性

视网膜色素变性一词用于描述一组具有不同遗传模式和临床表现的视杆 - 视锥细胞变性。已有研究报道了不同遗传模式所占的比例：约 43% 为常染色体遗传，20% 为常染色体隐性遗传，8% ～ 25% 为 X 连锁隐性遗传。20% ～ 25% 的视网膜色素变性病例是孤立的或至少遗传方式不确定。本病可根据孟德尔遗传定律进行分类，因此很可能为单基因遗传缺陷病，这促使我们积极开展对这些基因的分离研究（图 3-13）。

1.X 连锁视网膜色素变性　这种视网膜色素变性患者，从儿童时期即患夜盲症，并有进行性视野缺损，中年时视力下降，但不同患者的严重性有差别。致病基因定位于染色体 Xp11.3（X 染色体短臂）。有研究表明，致病基因也可定位于 Xp21，特别在女性携带者表现出金色毯层视网膜反射（golden tapetoretinal reflex）的家系中。最近这些基因位点被命名为 *RP2*（Xp11.3）和 *RP3*（Xp21.1）。目前这两个基因位点都可用探针检测，还可用于产前诊断和遗传咨询。但是目前为止，这些基因的功能尚不可知。

2. 常染色体显性遗传视网膜色素变性　常染色体显性遗传视网膜色素变性患者中 30% 以上已经找到候选基因的若干突变。其中两个基因的突变研究较多，包括染色体 3q 的视紫红质基因（占所有病例的 20%）和染色体 6p 的外周蛋白基因。视紫红质蛋白分子由 348 个氨基酸组成，在锥体外节以 7 个 α 螺旋跨膜蛋白形式存在。其 C 端位于胞质，N 端位于外节盘间隙中。整个蛋白全长中有几处区域易受到突变的影响，这些突变主要分为 3 类：①影响外节盘间隙中氨基酸的突变；②影响跨膜区域氨基酸的突变；③影响胞质氨基酸的突变。大部分

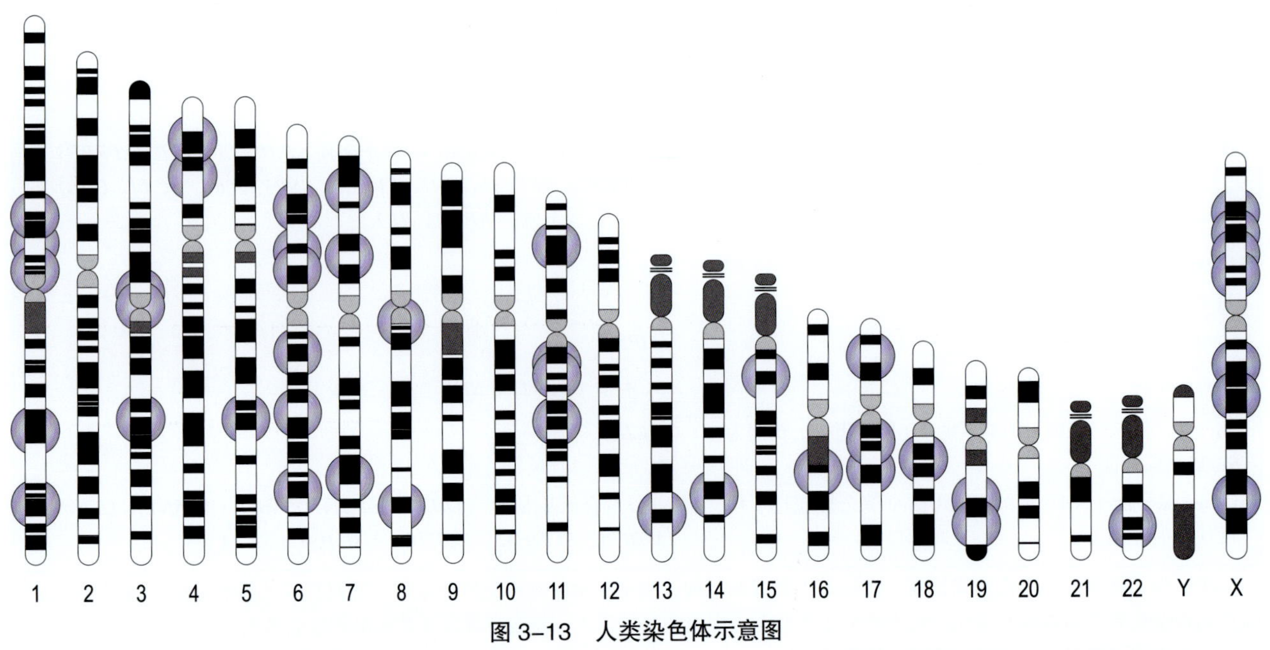

图 3-13　人类染色体示意图

图中染色体上蓝灰色球的位置显示多种遗传性视网膜疾病的致病位点（引自英国阿伯丁大学 Z. Mohamed 博士的论文）

突变可破坏蛋白的三维结构或三级结构，并以某种方式影响蛋白质的功能。到目前为止，已报道了 70 多种突变，虽然其中有基因缺失型突变，但大部分是点突变。在大鼠中外周蛋白基因编码慢性视网膜变性蛋白（RDS）（参见第 9 章），该蛋白是视锥细胞外节膜盘的组成部分。在这个基因上发现了 20 多种突变与常染色体显性视网膜色素变性相关，也与其他视网膜病变有关，如白点状视网膜色素变性和遗传黄斑病。最近发现其他基因也与常染色体显性视网膜色素变性相关，包括位于 8 号染色体着丝点的一个基因与 7 号染色体长臂和短臂上的基因。

对于常染色体隐性遗传的视网膜色素变性研究较少。至今，仅在视紫红质基因中鉴定出一个基因突变。最近有报道，某些常染色体显性遗传性视网膜色素变性患者存在编码环鸟苷酸磷酸二酯酶的基因缺陷（参见第 4 章）（知识关联 3–14）。

知识关联 3–14　光感受器变性与外节病变

光感受器变性因基因突变导致细胞功能缺陷。细胞死亡或功能障碍的发生速度随时间推移而增加。然而，已经确定的数学建模显示不是一个细胞累积损害。基因突变遵循随时间推移而产生的细胞随机死亡的“昙花一现”生化模型。这类神经变性的一个例子是光感受器变性。

- 光感受器外节病变定义为在视网膜光感受器变性中外节功能的障碍。
- 可能在诸如 *CEP290* 和 *RPGR* 等基因中发生的突变引起光感受器功能障碍和变性，这两种基因突变也导致多种细胞的中心体功能障碍。
- 与外节功能障碍相关的视网膜色素变性可以是孤立的特征，也可以是 Bardet–Biedl 综合征（BBS）等的一部分。

三、无脉络膜症

无脉络膜症患者儿童时期有夜盲症，中老年阶段视力丧失。疾病早期眼底改变表现为色素呈颗粒状改变，晚期为脉络膜萎缩。与 *RP3* 基因缺失造成的 X 连锁隐性视网膜色素变性相似，女性携带者也表现出非进行性的赤道部补丁状色素改变，是 X 染色体失活的结果。与无脉络膜症相关的基因位点位于 Xq21，曾报道的基因位点改变包括几个点突变、缺失及内含子 – 外显子连接处的异常剪接导致 *RFLP* 及 *Rab1* 基因缺失。

四、Norrie 病

男性 Norrie 病患者出生即发病。症状包括视网膜发育不全导致的双侧先天性盲、视网膜血管异常、听力损伤、智力迟钝、视网膜脱离和白内障。这种情况与另外一种先天性盲即家族性渗出性玻璃体视网膜病变相似，后者也表现为血管发育异常，特别是视网膜血管发育异常。Norrie 病的基因位点位于 Xp11.1 和 Xp11.3。家族性渗出性玻璃体视网膜病变基因也定位于该位点，提示这两种病是相同基因位点上不同突变产生的两种表型。Norrie 病的基因突变和缺失已经在基因位点上得到了证明，该基因位点编码的蛋白质与其他已知蛋白质无显著同源性。该基因的官方名称是 NDP，这是一种被称为 Norrin 的蛋白质基因，专门整合到视网膜细胞（表 3–3）。

表 3–3　视网膜识别的基因治疗载体

疾病	载体 – 基因
RPE65 突变导致的 Leber 先天性黑矇	*AAV2-hRPE65v2*
无脉络膜症	*rAAV2-Rep1*
1B 型 Usher 综合征	Ushstat®

五、视网膜母细胞瘤

视网膜母细胞瘤是原始光感受器细胞肿瘤，是最常见的儿童期眼部恶性肿瘤，约每 20 000 人中有 1 人发病，男女平均分布。约 40% 的病例呈先天遗传性，但单侧肿瘤几乎都是散发的，无家族史；双侧病例通常有很强的视网膜母细胞瘤家族史，且为常染色体遗传。这些患者成年后患骨肉瘤的风险很高。研究表明，约 4% 的视网膜母细胞瘤是由 13q14 缺失引起的。编码 d– 酯酶的基因位点也位于 13 号染色体，且视网膜母细胞瘤患者的该酶水平降低，表明 d– 酯酶与视网膜母细胞瘤基因位点紧密连锁。Knudson 提出了一个假说解释为何遗传病例通常是双侧、多病灶的，且早发，而散发病例则是单侧且孤立的。这个“二次突变假说”认为在遗传性视网膜母细胞瘤中存在两个突变事件。第一次突变发生在生殖细胞，因而在每个细胞中都存在。体细胞必须发生第二次突变，发生于体细胞的突变诱导了肿瘤的生长，才能解除对视网膜细胞的抑制或调节。而对于视网膜母细胞瘤的散发病例，同一视网膜母细胞必须发生两次体细胞突变才能发生肿瘤，因此多是散发和单侧发病。因此视网膜母细胞瘤基因被认为是抑癌基因，存在于正常视网膜母细胞中阻止其产生非控制的有丝分裂。现在已经测定了视网膜母细胞瘤基因的 DNA 序列，认为其周围复杂的基因位点是视网膜母细胞瘤易感基因，该基因在视网膜母细胞瘤患者中基因结构发生变化，但其真正的功能尚未知。如上所述，视网膜母细胞瘤患者的骨肉瘤风险很高，而有趣的是，在孤立的患骨肉瘤者中视网膜母细胞瘤基因是缺失的。

六、眼白化病

眼白化病患者儿童期视觉分辨能力下降、眼球震颤，并可大致分为两类：眼皮肤白化病和眼白化病。眼皮肤白化病患者，可进一步分为产生酪氨酸酶（酪氨酸酶阳性）者和不产生酪氨酸酶（酪氨酸酶阴性）者，可依据 4 岁以上儿童的酪氨酸酶溶液毛球孵育试验鉴别（图 3-14）。

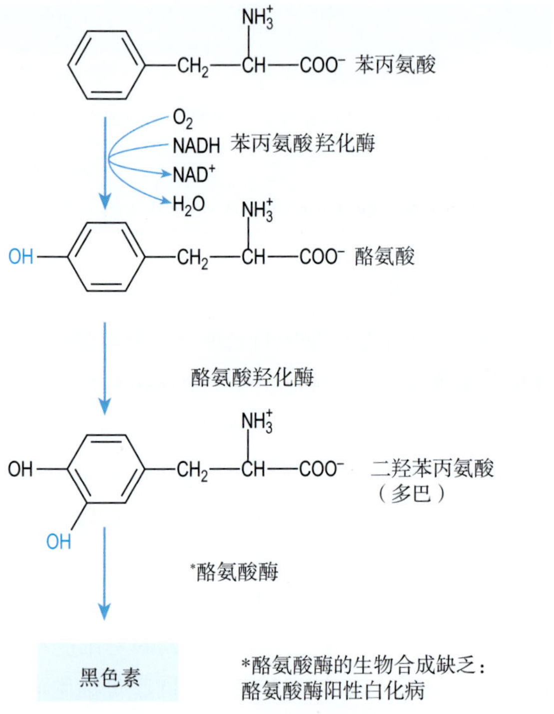

NH_3^+
CH_2—CH—COO^- 苯丙氨酸
O_2
NADH 苯丙氨酸羟化酶
NAD^+
H_2O
OH—CH_2—CH(NH_3^+)—COO^- 酪氨酸
酪氨酸羟化酶
OH, OH—CH_2—CH(NH_3^+)—COO^- 二羟苯丙氨酸（多巴）
*酪氨酸酶
黑色素
*酪氨酸酶的生物合成缺乏：酪氨酸酶阳性白化病

图 3-14　白化病患者酶缺失

1. 眼皮肤白化病　这种类型的白化病遵循孟德尔遗传定律中的常染色体隐性遗传方式，并且酪氨酸酶阴性者会伴有重度的视力丧失、畏光和眼球震颤，以及出现虹膜透照的典型特征，无眼底色素沉着和中央凹反光。大部分视神经纤维在视交叉处交叉（90%），进一步在外侧膝状体出现神经结构破坏。

2. 眼白化病　当大部分的色素性遗传（黑色素过少症）局限于眼部结构时，会发生眼白化病。眼白化病呈常染色体隐性（Nettleship-Falls 综合征）或 X 连锁隐性遗传。X 连锁隐性眼白化病可引起中度严重眼病，患病率约为 1/50 000。受影响的男性表现为视敏度减退、眼球震颤、斜视和虹膜半透明。眼底检查可见典型的色素减退和中央凹发育不全。在视网膜色素上皮细胞和皮肤的活检组织中会出现巨大的黑色素颗粒，与不完全白化病（Chédiak-Higashi 综合征，与吞噬功能缺乏有关）中的色素颗粒聚集物相似。女性携带者视力正常，但会出现虹膜透明的特征，视网膜色素上皮充满颗粒状物，皮肤中出现大量巨大的黑色素颗粒。不过，有患病风险的女性很难诊断，只有在将来开发出用于鉴定候选基因的遗传诊断方法和技术时，才能提供准确的遗传咨询。

七、肌强直性营养不良

肌强直性营养不良在成年早期即出现进行性的肌无力，特点是面部无表情、额秃发、性腺萎缩和握手时肌强直。患者往往发生白内障，也可发生色素性视网膜病变。强直性肌营养不良以常染色体显性方式遗传，发病率为 1/20 000。应用 RFLP 和 DNA 探针表明该病基因定位于 19 号染色体。不过，最近发现一个基因（其蛋白质产物是蛋白激酶家族成员之一）可以发生一种不稳定的 DNA 突变，包括 1 个三联体（CTG 重复）数量的增加（> 50），对于家系的研究可以证实或排除那些高危人群。

八、线粒体遗传

如上所述，线粒体包含的特殊环状 DNA 独立于核 DNA 之外进行复制，并且从母方线粒体单独遗传。最近，一些遗传性疾病已被确定为以线粒体的方式传递，因为这些疾病不遵循经典的孟德尔遗传模式。

1. Leber 遗传性视神经病变　特点是起病迅速，视力丧失，尤其是男性，但也可能会影响女性。起初视盘充血、肿胀和视盘周围毛细血管扩张，导致视神经萎缩和视力丧失。母亲能将此病遗传给儿子，但儿子不传递（即不存在男 - 男遗传）。在这种类型的视神经疾病患者中，呼吸链复合物 I 中 NADH 第 340 位的氨基酸发生了由组氨酸替代精氨酸的特征性突变。另外也发现，在线粒体 DNA 上存在其他的点突变。但是人们仍无法解释此病以男性受累为主，仅仅用线粒体单基因缺失也很难说明。随着对线粒体 DNA 分析的进展，可通过对病因不明的视神经疾病患者进行研究，来确定 Leber 遗传性视神经病变的发病原因。此外，最近研究表明，该病的表现型可能有变异，在一些具有特定基因突变的家庭中，多达 50% 的患者可恢复视觉。此外，Leber 遗传性视神经病变还可能伴有其他基因的突变，并与全身的神经系统异常有关。

2. 其他线粒体病　其他线粒体遗传病也往往影响到眼。这些疾病包括线粒体肌病（Kearns–Sayre 综合征），其中报道最多的是进行性眼外肌麻痹综合征。此综合征的发生是由线粒体基因多个点突变间接引起的，这反过来又导致多个不同大小的片段缺失。突变的多样性导致临床症状的多样性，包括色素性视网膜病变和涉及心脏及近端肢体肌肉的进行性肌病，以及进行性外部眼肌麻痹。

（金　鑫　侯豹可　武博文　译）

延伸阅读

Burnight, E.R., Giacalone, J.C., Cooke, J.A., Thompson, J.R., Bohrer, L.R., Chirco, K.R., et al., 2018. CRISPR-Cas9 genome engineering: treating inherited retinal degeneration [review]. Prog. Retin. Eye Res. 65, 28–49. https://doi.org/10.1016/j.preteyeres.2018.03.003. Epub 2018 Mar 22.

Cepko, C.L., Austin, C.P., Yang, X., Alexiades, M., Ezzeddine, D., 1996. Cell fate determination in the vertebrate retina. Proc. Natl. Acad. Sci. U.S.A. 93 (2), 589–595.

Chu, C.J., Barker, S.E., Dick, A.D., Ali, R.R., 2012. Gene therapy for noninfectious uveitis. Ocul. Immunol. Inflamm. 20, 394–405.

Cideciyan, A.V., et al., 2018. Dec 17. Nat Med. https://doi.org/10.1038/s41591-018-0295-0. [Epub ahead of print].

Clarke, G., Collins, R.A., Leavitt, B.R., Andrews, D.F., Hayden, M.R., Lumsden, C.J., et al., 2000. A one-hit model of cell death in inherited neuronal degenerations. Nature 406, 195–199.

da Cruz L., et al. (2018). Phase 1 clinical study of an embryonic stem cell-derived retinal pigment epithelium patch in age-related macular degeneration. Nat Biotechnol. Apr;36(4):328–337. doi: 10.1038/nbt.4114. Epub 2018 Mar 19

Davey Smith, G., 2010. Mendelian randomization for strengthening causal inference in observational studies: application to gene × environment interactions. Perspect. Psychol. Sci. 5, 527–545.

Jacobson, S.G., Cideciyan, A.V., 2010. Treatment possibilities for retinitis pigmentosa. N. Engl. J. Med. 363, 1669–1671.

Klug, W., Cummings, M., Spencer, C., Palladino, M. Concepts of genetics plus mastering genetics with eText – Access Card Package. International Edition, 10th ed. 2011

Lipinski, D.M., Thake, M., MacLaren, R.E., 2013. Clinical applications of retinal gene therapy. Prog. Retin. Eye Res. 32, 22–47.

Luo, S., et al., 2018. Biparental inheritance of mitochondrial DNA in humans . PNAS 115 (2018), 13039–13044.

MacLaren, R.E., Pearson, R.A., MacNeil, A., Douglas, R.H., Salt, T.E., Akimoto, M., et al., 2006. Retinal repair by transplantation of photoreceptor precursors. Nature 444, 203–207.

Petersen-Jones, S.M., Annear, M.J., Bartoe, J.T., Mowat, F.M., Barker, S.E., Smith, A.J., et al., 2012. Gene augmentation trials using the Rpe65-deficient dog: contributions towards development and refinement of human clinical trials. Adv. Exp. Med. Biol. 723, 177–182.

Power, C., Rasko, J.E., 2011. Promises and challenges of stem cell research for regenerative medicine. Ann. Intern. Med. 155, 706–713.

Snead, M.P., Yates, J.R., 1999. Clinical and molecular genetics of Stickler syndrome. J. Med. Genet. 36, 353–359.

Takahashi, K., Yamanaka, S., 2006. Induction of pluripotent stem cells from mouse embryonic and adult fibroblast cultures by defined factors. Cell 126, 663–676.

Wang, S.W., Mu, X., Bowers, W.J., Klein, W.H., 2002. Retinal ganglion cell differentiation in cultured mouse retinal explants. Methods 28 (4), 448–456.

West, E.L., Pearson, R.A., MacLaren, R.E., Sowden, J.C., Ali, R.R., 2009. Cell transplantation strategies for retinal repair. Prog. Brain Res. 175, 3–21.

第 4 章

生物化学与细胞生物学

第一节 简 介

眼是一个具有神奇的自我组织功能的器官。人体许多其他组织如肌肉及肾，主要由一组有限的特殊类型细胞构成，但眼组织几乎包括所有类型的细胞，其中分泌细胞、神经细胞、血管细胞、特化成纤维细胞、组织髓样细胞及支持细胞，基质中包含了人体其他组织中均可发现的所有分子成分，其独特性在于这些细胞和组织都已经为眼的功能发展进行了定制。例如，体外胚胎干细胞在适宜的条件下能够诱导形成视杯和眼组织。目前，基因组学在单细胞水平有了跨越式的发展（参见第 3 章），这有助于我们理解组织的形态发生是如何通过细胞之间以及细胞与外部力量的相互作用及竞争来实现的（Guillaumet-Adkins，2017）。似乎只有 4 种转录因子是眼组织在体外形态发生过程中必需的，如祖细胞分化为“视盘中的视网膜”的过程受 *Onecut* 家族（一种在 DNA 结合域上进行单一“切割”的转录因子家族）*Oc1* ～ *Oc3* 基因的调控。有趣的是这种因子并非眼组织特有，其也可通过常见的下游靶标（如 *PAX-6* 和 *Prox1* 基因）对胰腺等其他组织进行调控（图 4–1）。

眼细胞及组织的独特性在于它们具有传输、接收光能量并将其转换为细胞信号的功能。各种细胞对刺激的反应方式惊人地类似，一种细胞与另一种细胞不同的是其对刺激的反应及所采用的应答机制。所有细胞都具有表达任何类型受体的遗传潜能，但是经过独特的个性化过程后，细胞只表达出有限种类的膜受体。细胞通过这些受体激活细胞内的第二信使系统，才能对特殊的刺激做出反应，也就是说同一组信号分子被各种配体–受体相互作用频繁激活，其特异性体现在配体结合过程中。这将在细胞内引发程序化反应并产生效应，如泪腺腺泡细胞受肾上腺素刺激分泌泪液、神经末梢释放神经递质后产生的眼肌动作电位、光子激活视紫红质等。值得注意的一点是，所有细胞信号的感应和传输过程只以非常有限的几组生物化学反应为基础，这些生化反应通常涉及 ATP 能量驱动机制，如通过激活激酶或磷酸酶的酶活性，可使相应的信号分子分别增加或减少磷酸基团。

无论是单一还是多个（组织）细胞都经过严密的构架组织起来，可以从环境中接收信息（通过膜受体），并将这些信息传递至细胞内（通过信号转导网络），转变为细胞应答（基因激活及蛋白质转录）并将信息呈现给外界（如细胞行为、组织功能和分泌等变化）。通过这种网络连接，每一个细胞反应都有无数分子和基因参与其中，通过分子“枢纽”（有些类似于航空交通指挥中心）将成千上万的细胞分子连接在一起（详见下一部分）。细胞能够借助数种受体同时对数种刺激进行应答，而这种信息流的控制并不是一件简单的事情。近年来，人们发现处理信息流的功能来源于一个神秘的细胞成分染色质，它的组蛋白尾部可能起到信号存储和转换器作用，这与电子设备中的数字–模拟转换装置十分类似。通过此种装置能够积累反复的快速 ON–OFF 信号，从而引起细胞和组织的遗传及表型改变，这些改变不仅影响细胞功能，还会遗传给下一代。

这些概念源于对各种有机体（基因组）的全套基因分析所得出的大量信息，以及包括微阵列技术、信息学在内的新型研究方法的应用。

生物组学（OMICS）新进展

组学不仅是一种学说，还是一种通过深入分析定量数据所得出的规则。“生物组学”这个术语是一个总称，包括基因组学、转录组学、代谢组学、蛋白质组学、信号组学及微生物组学。这些学科产生了巨大的信息量，导致“生物组学”进一步细化，如癌基因组学和毒理基因组学。该概念已经通过形态组学的形式进入临床，对于准备接受造血干细胞移植的患者，利用分析性 CT 扫描量化脂肪组织，以替代体重指数指标。

基因组学可能涉及众多基因，这些基因的表达可能上调或下调；而转录组学是研究各种转录因子在任意

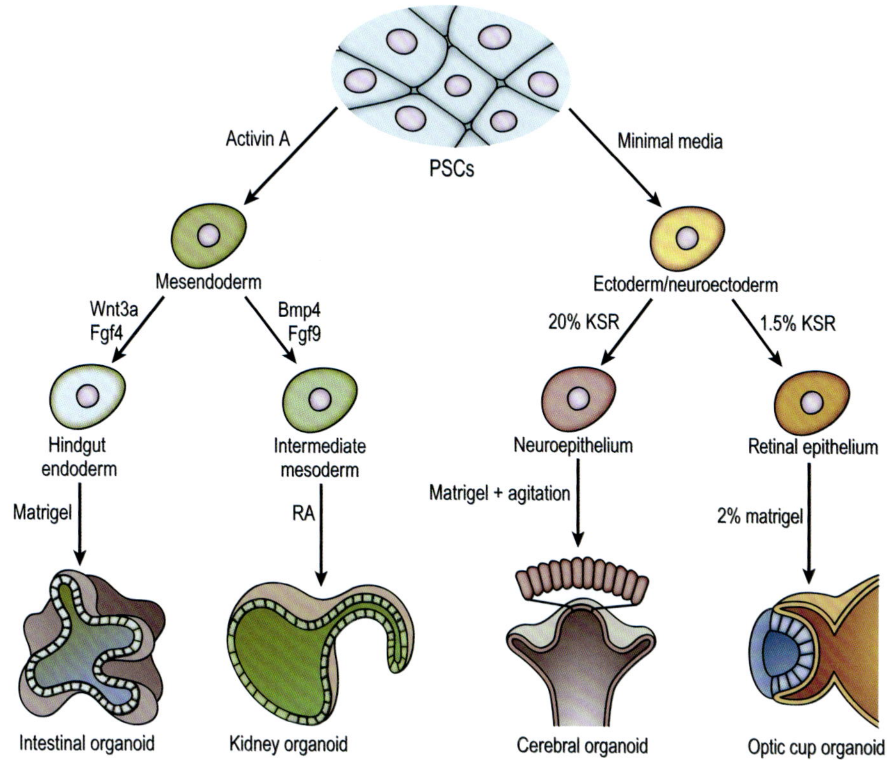

Fig. 4.1 Organoids are tissue culture methodologies for generating tissues *in vitro* from pluripotent stem cells (*PSCs*) dependent on the set of growth factors used. Different combinations of customized serum replacement media and/or collagen matrices promote neuroectoderm, retinal, brain or renal organoids. (From Lancaster and Knoblich, 2014.) ★

一种细胞行为（如细胞分裂）发生的具体机制是被激活还是失活；代谢组学聚焦生物化学通路研究，旨在探讨一种分子转化为另外一种分子时引起的能量生成或消耗是经过哪条生化通路完成的。而对表观遗传学者而言，甚至还存在着表观遗传组学（epigenome），它能提供DNA 甲基化、组蛋白修饰及染色质重塑的信息。与此同时，微生物组学聚焦与肠道共生菌群相关的数据库，且对免疫系统有相当大的影响（参见第 7 章）。在这些“生物组学”中，形成了分子网络，揭示出各系统间存在着广泛的相互依存关系。此外，如果没有处于核心（以“枢纽”为基础）地位分子的支持，整个网络便会崩溃。这就解释了为何在基因突变过程中，剔除某些分子如转化生长因子 -β，对胚胎具有致死性作用，而缺少其他分子如 I 型纤溶酶原激活物抑制剂，仅仅改变小鼠的表型。

细胞信息传递的典型例子便是信号网络。现在已知在细胞膜上存在成百上千种信号接收受体，这些受体可与大约 10 个第二信使枢纽相互作用。而这 10 个第二信使枢纽位于一个由几千种细胞蛋白质组成的细胞内网络中。具有特定信号通路作用的细胞蛋白质可形成复合体（又称平台）与内质网（ER）等胞内细胞器结合，或作为细胞中的移动单元位，形成几种不同通路之间的“串扰”作用。信号转导与互联发生的频率极高，因此很难建模，但研究者正在通过对最简单的信号相互作用进行假设研究，以便为上述现象导致的“组合复杂性”研发算法。

具有代表性的第二信使系统如下：①受体酪氨酸激酶相关受体系统（RTK）；②离子通道及离子泵；③ G 蛋白驱动信使；④七次跨膜环 。

除此之外还存在更多种类的受体基因类型。

以上每种信使系统均可以与其他细胞内信号系统相互作用，这些信号系统可根据不同条件选择性地做出应答，因此它们可能已经“个性化处理”（图 4-2）。此外，每种受体可在一个单细胞内多次表达（据估计，在树突状细胞中有 5000 ～ 1000 个 Ⅱ 类主要组织相容性复合体），与此同时，如在 T 细胞受体的突触中，细胞表

★**图 4-1** 因版权问题不允许翻译。该图展示了类器官的一种组织培养方法。它使用不同生长因子在体外诱导多能干细胞（PSC）来做组织培养，用具有靶向性的血清替代培养基和（或）胶原基质进行相应组合，以促进干细胞向神经外胚层、视网膜、大脑或肾脏类器官发育

面的许多配体－受体对被成簇激活（详见第 7 章）。

信号网络的表现与生物网络（如代谢网络或基因转录网络）十分相似，它代表着一种基本的生物编码系统。一个信号网络需要三种基本要素支撑，分别是信号通路、信号模块及信号节点。除此之外，受体不仅存在于细胞表面，还广泛存在于细胞内体上和细胞核中，而配体将会被转运到细胞内，与其受体产生相互作用。因此，信号通路所在的细胞位置将直接影响最终反应的结果。

通过配体/受体相互作用传递信息具有双向性，如在干细胞龛中对干细胞进行调控是通过整合素分子与细胞外基质蛋白结合来完成的（图 4-3）。

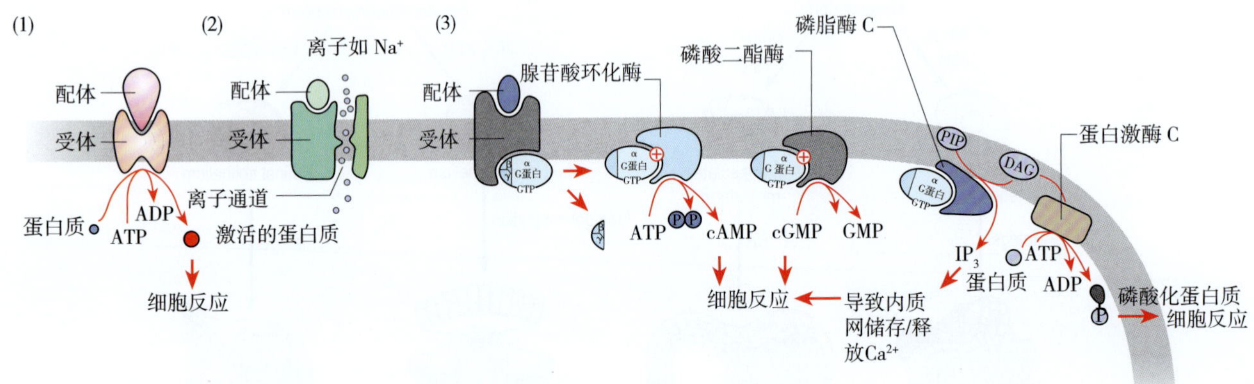

图 4-2 配体受体激活第二信使系统。有 3 种类型：①蛋白（酪氨酸）激酶链；②离子通道；③ G 蛋白驱动

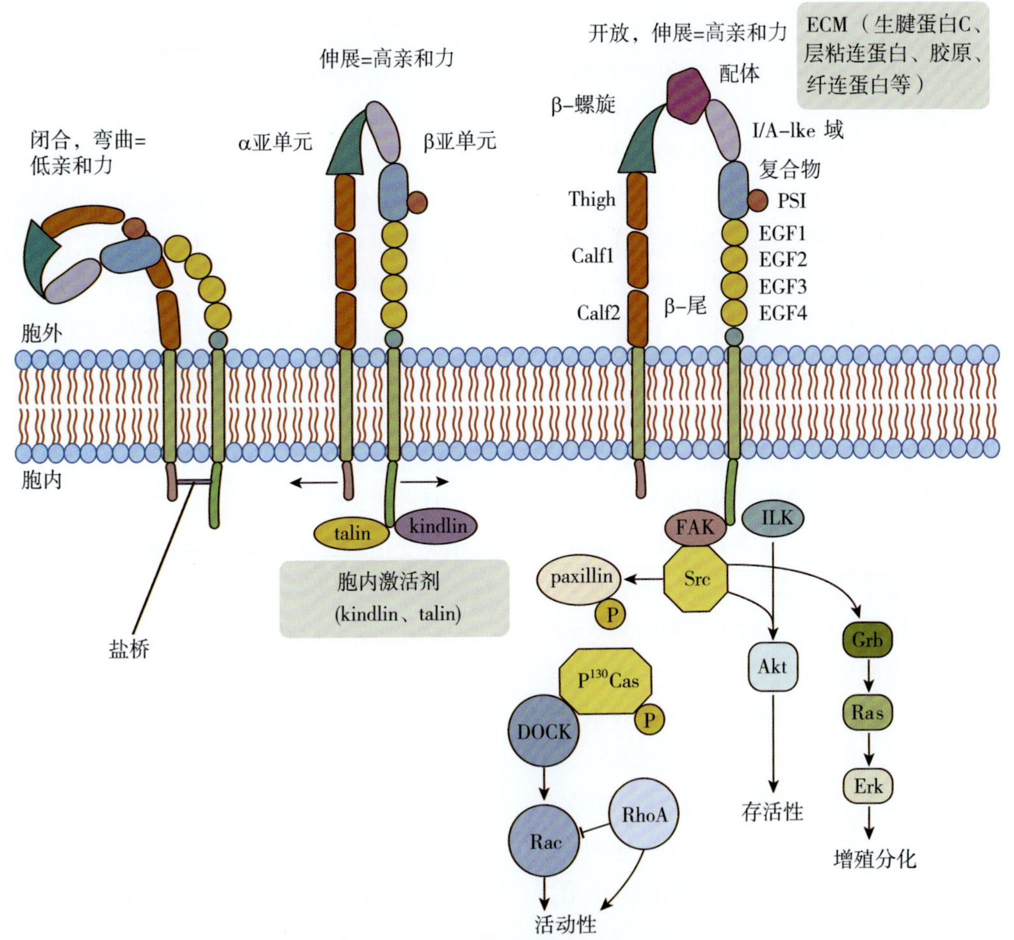

图 4-3 整合素的结构与激活过程

显示整合素异二聚体的激活产生细胞内信号级联反应的过程，如细胞运动、细胞存活、细胞分化和轴突生长。整合素分子从静止无活性状态到完全诱导细胞内信号转导的构象变化，表现为“内－外信号转导”和“外－内信号转导”（引自 Cheah & Andrews，2018）

第二节　细胞与组织

一、细胞

1. 基本结构　技术是推动科学发展的动力，最典型的例子就是安东尼·列文虎克使用光学显微镜发现细胞是生命体的基本单位。视网膜色素上皮（RPE）细胞能够展示哺乳动物的细胞基本结构和细胞器，因为这种细胞含有多数已知的细胞结构和细胞器（图 4-4）。所有细胞都具有进行有丝分裂和细胞运动的潜能和结构基础，但是除非在病理条件下，许多成体组织细胞如 RPE 细胞是分化至终末期的细胞，没有运动能力。RPE 细胞是具有双向运输能力的极性上皮细胞，它们的顶部有微绒毛突起，基底面有大量内褶；同时，RPE 也是眼内几种特殊细胞中基本结构被高度特化的一个实例。然而，几十年来一直认为同一类型的细胞在组织中是相似甚至相同的，如肾细胞或角膜内皮细胞。但是单细胞基因组学和转录组学的技术进步揭示了组织内细胞的巨大多样性，特定细胞类型的细胞间变异性在很大程度上取决于年龄、激活状态、可塑性、形状和大小。这尤其适用于 RPE 细胞，尽管它是终末分化细胞，但具有分裂的潜能，其分裂速率非常缓慢且能够随着年龄变化而发生明显的形态变化。这种重要细胞的功能障碍是年龄相关性黄斑病变（AMD）的病理基础，而 AMD 是发达国家最常见的致盲性疾病之一（参见第 9 章）。

2. 细胞质膜　所有细胞都被细胞膜包裹。它对自由扩散运动具有双向选择屏障作用，同时可以借助脂质双层表面分布的特殊蛋白质（如离子通道、离子泵及悬浮转运子）发挥主动转运功能。脂质双层由磷酸甘油酯、鞘脂及甾醇构成，依据磷脂的含量自行组合。细胞膜的屏障功能甚至对各种离子起作用，这是跨细胞膜电位的基础并需要耗能，如 ATP 酶的驱动，又如一组被称为“内体分选复合物”（ESCRT）的蛋白质对许多质膜活动至关重要，还有内体分选、囊泡运输、细胞器生物合成和质膜完整性维持均需要特定的 ATP 酶（AAA-ATP 酶液泡分选蛋白 4，Vps4p）完成（图 4-5）。细胞膜上还存在其他蛋白质，如激素、神经递质、病毒及其他细胞的受体，许多受体含有三部分结构，即大小各异的胞外部分、跨膜部分及与第二信使耦合的胞内部分。细胞膜是一种厚度不一的脂质双层，其表面上拥挤地排列着许多膜蛋白，这些膜蛋白的功能不仅在于支持受体及转运子介导的跨膜运动，还在细胞生理变化过程中扮演着重要角色，对细胞的存亡有着不可忽视的作用：这些重要功

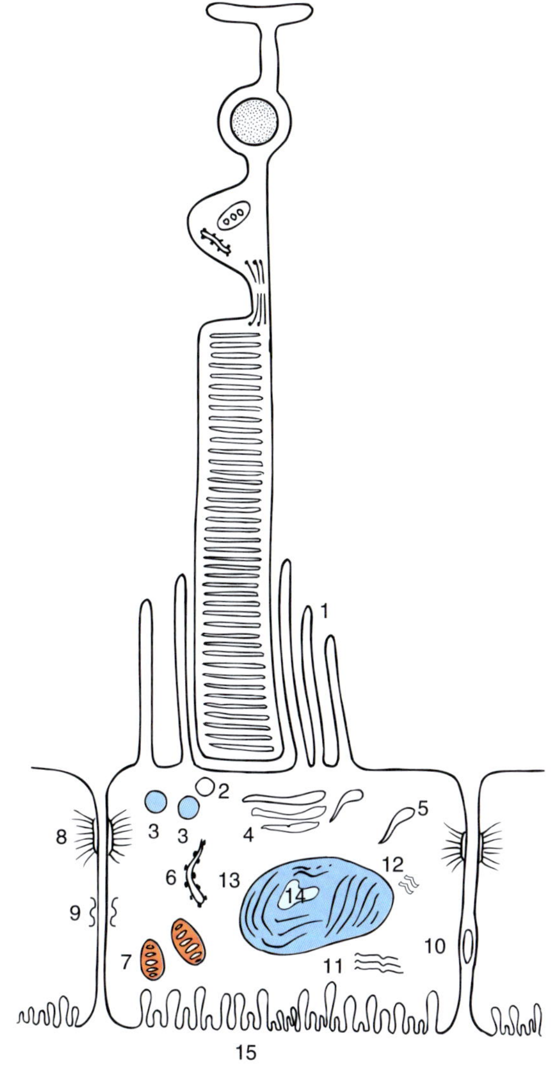

图 4-4　视网膜色素上皮（RPE）细胞和光感受器细胞示意图。光感受器细胞外节紧密附着在 RPE 上，并被 RPE 顶端微绒毛形成的鞘所包围。RPE 细胞是具有多种功能的终末分化的上皮细胞，其中一个功能是跨细胞将液体运输至基底内褶和脉络膜池中

1. 顶端微绒毛；2. 核内体；3. 溶酶体；4. 高尔基体；5. 滑面内质网；6. 粗面内质网；7. 线粒体；8. 紧密连接；9. 黏着连接；10. 缝隙连接；11. 中间丝；12. 微管；13. 细胞核；14. 核仁；15. 基底膜皱褶

能是由不同膜蛋白产生的运动及张力的类型决定的（知识关联 4-1）。

膜蛋白质中有许多以斑块分布在脂双层内，称为脂质（微）结构域或“脂筏”，其本身的组成部分具有可变性。但由于脂质组分的异质性、蛋白质的主导地位和膜片的动态变化性质等，目前“脂筏”这一术语似乎不再受到青睐，更常用的术语是膜纳米结构域或瞬态纳米结构域（Lu）。其他微域以不规则外翻或内陷的形状分布在细胞表面，如具有细胞内吞作用的特殊结构（网

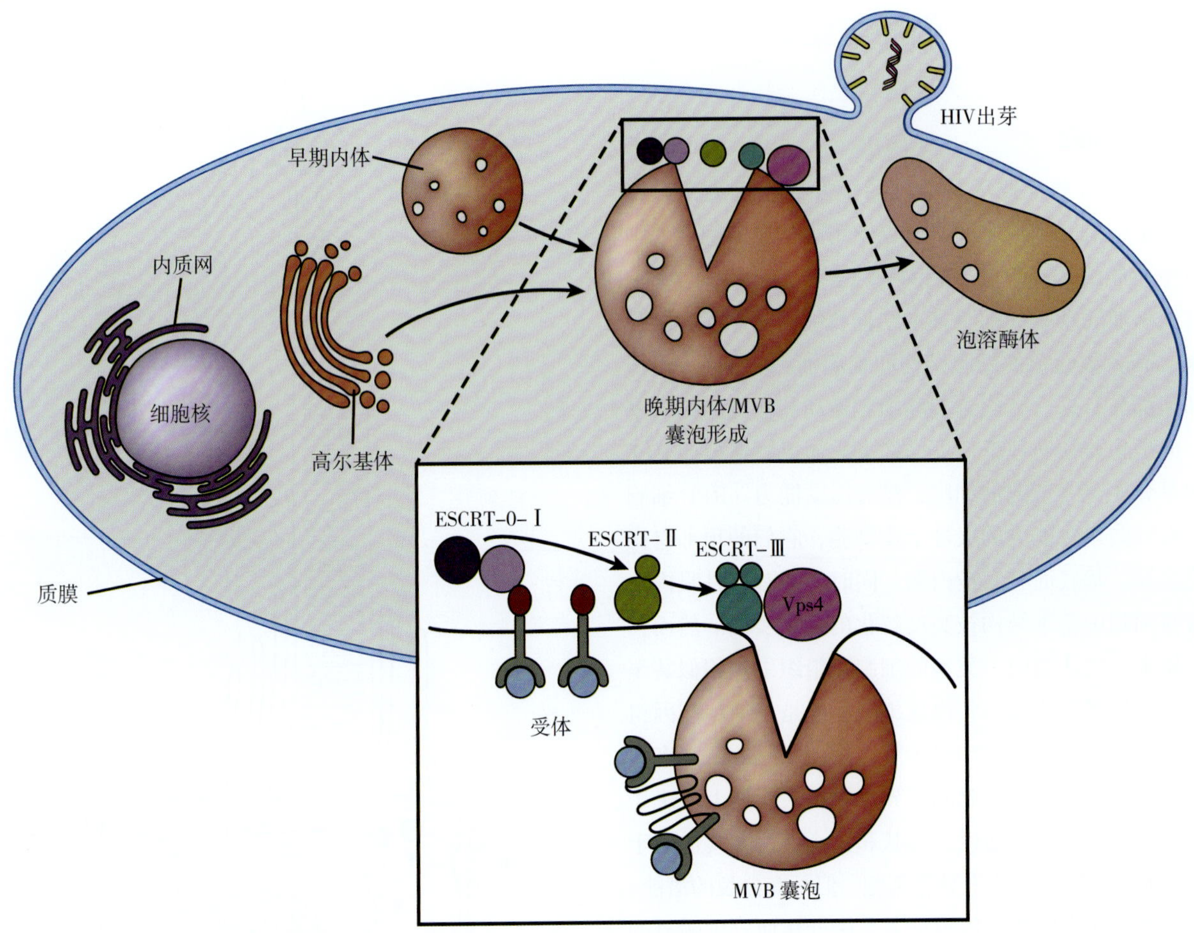

图 4-5 细胞运输是一个复杂的过程，但病毒可以轻易地操纵此过程。图示转运所需的内体分选复合物（ESCRT）和 AAA-ATP 酶液泡分选蛋白（Vps4p）是正常稳态蛋白运行必需的两个细胞内结构。然而，它们在无意中促进了管腔内小泡（多泡体，MVB）的形成和病毒出芽，如在埃博拉病毒和人类免疫缺陷病毒（HIV）感染中。从最初感染的细胞中出芽的 MVB 可以传播并感染其他细胞（引自 Ahmed et al.，2019）

格蛋白小体）埋藏在富含糖蛋白的基质（糖萼）中。同时，微域也涉及许多其他功能，如细胞信号转导、蛋白质运输、细胞运动及废物排出（胞吐作用），甚至影响细胞的生存（图 4-5）。微域通常具有一定抗除垢剂作用，并且还含有一种特殊的蛋白质如脂膜微域中的凹陷蛋白，或存在于微域中的其他蛋白质，这些区域在抗原提呈细胞中具有特殊功能的免疫突触（参见第 7 章）。其他微域包括 GTP 结合蛋白（抑制类）（GPI）- 锚定蛋白（在某些信号传递中十分重要）以及鞘糖脂、大小各异的瞬时限制区带和含有较多液态脂质的小区域。

许多膜蛋白成片地分布在脂质双层中，这种结构被称为脂质微域，其本身存在多种组成结构。

神经系统中的细胞富含脂筏，胆固醇含量高，而磷脂筏似乎具有组织功能，在配体和受体都存在时，可以作为离散功能单元，也可以在受体激活依赖于效应配体富集到脂筏的情况下发挥作用。微域功能相关的复杂性似乎仅通过系统生物学方法，如 RNA 测序、蛋白质组学和转录组学的结合显现。

根据细胞的类型不同，细胞膜还有许多特有成分，如连接复合体、缝隙连接、桥粒、半桥粒及基底膜接触位点（见下文）。这些细胞膜特有成分在眼组织中的发育较为成熟。例如，感光细胞（图 4-4，参见第 1 章）是一种高度极化的细胞，具有细胞核、突触及受体组分。杆状光感受器（暗适应专用细胞，参见第 5 章）形成重复折叠的细胞膜外褶，并且和周围的膜盘相融合，堆叠组成膜盘，所有细胞膜都具有典型特征，即由含高浓度膜蛋白的脂质双层组成。因为极性磷脂分子具有的一些理化特性，所以脂质双层是由磷脂双分子层模式自我组装形成的，这确保极性基团位于外层、疏水基团位于内层。光感受器采取这种特殊的排列方式，得益于其双分子层中含有的大量胆固醇，胆固醇不仅减少了其流动性，还可以通过抑制烃类的相变防止细胞膜产生结晶。

知识关联 4-1　膜蛋白的运动方式

膜蛋白的多种运动方式见下图。

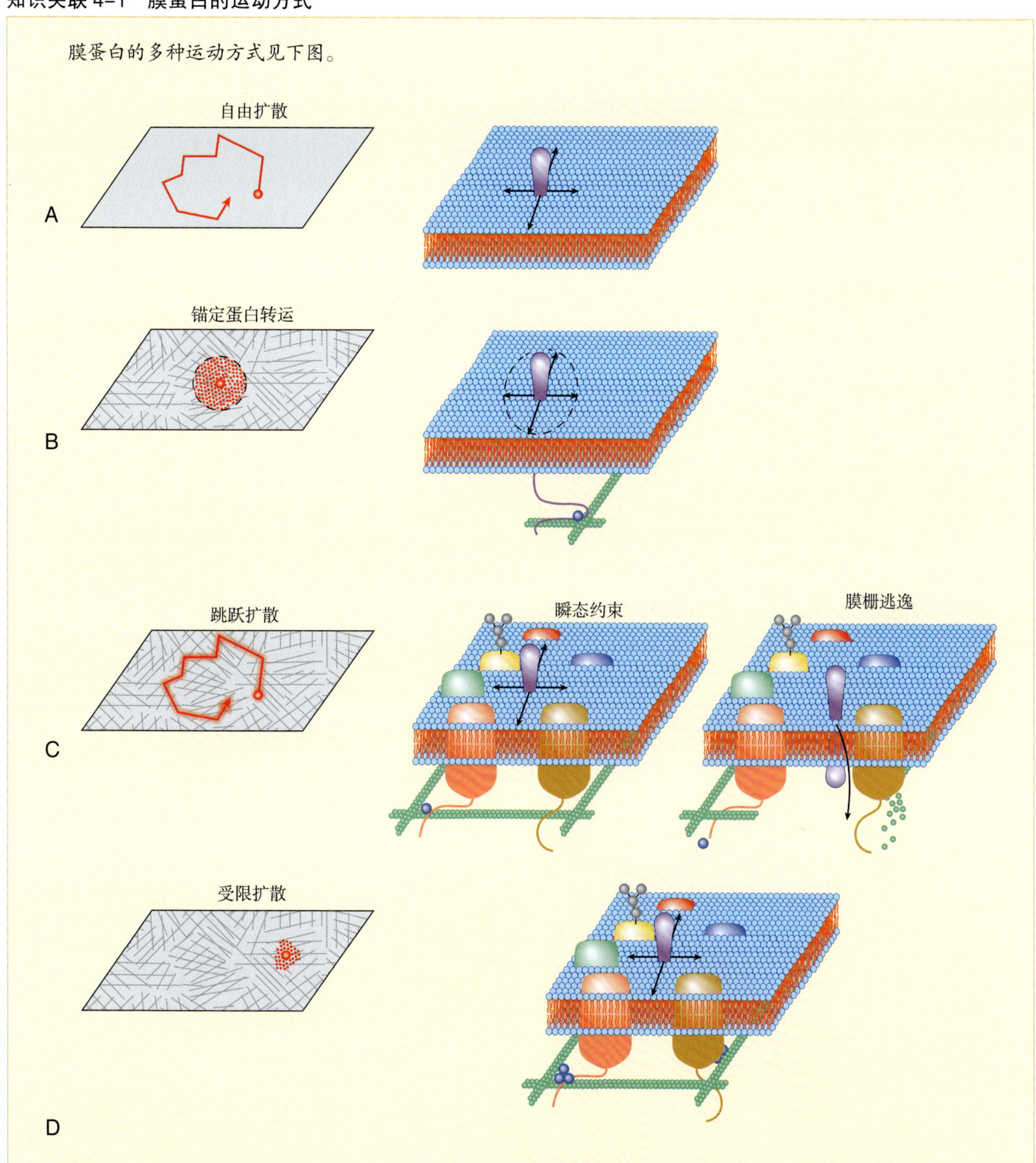

A. 在脂质双层中蛋白质的自由扩散，可以是随机运动或定向运动，取决于外部触发因素。B. 许多蛋白质通过锚定方式或系绳方式固定于细胞骨架蛋白上或细胞外基质（ECM）蛋白上。C. 有些蛋白质只在执行一项特殊功能时，暂时被固定，如在免疫细胞激活的免疫突触中的 GPI- 锚定蛋白。D. 有些蛋白质能够逃脱突触或膜栅的束缚并内化。而另一些蛋白质只能做有限的运动，而且是限定在质膜的有限区域内，即受限扩散

光感受器的突触末端可以与双极细胞中的流动性 Ca^{2+} 通道相互作用，这些通道附着于细胞骨架上，导致离子通道与脂筏相互作用时受限于其本身的流动性（知识关联 4-1）。

3. 内质网和高尔基体　细胞质凝胶中包裹着各种细胞器，内质网（ER）作为一种膜系统也贯穿其中。内质网由一连串的双层薄膜组成，是一个具有流动性并且不断进行构建和重构的动态膜系统，其具有水泡状、管状和池状的结构。以泪腺腺泡细胞为例：粗面内质网（RER）与滑面内质网的区别在于前者密布着核糖体结构，此种

核糖体结构在分泌细胞中高度发达；而在其他细胞中经过了特化，如横纹肌（包括眼外肌）细胞的肌质网。RER 相互折叠，核糖体（多聚核糖体）成排排列或呈玫瑰花瓣般辐射状排列在其表面。新合成的蛋白质从核糖体脱离后，穿过脂质双层进入内质网内腔，于此处完成翻译后进行折叠处理，运输至高尔基体后，蛋白质通过空泡出芽方式或与质膜融合进行胞吐的方式分泌至细胞外（知识关联 4–2）。内吞的表面蛋白，特别是受体，可能通过管状囊泡扩展进行转运，并重新循环回到细胞的质膜，或者作为分泌囊泡（外泌体、微囊泡）的一部分进行循环（图 4–6）。这种回收过程可通过快速回收和慢速回收两种相关机制实现，快速回收涉及蛋白质内皮素（Hauke，2015），而慢速回收则涉及更为人熟知的网格蛋白（图 4–6）。滑面内质网是某些分子（如脂肪、三酰甘油及类固醇等）进行合成的部位，其在 RPE 细胞、睑板腺细胞等中有着活跃的表现。高尔基体是由许多扁平的囊泡堆积形成的膜性结构，具有一个起始序列，其功能是接收蛋白质，可以将滑面内质网中的蛋白质分类，并为胞吐做准备。滑面内质网在脂质运输和修饰中也发挥作用。

内质网和高尔基体还有其他功能，如参与细胞信号转导。在细胞增殖期间通过激活质膜上的小 GTP 酶激活促分裂原，而内质网和高尔基体中都有相对应的信号（知识关联 4–3）。事实上，小 GTP 酶和其他分子（如磷酸肌醇）在每一个细胞器中都有相应的识别信号，并参与了各细胞器的特征性脂膜折叠过程，使每个细胞器都有其特点（知识关联 4–3）。内质网在好蛋白分泌（good protein secretion，GPS）过程中起到控制其分泌质量的调节作用。这一过程受到泛素化影响，蛋白质的泛素化水平决定蛋白质的去向，是分泌到细胞外还是在蛋白酶体中降解。

未经正确折叠的蛋白质无法发挥功能，与此同时，内质网会启动应激反应，也称作未折叠蛋白反应（UPR），是内质网的一种自我保护机制。UPR 与二次故障保护机制共同起效，这种作用是由一种被称为哺乳动物雷帕霉素靶蛋白（mTOR）的激酶所介导的，UPR 与 mTOR 通路控制着许多细胞活动，包括程序性细胞死亡（凋亡）、蛋白质翻译、废物处理（自噬）、能量（ATP）供应及

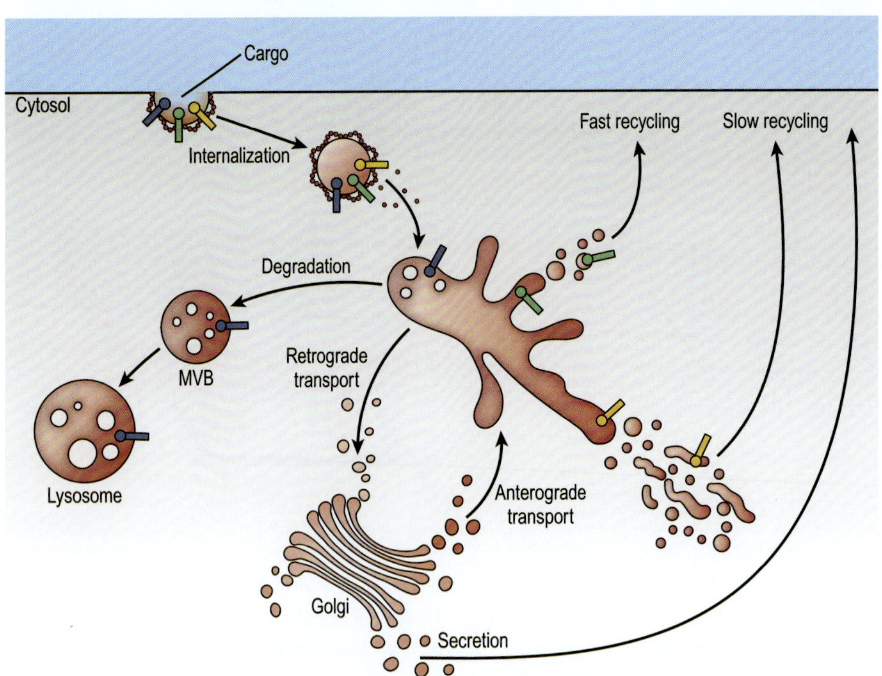

Fig. 4.6 Overview of endocytic pathways. Once internalized from the plasma membrane, membrane-bound vesicles that carry receptors from the cell surface fuse with the early endosomes (EEs). The EE serves as a sorting station from which either tubulovesicular carriers deliver cargo to the endo-lysosomal system for degradation or cargoes are recycled directly or indirectly to the plasma membrane via the endocytic recycling compartment. (From Naslavsky and Caplan, 2018.)★

★图 4–6 因版权问题不允许翻译。该图为内吞途径。显示携带细胞表面受体的膜结合小泡一旦从细胞膜内化，即可与早期内体（early endosome，EE）融合。EE 可被视为分拣站，管状载体将目标输送到内溶酶体系统进行降解，或者通过内吞回收结构直接或间接地回收到质膜

知识关联 4-2　细胞内吞、胞吐与外泌体

细胞内吞一般通过配体受体复合物与网格蛋白有被小泡结合来完成，这适用于可溶性蛋白及其他大小不等的颗粒如病毒，病毒一般利用组成细胞的表面受体进入细胞。

网格蛋白有被小泡从细胞表面的小凹开始。当小泡完全进入细胞内，则失去网格蛋白外壳变成一个内体，与具有高含量酸性水解酶和其他蛋白酶的初级溶酶体结合。此过程导致摄入物质降解，进一步的加工处理取决于细胞的类型。某些细胞表面受体经过再循环回收至细胞膜，并再次与胞外配体结合（A）。网格蛋白包被小窝通常局限于外层细胞质肌动蛋白组构的质膜区域。latrunculin B（译者注：细胞骨架抑制剂）等蛋白质支持凹坑的运动，因此其负责调控以上肌动蛋白的舒张。

胞吐作用与上述过程有相似，但是反向的过程。细胞质颗粒含有待排出物质的脂质囊泡，这些颗粒存在于外分泌腺或粒细胞中。高尔基体中的分泌小泡以出芽形式排出，并通过细胞骨架运往质膜。在质膜的目标区域上，分泌小泡在蛋白质［如可溶性 NSF 附着蛋白受体（SNARE）及 SNARE 结合蛋白］的辅助作用下完成与脂质微结构域融合（B）。有些细胞（如肥大细胞）中，已经融合的分泌小泡膜可作为下一个分泌颗粒融合的目标。此外，囊泡形式的外泌体可能以“掐掉”的形式完成与细胞（如巨噬细胞和免疫树突状细胞）的分离，此过程与巨核细胞“掐掉”血小板的方式相同。外泌体将物质（信息）从一个细胞输送至另一个细胞，每个细胞所包含的信息性质各不相同。

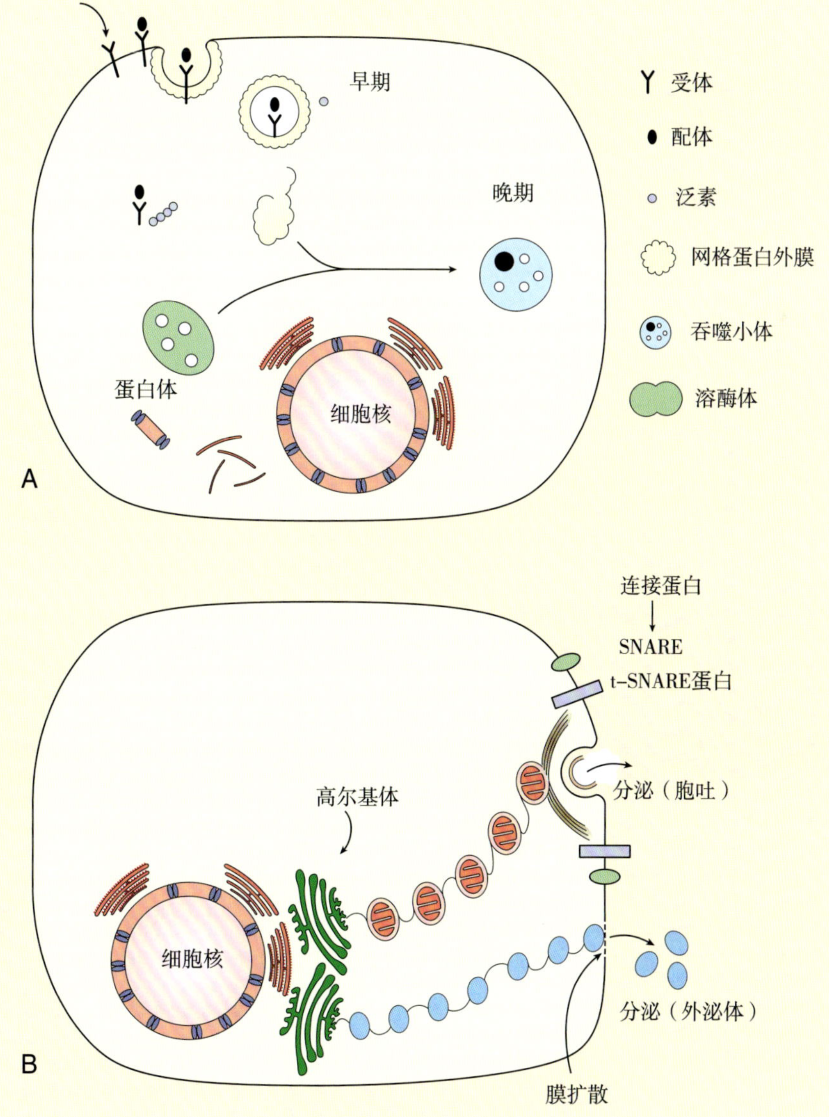

知识关联 4-3 促分裂原激活细胞

与酪氨酸激酶受体（PTKR）结合的配体通过一个信号分子复合物（Grb2/SOS）激活小 GTP 酶，即 Ras。在胞膜处激活 Ras 可诱导内体的信号转导，在高尔基体中也同样如此（间接通过磷脂酶 CgCa 和另一种称为 GRPI 的蛋白），而在内质网中，则通过抑制蛋白 ERi1（如下图）抑制小 Ras。在这个信号网络的例子中，内体中的 MEK-1［促分裂原激活蛋白激酶（激酶 -1）］介导的非 Ras 依赖性活化过程中，intersectin（ITSN）蛋白和 Ras 激酶抑制剂作为支架蛋白，而 p14 则是衔接蛋白。因此细胞质蛋白信号网络参与细胞器的整合，对细胞响应外界刺激（如促分裂原）发挥适当功能具有核心作用。

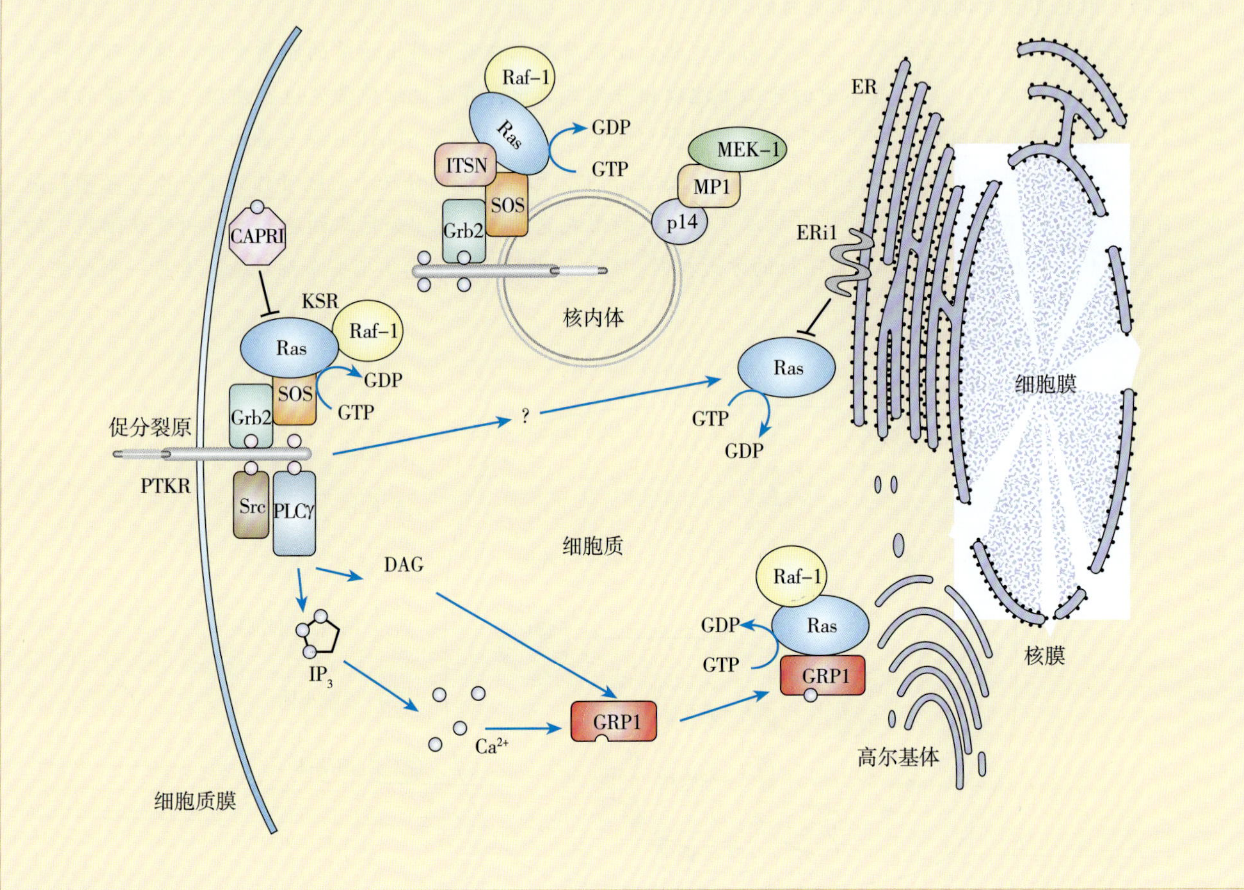

对炎症刺激的反应。

在有丝分裂末期，内质网在染色体周围形成一系列逐渐融合的扁平囊泡，最终形成核膜。核膜上有大量核孔，每个核孔由 8 个规则排列的圆柱形纤维结构组成。核孔可以起到分子筛的作用，允许 4.5nm（4.5kDa）的小分子颗粒快速通过，大分子（12～70kDa）颗粒则缓慢通过。分泌细胞的核膜外表面分布着核糖体及多聚核糖体，内表面则与丝状核基质相连。

4. 线粒体　是一种由双层膜结构包围组成的小型（长度 2μm）椭圆形细胞器，其内层膜又分为内界膜（IBM）和折叠成嵴的膜内陷部分（图 4-7）。在折叠嵴和 IBM 的连接处即是线粒体内膜组织体系（MINOS）所在处，在此处蛋白质群体分为两类：IBM 中具有搬运功能的转位酶，嵴中的呼吸链酶、FIFO-ATP 合成酶、ADP/ATP 载体蛋白（见下文）。

线粒体的膜间隙中含有载体蛋白，可帮助代谢产物在线粒体内外室间运输及在细胞质与线粒体外室之间运输。其转运系统包括反向转运（天冬酰胺 / 谷氨酰胺、鸟氨酸 / 瓜氨酸、马来酸盐 / 枸橼酸盐）及同向转运（丙酮酸盐 /H⁺、尿素及嘌呤合成）。线粒体为细胞提供能量，执行呼吸作用、三羧酸循环及脂肪酸代谢，这些都是细胞必需的代谢功能。线粒体的主要功能包括：①作为高能腺苷三磷酸（ATP）/ 鸟苷三磷酸（GTP）合成位点，以磷酸钙盐形式贮存钙离子；②参与高能物质的吸收；③促进 ATP 的氧化分解。线粒体和内质网（ER）形成一个被称为 ER- 线粒体组织网络（ERMIONE）的集成系统，具有广泛的接触区域（图 4-7）。而 ERMIONE 是活性氧（ROS）产生和钙信号转导的核心。

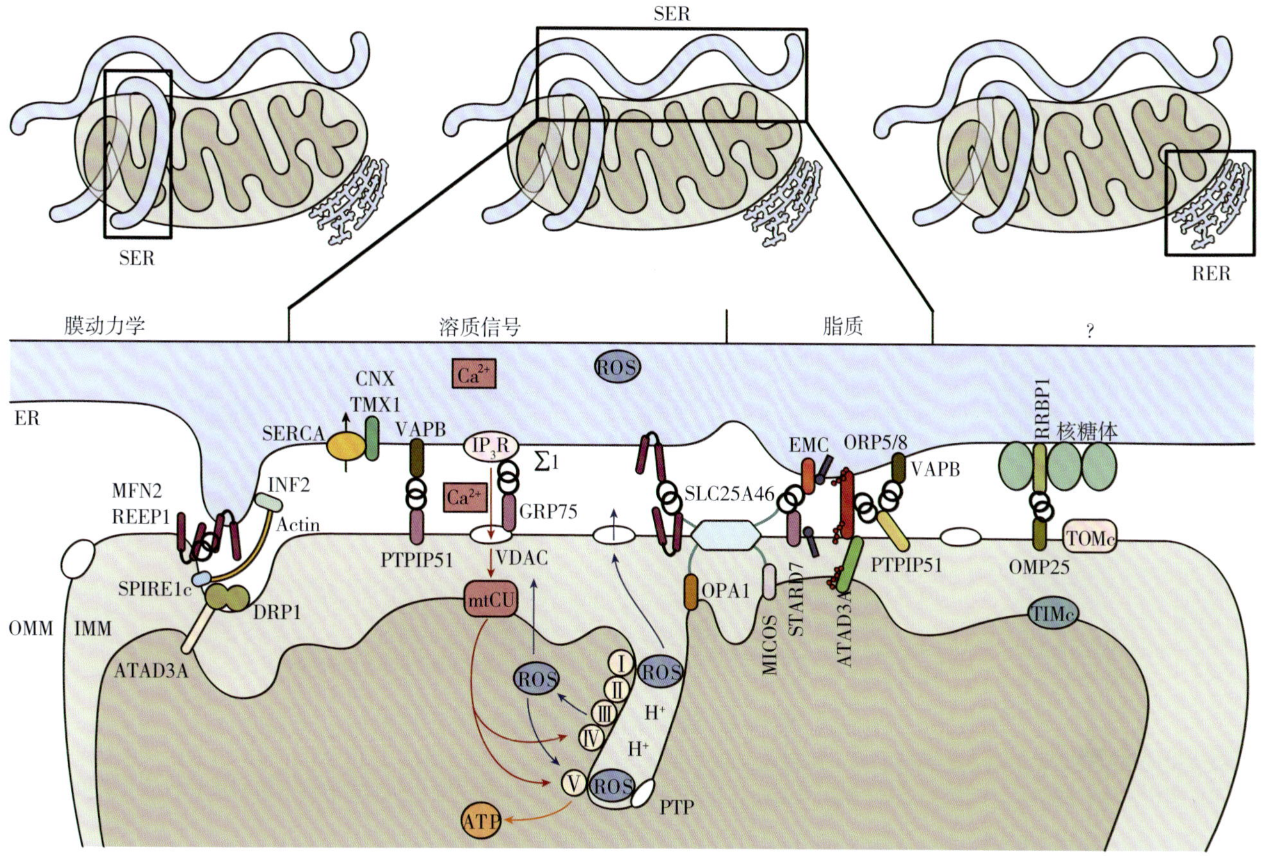

图 4-7　经由脂质转移形式提供信号增强膜动力学，形成内质网（ER）线粒体连接

顶部为线粒体示意图，具有与滑面内质网小管和粗面内质网片进行各种接触的裂变槽。底部为 ER- 线粒体连接已知主要功能相互作用的有效分子总结。对于双 / 多部分的连接体，其耦合域显示为灰色环扣。局部 Ca^{2+} 流用红色箭头指示，而主要线粒体衍生的活性氧（$O^{2-\cdot}$，H_2O_2）流用蓝色箭头指示。ATAD3A. 含有 AAA 结构域的 3A 蛋白 ATP 酶家族；CNX. 钙联蛋白；DRP1. 动力蛋白 -1 样蛋白；EMC. 内质网膜蛋白复合物；ER. 内质网；GRP75. 葡萄糖调节蛋白 75；IMM. 线粒体内膜；INF2. 倒置的成蛋白 2；IP_3R. 三磷酸肌醇受体；MFN2. 线粒体融合蛋白 2；MICOS. 线粒体内膜接触位点和组织中心；mtCU. 线粒体 Ca^{2+} 单输送体；OMM. 线粒体外膜；OPA1. 视神经萎缩蛋白 1；ORP. 氧化固醇结合蛋白相关蛋白；PTP. 通透性转换孔；PTPIP51. 蛋白酪氨酸磷酸酶相互作用蛋白 51；REEP1. 受体表达增强蛋白 1；RER. 粗面内质网；ROS. 活性氧；RRBP1. 核糖体结合蛋白 1；SER. 滑面内质网；SERCA. 肌质网钙 ATP 酶；SLC25A46. 溶质载体家族 25 成员 46；SPIRE1c. 螺旋型肌动蛋白成核因子 1；STARD7. 含类固醇激素合成急性调节蛋白相关脂类转运结构域蛋白 7；TIMc. 线粒体内膜转运复合体；TMX1. 硫氧还蛋白相关跨膜蛋白 1；TOMc. 线粒体外膜转运复合体；VAPB. 囊泡关联膜蛋白关联蛋白 B；VDAC. 电压依赖性阴离子通道；OMP. 外膜蛋白；Actin. 肌动蛋白（引自 Csordas, 2018）

线粒体是处理营养物质和储存能量的工厂，对细胞生长和增殖必不可少。线粒体功能的失控将导致肿瘤形成，因此维持稳态代谢与细胞死亡之间的平衡至关重要。线粒体可以通过数条不同途径对细胞死亡进行调控（图 4-8）。

诱导细胞死亡的核心物质是线粒体细胞色素 C，它进入细胞质中，与凋亡酶激活因子（Apaf-1）及 caspase-9（凋亡体）形成复合体，最终导致 caspase-3 及 caspase-7 执行细胞死亡这一功能。最新研究表明，线粒体以钙离子转运体为媒介，是胞质钙离子水平的传感器和调节器，这对于细胞信号转导、细胞增殖及代谢，甚至细胞的生存，都起到重要的生理作用。

有许多“死亡受体”（可以启动程序导致细胞凋亡的受体），包括 FasL、肿瘤坏死因子受体（TNFR）及颗粒酶 B，还有一些促进细胞死亡的环境条件，包括缺氧、遗传毒性损伤、细胞因子、营养缺乏（与三羧酸循环细胞色素 C 有关）（图 4-9）、过量激素、紫外线照射、毒性药物。细胞的平衡由促凋亡 bcl-2 蛋白及抗凋亡 bcl-2 蛋白决定（参见第 7 章）。

线粒体有属于自己的 DNA 补体（因其不含有组蛋白，因此不受表观遗传变化影响及核糖体 RNA/ 转运 RNA，并且合成了一系列线粒体特异性蛋白质，这与突变和许多累及眼的综合征有关（参见第 3 章）。只有卵子能够产生线粒体，因此线粒体相关的遗传缺陷都来自母系

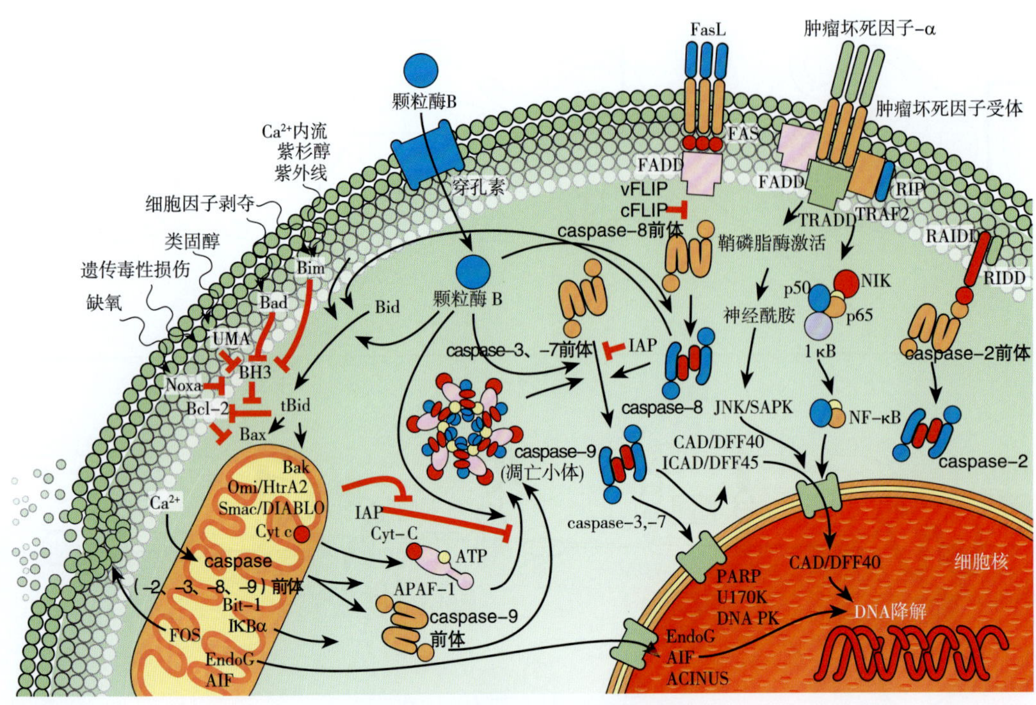

图 4-8 线粒体与凋亡信号通路

线粒体中的细胞色素 C（图 4-9 中的红点）控制许多凋亡通路，包括 caspase、颗粒酶、穿孔素分子参与的通路，还有许多促凋亡和抗凋亡基因，如 *Bax*、*Bcl-2*、*BH3*、*Bid* 和 *Bim* 参与的通路。其中的有些部分加上许多其他蛋白质形成复合体，称作凋亡小体

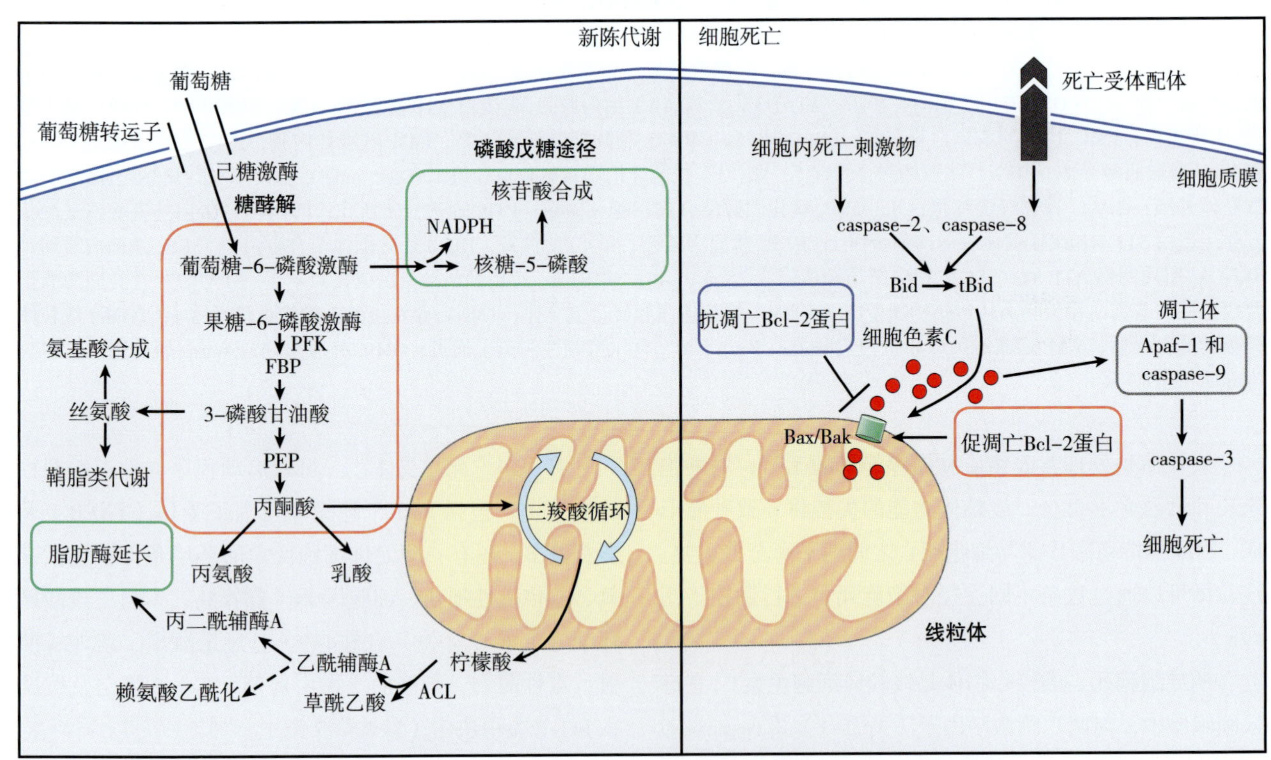

图 4-9 细胞代谢和细胞死亡（凋亡）过程与三羧酸循环复杂关联

这两种系统信号通路的交集，在二者间提供交叉调控，并由此决定细胞是生还是死。这种相互联系多发生于线粒体中，并依赖细胞色素 C。细胞色素 C 是生成 ATP 提供能量和 caspase-1 诱导凋亡两种通路的核心分子（引自 Anderson & Kornbluth，2013）。NADPH. 还原型烟酰胺腺嘌呤二核苷酸磷酸；PFK. 磷酸果糖激酶；FBP. 果糖二磷酸酶；PEP. 磷酸烯醇式丙酮酸；Apaf-1. 凋亡蛋白酶激活因子 -1；ACL. ATP- 柠檬酸裂解酶

遗传。

线粒体也可能受损，并通过一个被称为线粒体自噬的过程被清除，这与自噬（见下一部分）类似，涉及线粒体受体与自噬体前体（phagophore）的 LC3 蛋白结合后使得线粒体被吞噬，或者通过一个涉及适配蛋白如视神经蛋白（Villa）的泛素化过程发生线粒体自噬。

5. *其他细胞质细胞器* 细胞包含许多其他细胞质细胞器，包括各种类型的内体、溶酶体、吞噬体、自噬体、管状囊泡结构和许多的多泡体（MVB）。自噬体可维持细胞结构，通过与溶酶体融合形成自噬溶酶体来清除和回收受损的细胞成分，这与巨噬细胞吞噬入侵细菌后形成的吞噬体类似。自噬体形成（即自噬）是一个正常的生理过程，对细胞的健康至关重要，它由特定的基因（*Atg* 基因）和蛋白质调控，这些蛋白质包括视神经蛋白（OPTN），相关的基因突变与青光眼有关（参见第 9 章）。有一组蛋白质（LC3 / Atg8）参与细胞碎片的锚定和自噬体融合后的封闭，且在研究中可作为生物标志物。自噬是程序性细胞死亡（凋亡）的一个显著特征。

最近，还命名了另一种细胞器——无膜细胞器（MLO）（图 4–10）。MLO 的大小在 0.1 ～ 3.0μm，是细胞中蛋白质分离成复合物的液 / 液相分离区域。在细胞质中约有 20 个类似核仁的结构（见下文）。它们是化学反应的位点，可聚集相互作用的蛋白质，并可控制反应速率和避免来自其他细胞成分或毒性反应的干扰。至于小分子是否可以进入 MLO 取决于它们与 MLO 蛋白质的相互作用方式。体外研究已证明，MLO 中可能发生的反应包括 DNA 双链的解旋和分离。MLO 中的蛋白质聚集体也可能参与疾病如阿尔茨海默病的病理过程（参见第 9 章）。

6. *细胞核* 由一个含许多核孔（核孔复合物）的壳包裹。核孔能够在适当的外界指令及转录装置的引导下完成蛋白质与其他信号分子的转运。“地址标签”样系统是受体介导的，可调控物质的进出过程，该系统以小 GTP 酶（知识关联 4–3）为基础。

细胞核的主要成分是染色质，在细胞间期（非分裂细胞），其是由细胞中高度扩展的 DNA、RNA 及蛋白质构成的复合体；而在细胞分裂期间，染色质变得非常致密（400 倍），最终形成染色体。通过带负电荷的 DNA 与某些带正电荷的碱性蛋白质（组蛋白）相互作用完成染色质的折叠。染色质的基本折叠单位是核小体，其中一段 DNA 盘绕在 8 种组蛋白周围，核小体在基因组中的位置决定了调控蛋白对 DNA 的权限范围。DNA 螺旋一旦出现，在 DNA 盘绕发生的地方即会形成染色质“珠”，称为染色粒。染色粒包含 500 ～ 1000 个核小体（Olins & Dlins，2018）。

常染色质的折叠程度低于异染色质，两种染色质的比例依细胞核不同而各不同，可以作为区分不同细胞类型的特征，如在浆细胞的组织切片中观察到“表盘样”异染色质。尽可能减少 DNA 损伤是确保基因组稳定的条件，DNA 损伤可能发生于细胞分裂期或染色质凝聚期，染色质调控子的存在保证了基因组的稳定。这类分子多数是组蛋白修饰酶，如乙酰基转移酶、甲基转移酶或者去乙酰化酶。许多基因都能通过核苷酸的可逆性甲基化和乙酰化过程完成修饰。

核膜上含有与配体结合的受体。这些配体可能是在细胞质中合成的，或者是经过细胞膜受体处理后经胞吞而来。典型的核膜受体包括类固醇、生长因子，如成纤维细胞生长因子及一些其他蛋白质，称为过氧化物酶体增殖物激活受体（PPAR）。它们参与脂类及葡萄糖代

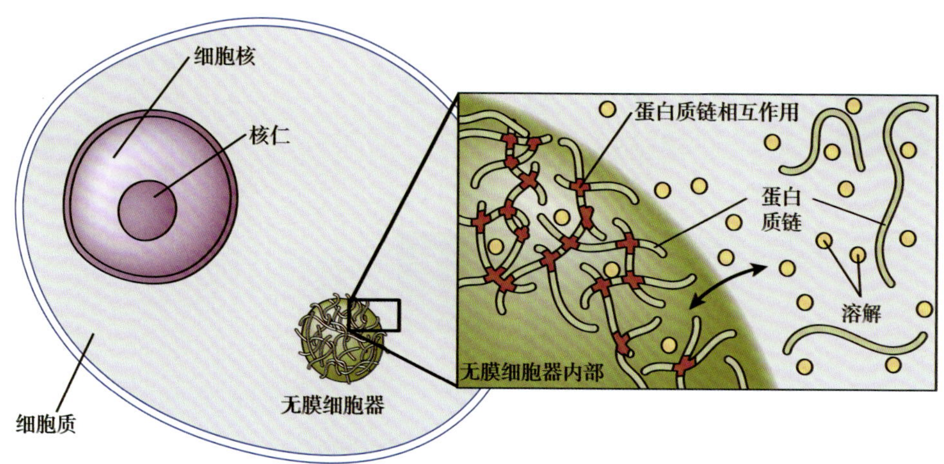

图 4–10 无膜细胞器存在于细胞中，在相对不受其他细胞成分干扰的情况下，同源分子之间发生相互作用形成焦点。它们通过类似油 – 水的液相分离过程形成，并不完全成形。目前已发现约 20 种无膜细胞器（引自 Crabtree & Knott，2018）

谢平衡、伤口愈合、炎症反应等许多细胞活动。PPAR是一类独特的受体，负责整合亲脂性配体介导的信号，而这些配体带有质膜来源的信息。核膜受体能够以协调一致的方式对基因进行诱导或抑制（图 4-11）。此外，细胞核一个重要的功能是将 mRNA 变成核蛋白颗粒，称作 mRNP。这一过程由名为有内部核糖体进入的特殊蛋白质复合物介导。无论是细胞核 mRNA 的转录过程，还是细胞质 mRNA 的翻译和降解过程，都有大量的蛋白质参与其中（图 4-12）。为了深入理解细胞核在空间（第三维度）和时间维度（第四维度）上的组织原理，探索基因表达如何影响细胞核组分的机制，美国国立卫生研究院（NIH）专门设立了 4D 核体项目 。

核仁是由 RNA 和纤维基质组成的 MLO，是合成核糖体 RNA 及其活跃转录的场所。此外，核仁还包含参与应激反应的RNA 非编码区。核仁出现于有丝分裂晚期，同期还形成了染色体的特殊区域，称作核仁组织中心。

7. 胞内基质　细胞质是高度黏滞的液相介质，具有一定可塑性（弹性）。细胞质在不同时期可以呈现出凝胶状态或者溶胶状态。外周细胞质（外质）更类似于凝胶结构，而内质则相对具有较强的流动性。因此外周细胞质能限制细胞器（如囊泡）的运动（知识关联 4-2）。细胞质的凝胶状特性是由“结构化”水分子与钙离子及多聚丝相连接所产生的。实际上，水作为细胞的主要成分，广泛存在于细胞膜受体的分子间隙中，并起到了至关重要的作用。水分子的“有序”状态有助于形成三级结构分子，如光感受器膜盘中的视紫红质分子（图 4-13）。

细胞内多聚丝主要有四种类型：微丝（如肌动蛋白）、中间丝、细胞骨架纤维（如微管蛋白和肌球蛋白）（图 4-14）和胞裂蛋白（Septin）

（1）微丝：微丝（5 ~ 7nm），如肌动蛋白、原肌球蛋白和肌钙蛋白，是细胞中最为普遍的组分，微丝插入细胞连接复合体中（知识关联 4-2），所有的细胞活动几乎都有微丝参与其中，包括细胞移动及伸缩、胞吞

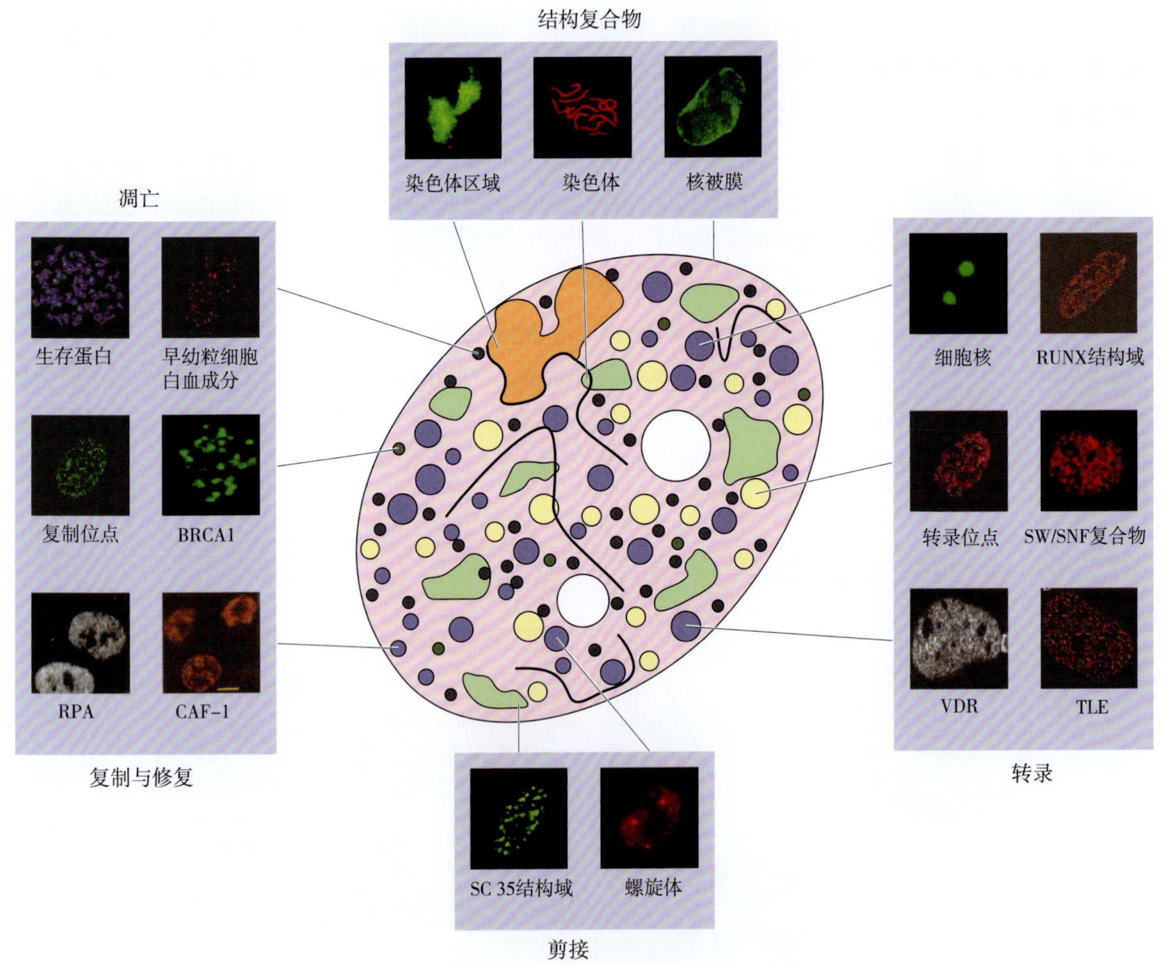

图 4-11　不同细胞核结构的亚核组成

细胞核构造在功能上与其组成和调控信息的分选相关。核原位免疫荧光显微镜检查揭示了在核的重要变化过程中，亚核结构互不重叠（引自 Stein et al.，2003；经 Elsevier 许可使用）。CAF-1. 染色质组装因子 -1；TLE. 蛇毒凝血酶

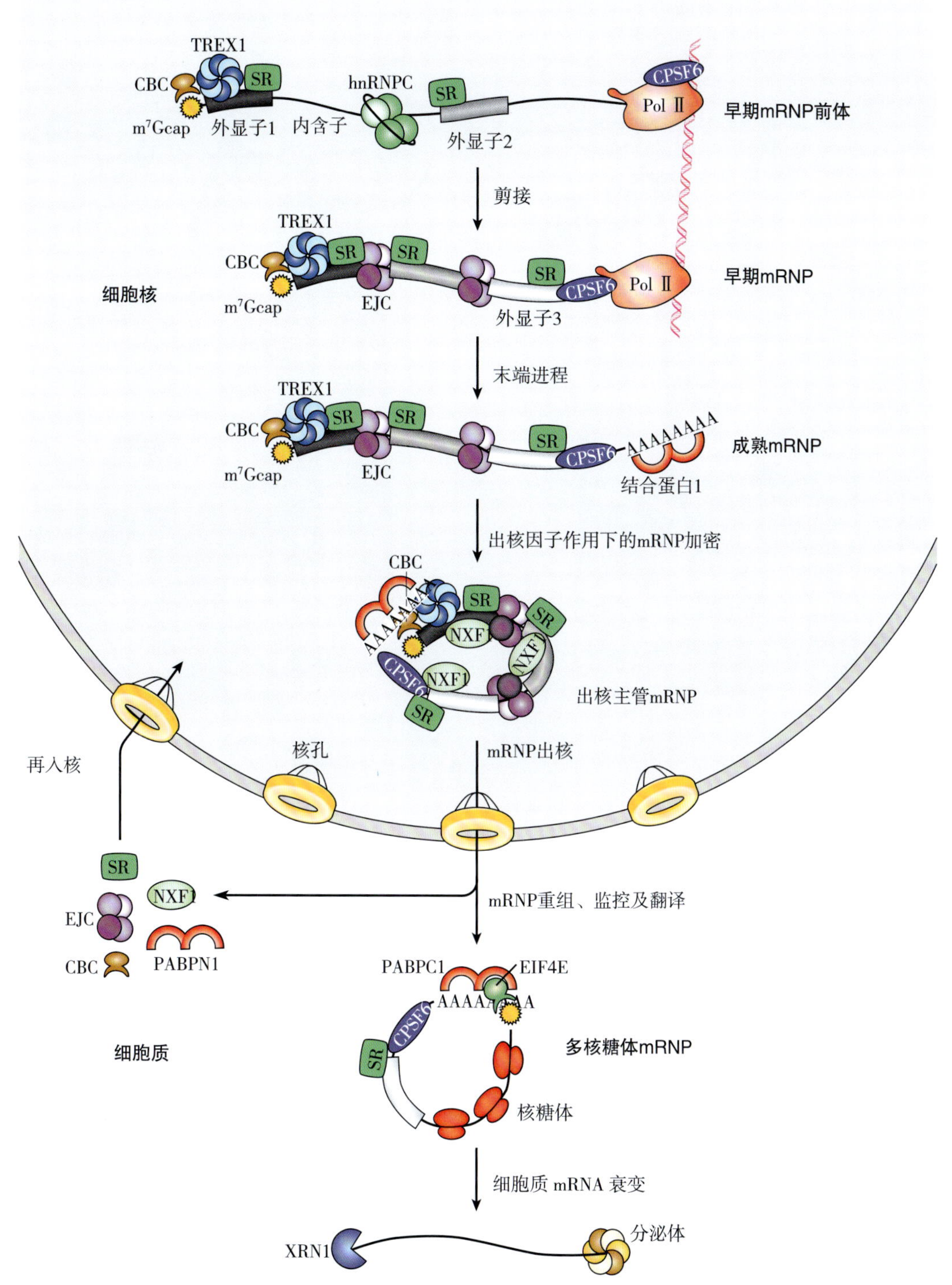

图 4-12　信使核糖核蛋白体（mRNP）组装和重塑总示意图

这些分子如何产生，目前认为有多种方式。图中列举：核糖核蛋白体（RNP）帽结合复合体（CBC）促进剪切，形成 3′ 端，与 mRNA 结合后一起通过核孔运输至细胞质中。最终 RNP 在核糖体中与细胞质蛋白结合成为活跃的翻译 mRNA（引自 Muller-McNicoll & Neugebauer，2013）。SR. 富含丝氨酸或精氨酸的蛋白；TREX1. 三素修复核酸外切酶 1；Pol Ⅱ . DNA 聚合酶Ⅱ；EJC. 外显子连接复合物；NXF1. NXF 蛋白 1；PABPC. 聚腺苷酸连接蛋白；EIF4E. 真核起始因子 4E；CPSF6. 分裂和聚腺苷酸化特异性因子亚单位 6

及胞吐，并对维持细胞结构的稳定性起作用。

肌肉细胞中的肌动蛋白束发育得非常成熟，肌动蛋白在细胞中可有多种存在形式，这些形式包括纤细的网格状或纤维束（应力纤维）状。应力纤维是细胞骨架中最为突出的特征：应力纤维不仅能产生生力，还能对机械张力产生增强反应。在某些方面，其作用与肌肉细胞中

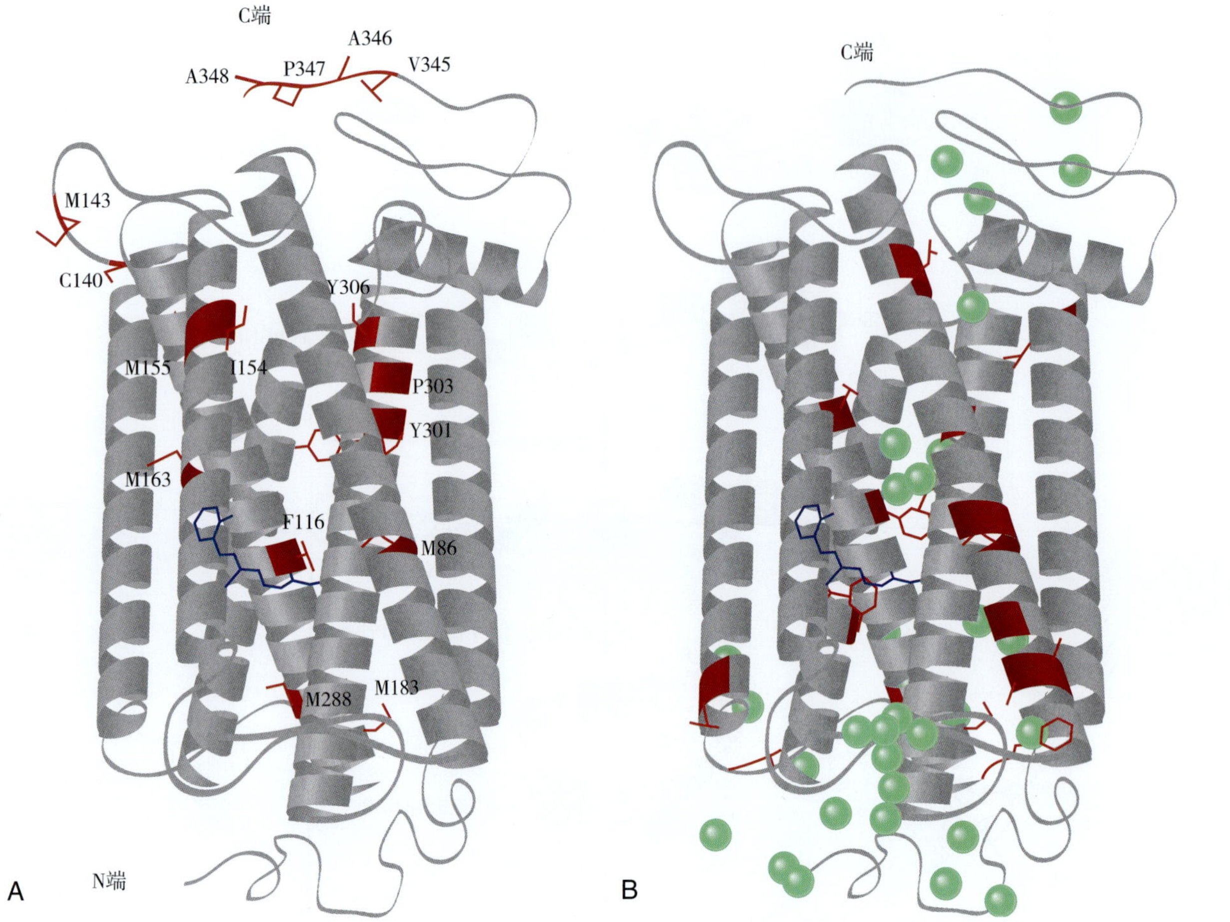

图 4–13 光感受器膜盘中视紫红质分子流动时的带状示意图

结合视紫红质的维生素 A 在 A 中标为蓝色。B 中的水分子用绿球表示，与结合视紫红质的维生素 A 有密切的相互作用。水与维生素 A 的结合和释放与维生素 A 和视紫红质的结合和释放协调一致，我们有理由相信水分子即使不起决定性作用，至少也对维生素 A 和视紫红质相互作用起重要作用（引自 Orban et al.，2010）

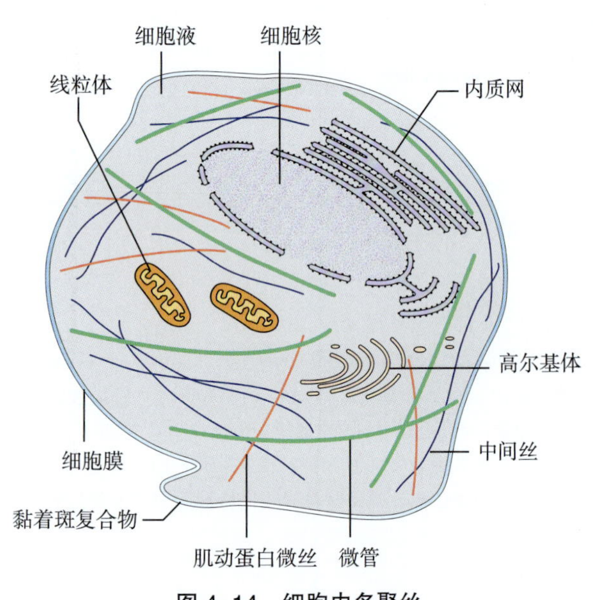

图 4–14 细胞内多聚丝

的肌节有些类似。

微丝在细胞中的分布，特别是其聚合程度，由与其结合的蛋白质（表 4–1）性质所决定。单体可溶性肌动蛋白（G 肌动蛋白）与某些蛋白质结合后转化为凝胶相聚合纤维（F 肌动蛋白）。在平滑肌细胞及成纤维细胞中，细丝蛋白有助于聚合作用；而淋巴细胞中的抑制蛋白和胸腺素与 G 肌动蛋白的解聚状态有关。这可能使细胞在随组织快速移动时保持外形的灵活可变性。与肌动蛋白相结合的蛋白质具有显著的特异性，如使红细胞呈现双凹形的锚蛋白 – 血影蛋白 – 肌动蛋白复合体、位于视杆细胞外段盘与质膜之间的血影蛋白 – 外周蛋白 – 肌动蛋白复合体。肌动蛋白的聚合与解聚过程经过严密的调节，微丝的一端会添加肌动蛋白单体，在反方向的另一端则会去除肌动蛋白单体，微丝的两端都有各自独立的 K_{on} 和 K_{off} 常数。以上过程都在肌动蛋白解聚因子（丝切蛋白）的控制下完成，这类因子在必要情况下会调整速度常数，并且能够导致分子扭转、促进肌动蛋白微丝断裂。

表 4-1　肌动蛋白结合蛋白的功能

功能	蛋白	细胞 / 结构
凝胶作用	细丝蛋白	平滑肌 / 成纤维细胞
成束作用	α 肌动蛋白	肌肉
	丝束蛋白	微绒毛
	踝蛋白	所有细胞
分离作用	凝溶胶蛋白	巨噬细胞
	绒毛蛋白	微绒毛
	β 肌动蛋白	骨骼肌
解聚作用	抑制蛋白	淋巴细胞
	胸腺素	所有细胞
	肌动蛋白结合蛋白	所有细胞
膜结合作用	黏着斑蛋白	黏附位点
	血影蛋白	红细胞、光感受器
受体转运作用	帽蛋白	白细胞
连接复合体	根蛋白	肝脏细胞

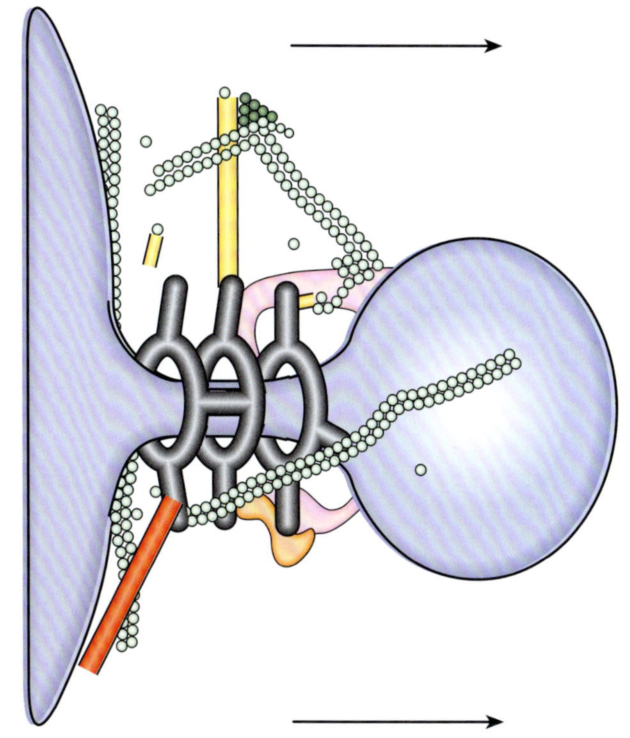

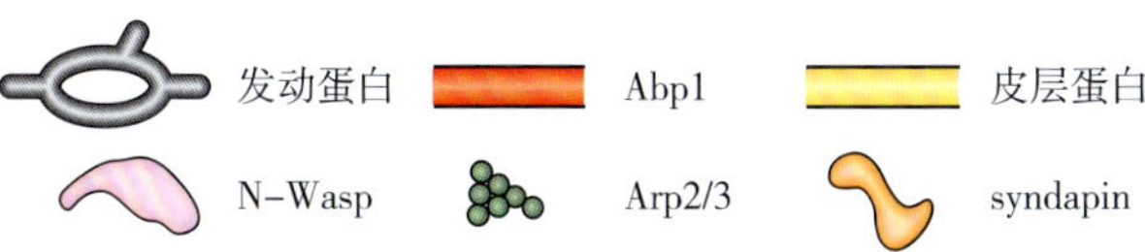

图 4-15　发动蛋白介导的分泌和胞吞部位上所发动的成管作用及囊泡化模式图

图中显示了发动蛋白介导膜的成管 / 囊泡化模型，这个过程发生在质膜上。发动蛋白及其结合蛋白和相关蛋白在囊泡形成过程中共同发挥作用。发动蛋白分子具有的“掐捏”活性，与在膜界面处增强的肌动蛋白丝成核现象一起，导致成管作用和膜囊泡颈的分离（详见正文）。黑色箭头显示力的产生方向和新生囊泡的运动方向，N-Wasp. 神经 Wiskott-Aldrich 综合征蛋白；Abp1. 肌动蛋白结合蛋白 1；Arp2/3. 肌动蛋白相关蛋白 2/3（引自 Orth & McNiven，2003；经 Elsevier 许可使用）

细胞内的酶控制着肌动蛋白相应改变的调节过程，特别是 GTP 酶的 Rho 家族（包括 Rho、Rac 和 Cdc42，其中 Cdc42 是与细胞周期相关的蛋白）。某些激酶，即 p-21 活化的激酶（PAK）参与 Rac 及 Cdc42 诱导的许多变化的调节过程。PAK 参与一些细胞的反应，如上皮细胞的极性和成纤维细胞的移动。例如，在处于伪足延伸期或者囊泡形成期的迁移成纤维细胞中，同时存在发动蛋白、皮层蛋白、肌动蛋白结合蛋白 1、神经 Wiskott-Aldrich 综合征蛋白 1（N-Wasp-1）、前纤维蛋白及肌动蛋白之间的协同功能调节作用（图 4-15）。Arp 2/3 复合物是这个过程的中心，它是肌动蛋白形成核所必需的。冠蛋白是 Arp2/3 复合物的一种，它是最近新发现的肌动蛋白结合蛋白家族，并参与白细胞的迁移。

肌动蛋白存在许多异构体，并至少有 3 个不同的肌动蛋白家族(α、β、γ)，其中有部分位于细胞的特定位点，如 β 肌动蛋白存在于细胞皮质中。

（2）中间丝：α 螺旋是细胞骨架中具有弹性的组分，通过盘绕的方式形成中间丝（10 ～ 12nm）。细胞质和细胞核中都有中间丝，并以细胞、组织或特异性分化的形式分布其中，根据结构域和序列同源性，可将中间丝分成五类。其主要功能是保护细胞免受机械性或非机械性损伤（图 4-16）。中间丝的基因突变可导致约 30 种不同的人类疾病，多数与皮肤、肌肉或神经功能障碍有关。总而言之，中间丝对细胞器(如线粒体和内质网）的功能及正确定位十分重要。

细胞质中间丝共有 5 种，常用于组织培养或肿瘤鉴定，此外还有一类细胞核中间丝。

- 角蛋白：存在于上皮细胞中；分成 Ⅰ 和 Ⅱ 两类，拥有超过 50 个不同家族成员，以异二聚体形式存在。
- 波形蛋白：存在于间叶细胞中。
- 结蛋白：存在于肌肉细胞中，可在位于 Z 盘和 M 线之间互相连接的肌原纤维中找到。
- 胶质纤维酸性蛋白（神经胶质）。
- 神经丝蛋白：如神经外胚层中通过小突起物与微管连接的 S100 蛋白。
- 核纤层蛋白：以网格状纤维的形式分布于核膜的

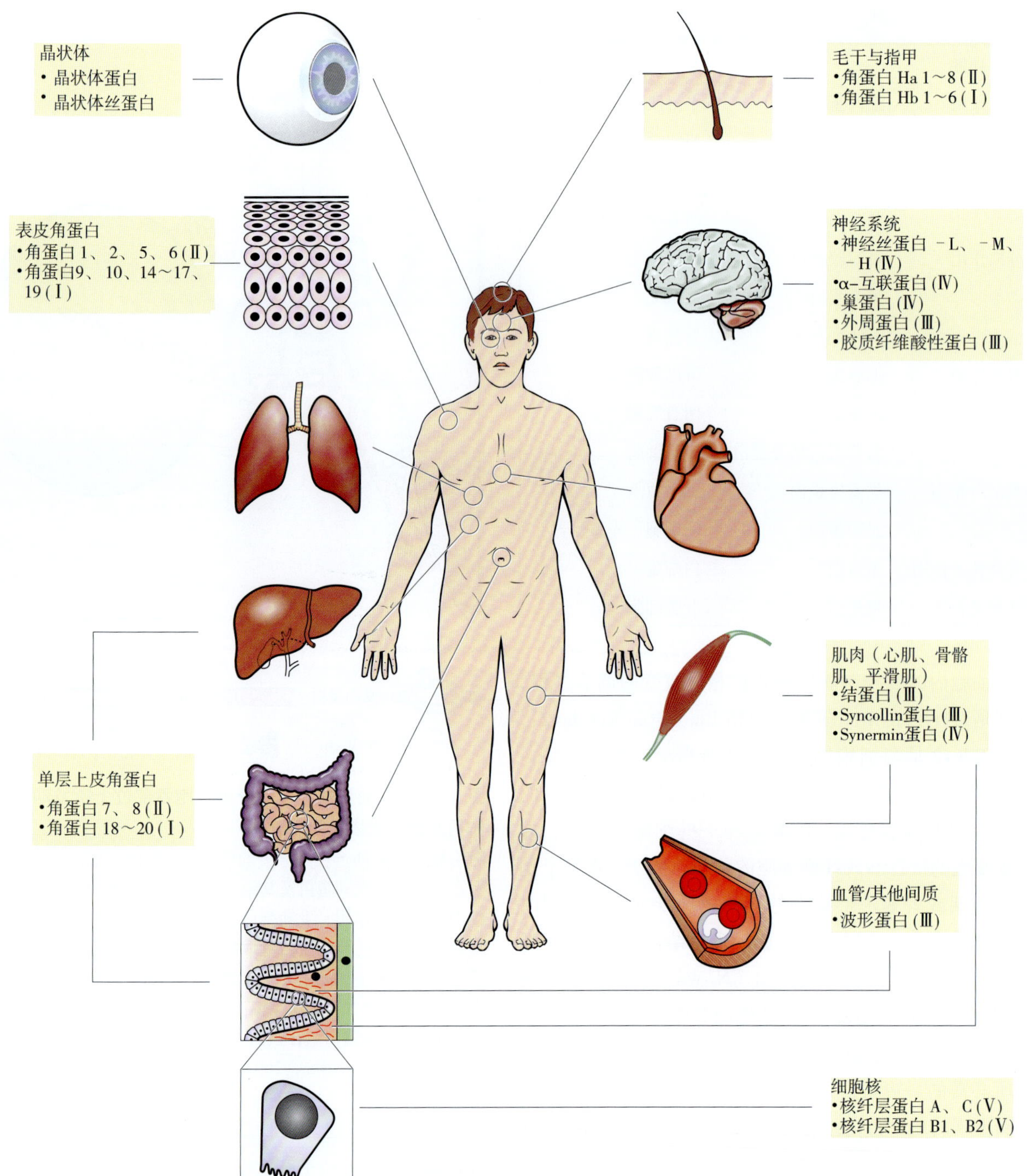

图 4–16　中间丝（IF）蛋白在人体的分布

中间丝蛋白包括5种主要类型（Ⅰ～Ⅴ）和一个单独的“孤儿”分类（IF种类和分型在括号中列出）。大多数哺乳动物细胞中都存在核纤层蛋白（Ⅴ型），而其余的IF（类型Ⅰ～Ⅳ）存在于细胞中，并以细胞–组织–选择性方式表达。图中每种组织只列出主要细胞类型中具有代表性的IF（引自 Toiviola et al.，2005；经 Elsevier 许可使用）

内表面，其种类超过5种。

中间丝的主要作用是确保细胞质中各种细胞器保持在正确的位置并正常执行功能。在有丝分裂过程中，核纤层蛋白分子遭受严重破坏，可能与细胞质中的中间丝有所关联，但发生机制尚不明确。其他种类的蛋白如角蛋白，能够为诸如桥粒等连接结构提供机械力。

细胞间的连接是经过高度特化的：桥粒及半桥粒（细胞与上皮基底膜之间的连接部分）在超微结构方面有一些相似性，但在分子水平，两者的组成蛋白质明显不同。桥粒由一系列跨膜蛋白或跨细胞间隙蛋白（桥粒斑蛋白）

组成，而半桥粒则含有其他蛋白质，如与基底膜及核纤层蛋白相连接的 $\alpha_6\beta_4$ 整合素受体，还有一些其他蛋白质，如大疱性类天疱疮和天疱疮抗原。

中间丝还有定位处于笼样纤维束中的细胞核的功能；中间丝通过调整其张力束维持细胞的稳态（图 4–17），而且，细胞有多种应答方式，如形成“包涵体”、产生新的或再生中间丝，或将它们重组分成不同大小的丝束。

中间丝与微丝之间的相互作用通过网格蛋白（一种大于 500kDa 的哑铃状蛋白质）介导，这种蛋白具有自我组装的作用，并能连接到桥粒蛋白 $\alpha_6\beta_4$ 整合素的两端，也可以与其他连接蛋白结合。

（3）第三组细胞骨架纤维：第三组细胞骨架纤维不易分类。细胞骨架的组成部分包括了一些粗纤维，如肌球蛋白（横纹肌细胞中的肌球蛋白占全部细胞质蛋白的 25%）和微管。微管是一种宽 24nm 的圆柱体结构，由异二聚体（αβ）微管蛋白构成的 13 个球形元件组成。在鞭毛和纤毛中存在结构稳定的微管，而在肌细胞纺锤体中找不到稳定的微管。微管参与细胞移动及运动，包括轴浆流动时的胞内运输。微管能够在纤维伸展和收缩之间快速转换，如在细胞分裂过程中，一种称为着丝点的复合蛋白结构通过促进染色体与纺锤体微管的附着完成染色体的分离。在小 GTP 酶 Rho 家族的介导下，可将 GTP 水解为 GDP，借此完成微管的快速生长和皱缩过程。这一过程被比喻为“灾难”，而与之相反的变化则称“拯救”（图 4–18）。

在任何一类微管相关的功能中都会发生上述现象，包括在细胞运动和药物作用中都有体现，如秋水仙碱（用于治疗白塞病）及紫杉醇（用于预防增生性玻璃体视网膜病变）会破坏微管组织，并能抑制细胞运动和胞质分裂。

第三组细胞骨架纤维属于超细纤维的一种，这类纤维结合形成胞内网络，其中的蛋白质并不是原先预想中的溶解状态，而是与其他结构如“自由”核糖体及囊泡（多聚核糖体）附着在纤维丝上，或者沿着纤维丝运输至他处。蛋白质的这种排列方式与高度有组织的细胞如晶状体纤维有着特殊的关系。分子沿微管转运涉及两个分子马达家族，即驱动蛋白和动力蛋白。

由微管组成的某些独立的细胞结构，如中心体（由 9 组三联体微管构成的圆柱体结构，是微管的组织中枢）及有丝分裂纺锤体。纤毛由 9 组位于外周及 2 组位于中央的三联微管束组成，是真核细胞中非常稳定的结构。动力蛋白的外臂沿着微管蛋白核心滑动即能产生纤毛运动。

（4）胞裂蛋白（Septin）：所有细胞都能表达胞裂蛋白家族蛋白质，它能够整合其他种类微丝的功能，如肌动蛋白中 ATP 酶的作用及微管的动态功能。有 13 种人类胞裂蛋白，其中任何一种蛋白质的突变都将导致特异性疾病。胞裂蛋白在游走性强的细胞（如淋巴细胞）中具有重要的作用。此外，位于 5q31 染色体上的胞裂蛋白 8 还与视网膜退行性变有关。胞裂蛋白家族的主要功能是支持作用如支撑细胞内室或募集蛋白质，这也是其得名胞裂蛋白的原因。例如，在一个细胞中，许多胞裂蛋白结合后形成了一个长 25nm 的六聚体纤维，这种纤维可以作为细胞内的“隔断”（防止扩散）（图 4–19）。

总之，在上述 4 种细丝系统之间存在着广泛的相互联系，在它们的协同作用下许多基本的细胞行为得以完成。例如，心肌中的细胞质纤维就是通过连接蛋白（如网格蛋白）与核纤层蛋白产生紧密联系的（图 4–20）。细胞质中还含有多种储存产物，如糖原颗粒、脂滴和黑色素体中的黑色素。通常这些物质由微管（MT）相关蛋白在细胞周围运输，并通过主动纤维收缩发挥作用，如肌动蛋白介导的胞吐作用（知识关联 4–2）。随着年龄的增长，一些细胞如 RPE 细胞会积聚脂褐素颗粒等细胞内物质。

8. 细胞内信号转导机制　如前所述，细胞通过其表面的受体对外界刺激产生应答，受体将外界刺激转换为一系列细胞内信号（第二信使），并引导特殊细胞功能，如生长调控蛋白的转录及神经反应中的离子通道（参见第 5 章）。

反应网络是第二信使系统的基础，包括激动剂、受体及耦合蛋白一系列相互作用的集合。环腺苷酸（cAMP）是最具代表性的第二信使，它通过激酶引导细胞内调节蛋白的磷酸化，如丝氨酸 – 苏氨酸激酶与酪氨酸激酶，体现出了明显的底物特异性（图 4–21）。相反，如以蛋白磷酸酶 1（PP1）为例的磷酸酶家族，它们具有更广泛的活动范围，其作用是关闭激酶反应，因此表达出的基因相对较少。

在过去的 30 年中，研究发现一种名为 WNT 的配体受体家族在胚胎发育、癌症及创伤愈合中具有广泛的作用。这些分子通过细胞内及细胞间的信号转导建立了基质与细胞之间的相互连接，并且对发育过程（如产生表型）有重要的影响。WNT 这个名称来源于 *int*1（整合基因）及果蝇的无翅基因（*Wg*），这两种基因是完全相同的，目前已知有几个 *Wnt* 基因对细胞外基质蛋白和许多细胞功能具有多种影响，该相关信号通路能够促进免疫细胞建立免疫耐受（参见第 7 章）。

二、细胞外基质

细胞存在于结构骨架中，即细胞外基质（知识关联 4–4），伤口愈合过程中由细胞（如成肌纤维细胞）分泌产生的细胞外基质由许多种类的大分子组成，其中

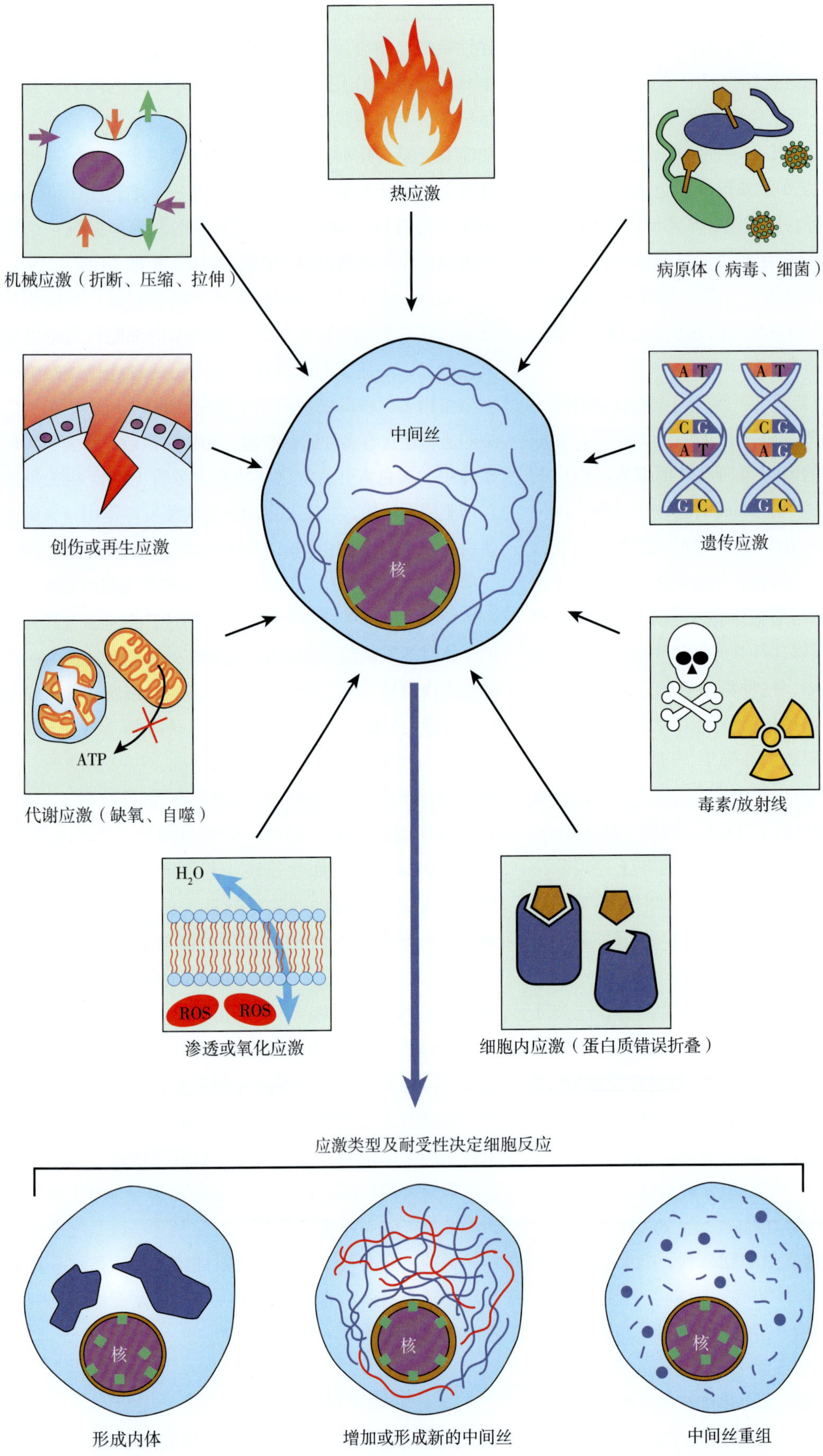

热应激
机械应激（折断、压缩、拉伸）
病原体（病毒、细菌）
中间丝
创伤或再生应激
A T
C G
A T
G C
A T
C G
A C
G C
遗传应激
核
ATP
代谢应激（缺氧、自噬）
毒素/放射线
H2O
ROS
ROS
渗透或氧化应激
细胞内应激（蛋白质错误折叠）
应激类型及耐受性决定细胞反应
核
形成内体
核
增加或形成新的中间丝
核
中间丝重组

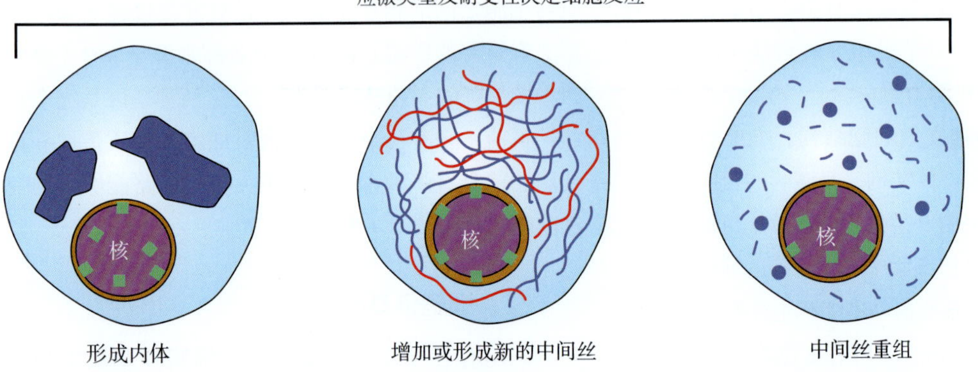

图 4-17 细胞通过中间丝参与对外界刺激的应答：形成内体；增加或形成新的中间丝；中间丝重组（引自 Toiviola et al., 2010）

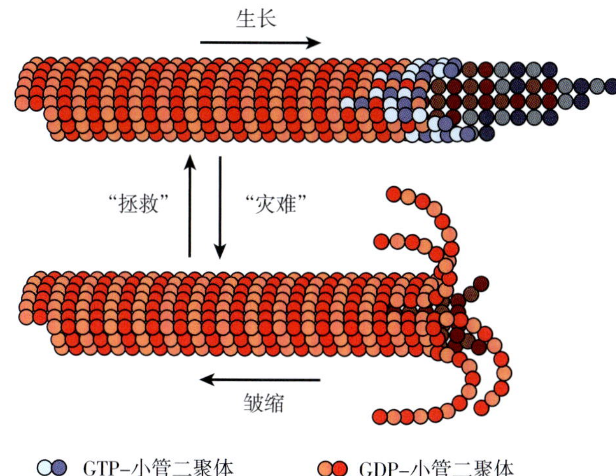

图 4-18　微管在生长相和皱缩相之间的切换
它是由 GDP-GTP 介导，并在微管蛋白帽区域嵌入和移除微管蛋白二聚体（引自 Bowne-Anderson et al.，2013）

最丰富的成分为胶原（占人体所有蛋白质的 30%）（图 4-22）。

细胞外蛋白质的基因及蛋白序列分析结果显示：虽然基质分子的种类繁多，但它们在循环结构模式上存在强烈的序列同源性（知识关联 4-4）。例如，“表皮生长因子”的基本模式同时也出现在许多截然不同的细胞外基质蛋白质中。

1. 细胞外基质蛋白决定组织的结构性质　组织的细胞外基质成分决定其基本性质，如在角膜中含有Ⅰ型胶原纤维，所构成的纤维直径不超过 5nm，这对于维持角膜的透明具有重要意义。玻璃体中含有Ⅸ型胶原的异构体，这种异构体的某些特征与软骨Ⅸ型胶原不同。

胶原纤维由 3 个多肽链形成的三螺旋结构组成，这种结构共有 46 种不同类型，并且能够组装成 29 种不同的胶原分子（表 4-2）。Ⅰ～Ⅳ型胶原最为普遍，其中Ⅰ型胶原占 90%。

在胚胎发育过程中及成人眼组织中，检测到至少 22 种上述分子。眼和软骨组织共享 6 种在其他组织中并不常见的胶原蛋白；实际上胶原蛋白的三螺旋结构（图 4-23 和知识关联 4-4）是许多蛋白质的基本结构域，有研究认为所有含此种结构的蛋白质应属于胶原蛋白家族。根据 α 螺旋核心的三种不同类型的基因链的组合形式决定胶原的类型，如Ⅰ型胶原三螺旋由两条独特的 α_1 链和一条独特的 α_2 链组成，记为［α_1(Ⅰ)］$_2$ α_2(Ⅰ)；Ⅱ型胶原由三条独特的 α_1 链组成，记为［α_1(Ⅱ)］$_3$。因此每种胶原都有一套独特的链组成的三螺旋结构。

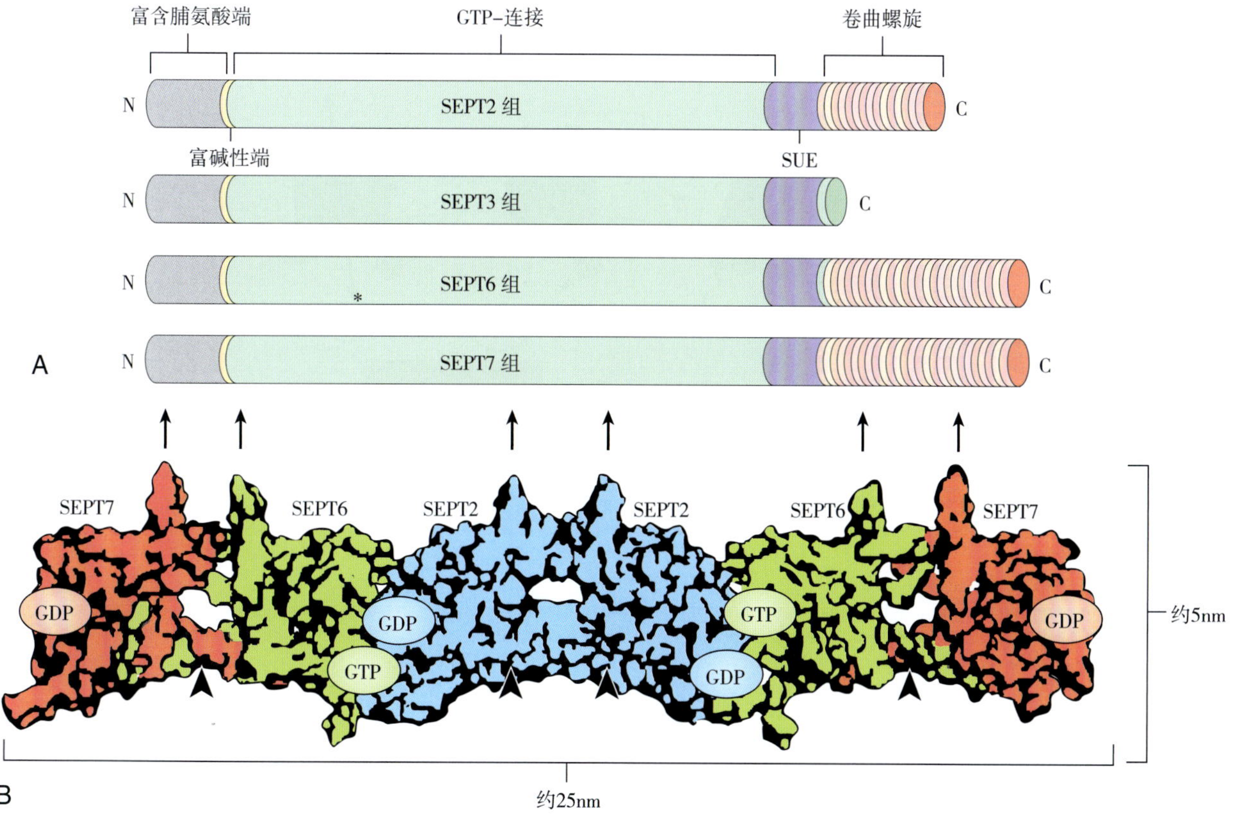

图 4-19　有 13 种人类胞裂蛋白基因，分为 4 组（SEPT2、3、6 和 7）。它们有 3 个保守结构域：磷酸肌醇结合区域、GTP 结合区域和胞裂蛋白特有成分（SUE）（引自 Mostowy & Cossart，2012）

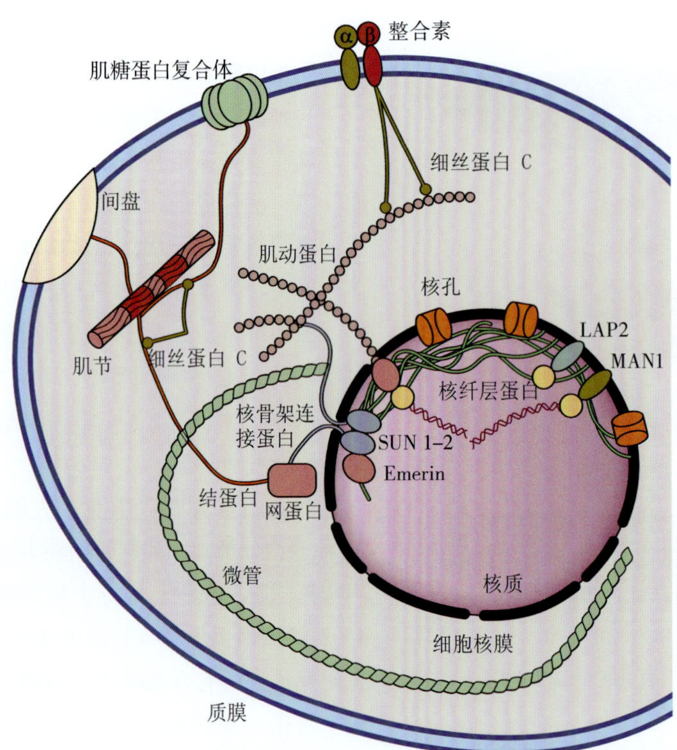

图 4–20 细胞中相互作用的中间丝蛋白（intermediate filament，IF）示意图。IF 准确的称谓应是主要细胞元件之间的中间形式，如核膜蛋白将微管、肌动蛋白与细胞核内的层粘连蛋白连接起来，层粘连蛋白与含 DNA 的染色质相连，其作用是确保胞质分裂 / 细胞分裂等过程中适当的细胞内分子运动（引自 Goldman, 2018；最初修正自 Biology of the Cell）

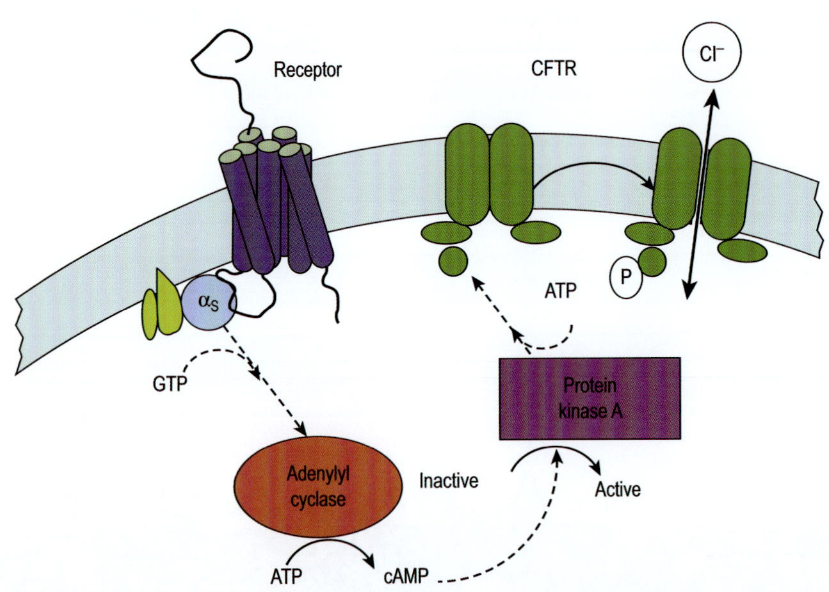

Fig. 4.21 An example of how cAMP regulates the G protein signalling response. The G_{as} protein signalling pathway is dependent on the cyclic AMP-dependent response in zebrafish oocytes and CFTR is activated by the binding of a ligand to a membrane receptor, causing the receptor to interact with a G protein (G_{as}). This ultimately leads to a cAMP signalling cascade, ending in the activation of CFTR. (From Cohen, 2008.) ★

★图 4–21 因版权问题不允许翻译。该图为 cAMP 如何调节 G 蛋白信号反应的示例。Gas 蛋白信号通路受斑马鱼卵母细胞中的 cAMP 依赖性反应的影响，CFTR 通过配体与膜受体的结合而被激活，引发受体与 G 蛋白（Gas）相互作用，最终导致 cAMP 信号级联并激活 CFTR

知识关联 4-4　细胞外基质蛋白

细胞外基质（ECM）由许多标准部件（“结构基序”）组成，这些部件是与现已存在的蛋白质结构具有广泛同源性的蛋白质结构域。例如：①许多其他蛋白质中都可以再生出 3 种纤连蛋白结构域；②表皮生长因子样结构域在诸如纤溶酶原等蛋白质中也以模块化形式存在；③许多分子中都有精氨酸－甘氨酸－天冬氨酸（RGD）细胞黏着位点（A）；④纤连蛋白是二聚体，其含有为其他分子提供附着位点的结构域（A）。

纤连蛋白的模块结构显示其由 12 个Ⅰ型模块（图中以矩形表示）、2 个Ⅱ型模块（以紫椭圆形表示）和 15～17 个Ⅲ型模块（以椭圆形表示）构成，可选择性剪接结构域Ⅲ A、Ⅲ B 及Ⅴ区域（以黄色表示）。图中标出了纤维蛋白、胶原、细胞和肝素的结合域，在 C 端的半胱氨酸对形成二聚体（SS）。

层粘连蛋白是“十”字架形三聚体，其中 B1、B2 链和 A 链在十字架形主干部分组成三股螺旋结构。层粘连蛋白也含有一些散在的结构域，为其他分子提供附着位点。另外，它还含有一个隐藏的细胞黏着－结合位点，经过部分蛋白水解后可暴露出来（B）。原纤维胶原可连接小的非纤维状胶原，并在组织中有序地排列，如Ⅰ型胶原与Ⅻ型胶原、Ⅱ型胶原与Ⅸ型胶原（C）（图 A 部分引自 Mao & Schwarzbaur，2005；经 Elsevier 许可使用。图 B、C 部分引自 Yamada & Miyamoto，1995）。

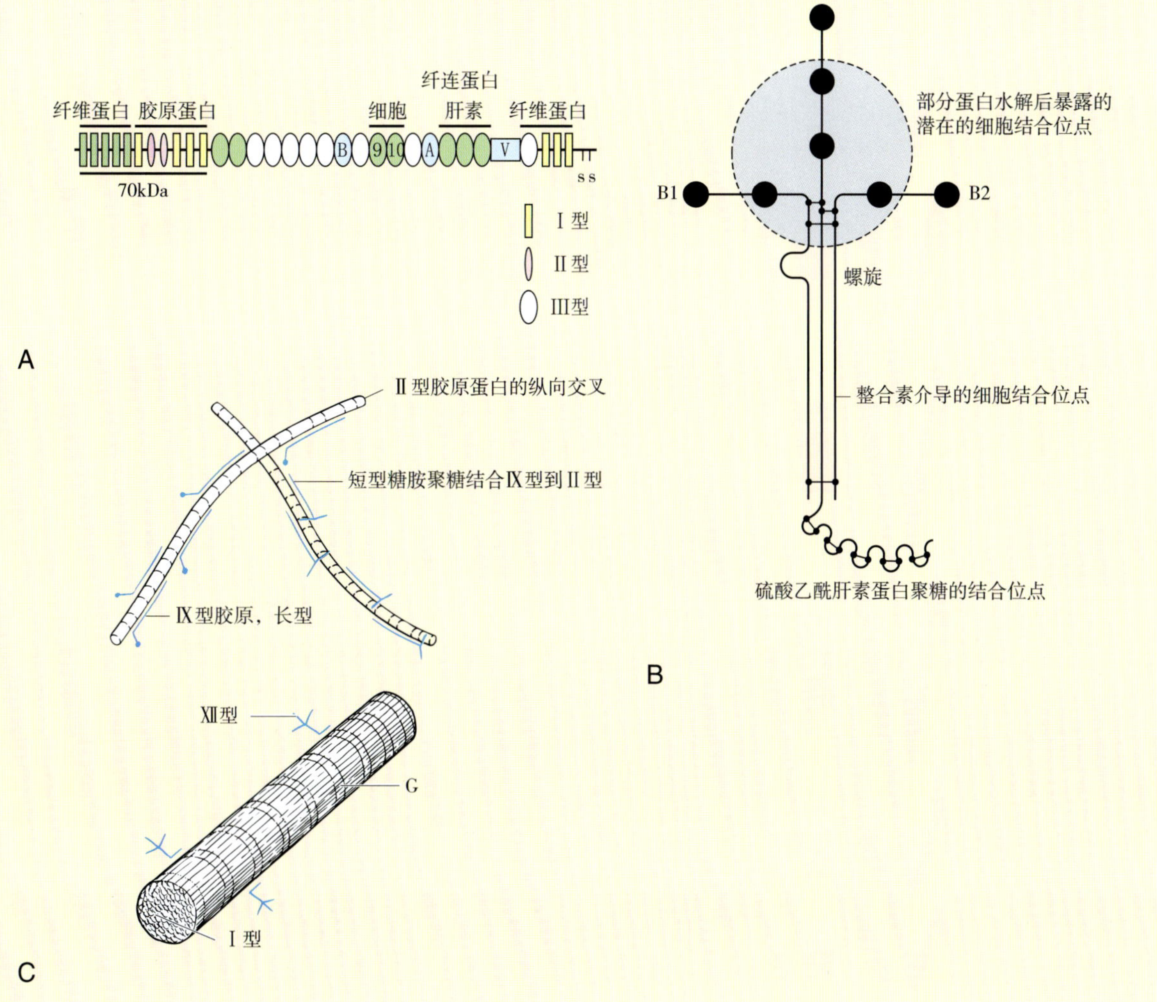

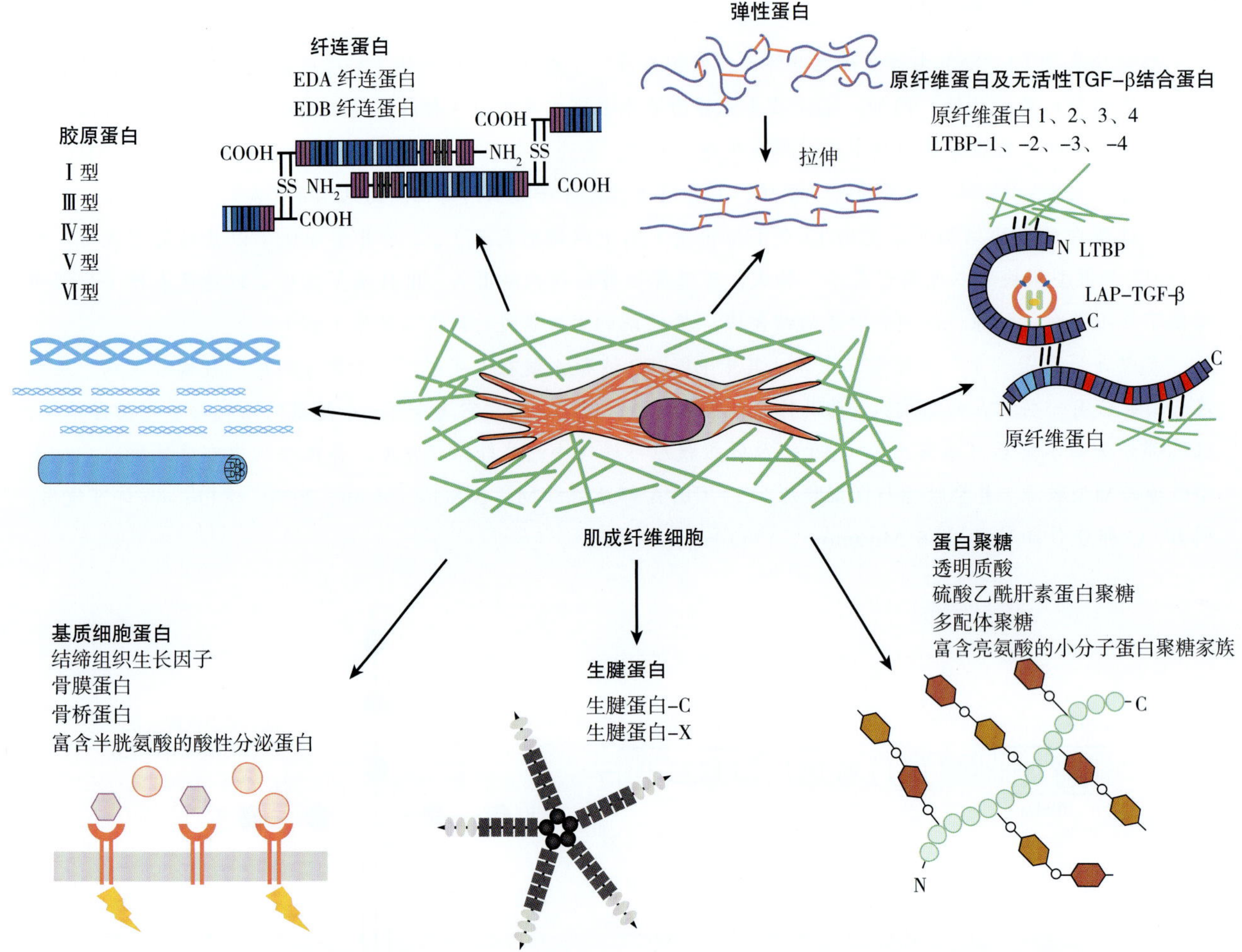

图 4-22 肌成纤维细胞基质与组织纤维化相关的一些细胞外基质（ECM）分子示意图

肌成纤维细胞（图中央，周围有含 α 平滑肌肌动蛋白的红色张力纤维）埋在 ECM（绿色部分）中。ECM 成分如图所示（从 12 点开始顺时针方向）：弹性蛋白、原纤维蛋白和 LTBP（无活性 TGF-β 结合蛋白）、蛋白聚糖、生腱蛋白、基质细胞蛋白、胶原和纤连蛋白。肌成纤维细胞对所提到的各种成分的表达进行调控和修饰（引自 Klingberg et al.，2013）

对于一些非纤维状胶原而言，如Ⅳ型胶原及Ⅸ型胶原，其蛋白质成分是三螺旋（COL-1、COL-2、COL-3 等）结构的短片段与非胶原（NC1、NC2 等）蛋白片段交替结合而成，这种结构有时也被称为 FACIT 胶原蛋白（含中断三螺旋结构的原纤维蛋白相关胶原）（表 4-2）。这类蛋白质在通常情况下形成桥梁或网络，用来连接其他蛋白质或形成复杂的蛋白质复合体如基底膜。胶原主要形成器官和组织的支撑结构，形成这种结构的机制十分有趣：3 个多肽链以“拉链式”进行自我组装后形成一个单体，其过程类似于结晶形成过程，这个单体也是通过熵驱动的方式构成纤维结构。胶原纤维的半结晶化结构通过赖氨酸-羟基赖氨酸交联的方式赋予组织抗张强度。

胶原蛋白中的一个亚类形成了跨膜蛋白的成分，包括ⅩⅢ型、ⅩⅦ型及ⅩⅩⅤ型胶原（表 4-2），存在某种脱落

表 4-2 胶原类型一览表

纤维状的	锚定	FACIT**	跨膜的	串珠长丝	网络形成	多重毒素
Ⅰ、Ⅱ、Ⅲ、Ⅴ	Ⅶ	Ⅸ、Ⅻ	ⅩⅢ	Ⅵ、ⅩⅩⅥ	Ⅳ、Ⅷ、Ⅹ	ⅩⅤ、ⅩⅧ
Ⅺ、ⅩⅩⅣ		ⅩⅣ、ⅩⅥ	ⅩⅦ	ⅩⅩⅧ		ⅩⅩⅦ
ⅩⅩⅦ		ⅩⅨ、ⅩⅩ	ⅩⅩⅢ			
		ⅩⅩⅠ、ⅩⅩⅡ	ⅩⅩⅤ			

** 含中断三螺旋结构的原纤维蛋白相关胶原。

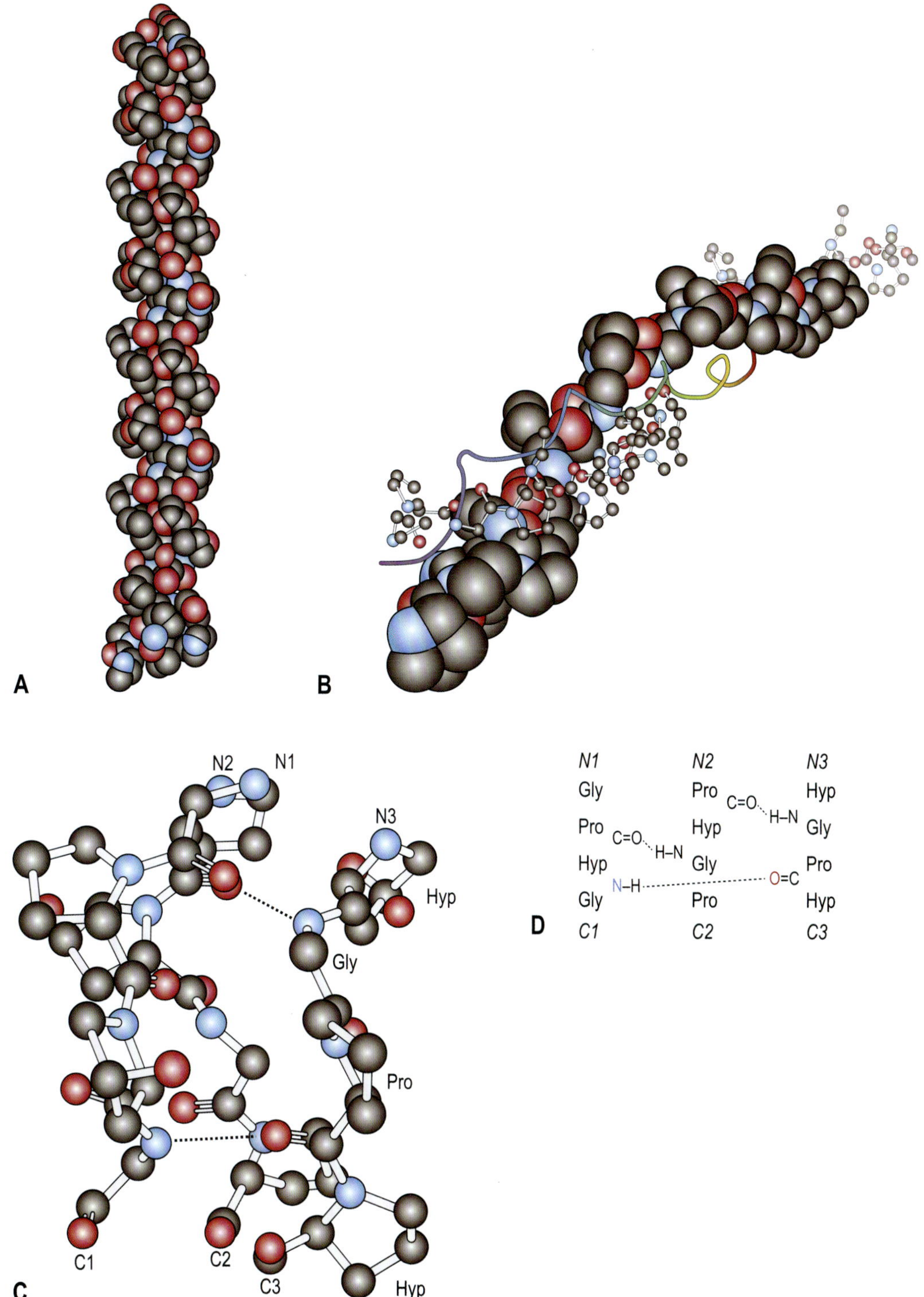

Fig. 4.23 Overview of the collagen triple helix. (**A**) Crystal structure of a collagen triple helix, formed from (ProHypGly)4–(ProHypAla)–(ProHypGly)5. (**B**) View down the axis of a (ProProGly)10 triple helix with the three strands depicted in space-filling, ball-and-stick, and ribbon representation. (**C**) Ball-and-stick image of a segment of collagen triple helix highlighting the ladder of interstrand hydrogen bonds. (**D**) Stagger of the three strands in the segment in panel **C**. (From Shoulders and Raines, 2009.) ★

★图 4–23 因版权问题不允许翻译。该图显示胶原三螺旋结构。A. 高分辨率晶体结构；B. 螺旋结构的轴及其空间填充、球–棍和带状物示意图；C. 该螺旋结构的球–棍示意图

酶负责裂解细胞因子和黏附分子的可溶性片段。它们以胶原特异性 α 链的同三聚体形式存在，一些跨膜胶原样分子以特异性受体形式存在，如巨噬细胞清除受体（MSR）。其中包括 ADAMT（解聚蛋白酶和金属蛋白酶家族）和 ADAMT（含血小板反应蛋白基序的 ADAM），这类酶与分子的释放相关，如从白细胞中释放可溶性肿瘤坏死因子 -α 转化酶（TACE）（参见第 7 章）。这种通用过程对特殊细胞外基质产生可溶性调控成分具有重要作用。

XⅦ型跨膜胶原（最初称为大疱性类天疱疮抗原 180、BP180），因其能够在细胞外结合 α_6 整合素及层粘连蛋白 5，并在细胞内结合 β_4 整合素、网蛋白及 BP230，所以对细胞黏附具有重要意义。胶原的降解产物如非原纤维性 XⅧ型及 XV 型胶原，它们裂解后能够产生网状内皮系统刺激素、内皮抑素等抗血管生成因子，通过抑制基质金属蛋白酶完成对细胞功能的调控。

眼组织中含有许多不同种类的胶原。例如，角膜基质中含有Ⅰ型、Ⅴ型及Ⅵ型胶原，上皮下层则含有Ⅳ型及Ⅶ型胶原。此外，基底上皮细胞基质中存在 XⅥ型跨膜连接胶原。虹膜中含有Ⅰ型、Ⅲ型及Ⅳ型胶原，晶状体悬韧带中含有Ⅳ型胶原。晶状体中只有Ⅳ型胶原，而玻璃体中含有Ⅱ型、Ⅸ型和Ⅺ型胶原，并与细胞外基质原纤维蛋白形成复合体。这种复合体对玻璃体基质的结构组成有重要作用。

某些类型的胶原结构经过修饰后对眼组织具有独特作用，如角膜后弹力层上的Ⅷ型胶原，玻璃体中的Ⅱ型和Ⅸ型胶原（二者均与软骨胶原十分相似，但并不完全相同），脉络膜扩张组织中的Ⅲ型胶原。几种新型胶原都含有与Ⅸ型胶原结构相似的结构域，有研究认为这些新型胶原可能是Ⅸ型胶原的一个亚家族的代表（表 4-2）。最近在基底膜中新发现的 XV 型、XⅧ型和 XIX 型胶原可能对血管形成起作用。

胶原蛋白不仅仅是简单地填充细胞间的空隙，还能在细胞上结合 4 种特定的受体：整合素、盘状结构域受体（DDR1 及 DDR2，细胞信号转导过程中所涉及的酪氨酸激酶受体的一个亚家族）、Ⅵ型糖蛋白（GPⅥ）受体（存在于血小板中）和白细胞相关免疫球蛋白样受体 -1（LAIR-1）。DDR 和整合素与胶原结构域相连，具有非常特殊的作用，它们的主要功能是在组织内细胞迁移过程中维持组织的稳定性，而同时 GPⅥ与 LAIR-1 参与组织损伤后的止血过程。

弹性蛋白是细胞外基质中第二重要的不溶性蛋白质。所有组织中都含有胶原蛋白，而弹性蛋白只存在于可变形组织中，如血管壁、肺实质及晶状体悬韧带。与胶原不同的是，弹性蛋白中不含有甲硫氨酸残基，因此经溴化氰处理后可将弹性蛋白从胶原中分离出来。弹性蛋白由成纤维细胞及平滑肌细胞分泌的可溶性弹性蛋白单体构成。这些单体通过疏水结构域形成关联、重复凝聚在体内结合成 1 ～ 6μm 大小的球形物。这个过程通过醛基赖氨酸中间体、锁链素及异锁链素介导，将赖氨酸残基排成一列形成交联结构，并且与纤连蛋白共同经由弹性蛋白复凝聚形成的液滴沉积到原纤维蛋白的微纤丝上（详见下文）（图 4-24）。纤维最终含 90% 弹性蛋白和 10% 原纤维蛋白，而交联是通过赖氨酰氧化酶介导的，赖氨酰氧化酶的突变与假性剥脱综合征有关，这是继发性青光眼的常见原因，也是影响白内障手术成功的危险因素，因为弹性蛋白是晶状体悬韧带的重要成分。弹性蛋白的三级结构排列并无规律可循，而是形成随机螺旋形式，因此在变形过程中反而更加能体现出秩序。

与胶原相似，弹性蛋白的降解产物也能够调节基质中的细胞行为，在某些环境条件下可能具有致病性，如促进肿瘤的浸润和血管新生。甚至源于一系列基质蛋白质中的小分子也能调节结缔组织细胞，如三联肽 GHK 能激活多种类型的细胞，并可以促进胶原的生物合成和创口愈合。

原纤维蛋白作为胞外弹性蛋白微纤维组分的一个蛋

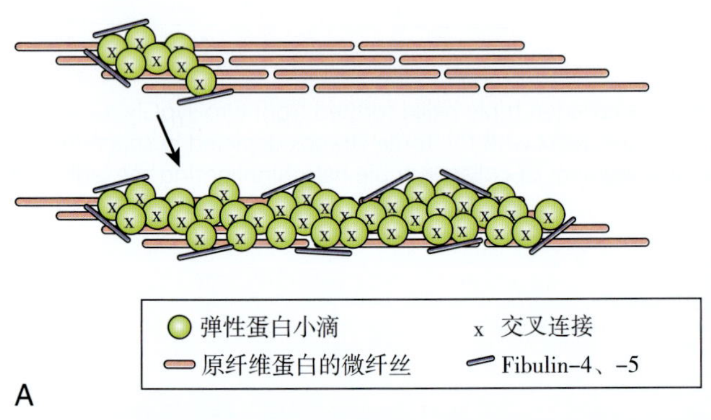

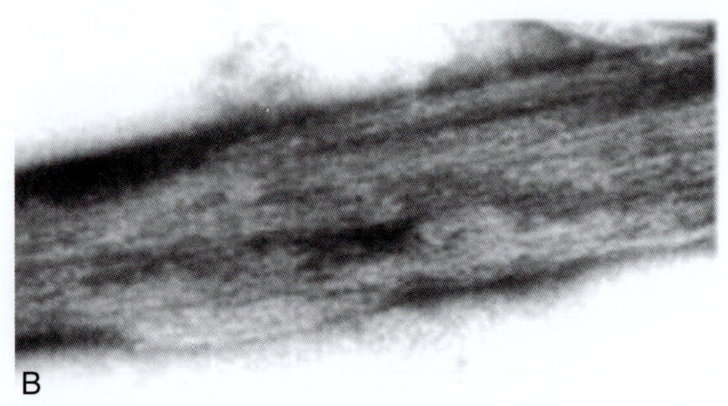

图 4-24　弹性蛋白“小滴”通过与纤连蛋白分子连接的赖氨酰氧化酶沉积在原纤维蛋白的微纤丝上，交联到原纤维蛋白分子上（引自 Muiznieks & Keeley，2012）

白质家族，与组织的生物力学特性相关。由多种钙离子结合表皮生长因子结构域组成富含半胱氨酸的糖蛋白，以前体形式分泌并在细胞外聚合。原纤维蛋白存在于玻璃体中（见上文），并且是晶状体悬韧带的重要成分。原纤维蛋白对组织的长距离弹性起结构性作用，同时是弹性蛋白纤维的组成部分（见上文）。另外，原纤维蛋白对生长因子信号具有微调作用，如 TGF-β，特别是形态发生过程中涉及的潜在 TGF-β 连接蛋白（LTBP 即无活性 TGF-β 结合蛋白）。*FN1* 基因突变可引起马方综合征的显性遗传。

生腱蛋白是一种具有调节黏附功能的细胞外基质蛋白，它不参与形成主要纤维结构（如胶原蛋白和弹性蛋白）。生腱蛋白属于模块蛋白，包括表皮生长因子样重复序列、Ⅲ型纤维连接蛋白重复序列及纤维蛋白原结构域(图 4-25）。其中几种形式（生腱蛋白 -C、生腱蛋白 -X、生腱蛋白 -W 等）已见报道，这些蛋白质在基因敲除小鼠中的表型大致正常，尽管在伤口愈合方面存在细微的缺陷。生腱蛋白 -Y 似乎只在有限的神经组织中出现，而生健蛋白 -X 的突变与 Ehelrs-Danlos 综合征密切相关，已知的某些胶原前体和弹性蛋白生物合成的缺陷也与此突变有关。生腱蛋白分布广泛，具有抗黏附作用，特别是抗纤连蛋白作用。有趣的是，纤连蛋白存在于晶状体前囊中，而生腱蛋白存在于后囊中。

层粘连蛋白是基底膜所必需的成分，含有一个特征性的异三聚体十字架结构，它由一条 α 链、一条 β 链及一条γ链构成,并且还包含一条α螺旋杆(知识关联 4-4)。存在 16 种异构体，由 1 个 α 链（$\alpha_1 \sim \alpha_5$）、3 个 β 链（$\beta_1 \sim \beta_3$）加上 3 个 γ 链（$\gamma_1 \sim \gamma_3$）组成，它们针对不同的细胞类型呈现出不同的特异体（如上皮细胞中的缰蛋白），并且根据其链的组分而命名。例如，层粘连蛋白 -332（即 α_3 链、β_3 链及 γ_2 链）是上皮细胞特有的，并且能与 $\alpha_3\beta_1$ 及 $\alpha_6\beta_4$ 整合素结合。

基底膜的基本结构由Ⅳ型胶原高度有序排列的格子状网络构成，与层粘连蛋白 - 巢蛋白形成复合体。同时，蛋白聚糖则起到填充基底膜缝隙的作用（图 4-26）。细胞通过含Ⅶ型胶原和跨膜蛋白（如Ⅺ型和ⅩⅧ型胶原）的锚定纤维与基底膜结合。

黏附在基底膜上的细胞产生大多数的层粘连蛋白。有趣的是，视网膜内界膜（ILM）上的层粘连蛋白是由睫状体细胞与晶状体细胞合成的。奥克纤溶酶（ocriplasmin）是一种玻璃体视网膜疾病的治疗新药，可以降解为 ILM 中的层粘连蛋白及纤连蛋白。该药是一种截断形式的纤溶酶，目前推荐用于治疗某些玻璃体视网膜疾病，包括黄斑牵拉综合征等。

2. 非结构型蛋白　细胞外基质中分布着许多其他蛋白质，它们虽然没有明确的结构性功能，但在细胞 - 基质和细胞间的相互作用中发挥重要作用。这些蛋白与其他 ECM 蛋白通过自组织作用结合形成纤维状网络。其

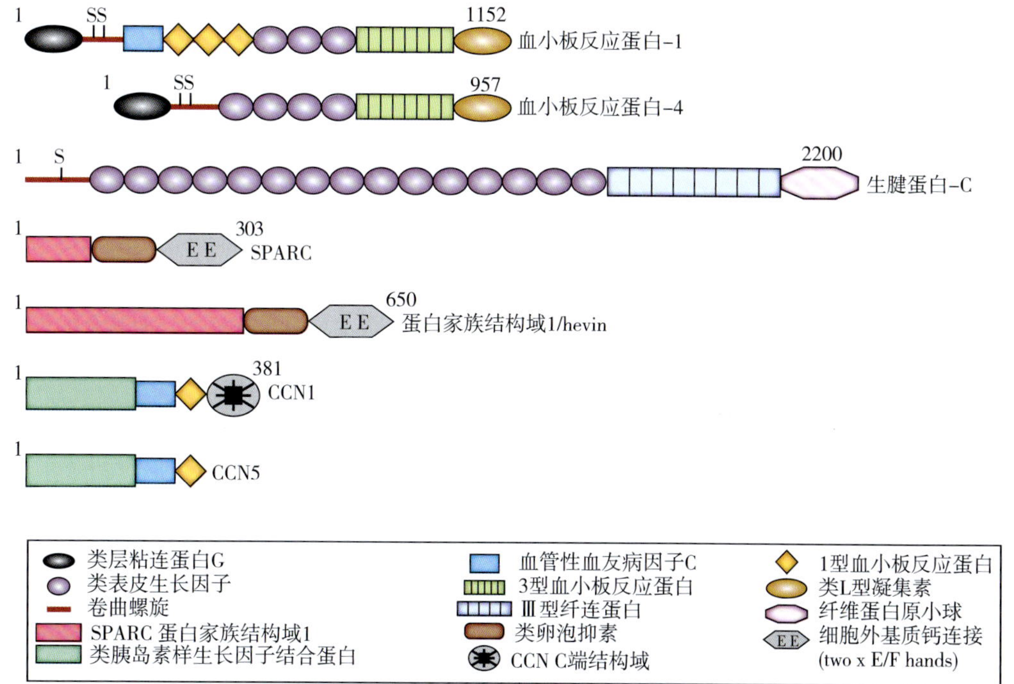

图 4-25　本章讨论的蛋白家族中具有代表性的成员的组织结构域示意图（不按照比例）（引自 Mosher & Adams，2012）

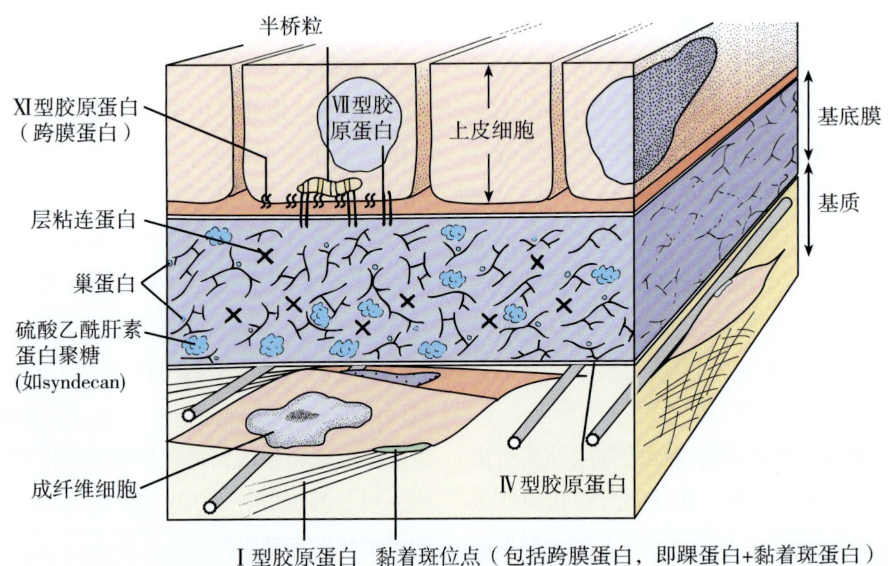

图 4-26 基膜结构示意图

中最广为人知的就是纤连蛋白，具有多种细胞及分子结构，是分子质量为 250kDa 的异二聚体。

例如，Ⅲ型纤连蛋白结构域包含一种广泛分布的细胞黏附结构域：Arg-Gly-Asp-Ser（RGDS 单字母氨基酸命名法），这种结构域（包括整合素）在许多其他蛋白中也普遍存在，可以与其他蛋白质相结合并穿过细胞基底膜，将细胞锚定在基质上。通过选择性剪接可产生多种形式的纤连蛋白。其中两种主要形式为，由肝细胞分泌的血浆纤连蛋白原，以及由成纤维细胞分泌并能够形成 ECM 纤维网络的细胞纤连蛋白。纤连蛋白可能参与反向整合素介导的细胞信号转导过程，并通过肌动蛋白结合蛋白的抑制蛋白（即反纤维蛋白）调节内皮细胞和成纤维细胞中应力纤维的形成。纤连蛋白还具有纤维蛋白（原）高亲和结合位点，因此在创伤愈合过程中促进纤维蛋白（原）结合入 ECM 中。纤维蛋白与生长因子（成纤维细胞生长因子 2 和血管内皮生长因子）相结合，刺激血管新生。

血小板反应蛋白（图 4-25）是一组 ECM 蛋白，最初被鉴定为血小板释放的蛋白，目前认为它是由内皮细胞和其他种类的细胞分泌的，与 SPARC（富含半胱氨酸的酸性分泌蛋白）、生腱蛋白和 CCN 蛋白一起被称为黏附调节蛋白。血小板反应蛋白有 5 种存在形式，其中两种是“母体”分子的交替拼接形式。与 ECM 蛋白相似，血小板反应蛋白由许多“标准部件”构成，每个部件都有其特定的细胞和分子黏合性能。血小板反应蛋白参与调节血管生成，这在预防眼部炎症性疾病相关的新生血管方面有重要作用（参见第 7 章）。在这方面，它与普遍存在的血浆蛋白［即富含组氨酸的糖蛋白（HRG）］形成复合物，HRG 在细胞迁移、细胞免疫功能方面具有调节作用。此外，血小板反应蛋白被认为是基质细胞蛋白，能够调节细胞黏附和胶原纤维形成等各种过程。血小板反应蛋白也对细胞具有显著的调节作用，如可与白细胞抑制性受体 SIRP-1α 和普遍抑制性蛋白 TGF-β 结合来发挥作用。SPARC（图 4-25）是基底膜的一种组分，SPARC 基因缺陷小鼠在 6 月龄仅发生年龄相关性白内障与晶状体破裂，而无其他表现，因此 SPARC 似乎只是正常晶状体生理的必要成分。CCN（CYR61/CTGF/NOV）蛋白（图 4-25）是一类独立的可多功能调节的蛋白质家族，包括前文提到的 CTFG（结缔组织生长因子）及血管性血友病因子（参与止血）。

ECM 中还存在一些其他种类的蛋白质，如蛋白酶（如纤溶酶原）及其抑制剂如纤溶酶原激活物抑制剂 1（PAI-1）、α_2 - 巨球蛋白等。各种静止状态的细胞周围都有高浓度的 PAI-1 存在，PAI-1 能够启动基底膜蛋白的降解，以便通过控制细胞相关纤溶酶原激活物对细胞迁移进行调节。其他重要的蛋白质还包括基质金属蛋白酶（MMP）及其抑制剂（TIMP-1 ～ TIMP-3）。其中一些蛋白是由细胞自身分泌的，而其余的蛋白主要在肝合成，并通过血浆到达 ECM。

有些蛋白质在与细胞有一定距离的地方发挥作用，如原纤维蛋白（分子质量为 350kDa 的微纤丝蛋白，参与弹性纤维的组装）（图 4-22）。在第三玻璃体及晶状体悬韧带中含有原纤维蛋白（见上文）。在以晶状体脱位为主要特征的弹性组织疾病马方综合征中，发现了该蛋白的基因突变。

3. 细胞外基质中的糖胺聚糖与核心蛋白结合形成蛋白聚糖　糖胺聚糖（GAG）以重复双糖结构为基础（知识关联 4-5），存在多种形式。蛋白聚糖的原型与软骨

知识关联 4-5 糖胺聚糖结构

糖胺聚糖（GAG）是以一个共同结构为基础的重复双糖长链：A. 硫酸乙酰肝素；B.4, 6- 硫酸软骨素。6- 和 4, 6- 硫酸软骨素在相应的 C 原子上含有额外的硫酸基团（*）；硫酸皮肤素链中不同长度的 GlcA（氨基葡萄糖 -）残基被 IdoA（艾杜糖醛酸）替代。乙酰肝素比普通肝素含有更多的硫酸基团及更高含量的 IdoA。硫酸角质素中为半乳糖而不是葡萄糖，而透明质酸中则无硫酸基团。

糖胺聚糖中共同的双糖单元具有多样性，这是不同 GAG 的基础。硫酸皮肤素中含艾杜糖醛酸，硫酸软骨素中含葡萄糖醛酸。C4ST.CS-40- 磺基转移酶；C6ST.CS-60- 磺基转移酶；CS/DS2ST.CS/DS-20- 磺基转移酶；Gal. 半乳糖；GalNAc.N- 乙酰半乳糖；HS2ST.HS-20- 磺基转移酶；HS3ST.HS-30- 磺基转移酶；HS6ST.HS-60- 磺基转移酶；IdoA. 艾杜糖醛酸；KSGal6ST.KS- 半乳糖 -60- 磺基转移酶；NDST. *N*- 脱乙酰基酶 -*N*- 磺基转移酶（改编自 Bulow & Hobert，2006）

A

B

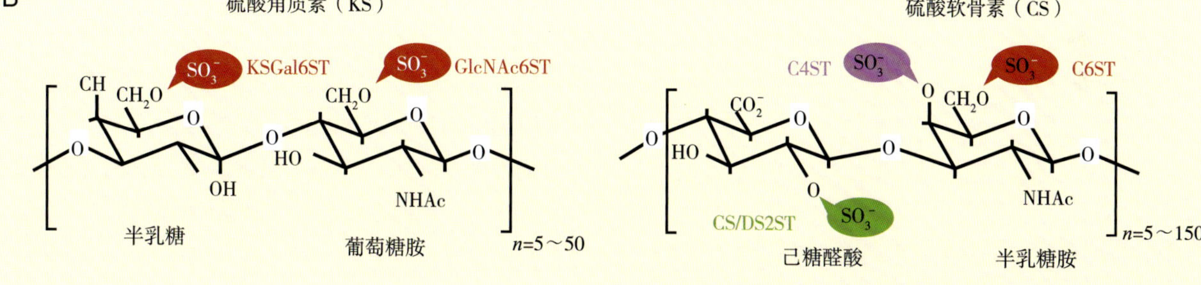

C

Gal-β -1, 4-GlcNAc-β -1, 3

GlcA-β -1, 3-GalNAc-β -1, 4

硫酸皮肤素（DS）

硫酸乙酰肝素

D

GlcA-β / IdoA-α -1, 3-GalNAc-β -1, 4

GlcA-β / IdoA-α -1, 4-GlcNAc-α -1, 4

有关，软骨中一连串的蛋白聚糖与一个透明质酸骨架相连（图 4-27）。但是眼组织中的蛋白聚糖与此结构无关，如玻璃体中的透明质酸与其他含有 GAG 的蛋白聚糖无关联，但与Ⅸ型胶原连接，在这种情况下Ⅸ型胶原被认为是一种蛋白聚糖。另外，缺乏透明质酸的角膜中存在硫酸角质素蛋白聚糖，参与调节胶原纤维的直径（见下文）。在其他组织中，透明质酸同时具有结构性功能和细胞调控的双重活性。LINK 蛋白家族的两个受体 LYVE-1 和 stabilin-1，分别在淋巴细胞和内皮细胞中具有重要的特异性功能。透明质酸的主要细胞表面受体是 CD44，甚至在被细胞内吞后，透明质酸在细胞内还具有一定的功能。然而，内源性细胞内的透明质酸也参与细胞核中的染色质重排，特别是在有丝分裂的晚前期和早期前中期（详见第 3 章）。

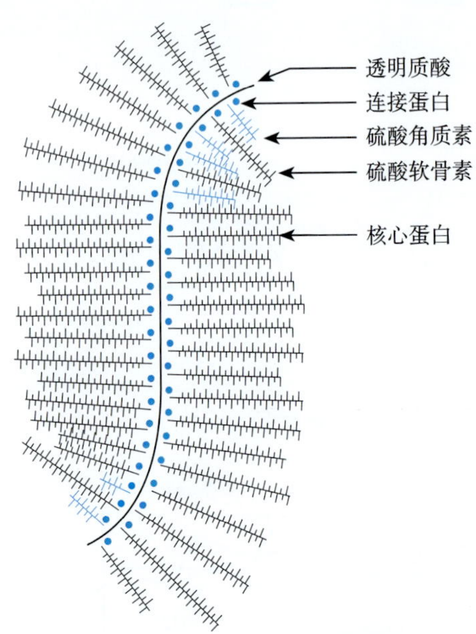

图 4-27 透明质酸分子的象形示意图（引自 Rosenberg，1975）

现在已知与其他细胞功能有关的蛋白聚糖数量较之前有了大幅增加（表 4-3）。蛋白聚糖（PG）有 3 个蛋白质家族：跨膜蛋白聚糖、透明质酸结合蛋白聚糖及胶原纤维调节蛋白聚糖。跨膜蛋白聚糖在特异性的细胞间相互作用中有明确的功能，透明质酸结合蛋白聚糖有空间填充效应的链接功能（如玻璃体腔），而胶原纤维调节蛋白聚糖具有特别的功能，如肌腱中力的产生、角膜中光的传输作用、骨骼中的机械支持作用、心肌细胞的可变形能力。在角膜中存在 4 种蛋白聚糖：核心蛋白聚糖、光蛋白聚糖、角膜素及 mimecan，它们是硫酸角质素的主要成分，并且与Ⅵ型胶原、Ⅻ型胶原同样是维持角膜透明性必需的物质。

4. 细胞外基质分子与细胞黏附作用密切相关 一些蛋白聚糖（如多配体蛋白聚糖）参与细胞黏附及其相关的信号转导过程，与其他受体（如受体簇中的整合素）一同发挥共受体作用，从而能够与细胞骨架连接（图 4-28）。其他蛋白聚糖与 GAG 之间有多种相互作用的方式，如 CD44 和神经纤毛蛋白，二者都参与了白细胞-基质相互作用，而都依赖于白细胞活化状态。

细胞黏附是许多生物学过程的基础，如形态发生、发育、对异体蛋白的免疫反应等。细胞既能与基质黏附，也能黏附于其他细胞，一般是通过细胞膜上的特异受体（整合素）完成的。整合素是异二聚体蛋白质（具有 α 链及 β 链，其中一些链在多种类型的整合素中普遍存在），并根据其链的组成命名，如 $\alpha_3\beta_5$ 和 $\alpha_6\beta_4$ 整合素（表 4-4；参见第 7 章，整合素受体在白细胞黏附过程中的作用）。每种细胞根据其所表达的整合素受体的不同，优先与特定的细胞外基质蛋白黏附（表 4-4）。此外，细胞根据其激活状态，可能在不同时期表达不同类型的整合素，如在创伤修复过程中的（肌）成纤维细胞（见下文）。细胞不同的黏附机制在晶状体中表现得淋漓尽致：晶状

表 4-3 一些组织中的蛋白聚糖

蛋白聚糖	GAG（病毒类特异抗原基因）	组织	功能
聚集蛋白聚糖	CS、KS	软骨	结构支持
多能蛋白聚糖	CS	成纤维细胞	细胞迁移及支持作用
核心蛋白聚糖	CS/DS	成纤维细胞	纤维生成
纤维调节素	KS	角膜基质细胞	纤维生成
α_2（Ⅸ）胶原	CS	玻璃体、软骨	胶原连接
多配体蛋白聚糖	CS、HS	上皮、成纤维细胞	成形作用
基底膜	CS	基底膜	支持作用
CD44	CS	淋巴细胞、上皮、视网膜	细胞间相互作用

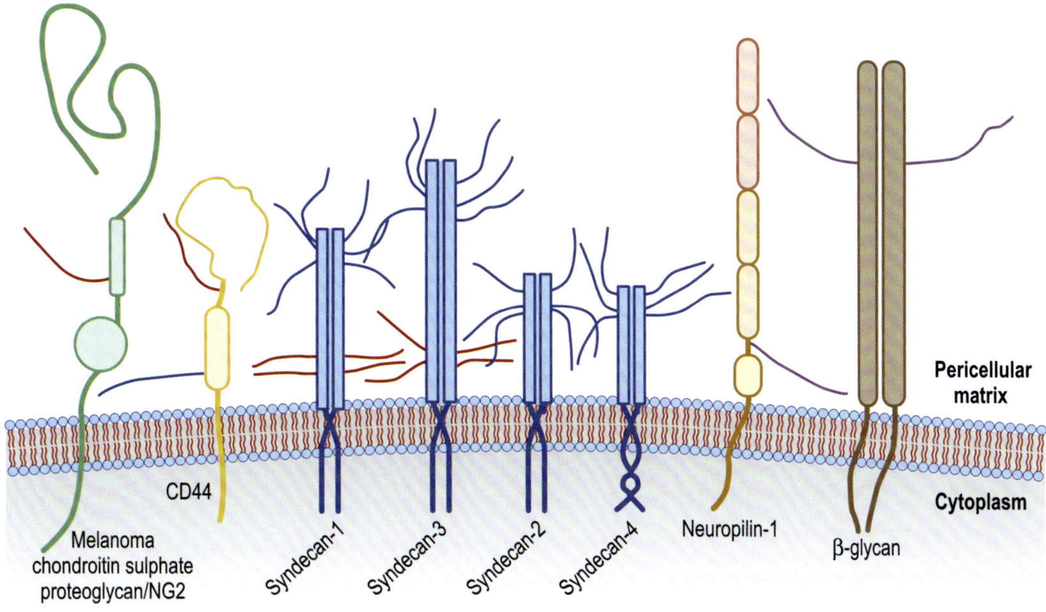

Fig. 4.28 The transmembrane proteoglycans. The four syndecans are usually substituted with heparan sulphate chains *(dark blue)*, while syndecans-1 and -3 have additional chondroitin sulphate chains *(pink)*. The melanoma chondroitin sulphate proteoglycan/ NG2 *(green)* has one chondroitin sulphate chain. The other proteoglycans also have other functions and are considered 'part-time' proteoglycans. (From Couchman, 2010.) ★

体前囊上皮细胞利用 $\alpha_5\beta_1$ 整合素与纤连蛋白结合，而赤道部及后囊的纤维细胞表达 $\alpha_6\beta_1$ 整合素。

表 4–4　与细胞外基质蛋白结合的整合素
· 与层粘连蛋白结合的整合素 $\alpha_1\beta_1$、$\alpha_2\beta_1$、$\alpha_6\beta_1$、$\alpha_7\beta_1$、$\alpha_v\beta_4$、$\alpha_6\beta_4$
· 与纤连蛋白结合的整合素 $\alpha_4\beta_1$、$\alpha_5\beta_1$、$\alpha_v\beta_1$、$\alpha_v\beta_3$、$\alpha_6\beta_4$
· 只有 $\alpha_3\beta_1$ 既可以与层粘连蛋白结合又可以与纤连蛋白结合

整合素介导的细胞 – 基质结合过程不仅有结构性功能，也参与跨膜信号转导过程，这种信号转导过程可能是双向的，也就是基质能够调节细胞行为，细胞也可以通过基质将信息传输至其他细胞（内 – 外细胞信号转导过程）。整合素特定调控运动细胞与基质的黏附，但这种“机械转导”（由物理力产生的信号转导）所涉及的整体过程与通过黏附体在上皮细胞层等细胞片层中由钙黏蛋白介导的细胞黏附有很多相似之处。

5. 上皮和内皮细胞通过跨膜复合体彼此结合并连接于基底膜上　上皮和内皮细胞高度有序地排列在基底膜上（见上文）。上皮型细胞的连接以黏附型连接及桥粒 / 半桥粒为主要方式。目前已经发现了许多具有不同功能的蛋白质（表 4–5）。其中一些蛋白质是钙黏蛋白家族（细胞黏附蛋白）成员，钙黏蛋白是一组具有调节细胞内黏附功能的跨膜蛋白。

表 4–5　与细胞连接相关的蛋白质

黏附连接	细胞桥粒
α、β、γ 连环蛋白	斑珠蛋白
斑珠蛋白	桥粒斑蛋白 I 型和 II 型
黏着斑蛋白	桥粒斑蛋白 IV 型
α 辅肌动蛋白	桥粒胶蛋白
纤细蛋白	层粘连蛋白 B 样蛋白
网蛋白	网蛋白
根蛋白	桥粒黏蛋白

这些蛋白质不仅为细胞间相互作用提供机械支持，还在细胞间和细胞内信号转导中扮演着重要角色。特别

★图 4–28 因版权问题不允许翻译。该图显示的是跨膜蛋白聚糖。其中 4 个蓝色柱状部分为多配体聚糖及硫酸软骨素链（蓝色），黏结蛋白聚糖 –1 和黏结蛋白聚糖 –3 含有额外的硫酸软骨素链（红棕色）。绿色为黑素瘤硫酸软骨素蛋白聚糖 / NG2，只含有一条硫酸软骨素链

是缝隙连接能够将细胞信号的转导范围扩大，这一过程在协调细胞行为方面具有重要作用（如在上皮细胞层中）。前文已强调整合素和钙黏蛋白机制的相似性。

6. 间（充）质细胞通过黏着斑位点与基质结合　间（充）质细胞（如成纤维细胞、角膜基质细胞、软骨细胞及基质细胞）一般通过特殊且含有跨膜细胞骨架蛋白的黏着斑位点与 ECM 相连。肌动蛋白应力纤维通过 α 辅肌动蛋白和踝蛋白结合在黏着斑蛋白及整合素受体的胞内侧，而整合素受体的细胞外部分则与细胞外基质蛋白（如胶原、纤连蛋白）结合（图 4-26）。

通过这些位点的信号蛋白（黏着斑激酶，一种蛋白酪氨酸激酶）完成直接反向信号转导。一种名为血管舒张剂刺激磷蛋白（vasodilator-stimulated phosphoprotein，VASP）的细胞内蛋白也参与其中，能够将肌动蛋白抑制蛋白与踝蛋白、黏着斑蛋白、F- 肌动蛋白及整合素信号复合体整合在一起。黏着斑蛋白（如踝蛋白）经诱导展开自身的三级结构，借此作为机械应力感受器和一些已知的离子通道相关机械应力感受器共同参与反应。同样，切丝蛋白可切断肌动蛋白丝，因此可降低黏着斑中肌动蛋白丝的张力。其他间（充）质细胞（如肌肉中），在其黏着斑位点有特定的蛋白质（如肌营养不良蛋白和桩蛋白），不仅存在于细胞外基质的连接位点上，也存在于神经肌肉接点上。目前已经在肌营养不良患者中发现了肌营养不良蛋白的突变现象。在黏附细胞中，一种整合素关联激酶是调节胞外信号传入及胞内信号传出的中枢。

第三节　影响眼功能的生物化学途径

眼睛，尤其外层视网膜，需要大量能普遍储存能量的 ATP 分子，来满足代谢旺盛这一特性。细胞通过水解 ATP 获取能量，并将此过程与细胞特异性酶联反应耦合，以便解决能量问题。ATP 由氧化代谢产生，尤其是糖代谢，也可来源于其他分子如脂肪和蛋白。

ATP 水解过程会对细胞产生一些危险，通常产生由烟酰胺腺嘌呤二核苷酸（NAD）清除的自由电子（氢离子）。NADH 是糖和其他分子氧化反应中主要的电子运载体，而 NADPH（见下文）是用于还原某些特定分子如脂肪酸等，以便这些分子进入代谢途径。

葡萄糖的氧化反应需要辅酶 A 的参与；辅酶 A 是酰基转运组的一员。其他的辅酶也是代谢活跃的反应过程所必需的，通常来源于维生素。

一、糖代谢和组织糖基化

葡萄糖转化为丙酮酸的过程称为有氧糖酵解。在缺氧条件下（厌氧糖酵解），此过程会持续进行，并产生乳酸，同时伴有两个 ATP 分子的净增加。有氧状态，丙酮酸酯进入三羧酸循环，产生 24 分子的 ATP。NAD^+ 在线粒体电子转运链中重新生成。进入三羧酸循环的葡萄糖和其他燃料分子可能为构建物质的合成提供能量，如氨基酸的合成。

少部分的燃料分子并不马上被消耗利用，而是变为能产生动力的分子，不仅仅是作为能量分子。这是通过戊糖磷酸化途径达成的，在该过程中分别产生了用于还原反应的 NADPH 及用于 RNA 和 DNA 核苷酸生物合成的核糖。这些不同途径详见图 4-29。

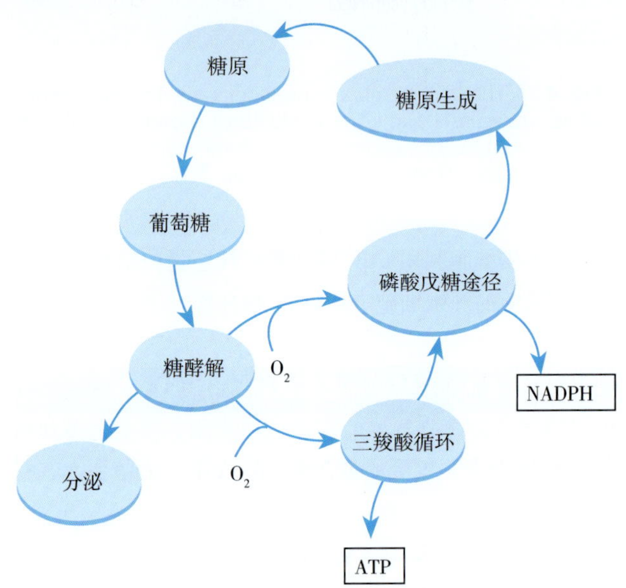

图 4-29　葡萄糖通路汇总

非相关的前体可通过戊糖磷酸途径形成糖（糖新生过程），这一过程在大脑中不能进行，因为缺少葡萄糖 -6- 磷酸酶，这可能同样适用于视网膜。但是，戊糖磷酸途径在角膜和晶状体中很活跃（见下文）。

最终，葡萄糖可以糖原的形式储存在肝和肌肉中，可以通过糖原分解释放能量。视网膜的 Müller 细胞也有糖原的储存，这对于维持视网膜功能很重要（参见第 1 章和第 5 章）。

能量代谢由养分摄入、利用和储存所控制，通过一系列以食物过量为靶点的信号通路来进行调节，如胰岛素、胰岛素样生长因子 -1 和雷帕霉素靶蛋白（mTOR），食物限制同样通过一系列通路来控制，包括消耗 ATP 的合成代谢通路和合成 ATP 的分解代谢通路，这些通路都是通过一个“总开关”酶系统即腺苷一膦酸活化的蛋白激酶（AMPK）进行严格调控；该酶控制整个身体所有能量代谢并参与大脑调控，可能还包括视网膜在缺血状态下的神经蛋白丢失过程。另外，sirtuin 是哺乳动物中 7 种组蛋白去乙酰化酶的蛋白家族，不仅是 ATP 水平的感受器，还有更广泛的转录和其他调控作用，如通过上调 AMPK 来保护细胞免受活化氧的毒性影响。

某些特定条件下可发生过度糖酵解，如在肿瘤细胞中快速分裂部分和骨髓细胞的炎症部位。这被称为 Warburg 效应，其对生物体处理葡萄糖的方式有显著影响，与体重减轻和恶病质有关。

1. *葡萄糖通过易化扩散进入细胞*　葡萄糖转运蛋白（GLUT 1 ～ GLUT14）是 SLC2（可溶载体 2）基因家族中的成员，是一种膜蛋白，己糖和多元醇如肌醇、氨基葡萄糖和抗坏血酸，可以通过易化扩散进出细胞，下调浓度梯度。不同细胞和组织有不同的 GLUT，这和组织如何处理葡萄糖的过程相关。

因此，骨骼肌利用 GLUT4，其功能依赖于胰岛素在质膜中的作用。相反，在大脑和视网膜这些不依赖胰岛素的组织中存在 GLUT1 和 GLUT3。肝和脂肪组织中存在 GLUT2 和 GLUT7，还有其他转运蛋白。在缺氧状态时通过缺氧诱导因子 1α（HIF-1α）基因可以上调 GLUT1、GLUT3 和 GLUT4，特别是 GLUT1 的浓度，还可以诱导其他基因合成，如血管内皮生长因子，这在视网膜血管通透性和新生血管生长过程中尤为重要。在视网膜中，这种有氧糖酵解效应受到 Wnt/β 连环蛋白通路的调控。该通路诱导 HIF-1α 的产生，进而促进了感光细胞中 GLUT1 的表达，并通过诱导如己糖激酶 2 等酶的活性来增强糖酵解过程。这一过程增加了患年龄相关性黄斑变性（AMD）的风险。肌肉中的 GLUT4 对于整个机体的糖稳态至关重要。肝中的 GLUT7 与葡萄糖 -6-磷酸酶同位于内质网，共同参与糖异生和糖原分解过程。

2. *糖过量可能损害细胞代谢*　糖代谢由胰腺 B 细胞分泌的胰岛素、IGF-2 和胰高血糖素严格调节。糖尿病患者的胰岛素分泌和利用受损，高血糖会导致细胞摄入过量的糖，尽管细胞表面表达的 GLUT 存在负反馈。代谢通路超负荷会激活糖代谢的其他替代途径，如醛糖还原酶通路（图 4-30）。

在某些组织中如晶状体和视网膜中，山梨醇不能轻易转运出细胞，山梨醇浓度升高可能导致渗透压失调，从而对组织产生损害。这种情况下即使高糖可以升高细胞内钙离子的浓度从而直接影响细胞的渗透压，可能也会由于细胞皱缩激活牵张受体。这一通路中 NADPH 的过度利用可能对细胞间信号转导所必需的肌醇水平产生不利影响，或是直接通过激活磷酸肌醇途径增加活性氧的生成。新的数据证明山梨醇途径与炎症直接相关（参见第 7 章），通过 NAD/NADH 和 NF-κB（参见第 7 章）以及去乙酰化酶（sirtuin1）的破坏而实现。在这一过程中，通过 NF-κB 保持乙酰化并被激活从而诱导产生细胞因子（图 4-30）。

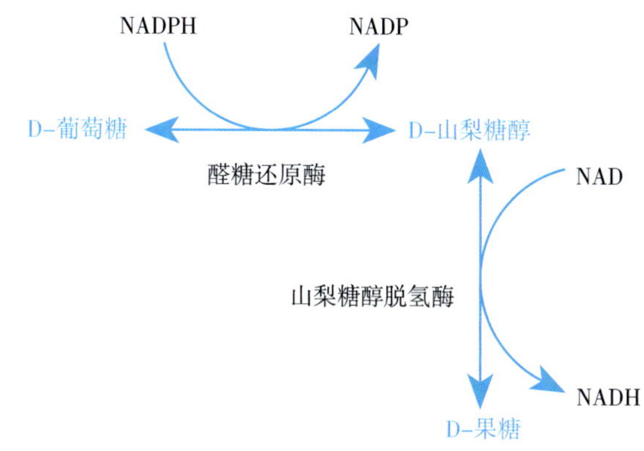

图 4-30　醛糖还原酶通路

因此有学者认为，醛糖还原酶途径的激活不是导致细胞间损害的直接原因，而仅仅是细胞不稳定的一个巧合。相反，高糖氧化产生的过量自由基可能发挥重要作用，但其未能使 NF-κB 失活。有趣的是，醛糖还原酶通过促进脂类过氧化反应和自由基的生长参与了炎症反应过程。无论机制如何，醛糖还原酶可能至少参与了晶体的病变，因为醛糖还原酶的抑制剂能够抑制白内障的发展。

慢性高血糖时细胞内产生高水平的氨基己糖，可以通过调节胰岛素受体后细胞间信号转导改变细胞代谢，这一过程涉及胰岛素受体底物 1（IRS-1）/ 磷脂酰肌醇 3-激酶（PI3K）/Akt。这一机制促进了糖尿病胰岛素抵抗的发生。一个更普遍的高血糖浓度影响细胞行为的机制可能是细胞因子 TGF-β 的诱导和它对细胞功能的广泛影响，尤其是糖蛋白合成增加和基底膜增厚。2 型糖尿病患者已知血清中的 TGF-β 水平增高，且基底膜增厚。

葡萄糖代谢可能会因细胞类型而异。最近的研究显示，巨噬细胞能够通过激活 CAD/IRG1 基因，经由柠檬酸循环产生衣康酸（itaconic acid），这种物质之前只在真菌如曲霉菌中被发现（图 4-31）。衣康酸之前主要通过工业过程而被人所知，过去认为它不会在哺乳动物细胞中合成。衣康酸具有抗菌特性，但目前一些细菌已经进化出了将衣康酸重新转化为丙酮酸的机制。

3. *糖过量导致蛋白质的糖化*　糖部分与蛋白结合

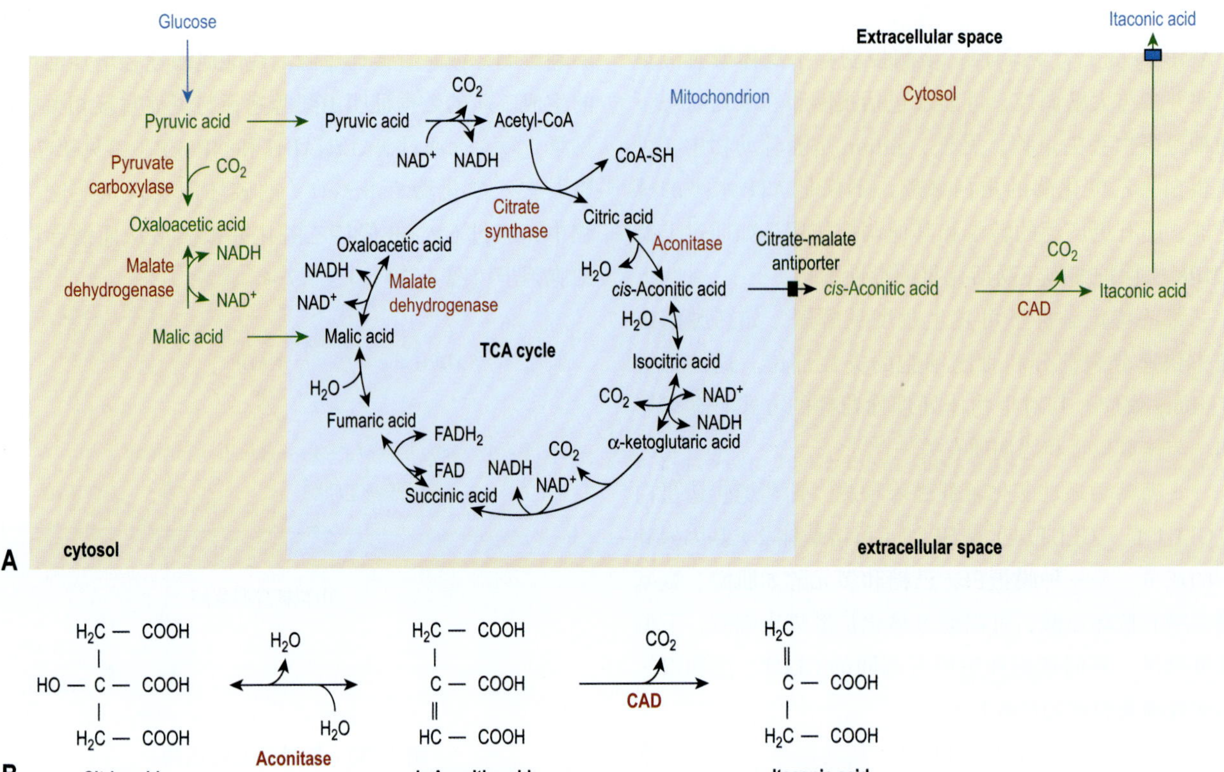

Fig. 4.31 Biosynthesis of itaconic acid production and its subcellular localization in *Aspergillus terreus*. Glucose is converted to pyruvic acid in the cytosol, which enters the tricarboxylic acid (TCA) cycle in the mitochondria either via acetyl-CoA or malic acid. The intermediate cis-aconitic acid is transported from the mitochondria into the cytosol and serves as a precursor for itaconic acid production catalysed by cis-aconitic acid decarboxylase (CAD). Extracellular metabolites are marked in *blue*; cytosolic metabolites, *green*; mitochondrial metabolites, *black*; and involved enzymes, *red*. Abbreviations: *FAD*, Flavin adenine dinucleotide; *$FADH_2$*, reduced form of flavin adenine dinucleotide; *NADH*, reduced form of nicotinamide adenine dinucleotide; *NAD^+*, oxidized form of nicotinamide adenine dinucleotide. (From Cordes et al., 2015.) ★

可以通过酶的结合（即糖基化）或非酶类的结合（即糖化）。葡萄糖浓度高时会发生蛋白的糖化，主要有两个阶段：早期可逆转阶段，该阶段蛋白形成席夫（Schiff）碱和 Amadori 产物，随后进入不可逆转阶段，这个阶段会产生晚期糖基化终末产物（AGE）（图 4-32）。但是，AGE 在早期即可产生，因为自由糖降解为 α 含氧乙醛，其也是一个糖化产物。AGE 也可以在糖化过程的任一阶段产生，包括结合席夫碱和果糖胺。此外，作为糖化中间产物也会产生 α 含氧乙醛，如乙二醛、甲基乙二醛和 3- 脱氧葡萄酮醛，而且在脂质过氧化反应（见下文）前，会直接导致 AGE 的形成（图 4-32）。

蛋白的糖化发生在赖氨酸、精氨酸和半胱氨酸，因此影响的蛋白有胶原（戊糖素交联）（图 4-32）和血红蛋白，这个过程通常发生在老化和糖尿病病程中，此外，重要的细胞外基质蛋白，如 PAI-1（见上文），也能被糖化，从而导致对细胞行为控制的丧失，如细胞迁移和激活。周细胞中细胞膜蛋白如 Ca^{2+} 通道的糖化可能会破坏周细胞的功能，因此减弱对内皮素 1 诱导收缩的反应。非酶糖化的两个过程和蛋白的自动氧化直接相关，可能在糖原氧化应激中发挥重要作用。该氧化应激是凋亡的直接诱导因素并介导糖尿病神经病变与血管病变的神经和内皮细胞死亡。该受体在介导炎症方面起重要作用，并能结合其他蛋白质，如从受损的胶质细胞和神经元中释放出的核蛋白高速泳动族蛋白 B-1（HMGB-1）。晚期糖

★图 4-31 因版权问题不允许翻译。该图显示土曲霉产衣康酸的生物合成及其亚细胞定位。其中葡萄糖转化为胞质溶胶中的丙酮酸，通过乙酰辅酶 A 或苹果酸进入线粒体中的三羧酸（TCA）循环。中间体顺乌头酸从线粒体运输到胞质溶胶中，并作为顺乌头酸脱羧酶（CAD）催化衣康酸产生的前体。细胞外代谢产物见蓝色标记；胞质代谢产物为绿色；线粒体代谢产物为黑色；涉及的相关酶为红色。FAD. 黄素腺嘌呤二核苷酸；$FADH_2$. 还原型黄素腺嘌呤二核苷酸；NADH. 还原型烟酰胺腺嘌呤二核苷酸；NAD^+. 烟酰胺腺嘌呤二核苷酸的氧化形式

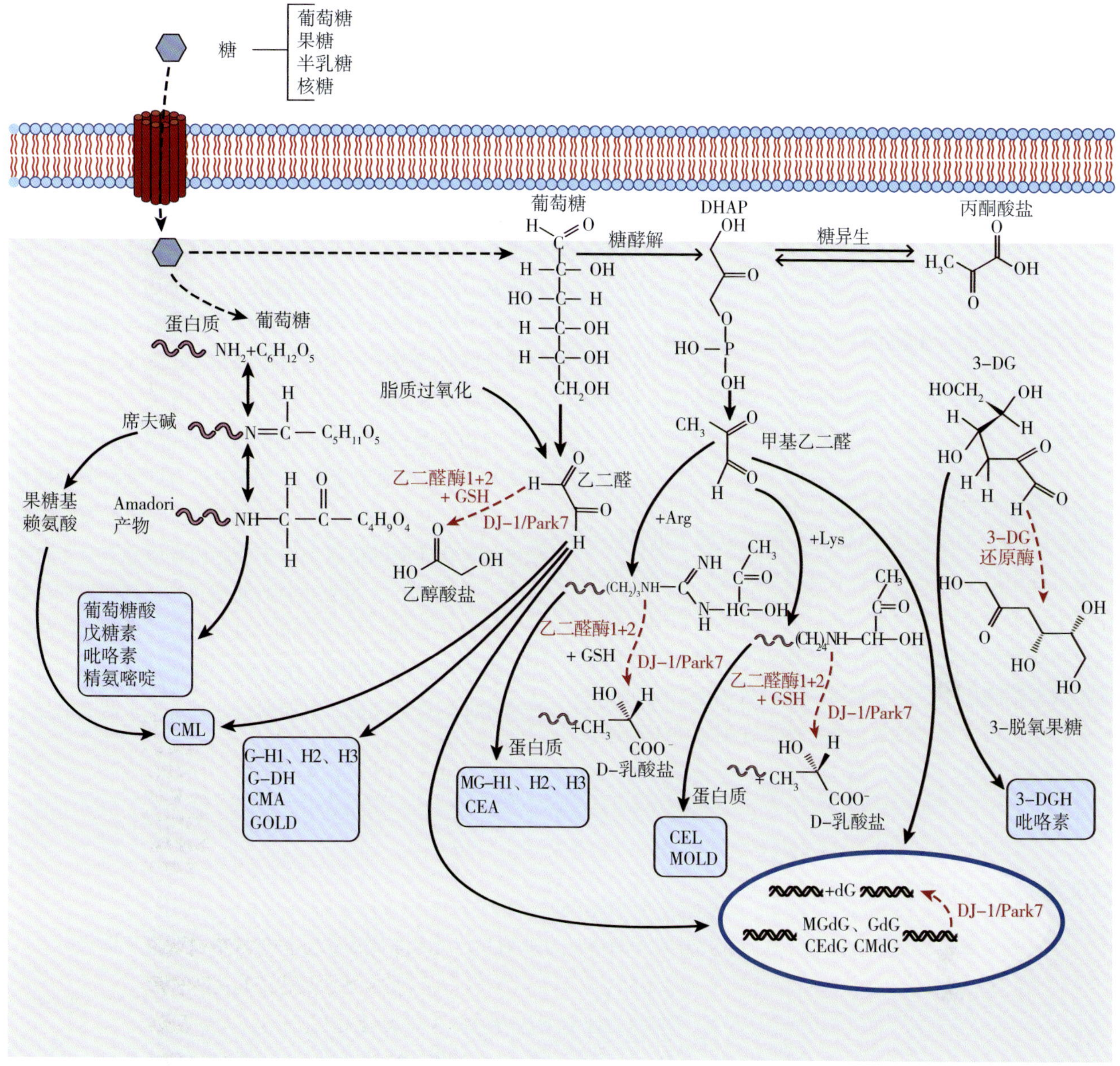

图 4-32　参与膳食糖形成糖基化终末产物（AGE）的生化途径。AGE 来源于几种途径，包括产生席夫碱和 Amadori 产物的美拉德反应，以及涉及乙二醛酶（红色）的几种反应（引自 Rowan et al.，2018）

基化终末产物受体（RAGE）与帕金森病、阿尔茨海默病以及糖尿病和一般衰老过程都相关。不过 RAGE 也有积极的功能，如参与双链 DNA（dDNA）的修复（Kumar et al.，2017）。

一部分酶类是在糖化早期修复蛋白的，包括果糖胺 3- 激酶和乙二醛激酶，羰基应激是指糖化和去糖化的失衡。

有趣的是，自由基清除剂维生素 B_6 可以通过抑制 Amadori 中间产物的降解并俘获活性氧产物来抑制 AGE 的产生（见下文）。

4. 葡萄糖和脂质代谢　葡萄糖和脂质代谢也与乙酰辅酶 A 的代谢密切相关。当葡萄糖过剩时，磷脂类（见下文）和循环水平的极低密度脂蛋白通过乙酰辅酶 A，生成更多的脂肪酸和胆固醇；这是众所周知动脉粥样硬化发展的原因。最近报道称，这种代谢异常可能是导致年龄相关性黄斑变性的病理学基础，不仅通过在难以清除部位（如视网膜下）产生脂质异常沉积，同时也包括脂质相关的自由基生成。

二、氧化 / 还原和自由基的生成

氧化代谢和储存能量的 ATP 分子通过细胞线粒体中的细胞色素氧化酶系统生成。然而在氧的消耗过程中，小部分的氧（< 5%）通过其他途径代谢。氧的单电子氧化产生大量的反应性自由基，即过氧化物阴离子和羟基，以及过氧化氢毒性分子（图 4-33）。

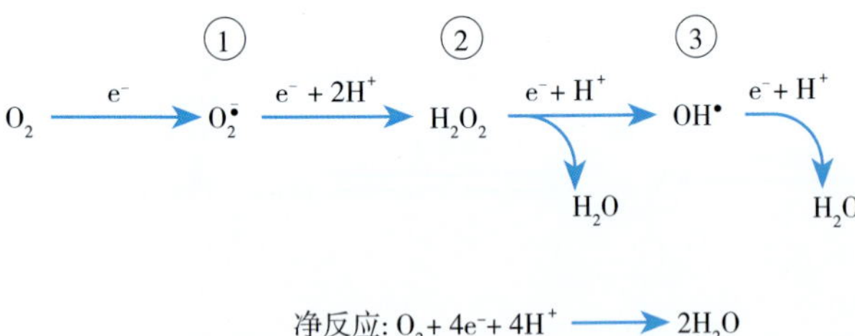

图 4-33 自由基产生：①超氧阴离子；②过氧化氢；③羟基自由基

超氧阴离子在线粒体细胞色素 B 系统生成，并通过其他膜结构上细胞色素 P450 相关的还原酶（也是药物代谢系统中的一部分）经自氧化反应生成，这些还原酶在维生素黄素蛋白中含量丰富。这些过氧化物随后被过氧化物歧化酶转化为过氧化氢（H_2O_2），通过滑面内质网扩散至细胞质中。在细胞质中通过氧化还原酶如黄嘌呤氧化酶可再次生成过氧化物，然后在细胞质中迅速转化为 H_2O_2。特别是黄嘌呤氧化酶，在局部缺血的情况下在某些特定组织积累，再灌注后可引起自由基的大量释放，产生广泛的组织损伤。自由基清除剂可以阻止以上过程。

自由基也可以通过其他机制产生。还原剂如维生素 C 将 Fe^{3+} 还原为 Fe^{2+} 的同时可催化 H_2O_2 转化为 $OH^{\bullet}$，其他化合物如硫醇和儿茶酚胺类的自氧化作用也可产生自由基。Fe^{2+} 与眼内金属异物残留引起的问题密切相关。在炎症反应过程中，组织损伤很大程度上与吞噬细胞在暴发性呼吸过程中产生的自由基相关（参见第 7 章）。知识关联 4-6 阐述了这一系列相互作用。

自由基通过各种酶和非酶机制消除（表 4-6）。褪黑素和 *N*- 乙酰血清素也在大脑中作为抗氧化剂发挥作用。此外，包括谷胱甘肽及谷胱甘肽 *S*- 转移酶在内的严格的氧化还原调节系统对于细胞内环境稳态是十分重要的（图 4-34）。过氧化物歧化酶正常活性的发挥依赖于二价离子如 Mn^{2+}、Cu^{2+} 和（或）Zn^{2+}，其中一些已经在眼表组织中得到证明。H_2O_2 进一步的还原反应可以通过酶或非酶途径完成，可能通过几种基质来清除活性氧（知识关联 4-6）。

知识关联 4-6 过氧化氢来源的自由基

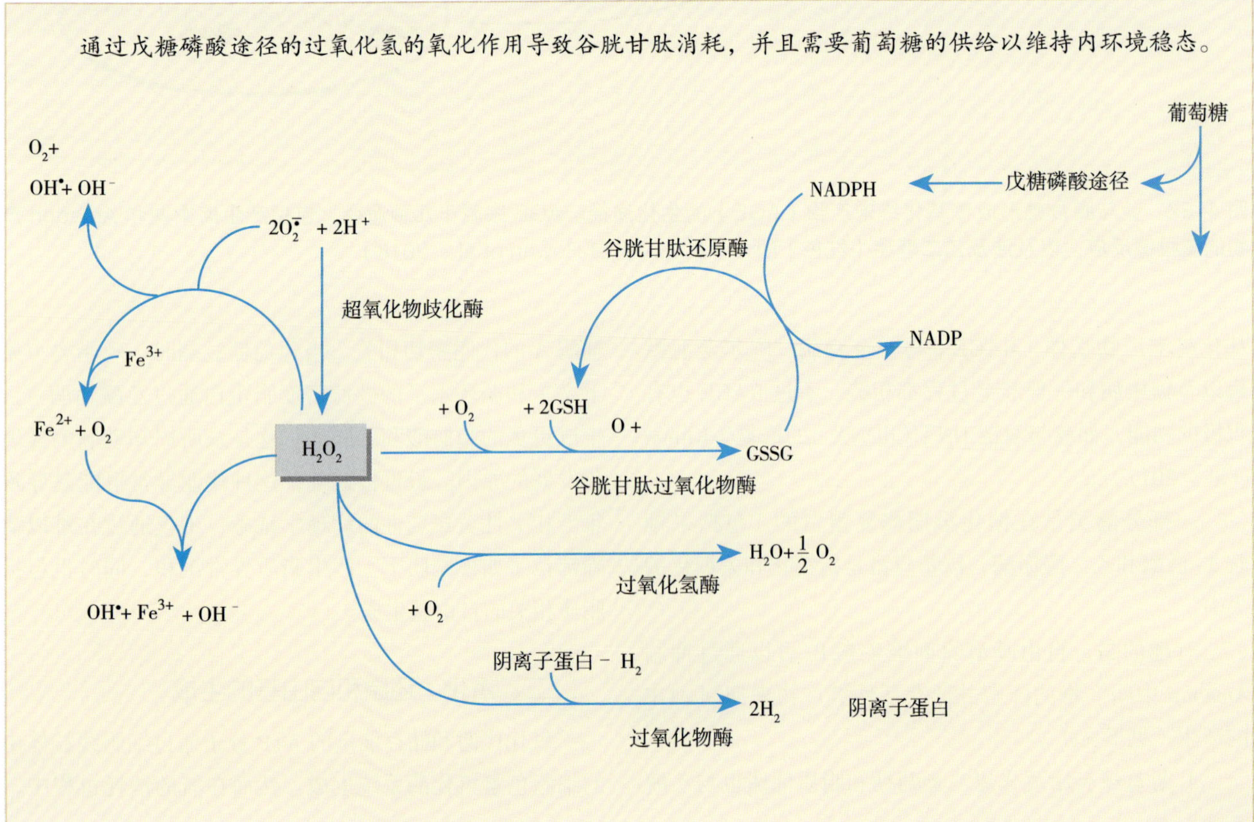

表 4-6　自由基的消除	
相关作用机制	涉及的酶和非酶
超氧阴离子降解酶	超氧化物歧化酶
抗氧化剂	抗坏血酸盐
自由基清除剂	维生素 A 和维生素 E
过氧化氢降解酶	过氧化氢酶

不同种类分子损伤细胞的机制不同。螯合金属离子在 H_2O_2 非酶机制降解中起到重要作用，产生高活性的 $OH^{\cdot}$ 自由基，对细胞膜破坏起到重要作用。H_2O_2 通过抑制糖酵解及葡萄糖的摄取造成细胞损伤，是产生活性氧最可靠的途径，其可同时通过多种细胞内过程产生。

氧化应激被认为是引起 DNA 损伤的一个主要机制，同时与端粒长度的变化相关，后者与衰老有关。细胞通过共济失调 - 毛细血管扩张突变蛋白激酶（ATM）应对 DNA 损伤，ATM 调节 DNA 修复、细胞周期停滞及细胞凋亡。氧化应激可以直接激活 ATM 二聚体（通常情况下单体具有活性），是细胞潜在氧化损伤的感应器。如上所述，配体与 RAGE 的结合可能在这种反应中发挥积极作用（Kumar）。

三、脂质和脂质过氧化作用

脂质是细胞膜形成的基本结构，通常由两个含脂肪酸链的疏水尾部结合在一个极性的亲水头部组成（知识关联 4-7）。脂肪酸具有至少以下 3 种功能：①作为磷脂和糖脂的主体成分；②作为功能性分子，如染色体及第二信使；③以三酰甘油形式储存能量。

除了磷脂酸和糖脂，胆固醇是真核生物细胞膜包含脂质的第三种主要成分。胆固醇大多数是疏水的，但是在 C3 位置具有一个亲水基团（图 4-35）。在亲水介质中，脂类按如下方式排列：亲水的极性基团朝向水相，而疏水基团彼此相对，形成一个胶束。然而，由于脂肪酸具有两条庞大的侧链，脂质膜无法形成胶束，而是形成双分子层脂筏结构（图 4-35）。胆固醇插入脂质双层，在此处为流体双层提供了膜稳定性（图 4-36）。

磷脂双层结构可以达到肉眼可见大小，对水溶质的

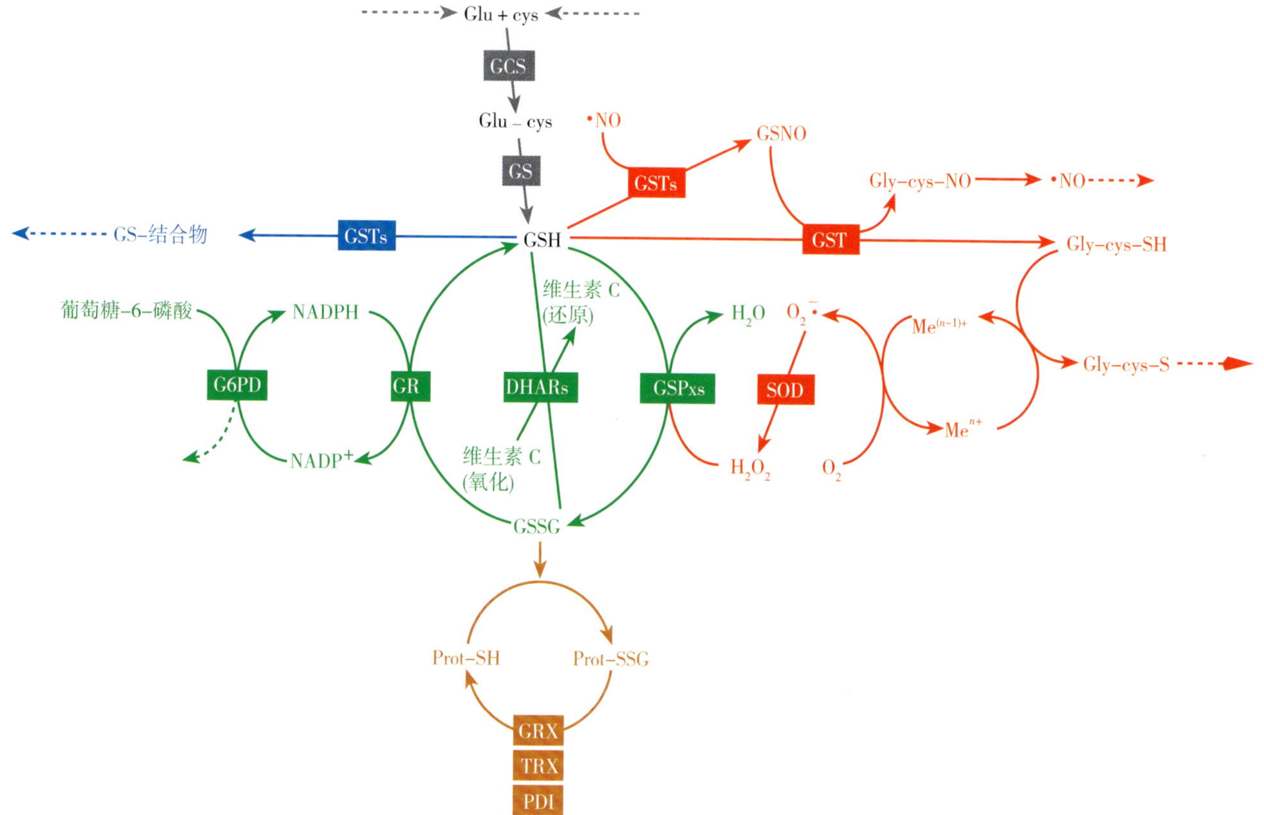

图 4-34　谷胱甘肽（GSH）在细胞稳态中发挥的不同作用间的相互联系

抗毒作用（蓝色）、抗氧化作用（绿色）、促氧化作用（红色）、调整作用（黄色）。GSNO. *S*- 亚硝基谷胱甘肽；DHARs. 脱氢抗坏血酸降解酶；G6PD. 葡萄糖 -6- 磷酸脱氢酶；GSPxs. 谷胱甘肽过氧化物酶；GR. 谷胱甘肽还原酶；GRX. 谷氧还蛋白；GS. 谷胱甘肽合成酶；GSTs. 谷胱甘肽 -*S*- 转移酶；Me. 金属；PDI. 蛋白质二硫键异构酶；SOD. 超氧化物歧化酶；TRX. 硫氧还蛋白（引自 Pompella et al.，2003；经 Elsevier 许可使用）

知识关联 4-7 磷脂的结构

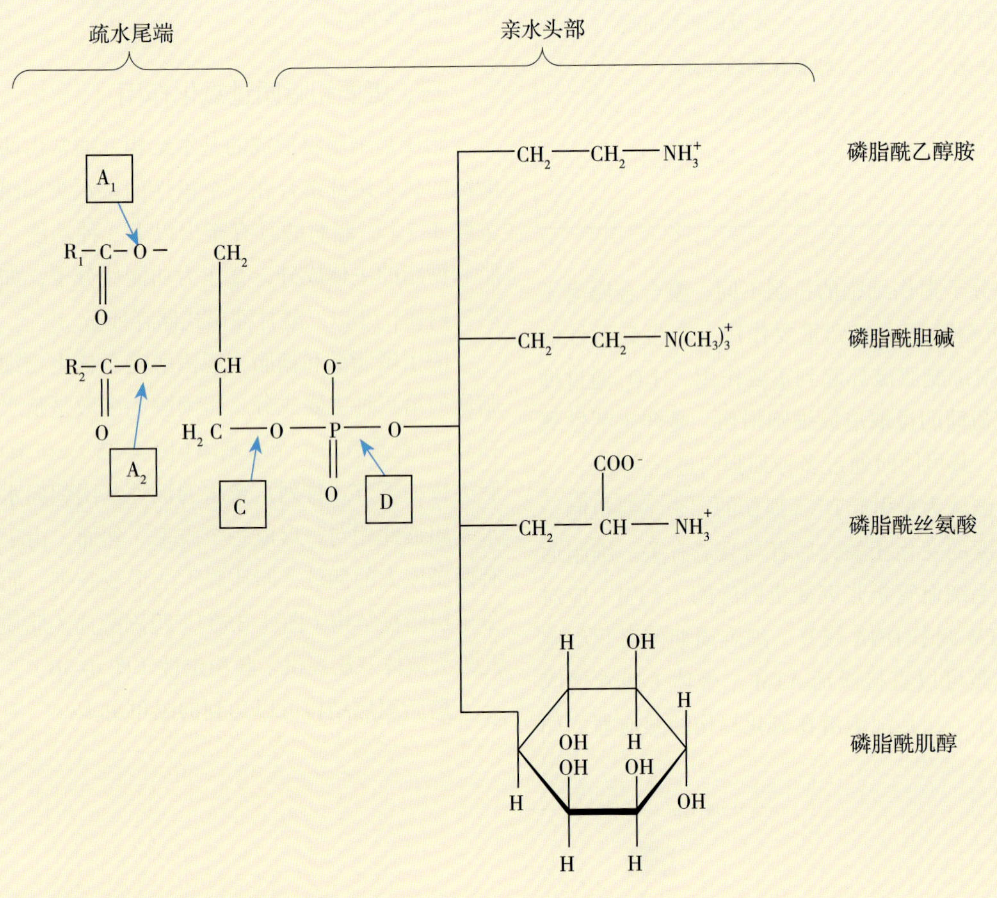

脂肪酸（通常为饱和和非饱和）

A A1 A2 C D：磷脂位点活动度

$H_3C—(CH_2)_{12}—CH=CH—CH(OH)—CH(NH_3^+)—CH_2OH$

鞘氨醇

脂肪酸单元

磷酰胆碱单元

B **鞘磷脂**

A. 脂质一般是由含脂肪酸的疏水尾端结合于一个亲水头部组成，通常头部决定了分子的特性；B. 糖脂和磷脂的不同之处在于连接于脂肪酸链上的是一个糖基团而不是磷酰胆碱，鞘磷脂介于二者之间

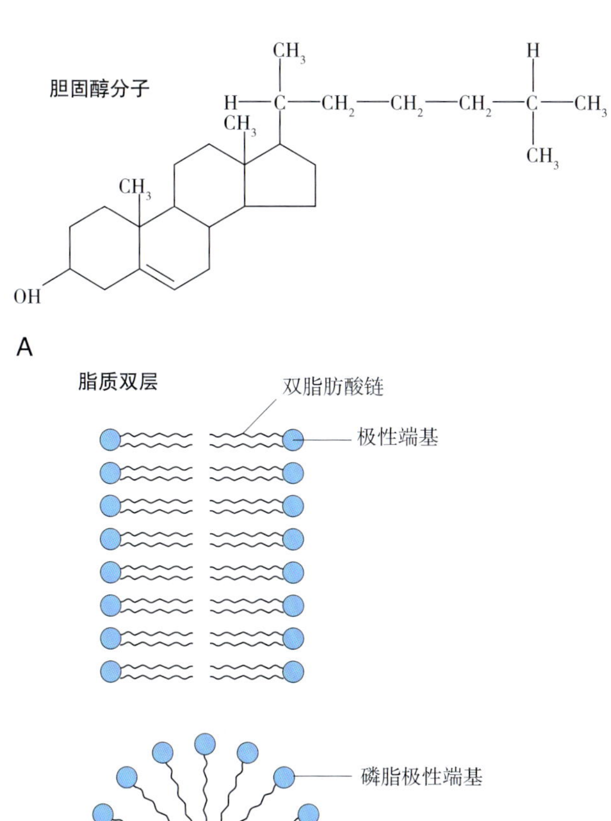

图 4-35　胆固醇分子结构（A）和双层脂质（B）

扩散起到屏障作用同时保证其流动性。因此，它们可以成为生物膜的理想材料。脂质膜的流动性与其脂肪酸链的长度、双键的数量及性质、真核细胞中胆固醇的含量相关。蛋白质如视紫红质悬浮在脂质双分子层中，具有在膜结构中快速横（侧）向运动的能力，除非它们通过细胞膜被锚定在细胞骨架和（或）基质蛋白中，此时它们在膜结构中的蛋白极性是固定的（图 4-36）。

脂质双层结构的形成是一个自发的过程，由于羟基尾部之间疏水物理相互作用，辅以亲水极性基团和水相，以及相邻极性基团之间的极性相互作用；同时，脂质双层结构形成封闭区，当形成缺损甚至破坏时，可以自行封闭。然而在许多膜结构中，蛋白质特别是受体和辅助受体成簇分布，而脂类形成的脂筏结构分布在邻近的脂质结构区内。

由氧化和多不饱和脂肪酸参与的耗能过程中，脂肪酸的生理降解是特别敏感的。类似地，细胞膜表面的脂质也可以被氧化。脂质的过氧化反应是细胞损伤的主要来源之一，而且多不饱和脂肪酸对这一非酶性的损伤形式十分敏感。

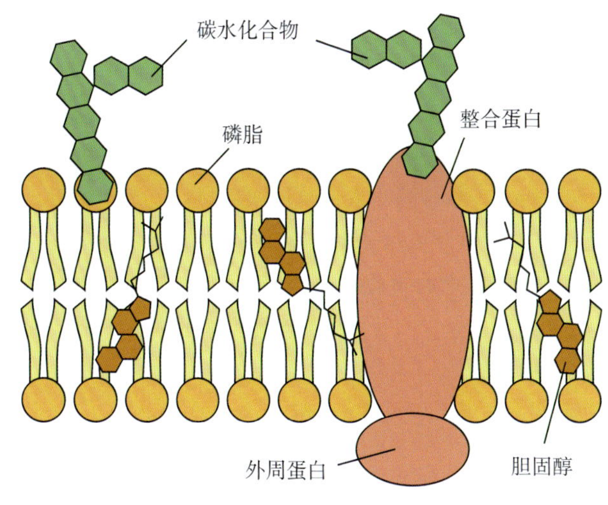

图 4-36　胆固醇包埋在脂质膜中，提供稳定性（引自 Swafford，2015）

脂质过氧化物可以氧化邻近的脂肪酸，并在细胞膜上形成链式反应。磷脂酶 A_2 可以通过从细胞膜中释放自由脂肪酸，来终止这一反应过程。然而，花生四烯酸的释放可以使前列腺素转化为类花生酸（知识关联 4-8）。花生四烯酸也可能通过非酶机制的自由基反应而被修饰。这个过程可以产生一系列的前列腺素和被称为异前列腺素的前列腺素样化学物质。实际上，异前列腺素比前列腺素产生的数量更大，可以作为体内脂质过氧化的衡量标准，间接反映组织损伤程度。在正常健康个体内，异前列腺素以低水平存在，反映的是没有完全被天然抗氧化剂抑制的一定程度的氧化损伤。然而，作为疾病的生物标志物，二烯酸（HODE）、羟基二十碳四烯酸（HETE）、羟胆固醇是脂质过氧化反应的最终产物，异前列腺素和神经前列腺素也是如此。异前列腺素对于细胞功能具有生物影响，有些具有潜在的病理学影响，因此直接影响这些疾病的发生。

由糖类和脂质释放的羰基化合物（含有 C═O 双键的分子）可以通过糖基化（AGE，见上文）作用及脂肪氧化作用（ALE，晚期脂氧终末产物）修饰蛋白质。这些在尿毒症透析的患者中尤其容易见到。维生素 B_6（吡多胺）也可以抑制 AGE 和 ALE 的生成（见上文）。

脂质过氧化反应可以被维生素 E 限制，维生素 E 存在于双分子层（特别是光感受器）中，为脂溶性自由基的清除剂，它能直接与脂质自由基相互作用，生成苯氧基或在水相中与抗坏血酸相互作用（见上文）。

脂质在细胞外作为脂蛋白的载体在循环系统中起到重要作用，同时也可作为表面润滑剂。这对眼表结构是极其重要的。

知识关联 4-8 脂质膜的氧化过程

磷脂，尤其是那些含有花生四烯酸（20∶4）和二十二碳六烯酸（22∶6）的磷脂，光感受器细胞中富含的脂肪酸被氧化成脂质自由基，然后共轭结合成二烯。再然后转化成脂质过氧化物。

$$RH \rightarrow R^{\bullet} + O_2 \rightarrow ROO^{\bullet}$$

细胞膜中脂质过氧化作用导致大量花生四烯酸的释放，后者可以作为产生类花生酸的底物。

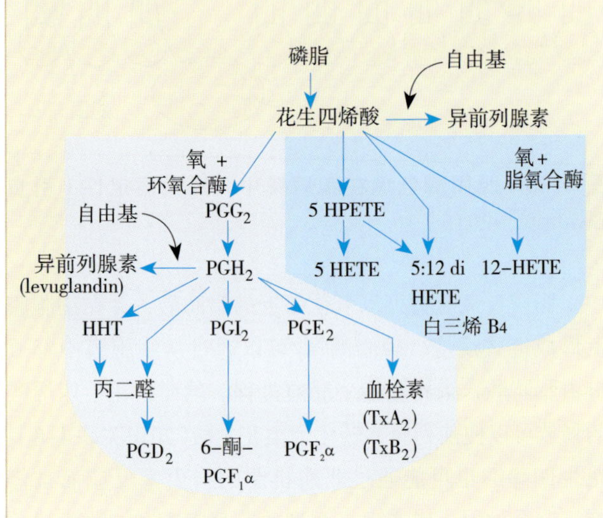

第四节 眼 表

眼表由结膜和角膜的非角化上皮细胞组成，并覆以泪膜。眼表的完整性取决于其他结构如睑缘的相对位置、睑板腺和泪腺的分泌，这些共同构成了泪液功能单元（LFU）。临床上可以通过测量泪膜破裂时间来衡量泪液的蒸发，泪膜通过眨眼恢复完整。眨眼速度和泪膜破裂时间相关。眼睑闭合时泪液提供润滑作用，有助于眼表不规则处变平整（否则会短时间影响光线穿透），而且有抗菌作用。

一、泪膜

泪膜是角膜的保护层，包括三层：表面的脂质层、水样层和深层的黏液层。以前估算的泪膜厚度的95%以上由水样层组成，但是现已降为60%，是基于共聚焦显微镜研究发现黏液层占的比例较前增加。另外，临床上对泪膜的评估包括泪河高度（TMH）的测量。泪河高度反映了聚集在睑缘和球结膜交界线（又称为下边缘和泪液棱柱或泪河）泪液的量。可以使用光学相干断层扫描（OCT）估计泪河高度和泪河深度（TMD）。

角膜表面是疏水的，并不湿润，表面黏液层使其较为湿润。黏液层表面覆盖有泪膜的水样层，脂质层可以防止泪液的蒸发（图 4-37）。水样层中的可溶性黏液和睑板脂质共同通过降低表面张力和眨眼时泪膜的播散来维持泪膜的稳定。因此，泪膜破裂时间被认为是水样层蒸发到睑板脂质接触到疏水细胞层的时间。现通过数学建模技术，已经对泪膜破裂时间进行了精细的测量（图 4-38）。

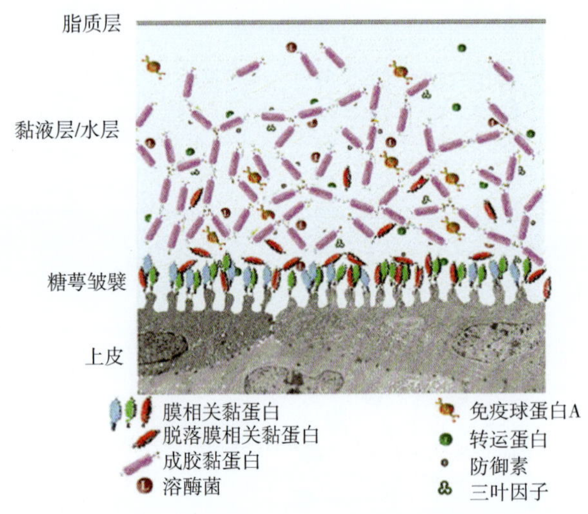

图 4-37 泪膜－多糖蛋白复合物界面图示泪液成分和多糖蛋白复合物极性表面及膜系黏蛋白（引自 Govindarajan & Gipson，2010）

眨眼反射带走眼表70%的水样层－黏液层，剩余30%～40%的黏液层。眨眼时，黏液层变薄，需要30min恢复。黏液层部分由上皮细胞多蛋白多糖复合物和结膜杯状细胞产生的泪黏液层组成（富含碳水化合物的糖蛋白和糖脂的固有层覆盖细胞表面）。不同类型的干眼的泪膜破裂时间变短反映了黏液/水样层蛋白相互作用异常，可能和杯状细胞密度减少有关。

1. 泪膜脂质的特性 泪膜脂质层非常薄（0.1μm），是由睑板腺分泌的，由极性和中性脂质（知识关联 4-7）混合组成，熔点为35℃，这确保了眼表一直呈液态。极性脂质和泪膜的水相接触，参与维持泪膜的结构稳定性；非极性脂质位于与空气接触的界面，起屏障功能并赋予其流变性质。脂质包括不饱和脂肪酸、支链脂肪酸和醇类，共8～32个碳链长度。通过脂质组学进行泪膜脂质的研究，已经确认有不同的蜡酯、油酸酯和胆固醇酯。有趣的是，相对于肺泡表面活性物质，睑板膜分泌物有更多的异构蜡酯（图 4-39）。

泪膜脂质促进泪膜形成时水分移动进入水相，并与脂质运载蛋白结合。睑板脂质层的作用：①阻止泪液蒸

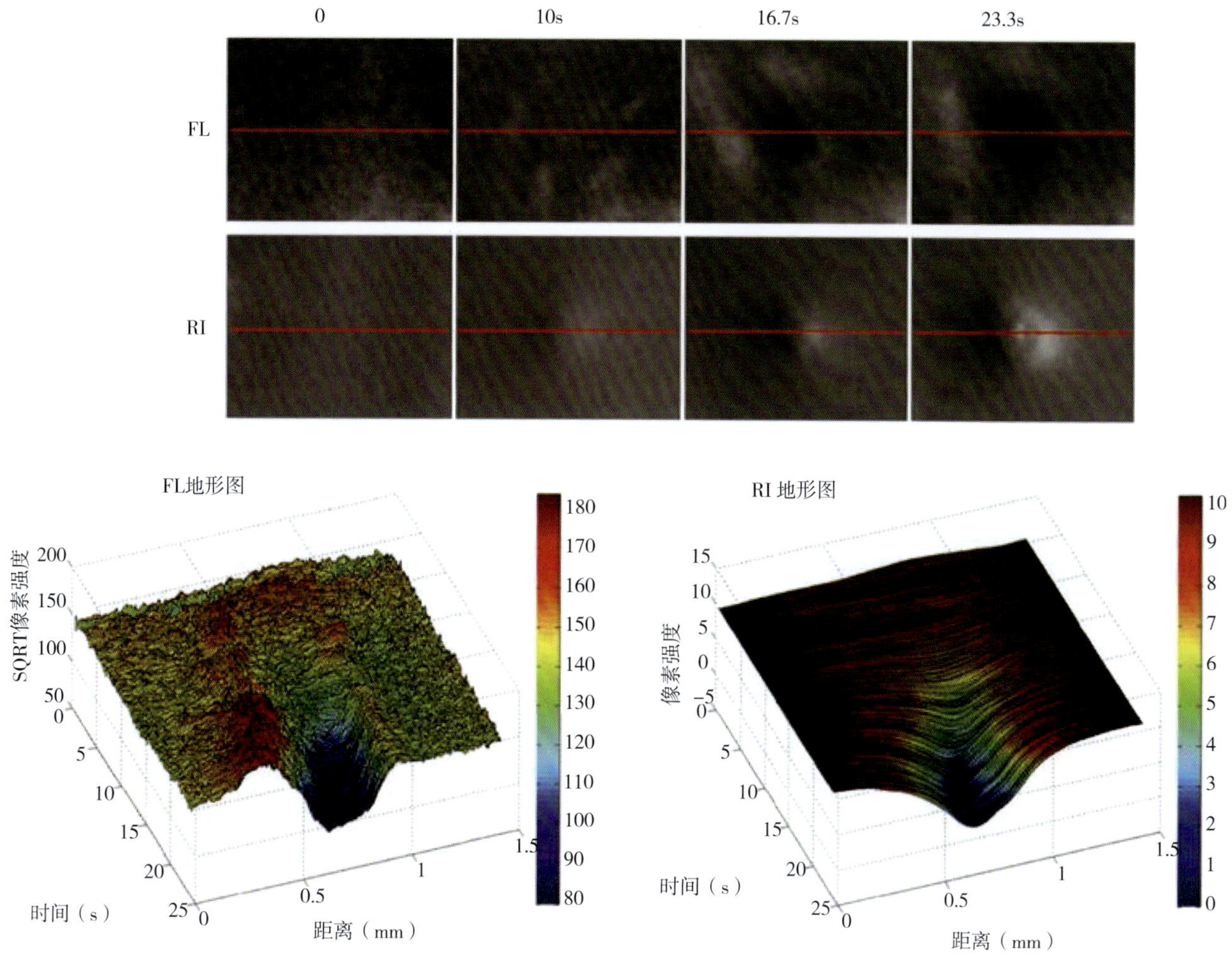

图 4–38　泪膜破裂（TBU）动力学和成像：新的成像技术使用同步脂质干涉术和荧光强度成像同时揭示了泪膜随时间推移的破裂（引自 Braun et al.，2018）

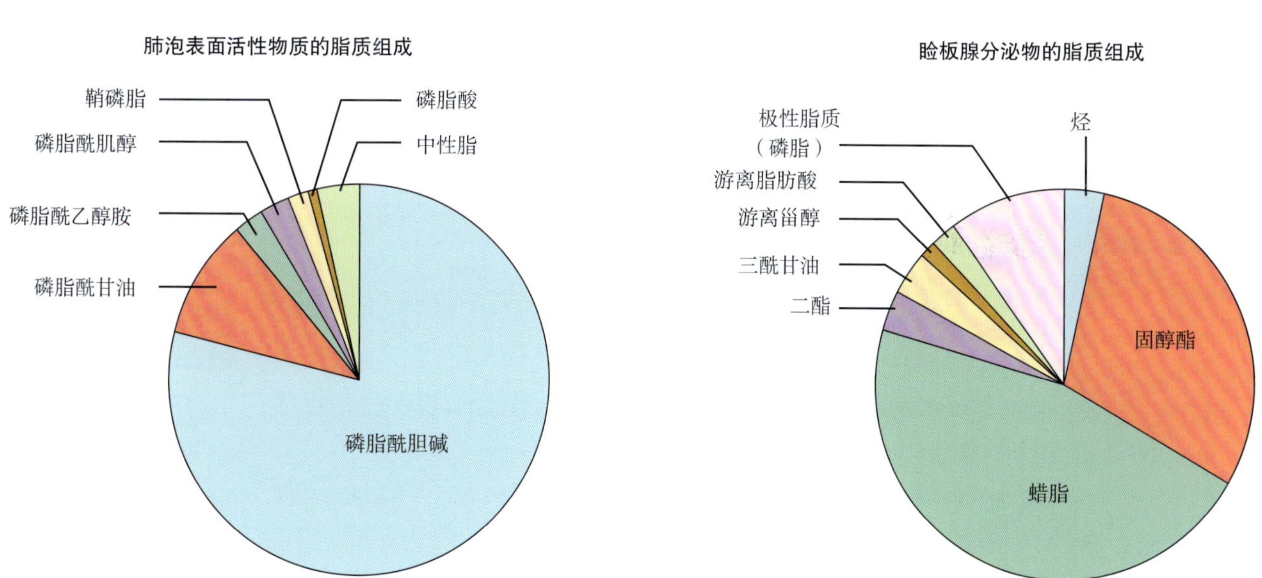

图 4–39　肺泡表面活性物质和睑板腺分泌物不同脂质部分的比例比较。前者是肺黏膜表面覆盖的富含脂质物，后者是泪液脂质层的主要成分。注意泪膜中脂质的不同，尤其是蜡脂（引自 Panaser & Tighe，2012）

发；②阻止睑缘泪液溢出；③阻止皮脂进入眼表；④保持清亮的光学介质。

泪膜脂质在临床上可以通过睑板腺成像（图 4–40）评估，而泪膜脂质层与水液层之间的相互作用可通过泪膜干涉测量法评估。睑板腺脂质分泌异常是导致干眼的主要单一原因。

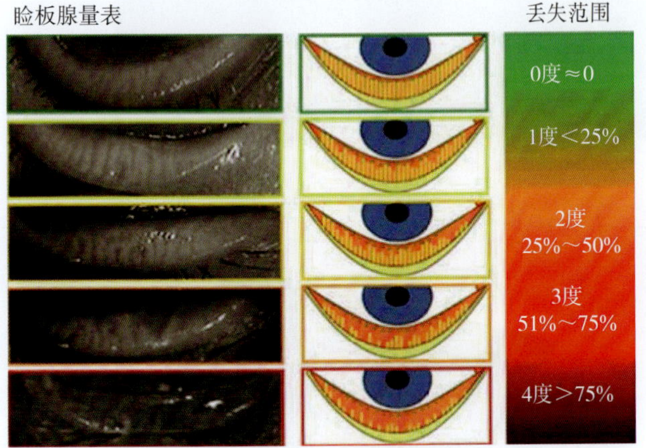

图 4–40 利用成像技术进行睑板腺成像，使用左侧所示的临床量表（meiboscale）可半定量评估睑板腺的外观和功能（引自 Elder & Srinivasan）

2. 泪腺分泌泪液的水样成分　泪腺及其附属腺体（参见第 1 章）是典型的外分泌腺体，分泌包括蛋白、小分子成分和电解质的稀释液体（表 4–7）。尽管通过蛋白质组分析已经确认泪液中有超过 1500 多种蛋白，泪液中最基本的蛋白是免疫球蛋白 A（IgA）、乳铁蛋白、G 蛋白、泪液特异性前白蛋白（一种脂质转运蛋白）和溶菌酶（图 4–41）。泪液特异性前白蛋白是脂质转运蛋白超级家族中的一员，和另一个脂质转运蛋白（载脂蛋白 D）共同由泪腺分泌。泪液脂质转运蛋白的作用是和睑板腺脂质相互作用，促进眼表脂质的播散，也可能在移除有害的亲脂性分子方面发挥作用。大多数脂质都与脂钙蛋白结合，但部分二酰甘油、三酰甘油、角鲨烯和 ω 脂肪酸则位于空气 – 泪液界面附近（Glasgow, 2018）

泪腺分泌泪液由神经支配（图 4–42）：基础泪液分泌速率为 1.2μl/min，机械和心理性刺激都可诱导泪液的大量分泌。研究发现青春期前小鼠的泪液中有一种外分泌腺分泌蛋白（ESP22），这是一种信息素，能抑制成年小鼠的交配行为（Ferrero, 2013）。

水样成分包括多种抗菌蛋白（如乳铁蛋白和溶菌酶），还有高水平的免疫球蛋白发挥免疫作用（参见第 7 章）。乳铁蛋白通过与细菌表面的磷脂酸结合，以便溶菌酶接近肽聚糖从而协同发挥抗菌作用。水样成分由于有脂质转运蛋白可能还有抗黏附和润滑作用，这也确保了蛋白和碎片不会黏附在角膜表面（如睡眠期间长时间的睑裂闭合期）。

3. 黏液层通过提供亲水界面稳定水样层　黏液层由上皮细胞表面的多糖蛋白质复合物和泪液特异性黏蛋白组成（图 4–37）。泪液黏蛋白是由结膜杯状细胞分泌的。

黏液使泪膜具有黏性，是杯状细胞分泌物的统称（如蛋白聚糖、蛋白和载脂蛋白）。黏蛋白是黏液的糖蛋白成分，分子质量差异较大（高达 50×10^6kDa），其有两个特征：①丝氨酸和苏氨酸的多次串联重复，这些重复通过 *O*– 糖基化将 *N*– 乙酰半乳糖胺（GalNAc）连接到半乳糖；②因广泛的 *O*– 糖基化形成的强负电性亲水表面。黏蛋白的分子结构类似一个瓶刷，刷毛即多种 *O*– 糖基化的短链寡聚糖链位于一个含有很多苏氨酸和丝氨酸残基的长蛋白柄上（图 4–43）。这种结构易于和其他疏水（脂质）、亲水（蛋白）和带电分子相互作用，从而形成黏液。

表 4–7 泪膜的组成

物理性质	溶质（μmol/L）	蛋白	酶 / 抑制剂
98% H_2O_2	Na^+ 120 ～ 160	酶	水解
体积 6 ～ 9μl	Cl^- 118 ～ 135	乳铁蛋白	淀粉酶
pH 7.5	HCO_3^- 20 ～ 25	泪液特异性前清蛋白（脂质运载蛋白）	纤溶酶原激活物
310 ～ 334 mOsm	K^+ 20 ～ 42	G 蛋白（IgA、IgG）	α_2– 抗胰蛋白酶
	Mg^{2+} 0.7 ～ 0.9	（铜蓝蛋白）	α_1– 巨球蛋白
	Ca^{2+} 0.5 ～ 1.1	（白蛋白）	
	葡萄糖 0.5 ～ 0.7	（口腔黏膜）	
	维生素 A		
	尿素		

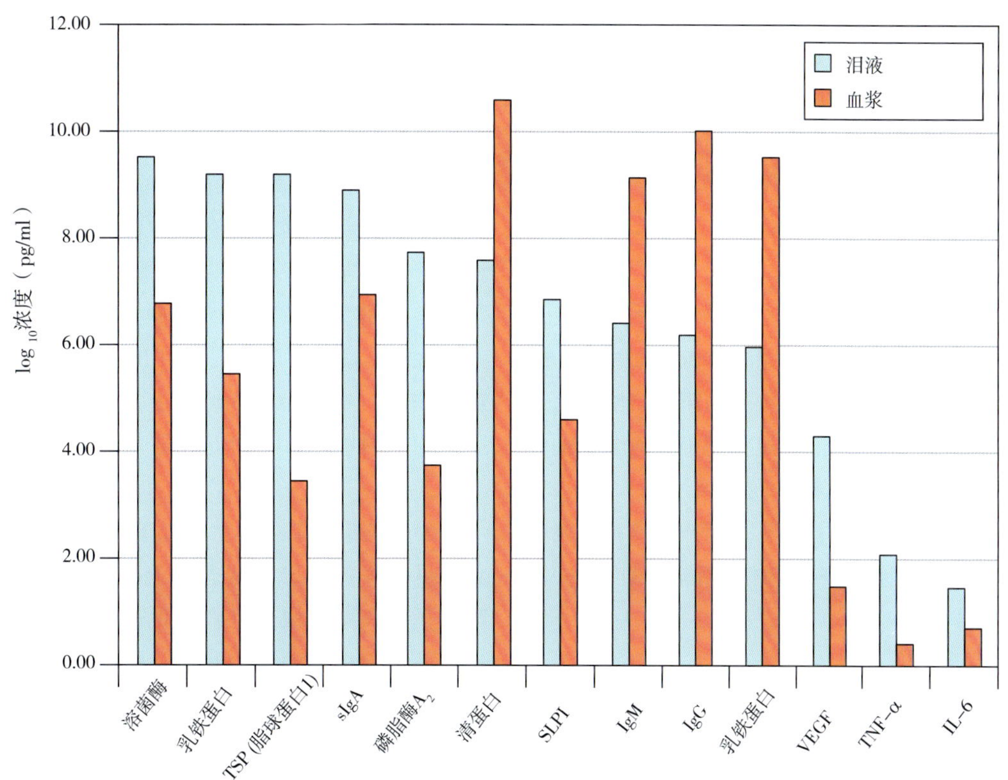

图 4-41　人泪液和血浆中蛋白浓度的对比，泪液和血浆蛋白浓度差异显著

图中所示蛋白在动态范围内（从 mg/ml 到 pg/ml）（引自 Zhou & Beuerman，2012）

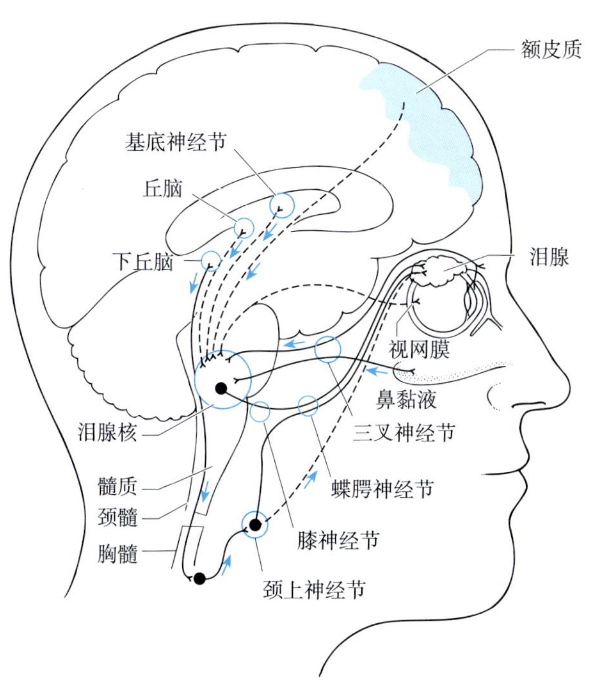

图 4-42　泪液分泌的神经控制

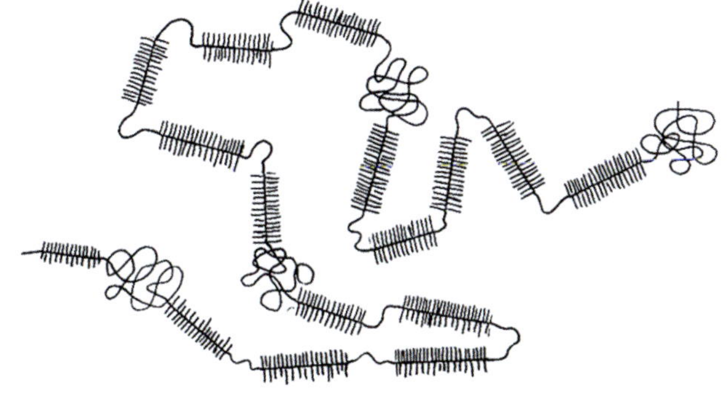

图 4-43　瓶刷样黏蛋白（图片由 J Tiffany 提供）

黏膜表面的黏蛋白类型具有组织特异性。黏蛋白分为分泌蛋白和膜蛋白：在泪液中，主要的分泌型黏蛋白由杯状细胞（MUC5AC）、腺泡细胞（MUC7）及角膜和结膜上皮细胞（MUC1、4、16 和 20）产生。因此，MUC5AC 与三叶肽 TFF1 和 TFF3 一起分泌。相比之下，MUC1、MUC4 和 MUC16 及唾液黏蛋白复合物与上皮糖萼相关，尽管被认为是膜黏蛋白，但可通过 ADAMTS-1（一种具有 1 型血小板反应蛋白基序的解聚蛋白样金属蛋白酶）金属蛋白酶的激活释放到泪液的水相中（参见第 7 章，表 7-2）。一般认为眼表面膜黏蛋白具有抗黏附特性，尤其是 MUC16 可对抗细菌黏附。黏蛋白，尤其是 MUC5AC，增加了泪液凝胶特性。

Marx 线，是用丽丝胺绿和荧光素染色标记泪液曲线的边界，位于结膜与眼睑的黏膜和皮肤交界处，是泪液高渗区的重要临床特征。反复眼睑闭合的机械力使这个部位的结膜上皮细胞周期率更高，产生泪液黏蛋白如 MUC16 较少，使丽丝胺绿等染料更容易渗透。在干眼和其他病理状态下，这条线的位置会发生变化。

4. *泪液分泌由心理神经内分泌控制* 泪液分泌的调控见图 4–42。大部分调控是通过自主系统，因此泪液分泌受到调节自主系统药物（如毛果芸香碱、阿托品）的影响。除对腺泡细胞（见上文，细胞内第二信使）的直接作用外，副交感神经系统能通过作用于腺泡细胞轴位的肌上皮细胞显著增加泪液分泌（参见第 1 章）。

泪液分泌的激素控制已被公认，但是并没有研究清楚。更年期后的女性泪液分泌减少，睾酮刺激产生一定的泪液成分，如 IgA。

二、结膜

结膜富含多种特异性细胞，从而可以成为许多泪膜成分的基础和来源。这些细胞包括免疫细胞（T 细胞、B 细胞、肥大细胞、树突状细胞，参见第 7 章）和特异性分泌黏液的杯状细胞。

1. *上皮细胞不仅是结膜表面覆盖的单层上皮* 结膜上皮细胞被认为是介于皮肤角化的扁平鳞状上皮和典型的非角化柱状黏膜上皮细胞之间的类型，如呼吸器官及胃肠道黏膜上皮细胞，可能更接近后者；它可能需要更多功能的蛋白质簇集素来抑制角蛋白的产生。簇集素位体腔内层细胞表面，在眼表高度表达，与干眼症相关。可能参与脂蛋白的转运，抑制补体介导的溶解作用和调节细胞间的相互作用。

尽管结膜是非角化的，结膜上皮却表达典型的一对角蛋白联合体（K3/K12）。但是，角膜中的 K3/K12 比结膜上皮的多。一些其他细胞角蛋白也被发现存在于非角化复层上皮（K4 和 K13）或单层上皮细胞中。

上皮细胞含有很多免疫细胞（巨噬细胞、肥大细胞、NK 细胞和树突状细胞），也含有丰富的上皮间和基质 T 细胞来形成结膜相关淋巴样组织（CALT），和其他器官的黏膜相关淋巴样组织（MALT）类似（参见第 2 章和第 6 章）。在结膜相关淋巴样组织中，淋巴细胞团的分布从睑板到球结膜到穹窿处差异较大（见第 1 章）。除了作为外界微生物屏障的功能，上皮细胞还是杯状细胞来源的泪液黏蛋白的主要来源，同泪腺一样受神经内分泌控制（见上文）。

上皮细胞和杯状细胞的更新和健康状态主要取决于维生素 A 和类视黄醇，当维生素缺乏时，细胞会发生异常，导致一种严重的干眼综合征。另外，杯状细胞会发生聚集现象，如在睑结膜形成隐窝（Henle 隐窝）处，还在角膜缘球结膜鼻侧几毫米处（Manz 腺）。

除了杯状细胞，还有其他类型的结膜上皮细胞，根据超微结构划分：分泌上皮细胞根据分泌颗粒含量和是否有高尔基复合体分为成熟型和不成熟型。相反，其他含有丰富粗面内质网（RER）和（或）线粒体内容物的细胞，主要参与转运和上皮再生。研究认为不同区域细胞周期动力学的差异是 Marx 线形成的基础（见上文）。

2. *结膜基质富含血管并且含有房水静脉* 结膜基质具有淋巴样的浅层和富含血管网状组织的深层，作为眼内循环和眼球眼睑外循环的分水岭；前房的废物通过这些血管被运输到前耳引流淋巴结和颈部静脉引流系统。

三、眼睑

眼睑的功能是保护角膜和附属器，其结构具有高度特异性以便能较好地贴覆在眼球表面（参见第 1 章）。眼睑位置异常，如在沙眼中眼睑瘢痕变形导致角膜暴露、溃疡甚至致盲（参见第 7 章）。

眼睑闭合对泪液的脂质层有压缩作用，所以在睑缘的厚度增加到 1.0mm。睁眼时，脂质沿下眼睑向上播散开形成脂质双层，其磷脂上的亲水基团与泪膜的水相相互作用。上睑中的“睑缘刷”区域是从 Marx 线延伸到上睑睑板皱襞。这个区域异常可致“睑缘刷相关角膜上皮病变”。可使用眼睑张力计测量眨眼时产生的眼睑压力，以确定是否存在上述病变（Yamaguch & Shiraishi，2018）。

眼睑运动是由第Ⅶ对脑神经支配运动功能，第Ⅴ对脑神经通过机械作用力产生传入功能，如眨眼反射（参见第 1 章）。

眼睑含有副泪腺（穹窿的 Krause 腺和睑板缘的 Wolfring 腺）、分泌黏液的特异腺体（分泌 MUC4，在发育过程中对眼睑打开发挥重要作用，而不是杯状细胞型 MUC5AC，见上文）和有助于泪膜形成的睑板腺。睫毛及其毛囊、汗腺也是眼睑重要的特异性结构，主要是防止异物进入眼睛。

睡觉时眼睑闭合不全可能是生理性的。眼睑闭合同时受核上反射和学习性 / 条件性（小脑）控制。

第五节　角膜和巩膜

眼球的外层（角膜 / 巩膜）是一层坚韧的不可压缩的结缔组织，能承受相当程度的变形及压力。

一、角膜

透明的角膜是眼睛主要的光学元件，聚焦光线于视网膜上。角膜的细胞、细胞外基质及与机体其他不透明的使光线发生散射的组织具有相同的化学成分。光线在不透明组织中的折射是由于基质成分间的折射指数（RI）的差异较大，如胶原 RI=1.55（干燥状态），糖胺聚糖 RI=1.35。角膜的透光性取决于组织中细胞和基质的有序排列，从而减少了 RI 的差异。

1. 相对的无细胞和基质结构决定了角膜的透明性

（1）上皮细胞：有 6 层细胞厚的复层细胞上皮（参见第 1 章），是角膜透光的第一层折射面。角膜吸收光的特性大部分发生在该层，主要是吸收一些短波长的光。但是，大部分可见光可以穿透角膜上皮层。

上皮细胞是典型的表达角蛋白的上皮细胞，含有能识别细胞膜成分（如纤连蛋白、层粘连蛋白和胶原）的整合素受体。角膜上皮细胞表达特定的一对角蛋白，即 55/64kDa 的蛋白（K3/K12）。54kDa 的蛋白质可能在炎症性眼病中发挥作用，64kDa 的蛋白质有助于区分中央角膜和角膜缘干细胞（见下文）。K12 可能对角膜上皮细胞间连接有重要作用，敲除 K12 的小鼠易于出现反复角膜上皮糜烂（角膜上皮细胞丢失）。

细胞的有序排列使得角膜中折光界面少，最主要的界面位于基底细胞和基底膜之间。半桥粒影响细胞和基底膜的黏附。半桥粒通过固定锚定纤维带锚定在角膜前基质，这个锚定纤维带（知识关联 4–4 和图 4–26）穿过基底膜进入致密交织的胶原纤维网，即 Bowman 层（参见第 1 章）（图 4–44）。Bowman 层约 12μm 厚，由Ⅶ型胶原纤维组成。此外，跨膜ⅩⅦ型胶原支撑着这些基底细胞的黏附。

上皮细胞是液体转运的有效屏障，主要通过广泛的紧密接触和紧密连接复合体构建。

屏障主要位于表层上皮细胞，主要通过高表达的紧密连接蛋白调节。这个位置有大量的点状桥粒，位置不同桥粒蛋白含量不同。例如，在角膜缘上皮细胞底层没有桥粒核心蛋白和桥粒蛋白聚糖，这可能在作为假想的干细胞中发挥作用。角膜缘干细胞来源于周边角膜上皮的干细胞龛或干细胞微囊。

（2）影响角膜透明性的基质因子：胶原。人角膜

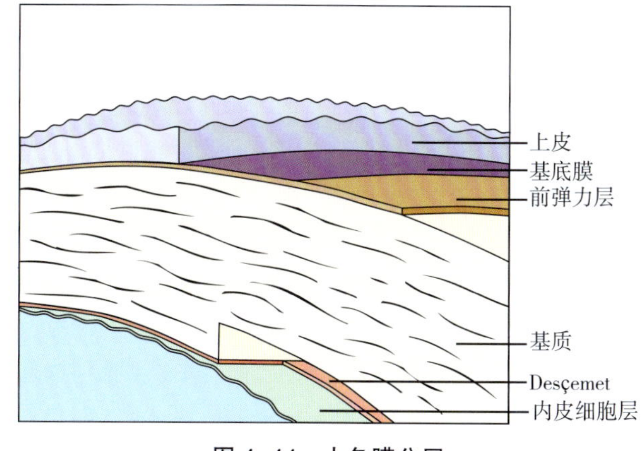

图 4–44　人角膜分层

前基底膜、Bowman 层（前弹力层）、基质层、Desçemet 膜（后弹力层）和内皮细胞层（引自 Last et al.，2009）

中基质占 90% 的厚度，所以其也对角膜组织的光学特性发挥重要作用。角膜中有多种不同类型的胶原。除了正常基底膜的Ⅳ型胶原、上皮细胞及内皮细胞层的Ⅷ型胶原，Bowman 层和 Desçemet 膜这两个特异性的角膜区域还含有其他基质没有的胶原。Bowman 层是致密的Ⅰ型和Ⅵ型胶原，基质中Ⅲ型胶原含量高，还含有硫酸软骨素和角质素。Desçemet 膜含有大量的胶原蛋白（Ⅵ型、Ⅷ型、Ⅸ型和Ⅻ型）排列成格子样。这使得角膜有弹性和可变形的能力，同时还保证了高透光性。Desçemet 膜还赋予角膜基质弹性，是正常眼压的主要抵抗力。最近，随着板层角膜移植术的发展，通过使用气泡将角膜基质层与内皮层分离，在 Desçemet 层前面又发现了一层结构，即 Dua 报道的 pre–Desçemet 层）（Dua，2013）。

角膜基质内Ⅰ型胶原（占基质胶原的 50% ～ 55%，见第 1 章）纤维的规则排列，对角膜的透明性起重要作用。角膜内并不发生明显的光散射是因为纤维直径没有超过 30nm，纤维间距在 55nm 左右。只有不同屈光界面区域大于 200nm 时才会发生光散射，如当角膜水肿时。Bowman 层中随机排列的Ⅰ / Ⅴ / Ⅲ型胶原纤维也很薄且透光。在基质形成的早期阶段，如伤口愈合过程中，Ⅲ型胶原蛋白通常呈不规则沉积，这可能解释了 Bowman 层中胶原纤维的随机排列现象。

角膜基质中还有Ⅴ型胶原（> 10%）和Ⅲ型胶原（1% ～ 2%），其余为Ⅵ型胶原。Ⅰ型、Ⅲ型和Ⅴ型胶原都是纤维型胶原，Ⅵ型胶原在螺旋形蛋白骨架的 C 端和 N 端都有较大的非螺旋球状多肽（表 4–2）。胶原纤维都是异型的（同时含有Ⅰ型和Ⅴ型胶原），Ⅴ型胶原被认为能启动纤维形成并调节纤维厚度（图 4–45）。但

是纤维厚度也取决于基质糖胺聚糖的特性，尤其是特异性蛋白聚糖（见下文）。

胶原纤维板层是平行排列的，相互走向呈夹角（参见第 1 章）。除了体积小，其厚度一致可能也是透光性的主要因素之一。中央角膜纤维的平行排列延伸至周边角膜，周边角膜的纤维呈向心排列和相反走向的纤维及周围纤维融合共同形成角膜缘的网状结构。近期，有学者提出巩膜胶原纤维跨过周边角膜时呈曲线，起到固定纤维的作用，可以使周边角膜扁平（图 4-46）。这赋予周边角膜一定力度，维持其曲率和光学特性。

胶原纤维成束、成组，也可成片状（如在肌腱中）排列。在自然状态下呈波浪形或“卷曲”状，眼内胶原也是如此。偏振光显微镜观察到卷曲的胶原（图 4-47）可作为衡量整体生物力学强度和抵抗拉伸或外力能力的指标，也可反映高眼压下眼球的硬度。与中央角膜相比，周边角膜和角膜缘的卷曲参数（如波浪状和扭曲度）不同，表明这些区域的生物力学特性存在显著差异。

（3）糖胺聚糖：角膜基质的独特性在于不含透明质酸，而在角膜缘向着巩膜方向，透明质酸浓度逐步增加。角膜主要的糖胺聚糖是硫酸角质素，在中央角膜存在非硫酸化的软骨素，到周边角膜，硫酸软骨素成为第二主要的糖胺聚糖。4- 硫酸软骨素和硫酸皮肤素含量相当，许多人认为硫酸皮肤素是角膜基质中第二主要的糖胺聚糖成分，而不是硫酸软骨素。

角膜糖胺聚糖以蛋白聚糖的自然形态存在；在角膜中有 4 种形式：核心蛋白聚糖、光蛋白聚糖、角膜素和垂体分泌蛋白 mimecan。核心蛋白聚糖和光蛋白聚糖缺

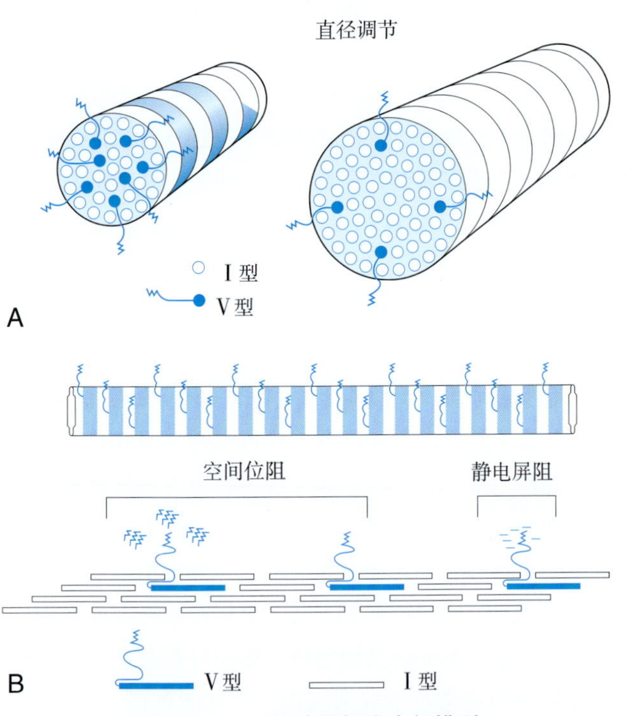

图 4-45　Ⅴ型胶原纤维直径模型

A. 角膜内的胶原纤维含有大量直径小的Ⅴ型胶原。其他组织中的纤维含Ⅴ型胶原较少，而且直径较大。实验性地减少Ⅴ型胶原可产生具有低Ⅴ型胶原组织特征的纤维。B. Ⅴ型胶原可能限制了纤维生长的基质。Ⅴ型胶原 N 端处于纤维表面，当累积足够数量后，会阻断胶原单体的进一步黏附，从而抑制其直径的增加。N 端区域较大，含有部分酸性氨基酸残基，因此可能是通过空间位阻和（或）静电屏阻效应影响该阻断过程（图片由 David E. Birk 提供）

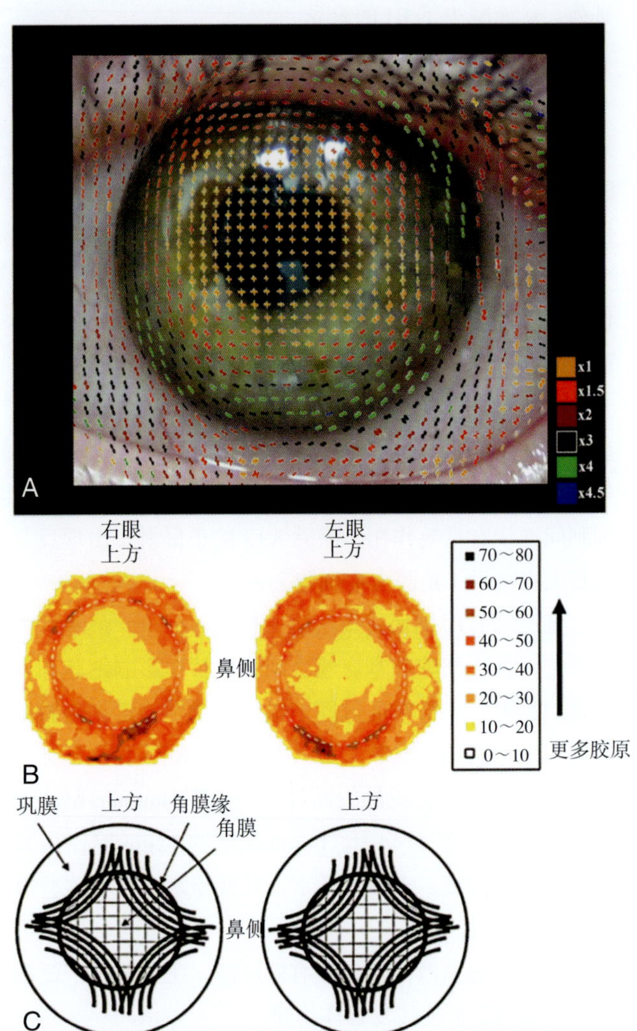

图 4-46　A.X 线衍射数据表明人角膜、角膜缘和前部巩膜的基质胶原板层的走向。X 线矢量图（彩色图示）反映了胶原对齐的程度。B.X 线散射密度表明同一个人角膜周边对齐板层的分布。角膜缘用断点线标注。注意左眼和右眼的对称性。C. 理论模型表明板层的网状结构和此基础上建立的数据见 A 和 B。周边角膜通过分离和交织使得板层方向改变（改编自 Meek & Boote，2009）

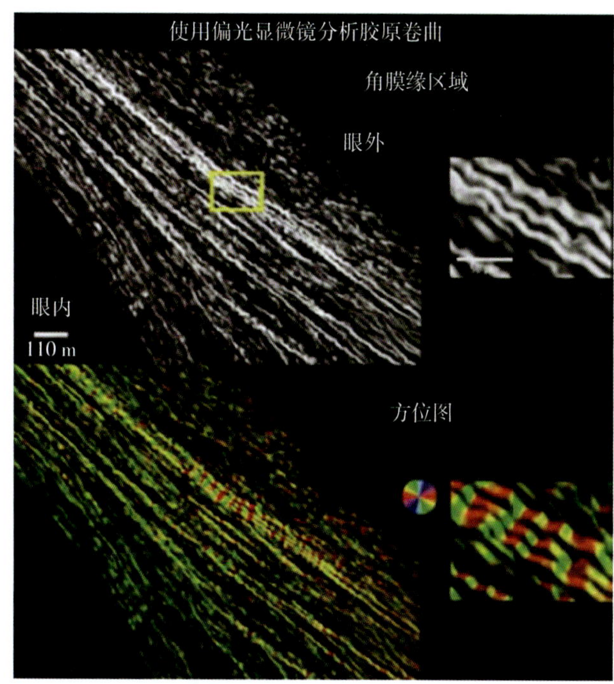

图 4-47　使用偏光显微镜（PLM）分析胶原卷曲
角膜缘区域（L）的宽视场视图显示了胶原纤维中的波浪状图案，通过方向颜色图来强调。更高放大倍数的图像（R）显示了纤维的周期性波浪形（引自 Jan et al.，2018）

乏的小鼠由纤维排列不规则导致角膜透明度降低，而角膜蛋白维持着整个角膜的厚度，垂体分泌蛋白 mimecan 也有部分类似作用。角膜硫酸皮肤素和硫酸角质素被认为是一组小的非聚集型蛋白聚糖（小的富含亮氨酸的 PG 也认为是 SLR）。

蛋白聚糖的核心区域是其连接位点，与硫酸角质素的连接点是 *N*- 乙酰葡萄糖胺和核心蛋白中天冬酰胺间的 *N*- 糖苷链。分支寡聚糖结构末端含有岩藻糖和甘露糖，而硫酸软骨素中含木糖残基。

通过三聚氰胺蓝和氯化镁严格控制浓度（关键的电解质浓度）（3.0mmol/L）所得到的蛋白聚糖和胶原纤维间的相互作用已经被广泛报道。硫酸皮肤素蛋白聚糖和硫酸角质素蛋白聚糖在特异性结合位点与胶原结合（每个蛋白聚糖一个结合位点），表明这些位点对于纤维的空间结构和纤维间的空间结构至关重要。硫酸角质素黏白聚糖可能结合在胶原纤维的阶梯区，而硫酸皮肤素结合在纤维间隙区（知识关联 4-9）。

不同种属有不同的结合区域，如大鼠。因此，蛋白聚糖与胶原相互作用的多种变异可能和角膜透明度相兼容，但是 SLR 是必需的。人体组织的研究建立此模型用于解释每根胶原纤维与 6 个蛋白聚糖排列形成规则的六边形，与相隔的纤维相互作用（图 4-48）。

知识关联 4-9　组织蛋白聚糖的构成

胶原基质内蛋白聚糖的组织结构如下所示：硫酸角质素蛋白聚糖（KS-PG）双聚体维持纤维间的外侧距离，而硫酸软骨素通过贯穿 3 条纤维调节纤维的整体纵向排列（A）。蛋白聚糖直接与胶原纤维结合，可能是通过小胶原，如Ⅴ型和Ⅵ型胶原结合，它们与Ⅰ型胶原纤维共同分布，并且含有与蛋白聚糖相互作用的非胶原性多肽结构域（A 和 B）。

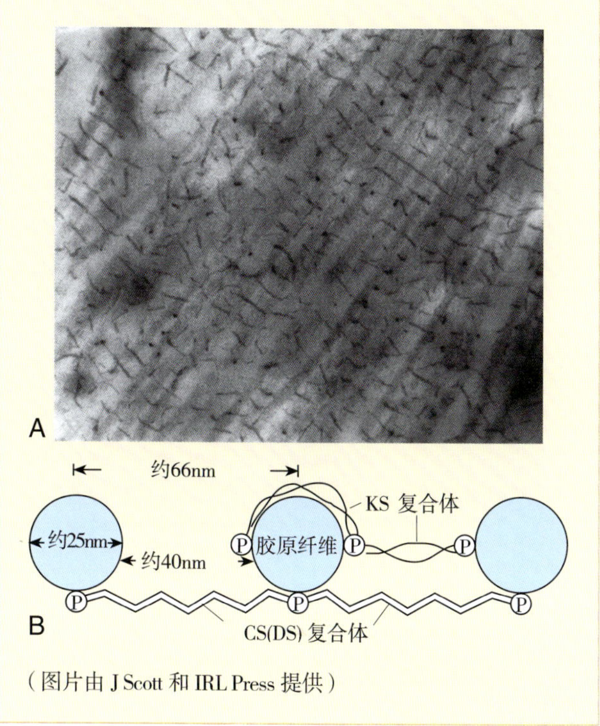

（图片由 J Scott 和 IRL Press 提供）

（4）膨胀压力和水合作用：80% 的角膜是含水的，显著高于其他组织，如巩膜为 70%。尽管如此，若将角膜放入盐溶液中，角膜基质仍会继续吸收水分（这很好地阐释了受伤、撕裂的角膜变得水肿和不透明的原因）。角膜基质的吸水特性是由于含有大量的糖胺聚糖。角膜被描述为“一个锁水的、由纤维和可溶性高分子组成的三维网状组织”。角膜有膨胀压和用于维持压力的泵（内皮）。膨胀压可以产生一定水平的纤维间压力，这可能也是胶原纤维维持其正常排列的生物物理机制。此外，膨胀压本身可能激活氯离子通道和其他转运载体，共同维持房水中离子过量的平衡。

角膜的膨胀压是一个非常重要的临床概念，人们也尝试了多种方法，如眼反应分析仪（ORA）来测量膨胀压。眼反应分析仪类似用于测量眼压的眼压计。眼反应分析仪测量角膜的黏滞性，主要反映角膜组织的生物力学特性、基质的黏性及对形变的相关反应。然而，尽管眼反应分析

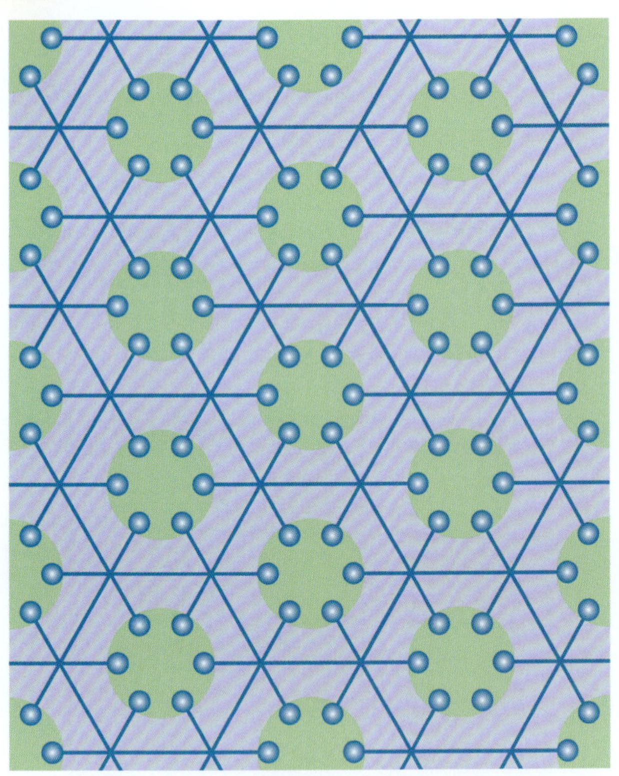

图 4-48 角膜胶原网新模型中的基本成分

沿圆周的相同距离处，蛋白聚糖的 6 个核心蛋白分别黏附于六边形排列的胶原纤维上。蛋白聚糖中可被 CB 染色的糖胺聚糖与其第二个最近的胶原纤维相连接形成围绕每一个胶原纤维的环形结构（引自 Muller et al.，2004；经 Elsevier 许可使用）

仪和角膜屈光手术操作关系密切，但眼反应分析仪反映的是否是不受眼压影响的角膜的黏滞性尚不确定。然而，肿胀压力会影响整个角膜厚度，间接影响眼压的测量。其他因素，包括糖尿病等疾病也会影响角膜厚度，从而使数据解释复杂化。

（5）影响角膜透明性的细胞成分：角膜细胞。角膜成纤维细胞（角膜细胞）对于维持角膜透明性至关重要，因为它们是基质胶原和蛋白聚糖的来源。虽然基质排列方面的大部分变化发生在翻译后水平，但促使这些变化发生的酶都存在于角膜细胞，在某些特定的情况下诱导这些基因表达（如黏多糖贮积症的角膜不透明和特定的酶类缺乏相关）。角膜细胞功能障碍也可能是角膜屈光手术后角膜上皮下浅混浊（Haze）发生的原因。

出生后早期的胶原更新一般为 24 ～ 50h，但关于成人胶原代谢的信息甚少。对于胶原和糖胺聚糖，体外培养的角膜细胞研究所获得的信息意义不大，因为这些细胞合成了在体内不存在的糖胺聚糖成分。相反，角膜器官培养时产生的一系列糖胺聚糖和体内的更为接近。不同种属的角膜细胞相对于 CS/DS-PG（硫酸皮肤素蛋白聚糖）都先产生 KS-PG，可能是因为角膜相对缺氧状态和无氧酵解更有利于前者的产生。在兔子角膜中，透明性与出生早期 KS-PG 浓度的急速增加密切相关。

角膜细胞还表达一系列角膜“晶体蛋白”，之所以这么命名，是因为它们在透光性中通过降低光散射而发挥作用，而不是因为与晶状体蛋白同源（见下文）。角膜晶状体蛋白是分子伴侣，包括转酮醇酶和醛脱氢酶，它们有助于减少角膜瘢痕形成（Torricelli et al.，2016）

（6）影响角膜透明性的细胞因子：白细胞。角膜的基质和上皮内还含有白细胞，在周边角膜中更常见（参见第 1 章和第 7 章）。这些细胞包括巨噬细胞和树突状细胞，这些细胞和造血干细胞一样对于眼部免疫赦免状态至关重要（参见第 7 章）。这些和间充质来源的角膜缘干细胞不同，角膜缘干细胞存在于角膜上皮干细胞微环境中（见下文）。

（7）影响角膜透明性的细胞成分：内皮细胞。内皮细胞泵决定了糖胺聚糖的水合水平，也决定了角膜透明度。尽管角膜基质的水合水平较高，但仍处于未饱和状态，这种状态是由内皮泵通过把角膜的水分泵入前房来完成的（知识关联 4-10）。这就是所谓的泵 - 漏机制，其依赖 ATP 供能。该模型中氯离子的转运可能是依赖囊性纤维化跨膜转导调控因子（CFTR），这是一种在体内多种液体转运上皮中表达的氯离子通道。

在液体穿过内皮的过程中可能也存在其他基质。包括 Na^+/H^+ 交换蛋白，驱动 Na^+ 和 HCO_3^- 的电子耦联转运。这种“反向转运”通过交换 Na^+（向内）和 H^+（向外），维持细胞内的 pH（知识关联 4-10）。这可能是角膜中液体转运的电 - 渗透概念的一部分。另外，角膜内皮细胞膜还包含一个水转运通道，称为水通道蛋白 1，它参与大部分水分子的转运（见下文晶状体部分），可能也参与了 CO_2 的转运。这个通道可能是被动转运，对基质水含量和内皮细胞体积的突然变化做出反应，而不是发挥基础的生理作用。

角膜中的液体传输也可受代谢影响，如从角膜基质到前房有明显的乳酸浓度梯度，跨细胞单羧酸协同转运体可协助乳酸和水的整体转运。

（8）角膜水分向外转运是个双向过程：除了把基质中的水向前房转运，还有向上皮和泪液转运的离子和水。例如，氯离子泵由多个受体调节，包括与腺苷酸环化酶和钙离子第二信使系统耦联的 β 肾上腺素能受体和 5- 羟色胺能受体，以及蛋白激酶 C 的受体。多巴胺和 α 肾上腺素能受体也可能参与氯离子的转运，但重要的是这些受体系统都与角膜及结膜上皮中表达的 CFTR 氯离

知识关联 4–10 角膜内皮细胞泵

角膜内皮细胞通过 ATP 供能的离子泵从角膜基质向外转运水分。Na^+ 和 HCO^-_3 通过内皮细胞从基质转运到房水中，主要受 Na^+/K^+ ATP 依赖酶和 HCOM–ATP 依赖酶介导，碳酸酐酶可能参与了该过程。Na^+/K^+ ATP 酶主要位于细胞膜，但 HCO^-_3 ATP 依赖酶则位于线粒体，在离子转运中的主要作用可能是产生 Na^+/K^+ ATP 酶所需的 ATP。碳酸酐酶可能参与了 Na^+/H^+ 的反向转运，以维持细胞内的 pH。

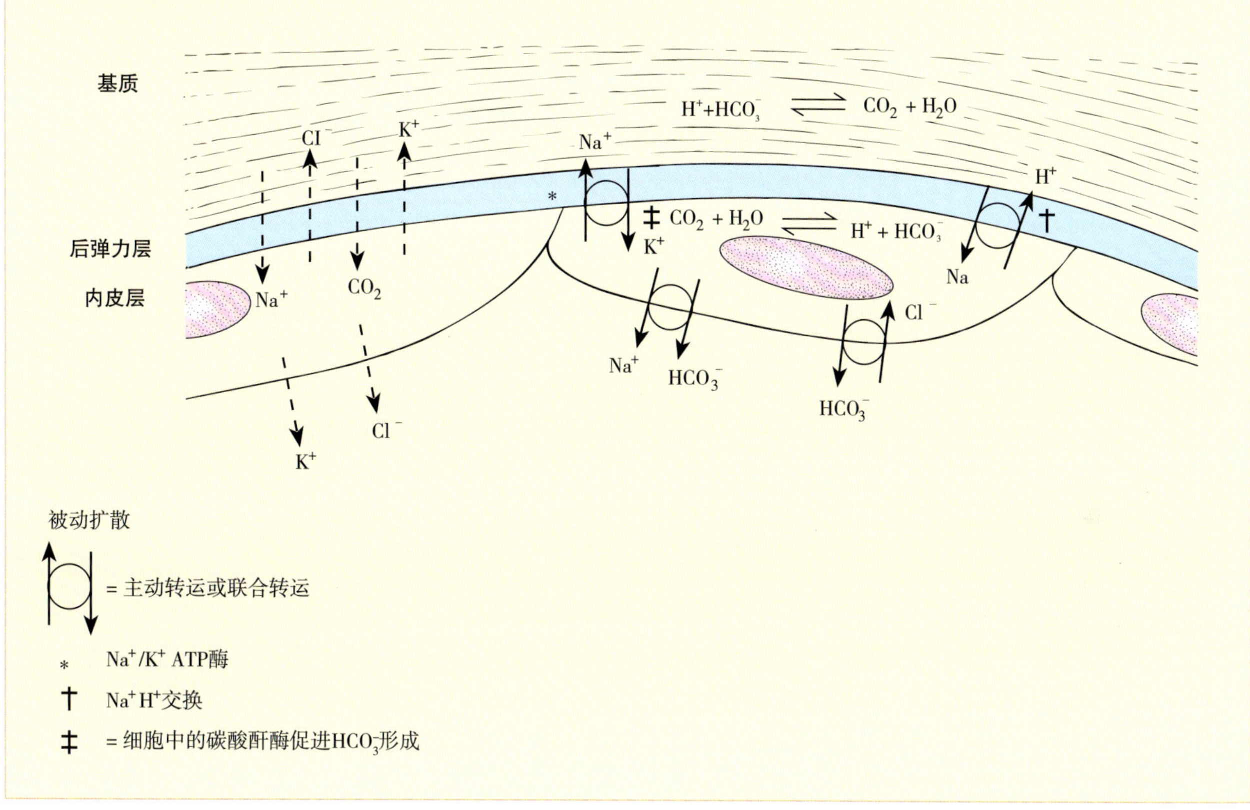

子通道耦联。

通过上皮基底外侧细胞膜上的 Na^+/K^+ ATP 酶和 Ca^{2+}/Mg^{2+} ATP 酶介导的朝向角膜内的离子转运在维持角膜离子电势上发挥作用。Na^+ 从泪液到角膜上皮细胞的转运是沿着浓度梯度，经被动扩散实现的，但是从上皮细胞到角膜基质的过程则是通过 Na^+/K^+ ATP 酶介导的主动转运过程，同时伴随着相反方向的氯离子的转运。该转运也是和 CFTR 通道耦联的。这种转运系统对于类花生酸代谢物 12(R)HETE（复合物 C）（知识关联 4–8）敏感。此外，这种跨上皮细胞的电解质流也造成了角膜从外负内正的电势差（–25 ～ 40μV）。

（9）影响成像的光学因素：角膜的曲率在屈光和聚光及视网膜形成图像的过程中发挥重要作用。即使角膜完全透明，曲率的异常（产生各种规则和不规则的散光）也可以造成图像的扭曲。很多眼睛都有一定程度的散光，因为角膜曲率很少是完美的。这也正是健康人群中存在屈光不正的原因。眼部任何部分的变化均可能会导致屈光不正。角膜病可以引起重度散光，如圆锥角膜（锥形角膜）和角膜伤口的瘢痕，白内障术后的角膜切口，术后可能难以恢复术前的曲率。但是这些情况并不直接影响角膜的透明性，而是通过增加球差和像差及衍射影响成像质量。

2. 角膜细胞的代谢

（1）氧化代谢和葡萄糖的利用：角膜上皮细胞从基质中获取大部分的葡萄糖，并转化成葡萄糖 -6- 磷酸，其中 85% 通过糖酵解途径形成丙酮酸，多数丙酮酸进一步代谢形成乳酸，少部分进入三羧酸循环产生 ATP，作为能量储备。上皮细胞利用葡萄糖的其他途径还包括磷酸戊糖途径，也是形成控制自由基的 NADPH（图 4–29）的主要来源。这是产生还原剂（如谷胱甘肽和抗坏血酸）的主要机制。角膜上皮也有一套特异性的以核铁蛋白为基础的机制，用于减少紫外线诱导产生的自由基对 DNA 的损伤，泪液中的乳铁蛋白在该过程中可能发挥一定作用。

角膜细胞的代谢主要是产生足够的能量供基质成分使用。在稳定状态下，角膜基质细胞的代谢并不活跃。基质中乳酸产生较多，可能参与内皮细胞水分的转运。

内皮细胞需要大量能量来维持 ATP 酶依赖的内皮泵，约是角膜上皮细胞活性的 5 倍。内皮主要的代谢途径是无氧酵解，三羧酸循环和磷酸戊糖途径也是重要的途径。

（2）角膜的氧利用：上皮细胞以每小时 3.5 ～ 4.0ml/cm^2 的速率从泪膜中获取氧气。内皮细胞和深基质的细胞从房水循环中获取氧气。因此，角膜功能和健康状态取决于眼表的局部状态和系统性因素，如心肺功能。

氧是通过三羧酸循环消耗的，酶分子的葡萄糖产生 36 ～ 38 分子的 ATP。细胞利用三羧酸循环还是糖酵解途径，主要取决于组织对能量 ATP 的需求量。因此内皮细胞比上皮细胞更需要三羧酸循环。此外，酸过多时角膜的氧耗会增加近 2 倍（如戴角膜接触镜时），可能是由于 pH 调节机制（包括 Na^+/K^+ 交换，进一步刺激了 Na^+/K^+ ATP 酶的活性）的结果。

如上所述，过量的氧如果转化成为超氧自由基并进一步形成过氧化氢（知识关联 4-6 和图 4-33），对于机体是有害的。在角膜上皮和内皮细胞中，还原系统包括谷胱甘肽和它的两种酶（谷胱甘肽还原酶和谷胱甘肽过氧化物酶）都依赖于 NADPH 的产生，也依赖于糖的供应。当角膜细胞内的谷胱甘肽量降低 1/3 时，角膜透明度和液体泵的能力会显著下降。值得注意的是，由紫外线或碱性损伤引起的氧化应激可以通过局部应用分子氢溶液来预防（Cejka，2017）。

房水中含有大量的 H_2O_2，可能是由于房水中抗坏血酸的利用使得氧含量减低。自由基损伤角膜内皮细胞可以引起细胞凋亡，可能是内皮细胞数随年龄增长而减少的原因之一。小分子 GTP 酶（见图 4-3 整合素信号转导中的 Ras、Rac 和 Rho 小分子 GTP 蛋白酶）与多种眼部疾病有关，包括角膜内皮细胞死亡，而 Rho 激酶抑制剂作为新的治疗方法正在评估中。

治疗干预如白内障超声乳化或屈光手术角膜交联都会导致产生自由基，从而对角膜产生损害。

在角膜上皮细胞中存在多数神经递质的受体和激动剂，它们可能参与养分利用和调控。另外，角膜神经支配丰富，这些受体和激动剂也可能对健康的神经营养环境起到一定作用，可防止神经源性角膜疾病。

（3）接触镜对角膜生理功能的影响：角膜接触镜是用于矫正屈光不正以实现正视的常见光学器件。泪膜湿润接触镜的两个表面（图 4-49），受到影响的主要是角膜上皮细胞。角膜上皮细胞层主要通过泪液获取氧，通过房水循环及角膜缘血管中获取糖（见下文）。接触镜减少了角膜上皮细胞对氧的直接摄取，因此促使从有氧代谢转变为无氧代谢。由于戴接触镜使得角膜中本来较高的乳酸水平翻倍，CO_2 水平也增加。这样的酸化程度的增加也干扰了基质的脱水过程，从而对基质水合产生直接影响（见上文）。

硬性角膜接触镜通常是由聚甲基丙烯酸甲酯（PMMA）制成的，对于角膜功能有显著影响，并且限制了氧的应用，还减少了糖原的储存，但并没有减少糖的利用。研究表明，硬性角膜接触镜导致的需氧酶类（如己糖激酶）的抑制减少了角膜对葡萄糖的直接利用。因此，长时间戴硬性角膜接触镜是不可取的，会影响代谢从而导致角膜透明度的损害。软性角膜接触镜是由聚甲基丙烯酸羟乙基（HEMA）、聚合物（HEMA/ 乙烯基吡咯烷酮）、硅酮或其他相似材料制成的，该材料对氧和 CO_2 有高通透性，可以长时间戴。但也会造成一定程度的乳酸累积，长时间戴可能会对内皮细胞产生影响。HEMA 材料制成的接触镜是亲水性的，硅胶制成的接触镜是疏水性的，相比而言，后者的蛋白沉积更少但是蛋白变性更多。然而硅胶材料更容易出现角膜炎症。接触镜制造商在持续生产新的仿生的氧含量高的接触镜（高达 59%），以求能维持角膜的正常生理功能（水凝胶镜

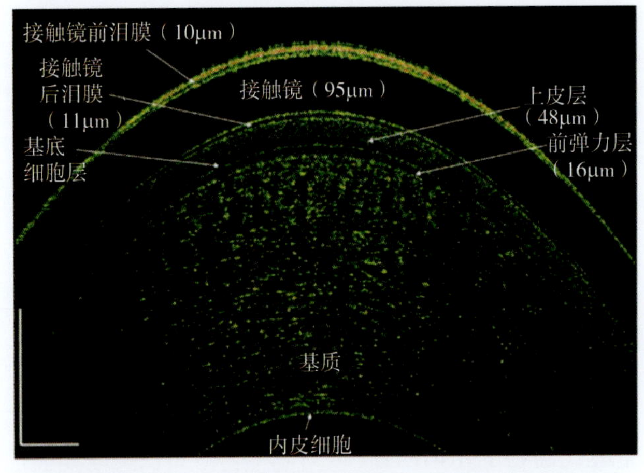

图 4-49　中央角膜超清光学相干断层扫描图像

使用 Pure Vision（博士伦，罗切斯特，纽约）滴用人工泪液后的接触镜。中央角膜用 6mm 扫描的水平线。滴用人工泪液后立刻拍摄图片。上皮，包括基底细胞层和前弹力层，接触镜前和接触镜后的泪膜都显示清晰。总角膜厚度测量为 526μm。标尺 =250μm［经许可转载自 Wang J，Jiao S，Ruggeri M，Shousha MA，Chen Q. *In situ* visualization of tears on contact lens using ultra-high resolution optical coherence tomography. Eye&Contact Lens 2009；2：44-49）（Wang，2011）］

片）。另外，会融合新的材料到接触镜中，如聚乙二醇，交联的透明质酸也在考虑之列，以便提供更好的生物相容性。

有一种折中的角膜接触镜是透气的硬性角膜接触镜，其降低了 PMMA 的毒性，同时具有高透气性。多数接触镜及其材料可根据其氧流量进行评价，氧流量通常由 DK 的大小决定。

$$\text{氧流量} = DK/L \times \Delta P$$

其中，D 代表扩散系数，K 代表溶解度，L 代表接触镜材料的厚度，ΔP 代表材料两侧氧分压的变化。HEMA 和 PMMA 氧流量较低，而水凝胶和硅酮的氧流量较高。若考虑其透气性，接触镜的厚度和 DK 系数决定了接触镜的适用性。在设计接触镜时，真正能够到达角膜的氧气量是最重要的因素，多数从业医生以接触镜的氧通透性能作为描述指标。

接触镜可能对角膜上皮产生不良影响，导致角膜变薄，半桥粒密度和锚定纤维数量下降，从而降低角膜上皮与基底膜的黏附力。这也可能是低氧通透接触镜对基底上皮细胞增殖的直接效应，这一点在长时间戴水凝胶接触镜的人群中尤为常见。在部分严重病例中，过度应用接触镜会导致上皮水肿和点状上皮糜烂等角膜病变。硬性角膜接触镜通过对角膜上皮和部分黏液层的影响，也会导致泪膜的不稳定。戴角膜接触镜还会诱发角膜基质（变厚）和内皮细胞的改变（不均一增大）。由于接触镜是异物，其本质上具有促炎性质（Efron，2017）。

尽管如此，接触镜的制造和使用仍在不断创新中，包括保护角膜缘干细胞的接触镜集成紫外线过滤器（Notara et al.，2018）、检测癌症等疾病的生物传感器（Tseng et al.，2018），以及屈光治疗中晚上戴接触镜以改变角膜屈光等。

3. 角膜的细胞更替和伤口愈合

（1）上皮细胞：通过基底层细胞的有丝分裂更新。然而，上皮擦伤后，上皮缺损区旁基底上皮的第一反应是以单细胞厚度的扁平细胞在基质中移行。半桥粒和细胞间连接逐渐重新形成，较表浅的细胞翻过邻近的细胞到缺损区，从而快速修复上皮缺损。

然而，“confetti”小鼠体内研究表明基底细胞的增殖可能是填充角膜缺损的主要机制（Park et al.，2019）。基底细胞的进一步增殖通常伴随着神经末梢在伤口边缘的重新定位，促使新分裂的细胞向 5 ～ 7 层成熟上皮细胞分化。角膜上皮缺损的修复在临床上通过角膜荧光素染色是可视的。从最初伤口的边缘到中央，角膜中央的地图形缺损中填充着荧光素钠。

上皮细胞的移行是通过细胞骨架和细胞形态的改变进行的，主要包括肌动蛋白－肌球蛋白纤维的重新分布和肌动蛋白结合蛋白（如 E- 钙黏蛋白）的改变，它们通过生长因子的基因调节。细胞的移行也依赖于通过细胞表面整合素与基质成分（如纤连蛋白 / 层粘连蛋白和胶原肽）产生的细胞间信号。当正常基底膜尤其是层粘连蛋白成分缺失时，角膜上皮细胞表面的纤连蛋白 / 层粘连蛋白可能促使愈合加速。

上皮细胞与基底膜和 Bowman 层的黏附正常状态下是通过半桥粒、致密板和锚定Ⅶ型胶原的纤维来调节的（图 4–26）。但是，在重新上皮化（18h）的早期，半桥粒形成，而后所有超微结构修复后再消失。这也解释了在角膜 Bowman 层 / 浅层基质损伤时发生的反复角膜糜烂的情况。在修复角膜上皮缺损时蛋白水解活动也很重要，尿激酶型纤溶酶原激活物和基质金属蛋白酶类也参与其中。

（2）角膜缘干细胞：上述过程描述了角膜上皮磨损后的修复。但是角膜上皮细胞持续更新（老鼠的整个角膜上皮更新周期是 7 天）是在角膜缘干细胞的控制下进行的，角膜缘干细胞在角膜缘 Vogt 栅的干细胞微环境中存在的（图 4–50）。部分角膜上皮细胞的更新发生在角膜基底层到表层，细胞更新的主要来源是角膜缘干细胞。角膜缘受到严重损伤的患者，如化学烧伤，因干细胞缺乏，容易发生角膜结膜化，结膜上皮细胞和基质组织及血管移行到角膜填充缺损区。结果是角膜变混浊，甚至致盲。通过促细胞生长，如上皮生长因子和维甲酸的应用来促进角膜修复并未取得很大意义上的成功。

主要难题在于分离出足够纯净的活体角膜缘干细胞群体，这些细胞没有特定的细胞标志物。目前使用的表面标志物包括 Wnt7A、CDH3、CK14/15、ABCB5 和 CD200（Bojic et al.，2019）。尽管存在困难，一项多中心临床试验已注册招募（异基因 ABCB5 阳性角膜缘干细胞治疗 LSCD @clinicaltrials.gov）。

（3）基质：累及角膜基质的伤口可能是偶然的或刻意的。直接的影响是导致角膜裂口并引起此处糖胺聚糖从泪液中吸水而膨胀，进而引起局限性混浊（光散射），并启动角膜修复伤口的一系列反应，主要包括伤口内纤连蛋白的沉积，伤口的快速上皮化和角膜细胞分裂的激活，以及糖胺聚糖和胶原的合成。在角膜伤口愈合早期，侵入基质的角膜上皮细胞会发生上皮－间质转化（EMT），并高表达 α- 平滑肌肌动蛋白，发生（任意伤口中可以见到的）胶原和糖胺聚糖（如透明质酸、Ⅰ型和Ⅲ型胶

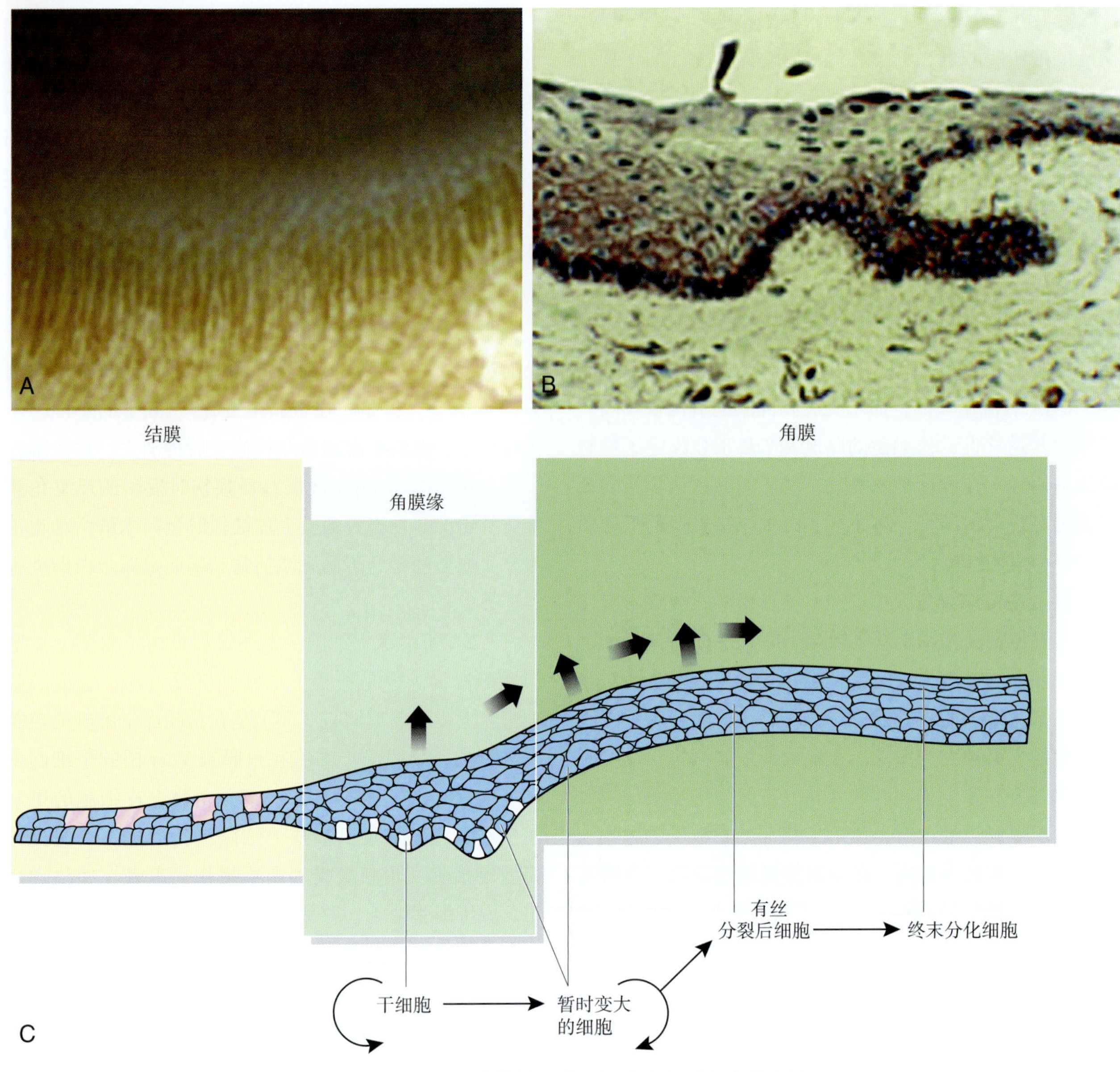

图 4-50 位于角膜缘的角膜干细胞和暂时变大的细胞

干细胞（白色）绝大部分位于基底角膜缘上皮，在 Vogt 栅的上皮乳头状凸起的底部。暂时变大的细胞出现在角膜缘和周边角膜的基底上皮。有丝分裂后和终末分化的细胞组成了角膜的上基底和浅层上皮（引自 Schlotzer-Schrehardt & Kruses，2005；经 Elsevier 允许使用）

原及基质糖蛋白）的沉积。此外，纤维蛋白的大小和排列也不规则，从而进一步加重角膜混浊。严重的损伤中，角膜混浊会永久存在；但是小的、有限的伤口则可以通过产生正常的角膜基质成分而恢复透明。

角膜的手术切口不仅旨在最小化伤口相关的角膜混浊，也要减少由角膜形变引起的散光。医生治疗白内障时逐渐在用很小的切口摘除晶状体，最近的创新是用 OCT 引导的飞秒激光手术，这样激光被用来在晶状体囊膜上而不是角膜上做切口。由于角膜曲率反映的是角膜周围纤维的张力（图 4-46），重建正常曲率是不可能的，除非通过手术对抗原有的切口，这就是屈光手术的原理。最初，部分厚度的放射状角膜切开通过对周边角膜的松解切口来释放周围的张力，因此使得角膜曲率变平。不同的激光手术，如氩 -F1（准分子，激发二聚体）、紫外线激光能量和最新的飞秒激光都用来制作精准的角膜前基质的切削，在掀起中央的角膜瓣后直接切削组织。切削是通过热反应中光子 - 光子间的相互作用形成的，或是光切削作用，直接切断交联的胶原纤维。原位角膜激光切削是指通过提起角膜瓣激光切削暴露的角膜基质床，然后放回角膜瓣（免缝）来重塑角膜形态（通常扁平）。这些手术和传统的角膜手术切口都会在正常状态下完全上皮化，上皮细胞移行到伤口的深处，有时产生更多层的细胞。

屈光手术量不断增加，技术也不断革新，可结合高精准的方法，如眼球追踪系统来控制切口。波前引导的手术和前节 OCT 相结合是前沿的扩展领域。波前技术描述了光学系统的基本特性，如在天文学领域，光学系统的基本特性可用高阶和低阶来描述，眼睛也是采用这样的分析方法。例如，正常眼看到的图像可能由三个原因发生模糊：光散射、衍射和光学像差，如色差或球差。通过波前技术能选择性地对单色来源的光学像差如近视进行分析，并通过波前引导的 LASIK 治疗。

屈光手术包括屈光性角膜成形术（PRK）、LASIK 和全层穿透性角膜移植，都会发生严重的散光和逐渐进展的、切口的角膜扩张等并发症。还可以选择其他方法来恢复角膜正常曲率，包括地形图引导的激光手术，还包括由核黄素和紫外线诱导的胶原交联。胶原交联可以帮助加固基质床（图 4–51）。它已被用于治疗圆锥角膜、角膜扩张和一些角膜炎。标准方案（Dresden 方案）是去除角膜上皮，如果术中保留角膜上皮则效果较差。该手术的长期结果目前尚不清楚。

（4）内皮细胞：即使发生如角膜穿通伤类的损伤，人的角膜内皮细胞正常状态也不会发生有丝分裂。随着年龄的增长，内皮细胞数逐渐下降，伴随着体积增大和形态变化（多巨形改变）。内皮细胞应对直接损伤时会变大，细胞会滑行，如同在早期上皮细胞移行一样。如果内皮细胞丢失过多会导致细胞层不能维持正常的泵功能，角膜会吸水（失代偿）从而变得混浊。抑制小分子 GTP 酶 Rho 激酶可能促进角膜内皮的修复。

（5）血管：正常的角膜是没有血管的，在角膜缘有少量血管。在角膜伤口或感染性溃疡愈合过程中，结膜或深层巩膜上皮血管丛的血管可以越过角膜缘侵入周边角膜。当角膜上皮或基质缺损不能正常愈合时，通常是因为发生角膜感染或因化学损伤如酸、碱烧伤造成角膜严重的炎症反应，炎症细胞和受损的角膜细胞持续释放蛋白酶，造成角膜基质降解并增加角膜穿孔的风险。基质金属蛋白酶（如基质裂解蛋白、基质降解酶、MMP-9）和纤溶酶原激活物（uPA 和 tPA）及促炎症因子，如白介素（IL）-1、IL-6 和 IL-8，TNF-α 和 TGF-β，巨噬细胞炎症蛋白（MIP）1α、β（CCL3、CCL4）及粒

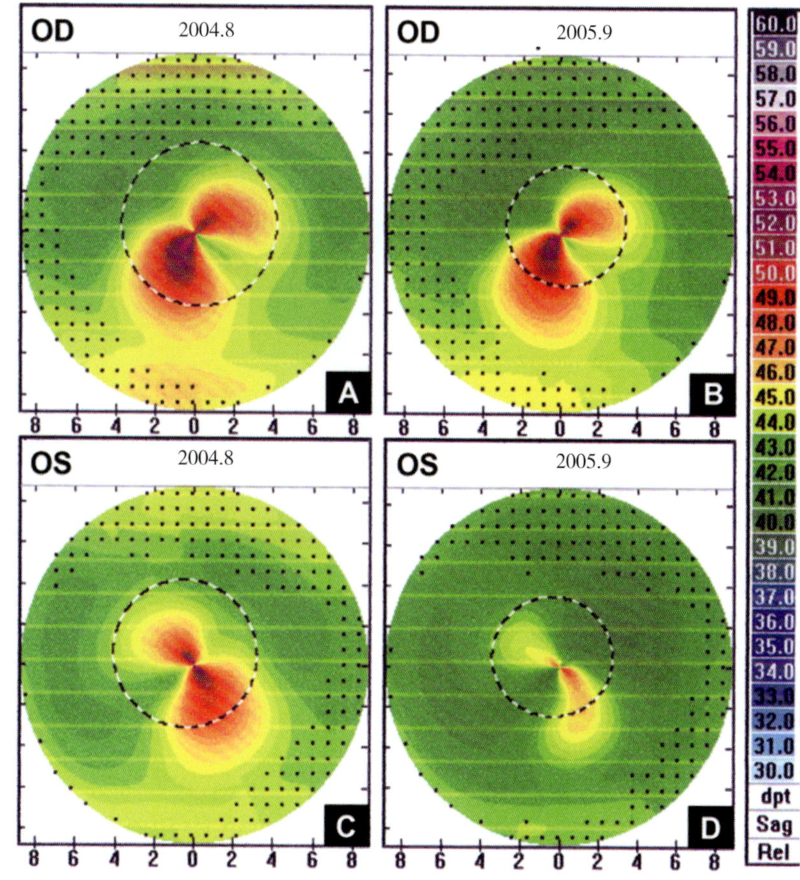

图 4–51　角膜地形图显示角膜交联对角膜曲率的稳定作用（比较右下图和左侧图）（引自 Hafezi et al.，2007）

细胞－巨噬细胞集落刺激因子（GM-CSF/CSF-2）等，都能刺激炎症细胞的进入并启动血管化反应（参见第7章），还会释放生长因子如VEGF、FGF和HGF（肝细胞生长因子），其中VEGF是最活跃的。血管进入角膜伤口或感染区域，促使愈合后的角膜产生混浊的白斑。

炎症也会诱导淋巴管的形成，从角膜缘区域、结膜淋巴管前体发出，尤其是在角膜单纯疱疹病毒感染后，淋巴管参与了所有免疫反应。淋巴管的形成是由VEGFC诱发的。在炎症期同时也会释放血管生成抑制剂，包括内皮抑素（一种XⅧ胶原的降解产物）和其他胶原、纤连蛋白和K15（纤溶酶原的部分片段）。另外血小板反应素（1和2）与清道夫受体CD36也存在于正常角膜基质中。角膜无血管是在发育过程中决定的，可能是由转录因子FoxC1控制。转录因子FoxC1调控发育过程时发生突变，会出现某些类型的青光眼和其他眼部异常，如Axenfeld-Rieger综合征和Peters异常（参见第9章，知识关联9-2）。

（6）维生素A和角膜：缺乏维生素A会损伤角膜和结膜上皮细胞功能，导致角膜失去光泽，引起Bitot斑、点状磨损和干眼症，可能是由结膜缺乏杯状细胞所致。维生素A（视黄醇）是控制角膜上皮角蛋白表达所必需的，也是细胞表面参与多糖包被的糖蛋白合成所必需的。维生素A的缺乏会造成角膜上皮角化。

维生素A是正常角膜伤口愈合所必需的。单纯小的擦伤或溃疡在正常角膜可以很快愈合，但是在维生素A缺乏的患者中会发生角膜基质溶解（角膜软化症）。实验发现，局部的视黄酸可以逆转由于维生素A缺乏所产生的影响。另外，视黄醇（维生素A）本身促进α_1蛋白酶抑制剂的合成，该抑制剂可以抑制一系列的蛋白溶解酶。维生素A能为体外培养的角膜内皮细胞提供抗氧化的保护作用，而且视黄酸可以促进Treg细胞形成，以控制免疫反应，尤其是自身免疫反应。

在发展中国家，维生素A可由摄入传统的β类胡萝卜素转化而成，但是和其他物质，如番茄红素、叶黄素和玉米黄质等类胡萝卜素相比，转化效率较低。

二、巩膜

由于组织的无细胞性及其基质成分特性，巩膜是不透光的坚韧的组织。

1. 基质成分　巩膜基本没有细胞，只含有少量的成纤维细胞和无分支的横行血管。近期研究表明，巩膜和脉络膜中存在一些具有收缩能力的成纤维细胞（肌成纤维细胞），可能在眼睛的屈光特性中发挥作用。巩膜不透明的原因和角膜透明的原因相反，即Ⅰ型、Ⅲ型胶原纤维的直径和分布都是不规则的。巩膜组织中还有其他小胶原（Ⅴ、Ⅵ、Ⅷ、Ⅻ、XⅢ型）。然而，巩膜胶原纤维仍存在一定程度的规律性排列。利用偏振光显微镜（PLM）的研究表明，巩膜胶原纤维可分为三种排列方式：最内层呈放射状，最外层为环状，中间层则是交织排列的纤维群（图4-52）。有观点认为，这些从巩膜管切线方向插入、长期存在的交织纤维群，可通过其生物力学优势适应眼压的升高。

蛋白聚糖主要是蛋白皮肤素和SLR型硫酸蛋白软骨素，这些蛋白聚糖以类似于角膜蛋白聚糖的方式集中在胶原纤维处。但是，巩膜组织内无硫酸蛋白角质素。巩膜中还存在其他蛋白聚糖，包括聚集蛋白聚糖、PRELP（富含脯氨酸－精氨酸和富含亮氨酸的重复片段）、核心蛋白聚糖和其间分布的二聚糖等。此外，巩膜中蛋白聚糖的含量远少于角膜中的含量，因此其水合程度也要低得多（70%）。与角膜不同，巩膜还含有围绕着原纤维蛋白

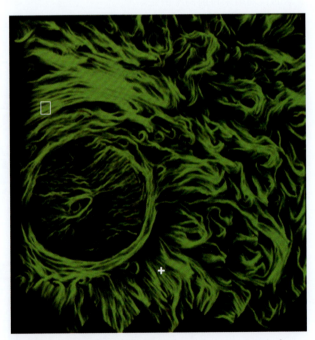

Fig. 4.52 Collagen fibre traces in the optic nerve head of a human eye. The fibre traces help to emphasize the fibre continuity and organization. *(+)* Radial, *(~)* circumferential regions and the less aligned interweaving regions on the right hand side are shown, as well as the fibrous lamina cribrosa, within the canal. (From Gogola, 2018.)★

★图4-52 因版权问题不允许翻译。该图为胶原蛋白纤维在人眼视神经中的轨迹。显示纤维迹线有助于强调纤维的连续性和组织性。（+）显示了右侧的径向、（□）周向区域和不太对齐的交织区域，以及椎管内的筛状纤维板

核心的弹性纤维，在成人中大概占总纤维含量的 2%。

巩膜还含有一定量的大分子聚集型蛋白聚糖，如多能蛋白聚糖、神经聚糖和短蛋白聚糖，与透明质酸相结合。巩膜的细胞外基质成分更新活跃，这可能决定了眼球的形态和大小，从而影响眼球的屈光度。

眼球的前后径随着年龄增长而增长，7 ～ 10 岁的眼球就接近成年人的眼球大小。眼球前后径的持续增加是近视发生的基础，但其具体原因尚不明确。在病理性近视中，可能出现葡萄肿（即后极部巩膜的局部膨出），该区域的巩膜会变得异常薄弱。在严重病例中，脉络膜可能变薄甚至完全缺失。脉络膜可能通过旁分泌作用调控巩膜中胶原蛋白和蛋白聚糖（尤其是透明质酸）的合成，从而影响巩膜的整体形态与尺寸。

2. 大量液体的转运和葡萄膜渗漏综合征　尽管眼内的大部分液体转运通过前房的房角引流和（或）葡萄膜巩膜的筛网结构（参见第 1 章），但是也有相当数量的液体是通过视网膜流向脉络膜的。其中一部分通过正常的脉络膜血管引流（10% 的眼内液体通过涡静脉引流），还有一部分则直接通过巩膜引流。这种跨巩膜液体流动的作用通过抽吸引起的压力将视网膜与邻近的视网膜色素上皮层紧贴在一起，保证了视网膜的相对位置。

跨过巩膜的液体是由蛋白聚糖吸收的。因此，巩膜是通过对水低结合力的蛋白聚糖来维持其正常状态的。在特定情况下，如极少发生的葡萄膜渗漏综合征和小眼球症时，巩膜含有大量的异常蛋白聚糖，尤其是含有硫酸皮肤素的蛋白聚糖，能够结合并储存大量水分，导致巩膜增厚，进而阻断脉络膜静脉回流，引起膨胀和液体潴留。

第六节　葡 萄 膜

葡萄膜包括虹膜、睫状体和脉络膜，是一层连续的组织，主要功能是调节瞳孔大小以适应光学视觉功能，并作为眼球的淋巴血管组织。每个组成部分有其不同的功能。

一、虹膜

1. 生理学　虹膜是由神经外胚层和中胚层组织分化而来，被看作是眼睛视物的镜头光圈，主要通过瞳孔括约肌和瞳孔开大肌（参见第 1 章）发挥作用。瞳孔括约肌是嵌于色素上皮处瞳孔边缘的环形平滑肌。开大肌由一系列高度统一的肌上皮细胞组成，这些细胞是睫状体色素上皮细胞外层的延续。部分学者认为这些细胞可能是肌成纤维细胞，并不含有肌肉蛋白包括肌间线蛋白的所有成分。睫状体的无色素上皮细胞与虹膜后色素上皮相延续（参见第 1 章）。在睫状体边缘和瞳孔括约肌附近嵌入部位之间，开大肌在多处侧向插入到虹膜基质中，从而在瞳孔散大时拉动虹膜。

瞳孔的功能：①调节进入眼睛的光线总量（当瞳孔从 2mm 散大到 8mm，进入瞳孔的光线量增加 16 倍）；②增加近距离视物的像深；③降低光学偏差。这些功能由光反射和近反射调节，其神经通路涉及副交感神经（收缩）和交感神经（扩大）机制（参见第 1 章和第 5 章）。异常大的瞳孔被认为和近视的发展有关，可能会导致光学像差增加。

虹膜的神经肌肉连接对药物直接刺激非常敏感，这些药包括缩瞳药（胆碱能药物、交感神经拮抗剂）和散瞳药物（抗胆碱能药物和交感神经药物）（参见第 6 章）。另外，诱导突触末端释放神经递质的药物（如氮芥刺激后释放的 P 物质）可能对瞳孔有显著的影响。证据表明，虹膜肌肉具有双重神经支配，能接受兴奋和抑制双重信号，因此并不能完全预测单个药物的作用，仍需要考虑给药时的活性状态。

瞳孔开大肌的交感神经活动主要由 α 受体介导，该效应能被二苯醚关闭，同时也存在一定的 β 受体活性。在部分种属如猫中，交感神经药物对于瞳孔括约肌的作用只能通过 β 受体介导；猴中药物对瞳孔括约肌和开大肌的作用则是通过 α 受体介导的，因此产生拮抗作用。研究表明，分离的人虹膜开大肌中兴奋性神经支配是 α 肾上腺素能介导的，抑制性神经支配是胆碱能介导的。

虹膜色素可以对虹膜的颜色产生影响，短波长的光线反向散射投影到虹膜基质，因此虹膜厚度是决定虹膜颜色的一个重要因素。

2. 虹膜的血流　约 5% 的眼部血液流过虹膜。虹膜血管主要来源于血管环，以放射状螺旋形式存在于基质组织的管样结构中，这种排列方式使得在瞳孔散大时，血管仍能保持开放状态。虹膜血管有紧密连接，但缺少开窗，这使得虹膜对大分子的通透性较差，如前文荧光血管造影中所示。它们组成了血 – 房水屏障的第二部分（见下文）。通过高分辨率超声成像技术，可以看到虹膜和睫状体血管，以及速度低至 0.6mm/s 的血流（图 4–53）。

二、睫状体

1. 睫状体的功能　睫状体具有多种功能：①为眼前节提供血供和神经支配；②通过分泌房水维持眼压；③是血 – 房水屏障的主要组成部分；④其肌肉组织是调节的基础。

2. 睫状体的血流　睫状体从睫后长动脉和虹膜大

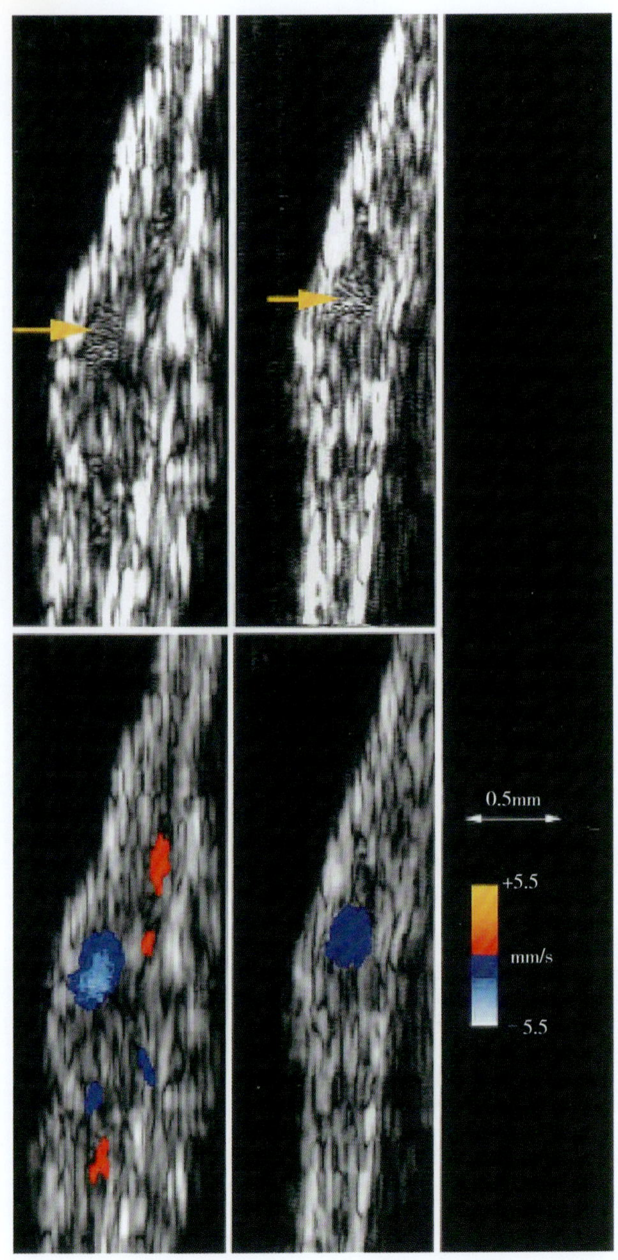

图 4-53 上图：37℃（左）和 4℃（右）条件下虹膜与睫状体的扫描模式图，箭头是主动脉环的位置；下图：由上扫描模式图数据得来的彩色流动图像（引自 Silerman et al., 2002；经医学和生物学超声联盟许可使用）

环获得血供（参见第 1 章）。7% 的眼部血液流过睫状体。这些血管“开窗”较多，血浆中的多数成分可渗漏进入基质。像视网膜一样虹膜和睫状体可以自我调节血流（即血流不随着灌注压的改变而明显改变），但也受到自主支配，并能被各种肾上腺素能和毒蕈碱能药物影响。正常情况下，房水量不依赖于睫状体的血流，但当睫状体的血流量下降至正常的 75% 以下时，房水量则开始减少。

3. 睫状肌和调节　人类的睫状肌收缩可以引起悬韧带的松弛，晶状体囊膜具有弹性，可以使晶状体变得更像球形（图 4-54）。这就是调节过程，通过增加晶状体的屈光能力（屈光度）来增强对近处物体的聚焦能力。这一过程已经通过在一组年轻男性中使用 Shack-Hartmann 波前像差仪进行了量化研究（Ke，2017）。在 2 个屈光度（D）的调节下，晶状体厚度和前睫状肌厚度（CMT1）会显著增加（图 4-54），同时前房深度会随着睫状肌厚度（CMT3）增加而减少（图 4-54）。正视眼、非老视眼（见下段）个体的调节范围为 5～6D。睫状肌的收缩也会使角膜曲率变陡，从而增加其屈光

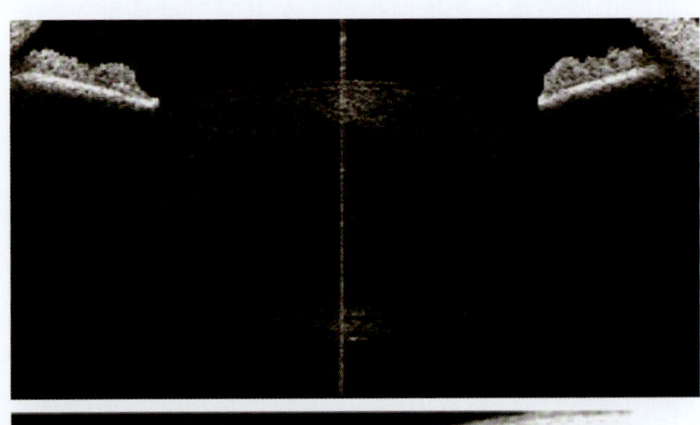

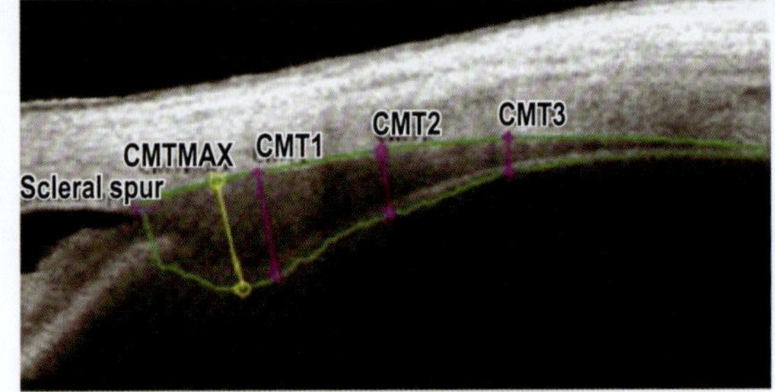

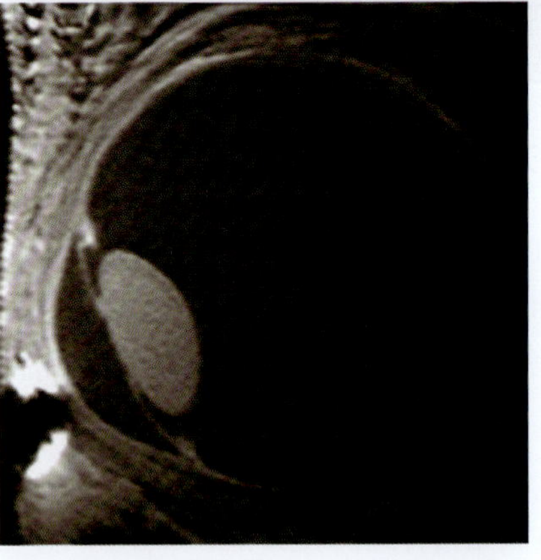

Fig. 4.54 Optical coherence tomography images of the crystalline lens *(top)* and ciliary muscle *(middle)*, and MR imaging of eye *(bottom)*. Ciliary muscle image analysis shows cross-sectional ciliary muscle thickness *(CMT)* at 1, 2, and 3 mm posterior to the scleral spur as well as maximum thickness. (From Richdale et al., 2013.) ★

★图 4-54 因版权问题不允许翻译。该图显示的是晶状体的 OCT 图像（上）、睫状肌图像（中）及眼球的 MR 成像（下）

力，正如在低等的脊椎动物中所发生的一样。副交感神经元通过第Ⅲ对脑神经的睫状长神经支配介导了这一反应（参见第 1 章）。目前尚不清楚三组睫状肌纤维中哪一组主要负责诱导这种向前移动，但与虹膜肌肉一样，我们发现抗胆碱能药物可以阻断这些效应。此外，还存在一个较小的交感神经抑制成分，在晚发型近视患者中这一成分会增加。

屈光度的变化贯穿人的一生。例如，长时间进行紧张近距离工作会干扰与眼球生长相关的正视化过程，并导致近视。此外，年幼儿童在光线昏暗（而不是完全黑暗）的房间中睡觉，由于眼睑皮肤较薄，模糊的图像持续存在，因此存在发展为近视的风险。随着年龄的增长，由于晶状体“硬化”，调节能力下降，而睫状肌仍保持完全收缩能力。晶状体变形能力的降低是由于晶状体大小的增加及晶状体蛋白的变化，这些因素共同作用产生“硬化”的晶状体（白内障形成的第一阶段）。每下降 1D 晶状体赤道直径会减少 0.055mm。

4. *血 – 房水屏障* 房水是由无色素睫状上皮细胞分泌的，来源于血浆，但是含有不同浓度的电解质和其他小分子，还含有较低浓度的、有限的几种蛋白。这些不同提示，在睫状体基质血浆渗出液和眼后房房水中存在一个屏障，可以阻止特定大小的分子自由扩散至后房，而后房是通过瞳孔和前房相沟通的。屏障是由无色素睫状上皮细胞间的紧密连接形成的（参见第 1 章）。与此相反，在色素上皮和无色素上皮细胞中存在广泛的缝隙，以允许睫状体上皮细胞的两层作为代谢和转运合胞体。但是，在虹膜中上皮细胞间不存在紧密连接，推测屏障可能是由血管内皮细胞间的紧密连接形成的。最近，这一推测受到质疑。房水和血浆之间的蛋白成分不同并不绝对，所以屏障还是可以透过的，因为房水中存

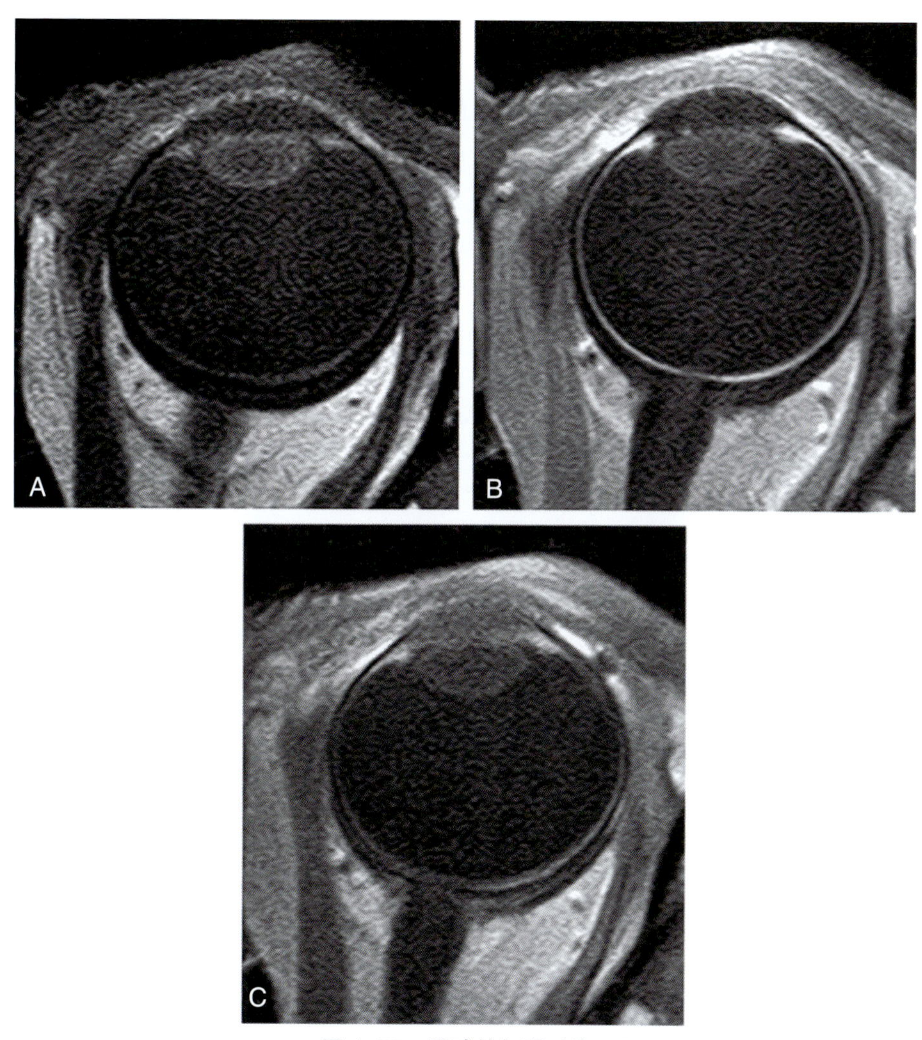

图 4–55 眼球的加强对比 MRI

A. 对比前成像显示眼前节组织，包括虹膜、睫状体和前、后房。B. 对比造影剂输注 2min 内，睫状体和脉络膜明显增强，但前后房和玻璃体无明显增强。C. 90min 后，睫状体和脉络膜的增强开始消退。前房明显增强，但后房和玻璃体仍保持不变（引自 Freddo，2013）

在一些大分子量的蛋白。有证据表明，睫状体基质的蛋白渗出液向前弥散进入虹膜基质，然后以较低浓度进入前房（图 4–55）。于是前房的房水中含有少量蛋白，而后房的房水中却不含蛋白（图 4–56）。因此，前房（虹膜、睫状体和角膜）并不像传统认为的那样受到免疫保护（Forrester et al.，2018）（参见第 7 章）。

血 – 房水屏障的破坏可以发生在很多情况，包括炎症和血管性疾病。这些情况下睫状体 / 虹膜血管渗漏性高，基质渗出液含有大量蛋白，弥散进入房水。房水出现肉眼可见的混浊（用裂隙灯看见房闪），因为前房血浆蛋白的存在，纤维蛋白原和其他蛋白会使其变成等离子体（plasmoid）。当血 – 房水屏障被破坏时，房水中还含有炎症细胞。当发生严重的葡萄膜炎时，房水成分发生聚集，房水变得有可见的形态。

5. 虹膜 / 睫状体内的类花生酸类物质　1957 年 Ambache 在眼中首次发现前列腺素，阐明了前列腺素在房水中的生理功能，并将其命名为虹膜素（irin）。类花生酸类物质是用于描述前列腺素和白三烯的专有名词，两者都是花生四烯酸的代谢产物。波及虹膜或睫状体的炎症或外伤会产生大量前列腺素，其主要来源于从膜磷脂酯化部位释放的花生四烯酸。其他神经多肽也参与这个反应过程。例如，虹膜中 P 物质的释放引起受体介导的磷脂酰肌醇二磷酸（PIP_2）的降解（参见第 6 章），还促使虹膜括约肌中大量花生四烯酸的形成和前列腺素 E_2（PGE_2）的合成。睫状体中，环氧合酶在微粒体中也处于活化状态。PGE_2 在眼压控制中发挥作用。有趣的是 PGE_2 受体敲除的小鼠中 PGE_2 激动剂引起的血 – 房水屏障的破坏会受到影响。$PGF_{2\alpha}$ 被认为能增加眼前节的血管扩张和毛细血管通透性。虹膜、睫状体和房水中含有其他多肽，包括神经肽 Y、肠血管活性肽、生长抑素和降钙素基因相关肽（CGRP）。虹膜 / 睫状体组织活化过程中还释放一氧化氮。许多这种调控因子可以调节正常虹膜、睫状体的功能，如缩瞳和房水生成。例如，CGRP 通过 cAMP 机制放松虹膜扩张平滑肌。

能抑制环氧合酶途径的药物，如吲哚美辛和阿司匹林，可能在眼部炎症时发挥作用。但是类固醇化合物在磷脂酶 A_2 水平上发挥作用，可能具有更广泛的整体作用（参见第 6 章）。另外，脂氧合酶途径在前部葡萄膜中较活跃，并合成白三烯类 B_4、C_4、D_4 和趋化多形核白细胞（参见第 7 章）。局部用药后，药物穿透进入内眼环境，主要通过结膜、巩膜而不是角膜，部分是由于结膜上皮有许多转运基质，而相对于角膜，结膜具有更强的跨上皮通透性，小分子化合物（＜ 1000kDa）都是不能通过角膜的。

6. 眼前节的解毒和抗氧化作用

（1）细胞色素 P450（CYP）系统是眼部主要的药物解毒系统：微粒体中含有被称为细胞色素 P450 的蛋白，可催化单个氧原子转移到内源性和外源性物质上以

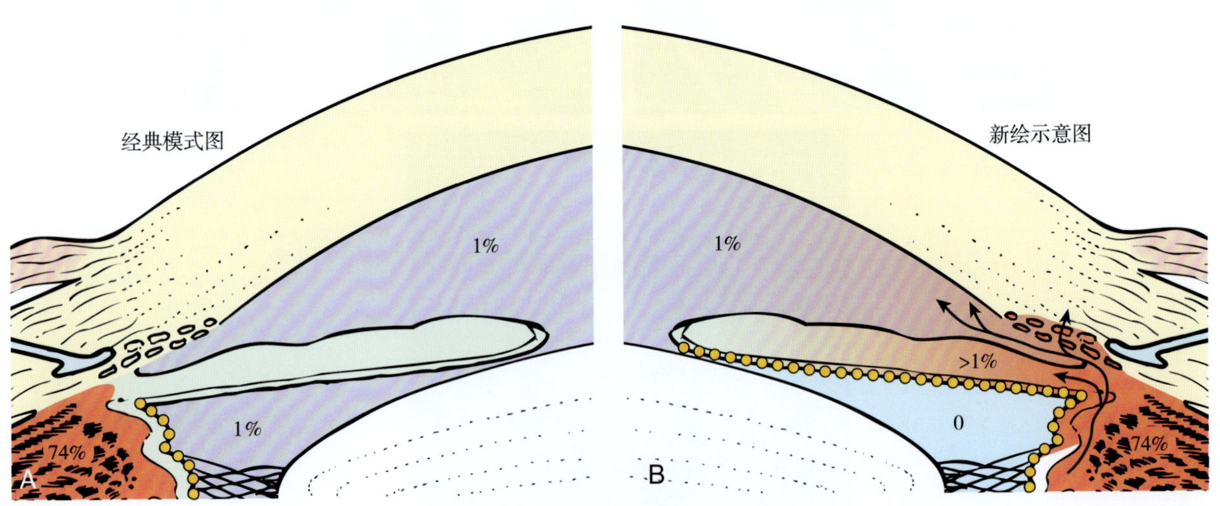

图 4–56　A. 经典模型中，无色素睫状体上皮细胞和虹膜血管内皮细胞的紧密连接被认为是血 – 房水屏障的主要组成部分，主要阻止大于 10kDa 的分子通过而进入前后房。虹膜基质被假设为对血浆蛋白无阻拦作用，房水中血浆蛋白浓度在前后房是一致的。房水中血浆蛋白浓度的增加被认为是屏障通透性增加的结果。B. 在新的血 – 房水屏障生理功能概念图中，少量的血浆来源的蛋白在房水中存在，从睫状体基质中弥散到虹膜根部，在虹膜基质累积，然后只释放到前房房水中（箭头）。因此后房中没有蛋白。部分蛋白运输到虹膜根部立刻进入小梁网外流通路（葡萄膜巩膜途径，箭头）。无色素睫状上皮细胞和虹膜血管内皮细胞的紧密连接依然在血 – 房水屏障中发挥作用，可以阻止虹膜基质的蛋白向后弥散，当和由瞳孔和前囊膜创造的单向阀门相结合时，使房水只能由瞳孔向前流动（引自 Freddo，2013）

利于外排和（或）解毒，如激素、苯巴比妥等（参见第6章）。其主要的效应是转化疏水化合物成羟基化的亲水化合物，这样更易于代谢。CYP 系统通常在从肝脏内质网分离的微粒体中进行研究。

睫状体内含有 CYP 系统（大约相当于肝浓度的 5%），在此处将为很多化合物解毒。这种解毒可能是通过 UDP- 葡萄糖醛酸基转移酶将羟基化的高活性化合物转化为葡萄糖苷酸，也可能是通过谷胱甘肽 -*S*- 转移酶将其结合到谷胱甘肽上（知识关联 4-11）。许多 CYP 家族的酶类已经被鉴定和（或）从睫状体中纯化，特别是在无色素上皮中，如 CYP2D6 对于局部青光眼药物 β 肾上腺素能受体阻滞药噻吗洛尔的代谢很重要。CYP 系统是由芳烃受体（AhR）调控的，AhR 是一种转录因子，最初作为异生物质的传感器被发现，但现在认为其对几个关键的细胞生物学生命过程至关重要。在细胞质中，AhR 与伴侣蛋白结合处于非活性状态，而一旦与配体（如有毒化学物质或细胞废物）结合，AhR 会与 AhR 核转运蛋白（AhRNT）结合并转移到细胞核中，发生二聚化并激活 CYP 等多种基因。激活 AhR 受体可以抑制炎症和新生血管形成，这表明这种酶和 CYP 蛋白在眼部起着维持稳态的重要作用。

（2）睫状体是眼前节最主要的抗氧化系统：虽然晶状体（见下文）和角膜（见上文）均存在抗氧化系统，但睫状体更富含抗氧化系统和高浓度的过氧化氢酶、超氧化物歧化酶Ⅰ和Ⅱ型。Ⅰ型酶是硒依赖性的，Ⅱ型酶是非硒依赖性的。Ⅰ型酶与谷胱甘肽还原酶密切相关，后者主要功能是还原过氧化物解毒过程中产生的氧化型谷胱甘肽（GSSH）（知识关联 4-11）。

过氧化氢（H_2O_2）存在于正常房水中，大部分是来源于还原型的维生素 C 和氧分子之间的非酶性作用，睫状体上皮细胞分泌的谷胱甘肽可以将过氧化氢还原成水。大部分这类研究在实验动物上完成，这些研究结果是否和人眼相关尚不确定。研究表明，氧化型的维生素 C（通过过氧化物阴离子形成的）在人类降解过氧化氢的过程中发挥重要作用。褪黑素是参与生物昼夜节律调节的神经肽，也是过氧化氢的清除剂，还有黄嘌呤氧化酶的作用。过氧化氢有诱导虹膜 / 睫状体释放去甲肾上腺素到房水中的作用，近期发现过氧化氢可能参与了白内障的形成过程。

睫状体中也含有过氧化物酶，这是一种抗氧化酶家族中广泛分布的酶，其氨基酸序列和组织分布现在已经研究清楚，主要作用是降解过氧化氢和烷基过氧化物。

三、脉络膜

脉络膜的功能是为眼后段提供淋巴血管供应。

1. 血管功能　整个脉络膜几乎由埋在富含Ⅲ型胶原

知识关联 4-11　细胞色素 P450 和药物解毒作用

细胞色素 P450 系统通过利用谷胱甘肽 -*S*- 转移酶系统解毒化合物并将其降解为硫醚氨酸，从而起到解毒作用。

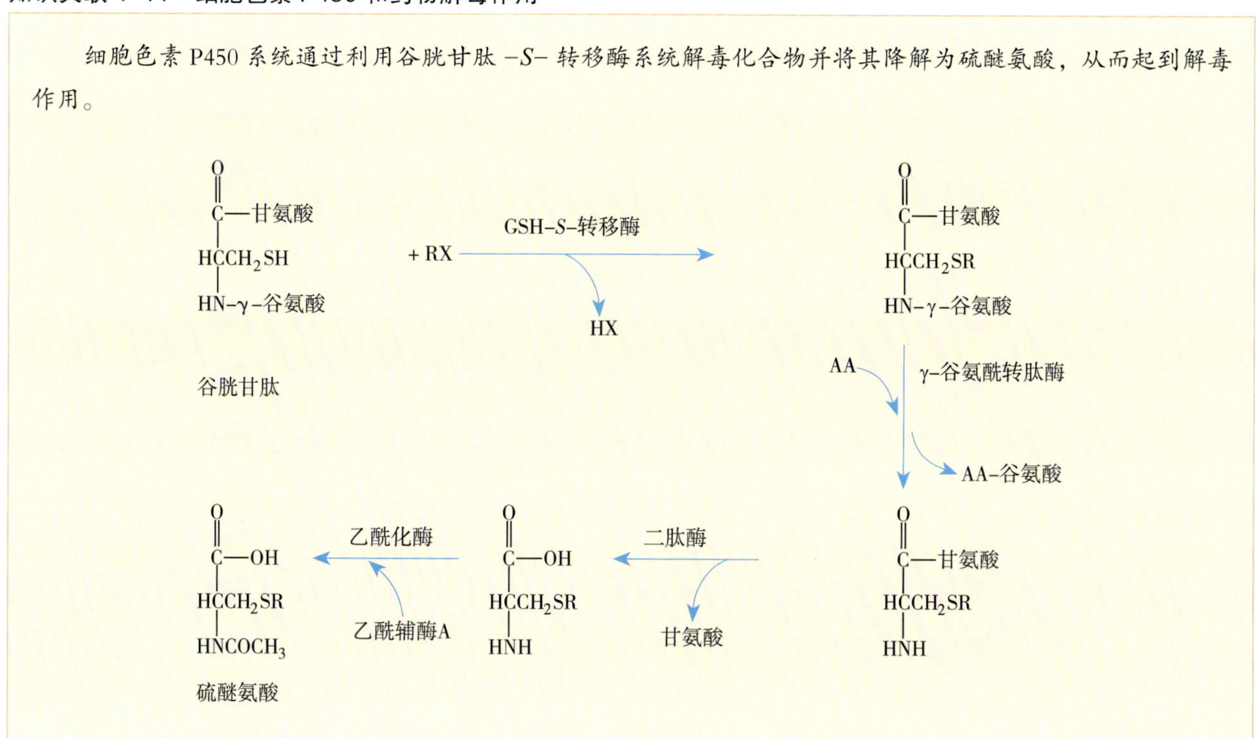

的疏松结缔组织中的血管组成，该胶原具有典型延展性的海绵样组织。脉络膜的血供有以下几个特点。

- 眼内约 98% 的血液都要通过葡萄膜，其中 85% 通过脉络膜。
- 每 100g 组织的血流量是每分钟 1400ml，明显高于肾灌注的血液。
- 脉络膜毛细血管以小叶的结构进行排列，汇集成大血管，最终流入 4 条涡静脉，每个象限 1 条（参见第 1 章）。
- 从脉络膜的静脉血管引流并不饱和，流经眼球时，被摄取的氧只占 5% ～ 10%。脉络膜供应外层视网膜，此处的部分氧分压（PO_2）最高，到视网膜内层时快速降低，然后又升高，但这种情况仍然较少。
- 脉络膜的血管孔隙多，渗漏明显，与睫状体血管类似。
- 脉络膜和睫状体的血管对氧分压和二氧化碳分压较为敏感。二氧化碳分压高时，血管向前扩张明显，改变了视网膜的向前位置，对玻璃体和晶体虹膜隔产生压力。
- 尽管之前认为脉络膜血流在灌注压上有一定的自我调节能力，但是视盘周围的血管对于一氧化氮和内皮抑素及其他未被鉴定的收缩血管药物的作用很敏感。

内脉络膜（脉络膜毛细血管层）可以通过 OCT 在临床上进行可视化处理，但即使使用增强的数字成像，也很难估计脉络膜的完整厚度（图 4–57）。

2. 非血管功能　脉络膜还有其他功能：①脉络膜通过消散眼内的热度来调节眼睛的温度；②可以分泌控制巩膜厚度的生长因子，可能在正视化过程中发挥作用；③从眼前节通过葡萄膜巩膜外流途径引流房水，可能占房水引流的 40%；④高级动物包括人类，存在内在的脉络膜神经元，可能通过一氧化氮控制血管直径和流向脉络膜的血液；⑤在人类和其他哺乳动物中，非血管平滑肌细胞有时能在血管旁甚至黄斑中心凹形成不连续的环。

3. 淋巴功能　眼内结构缺乏一个明显的淋巴系统。但是，通过葡萄膜巩膜外流途径，眼内液体可以引流至结膜（房水静脉）和眶周淋巴。有报道说，脉络膜上腔缺乏淋巴组织。脉络膜富含免疫细胞，包括肥大细胞、巨噬细胞和树突状细胞，并能通过这些移行途径引流到淋巴结（在人类主要是耳前淋巴结和颌下淋巴结，参见第 1 章）。葡萄膜能对眼内炎症产生强烈反应，在 OCT 中可表现为前方肿胀（参见第 7 章）。肥大细胞脱颗粒与后段炎症（葡萄膜炎）有关，最近发现它也与萎缩型年龄相关性黄斑变性有关。此外，脉络膜和睫状体 / 虹膜色素细胞都是潜在的自身免疫性疾病的抗原靶标（参见第 7 章）。

第七节　房水动力学

眼的基本生理功能是将眼压（IOP）维持在 10 ～ 20mmHg。这一过程是通过房水循环实现的。首先房水由睫状体分泌至后房，然后通过瞳孔进入前房，再通过

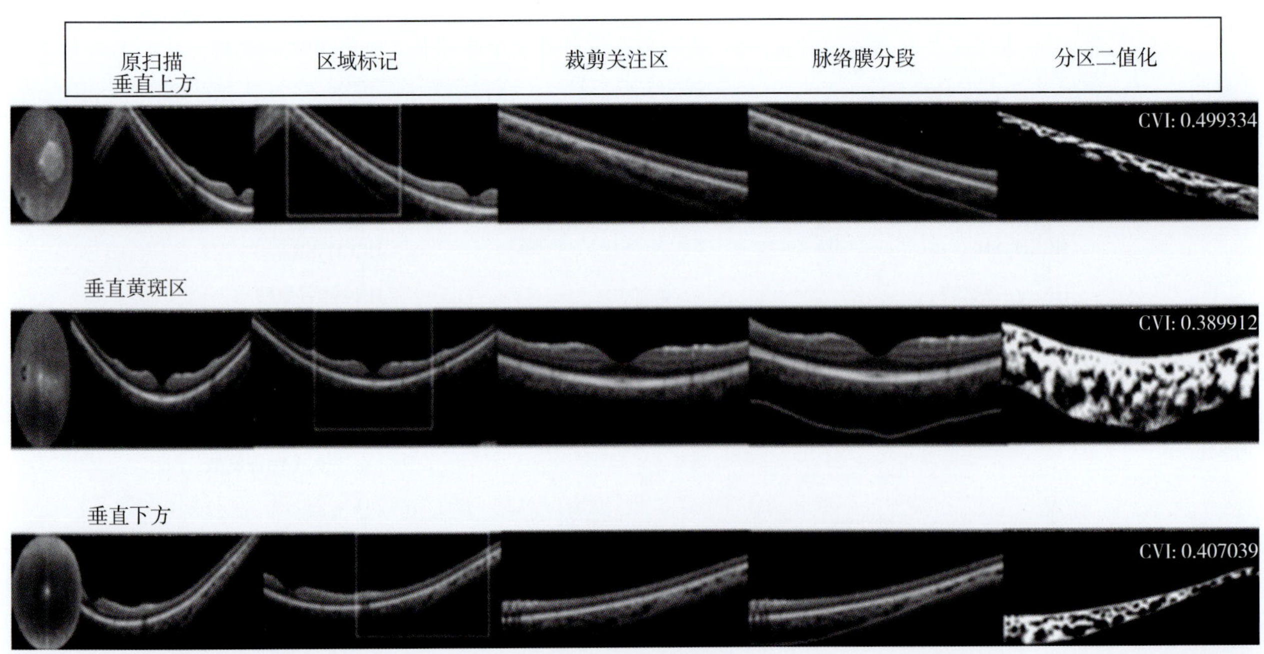

图 4–57　使用光学相干断层扫描测量脉络膜血管的厚度。进行定量图像处理以数字化评估健康年轻男性的脉络膜血管厚度，并将其表示为脉络膜血管指数（CVI）。在黄斑、鼻侧和颞侧脉络之间发生了显著的地形差异（引自 Singh et al.，2018）

前房角的排出通道流入巩膜上静脉（参见第 1 章）。影响 IOP 的因素：①昼夜节律；②巩膜上静脉压；③房水产生和流出的速率；④神经（第Ⅴ对和第Ⅶ对脑神经）和激素的影响。

临床测量的 IOP 实际上体现了房水产生和流出的平衡。IOP 随前后房压力梯度和巩膜上静脉压的变化而改变。房水在葡萄膜巩膜途径中的流动方向由此压力梯度决定（图 4–58）。

一、房水由睫状体上皮分泌

房水生成的速率为每分钟 2 ～ 3μl。睫状突有孔毛细血管渗漏的水和电解质，转运到上皮合胞体，并穿过无色素上皮细胞浆膜形成房水（知识关联 4–12）。

房水成分　房水与血浆相比，在有些成分上有着明显的差异。房水主要是由电解质、小分子化合物和一些蛋白质组成的。前房（AC）房水中存在低浓度蛋白质，这些蛋白质来源于虹膜基质的渗出液（图 4–56），但后房（PC）房水是不含蛋白质的，房水流动方向维持了这种差异。蛋白质也会从角膜内皮和虹膜 / 晶状体细胞释放到前房房水中去。房水中还存在一些微量化合物，如类固醇性激素，碳酸酐酶、溶菌酶和纤溶酶原激活物等酶类，碱性成纤维细胞生长因子（b–FGF）和 TGF–β 等细胞因子（参见第 7 章）。绝大部分高分子量成分可能仅存在于前房房水中。正常房水中还含有少量的儿茶酚胺（肾上腺素、去甲肾上腺素和多巴胺）、前列腺素和环核苷酸，但是这些成分的来源还不确定。

房水中的蛋白质含量很低（约为血浆的 1/500），主要为白蛋白。由于免疫球蛋白分子量相对较大，所以其不可能通过睫状体上皮进入房水，相反，免疫球蛋白可能由虹膜淋巴细胞和浆细胞在局部产生，因为已证实在眼内可局部产生抗体。局部还可以产生少量的纤连蛋白。

房水中还包含可检测到的透明质酸，其由玻璃体中的糖胺聚糖在正常更新过程中降解而来。然而，有些房水中的透明质酸分子量比玻璃体中的大，提示可能是由眼前节产生的。将透明质酸酶注入前房可导致 IOP 下降，所以透明质酸可能起到一定的 IOP 调节作用，但也可能是透明质酸酶影响小梁网细胞和细胞外基质的结果。

二、房水分泌的神经调节和自主调节

虹膜和睫状体具有肾上腺素能和胆碱能激动剂受体。自主神经分布于该组织的肌肉、血管和上皮细胞。肾上腺素受体存在于睫状上皮，通过腺苷酸环化酶系统调节 IOP。β 肾上腺素能受体阻滞剂和 α_2 选择性肾上腺素能受体激动剂都能抑制房水生成。睫状上皮还有与 PIP_2 第二信使系统相关的毒蕈碱型受体。

1. 胆碱能机制不参与 IOP 的调节　睫状上皮中存在与细胞膜上磷脂酰肌醇相关的 M_3 毒蕈碱型受体，但这些受体在 IOP 调节方面作用不显著。通常认为胆碱能药物如毛果芸香碱能减少房水分泌，但缺乏实验室相关证据。毛果芸香碱的降 IOP 效应，大多是依靠影响房水外流阻力和增加葡萄膜巩膜外流而实现的（见下文）。

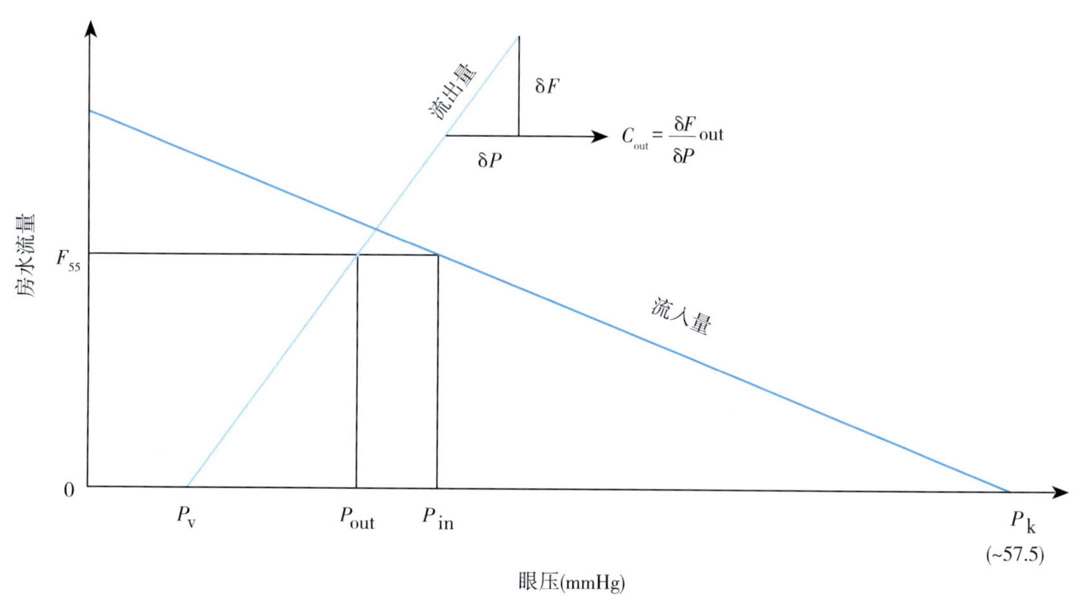

图 4–58　随着眼压（IOP）向 P_k（即 57.5mmHg 方向）升高，液体的流入量下降。Goldmann 估计假设 P_k=0.58× 臂血压，则流入梯度为（F_{55}/P_k-P_{55}）=C_{in}=C_{ps}，其中 F_{55} 为稳态流动（图片由 D. Woodhouse 提供）

知识关联 4–12　细胞色素 P450 和药物解毒作用

经典理论表明，水和离子从睫状体的有孔血管通过被动方式扩散，随后再经 Na^+ 和 Cl^- 在睫状体合胞体中主动转运。这是一个涉及 Na^+/K^+ATP 酶和碳酸酐酶Ⅱ型活性的主动分泌过程。在某些方面，这也被视为离子和水的超滤过程，最终导致房水形成，并分泌到后房。然而，睫状体的渗透压大于睫状上皮两侧的流体静压差，因此睫状体倾向于从后房吸收水分，所以离子的主动转运是房水形成的主要机制。而且这一过程受到睫状上皮细胞水平上的肾上腺素能受体的控制，可能还通过睫状体血液流动的调节进行调控。还有学者提出，H_2O 的运输也可能是通过水通道蛋白实现的。目前已发现睫状上皮表达两种水通道蛋白，即 AQP1 和 AQP2，但它们似乎在房水产生中并不起主要作用。然而考虑到一些 K^+ 通道对 Ca^{2+} 敏感，因此通过 Ca^{2+} 通道使 Ca^{2+} 激活是可行的。研究还显示，Cl^- 在房水形成中的作用因其通过囊性纤维化跨膜受体的转运而变得越发重要，这可能比 HCO_3^- 碳酸酐酶介导的机制发挥更大的作用，且其可能受到腺苷受体的激发促进。另外有报道水通道蛋白也存在于分泌机制（AqPO4 和 AqPO1）和流出通道（小梁网内皮）中，并且似乎对水的大量流动十分有帮助，因为在 AqPO4/1 敲除小鼠中眼压降低的试验结果支持这一点。

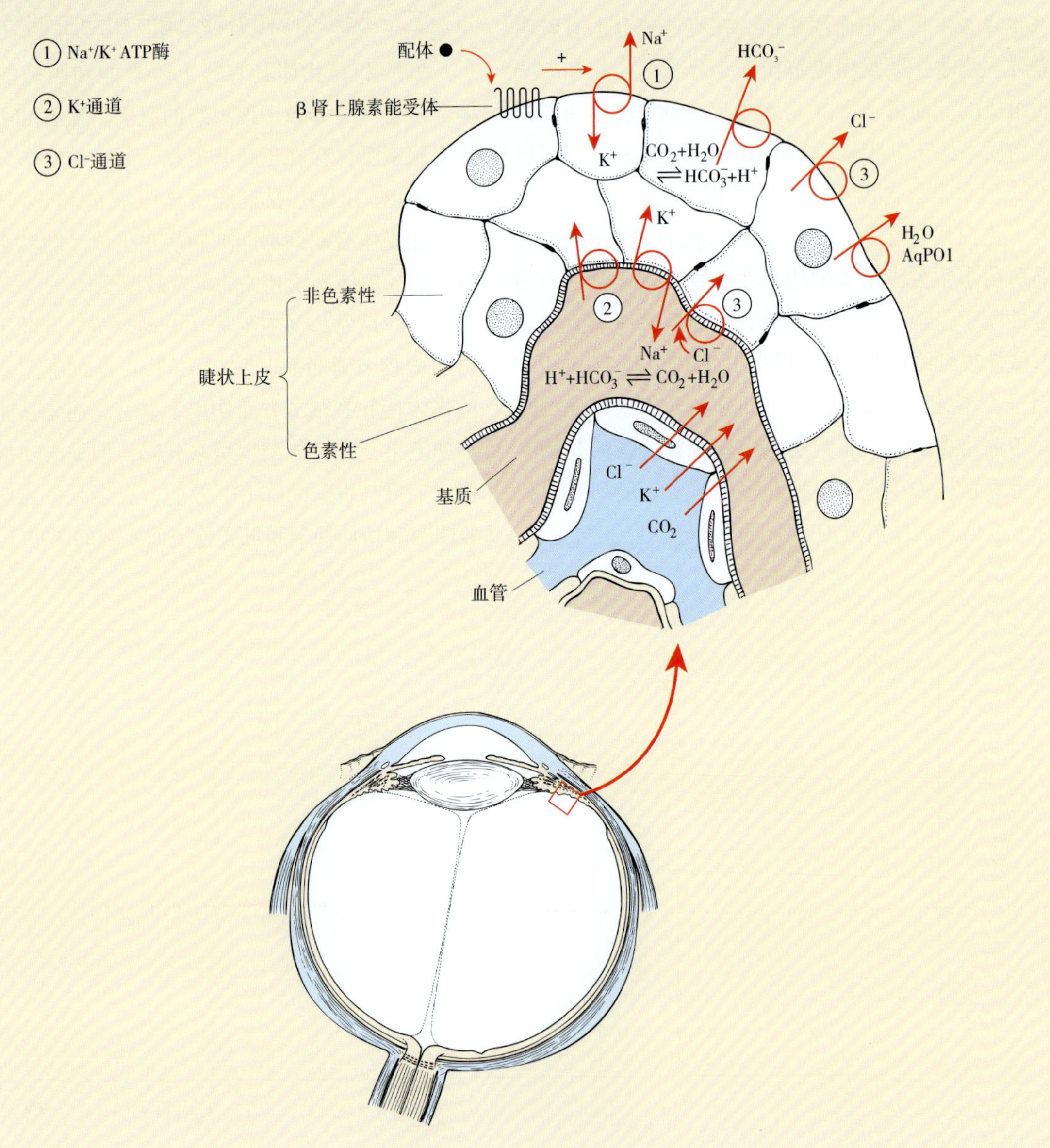

2. 肾上腺素能受体通过腺苷酸环化酶调节 IOP　睫状体的大多数 α 受体是 α_2 受体，超过 90% 的 β 受体是 β_2 受体。激活 α_2 受体后通过抑制腺苷酸环化酶可减少房水生成，从而降低 IOP。肾上腺素是一种 α 肾上腺素能受体激动剂，可刺激前列腺素的合成，特别是 PGE_2 和 $PGF_{2\alpha}$，后者能非常有效降低 IOP 活性。刺激 β 受体尤其是 β_2 受体，也是通过活化腺苷酸环化酶的导致房水分泌增加。

通过活化 β 受体或抑制腺苷酸环化酶双向调节房水的生成，这一过程由各自的刺激性和抑制性 G 蛋白介导（参见第 6 章）。α_2 受体激动剂（如可乐定）或 β_2 受体阻滞剂（如噻吗洛尔）都能降低 IOP。α_2 受体与血管活性肠肽受体相关联，起协同刺激作用，导致 cAMP 水平下降，从而使 IOP 下降。房水生成速率在最低水平时，β 受体阻滞剂将没有降低 IOP 的效果，而 α_2 受体激动剂和碳酸酐酶抑制剂则依然有作用。

胞内 cAMP 水平改变是如何影响房水生成的机制目前还不清楚，但可能与 HCO^-_3 的跨细胞转运有关。此外其他几种成分可能也与房水分泌有关，如蛋白激酶 C 与腺苷酸环化酶活化有关，因此可能作为连接两个主要第二信使系统细胞内信号网络的一部分。

3. 核苷酸和核苷酸受体　房水中存在大量（4^{-4}μmol/L）的低分子量核苷酸，如腺苷，这些分子可通过胞吐作用、通道转运蛋白或细胞损伤 / 死亡释放。在睫状体上皮中，嘌呤能 P_1 受体（又称腺苷 A_3 受体）的激活通过刺激 Cl^- 通道（知识关联 4-12）增加房水生成；而在小梁网（见下文）中，核苷酸与 A_1 受体结合则通过激活基质金属蛋白酶（MMP）促进房水外流。核苷酸（尤其是腺苷）的广泛效应还可通过 P_2 受体（P_2X 与 P_2Y 亚型）介导（Sanderson et al.，2014）。局部应用某些核苷酸类药物可降低 IOP。

有趣的是，褪黑素及其类似物 *N*- 乙酰 -5- 甲氧羰基色胺（5-methoxycarbonylamion-*N*- acetyltryptamine，5-MCA-NAT）都具有降 IOP 的效果。5-MCA-NAT 可能通过诱导和调节眼内肾上腺素能受体发挥作用。褪黑素的合成是由视网膜神经节细胞的光色素——视黑蛋白调控的，视黑蛋白也在晶状体中检测到。最近一项使用滤黄光的研究表明，抑制视黑蛋白活性可以增加房水中的褪黑素水平并降低 IOP。

另外发现，大麻素也可降低 IOP，但效果短暂，且具有许多副作用。

4. 房水生成的昼夜节律调节　IOP 存在昼夜变化，峰值通常出现在早上 5 ～ 6 点，而低谷则出现在晚上 9 ～ 10 点，其机制基于褪黑素对房水分泌的昼夜节律调节。房水的生成速率，白天是每分钟 2.6μl，而夜间则降至每分钟 1.0μl。β 肾上腺素能受体和神经肽（特别是血管活性肠肽）介导的机制也参与房水分泌昼夜调节。G 蛋白耦联的腺苷酸环化酶的激活导致 cAMP 的产生，后者又激活蛋白激酶 A，从而调节阳离子通道。这个过程随着磷酸二酯酶水解 cAMP 而终止。

5. 鸟苷酸环化酶是否参与 IOP 调控　在兔和人的虹膜 / 睫状体和房水中发现了大量的脑钠肽（BNP）和心钠肽（ANP）。ANP 受体与膜结合鸟苷酸环化酶有关，体外研究证实在睫状体内的 ANP 可激活该环化酶。NO-鸟苷酸环化酶通路的激活也会导致 IOP 降低，其在房水流出途径中发挥作用（见下一部分）（Wareham et al.，2018）。

三、眼房水外流

眼房水外流的调节体现在三个不同的外流通道水平上，包括传统的经小梁网外流通道（Ct）、葡萄膜巩膜外流系统（Cu）和眼球外的巩膜上静脉（参见第 1 章）。

1. 小梁网对房水外流的调节　房水外流阻力源于两个方面，一是小梁网表面覆盖的内皮组织，这层内皮由角膜内皮延伸而来；二是小梁网基质本身。此部位的水力传导系数大约是 $10^{-7}cm^{-2}s^{-1}g^{-1}$，这个数值比其他内皮组织大数倍。其原因是通过“胞吞”作用，即膜结合的水囊泡穿过细胞上微米级的微孔通过小梁网。跨细胞微孔的形成可能是以压力梯度相关机械性刺激感受器为基础的机制，有肌动 - 肌球蛋白细胞骨架的参与。当细胞变硬时这一效应将会减弱。正如应用增加外流阻力的药物，如凝血酶和鞘氨醇 -1-PO_4 时发生的效应一样。

尽管小梁网内皮细胞可能增加了房水外流阻力，但房水流出至 Schlemm 管的大部分阻力是由邻近小管的筛网状结构造成的，这与筛网状结构的基质组成成分有关，尤其是糖胺聚糖（GAG）。小梁网由Ⅰ型胶原蛋白构成，此外还有部分Ⅲ、Ⅳ型胶原蛋白和其他一些基质成分如层粘连蛋白、纤连蛋白、弹性蛋白，它们被填充 GAG（尤其是透明质酸）的间隙隔开（图 4-59）。GAG 因其亲水性和流体动力学体积较大而减慢了液体的流动性。在小梁网基质中的 GAG 种类很多，包括透明质酸、硫酸软骨素、硫酸皮肤素、硫酸角质素、硫酸乙酰肝素，不同种类之间的差异很大。此外，在小梁网中还检测到了微量的Ⅴ型和Ⅶ型胶原蛋白。

除上述小梁网（TM）内皮细胞的机械性刺激感受器

球蛋白（分子量50 000）

胶原蛋白

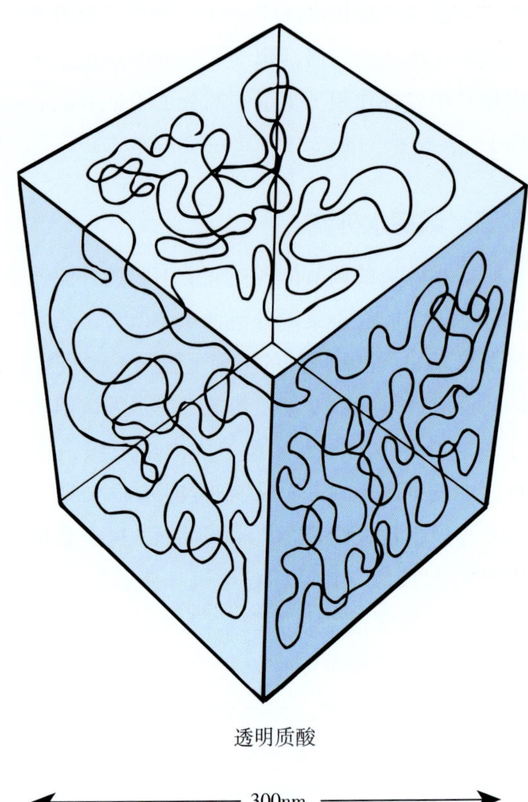

图 4-59　透明质酸模型

显示与其他典型分子相比的尺寸（图片由 J. Alberts 提供）

或牵张感受器功能，TM 内皮细胞还具有其特性，包括主动吞噬功能、含有高水平的细胞骨架肌动蛋白（在体外培养的小梁网内皮细胞中对细胞松弛素 B 敏感），以及包含少量的微管（对秋水仙碱相对不敏感）。TM 内皮细胞还含有波形蛋白和结蛋白（desmin），因此与平滑肌细胞有一定的相似性。综上所述，TM 内皮细胞既具备运转水和溶质的功能，同时具有收缩能力。肌动蛋白的动员似乎由肾上腺素高度敏感的 β_2 肾上腺素能受体介导。TM 内皮能量代谢主要是糖酵解而非氧化，尽管两种酶系统在内皮中都存在且均发挥作用。水的转运不仅通过被动转运，也可通过角膜内皮细胞中发现的水通道蛋白 -1（AQP1）的激活而实现。

2. 小梁网细胞的代谢　小梁网基质成分包含内皮细胞合成和分解的产物。此外，小梁网内皮细胞还表达高水平的表面组织纤溶酶原激活物（tPA），甚至比血管内皮细胞表达量还高，这可能对维持外流通道开放状态和降低其阻力有作用。小梁网细胞的吞噬功能与几种酶的活性有关，如 GAG 降解酶和酸性磷酸酶。

小梁网细胞有很多不同的受体，包括肾上腺素能受体（β_2 受体，抑制吞噬功能）和糖皮质类固醇受体。类固醇和氧化损伤都会引起小梁网细胞表达糖皮质激素诱导反应（TIGR）蛋白。目前 *TIGR* 基因被称为 myocillin 基因，并且在青光眼患者中该基因发生突变。myocillin 广泛存在于眼组织中，可能是一种胞外体成分，如果过量释放或没有被及时清除，有可能造成小梁网的阻塞。myocillin 在细胞的高尔基体中被发现，并可能与其他蛋白（包括 CYP 蛋白，即药物解毒基因的产物）形成复合物。

其他易感基因如视神经病变诱导基因（optineurin）和 WD 重复序列结构域（*WDR36*）基因，但只在一小部分原发性开角型青光眼患者中被检出。*CYP1B1* 基因可见于先天性青光眼患者。此外，TGF-β 似乎参与了糖皮质类固醇的细胞应答和小梁网细胞外物质的生成。类固醇甚至在低至 10^{-8}mol/L 时即可抑制小梁网细胞合成前列腺素。小梁网细胞在进行花生四烯酸代谢过程中合成了大量的前列腺素（约占合成总量的 70%，而在其他细胞为 5% 以下）。这提示合成前列腺素是小梁网细胞的一个重要生理功能。小梁网细胞除了合成大量的前列腺素 E（PGE）和前列腺素 $F_{2\alpha}$（$PGF_{2\alpha}$）外，还合成大量白三烯 B_4。

小梁网细胞含有自由基和过氧化氢解毒酶系统，这些酶也存在于其他组织如睫状体（见上文）中。过氧化氢酶和谷胱甘肽抗氧化酶系统能够清除过氧化氢（其在房水中的浓度可达 25μmol/L）。随着年龄的增长，自由基损伤逐渐加重，而线粒体功能和泛素蛋白酶系统清除代谢产物的能力也随之减弱，溶酶体和非溶酶体酶系统（如小梁网细胞的钙蛋白酶）活性也有所下降。代谢产生的“垃圾”沉积于小梁网（老年“垃圾”灾难理论），从而导致流出阻力增加、IOP 升高和青光眼。这个年龄相关的病理过程也受遗传易感性的影响，最近在假性剥脱综合征的继发性青光眼患者的赖氨酰氧化酶基因上发现两个突变位点。在弹性蛋白合成时，需要赖氨酰氧化酶，在该综合征患者中玻璃体和晶状体小带可能更容易被降解，其降解的产物沉积在小梁网上。

现在有更多与青光眼相关的基因和基因位点（约 22 个，称为 GLC-XX 位点），主要的基因包括 *CYP1B1*、*myocillin*、*IL20RB*、*neurotrophin-4*（神经生长因子 -4）、*optinearin*、*ASBIO*（锚蛋白重复序列和 SOCS 小体 10）及 *WDR36*。但在青光眼患者中，这些基因出现频率都很低，还有很多未知基因与之关联。所以说 IOP 调控的生理机制非常复杂，其发病机制目前仍不清楚。

3. 房水的葡萄膜巩膜引流途径　一定比例（最高达 40%）的房水可直接从角膜后的睫状体流入前葡萄膜，而后进入脉络膜上腔，流向眼后极部（参见第 1 章）。在房水流入前葡萄膜的部位，内皮细胞排列是不连续的。此外，此部位存在基质金属蛋白酶 1（MMP1）也表明了其在葡萄膜巩膜引流途径中起作用。葡萄膜巩膜引流的另一个原因是此处的脉络膜上腔压力比前房压力低 2 ～ 4mmHg，当小梁切除术后，前房压力降低，所以可导致脉络膜渗液（脉络膜脱离）。这个压力差也随年龄增长而减小，导致老龄患者出现术后脉络膜渗液（脉络膜脱离）的风险增高。前列腺素通过增加葡萄膜巩膜外流降低 IOP 的可能机制有以下几点：放松睫状肌、细胞形状改变细胞骨架重排或小梁网基质压缩。前列腺素（$PGF_{2\alpha}$）类似物通过增加葡萄膜巩膜途径降低 IOP。而新型的与一氧化氮供体结合的前列腺素可能对流出途径产生更大的影响，如拉坦前列素硝酸酯。

4. 巩膜上静脉循环　多年前的房水染料标记研究发现，当 IOP ＜ 15mmHg 时，房水将停止引流至巩膜上静脉中。这就表明，自巩膜上静脉的房水引流是巩膜上静脉压和静脉前组织中的胶体渗透压共同作用的结果。房水自 Schlemm 管流入房水静脉，其过程是通过大的跨细胞通道和 Schlemm 网上的巨大液泡完成的。Schlemm 管的外侧壁有引流到巩膜静脉的巩膜内集合管网直接与血管相通（参见第 1 章）。机械泵机制可能会对 IOP 产生微小的影响，IOP 的细微变化与眼球脉搏有关，通过微小的瓣膜辅助房水从 Schlemm 管泵入集合静脉和巩膜上静脉。通过血红蛋白视频成像观察巩膜外血流（Meyer，2018），显示了输送血管中血流的搏动性，血流逆转的潜力及其蠕动性质可能受到瓣膜的影响。成像中可观察到房水如同一条带有血柱的中心流。

巩膜上静脉压可以通过无创压力计（EV-310）测量，正常值为 8 ～ 10mmHg。

5. 房水生成和流出与 IOP 的关联性　斑萎蛋白（bestrophin）是参与内脏液体转运的阴离子通道蛋白。近期在睫状体中发现了类似的蛋白，包括无色素上皮细胞中选择性表达的 HCO^-_3 通道 bestrophin-2。出乎意料的是在 bestrophin-2 基因缺陷（$best2^{-/-}$）鼠中，其房水流入率较高但 IOP 是下降的。这可能是由于在无色素上皮细胞中表达了高水平的可溶性腺苷酸环化酶，腺苷酸环化酶对 HCO_3^- 非常敏感，而在外引流通路细胞中没有表达。这表明睫状体可能凭借 HCO_3^- 敏感的可溶性腺苷酸环化酶产生一些物质而不依赖 IOP 直接影响房水的流出。

6. 房水中是否含有影响外流阻力的成分　虽然房水与等渗生理盐水黏滞度相同，但在体外通过微孔滤膜的速度明显低于生理盐水。房水的这种特性能被蛋白水解剂和表面活性剂（detergent）消除，而不能被透明质酸酶消除。这提示部分青光眼类型可能是随年龄增长而堆积一种表面活性剂样物质（surfactant-like material）造成的。

第八节　晶 状 体

晶状体之所以透明，是因为晶状体细胞和细胞外基质的高度有序排列。本质上，晶状体细胞外基质局限于囊袋内，而细胞以联锁细胞的形式形成合胞体。这个合胞体之间的细胞排列并不是紧密连接的，细胞和细胞之间存在一个纳米级的缝隙，而这个缝隙的存在是形成晶状体内循环的重要条件。

一、晶状体透明性

光线通过晶状体时，和角膜类似，会发生散射（漫反射光线）。散射发生在各个方向，后向散射为反射光，正向散射被视网膜检测到。由于基于分子结构的相消干涉，晶状体引起的散射最小（见下文）。因此，光能主要通过晶状体（以及其他介质）传输。

眼球屈光介质的透光性在一定程度上与眼内组织的自然属性和年龄有关。角膜、房水和晶状体都能被＞ 720nm（可见光上限）的光线穿过。＜ 300nm 的光线被角膜吸收，＞ 300nm 的波长光线可以穿透房水。晶状体过滤了大部分＜ 360nm 的短波光线，而隔离了＜ 300nm 的全部光线（图 4-60）。

1. 上皮　晶状体的单层上皮细胞和囊膜无散射和反射光线的作用，因为它们的综合折射率和房水（1.336）一致。上皮对维持晶状体的水和电解质平衡非常重要（见下文）。因此任何干扰上皮细胞功能和活性的因素（如晶状体弓形区受到电离辐射）均能对晶状体的透明性产生显著影响。

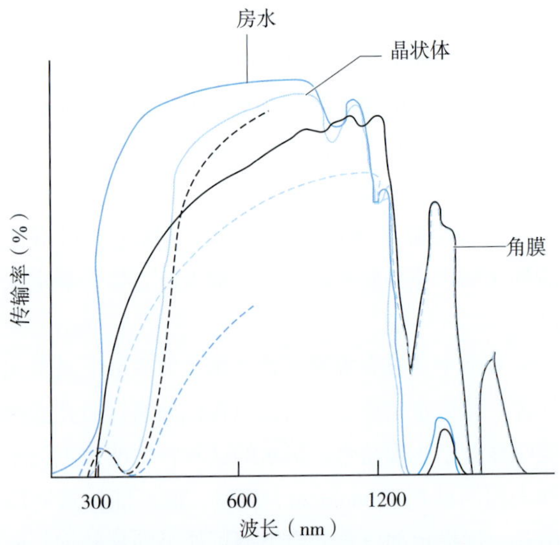

图 4-60 眼部各种成分的光密度曲线

（图片经 Jaffe、Horwitz 和 JB Lippincott 博士许可使用）

2. 晶状体纤维细胞的排列方式决定了晶状体的透明性　可以设想，晶状体纤维的细胞膜可能会产生干涉和衍射作用，影响晶状体光线的穿透性。然而有研究表明，在晶状体前后轴晶状体纤维重复排列产生的弱衍射环的直径与单个晶状体纤维厚度相同，从而减少了上皮细胞膜的散射作用。据估计人类晶状体上皮只散射了 5% 的入射光线。

晶状体纤维由赤道部的晶状体上皮细胞有丝分裂分化而成，产生新的纤维细胞，不断向后方和中央移动。这就产生了一段区域，在这段区域内晶状体纤维细胞逐渐丢失自己的细胞核和细胞器成分，形成一个成熟的细胞（晶状体纤维），向晶状体中心区（核）移动（图 4-61）。晶状体纤维失去细胞器和纤维前后走行方式使光线得以穿过。晶状体纤维呈致密有序的排列，它们之间的交错就像一块三维拼图（参见第 1 章）。异二聚体蛋白组成的连接蛋白（Cx43、Cx46 和 Cx50）（图 4-62）形成了晶状体纤维缝隙连接，这组蛋白类似于缝隙连接样蛋白——水通道蛋白 0（AQP0）。晶状体蛋白含量占总蛋白的 90% 以上，包含于复杂的细胞骨架基质中，其中有些蛋白成分是晶状体特有的（如珠样中间丝蛋白）。晶状体蛋白的多分散性阻止了在紧凑结构中结晶的形成，所以晶状体蛋白使晶状体具有很高的折射系数（RI）。外周晶状体的折射系数（1.38）稍低于核部分晶状体的折射系数（1.41）。外周晶状体的水含量（75% ～ 80%）高于核部分的水含量（68%）。

由于晶状体纤维不断地向核部移动，使纤维排列改变而变得不紧凑（图 4-63）。仅仅用晶状体蛋白本

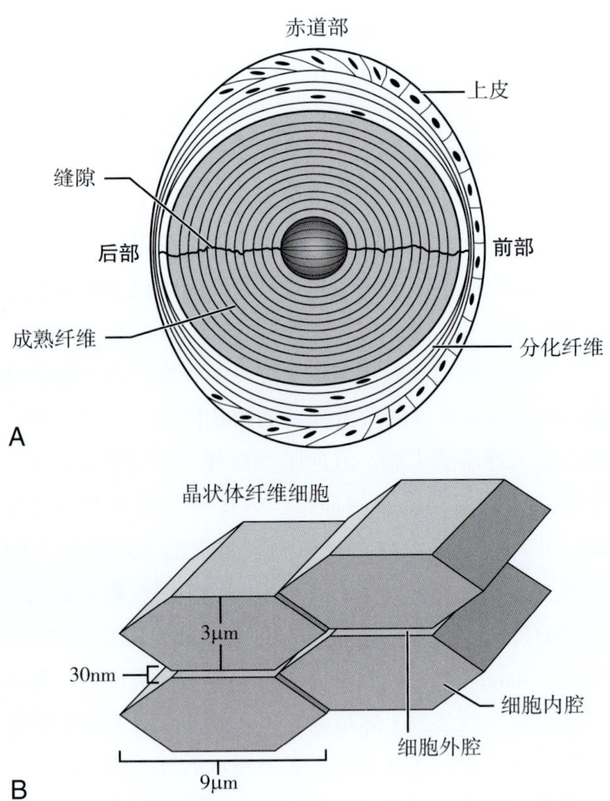

图 4-61 A. 晶状体结构分为 3 个区域：外延上皮（功能：蛋白质运输）、无核成熟晶状体纤维（功能：光传输）和分化纤维（保留一些细胞器，功能：上皮和晶状体纤维之间的营养运输联系）；B. 镜片纤维在切割横截面时呈现扁平六边形（引自 Mathias et al.，2010）

身的性质解释晶状体的透光性是不够的。晶状体之所以透明的主要原因是晶状体蛋白高度密集排列，就像致密流体或玻璃一样含有高度的“短程空间序列”，这意味着每个独立的分子所造成的光散射立即和其邻近分子的散射相互抵消。在大体上观察，月牙形的纤维细胞首尾连接围绕着极轴高度有序地排列，所以这一系列同轴折射表面使这个多细胞结构具有透明性。然而这一观点不适用于所有物种。晶状体中共有两种类型的纤维细胞，一种是 S 形细胞，一种是同心圆细胞。S 形细胞尾部重叠形成了晶状体的缝隙，它位于视轴附近，影响视觉质量，可引起焦点改变。

此外，晶状体纤维细胞之间缝隙连接可提供晶状体内循环，这是晶状体纤维新陈代谢的基础。晶状体连接蛋白的基因突变可导致不同类型先天性白内障。

3. 晶状体蛋白　是水溶性蛋白，占晶状体水溶性蛋白的 90%。在哺乳类动物中有三种类型。主要根据分子量和亚型（如 αA、αB 等）分为 α、β 和 γ 三型。

一些晶状体蛋白可以和尿素溶性蛋白共同提取出

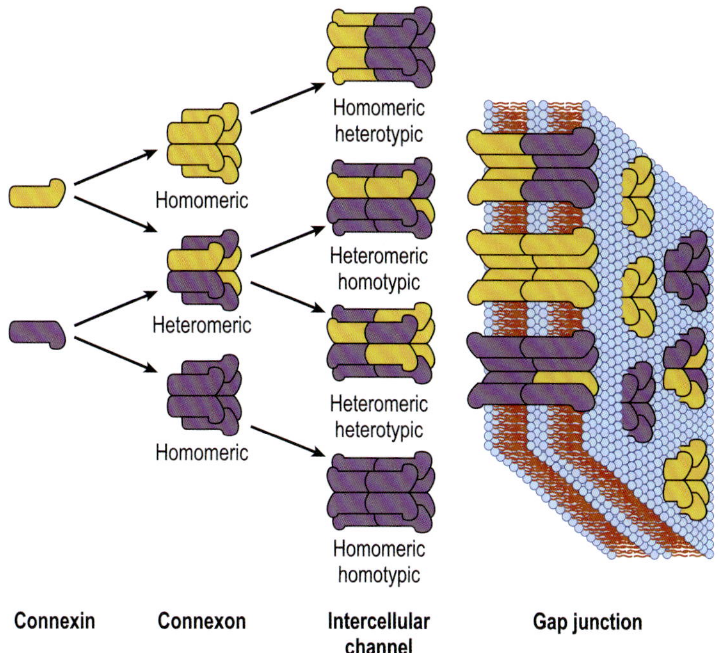

Fig. 4.62 Gap junctions are a major feature of cellular connections in the lens: they comprise many closely packed channels each formed by two hemichannels *(connexons)*, one in each of the connecting cells. (From Mathias et al., 2010.)★

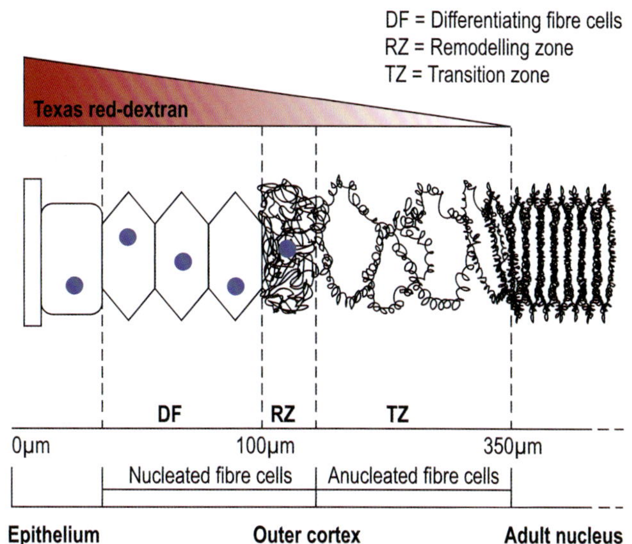

Fig. 4.63 Summary diagram of the changes in the lens as adult lens fibres differentiate from lens epithelium. (From Borchman and Yappert, 2010.)★★

来，提示部分晶状体蛋白与细胞骨架蛋白（尿素可溶性，占总蛋白的 5%）结合紧密。膜蛋白由非水 / 尿素溶性蛋白组成（占总蛋白的 2%）。还有一小部分晶状体蛋白溶于表面活性剂。

αA 和 αB 晶状体蛋白显示约有 50% 的序列同源性。其分子排列形成分散的球形蛋白聚集在 3 个同心层或形成蛋白质“胶粒”。但它们真正的四级结构还不清楚。αA 和 αB 晶状体蛋白属于小热休克蛋白家族，具有伴侣样活性。基因敲除鼠的研究表明，αA 晶状体特异蛋白是维持正常晶状体分化和晶状体透明性的必需蛋白。而 αB 蛋白在神经组织表达并在应激状态下上调，它并不是维持晶状体透明性的必需蛋白。

★图 4–62 因版权问题不允许翻译。该图显示的是晶状体细胞的缝隙连接，它包括许多紧密堆积的通道，每个通道由两个半通道（连接孔）形成，每个连接孔中又有一个通道

★★图 4–63 因版权问题不允许翻译。该图是成人晶状体纤维与晶状体上皮分化时晶状体变化的模式图。

小型无脊椎动物的热休克蛋白如 Hsp16.5 的结构已经确定，并以此为基础发展出晶状体 αA 蛋白胶粒的模型（图 4-64）。在这个模型中，无论是 αA 还是 αB 蛋白都不能成为晶状体分子结构的基础，但它们的某些组合形式则可以。

αA_2 和 αB_2 链磷酸化产生 αA_1 和 αB_1 链。晶状体蛋白分子可发生自发的（非酶促的）裂解，或聚集成高分子量聚合体，特别是随着年龄的增长更易发生这些变化。α 蛋白作为分子伴侣可以"捕获"其他正在变性和解折叠的晶状体蛋白（如中间丝蛋白），维持晶状体蛋白的高度有序排列，从而维持晶状体的透明性。重组人晶状体蛋白现已被制备出来，用于研究其伴侣蛋白活性。例如，在转基因斑马鱼中，已发现不同的人类晶状体蛋白突变与不同的白内障表型相关（Wu, 2018）。

γ、β 晶状体蛋白被认为具有相似的结构：4 个重复的反向平行 β 片层结构构成"希腊钥匙"模体。γ 晶状体蛋白分子具有高度的稳定性，原因是其自身内部有高度对称性。近期有研究表明表达 γ 晶状体蛋白的基因突变和先天性白内障有关，γ 晶状体蛋白亦与老年性白内障有关（图 4-65）。

β 晶状体蛋白的多聚复合体先由酸性多肽（βA_2、βA_3 和 βA_4）和碱性多肽（βB_1、βB_2 和 βB_3）组成异聚体，然后由类似的异聚体结合而成。不论同种还是异种，β 晶状体蛋白的同源性变异均较大，大部分人类 β 晶状体蛋白的测序工作正在进行中。基于 γ、β 晶状体蛋白的序列同源性，有学者预测了 β 晶状体蛋白的结构，用 X 线衍射法进行分析后得到了一定的证实。在这个模型中的两个与 γ 晶状体蛋白类似的结构通过"连接肽链"连在一起。

虽然晶状体蛋白分子的排列模式和高折射率保证了

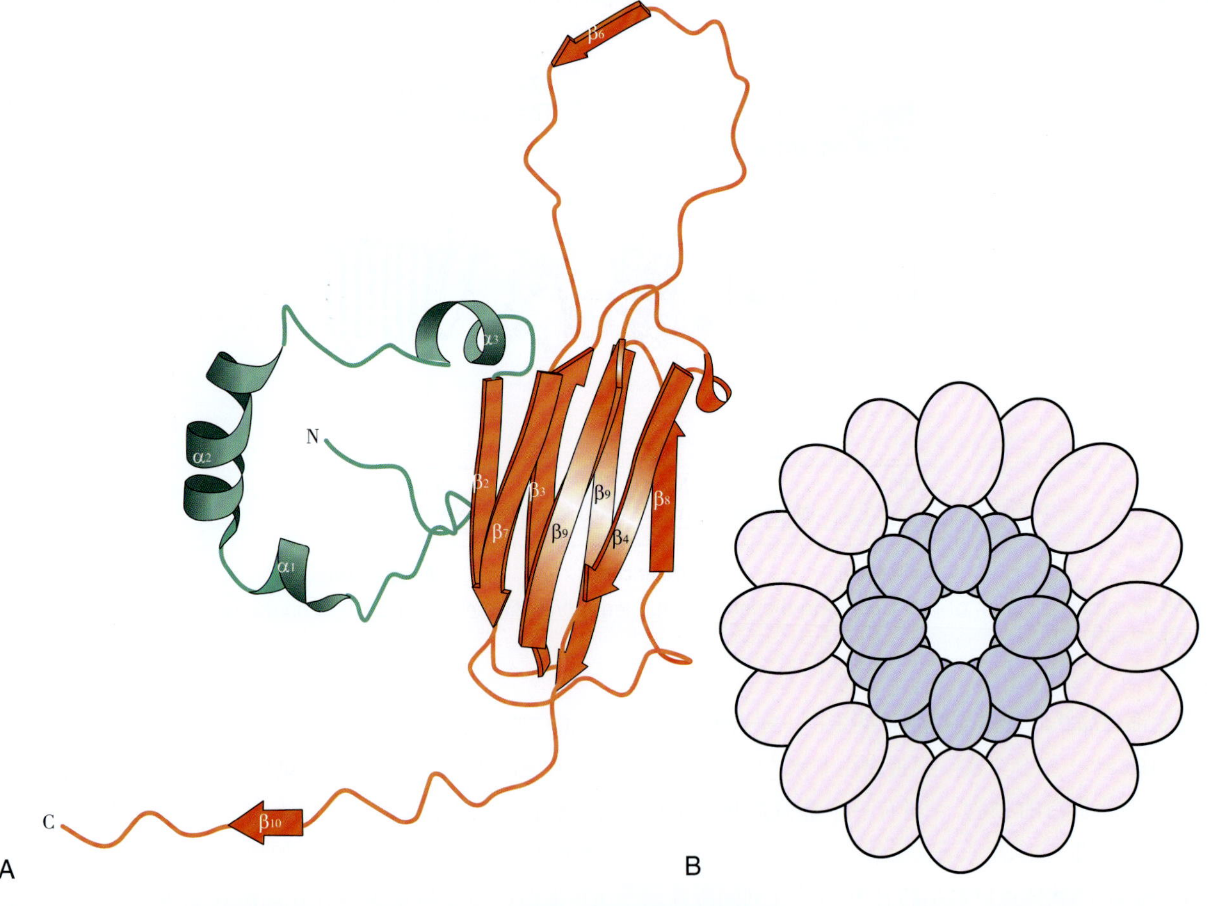

图 4-64 A. 连接于 N 端的是一个具有 Hsp16.9 亚基的二级结构。如图所示，在一半亚基中 N 端结构域（绿色）包含 3 个螺旋片段。N 端的 Hsp16.9 亚基和 Hsp16.5 中的所有亚基都具有非结构化的 N 端。α 晶状体蛋白结构域（棕色）由七链 β 夹层、含有一个 β 链（顶部为 β_6）的结构域间环和 C 端延伸部分（底部）组成，除了短的 V10 链之外，基本上属于非结构化的。B.α 晶状体蛋白可能的胶束状结构。亚基包含两个结构域，并通过位于聚集体中心的疏水性 N 端结构域（淡紫色）之间的相互作用组装成大聚集体。亲水性 C 端（α 晶状体蛋白）的结构域（粉红色）位于组件的表面（图 A 经自然出版集团许可转载；图 B 引自 Augusteyn，2004，经澳大利亚验光师协会许可使用）

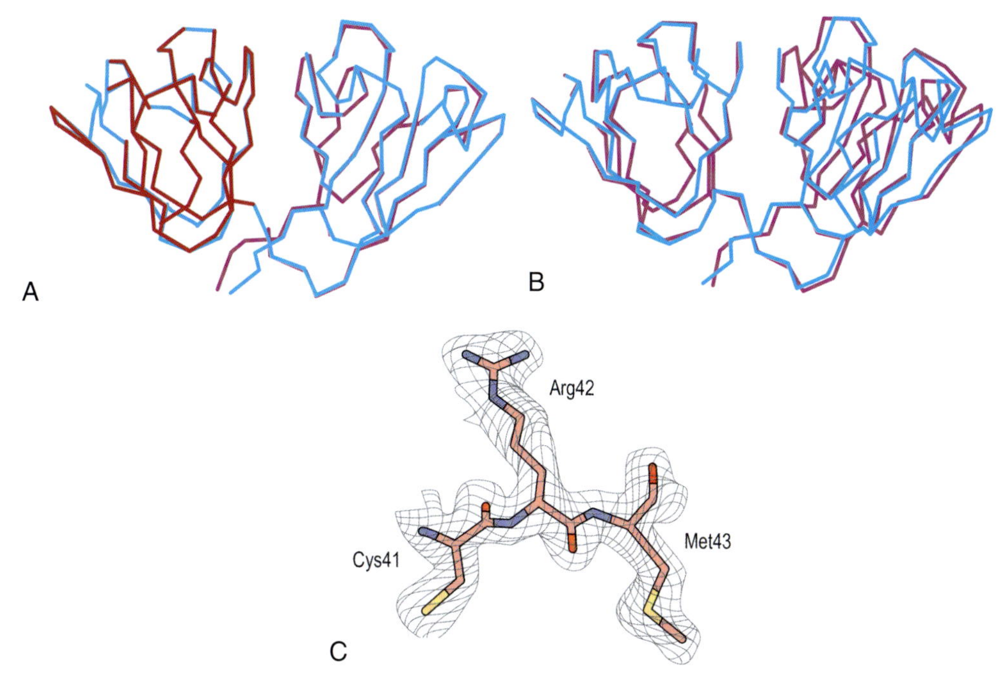

图 4-65　人 W42R γD 晶状体蛋白的晶体结构，属于 γ 晶状体蛋白的一种人突变形式，与正常 γ 晶状体蛋白只有微小差异，其对蛋白酶敏感，与某些先天性白内障有关。A. 该蛋白正常和突变形式的叠加；B. 最佳叠加方式；C. 显示正常 γD 晶状体蛋白中 Trp42 突变残基 Arg42 的电子密度

晶状体的透明性，但生物物理学对蛋白质分子相互作用的研究却提示晶状体蛋白并不是维持晶状体透明的必要因素，其他的蛋白质只要采取同样的相转变和渗透状态也能变得“透明”。γD 是晶状体内最丰富的晶状体蛋白，也是空间折叠特性最显著的晶状体蛋白。晶状体蛋白会随时间推移发生多次蛋白质翻译后修饰，以维持蛋白质的稳定性，但最终仍会出现蛋白质堆积进而发生白内障。

4. 晶状体细胞骨架蛋白　细胞骨架蛋白存在于晶状体的尿素溶性蛋白质中。除了微丝的辅助分子（如肌动蛋白、波形蛋白、血影蛋白）和中间丝（见上述细胞和组织部分），还有一些晶状体特异的中间丝，如珠状丝蛋白。波形蛋白是晶状体细胞中主要的中间丝，它存在于上皮细胞和上皮纤维细胞中，但在核纤维细胞中缺乏。晶状体细胞中微管结构具有相似的分布。成人晶状体中没有细胞角蛋白。晶状体各细胞骨架蛋白成分比例存在差异，如晶状体近赤道的上皮细胞中踝蛋白、α 肌动蛋白和信号蛋白含量较高，而具有稳定紧密细胞连接的纤维细胞中黏着斑蛋白含量较高。

珠状丝蛋白是一种晶状体特有的纤维蛋白。目前已经分离出两种珠状丝蛋白，珠状丝特异性蛋白 1 和 2（BFSP1、BFSP2，又名晶丝蛋白和 CY49）。此外，还有连接蛋白——血小板溶素，可能参与了晶状体蛋白的排列和密度分布，也可能为晶状体蛋白分子提供附着点。CP49 也称晶粒蛋白，这两种蛋白均和晶状体蛋白聚合，但不与波形蛋白聚合。

靶向敲除表达晶丝蛋白和晶粒蛋白的基因后，虽然晶状体纤维形态依然正常，但晶状体失去透明性。这表明，这两种蛋白共装配形成的珠状丝蛋白通过参与构成晶状体纤维细胞骨架，维持晶状体透明性。

5. 膜脂质和膜蛋白　晶状体细胞的膜脂质是高度饱和的，其主要脂质成分是非常稳定的二氢鞘磷脂，在晶状体细胞膜中，蛋白质分布密集，从而限制了它们的流动性（图 4-66）。细胞膜中的胆固醇含量也很高，胆固醇独立存在于膜蛋白“筏”之外，组成了细胞膜中的胆固醇生物脂质域。应用表面活性剂如十二烷基硫酸钠（SDS）可以从细胞膜中提取晶状体细胞膜蛋白。晶状体纤维细胞特有的连接复合体 AQP0，以前被认为是晶状体中一种重要的固有蛋白 26，实际上这是我们认识的第一个水通道蛋白，其功能是作为渗透感受器或细胞容量调节器。至少有 100 个基因表达这种蛋白，其中 11 个基因属于哺乳动物，5 个基因参与了眼部各个组织的液体转运（图 4-67）。

AQP0 基因位于 12 号染色体的长臂 cen-q14 区。这种蛋白不仅参与水的运转，还参与细胞间通信和晶状体内循环的离子转运。在闭合构造中，AQP0 作为晶状体后囊膜的粘连蛋白，维持着晶状体的电偶极性。此外，它还通过

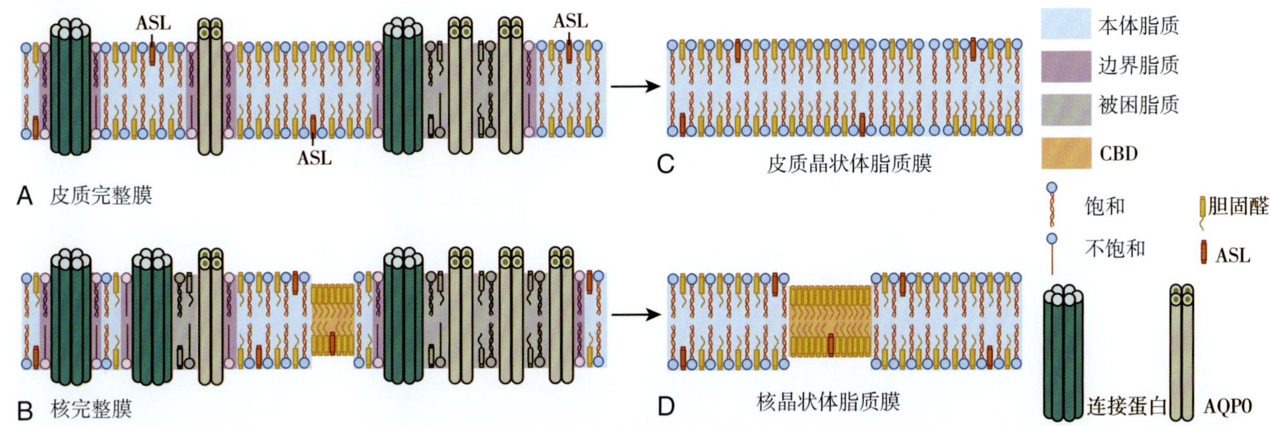

图 4-66 猪晶状体皮质部（A 和 C）和核心部（B 和 D）的完整膜（A 和 B）和晶状体脂质膜（LLM）（C 和 D）示意图

由于高胆固醇含量和整合膜蛋白（主要是连接蛋白和水通道蛋白）的存在引起脂质域被显露出来。胆固醇类似物 ASL 主要分布在胆固醇双脂质域（CBD）以及本体脂质和被困脂质之间。值得注意的是胆固醇和 ASL 被排除在边界脂质之外。ASL 的亚硝基部分用黑点表示。皮质部 LLM（C）由大量脂质形成，不包含 CBD。在皮质部完整膜（A）中未预期有 CBD。核 LLM 由共存的大量脂质和 CBD 形成（D）。CBD 也预计存在核完整膜（B）中（引自 Mainali et al.，2018）

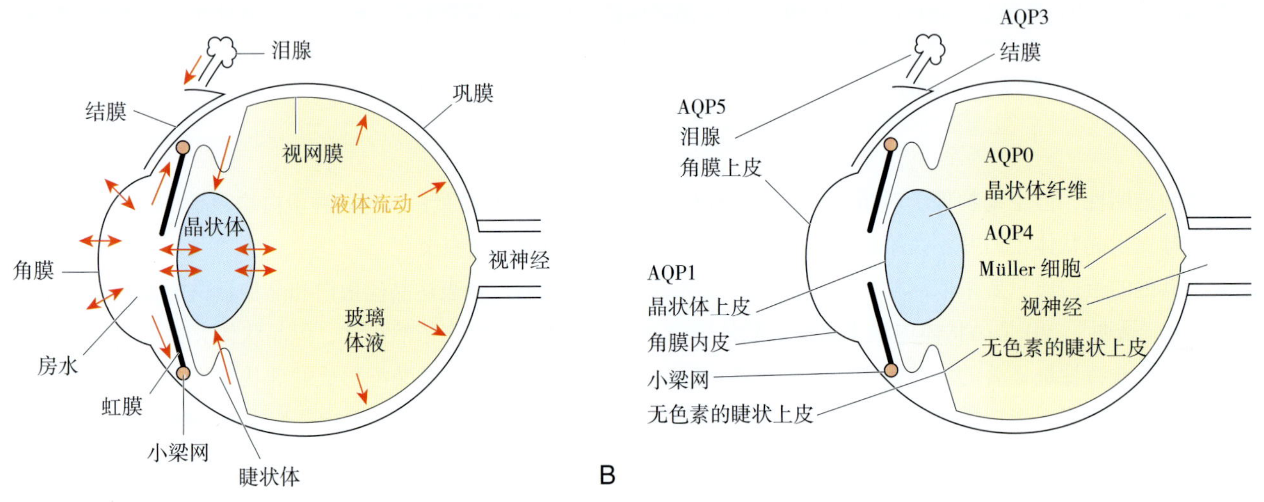

图 4-67 眼部液体传输和水通道蛋白表达

A. 显示泪腺和睫状体分泌、小梁网和视网膜色素上皮吸收及角膜和晶状体双向运动时的液体运动途径。B. 眼组织中水通道蛋白（AQP）的表达部位（引自 Verkman，2003；经 Elsevier 许可使用）

亲和性静电结合确保晶状体纤维间的紧密排布（Varadara et al.，2018）。AQP0 对于晶状体的透明性非常重要，*AQP0* 基因突变将导致白内障。晶状体上皮细胞中不表达 AQP0，但表达 AQP1。AQP0 与其他缝隙连接蛋白的关系目前还不明确。

其他膜蛋白还包括 ATP 酶在内的很多酶，以及黏附于细胞骨架的蛋白质如依钙蛋白 1 和 N- 钙黏蛋白等。其他一些高分子量蛋白如斑珠蛋白、网蛋白、旁血小板溶蛋白和桥粒胶蛋白也存在于晶状体纤维质膜，部分血影细胞蛋白起到了维持细胞形态的作用，就像维持红细胞形态的作用一样。lensin 是一种晶状体特有的细胞骨架蛋白，将珠状丝与细胞膜连接。

6. 细胞外基质　晶状体细胞外基质中最重要的是晶状体囊膜。晶状体囊膜和其他上皮细胞的基底膜一样，由Ⅳ型胶原纤维和硫酸肝素蛋白聚糖组成，是晶状体与其外物质交换的屏障。纤连蛋白位于前囊膜，生腱蛋白位于后囊膜。生腱蛋白是细胞间蛋白质家族的一种，这个家族包括血小板反应蛋白和 SPARC（与视杆和视锥细胞相关的唾液蛋白，图 4-25），SPARC 是维持晶状体透明的必需蛋白。$\alpha_5\beta_1$ 整合素存在于晶状体前囊的上皮细胞，而层粘连蛋白受体 $\alpha_6\beta_1$ 整合素存在于晶状体赤道部和晶状体纤维细胞，两者都具有迁移能力。

7. 晶状体半透膜及其生理学特性　如上所述，晶状体的电 / 化学特性类似于一个大的合胞体或单细胞。Na^+/K^+ATP 酶激活后将 Na^+ 泵出晶状体，同时将氯化物和水转运至细胞内（知识关联 4-13）。这些泵位于晶状体上皮细胞，高度集中在晶状体赤道部，晶状体纤维没有这些泵效应。因此赤道部上皮的电流密度最高，形成了一个从晶状体赤道部流向晶状体中心的电流，这对于晶状体内循环非常重要（知识关联 4-13）。瞬时电流由瞬时受体电位香草酸受体 （TRPV）-4 和 TRPV-1 等离子通道提供，该受体能被低渗刺激激活（Mandal et al.，2018）。

离子和溶质的转运屏障位于囊膜和上皮细胞及纤维细胞的细胞膜。但囊膜可以阻止大分子物质扩散，分子质量小于 50 000Da 的蛋白包括低分子质量的晶状体蛋白可以穿透囊膜。

在上皮屏障中，上皮细胞表现了典型的极性，但在上皮细胞之间缺乏紧密连接，取而代之的是一个广泛的缝隙连接系统，这样有利于细胞间的信息沟通，使细胞的表现协调一致。在上皮细胞和纤维细胞的连接处，主要的转运方式是胞吞作用，晶状体纤维间的广泛缝隙连接系统使代谢产物可以在纤维细胞之间快速传递（图 4-61 和图 4-62）。事实上，50% 纤维细胞膜蛋白含有 AQP0，因为 AQP0 有助于细胞间信息传递通道的形成。晶状体细胞间的缝隙连接与其他类型的细胞相比，具有更高的传递效率。

上皮细胞中的 Na^+/K^+ 泵主动交换 Na^+（泵出）和 K^+（泵入）。Na^+ 在玻璃体内沿浓度梯度被动扩散经后囊膜进入晶状体实质，然后快速扩散至前部的上皮细胞，最后经泵效应排出至房水。而 K^+ 却相反，最后经后囊被动扩散至玻璃体。晶状体前后极之间细胞外形成内向离子流，而外向离子流是由上皮细胞，尤其是在赤道部的上皮细胞的 ATP 酶泵辅助形成的。这一过程的关键是上皮细胞中（而不是晶状体纤维）存在 K^+ 通道，可以进行广泛 Na^+/K^+ 交换。

这个简单的泵漏模型可以解释离子如何穿越晶状体实质，但仍未解答一些问题，如利用特异的 ATP 酶辅助 Ca^{2+}/Mg^{2+} 的转运机制。Ca^{2+}/Mg^{2+}ATP 酶在晶状体皮质中含量非常高。此外，特异的葡萄糖转运蛋白（上皮细胞中 GLUT1、晶状体纤维中一种 Na^+ 依赖的 SGLT 转运蛋白）和氨基酸转运蛋白存在于晶状体上皮细胞和纤维细胞膜中。

晶状体内水的转运方向同样为从前到后，其速率约为 10μl/h，AQP0 可能参与了整个晶状体的微循环，排除其内部的代谢产物以保持其透明性。

知识关联 4-13　穿过晶状体表面的分子传输

晶状体就像一个合胞体，其中 K^+ 被输送到晶状体中，Na^+ 通过晶状体上皮（A）中存在的 Na^+/K^+ ATP 酶转运出去。有趣的是，ATP 酶的浓度在晶状体上皮的赤道部最高，而正是在赤道部发生着大量离子转运。这在晶状体赤道部和晶状体极之间建立了具有不同电位差的电位梯度，部分解释了在晶状体中出现的电偶极子（B）。晶状体中还含有抗坏血酸盐和水的特定葡萄糖转运体及转运分子，这可确保充分的新陈代谢并最大限度地减少自由基损伤。

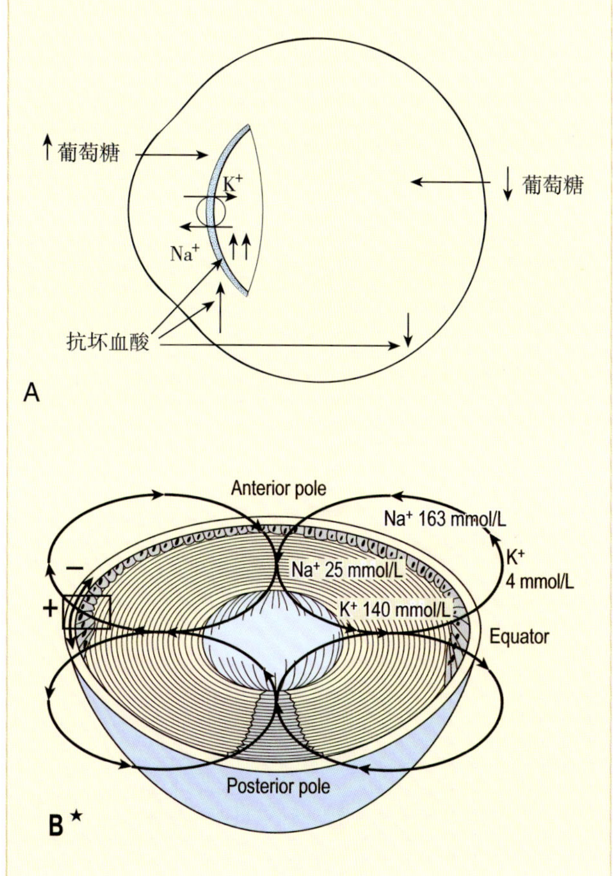

★知识关联 4-13 图 B 因版权问题不允许翻译。该图分别显示晶状体前极（上）、后极（下）和赤道部（中）的电偶极子水平

二、晶状体代谢

1. 糖代谢　房水中的葡萄糖是晶状体新陈代谢的主要能量来源。葡萄糖通过细胞膜上胰岛素依赖的葡萄糖转运子（GLUT1）进入细胞内。晶状体内葡萄糖的代谢途径包括糖酵解和磷酸戊糖通路，当葡萄糖浓度过高时还将启动山梨醇通路（图 4-30）。约 80% 的葡萄糖通过无氧酵解的方式代谢，约 10% 的葡萄糖通过磷酸戊糖途径为核苷酸合成提供糖基。通过三羧酸循环的有氧酵解仅出现在晶状体上皮细胞，因为它们是晶状体内唯一具有线粒体的细胞。上皮细胞含有大多数醛糖还原酶，说明通过山梨醇通路的糖代谢主要发生在上皮细胞内。正常状态只有不足 5% 的葡萄糖通过山梨醇途径代谢，因此山梨醇诱导高糖（糖尿病）晶状体并发症的可能性很小。渗透压感受器（水通道蛋白）诱导生成醛糖还原酶，后者干扰了 NADH 结合蛋白（图 4-68），因此影响了晶状体内自由基的清除机制（见下文）。

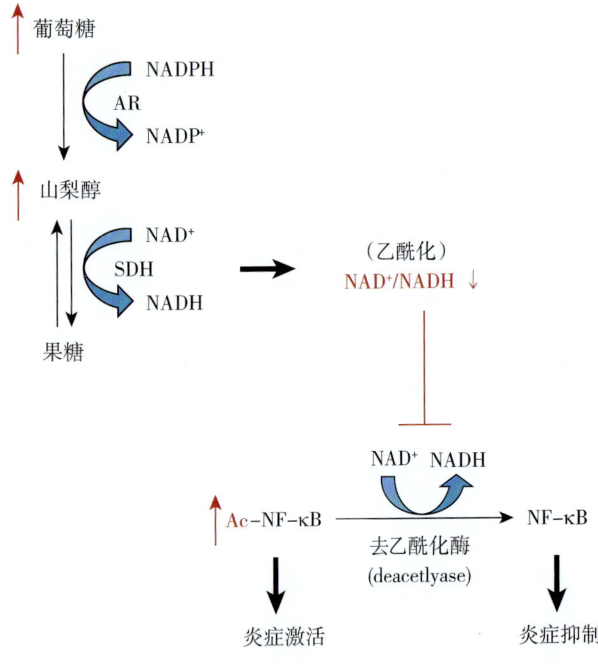

图 4-68　多元醇通路通量增加通过降低 NADPH/NADP$^+$ 和 NAD$^+$/NADH 比值并诱导晚期糖基化终末产物（AGE）形成来引发氧化应激（引自 Chang & Petrash，2018）

另外，近期研究表明，在 COX-2 通路中醛糖还原酶具有 $PGF_{2\alpha}$ 活性且受 IL-1β 调控。的确，有报道称通过关闭细胞内 PI3 激酶 /Akt/GSK 信号转导通路抑制醛糖还原酶可以预防过敏性鼻炎（参见第 7 章）。因此，它在炎性机制中发挥着更直接的作用，这些炎性机制也与糖尿病并发症有关。

2. 蛋白质代谢　当晶状体上皮细胞分化为晶状体纤维细胞时，其内部停止合成新的蛋白质，此后晶状体蛋白所有的变化都属于翻译后修饰。很多蛋白都会发生磷酸化，包括晶状体蛋白、细胞骨架蛋白和 AQP0。晶状体内存在几种磷酸化系统，包括 cAMP 依赖的蛋白激酶 A 和磷脂依赖的蛋白激酶 C。有些药物如 β 肾上腺素能化合物，能增加中间丝蛋白的磷酸化。

从晶状体蛋白的提取物中发现了多种有活性的酶，但是蛋白酶的含量却很低。一些物种特异性晶状体蛋白（taxon-specific crystallin）表现出酶的活性，如鸭晶状体中的 ε 晶状体蛋白（乳酸脱氢酶）、蛙晶状体中的 ρ 晶状体蛋白（醛糖还原酶）和 ε 晶状体蛋白（肺前列腺素 F 合酶）。目前还不能判断这些酶在生理上的重要性，因为一些酶只有在应激过程中才会出现，这也提示对应激的反应可能是这些同源蛋白的共同特性（见上文，热休克蛋白和 α 晶状体蛋白）。应激蛋白和长寿的晶状体蛋白可能同样需要类似的特性以维持在缺氧情况下的稳定性和持久性。晶状体蛋白特别是 α 和 γβ 晶状体蛋白是最保守的蛋白，其分布并不局限于晶状体（αβ 也存在于心脏、肺、脑和视网膜）。αA 基因启动子序列具有晶状体特异性，并且能够选择性地让外源序列插入自身序列，这可以解释为何不同来源的蛋白质序列非常相似并且功能可以互补。同样 χ 晶状体蛋白的启动子也是晶状体特有的，在发育和生长过程中，不同的晶状体蛋白基因表达存在差异且受到高度有序的调节。

除了晶状体蛋白具有酶活性外，还含有一些其他的蛋白水解酶，包括内肽酶、外肽酶和膜相关的蛋白酶。过去认为晶状体纤维的去核化是一个慢性凋亡的过程，这个过程发生在几天内而不是数小时内，一些“致死”酶如 caspase 在这一过程中被激活。鼠缺乏 caspase-3 和 caspase-6 依然可以保持晶状体的正常。此外凋亡的一个重要环节即“磷脂酰丝氨酸由内向外膜的翻转”并未发生在晶状体纤维的去核化过程中。晶状体纤维的分化过程和细胞凋亡的过程有部分功能上的重叠，但并非真正意义上的凋亡。有趣的是，细胞自噬在这一过程中并未发挥作用（$Atg5^{-/-}$ 鼠的晶状体正常）。Bcl2 是细胞凋亡的核心，由 Bcl2/ 腺病毒 E1B 相互作用蛋白 3（BNIP3L）/NIX 介导的晶状体纤维内的线粒体却发生自噬，在细胞器凋亡过程中被激活（Brennan et al.，2018）。

在晶状体细胞中检测到了中性内肽酶钙蛋白酶 Ⅰ 和 Ⅱ（半胱氨酸 Ca^{2+} 依赖酶）及其抑制剂依钙蛋白。这些酶的作用底物包括细胞骨架蛋白和晶状体蛋白，这可能和晶状体蛋白的更新有关。钙蛋白酶 Ⅰ 存在于晶状体上皮和皮质中，但在晶状体核中缺乏。钙蛋白酶基因的失调可能和老年性白内障有关。

随着年龄的增长，晶状体蛋白质的降解增多，特别是 AQP0/MIP26 的降解，这与一种小的 8.5kDa 泛素伴侣蛋白丢失有关。

3. 脂代谢　晶状体细胞膜上具有高度密集的鞘磷脂、胆固醇和饱和脂肪酸，使细胞膜具有更强的韧性（见上文），这可能对维持细胞之间的连接具有重要作用。尤其是胆固醇生物域使邻近区域的胆固醇含量高，所以即使细胞膜上的磷脂发生明显改变，依旧可以维持细胞膜的稳定（图 4-66）。晶状体中的磷脂酰肌醇含量也很高，证明晶状体细胞内存在受体介导的第二信使活性。

4. 晶状体微循环中的氧化还原反应　晶状体持续暴露于氧化环境，正常房水中含有高浓度的过氧化氢，所以晶状体自身存在过氧化氢酶。一些酶系统可以减少或缓冲氧化剂的影响。这些酶包括过氧化氢酶、超氧化物歧化酶、谷胱甘肽过氧化物酶和谷胱甘肽 -*S*- 转移酶。晶状体中含有高浓度的谷胱甘肽（湿重下为 3.5 ～ 5.5μmol/g），其中上皮含量最高，晶状体中重要解毒途径是硫醚氨酸途径。谷胱甘肽是晶状体细胞中谷氨酸和半胱氨酸相互作用的产物。一种理论认为，谷胱甘肽向晶状体中心弥散，因为中心部的晶状体纤维基本没有代谢功能，不能自身产生谷胱甘肽。另一个理论认为谷胱甘肽扩散的方向与晶状体内循环的方向相反，所以这种扩散方式依然依赖离子和水的运转，这个理论还未得到证实。晶状体内电流方向和晶状体偶极子的测量（知识关联 4-13），支持这种泵驱动的谷胱甘肽转运方式理论。还有一种理论认为谷胱甘肽从晶状体皮质运送至晶状体核是基于连接蛋白 / 缝隙连接的途径进行的。

谷胱甘肽还可以保护蛋白质的游离巯基，特别是晶状体中的阳离子膜蛋白。这也解释了晶状体中含有高浓度谷胱甘肽的原因。晶状体中超过 95% 的谷胱甘肽是以还原态存在的。

晶状体上皮细胞中还发现了过氧化氢酶和少量的超氧化物歧化酶，提示这些酶系统可能也很重要。

三、晶状体的衰老和白内障的形成

随着年龄的增长，晶状体的透光性随之下降，特别是短波光透射率可下降 90%，在低照度下甚至可出现蓝色盲（参见第 5 章）。形态学上，细胞丢失细胞骨架结构并形成空泡和电子致密小体。细胞内钠含量升高伴随着晶状体细胞膜电位下降，提示离子通道功能异常。晶状体核出现酶活性下降，但皮质或上皮并未出现。另外，晶状体内出现水样裂隙是早期白内障的表现，这可能提示 AQP0（MIP26）和液体转运功能下降。

晶状体老化和白内障形成并非同义词。年龄相关核性白内障的晶状体蛋白中，胱氨酸和甲硫氨酸残基被广泛氧化，而在无白内障的老化晶状体中氧化情况却很少。氧化型谷胱甘肽（知识关联 4-6）是关键因素。晶状体蛋白翻译后修饰将持续一生。除了交联和降解（任何稳定的蛋白质系统都会发生）外，非酶糖化作用也很显著。γ 晶状体蛋白在年轻时合成，而 γδ 和 β 晶状体蛋白随着年龄的增长而不断增多。大部分 α 晶状体蛋白由水溶性变为非水溶性，一些 β 和 γ 晶状体蛋白也是如此。

晶状体蛋白的非酶糖化作用发生在赖氨酸的 ε 氨基团，特别是 α 晶状体蛋白高分子量聚合物。在体外，这个反应会产生黄色荧光素，类似于人类老化的晶状体的颜色（随年龄的增长，晶状体的黄色逐渐加深）。各种氨基与自由基特别是脂类（过）氧化过程中释放出的醛相互作用，产生荧光集团和蜡样质 / 脂褐质。尽管颜色发生变化，老化的晶状体中仅有少于 5% 的蛋白发生了糖化，比血红蛋白和胶原等其他长寿蛋白低很多。晶状体蛋白的糖化更可能是与氧化型抗坏血酸反应的结果，而非葡萄糖。而且谷胱甘肽可能通过将抗坏血酸维持在还原态而抑制糖化作用。

AQP0 也随着年龄的增长发生修饰作用，在其 C 和 N 端切掉 5000Da 的多肽形成 MIP22，后者的浓度在老年晶状体中含量也随之增加。

1. 晶状体蛋白散射的增强导致白内障视力下降　晶状体蛋白的有序排列被打乱，晶状体的透光率也会随之下降。很多方式可以诱导这一过程，如晶状体中水分增加、高分子量晶状体蛋白聚合物形成及随着年龄增长晶状体纤维细胞空泡形成等。

某些代谢过程也与白内障相关，目前比较清楚的是糖尿病引起的白内障及与之相似的半乳糖血症引起的晶状体混浊。在这些“葡萄糖相关”白内障中，晶状体纤维中水分的增加和细胞中山梨醇及半乳糖醇等非降解多元醇的积累有关。随着房水中葡萄糖 / 半乳糖浓度不断增加，细胞内的葡萄糖逐渐累积，而无氧酵解葡萄糖途径已经达到饱和。醛糖还原酶的多元醇途径失调，细胞内的多元醇逐渐累积使细胞内渗透压升高，导致水分过度进入细胞内，这一过程激活了渗透压感受器 AQP0；但是醛糖还原酶通过激活 NF-κB 并产生 ROS 影响 $PGF_{2\alpha}$ 的合成和 $PGF_{2\alpha}$ 介导的炎性过程，表明这一过程可能涉及多条通路。

不管何种机制，细胞代谢调节异常、细胞内 ATP 和谷胱甘肽的减少，继发细胞损伤，加上细胞内水分的饱和，使高蛋白细胞区域和低蛋白细胞区域分离，最终增加了光线的散射（白内障）。随着单个晶状体细胞与邻近细胞之间的连接变得松散，即在晶状体实质中出现水裂隙和空泡。当细胞死亡时，晶状体混浊进一步加重，在皮质可表现为“轮辐样”混浊，晶状体核中则出现不溶性蛋白的聚集体，导致晶状体核的颜色从黄色变为红色，最后变为黑色。在白内障形成的早期阶段，由于黄色滤镜效应阻挡了短波长光线的透射，在一定程度上可以保护黄斑。

2. 任何形式的晶状体损伤均可导致白内障的形成 晶状体的主要功能是透射光线，任何影响其发育和代谢的损伤均可导致混浊，甚至是一过性混浊。某些先天性白内障仅影响胎儿的晶状体核；辐射性白内障可能仅局限于受影响的晶状体弓形区；外伤引起的“向日葵”样白内障可能是由于剪切力引起晶状体纤维之间的分离，之后晶状体纤维的连接可以自行修复；还有某些类型的白内障如玻璃体切割术后形成的“羽毛状”白内障，有可能是因为术中应用了大量低于体温或电解质成分不当的灌注液。有趣的是这些白内障可能可逆，提示晶状体微循环暂时不能应对分布流量的增加，但当分布流量减小或正常时可以恢复透明；同样低温能导致幼年动物发生白内障，原因是胎儿晶状体核中可逆性的 γ 晶状体蛋白沉淀。

某些基因突变导致晶状体蛋白异常表达，影响蛋白质的分子的正常排列，可引起多种类型的白内障。如 Wolfram 基因（*WFS1*）突变可导致先天性核性白内障，*FCO1* 基因突变可能和一种隐性先天性白内障有关。

3. 年龄相关性白内障是多因素介导的 过去 20 年的大量研究揭示了年龄相关性白内障的生化变化。这些生化变化包括非溶性成分的增加、发色团的增加、蛋白质交联和聚合的增强及氨基酸基团的氧化作用。这些变化伴随着抗氧化酶系统功能的减弱和蛋白质水解活性的增强，谷胱甘肽水平也降低。正常晶状体有胰酶抑制性，它可以调节年龄相关蛋白水解活性。患有白内障的晶状体主要蛋白变化是 αA 晶状体蛋白的丢失和 γS 晶状体蛋白的选择性丢失。此外，在水溶性成分中可检测到大量的降解肽链。这些机制在图 4-69 中进行了总结。

紫外线可能引起某些年龄效应或增加其可能性，已

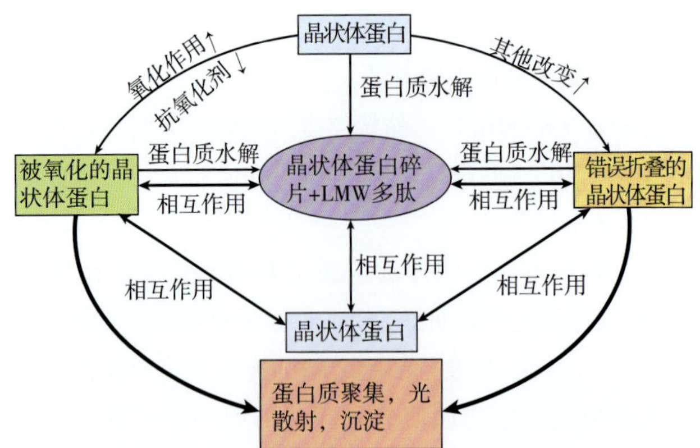

图 4-69 晶状体蛋白碎片在晶状体老化和白内障发展中作用的示意图（引自 Sharma & Santhoshkumar，2009）

观察到年龄变化似乎在晶状体视轴区域比在赤道部更明显。目前认为，氧化事件是白内障形成的最可能机制。近紫外线被色氨酸吸收，色氨酸在日光中转化为 *N* - 甲酰基 - 犬尿氨酸，这是一种类似 3- 羟基 - 犬尿氨酸的荧光色团，也是晶状体中另一种紫外线吸收分子。这两种化合物都可以作为光敏剂，并导致单线态氧自由基的产生（知识关联 4-6 和知识关联 4-14）。自由基下调了关键晶状体酶如 Na^+/K^+ ATP 酶的功能，并导致大鼠晶状体膨胀和混浊，近紫外线产生的其他自由基（如过氧化氢）与己糖激酶功能障碍有关，将更多的葡萄糖转移到醛糖还原酶途径，从而进一步产生 ROS（见前文）。氧气能加快光氧化作用的速度，而维生素 E、抗坏血酸和谷胱甘肽可以降低光损伤效应（氧化和蛋白质错误折叠的影响总结于图 4-69）。

紫外线在人类白内障形成中的作用还不清楚。尽管发现暴露于紫外线会增加形成皮脂和后囊下白内障的概率，而对形成核性白内障没有影响。有趣的是，老年人的晶状体比可年轻人的晶状体吸收更多的紫外线甚至可见光。

某些微量金属及其化合物与白内障的发生有关。实验显示金属硒的缺失或过量均能引起白内障，其机制可能与 Ca^{2+} 的稳态密切相关。相反，氰酸盐可引起晶状体蛋白的氨甲酰化并诱导白内障形成，而该过程可应用阿司匹林预防。有趣的是，应用阿司匹林确实可延缓白内障的发生。在动物实验中，抑制胆固醇合成也能导致白内障。代谢物及化学物质如丙酮酸和咖啡因已被证明可以在体外分别防止紫外线和硒的影响。

总体来说，谷胱甘肽的消耗导致谷胱甘肽储备减少，

知识关联 4–14 自由基损伤与晶状体

晶状体中的自由基损伤可能通过氧化代谢产生，但大多数情况被认为是内源性光敏剂激活引起的紫外线损伤的结果。

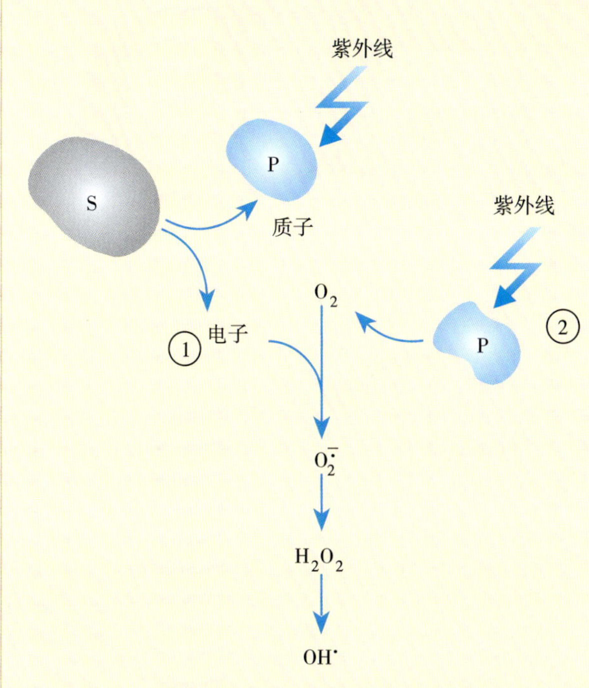

光敏剂通过两种机制起作用：①激发态光敏剂从基质吸收质子，导致自由基的产生；②光敏剂与 O_2 反应，生成单线态 O_2。典型的光敏剂包括核黄素、色氨酸和犬尿氨酸（都存在于晶状体中）。

以及晶状体内在蛋白的无限制氧化，使氧化还原平衡被破坏，是白内障形成的基础。

4. 年龄相关性白内障形成机制：伴侣分子功能丧失 氧化还原反应失衡如何影响白内障形成？晶状体内在蛋白（及 βγ 晶状体蛋白的其他翻译后修饰）的氧化会导致其进行性功能障碍。当它们变性并沉淀时，α 晶状体蛋白结合了未折叠的蛋白质，但与真正的分子伴侣不同，它们没有重新折叠 βγ 晶状体蛋白或其他晶状体蛋白的能力。赖氨酸 -315（Lys-315）在决定 δ 晶状体蛋白中可逆的蛋白折叠活性中至关重要，但在 α 晶状体蛋白中并非如此（Huang et al.，2016）。因此，α 晶状体蛋白的分子伴侣能力被消耗，这些复合物在晶状体纤维细胞内沉淀，形成了随年龄增长而不溶性蛋白增加部分。

第九节 玻 璃 体

一、玻璃体生理

玻璃体是包含胶原、糖胺聚糖和细胞的结缔组织。玻璃体含 98% 的水分，其 1.0% 的是大分子物质，其余为溶质和小分子物质。

1. 基质 玻璃体透射光线的机制和角膜一样。它的胶原纤维直径（10 ～ 20nm）不到可见光波长的一半。胶原纤维之间的空间被糖胺聚糖（GAG，如透明质酸钠）填充，这可以减少衍射造成的影响。胶原蛋白使玻璃体呈凝胶样结构，玻璃体主要成分是Ⅱ型胶原，与Ⅱ型软骨胶原非常相似但并不完全相同（玻璃体胶原含有更多的乳糖侧链并且丙氨酸含量更高），这也能减少光线的衍射。胶原纤维以晶格结构排列，并悬浮在黏稠的透明质酸中。随着年龄的增长或在病理状态下，这种结构被破坏，透明质酸分子被降解，而胶原纤维则聚合形成更大的纤维并成为不透明的悬浮物。玻璃体中还存在Ⅵ型和Ⅸ型胶原，在凝胶形成的过程中可能起到骨架的作用。此外，玻璃体中还存在由Ⅴ / Ⅺ型胶原 α 链组成的杂合分子，可能在玻璃体胶原纤维形成中发挥作用（与角膜一样）。在软骨中，有两种形式的Ⅱ型胶原纤维，细的（约 16nm）和粗的（约 40nm），而Ⅸ型胶原纤维只存在于细的Ⅱ型纤维中（图 4-70）。Ⅸ型胶原纤维可能起调节纤维粗细的作用。

玻璃体中的内在蛋白很少，opticin 是富含亮氨酸重复序列的细胞外基质小分子蛋白家族成员，它存在于玻璃体、韧带、皮肤和视网膜内。与Ⅸ型胶原蛋白和 Ⅴ / Ⅺ α 蛋白聚糖类似，还具有调节玻璃体内原纤维厚度的作用。重要的是 opticin 还具有抗血管生成的作用。

年轻人的正常玻璃体具有独特的结构（参见第 1 章），皮质中胶原和透明质酸含量高于中心玻璃体，此外，皮质还含有诸如硫酸软骨素（占 3.5%）和硫酸乙酰肝素（占 0.3%）等其他糖胺聚糖，它们可能对玻璃体和视网膜的黏附和固定起重要作用。

在玻璃体凝胶中心，透明质酸是主要的糖胺聚糖。透明质酸以打开的双糖链存在，在溶液中其浓度超过 300μg/ml 时双链缠绕，以支撑凝胶基质。在人类玻璃体中，透明质酸的浓度为 100 ～ 400μg/ml，并与Ⅸ型胶原结合。透明质酸不是维持凝胶结构的主要因素，因此必须通过Ⅸ型胶原纤维介导。Ⅸ型胶原是一种蛋白聚糖，

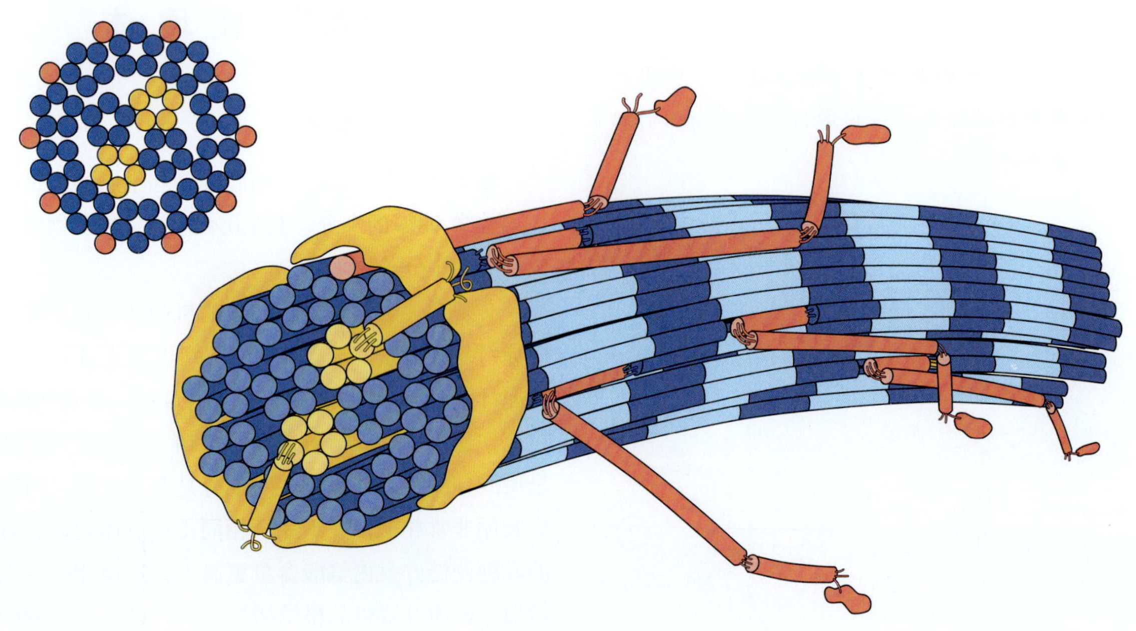

图 4-70 Ⅱ型胶原微纤丝的 10+4 结构

两对Ⅺ型胶原形成了中心核，周围有 10 根Ⅱ型胶原微纤丝包绕。玻璃体胶原具有非常相似的Ⅺ / Ⅸ / Ⅱ型组装排列，但交联较少（引自 Kadler et al.，2008）

分子量较小，属于非纤维性胶原，含有若干非胶原功能的基团，形成蛋白聚糖桥，介导透明质酸与胶原纤维的结合。硫酸软骨素在玻璃体中与Ⅸ型胶原的浓度大致相等。部分硫酸软骨素在玻璃体中形成分子质量为（2～4）$\times 10^4$Da 的多功能蛋白聚糖。透明质酸的分子质量是可变的，其降解产物可以激活固有免疫细胞（参见第 7 章）。因此透明质酸的解聚甚至是丢失并不破坏玻璃体凝胶结构。

2. 玻璃体细胞　玻璃体中含有单层细胞（透明细胞），这些细胞位于成人玻璃体皮质中，主要负责合成凝胶中的透明质酸。然而，玻璃体中胶原是不能再生的，因此一旦凝缩后便不能重建。

透明细胞有两种类型：纤维样细胞和巨噬细胞样细胞。后者与存在于大多数非中枢神经系统组织中的驻留髓细胞类似。透明细胞在生理和病理条件下的作用尚不清楚。但是其数量随着年龄的增长而增加，可能与黄斑裂孔的形成有关（参见第 9 章）。

二、玻璃体凝胶的理化性质

1. 当眼球运动或者变形时，玻璃体的黏弹性可保护视网膜　玻璃体凝胶不可压缩，但具有很高的黏弹性；因此当眼球受到外力而变形时，玻璃体可以改变自身形状来顺应外力，当外力消失时玻璃体可以快速恢复眼球原来的形状。在这方面它更像一个减震器，类似于关节腔液（关节腔液中也含有大量的透明质酸）。玻璃体的这些特性和它的基质结构有关，特别是大分子质量的透明质酸。在人类玻璃体中，这些透明质酸分子具有很大的流体力学体积，而且能够完全充满玻璃体纤维之间的空间。玻璃体的可变形力可以通过体外实验进行测量。近期 MRI 技术可以对玻璃体的变形力进行活体测量，结果显示，即使在眼球运动时玻璃体凝胶依然会产生明显的变形，这也许和视网膜牵拉或视网膜脱离有关（图 4-71）。随着年龄的增长，玻璃体不断凝缩，这个“减震器”的减震效果也随之下降。

2. 玻璃体可延缓液体的流动和小分子扩散　液体通过含有糖胺聚糖的溶液时流动变得缓慢，这与糖胺聚糖的分子质量有关，其中大分子质量的透明质酸可以最大限度地抑制流体的流动性。因为老年人的玻璃体已经液化，所以年轻人后房水向视网膜流动的速度比老年人缓慢。此外，由于玻璃体中透明质酸的存在，一些小分子（如葡萄糖）的扩散也受到抑制。透明质酸是一种聚合多电解质，其他电解质在经过玻璃体运输时与透明质酸产生静电而相互作用，因此电解质的运输更易受影响。然而，根据玻璃体皮质与视网膜的附着牢固程度，玻璃体皮质与视网膜之间潜在空间内的液体渗透可能会更快。

玻璃体对维持晶状体的透明性十分重要（玻璃体切割术后或早或晚发生白内障），这可以归因于缺少了玻璃体屏障后晶状体摄入了过多的氧，导致晶状体受到氧化的风险增加（图 4-72）。流体和电解质穿过视网膜向后方运输，这是视网膜能够黏附于视网膜色素上皮的一个重要机制（见下一部分）。

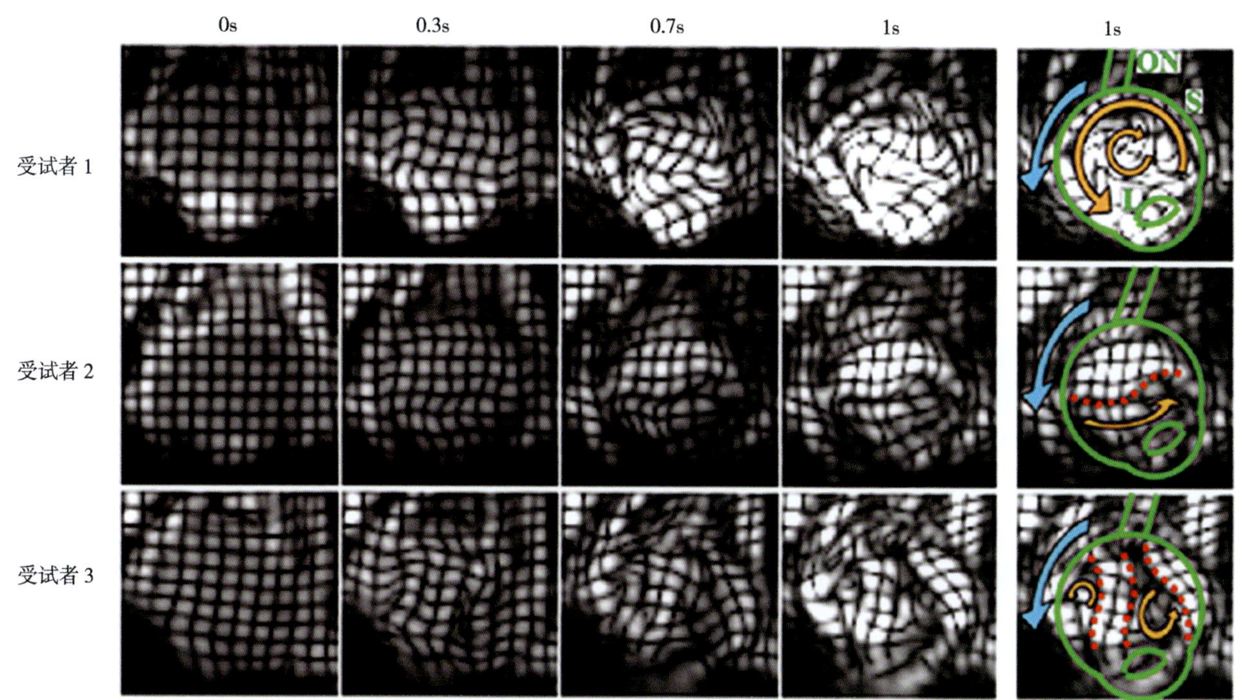

图 4-71　利用磁化互补空间调制技术来显示眼内收运动过程中玻璃质凝胶的变形

这些变化显示在第 1、5、10 和 15 的框架图中，并叠加有显示框架 5、10 和 15 中变形的草图。观察 3 位个体受试者变形的差异，如受试者 1 显示均匀黏弹性，而受试者 3 观察到强烈的"旋转"运动（引自 Piccirelli et al.，2012）

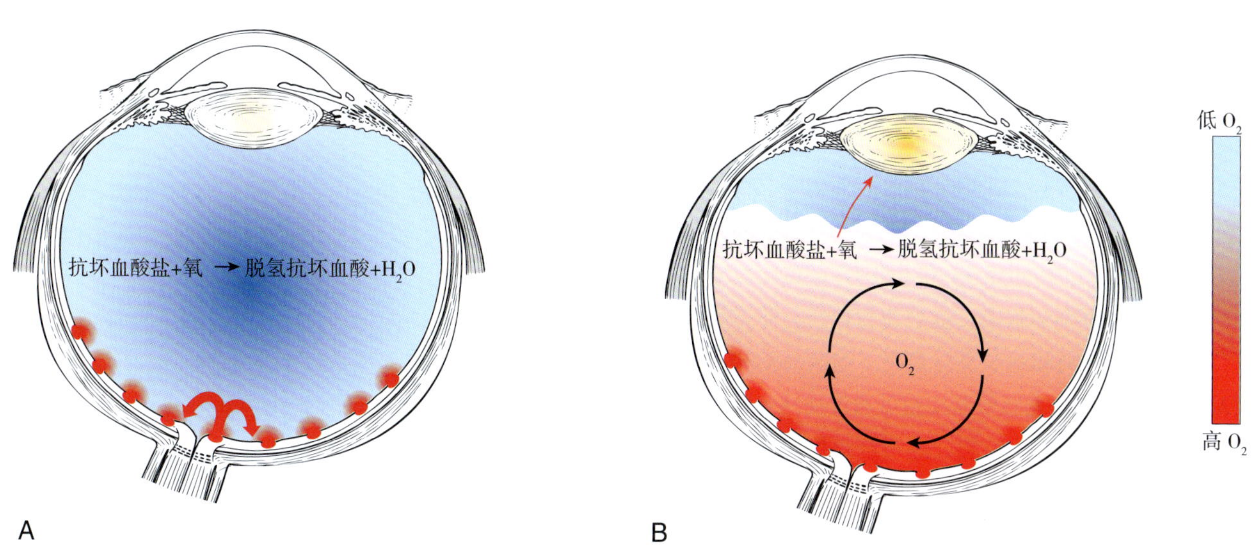

图 4-72　眼中氧的扩散情况

A. 氧在正常眼内的分布；B. 玻璃体变性或摘除后氧的分布，此时更多的氧气进入充满液体的玻璃体腔与抗坏血酸结合，并扩散到晶状体，通过氧化损伤促进核性白内障的形成

第十节 视 网 膜

一、神经视网膜高度有序的分层结构

视网膜分为两部分：神经视网膜和视网膜色素上皮（RPE）（参见第 1 章）。

1. 视网膜的代谢功能　视网膜的新陈代谢和它的血供有关。外层视网膜由光感受器和 RPE 层组成，外层视网膜代谢旺盛，其血液供给大部分来自脉络膜，而内层视网膜新陈代谢水平比外层低，对能量的需求也比外层低，其血供主要来自视网膜血液循环。

2. 视网膜的葡萄糖代谢　尽管在所有组织中视网膜对葡萄糖的消耗量是最大的，但仍有很大一部分葡萄糖转化为乳糖。在 CO_2/HCO_3^- 缓冲系统中，视网膜乳酸的产生量、氧气的利用率和葡萄糖的消耗量也是最高的，这提示碳酸酐酶在视网膜中发挥重要的作用。视网膜中的葡萄糖大部分（80%）由光感受器消耗。Na^+ 耦联的单羧酸转运子存在于视网膜星形细胞和 Müller 细胞中，它们在葡萄糖代谢的糖酵解和氧化通路中起“乳酸穿梭”的作用。

视网膜也可以利用葡萄糖以外其他底物产生 ATP，如谷氨酸、谷氨酰胺、苹果酸和琥珀酸。视网膜葡萄糖通常通过磷酸戊糖途径产生谷胱甘肽，在氧化应激条件下，此途径可被上调。为储存谷胱甘肽所需的 NADPH 也可通过其他非戊糖依赖途径（涉及苹果酸和异柠檬酸盐）产生。葡萄糖、谷胱甘肽和氧的代谢对于视网膜电活动是必需的，包括 ATP 酶依赖的“暗电流”（参见第 5 章，知识关联 5-6）。

视网膜是一种不依赖胰岛素的组织，葡萄糖进入视网膜细胞直接受到细胞外葡萄糖浓度的调节。视网膜和脑组织的葡萄糖转运方式十分相似，葡萄糖在视网膜中的转运也是在 GLUT1 和 GLUT3 转运蛋白的协助下通过高效扩散而实现的。GLUT1 和 GLUT3 存在于构成血 - 视网膜屏障的内皮细胞中，也是葡萄糖转运非常活跃的部位。近期从视网膜组织又分离出了与胰岛素相关联的 GLUT2 和 GLUT4。光感受器细胞可通过视网膜特异的胰岛素受体对胰岛素产生应答，这与脑组织中胰岛素受体相似，不论在葡萄糖缺乏还是过剩状态，这种受体均可保持“活性状态”。胰岛素受体磷酸化环鸟苷酸（cGMP）门控通道，这是光传导的核心（见下文）。然而，光感受器依赖于 RPE 中的 GLUT1 来获取葡萄糖供应（Swarup et al.，2019）。此外，丙酮酸激酶异构体 PK-M2 在光感受器中也很活跃，它在高糖酵解过程中（如肿瘤）发挥作用，并促进光感受器的健康和活力。光感受器的葡萄糖代谢则通过脂肪酸激素脂联素影响正常的视网膜血管形成。

视网膜神经元和光感受器是体内耗能最大的细胞，主要是因为需要维持神经元极化（这对产生暗电流至关重要，见下文），为达成此作用，离子泵需要大量的 ATP 和使用氧化磷酸化而非糖酵解途径生成 ATP。视网膜神经元还利用来自 Müller 细胞糖酵解产生的乳酸和丙酮酸作为 ATP 产生的底物。同时光感受器反过来可释放谷氨酸，谷氨酸被 Müller 细胞吸收和代谢（即“乳酸穿梭”）。因为该过程糖原含量高，特别是在缺乏视网膜血液供应的物种中，Müller 细胞既作为能量储存器，同时又“管理”乳酸生成。Müller 细胞也通过激活涉及 HIF1α、GLUT 1 和 GLUT 2 的未折叠蛋白反应（UPR）来应对代谢应激。UPR 的失调（如糖尿病时）会影响视网膜 VEGF 的产生并使新生血管形成。

3. 视网膜的蛋白质代谢　正常视网膜细胞功能所必需的许多神经递质以游离氨基酸的形式存在于视网膜中。多数是在葡萄糖代谢的柠檬酸循环过程中产生的。牛磺酸虽然不是神经递质，但对于感光细胞可能是必需的，在视网膜中，牛磺酸是神经递质 GABA/ 甘氨酸受体的激动剂，其可能具有神经保护作用（Hadj-Said，2017）。牛磺酸（及 GABA）也通过相同的转运体（TAUT）进入视网膜。有趣的是，牛磺熊去氧胆酸（TUDCA），作为熊去氧胆酸（UDCA）和鹅去氧胆酸的结合物，可防止视网膜变性。而一些氨基酸进入视网膜与离子（Na^+）转运有关，不过其中一些氨基酸如谷氨酸是有毒的，需通过 Müller 细胞中的谷氨酰胺转移酶（合成酶）转化为谷氨酰胺。快速摄取氨基酸不仅对神经递质非常重要，而且对精氨酸的吸收也非常重要，因为一氧化氮的合成需要精氨酸，而一氧化氮是内皮细胞功能的主要调节因子。亮氨酸渗入法等研究证明：在光感受器更新过程中，光感受器的蛋白质合成最为活跃（知识关联 4-15）。

除视网膜特异性蛋白（见下文）外，视网膜中还有一些普遍存在于其他组织的蛋白质，Müller 细胞分泌的细胞外基质（ECM）形成内界膜，这是一种典型的基于胶原 / 层粘连蛋白的细胞外基质。光感受器间基质含有纤连蛋白和蛋白聚糖，它们也广泛分布于整个视网膜中。生腱蛋白 C（tenascin-C，Tn-C）和生腱蛋白 R（tenascin-R，Tn-R）存在于神经胶质细胞外基质中，在视网膜发育和修复期间高度表达，可能具有免疫调节作用。Tn-C 和 Tn-R 在视网膜突触重塑过程中具有相反的效应。

知识关联 4-15 光感受器体更新

光感受器的更新是通过外界膜合成新的富含蛋白质的膜，并通过视网膜色素上皮（A）使外节顶端脱落或吞噬而发生的。视盘由内外节结合处的质膜㊟外翻形成，而视紫红质等蛋白质在 ER 及高尔基体上通过囊泡运输融合到新形成的质膜㊟上。光感受器更新在视杆细胞和视锥细胞相似；受体末端的吞噬作用以昼夜方式发生。吞噬作用的机制尚不清楚，但涉及膜糖蛋白 CD36，它也参与造血细胞，如巨噬细胞摄取凋亡的中性粒细胞和氧化低密度脂蛋白。此外，杆外段（ROS）吞噬作用与环氧合酶 -2（ COX-2 ）的诱导有关，COX-2 是参与前列腺素合成的酶。近期研究也显示了纤毛在光感受器功能中的重要性，因控制纤毛蛋白的许多基因突变导致视网膜的变性，被称为纤毛病（B）。

光感受器原发纤毛中有 4 个不同的隔室，可以指示其各自范围的已知蛋白质：①远端纤毛或轴丝（Axo；绿色）；②连接纤毛 / 过渡区（CC/TZ；橙色）；③基体（BB；紫色）；④纤毛周复合体或纤毛囊（PCC / CP；红色）。这些隔室在纤毛中发挥着不同的功能（参见下面的插图）。

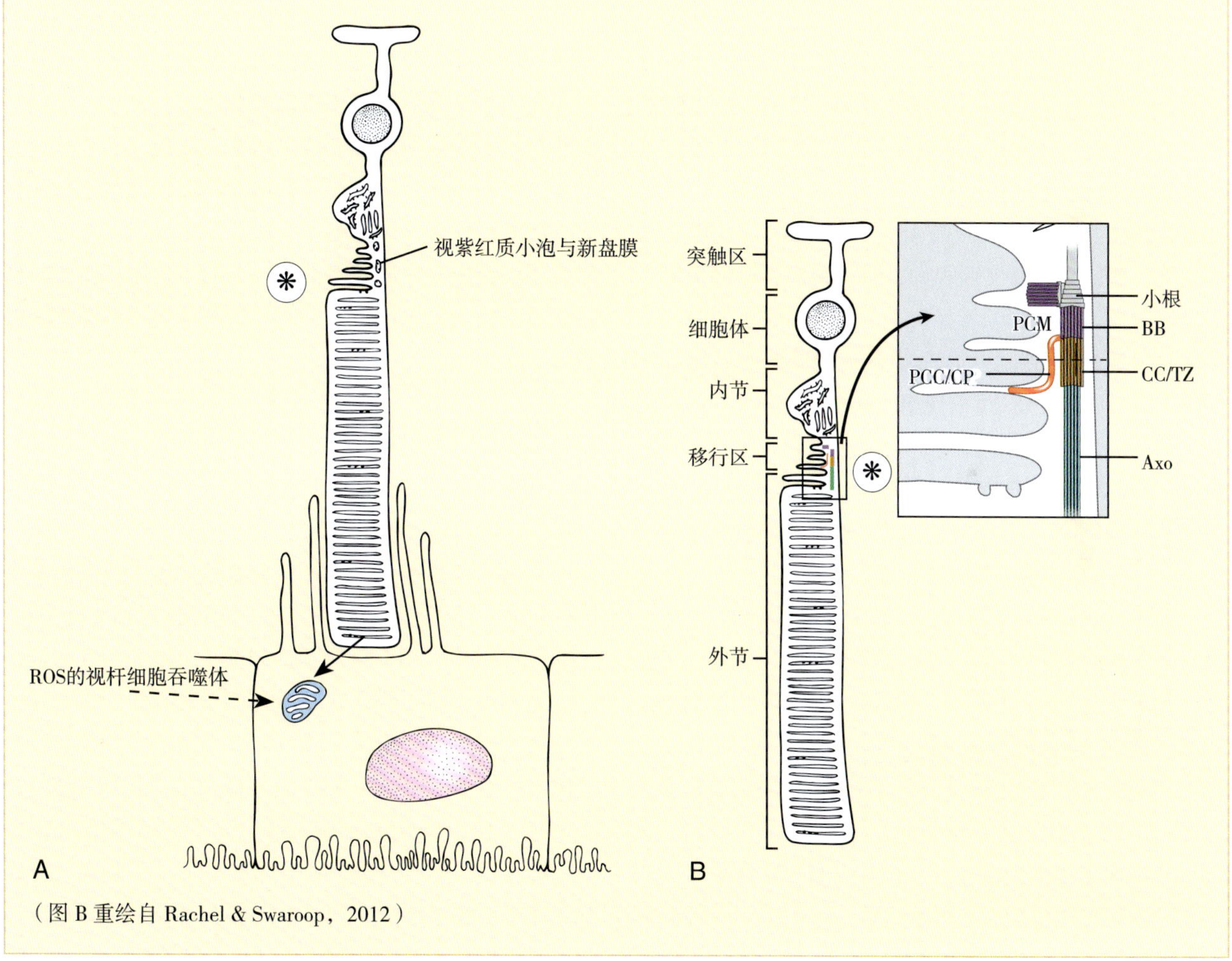

（图 B 重绘自 Rachel & Swaroop，2012）

视网膜内还存在一些生长因子，如胰岛素样生长因子（IGF-1）、酸性成纤维细胞生长因子及碱性成纤维生长因子（b-FGF）。b-FGF 不仅存在于血管基底膜，还分布在光感受器层，在视网膜外层更新中可能起到营养支持作用。

4. 视网膜的脂质含量高（约 20%） 视网膜中主要的脂类是磷脂、磷酸卵磷脂和磷脂酰乙醇胺（约占脂类总含量 80%）。多不饱和脂肪酸在视网膜中含量也较高，特别是在视网膜外节。有些多不饱和脂肪酸含有的双键数量超过 6 个（称为鲨烯），这使视网膜很容易受到氧化损伤。光感受器的膜盘中磷脂酰乙醇胺的含量非常高，而质膜中胆固醇含量较高。这与视紫红质的活性有关，且位于光感受器顶端老化的膜盘（知识关联 4-15）其胆固醇水平低于新膜盘，所以光感受器顶端的视紫红质更易被激活。

视网膜中的脂类代谢复杂且多样。除参与线粒体合成外，不同种类脂质的基因也会发生交换，此外还存在频繁的酰化－脱酰化反应。脂类在磷脂酶作用下不断降解，并且在适当的酶作用下不断进行脱羧和甲基化等修饰。视网膜细胞，包括 RPE 细胞和光感受器，也会大量吸收循环中的脂质，特别是多不饱和脂肪酸（PUFA），这些细胞表达低密度脂蛋白（LDL）受体及主要促进因子超家族域含蛋白 -2A（MFSD2A）的转运体，是血－视网膜和血－脑屏障的固有蛋白。

二、视网膜的血流

血液灌注压和血管阻力之间的平衡状态决定血液的流动，视网膜内的血流可自动调节。这意味着视网膜血管管径可随心排血量的变化而发生变化，以维持血流的稳定性，这也可解释为视网膜血流量可根据组织所需营养的变化而变化。在成人中，视网膜的血流在一定范围内维持恒定，眼的灌注压为 45 ～ 145mmHg。从内皮一氧化氮合酶缺陷小鼠实验得知，维持视网膜血流恒定是通过调节视网膜血管的管径实现的。视网膜血流量约占眼球总血流量的 5%，大部分血液流经脉络膜。例如，为了了解眼压的变化，可以使用激光多普勒血流仪（LDF）对视神经头处的视网膜血管进行自动调节成像。更确切地说，目前使用激光散斑血流图（LSF）等技术已经证实视网膜循环中的自动调节功能，但脉络膜中没有发现该功能（Kiyota et al.，2018）。

1. 血－视网膜屏障对进入视网膜的分子的调节　血－视网膜屏障由视网膜血管内皮细胞间的紧密连接及 RPE 细胞之间的紧密连接构成。因此超过 20 000Da 的分子不能通过视网膜血管，而一些小分子如葡萄糖、氨基酸和抗坏血酸通过易化扩散可穿过屏障（大部分 GLUT1 在血管内皮细胞和 RPE 细胞中都存在，而 GLUT3 存在于视网膜血管）。还有类似的氨基酸转运子（包括精氨酸的转运），而这两类转运子在平滑肌细胞和周细胞都存在，从而确保营养物质的快速转运和被视网膜获取。

视网膜血管和光感受器中存在高亲和力的胰岛素（IR）、胰岛素原、IGF-1 和 IGF-2 受体（Lofqvist）。由于视网膜血管中不存在依赖于 IR 的 GLUT4，因此胰岛素和 IGF-1/2 并不在通过视网膜血管进行葡萄糖转运方面起作用。但这些激素在调节视网膜细胞中的蛋白质合成和细胞活性方面发挥着主要作用。

2. 视网膜的血流可能存在自主调节　视网膜血管含有全部 4 种肾上腺素能受体（α1、α2、β1、β2），尽管受体的数量并不多。这些受体，在体外激活时可引起血管舒张。除了公认的自动调节机制外，人类视网膜血管还存在一定程度的自主调节机制。目前还不清楚在没有神经纤维的情况下这些自主调节是如何进行的，有可能通过位于视盘部脉络膜血管中的自主神经实现。视网膜血管床可能是为数不多的几个缺乏血管周的肥大细胞的系统，而血管周的肥大细胞是一个重要的儿茶酚胺反应要素。

视网膜血流对高氧（血管收缩）和高二氧化碳（血管舒张）反应迅速，后者是通过前列腺素 D_2（PDG_2）和前列腺素 E_2（PDE_2）实现的。其他改变血管直径的介质包括类花生酸、前列环素（PDI_2）、内皮素和一氧化氮。PGI_2 和内皮素已在视网膜血管中被发现。一氧化氮通过内皮细胞的一氧化氮合酶释放，并维持基础性的血管舒张水平。视网膜光照可诱导一氧化氮的释放，但一氧化氮不能显著影响视网膜血管的自主调节。视网膜血管收缩活性来自周细胞，因此周细胞可能有调节血流的作用。糖尿病中周细胞丢失，可能是糖尿病患者视网膜血流量增加的原因，并可能导致糖尿病视网膜病变的发展。

三、光感受器

光感受器是接受视觉刺激的特殊化结构，并具有独一无二的特征（参见第 1 章）。

1. 新陈代谢和更新　光感受器是机体中代谢最活跃的细胞之一，在有氧或缺氧条件下均可进行葡萄糖代谢。光感受器外节与 RPE 细胞顶部的微绒毛之间相互交错，它们之间由光感受器外基质填充。光感受器的蛋白和脂类合成非常旺盛，确保内节、外节连接处的新外节膜持续更新。含有“最老”膜盘的外节顶端以每个包含 200 个膜盘小包，被 RPE 细胞吞噬，这个过程具有昼夜规律，即在每天光照开始时发生（图 4-73）。现在已经确定了 3 个 RPE 细胞表面受体参与膜盘外节的吞噬作用，它们是 CD36、酪氨酸激酶 MerTK 和整合素 $α_vβ_5$。这些蛋白的丢失可能导致视网膜变性（MerTK：人类视网膜色素变性和鼠 RCS 病；$α_vβ_5$：RPE 脂褐质积累）。吞噬作用的昼夜调节，由分泌性糖蛋白乳脂球蛋白 -EGF8（MFG-E8）控制。MerTK 的活化可能受其天然配体 Gas6 的自分泌调节，MFG-E8 在免疫耐受中很重要，它主要由树突状细胞（DC）分泌（参见第 7 章），并作为 DC/ 巨噬细胞 $α_vβ_5$ 整合素与凋亡细胞之间的连接物发挥作用，与 RPE 在清除神经元细胞碎片时吞噬凋亡的外节

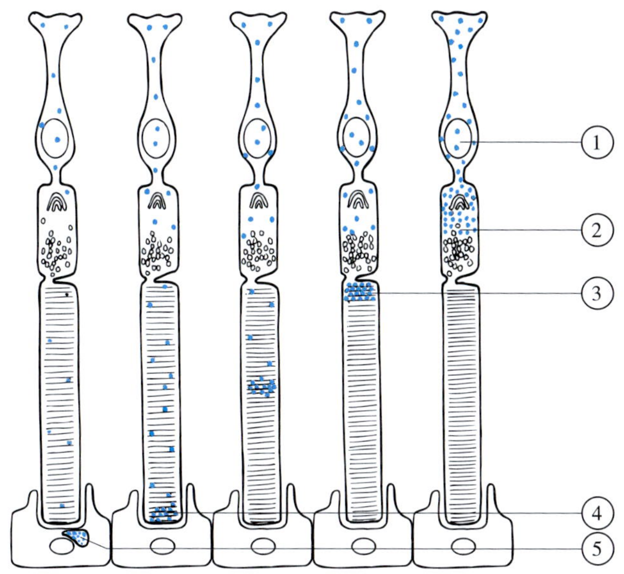

图 4–73　光感受器更新和可能发生损伤的部位：①转录；②翻译后修饰；③插入膜盘；④膜盘脱落；⑤ RPE 吞噬作用

知识关联 4–16　视紫红质合成

由于缺乏信号肽，视紫红质在外节质膜中的插入会很容易，该信号肽允许通过糖基化的共翻译耦联和通过蛋白质中特定插入序列的不对称插入，将视蛋白整合到脂质双层中。

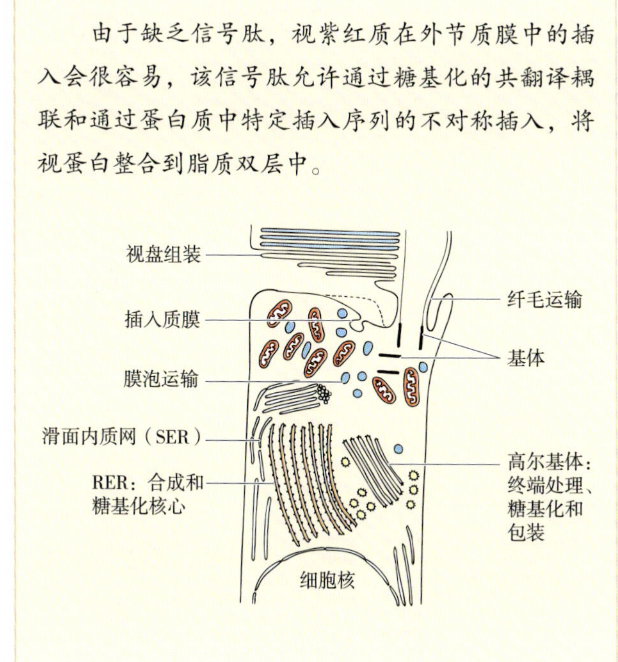

尖端和嗅鞘细胞中的作用类似。Gas6 在 RPE 细胞也有表达。MerTK 的活化还可能通过由光感受器表达的“桶状”蛋白完成，所产生的“吃我”信号与凋亡细胞发送的信号非常相似。

视杆细胞外节完全更新一次需要 9 ～ 10 天。而视锥细胞外节虽然也以类似的方式更新，但过程可能更为随机，并且在黑暗时发生。视锥细胞膜及其整合蛋白也更加稳定和持久。视杆和视锥细胞的更新在很大程度上依赖于原钙黏蛋白（Usher 综合征 Ⅰ 型蛋白，USH1），该蛋白将光感受器的杯状突起连接到外段。在体内，有几个（2 ～ 4 个）视锥细胞甚至更多的视杆细胞与 RPE 细胞表面接触，随着向黄斑中心凹移动，视锥细胞的密度增加（高达 20/RPE 细胞）（Liu et al.，2016）。现使用自适应光学 OCT（AO–OCT）已经在健康人体中观察到视锥细胞脱落的现象。

视紫红质插入膜盘质膜，遵循从内节的粗面内质网（RER）到外节质膜内皱褶的途径（知识关联 4–16）。视紫红质的糖基化贯穿翻译和翻译后的整个过程，其运输利用乙酰氨基葡萄糖（Dol–P–P–GlcNAc）的经典载脂机制（图 4–74）。该机制可被衣霉素所抑制。视紫红质的酰化作用也可经棕榈酸在细胞膜完成。

光感受器的脂质可通过膜的更新和分子替换两种途径实现。丰富的磷脂酰胆碱是由来自细胞之间大量游离的胆碱并经 ATP 介导的磷酸化合成而来。活化的胆碱与 1, 2– 二酰甘油反应形成磷脂酰胆碱；磷脂酰丝氨酸和磷脂酰乙醇胺也通过相似的机制合成。这三种脂质都在粗面内质网上合成，但通过不同的机制转运到新生的外节膜上。ω3 必需脂肪酸，即二十二碳六烯酸（DHA），优先被光感受器（和脑细胞）吸收，在脂联素受体 1 的控制下被保留，并代谢为二十二碳烷醇和二十烷醇，从而保护 RPE 和中枢神经系统神经元免受损伤（Bazan，2018）。DHA 对于维持正常的盘状形态是必要的（图 4–75）。

膜盘脱落和几种化学反应相关，尽管引发这些反应的特定刺激和信号来源部位（如光感受器或 RPE 细胞）尚不明确。昼夜节律和光暗周期受特定基因（CLOCK Per）的控制，这些基因通过视网膜中的视黑蛋白阳性固有光敏性细胞和大脑中的视上核（图 4–76）进行调控，后者控制松果体向循环系统中释放褪黑素。然而，膜盘脱落的昼夜光暗节律受光感受器中局部产生的褪黑素(和 5– 甲氧基色胺合成酶）控制（图 4–77），而这些褪黑素作用于光感受器和内视网膜无长突细胞中的褪黑素受体（MT1 ～ MT3）。多巴胺通过 D2/4 受体抑制褪黑素的合成，从而逆向调节视网膜的昼夜节律。多巴胺还可能影响内视网膜神经节细胞中的视黑蛋白，视黑蛋白作用于 MT2 受体以调节褪黑素的分泌（图 4–76）（Ostrin，2019）。

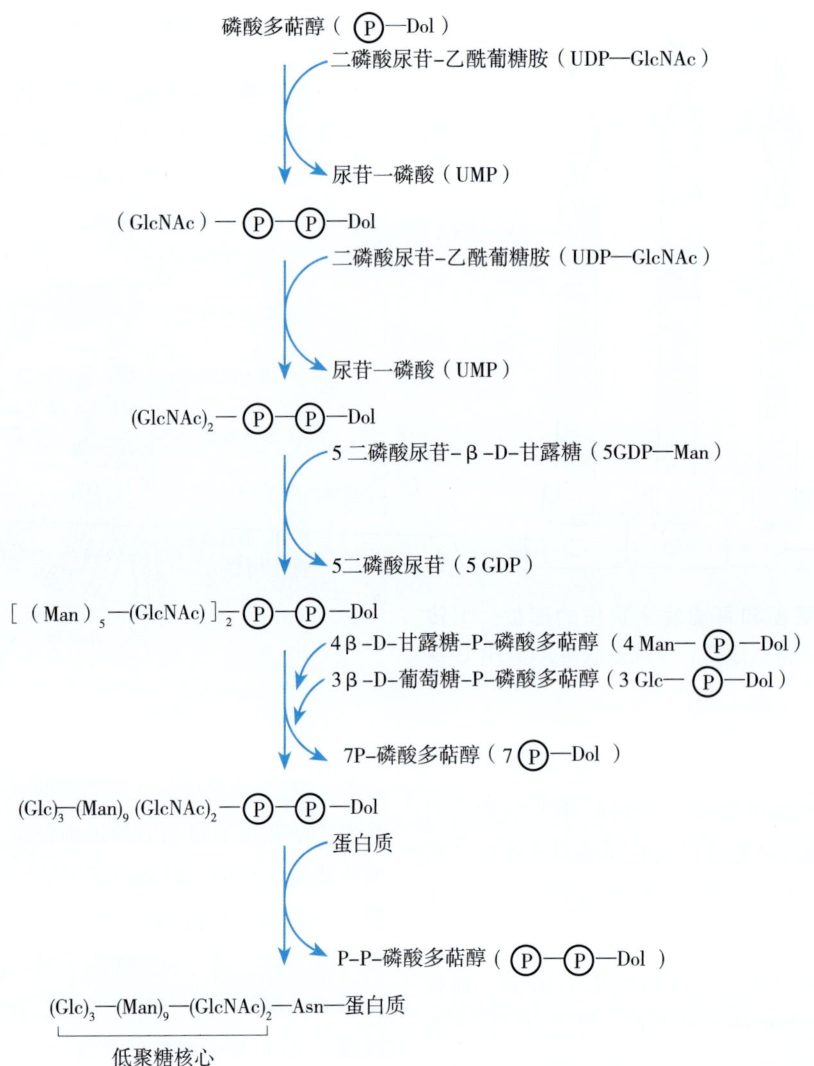

图 4-74　视紫红质的糖基化和乙酰化

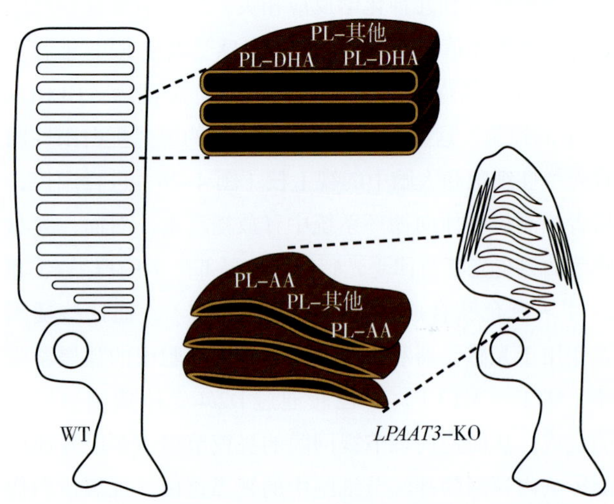

图 4-75　二十二碳六烯酸在盘状细胞更新中作用的模型

在 *LPAAT3* 基因敲除导致的异常盘状细胞形态 / 组织中，PL-DHA 水平较低，这种情况不能通过增加 PL-AA 水平来纠正（引自 Shindou et al.，2017）

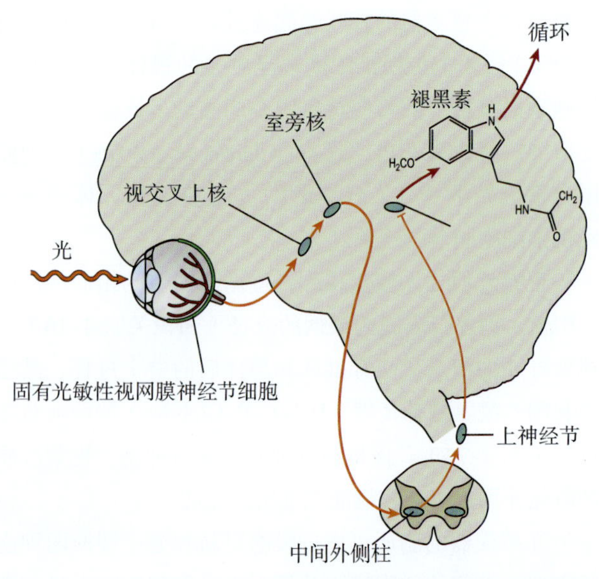

图 4-76　从含有视黑蛋白到固有光敏性视网膜谷氨酸能神经元的光激活到松果体褪黑素抑制的途径（引自 Ostrin，2019）

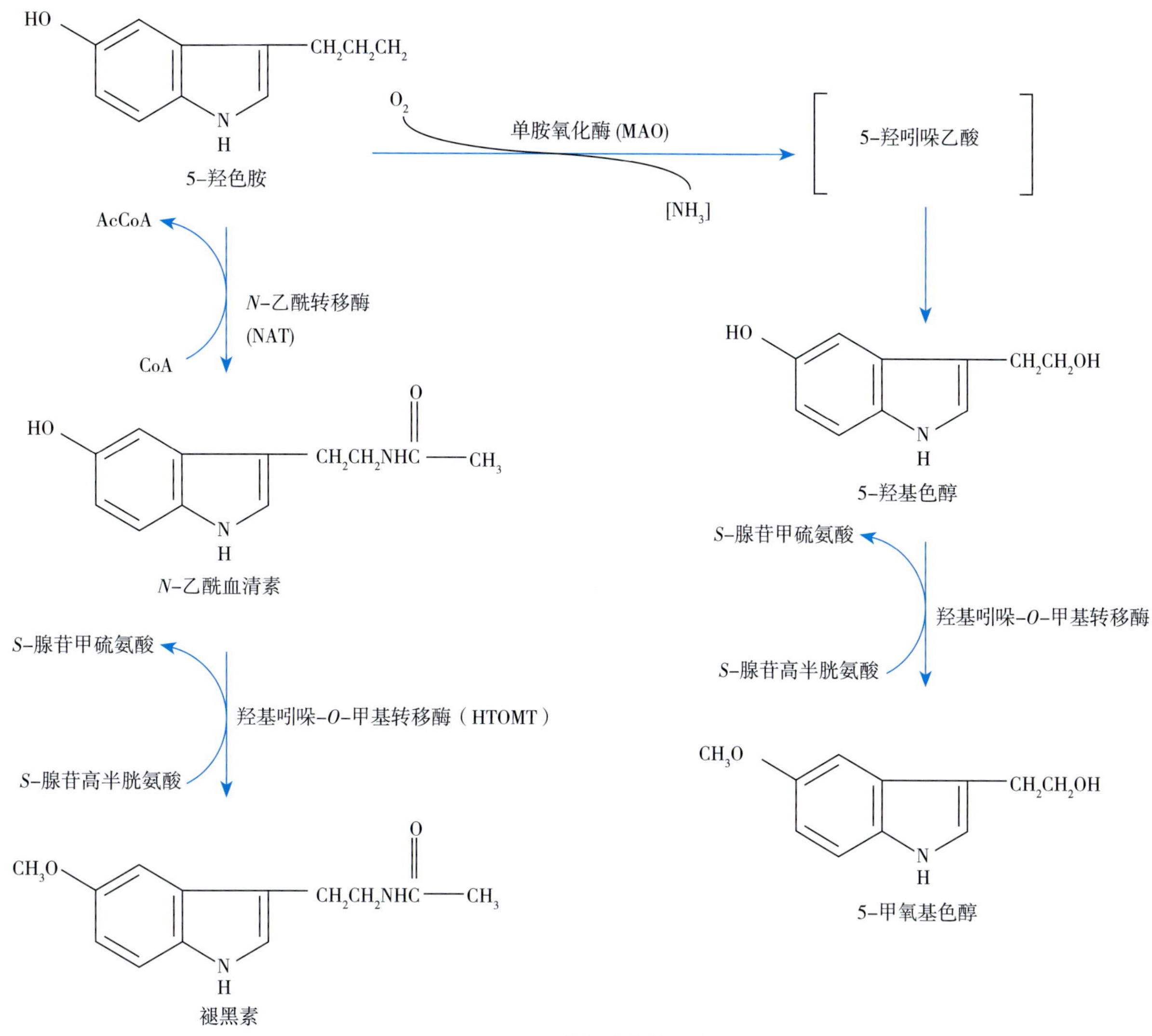

图 4-77　膜盘脱落的调节

膜盘脱落可能受褪黑素合成酶控制，如存在于松果体和视网膜中的 5- 羟色胺 -*N*- 乙酰转移酶（NAT）

哺乳动物的视网膜似乎也拥有一种自发的、对褪黑素敏感且不依赖于中枢（视交叉上核）控制的昼夜节律振荡器，视紫红质和视锥蛋白的合成也与这个节律振荡周期相同。此外，一些其他的化合物也影响膜盘脱落，如兴奋性氨基酸（谷氨酰胺和天冬氨酸），而一些二价阳离子（Ca^{2+}、Mn^{2+}）也是必需的。近期研究表明，在缺乏 D_4 多巴胺受体的小鼠中证实除褪黑素外，该膜蛋白还参与调节几种控制膜盘脱落的介质，如光敏感的 cAMP 池。

在光感受器中，磷酸肌醇比磷脂酰胆碱或磷脂酰乙醇胺代谢作用更强，但它在光转导中的确切作用尚不清楚。三磷酸胞苷也是光转导的一个产物，并且与磷脂肌醇的形成有关。

2. *光感受器的细胞特异性蛋白*　高度分化的视细胞包含很多独特的蛋白，包括膜本体蛋白、膜相关蛋白和胞质蛋白。它们中有 30 多个与光转导级联反应有关，其中一些见表 4-8。这些物质中的大多数都需要通过连接纤毛才能到达外段，连接纤毛的结构类似于轴突，由基体和富含微管的坚硬的过渡区组成。纤毛蛋白的突变会导致视网膜变性，这些变性被称为纤毛病，包括视杆 - 视锥营养不良和 Leber 先天性黑矇（Leber's congenital amaurosis）（图 4-78）。有些蛋白在进化方面是保守的，通过分析将它们分成 3 类：光感受器细胞特异性的、过程特异性的（如光转导本身，维甲酸循环和发育调控）和功能特异性的（如视蛋白、G 蛋白等）。

膜盘蛋白质组分主要是视紫红质（90%），而质膜有更多样的细胞特异型蛋白，视紫红质较少（50%）。视紫红质是视觉受体蛋白，而其主要蛋白如外周蛋白 /RDS（图 4-79）和血影蛋白样蛋白（Rom-1）作为结构蛋白参与维持光感受器的形状，类似于红细胞中的血影

表 4-8 光感受器蛋白一览表	
膜本体蛋白	**外周 / 胞质蛋白**
视紫红质	视紫红质抑制蛋白（48kDa 蛋白，S 抗原）
cGMP 通道	转导素
$Na^+/Ca^{2+}-K^+$ 交换子	磷酸二酯酶
葡萄糖转运子	光导蛋白
鸟苷酸环化酶	视紫红质激酶
外周蛋白 /RDS	鸟苷酸环化酶
Rom-1	
ABCR/ 边缘蛋白	
视网膜脱氢酶	

蛋白 / 锚蛋白样蛋白。它们都是四跨膜蛋白家族成员，在膜融合方面起作用。

明显不同于 RDS 蛋白的突变（图 4-80）产生临床上不同类型的视网膜变性，如常染色体显性遗传的视网膜色素变性和黄斑营养不良（参见第 9 章）。Na^+/Ca^{2+} 交换子有助于光传导期间离子转运并维持 Ca^{2+} 的动态平衡。此外，Rom-1 可能与另一种分子质量为 67kDa 的二级离子通道关联。视杆和视锥细胞膜盘的堆积，需要有序的光感受器所具有的组织功能，还有富含谷氨酸的蛋白质（GARP）与 RDS/Rom 相互作用，它们在促使膜盘结构堆积的同时也参与离子通道功能。GARP 由于其未折叠的原始状态相对不稳定，可能会加速视网膜变性。

与膜本体蛋白相反，许多外周蛋白和胞质蛋白不仅是光感受器细胞特有的，并且参与光信号放大级联反应（见下文）。转导蛋白是 G 蛋白家族的成员，由 3 条肽链组成（α、β、γ），在光反应过程中分离。

某些其他蛋白则定位于光感受器和视网膜的其他区域，包括胰岛素受体、GLUT1 ～ GLUT4、IGF-1 受体、IGF-1 结合蛋白和 FGF，均在诱导增殖性糖尿病视网膜病变方面起作用（参见第 9 章）。

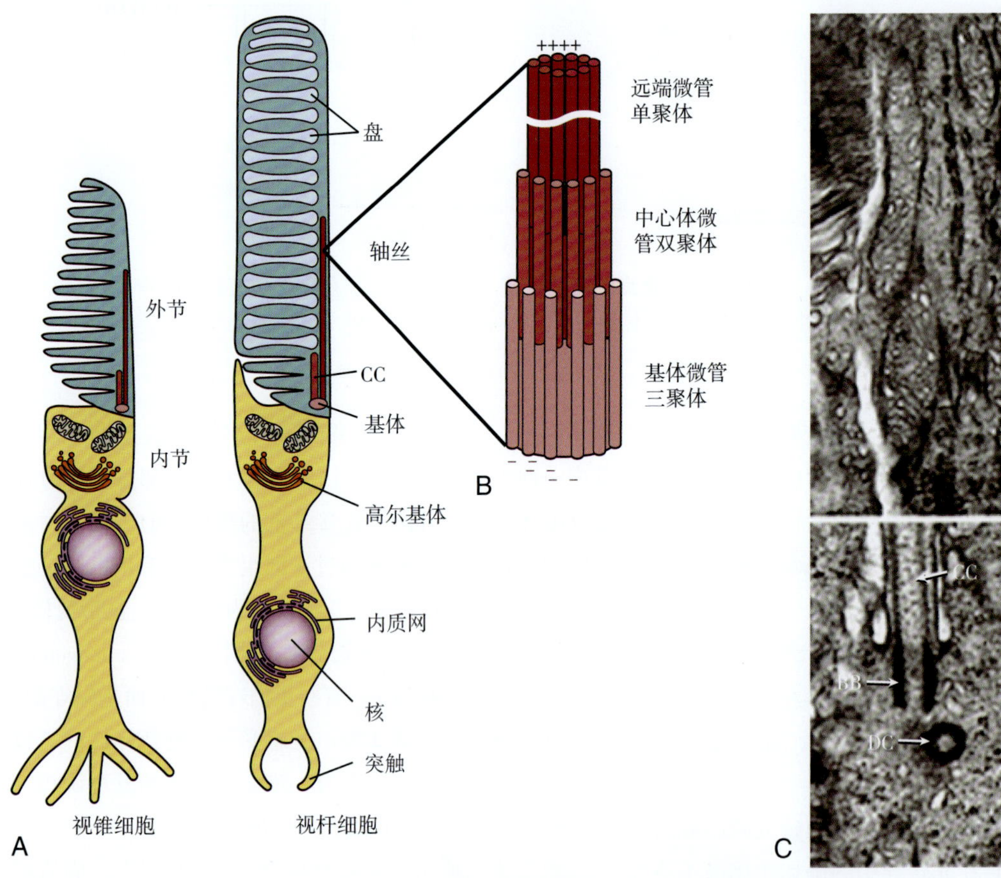

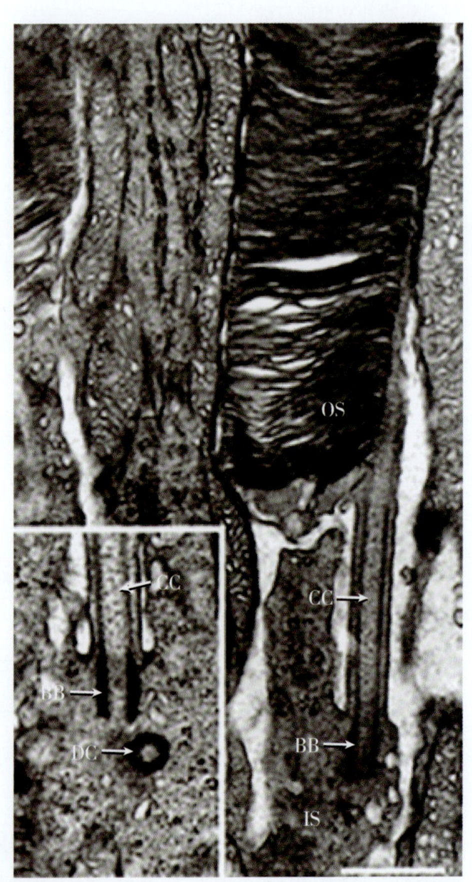

图 4-78 基体（BB）/ 轴突细胞骨架

A. 锥形和杆状光感受器的示意图，描述了发生光转导的外节、含有内质网和高尔基复合体的内节、核区和突触末端。B. 轴突细胞骨架的放大细节，包括近端基体（母中心粒）、过渡区和远端的轴突。C. 小鼠视杆细胞的电子显微镜照片，揭示了基体、微管稳定的连接纤毛（CC）和外节（OS），外节堆叠着膜盘。注意子中心粒（DC）位于平面之外不可见；插图显示了不同的 BB/DC 对。比例尺为 0.5μm

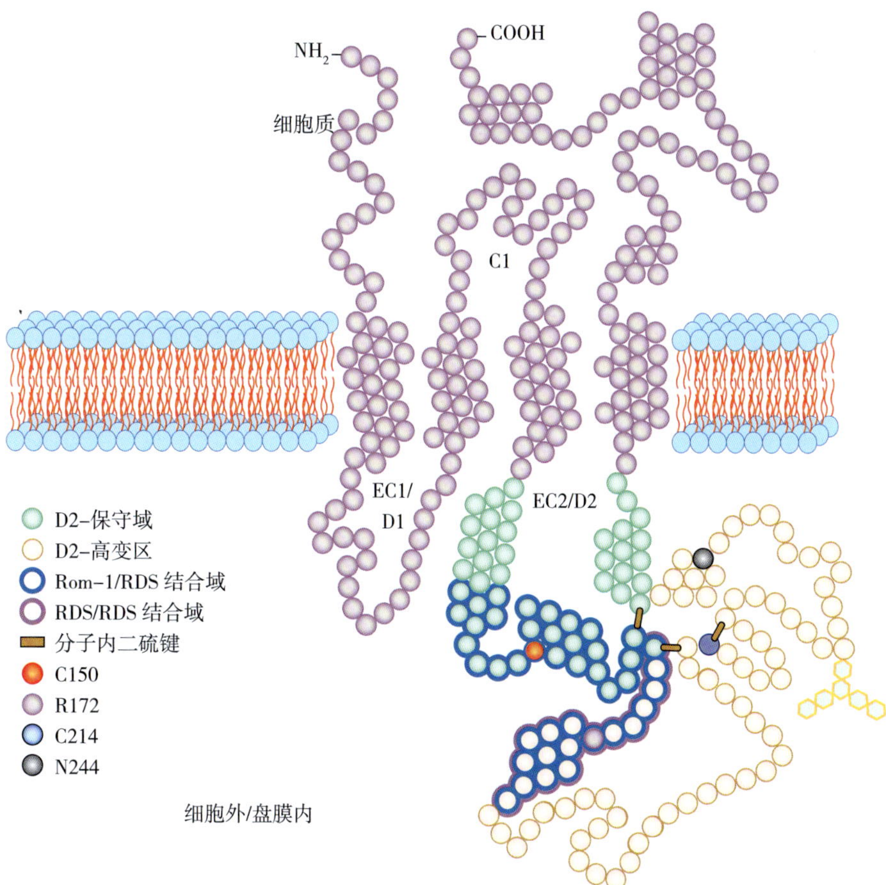

图 4-79　RDS/ 外周蛋白的结构和特征

RDS 蛋白的结构包含 4 个跨膜域、2 个在膜内的环结构（D1 和 D2）、细胞质 N 端和 C 端及一个小细胞质环（C1）（引自 Chakraborty et al.，2013）

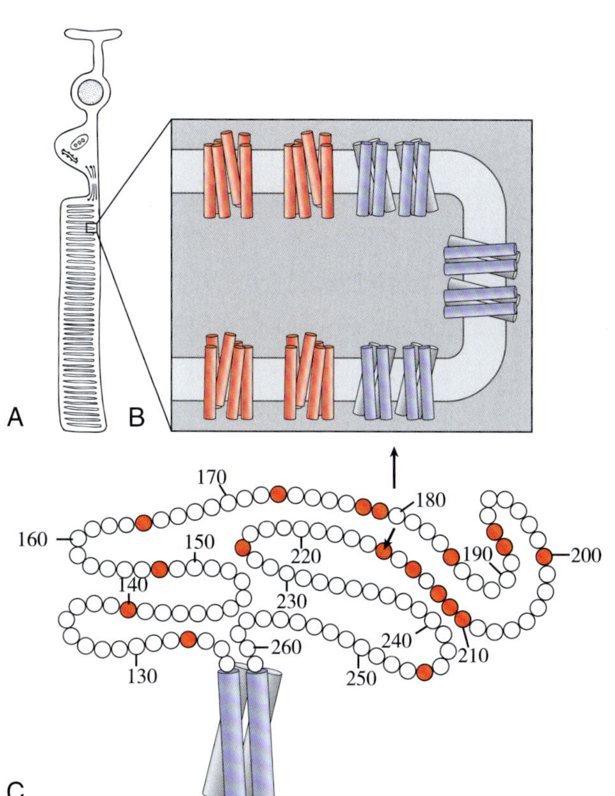

图 4-80　A 中所示光感受器盘状边缘区域展示在 B 中被放大。B 中 RDS / 外周蛋白分子呈 4 次跨膜(tetraspanin)排列，分子的盘内部分在 C 中展示。导致色素性视网膜炎的特定氨基酸突变定位用红色标识（引自 Vos et al.，2010）

3. *视黑蛋白和神经视蛋白都有昼夜节律*　视黑蛋白是视蛋白家族之一，现在被重新命名为 OPN1 ～ OPN5。视黑蛋白（OPN4）存在于视网膜、晶状体、睫状体和角膜及非眼部结构中。在视网膜中 5 种不同类型的特化神经节细胞（固有光敏感性视网膜神经节细胞，ipRGC）具有较大的感受野（参见第 5 章，知识关联 5-8），表达 OPN4 且位于外周视网膜。OPN4 细胞介导了生物钟、睡眠和瞳孔对光反射。值得注意的是，光（视黑蛋白）SCN 轴（图 4-76）也会导致交感神经刺激（去甲肾上腺素释放和刺猬信号通路），并可促进皮肤色素沉着，激活毛囊干细胞，导致头发生长。第二种视蛋白（神经视蛋白，OPN5）也通过其中一种 ipRGC 进行昼夜节律调节，甚至调节角膜生物钟的表达（图 4-81）。

4. *光感受器既易于损伤也易于再生*　光感受器外节活跃的代谢和快速更新使细胞对损伤非常敏感。损伤可发生在从新膜合成到外节顶端被吞噬的整个过程（图 4-82）。当光感受器从 RPE 层分离（如视网膜脱离或视网膜下积液）时便可发生变性。当出现炎症和代谢性视网膜病时，会导致光感受器易于受到自由基损伤或光感受器丢失。特殊的光感受器丢失见于不同形式视网膜变性，遗传性疾病称为视网膜色素变性，通常与视网膜特

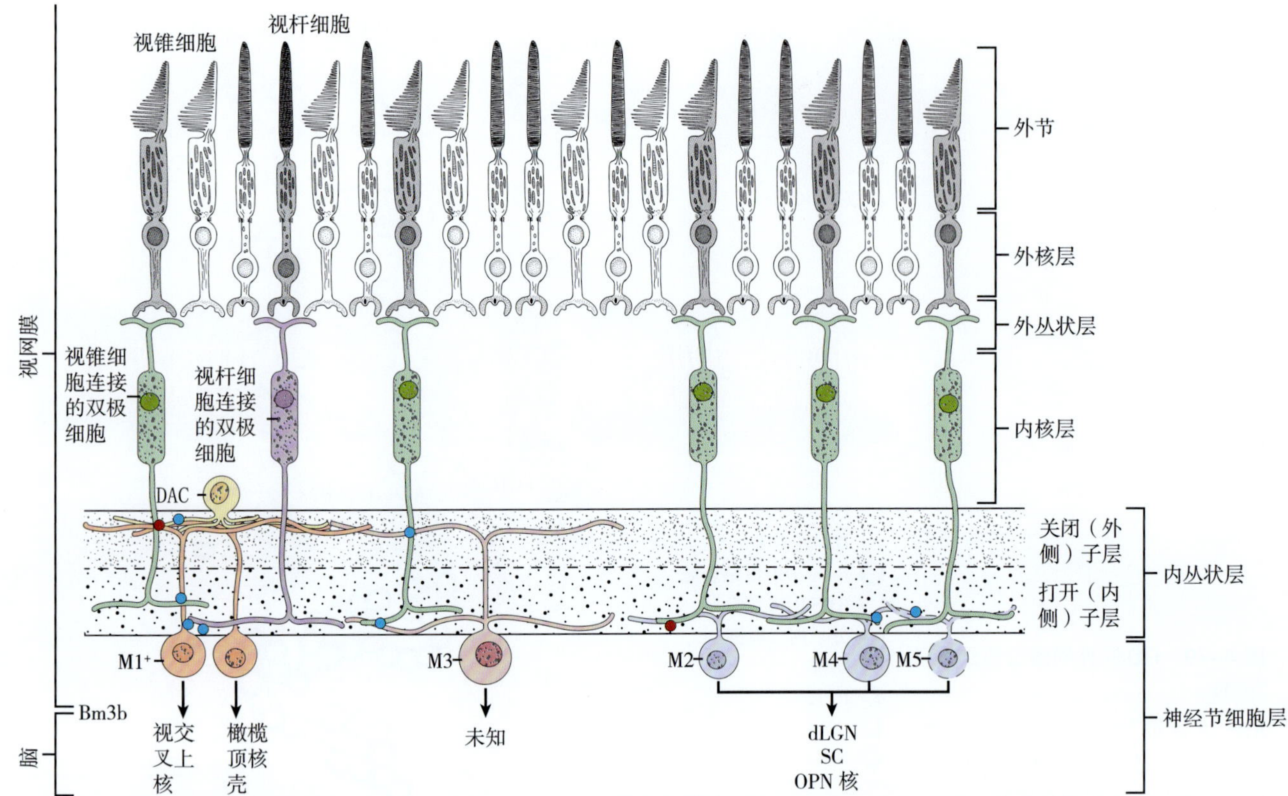

图 4-81 表达视黑蛋白的 ipRGC 存在 5 种不同的形态类型，并投射到大脑的不同部位，如外侧膝状体核（LGN）、视交叉上核（SCN）和橄榄顶核（OPN）（参见第 1 章和第 5 章）（引自 Schmidt et al.，2011）

异性蛋白突变有关（参见第 3 章）。目前正在编录眼科遗传性疾病，并且已经发现超过 180 000 种突变与一系列眼部疾病有关，其中许多疾病都有视网膜变性。

视网膜损伤也通过光诱导和氧诱导机制出现在正常的生理活动中。约有 1/3 视网膜变性有关的突变与光感受器纤毛蛋白有关，纤毛是内节和外节之间的连接结构，这些病变被称为纤毛病（参见第 1 章），有 Wnt 信号通路参与。

Wnt/ 无翅果蝇的基因家族表达编码高度保守的分泌型糖蛋白，这些糖蛋白在组织中扩散到达它们的靶点，在那里它们与两组基因［Frizzled 和低密度脂蛋白受体相关蛋白（LRP）基因］的产物相互作用。在果蝇（一种广泛应用于分子遗传学的昆虫）中，Wnt 信号通路被证明在正常光感受器发育和中枢神经系统发育的过程中相似，均发挥核心作用，可能是通过调控表达细胞内的促存活因子如 Dikkopf（*Dkk3*）实现的。事实上，视网膜变性或其他情况下的光感受器损伤主要是由细胞凋亡（caspase 依赖和 caspase 非依赖性两种机制）介导的。

光诱导的视网膜损伤，被认为随时间推移与年龄相关性黄斑变性（AMD）有关，其损伤程度取决于光的强度、波长、持续时间、周期性及先前的抗氧化状态。与同等功率的持续光照相比，周期性光照对视网膜的伤害较小，这种效应与组织中抗坏血酸、维生素 E 和谷胱甘肽水平含量高，以及 22 ∶ 6（n–3）脂肪酸水平含量低有关。RPE65 是维生素 A/ 类视黄醇循环酶，是一种内在的 RPE 蛋白，在第 450 位有一个关键的氨基酸残基，它通过两种蛋白质超长脂肪酸（VLFA）样 1（ELOVL1）和脂肪酸转运蛋白 4（FTAP4）的作用来调节视紫红质的合成速度，这两种蛋白质都具有 VLFA 合成酶活性。这展示了保护光感受器免受光损伤所需的复杂生物化学机制。光感受器的死亡信号涉及促凋亡转录因子 AP–1 的诱导，因此，抑制视紫红质的再生或抑制 AP–1 可以防止光诱导的光感受器损伤（图 4–82）。ABCA4 是一种翻转酶，它将视黄醛从视盘转移到质膜（详见后文），也存在于 RPE 细胞的内吞溶酶体中，并与 MerTK 一起促进外段的吞噬作用。TULP1 ～ TULP4 蛋白向 RPE 细胞发送“吃我”信号，以便进行依赖 ROS 的尖端吞噬。ABCA4 的突变会导致 Stargardt 病。

视网膜中存在广泛的抗氧化酶系统，在“应激”条件下如光损伤时，谷胱甘肽过氧化物酶和谷胱甘肽 -*S*- 转移酶的水平显著增高。光感受器表达谷胱甘肽过氧化物酶 4（Gpx4）对正常的光感受器发育是必需的。过氧

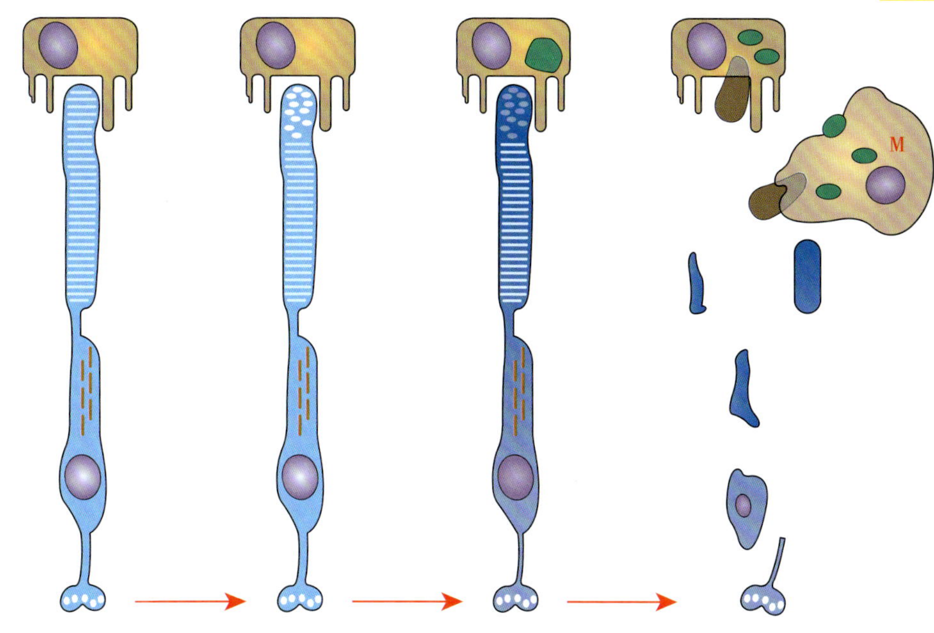

图 4-82 光诱导感光细胞凋亡过程的关键点

诱导期：视紫红质在此过程中至关重要。死亡信号转导：需要 Ca^{2+} 和转录因子 AP-1。执行：机制尚不清楚，可能需要 caspase。清除：目前诱导 RPE 吞噬的信号及在急性光损伤中诱导巨噬细胞吞噬的信号尚不清楚（引自 Wenzel et al.，2005；经 Elsevier 许可使用）

化物歧化酶（SOD）（Cu^{2+}/Zn^{2+} 形式）也大量存在于视网膜的其中几层，但过氧化氢酶的水平较低。尽管如此，在实验模型中应用这两种保护剂及其他抗氧化剂（*N*-乙酰半胱氨酸和硫氧还蛋白）均可阻止发生视网膜变性。褪黑素同样具有重要的抗氧化作用。此外，维生素 E 对减轻光感受器的损伤起到非常重要的作用，它在自由基损伤过程的不同阶段抑制脂质过氧化（知识关联 4-15）。

亚铁离子与过氧化氢发生反应，产生高浓度的羟自由基（知识关联 4-6）并造成视网膜损伤。铁离子的局部释放可见于视网膜出血性疾病和眼球内铁质异物。血浆铜蓝蛋白中的铜含量占血浆总铜含量的 95%，通过铁氧化酶可介导铁代谢过程，在铁氧化酶作用下将亚铁离子转化为三价铁离子，从细胞移出后到达血清转铁蛋白。患隐性疾病导致血液中铜蓝蛋白水平改变者，可患严重的进行性视网膜变性。铁的体内动态平衡对视网膜功能至关重要，而且 5 个主要调控蛋白在 RPE 细胞中均存在（图 4-83）。

视网膜的黄斑区对光损伤十分敏感。有趣的是，这一区域包含另外的黄色色素，如叶黄素、玉米黄素、α 和 β 胡萝卜素、番茄红素及内消旋玉米黄素。这些色素可能通过血液转运至黄斑区，其功能可能是减少短波蓝

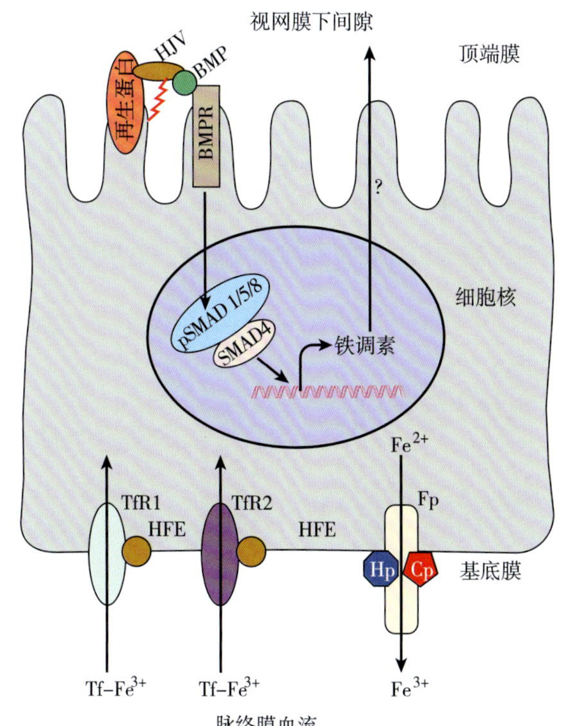

图 4-83 血色病基因在视网膜色素上皮（RPE）中的表达

TfR. 转铁蛋白受体；Tf. 转铁蛋白；HFE.HLA 样蛋白，参与铁稳态；Fp. 铁蛋白；Hp.hephastin；Cp. 铜蓝蛋白；HJV. 铁调素调节蛋白；BMP. 骨形态发生蛋白；BMPR. 骨形态发生蛋白受体（引自 Gnana- Prakasam et al.，2010）

光造成的眩光。这些色素属于类胡萝卜素家族（四萜 40 碳异戊二烯化合物，图 4-84），也具有抗氧化功能，特别是在氧化作用水平较低时。这些色素可用非创伤性拉曼光谱学方法检测它们在视网膜中的含量。它们属于一个更大的包含约 600 种胡萝卜素的家族，这些胡萝卜素具有抗氧化作用，特别是在低氧水平下。研究认为维持这些色素在较高水平是预防黄斑变性的方法，并通常能延长寿命。它们和其他物质（如氨基酸牛磺酸）已被标记为“长寿”维生素，这与将蛋白质大致分类为生存蛋白或长寿蛋白的概念一致（Ames，2018）。

最后，RPE 层中的黑色素是一种非常有效的自由基清除剂，特别是它的还原形式，能有效清除从光感受器游离出来的光诱导的自由基，但黑色素可能更多是保护 RPE 细胞自身，因为 RPE 细胞是终末分化细胞。黑色素的抗氧化功能归因于其与金属离子（如 Fe^{2+}）相结合的能力，这种结合能力已在真菌中得到证实。RPE 细胞中的黑色素颗粒与 RPE 细胞的溶酶体酶系统相关，黑色素的丢失与年龄相关性黄斑变性有关。

5. *光感受器间基质是视网膜黏附的生物黏合剂* 光感受器间基质从外界膜（参见第 1 章）扩展到 RPE 层表面。这是一个非常狭窄的空间（几乎是一个潜在的空间），但包含了一些独有的具有重要生理学功能的分子，包括光感受器间视黄醇结合蛋白（IRBP，占光感受器细胞间质蛋白的 70%），负责从 RPE 细胞向光感受器细胞运送维生素 A 和几种蛋白聚糖，后者为光感受器细胞外节提供了一个包层。6- 硫酸软骨素（DeltaDi6S）在视锥细胞周围比在视杆细胞周围更多。IRBP 对于光感受器的存活是必需的，但对视觉周期并非必需的。此外，有一些细胞表面蛋白构成了细胞的部分多糖 - 蛋白质复合物，在维持视网膜黏附中也起作用，这是通过大量液流穿过视网膜实现的。这些蛋白包括纤连蛋白、细胞间黏附分子 1（ICAM-1）（参见第 7 章）和 CD44 抗原，后者也被称为透明质酸受体。还有第二种透明质酸结合蛋白 SPARC，在为基质提供支架方面也很重要。

视锥细胞和视杆细胞之间的基质由一个个小的隔室分开，这些隔室由不溶性基质鞘组成，含有自己特殊的蛋白聚糖，可能具有调控不同形式视觉刺激的作用。6- 硫酸软骨素可能是视锥细胞基质鞘的主要蛋白聚糖——GAG。视杆细胞外节周围也存在相似的界限不清的基质鞘，主要由唾液酸结合物组成。这提示，视杆细胞和视锥细胞周围的蛋白聚糖鞘在维持视网膜 -RPE 附着方面起重要作用，如通过位于色素上皮顶端微纤毛上的透明质酸 -CD44 的相互作用，或者通过 SPARC 和SPARCAN 的透明质酸介导的运动因子受体（RHAMM）域相互作用。

光感受器间基质还含有其他的 GAG，包括不含硫酸盐的软骨素和透明质酸（约占总体的 14%），其中硫酸软骨素与光感受器间基质蛋白（IMPG1/2）结合，而透明质酸则与蛋白聚糖短蛋白聚糖（brevican）和多能蛋白聚糖（versican）（属于 hyalectin 蛋白家族）结合，这些蛋白在维持视网膜 -RPE 的附着中也起着重要作用。视网膜的表面张力黏附力为 24mN/m，这是由光感受器间基质及其蛋白聚糖含量所决定的（Gonzalez-Fernandez et al.，2018）。它们的蛋白聚糖形式可能主要由 REP

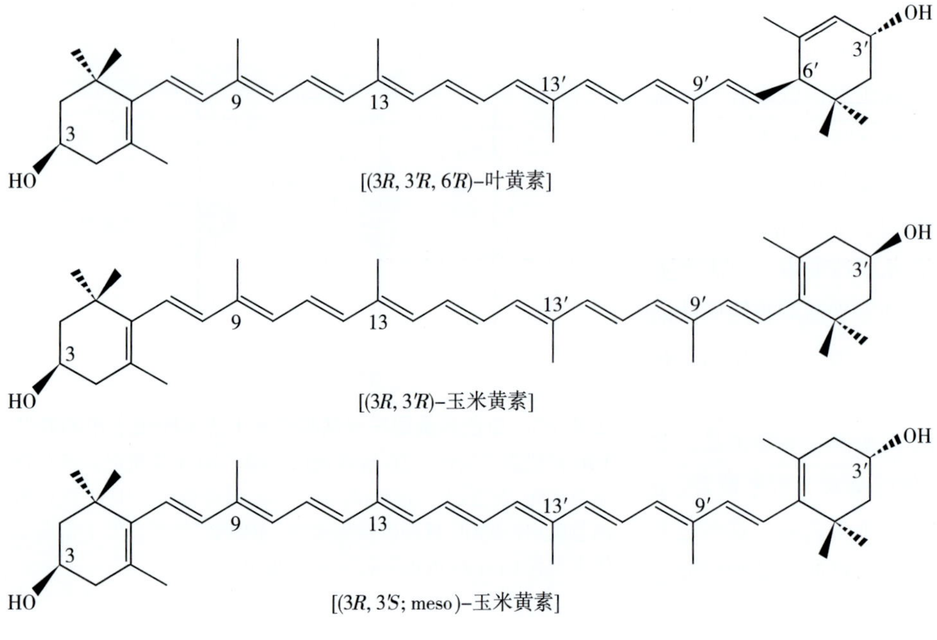

[(3*R*, 3′*R*, 6′*R*)-叶黄素]

[(3*R*, 3′*R*)-玉米黄素]

[(3*R*, 3′*S*; meso)-玉米黄素]

图 4-84 黄斑色素的化学结构（引自 Abdel-Aal et al.，2013）

细胞合成。光感受器间基质还包含很多蛋白水解酶及其抑制剂，包括基质金属蛋白酶和金属蛋白酶组织抑制物（TIMP），大部分通过与甘露糖 -6- 磷酸受体结合附着于 PRE 细胞。此外，从光感受器间基质还分离出 αβ 晶状体蛋白，其可能来源于 RPE 细胞，参与外来体介导机制。

四、视网膜色素上皮

1.RPE 细胞是一种多潜能细胞 这得益于其胚胎学起源。它表达很多被认为是其他类型细胞特异的蛋白；它具有几种上皮细胞特异的细胞角蛋白，也含有属于间充质细胞的波形蛋白。一组由肌动蛋白、肌球蛋白、α 辅肌动蛋白和波形蛋白组成的微丝，以环状（或带状）围绕细胞并插入紧密连接中；第二种类型的微丝束含有肌动蛋白、肌球蛋白、胞衬蛋白和波形蛋白，位于 RPE 顶端突起处，可能参与光感受器的更新。RPE 还包含一组微管相关蛋白——轻链 -1（MAP1 LC3A、B、C），其中 MAP1 LC3B 在脂质稳态中起重要作用，其缺陷导致视网膜变性。

在应激情况下，RPE 细胞可以表达巨噬细胞及其他髓样细胞蛋白，包括免疫球蛋白 Fc 段受体、CD68 分子和诱导型一氧化氮合酶（参见第 7 章）。RPE 细胞还表达白细胞标志物 CD36，与 $\alpha_\gamma\beta_5$ 整合素及酪氨酸激酶 MerTK 一样，均参与对 ROS 的吞噬。此外，RPE 细胞包含大量磷酸卵磷脂和磷脂酰肌醇，它们携带高水平的饱和脂肪酸和花生四烯酸。这可以解释 RPE 细胞为何能够随时产生具有免疫抑制活性的前列腺素。RPE 细胞膜含有高浓度的胆固醇，导致其膜流动性较低，而视杆细胞外节膜的胆固醇含量较低。

正常 RPE 细胞的更新与内皮细胞相似（非常缓慢或者不能更新），因为其是分裂后的细胞。但是在一定条件下，RPE 细胞可以增殖，在视网膜脱离时参与病理过程（参见第 9 章）。当受到适当刺激时，RPE 能合成并分泌生长因子，如 FGF、IGF-1 和 IL-1，它们极有可能在视网膜的正常生理活动中发挥作用。此外，RPE 细胞还是血管内皮生长因子（VEGF）的重要来源。RPE 产生生长因子这一现象目前尚未完全明确，可能借此对其他组织（如脉络膜和巩膜）进行调控，而间接影响近视的发展。

然而，在病理状态下这可能导致如糖尿病视网膜病变和视网膜下新生血管等疾病。为避免这一危险，RPE 细胞先天能分泌一种特异性抗新生血管生成蛋白即色素上皮衍生因子（PEDF），此外，还能向细胞周围基质中分泌血小板反应蛋白 -1（TSP-1）。

RPE 细胞作为血 - 视网膜屏障的第二组成部分（参见第 1 章）是基于 RPE 细胞的紧密连接，其包含紧密连接特异性蛋白（密封蛋白 3 和 19），并由细胞骨架肌动蛋白和肌球蛋白环完成（见上文）。RPE 还有一个重要功能是将透过视网膜进入视网膜下的液体泵入脉络膜。紧密连接整合了一系列膜转运子，包括 ATP 酶和控制 Cl^- 和 HCO^-_3 通道的碳酸酐酶，还有 GLUT1 和 GLUT3。多种代谢产物可以双向转运，但主要的液流方向依然是从视网膜到脉络膜血管层，这要归因于 CFTR（Ca^{2+} 依赖的 Cl^- 通道）而不是水通道蛋白 1。CFTR 属于 ABC 转运子家族（其突变可导致某些类型的视网膜变性）。RPE 中的 Bestrophin 1 是导致 Best 病的基因，可能其也参与了 Cl^- 或 HCO^-_3 转运。RPE 细胞是一种高度极化的上皮细胞，具有运输能力，其顶端的微纤毛附着包绕着感光细胞，底端向内皱叠朝向脉络膜（图 4-85）。

RPE 细胞顶端表面也表达蛋白，而其他的上皮组织在细胞的基底外侧表达蛋白。这些蛋白包括 N-CAM（一种细胞黏附分子）和 EMMPRIN（CD147，细胞外基质金属蛋白酶诱导物，又称 basigin），它们可能分别参与光感受器的黏附和吞噬作用。EMMPRIN 将单羧酸转运蛋白（乳酸和丙酮酸）定位在膜中，CD147 激活 T 细胞。此外，RPE 细胞顶端表面还表达吞噬受体 $\alpha_\gamma\beta_5$ 整合素，由 Na^+-K^+ATP 酶参与运输。其他顶端膜相关蛋白包括埃兹蛋白（与长顶端微绒毛有关）、根蛋白和膜突蛋白。有些对于顶端基底极化是必需的，并且依赖于许多信号分子，如脂质磷酸酶（PTEN）、丝氨酸 - 苏氨酸激酶和跨膜蛋白（Crumbs）。RPE 细胞的顶端极化逆转发生在出生后，是特殊的基底外侧信号减弱的结果。

RPE 位于突出的基底膜，即 Bruch 膜上。Bruch 膜由 5 层构成，其中部分嵌入 RPE 的基底膜和脉络膜毛细血管层中。Bruch 膜除了含有所有基底膜的蛋白聚糖和基质蛋白外，还含有透明质酸、硫酸软骨素和Ⅰ型、Ⅲ型、Ⅵ型及Ⅶ型胶原及弹性蛋白。

2. 光感受器功能极依赖于健康的 RPE 层 RPE 具有多种功能（表 4-9），但最主要的是维持光感受器的正常生理功能。在光感受器昼夜更新的过程中，RPE 清除失去功能的光感受器顶端并参与 11- 顺式视黄醛的回收利用。事实上，100 多年前人们就知道，对于漂白的视网膜，要想使其恢复“视觉紫色”必须让光感受器与 RPE 接触。

活性氧物质的清除速度比视锥细胞尖端的清除速度

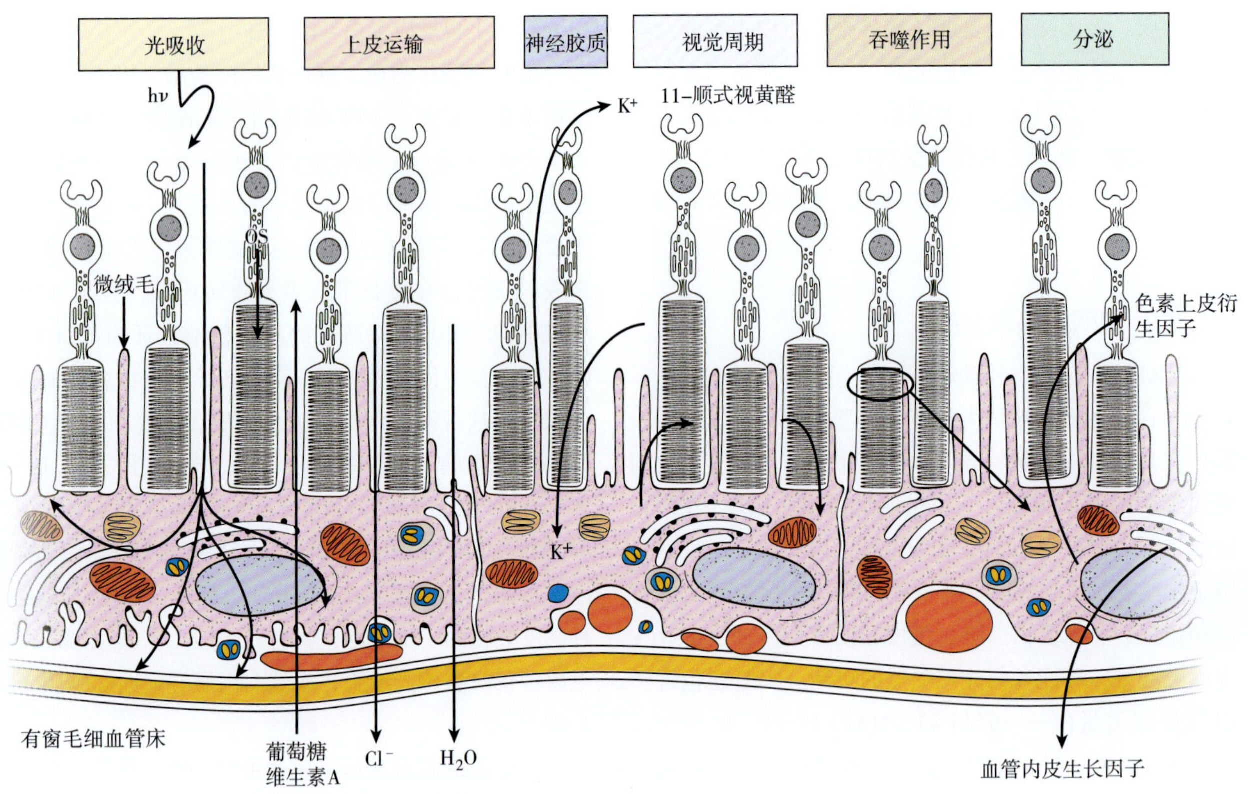

图 4-85 视网膜色素上皮（RPE）功能概况（引自 Strauss，2005）

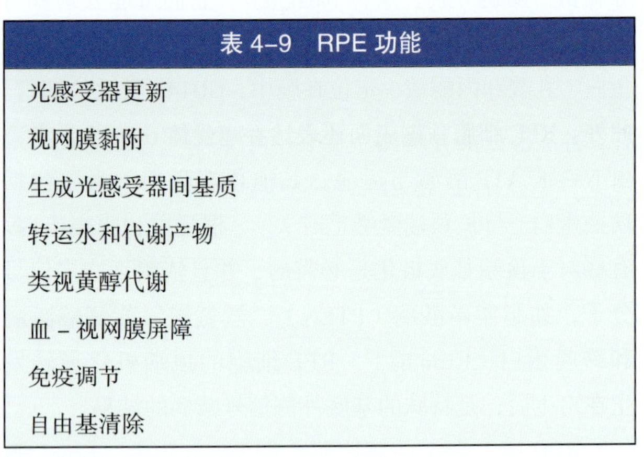

表 4-9 RPE 功能
光感受器更新
视网膜黏附
生成光感受器间基质
转运水和代谢产物
类视黄醇代谢
血－视网膜屏障
免疫调节
自由基清除

快。在光感受器膜盘更新的过程中，其外节顶端以昼夜周期模式脱落，并由 RPE 细胞以短暂爆发的吞噬活动将其清除。视锥细胞外节以相似的方式被 RPE 细胞清除，但其过程要缓慢得多。被吞噬的外节顶端被 RPE 细胞强大的吞噬溶酶体系统消化掉，这一过程持续终身。溶解后的废物通过基底部面积巨大的内褶转运到脉络膜毛细血管层。因此，随着年龄的增长，溶酶体和脂褐素在 RPE 细胞内不断累积并不足为奇，反映了 RPE 处理大量相对未消化物质的能力衰退；这种衰退可能与随年龄增长黑色素合成量下降有关。这种部分消化的视杆细胞外节“类视黄醇”物质（如已知的 A2E）与年龄相关性黄斑变性发生有关（见下文）。

被吞噬的外段尖端中视黄醛物质要么被完全降解，要么以脂褐素的形式保留下来。它不会被回收用于再生漂白的视紫红质。整个过程发生在 RPE 细胞胞质中。在光转导过程中，11- 顺式视黄醛转化为全反式视黄醛，同时发色团被释放到光感受器间基质中（图 4-86；见下文）。全反式视黄醛再转化为 11- 顺式视黄醛只发生于 RPE 中，因为只有 RPE 细胞才能表达视黄醇异构酶。因此，全反式视黄醛必须通过不同于外界顶端吞噬的其他作用方式进入 RPE 细胞，这与视锥细胞发色团的再生过程略有不同。在视锥细胞中，光转导后，11- 顺式视黄醛转变为全反式视黄醛，然后被转运至 Müller 细胞，再转化为 11- 顺式视黄醇后再被运回视锥细胞中，在视锥细胞中 11- 顺式视黄醇最终转化为 11- 顺式视黄醛（图 4-86）。最后这一步仅发生在视锥细胞中。

发色团如何在光感受器细胞之间的基质中转运目前还不清楚，但可能比人们认为的借助光感受器间类视黄醇结合蛋白（IRBP）在细胞间“运输”类视黄醛的穿梭机制要更精细。这一过程可能依赖于 IRBP 的“缓冲”作用。类视黄醇以低亲和力与 IRBP 结合，根据发色团漂白剂的局部浓度和数量在适当的位置将类视黄醇释放。这一理论获得 *IRBP* 基因敲除小鼠实验间接证实。

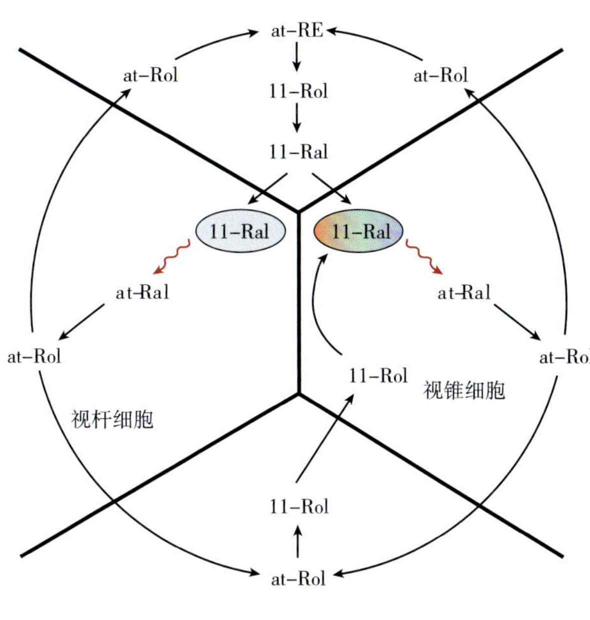

图 4-86　视杆细胞和视锥细胞视觉循环的反应

实线分隔的区域代表视网膜色素上皮细胞、视杆细胞和视锥细胞及 Müller 细胞的细胞隔室。11-Ral 周围的椭圆代表视杆细胞（灰色填充）和视锥细胞（三色填充）的视觉，其中光异构化反应显示为红色。所有其他化学反应都由酶催化。类视黄醇在细胞间和细胞内扩散期间伴有类视黄醇结合蛋白（未显示）。at-Rol 从视杆细胞向 Müller 细胞的扩散尚未被证实。at-RE. 全反式视黄酯；at-Rol. 全反式视黄醇；at-Ral. 全反式视黄醛；11-Ral.11- 顺式视黄醛；11-Rol.11- 顺式视黄醇（引自 Saari，2012）

这种小鼠的神经化学视觉周期功能完全正常，但暗适应反应明显加速。相反，只在 RPE 细胞上表达高亲和力结合蛋白细胞视黄醇结合蛋白（CRBP），有助于驱使全反式视黄醇流向这个方向并形成浓度梯度。二十二碳六烯酸（DHA）是重要的光感受器细胞脂肪酸，与棕榈酸不同，可以诱导 11- 顺式视黄醛从 IRPB 的两个类视黄醇结合位点之一快速并特异性释放。

对于视杆细胞，这种活动大多在黑暗中进行。而在光照情况下，IRBP 依然可以将 11- 顺式视黄醇转运至视锥细胞。在 IRBP 分子上有两个发色团的结合位点，就维生素 A 转运而言，它们也具有功能性意义。

3. *RPE 紧密连接具有极性，但运输是双向的*　如上所述，RPE 细胞的转运功能是双向的，如对类视黄醇和葡萄糖的转运，这是通过特异性受体的极性分布实现的（图 4-87）。与此相反，对其他物质的转运，特别是光感受器细胞外节物质的清除则是从视网膜到脉络膜方向。液体的流向总是从视网膜到脉络膜的方向，可能是通过“溶质牵引力”机制实现的，如位于 RPE 顶端质膜上的 Na^+/K^+ ATP 酶及对非离子溶质（如氨基酸和葡萄糖）的运输，来形成“溶质牵引力”。有趣的是，RPE 细胞与 Müller 细胞和星形胶质细胞不同，它不表达水通道蛋白 3 ～ 5。然而，HCO_3^- 是与液体运输有关的主要离子，由碳酸酐酶调节系统介导这种转运机制。在 RPE 细胞中，有 6 种碳酸酐酶异构体。借助离子交换（大量的水）可产生 5 ～ 15mV 的跨 RPE 细胞电位差，视网膜侧为正极，

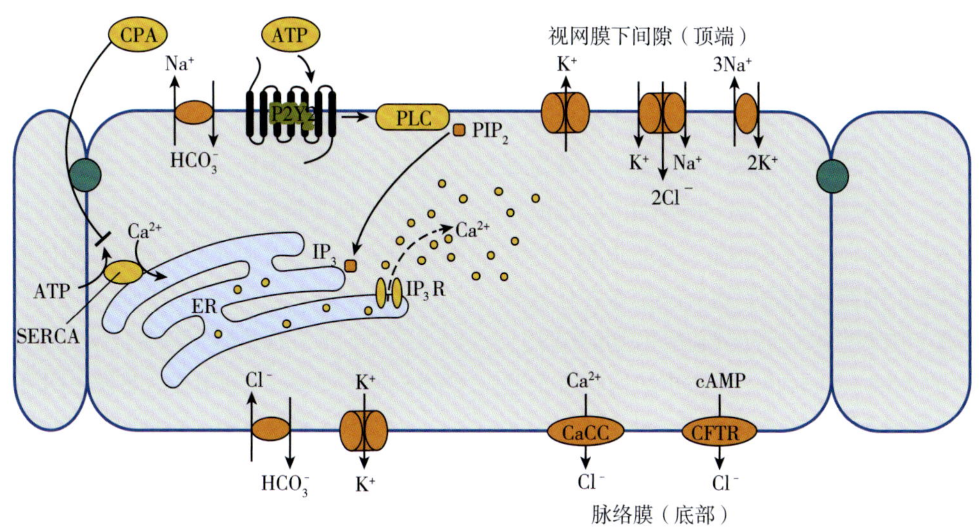

图 4-87　人类诱导多能干细胞衍生的视网膜色素上皮（iPSC-RPE）细胞中 ATP 诱导的 Ca^{2+} 增加，表明完整的 Ca^{2+} 信号转导

ATP 与视网膜色素上皮细胞顶端表面的嘌呤受体 P2Y2 结合，导致胞质 IP_3 增加，进而从内质网（黄色部分）释放 Ca^{2+}。使用化合物 CPA 抑制内质网 Ca^{2+}-ATP 酶阻止了内质网 Ca^{2+} 的再填充，从而阻断了 ATP 引发的反应，破坏了受体、离子通道和转运蛋白的极化分布（如顶膜 Na^+/K^+ ATP 酶、$Na^+/K^+/2Cl^-$ 共转运蛋白、K^+ 通道和 Na^+/HCO_3^- 交换蛋白，以及基底外侧膜 CaCC、CFTR Cl^- 通道、K^+ 通道和 Cl^-/HCO_3^- 交换蛋白）（引自 Miyagishima et al.，2016）

并且还在面对感光细胞外节产生大量乳酸，具有调节作用。RPE 内质网（ER）中钙的释放依赖于 ATP 与 RPE 上嘌呤受体的结合。RPE 液体运输机制的概述如图 4–83 所示。

RPE 液体流量为 4 ～ 6μl/（cm^2·h）。跨视网膜的液体流动被认为是维持视网膜附着的主要机制；还有学者提出局部损害引起的 RPE 液体转运机制障碍是导致临床 RPE 脱离的原因。

任何影响视黄醇从中央储备的肝转运到 RPE 的因素均会损害视功能，因为维生素 A 需从食物中摄取，任何影响维生素 A 供给的因素，如蛋白 – 热量摄取不足或吸收不良综合征，均可引起视觉症状。在发展中国家流行的严重营养不良患者最早期症状之一是夜盲，其原因就是维生素 A 缺乏。

RPE 还含有细胞色素 P450 药物代谢系统的酶和相关的 ArH 途径（Heo et al.，2011）。此外，RPE 黑色素是有效的药物解毒成分，但其含量会随年龄的增长而减少。

第十一节　视觉反应的神经化学

视网膜的主要功能是将光能转变成大脑皮质细胞可识别的信号。这个过程始于光感受器中的光化学反应。

一、视网膜中的光化学反应

1. 视紫红质、维生素 A 和光感器的更新　视紫红质在视杆细胞外节，是主要的细胞膜镶嵌蛋白质，目前它的全部 348 个氨基酸序列已经明确，它在内节的内质网和高尔基体中合成，由富含蛋白质的小囊泡运输到外节，然后与纤毛周围嵴复合体中新形成的膜盘融合（参见纤毛病）。它有 3 个糖基化位点，分别包含由 *N*– 乙酰葡萄糖胺和甘露糖残基组合的不同糖链。视蛋白是一种有 7 个转角（α 螺旋）的跨膜蛋白，包含一个富含丝氨酸和苏氨酸且暴露于胞质中的 C 端（其磷酸化程度不同），以及一个盘内的 N 端（图 4–13）。这个结构符合某些类型的膜受体（如肾上腺素能受体和毒蕈碱受体）的共同结构。这样的受体与它们特异的配体结合后，通过激活腺苷酸环化酶提高细胞内第二信使 cAMP 的浓度，从而启动信号转导（参见第 6 章）。被光子激活时，视紫红质的配体 11– 顺式视黄醛处于结合状态，而被光子转变为游离状态。

视紫红质表现类似真正的受体，但也有不同：在静止期（即在暗环境中）cGMP（由鸟苷酸环化酶合成）使外质膜中的 Na^+ 通道保持开放，这保证感光细胞与其他细胞相比处于相对去极化状态（–57mV vs. –78mV）。当光照刺激视紫红质时，经过其他膜结合蛋白（如转导素和磷酸二酯酶）的顺次激活，出现了跨膜信号，引起细胞内 cGMP 浓度降低。换言之，它的作用更类似于第二信使。这个过程引起质膜上渗漏的 Na^+ 通道关闭，使细胞相对超极化（至 –87mV），从而产生了电反应（见下文）。

视黄醇的异构化导致视紫红质的激活。视黄醇是维生素 A 的一种形式，位于视紫红质分子第一和最后一个跨膜环形成的嵌套中，它的长轴与膜表面平行（图 4–13），建模研究清楚显示了生色基团囊袋与视蛋白分子的相互关系（图 4–13 和图 4–88）。在这个反应中，11– 顺式视黄醛转变为全反式视黄醛，尾端变得伸展，异戊二烯视黄醛环状结构排列更垂直。这使视黄醛和它在视紫红质上的结合位点到氨基酸（赖氨酸 206 和赖氨酸 296）侧链间产生更强的相互作用，从而提高视紫红质分子的能级。全反式视黄醛转化成全反式视黄醇，后者并不适合视紫红质内跨膜袢的结构，同时漂白试验证明在此期间视紫红质通过多种介质转换为视蛋白（图 4–88）。因此生色基团从漂白视蛋白上脱落，扩散进入光感受器间基质中，随后被 RPE 细胞提取；在黑暗中，它在 RPE 细胞内异构化形成 11– 顺式视黄醇（图 4–84 和图 4–86），后者可与细胞视黄醛结合蛋白（CRALBP）结合，并转化成 11– 顺式视黄醛 –CRALBP。然后被转运到细胞膜。11– 顺式视黄醛被转移给 IRBP，再被转回视细胞，重新附着在视紫红质上，进入新的循环。

11– 顺式视黄醛与视蛋白结合的过程是通过席夫（Schiff）碱与赖氨酸 296 的结合，释放出一个水分子。有趣的是，有序的水分子与视紫红质的结合是十分紧密的（图 4–13），可能是通过电化学键与视紫红质结合，当光将 11– 顺式视黄醛转变成全反式视黄醛时，其电化学键松解，释放一个水分子，将发色团分离。

人类有 3 种视锥蛋白，它们与视紫红质有 50% 的同源性，红绿视蛋白之间有 95% 的同源性（图 4–89）。全反式视黄醛从视锥色素上的分离较其从视紫红质上分离更为迅速，甚至与顺式视黄醛的结合也更不稳定，此机制或许与水结合量有关。

11– 顺式视黄醛转变为全反式视黄醛，随后转变为全反式视黄醇，是在视觉冲动过程中发生的基本化学反

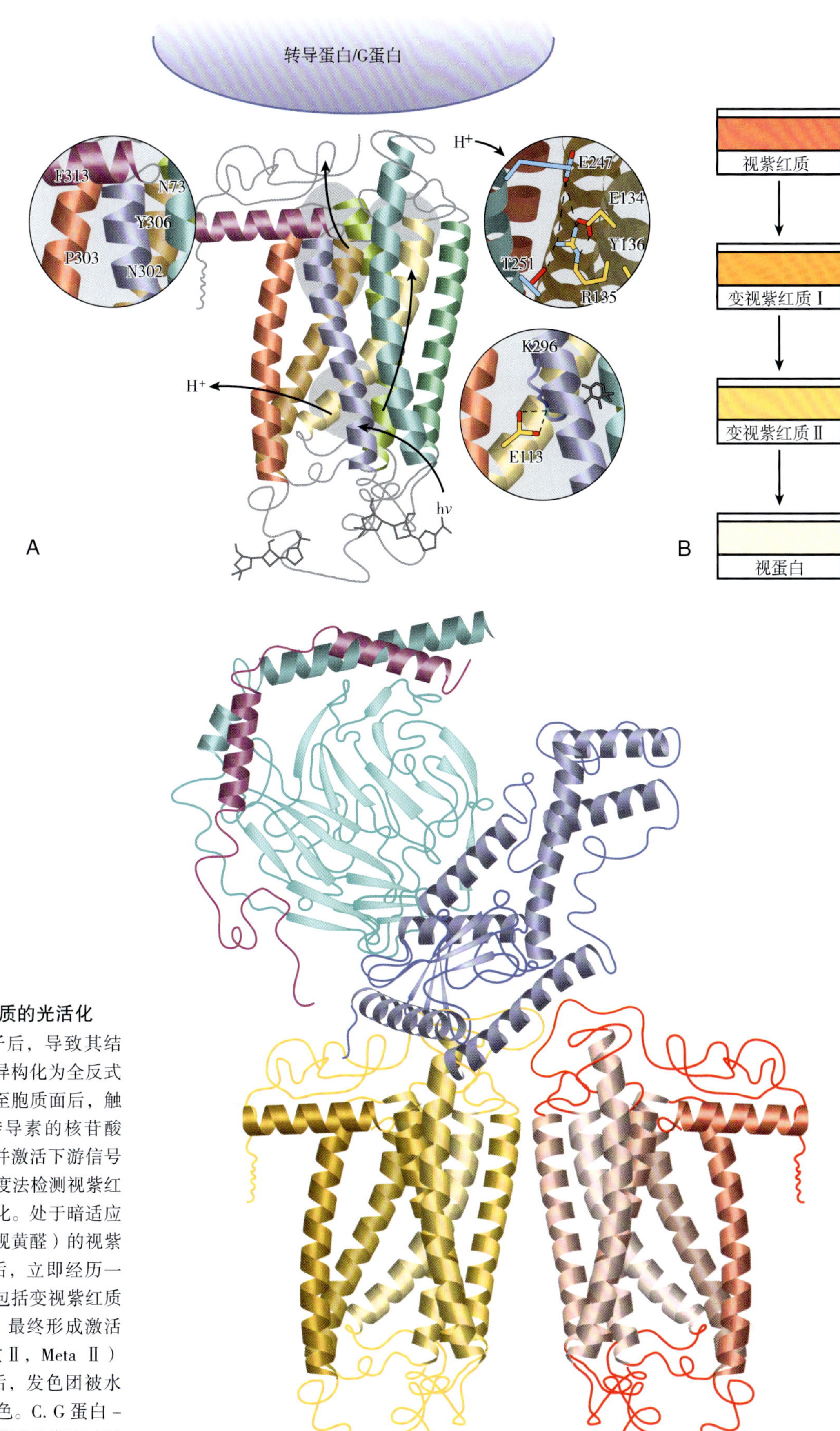

图 4-88　视紫红质的光活化

A. 视紫红质吸收光子后，导致其结合的 11- 顺式视黄醛异构化为全反式视黄醛。该信号传递至胞质面后，触发异三聚体 G 蛋白转导素的核苷酸交换，使转导素解离并激活下游信号通路。B. 通过分光光度法检测视紫红质激活过程的光谱变化。处于暗适应状态（结合 11- 顺式视黄醛）的视紫红质（A）受光照射后，立即经历一系列光中间态转变，包括变视紫红质Ⅰ（Meta Ⅰ）（B），最终形成激活态 Rho*（变视紫红质Ⅱ，Meta Ⅱ）（C）。经羟胺处理后，发色团被水解，溶液基本变为无色。C. G 蛋白 - 视紫红质复合体结构模型示意图（引自 Palczewski, 2012）

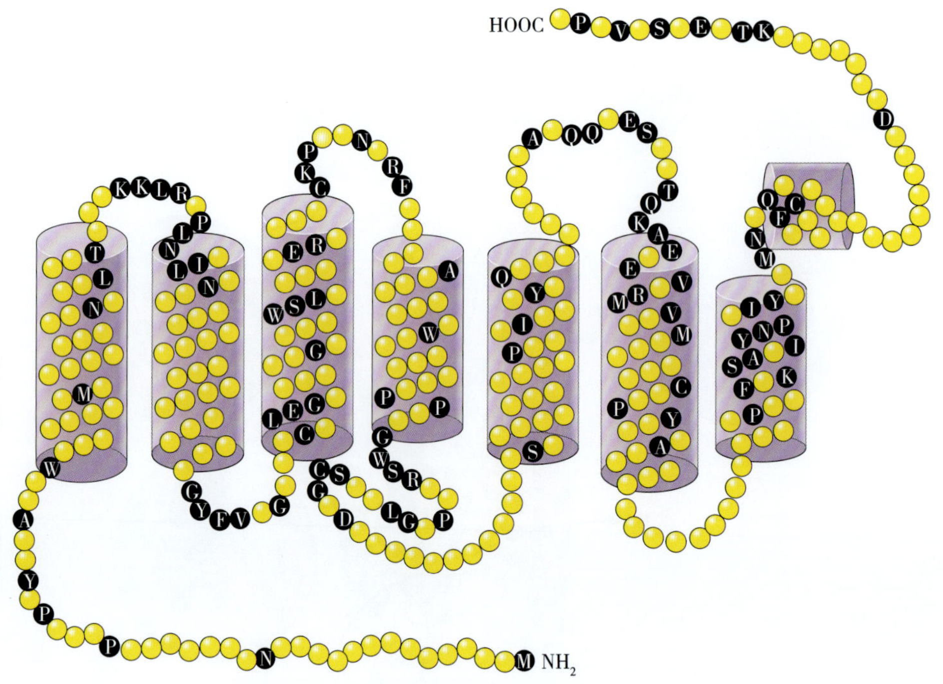

图 4-89 人类的视杆蛋白和视锥蛋白序列

视蛋白的二级结构以牛视紫红质序列的二维图显示，其中人视杆蛋白和人红、绿、蓝视锥蛋白的残基用黑色圆圈标出（引自 Tang et al.，2013）

应，而且已发现多年。激光闪光光解研究已经在化学结构上确定了维生素 A 降解中出现的中间产物（图 4-86 和图 4-88）。正常视力依赖于丰富的维生素 A 的供应，因为人体并不能合成维生素 A，所以只能从外界摄取。饮食中的维生素 A 来源于植物中的 β 胡萝卜素，以及动物来源的与脂肪酸相结合的视黄酯。因此，视力减退，尤其是在较低的光照度下（夜盲），是营养不良和吸收障碍综合征的早期表现，但是必须要做灵敏的电生理检测才能揭示病症的程度。类视黄醇以无毒性的视黄醇酯的形式储存在 RPE 细胞中，在类视黄醇的代谢过程中可以合成视黄酸，视黄酸在细胞生物上有多种功能，而且最近证明其在免疫耐受上有一定的作用，游离的视黄酸有细胞毒性，因此必须由视黄醇酯产生。在视网膜上，全反式视黄醇向 11- 顺式视黄醇的异构化作用受棕榈酰化作用控制，而后者受 RPE 特异性蛋白 RPE-65 控制（图 4-86）。RPE-65 的作用是在黑暗状态下关闭视觉循环。

2. *光转导：光能转变为电化学响应* 光线以单光子形式储存的光能转变为电响应，原理是在 Na^+ 通道闭合过程中发生强烈的分子级联扩大反应。

这些通道通过 cGMP 保持开放［称为环核苷酸门控通道（CNGP）］，在这个系统中 cGMP 作为第二信使发挥作用。

在黑暗中，开放的 Na^+ 通道允许 Na^+ 排出，Ca^{2+} 进入，保持相对去极化状态。这个过程需要 Na^+/Ca^{2+} 交换酶，使细胞内 Ca^{2+} 维持在一个相对恒定的水平。在光照下，Na^+ 通道闭合，导致相对超极化，细胞内 Ca^{2+} 浓度降低。Na^+ 通道关闭是由磷酸二酯酶（PDE）介导的 cGMP 水解作用完成的，这也是级联反应中较强的一种信号放大。信号放大是通过单一的变视紫红质（R^*）分子激活许多转导蛋白分子来实现的，放大约 300 倍（图 4-90）。

在这个过程中，在恢复蛋白（视紫红质激酶）和抑制蛋白（也称为 S 抗原）的共同作用下，活化的视紫红质起到类似酶的作用，来激活更多的转导蛋白分子，直到光照停止。与之相似的是，一个 PDE 分子，约可水解 600 个 cGMP 分子；事实上，PDE 活性取决于是否存在 cGMP。一个 cGMP 分子可以使得通道的开放放大 3 倍。

3. *光转导是生物学级联反应* 关于光转导过程中 cGMP 水解机制的研究很多，该反应过程中各事件的顺序见图 4-91。

一些酶在这个过程中发挥了重要的作用，包括鸟苷酸环化酶和 cGMP 磷酸二酯酶。在恢复蛋白的帮助下鸟苷酸环化酶的激活可恢复 cGMP 的水平（图 4-91），而活化的视紫红质（R^*）则通过磷酸化变成 R-P 形式而失活，并与抑制蛋白结合。恢复蛋白（Rcv）对光感受器的重新激活和磷酸化有相当大的影响，它本身也依赖于

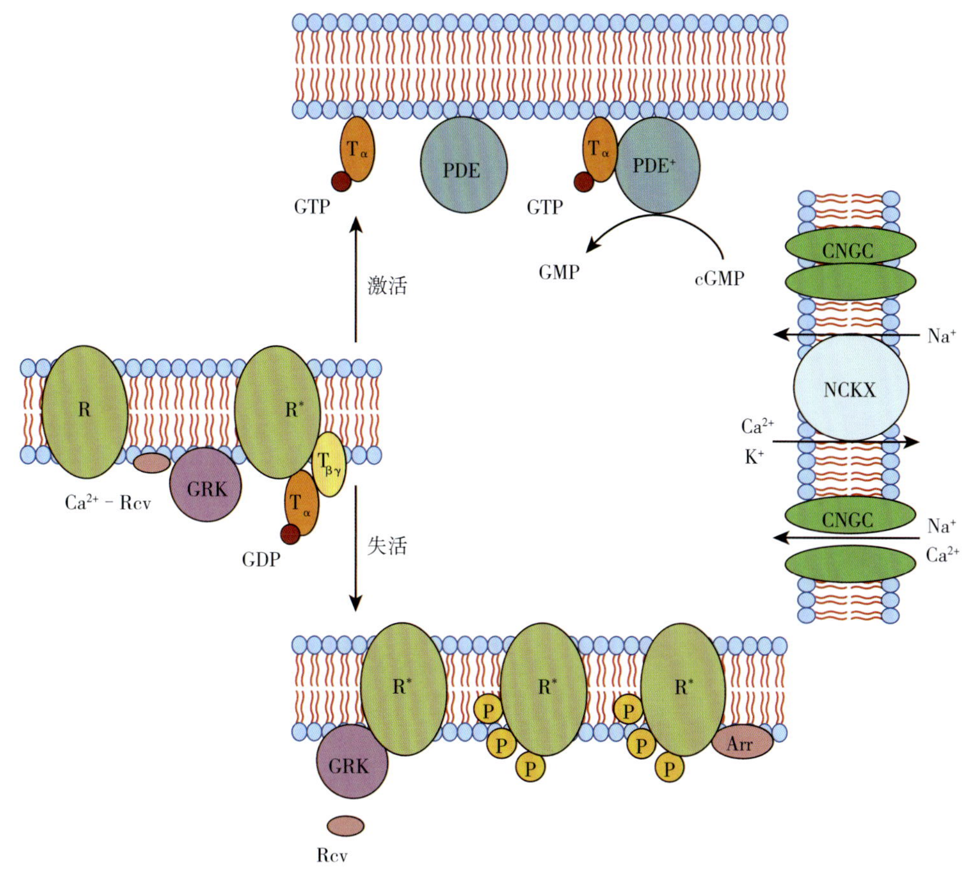

图 4-90　脊椎动物光转导级联反应和活化的视紫红质（R*）去活化过程示意图

这一过程受到恢复蛋白（Rcv）的调节。光子被吸收激活了 R，然后 R* 触发转导蛋白 α 亚基（T_α）上 GTP 与 GDP 的交换，使 T_α-GTP 结合到环核苷酸磷酸二酯酶（PDE），受激的 PDE 水解游离的环磷酸鸟苷（cGMP）。在黑暗中，环核苷酸门控离子通道（CNGC）允许 Na^+ 和 Ca^{2+} 的流入，而在光照期间，CNGC 因 cGMP 减少而被关闭。钠钾交换器（NCKX）不受光的影响，这导致光诱导的 $[Ca^{2+}]$ 下降。Rcv 通过 G 蛋白耦联受体激酶（GRK）以 Ca^{2+} 依赖的方式调节 R* 的磷酸化，然后磷酸化的 R 通过结合抑制蛋白（arrestin，Arr）完全失活。P. 磷酸化（引自 Zang, 2018）

结合 Ca^{2+} 的数量，这些离子的数量由 Na/Ca 交换器和钠钾交换器（NCKX）调控，其 NCKX 的工作不依赖于光反应。在伴随明暗交替的上述交换过程中，光感受器中的大量分子重新分布（图 4-92）。每一阶段中信号的放大则是时间间隔的函数。

4. 磷酸肌醇机制在光转导中的作用　现在人们已经认识到 Ca^{2+} 在调节光传导中的重要性，它通过受体介导的磷脂酶 C（PLC）和 G（PLG）蛋白的激活来发挥作用。这个结果导致了 4, 5- 二磷酸磷脂酰肌醇（PIP_2）的水解并形成三磷酸肌醇（IP_3）和二酰甘油（DAG）。IP_3 诱导储存钙的动员，而 DAG 则激活蛋白激酶 C（PKC）。还有两种主要的钙结合蛋白，即钙调节蛋白和钙依赖的鸟苷酸环化酶 1（GCAP1）和鸟苷酸环化酶 2（GCAP2）与光转导有关。无论是 PKC 还是 PLC 都可在黑暗环境中调节抑制蛋白的转位，将其从内节转移至外节。

视锥细胞和视杆细胞中的光转导反应基本相同。黑暗环境下，细胞质膜的去极化（通过 Na^+ 和 Ca^{2+} 的内流）（图 4-90）由 cGMP 门控离子通道（视杆细胞中是 CNG-A1/B1，视锥细胞中是 VCG-A3/B3）维持，该过程在视网膜鸟苷酸环化酶产生的不同水平的膜盘 cGMP（视杆细胞中为 GC1/2，视锥细胞中为 GC1）控制下保持离子交换通道开放。磷酸二酯酶（视杆细胞中的 PDE6A/B，视锥细胞中的 PDE6C）激活，随后视蛋白（视杆细胞中的 R，视锥细胞中的视锥蛋白）及转导蛋白（视杆细胞中的 Gt1，视锥细胞中的 Gt2）激活，导致 cGMP 水解和 CNG 通道关闭，从而产生超极化。Ca^{2+} 离子与 GC- 激活蛋白（GC-activating protein, GCAP）结合阻止了 GC 的激活，且 Ca^{2+} 本身受视杆细胞、视锥细胞特异性 NCKX 的调节，这些 NCKX 能对光感受器中 Ca^{2+} 的总浓度做出响应。

5. 光感受器的更新与 RPE 细胞中脂褐素的累积有关　据估计，RPE 细胞每天吞噬 2000 ～ 4000 个膜盘。为了完

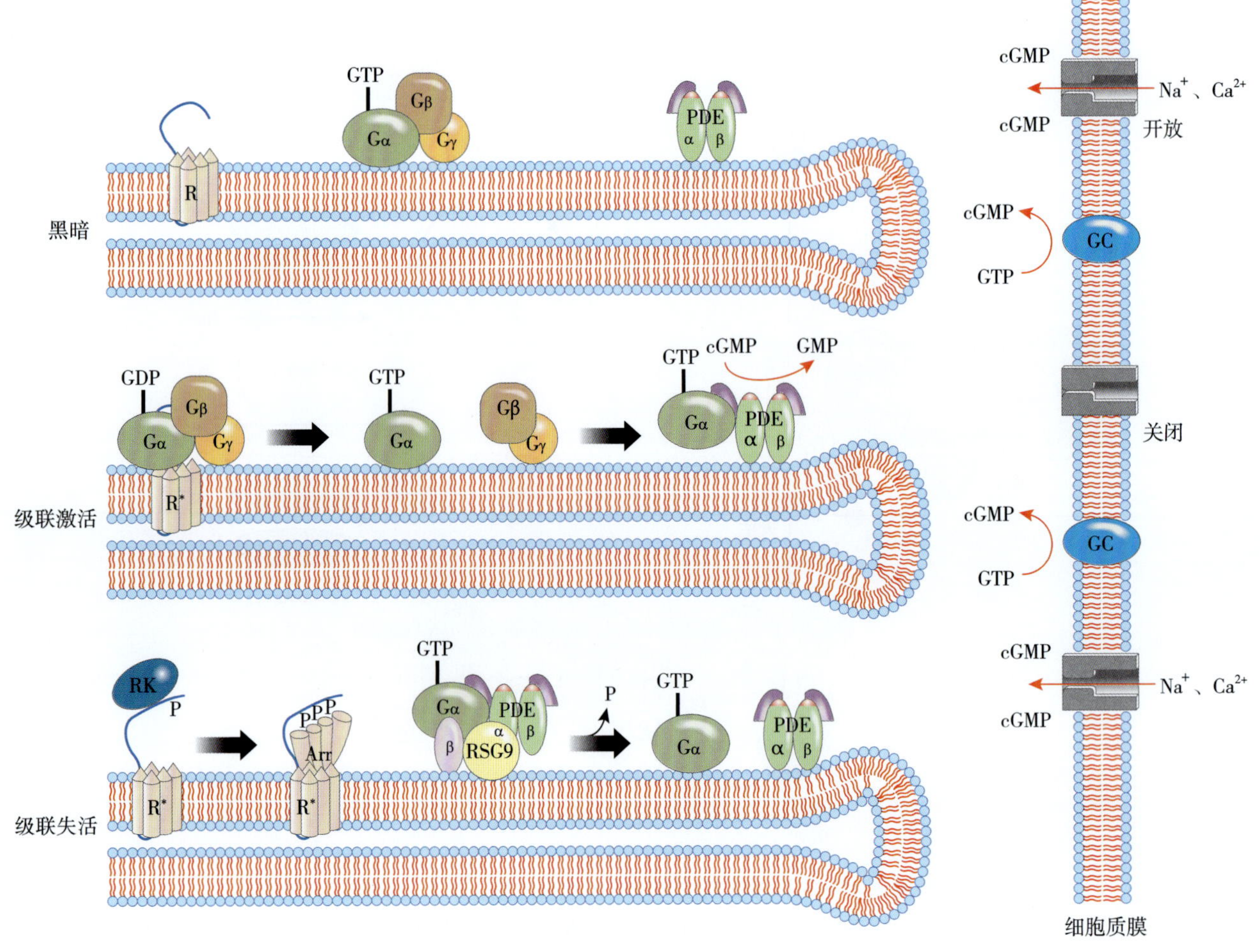

图 4-91 光转导级联反应的激活与失活示意图

上方的膜盘显示在暗环境中无活性的视紫红质（R）、转导素（Gα、Gβ 和 Gγ 亚基）和磷酸二酯酶（PDE）（α、β 和 γ 亚基）；中间膜盘的反应显示光诱导的转导素和 PDE 的激活；下方膜盘的反应显示视紫红质蛋白激酶（RK）经光磷酸化使 R^* 失活，随后与抑制蛋白（Arr）结合以及由于 RGS9-Gαβ-PDEαβ 复合体引起转导素 /PDE 失活（引自 Burn et al.，2005；经 Elsevier 许可使用）

成大量的吞噬工作，RPE 细胞有强大的溶酶体酶系统，可以在 1 ～ 2h 消化掉吞噬物质的约 50%（这对视杆外节顶端的脱落和更新是十分重要的）。脱落的视杆外节顶端是由酪氨酸激酶受体 Mer（Mertk）和 CD36 介导的，CD36 在许多细胞中都有表达，还包括脂肪酸在内的许多配体，通过 $\alpha_v\beta_5$ 整合素受体信号通路摄取。CD36 识别被氧化的磷脂酰胆碱，后者是老化的外节顶端的产物，可能与吞噬过程(而非最早的结合过程)有关。有趣的是，$\alpha_v\beta_5$ 受体也与视网膜和 RPE 层黏附有关，在吞噬过程的不同昼夜循环中发挥作用。

随着年龄的增长，越来越多的视黄醇和脂褐质堆积在 RPE 细胞中。光照激活视紫红质后产生的游离全反式视黄醛，与磷脂酰乙醇胺（PE）相结合，构成 *N*- 视黄基 -PE（NRPE）。PE 通常是由 *N*- 亚视黄基 -*N*- 视黄基磷脂酰乙醇胺（A2PE）与两分子的全反式视黄醛相结合产生。水解的磷脂酶 D 将 PE 从 A2PE 分离下来，变为普通的 A2E，而 A2E 化合物是吡啶类视黄醇盐，其中包括类视黄醇 11- 顺式视黄醛。这些物质具有化学活性，目前已被确定为导致 AMD 中产生脂褐素的潜在致病因素，同时细胞内铁的存在会加剧它们的破坏作用。

其他化合物如丙二醛和 4- 羟基壬烯醛及羧乙基吡咯，是二十二碳六烯酸（DHA）的衍生物，DHA 是光感受器中的一种主要脂肪酸，与 AMD 的发病机制密切相关。

光感受器易受损伤，特别是在过量的光辐射条件下。而许多自由基清除射线机制能够减轻损伤，此外，维生素 E 也有清除自由基的作用（知识关联 4-17）。

6. 自噬及线粒体自噬去除 RPE 中的废物　细胞中废物的清除是由自噬介导完成的，其中自噬体是通过与溶酶体融合而产生的。吞噬细胞瞄准被吞噬的光感受器外节，在蛋白 p62/sequestrone 的控制下将其去除，该蛋

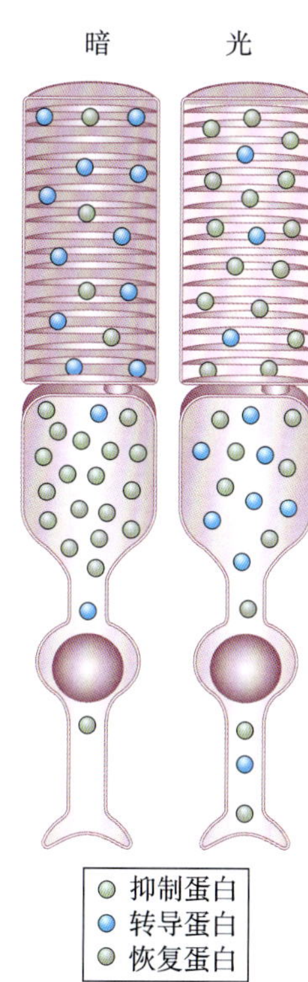

图 4-92　在暗适应和光适应的视杆细胞中，转导蛋白、抑制蛋白和恢复蛋白的亚细胞分布（引自 Burn et al., 2005；经 Elsevier 许可使用）

知识关联 4-17　游离的自由基清除剂维生素 E

维生素 E 在脂质过氧反应的各个阶段限制自由基带来的损伤。

光应激状态下，维生素 E 的再生需要维生素 C。实验显示，维生素 E 缺乏可导致脂褐素在 RPE 中的堆积，后者与黄斑变性相关。PUFA. 多不饱和脂肪酸；Se. 磺乙基纤维素；GSH. 谷胱甘肽；GSSG. 氧化型谷胱甘肽。

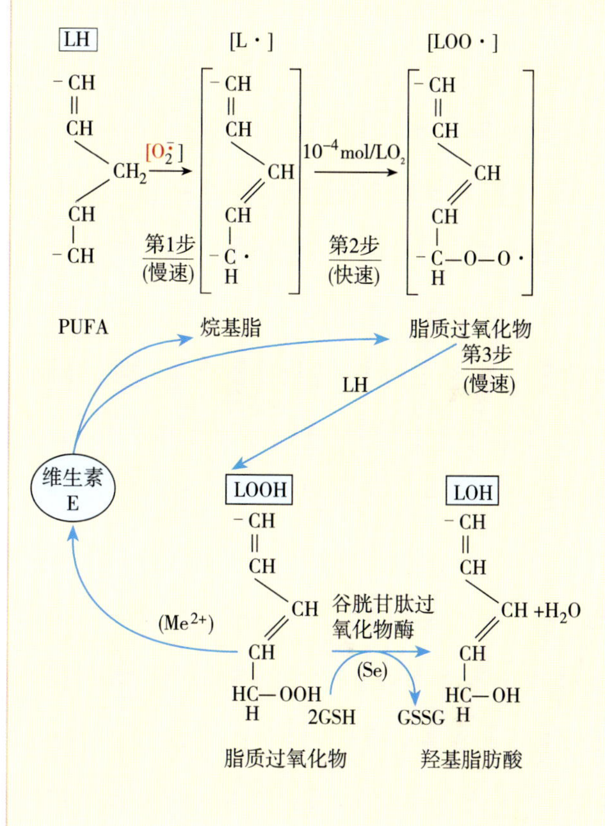

白将自噬与泛素 - 蛋白酶体通路关联起来。脂褐素颗粒是一部分溶酶体介导产生的光感受器废物，可能与黑色素小体融合形成黑脂褐素体。随着年龄的增长，通过维生素 E 缺乏实验证实，与脂褐素颗粒的融合过程发生了较大的转变。此外，线粒体自噬的过程也会去除衰老或受损的线粒体，这种过程可能会随着年龄的增长而失效。最终，这些小体被降解或溶解，其产物通常以微泡或外泌体的形式被运出细胞。由于细胞失去处理废物负载能力，囊泡物质逐渐沉积在基底膜和 RPE 细胞之间。而这些基底层的废物沉积正是 AMD 的早期病理学标志之一。

二、光感受器和内核层细胞之间的突触事件

内核层（INL）的双极细胞只与视杆细胞光感受器或视锥细胞光感受器中的一个形成神经突触。此外，它们可以与内核层中的其他细胞形成神经突触，如水平细胞。约有 10 种不同类型的视锥双极细胞，而只有 1 种视杆双极细胞，还有多种神经递质参与其中（表 4-10）。在静息状态，光感受器外节（参见第 5 章，知识关联 5-6）中开放的阳离子通道产生的暗电流，伴随着与双极细胞的突触接头处释放高水平的神经递质。在光照下，递质释放减少，从而改变双极细胞中电流的传输。然而，实际的情况更加复杂。

1. 双极细胞的两种类型　在神经肌肉接头的突触传递是由乙酰胆碱介导的，当神经细胞中的动作电位到达末梢时，向突触释放乙酰胆碱，乙酰胆碱结合到肌肉上的受体则启动第二信使，电压门控 Na^+ 通道开放，使细胞去极化。

在感光细胞和双极细胞的突触接头处，有一种不同的反应类型。首先，光感受器不产生动作电位，而是产生一个等级的超极化反应，后者依赖光刺激的强度。在暗处，光感受器处于相对去极化状态，神经递质谷氨酸（表 4-10）从突触前的光感受器末端释放，并结合到位于第一类双极细胞（“开”型双极细胞）上的视网膜特异性促代谢受体。双极细胞产生超极化并保持 Na^+

通道的关闭。当光照激活光感受器时，谷氨酸释放停止，细胞内 cGMP 浓度升高，因此 Na^+ 通道开放，引起细胞膜的去极化，使“开”型双极细胞传递一个信号。

表 4-10　视网膜神经递质和神经调节肽

名称	所在位置
神经递质	
谷氨酸盐	光感受器
γ- 氨基丁酸	水平无长突细胞
甘氨酸	无长突细胞
牛磺酸	
酪氨酸衍生物	
多巴胺	水平无长突细胞
去甲肾上腺素	
肾上腺素	
色氨酸衍生物	
5- 羟色胺	光感受器
天冬氨酸盐	光感受器
β- 丙氨酸	
组氨酸衍生物	
组胺	
神经调节肽	
肽类	
肠血管活性肽	无长突细胞神经节细胞
血管紧张素 Ⅰ 和 Ⅱ	无长突细胞神经节细胞
P 物质	无长突细胞神经节细胞
黄体化激素释放激素和促甲状腺激素释放激素	无长突细胞神经节细胞
亮氨酸和甲氨蝶呤	无长突细胞
β- 内啡肽	无长突细胞神经节细胞
生长抑素	无长突细胞神经节细胞
神经降压素	无长突细胞
胰高血糖素	无长突细胞

相反，谷氨酸结合到第二类双极细胞（“关”型双极细胞，参见第 5 章）的亲离子受体上时，则诱导超极化作用。总体来说，当光照激活光感受器并传导信息到双极细胞时，“开”型双极细胞由于谷氨酸释放减少而去极化，“关”型双极细胞由于谷氨酸释放增多而超极化。同时，谷氨酸也与水平细胞结合并引起超极化。

带状突触是一种特化的光感受器，能够准确传递信息，引起上述级联反应。有些膜蛋白参与细胞骨架结构及突触功能，如肌营养不良蛋白及视网膜劈裂蛋白，它们都有与临床相对应的疾病（视网膜劈裂相关基因的突变会导致视网膜劈裂，视网膜变性使视网膜分层），突触间的裂隙中含其他的基质成分（图 4-93）。无论是“开”型双极细胞，还是“关”型双极细胞，只要存在反应，谷氨酸的作用都与兴奋相关。谷氨酸不像乙酰胆碱，因为没有一种酶能够快速降解谷氨酸并终止它引起的反应，谷氨酸只能通过扩散消失或者被附近的神经胶质细胞吸收，加以灭活。

谷氨酸通过特异性受体与“开”或“关”型双极细胞的差异性结合（见下文），是电生理和心理物理反应之间的一种化学关联，也是对自然界利用简单的二元（开 - 关）系统处理复杂感觉现象的一个很好的证明。显然，双极细胞水平的反应分离会一直保持到视皮质水平。

2. *神经递质和神经调质*　神经调质具有长效作用，通常是在细胞中通过第二信使系统发挥作用。神经递质有许多不同类型，大部分是氨基酸或氨基酸衍生物，并且多数均在哺乳动物视网膜内电脉冲传递中发挥作用。典型的兴奋性介质包括乙酰胆碱和谷氨酸，γ- 氨基丁酸（GABA）和甘氨酸则是抑制性介质。还有一些神经调节肽对神经反应有直接或间接的影响，其中多巴胺是最为人熟知的（见下文）。神经型一氧化氮合酶（nNOS）在无长突细胞中存在并具有活性，但近期研究发现 9 型双极细胞（见下文）亦可表达该酶。因此，一氧化氮可能通过此途径参与调控视网膜信号转导。

3. *谷氨酸是视网膜中主要的神经递质*　如上所述，谷氨酸（图 4-94）是光感受器、双极细胞和水平细胞之间突触传递的主要介质。视网膜的功能结构是围绕 4 种不同类型细胞（“开”和“关”型的双极细胞及两种水平细胞）上的 4 种不同谷氨酸特异性受体实现的。谷氨酸受体分为离子型（iGluR）和代谢型（mGluR）两种类型。离子型受体分布更为广泛，进一步可分为以下几组：① *N*- 甲基 -D- 天冬氨酸（NMDA）选择性受体；②使君子氨酸受体；③红藻氨酸受体（AMPA/kainate 受体）；④ APB（信号转化谷氨酸受体激动剂）受体。

不论它们是离子型受体（直接影响离子通道，如 NMDA）还是代谢型受体（主要影响神经细胞代谢，如 cGMP 水平；其次改变离子通道的通透性，如 APB 受体），每一种受体都存在特异性。在神经节细胞中的突触传导也可利用谷氨酸。然而，有学者认为小的环核苷酸可能

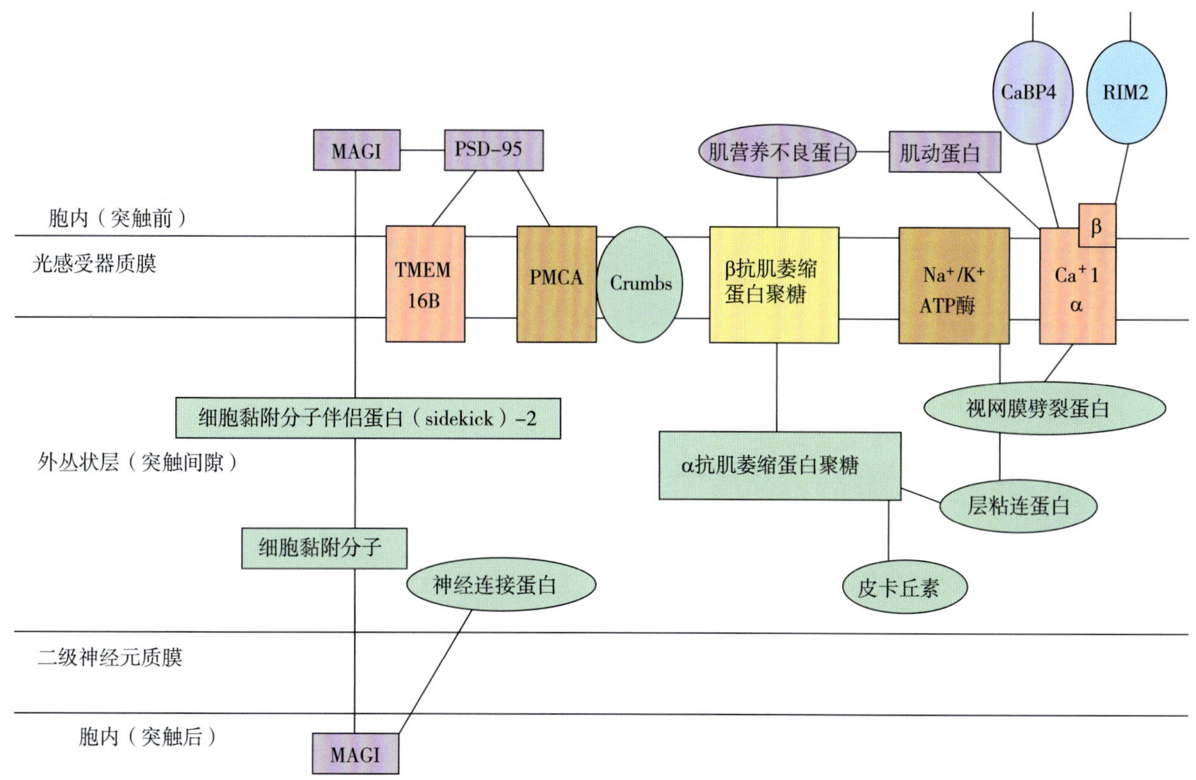

图 4-93　视网膜外丛状层（OPL）组织结构的重要蛋白质

在 OPL 细胞外基质中的两个主要的蛋白质－蛋白质相互作用节点位于 OPL 细胞内。sidekick-2 跨突触骨架在相邻细胞中与 MAGI 蛋白接触，PSD-95 存在潜在的突触前外侧互相作用，可锚定在 Cl（Ca）通道上。TMEM16B 和 PMCA 是 PSD-95 末端非带状位点的突出部分。跨膜营养不良蛋白聚糖复合物和视网膜特异性的细胞外基质蛋白皮卡丘素（pikachurin）及视网膜劈裂蛋白之间的相互作用，是通过突触层粘连蛋白和细胞质肌动蛋白联系在一起的，并附着在跨膜 CaV 通道和细胞外表面（引自 Mercer & Thoreson，2011）

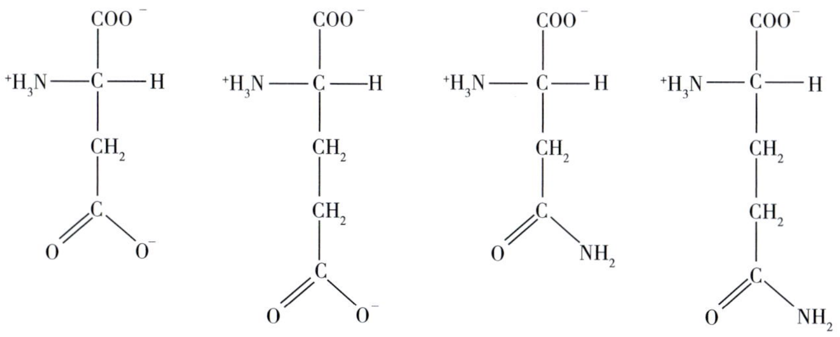

天冬氨酸 (Asp, D)　谷氨酸 (Glu, E)　天冬酰胺 (Asn, N)　谷氨酰胺 (Gln, Q)

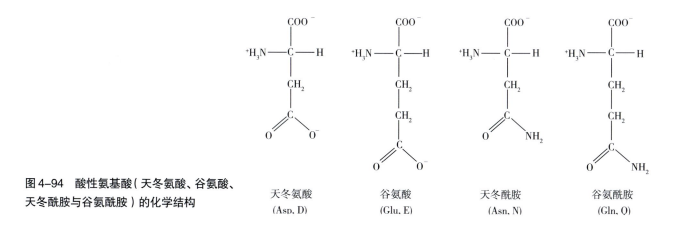

图 4-94　酸性氨基酸（天冬氨酸、谷氨酸、天冬酰胺与谷氨酰胺）的化学结构

参与通道活性，最近的相关研究已证实这一点（图 4-95）。cAMP 和 cGMP 在调节 Ca^{2+} 内流时，在与水平 / 无长突细胞及神经节细胞的相互作用中表现为反向门控效应。此外它们似乎受邻近无长突细胞的一氧化氮合酶调节。在正常环境需求下，视网膜中的一氧化氮可能在对视觉的适应性调节中扮演重要角色（Walter et al.，2014）。

4. *水平细胞和无长突细胞*　水平细胞和无长突细胞分别通过释放兴奋性（水平细胞）和抑制性（水平细胞和无长突细胞）的神经递质直接改变双极细胞的电活动。谷氨酸是水平细胞释放的主要兴奋性递质，而 GABA 是一种广泛分布于视网膜各处的谷氨酸衍生物，在水平细胞和双极细胞中具有显著的抑制性调节功能。最近研究显示，一些水平细胞对视锥细胞的负反馈可由谷氨酸－门控的 Ca^{2+} 通道介导。甘氨酸在无长突细胞中也是一种抑制性神经递质，在决定单个神经节细胞感受野的大小方面具有重要作用（参见第 5 章）。

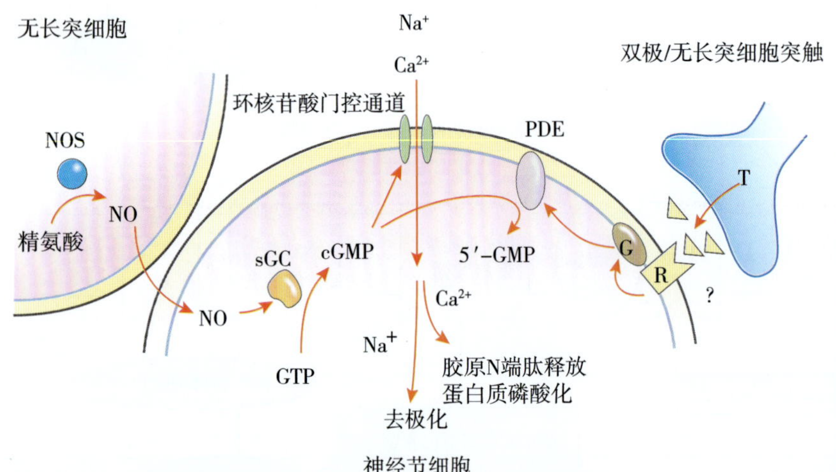

图 4-95 视网膜神经节细胞中 cGMP 门控通道活性调节的代表途径示意图 cGMP 合成可以被邻近无长突细胞的一氧化氮所激活，cGMP 门控通道的活化可增强 Ca^{2+} 的内流并增强由 Ca^{2+} 驱动的过程，同时，被双极细胞和无长突细胞末端释放的神经递质激活的 G 蛋白耦联受体，可调节一种或多种 PDE 的活性，后者可控制 cGMP 的水解进而控制 cGMP 门控通道的活性。NOS. 一氧化氮合酶；NO. 一氧化氮；PDE. 磷酸二酯酶（引自 Ahmad et al.，1994；由 Barnstable 等修订，2004）

乙酰胆碱是无长突细胞主要的兴奋性神经递质，通常与 GABA 能星状细胞所在位置一致，提示星状细胞具有兴奋性和抑制性的复杂行为方式，与神经节细胞感受野相关，神经节细胞利用谷氨酸作为主要的神经递质。

无长突细胞也可以接收视网膜中视黑蛋白（OPN4）的传入信号。固有光敏感视网膜神经节细胞可以通过多巴胺受体激活无长突细胞，并且可以通过缝隙连接与 GABA 受体相关的无长突细胞耦联。通过上述方式，光照程度的生理节律和瞳孔反射的信息与初级光感受器反应整合在一起。神经蛋白酶（OPN5）敏感细胞也能向无长突细胞发出信号，但在哺乳动物中只能引起最小程度的兴奋性光反应。而在禽类中，OPN5 可能在紫外线反应中起效。

5. *多巴胺对视网膜功能的神经调质作用* 多巴胺出现在视网膜内层的无长突细胞和内网层细胞中，显然，在视觉功能方面起重要作用，在帕金森病患者中视网膜电流图 b 波反应的降低和延迟，用左旋多巴（L-DOPA）治疗可使其恢复正常（参见第 5 章）。多巴胺受体（分为两大类和几种亚类）存在于所有视网膜神经元，因此，多巴胺可能有许多目前未知的作用，其中之一是去耦联光感受器 - 驱动的水平细胞的缝隙连接。水平细胞可能是双极细胞中心区 - 周围感受野中周围区域内主要的活动来源，提示空间对比敏感度的调节可能受多巴胺能控制。

多巴胺可能有许多其他作用，包括调节 A11 类型的无长突细胞、无长突细胞耦联与视杆细胞相关的双极细胞和神经节细胞，在改变光感受器细胞质 cAMP 水平时，甚至具有旁分泌作用。多巴胺也可能参与视网膜神经元的发育，因为实验显示阿扑吗啡可以抑制实验动物的形觉剥夺性近视，这是通过多巴胺 D_2 受体机制作用于视网膜或 RPE 实现的。

多巴胺通过细胞的重吸收被灭活，这个过程由特异性的 Na^+ 依赖的膜转运蛋白所介导，该蛋白已被克隆。多巴胺也可以被褪黑素拮抗，后者由光感受器合成、释放，并引起视杆细胞应答性过程中光适应向暗适应的转变。多巴胺也可以被 *N*- 甲基 -D- 天冬氨酸（NMDA）拮抗，NMDA 可以诱导多巴胺合成的失衡。有趣的是，褪黑素对多巴胺敏感细胞和光感受器都有神经介质作用。褪黑素、多巴胺和昼夜节律的作用已在前文中描述，这里不再赘述（详见第 5 章）。

由此可见，有关视网膜和视皮质的神经功能介质仍然未知，但现有证据已初步勾画出一个有多种相互作用的神经介质和递质参与、分别执行不同的刺激或功能抑制作用，并与各种精神物理反应相关联的整体轮廓。

结语

眼所具有的丰富多样的生物化学和细胞生物学功能及作用，许多都是建立在其他系统的基本原理之上的。确实，通过眼和其他器官比较，能更深入了解基本的原理。所存在的不同，则凸显了眼内分子和反应的功能特点，引导我们深入理解眼内的特殊机制。因此也帮助我们更加深入理解其基本原理。

（王　群　陈小鸟　贾烈曦　刘书钰　译）

参考文献

Ahmed, I., Akram, Z., Iqbal, H.M.N., Munn, A.L., 2019. The regulation of Endosomal Sorting Complex Required for Transport and accessory proteins in multivesicular body sorting and enveloped viral budding – an overview. Int. J. Biol. Macromol. https://doi.org/10.1016/j.ijbiomac.2019.01.015.

Alberts, B., et al., 2015. Molecular Biology of the Cell, Chapter 3, sixth ed. Garland Science, New York, p. 159.

Baehr, W., et al., 2019. Insights into photoreceptor ciliogenesis revealed by animal models. Prog. Retin. Eye Res 71, 26–56. https://doi.org/10.1016/j.preteyeres.2018.12.004.

Braun, R.J., Driscoll, T.A., Begley, C.G., King-Smith, P.E., Siddique, J.I., 2018. On tear film breakup (TBU): dynamics and imaging. Math. Med. Biol 35, 145–180. https://doi.org/10.1093/imammb/dqw023.

Chang, K.C., Petrash, J.M., 2018. Aldo-keto reductases: multifunctional proteins as therapeutic targets in diabetes and inflammatory disease. In: Vasiliou, V., Zakhari, S., Mishra, L., Seitz, H. (Eds.), Alcohol and Cancer. Advances in Experimental Medicine and Biology, vol 1032. Springer.

Cheah, M., Andrews, M.R., 2018. Integrin activation: implications for axon regeneration. Cells 7. https://doi.org/10.3390/cells7030020.

Cohen, S.A., Hatt, H., Kubanek, J., McCarty, N.A., 2008. Reconstitution of a chemical defense signaling pathway in a heterologous system. J. Exp. Biol. 211, 599–605. https://doi.org/10.1242/jeb.009225.

Cordes, T., Michelucci, A., Hiller, K., 2015. Itaconic acid: the surprising role of an industrial compound as a mammalian antimicrobial metabolite. Annu. Rev. Nutr. 35, 451–473. https://doi.org/10.1146/annurev-nutr-071714-034243.

Crabtree, M., Knott, T., 2018. From making ribosomes to protecting the integrity of the genome, these membraneless compartments play important roles in the cell. Their behavior is rooted in basic physics. The Scientist (Issue), 2018.

Crane, G.M., Jeffery, E., Morrison, S.J., 2017. Adult haematopoietic stem cell niches. Nat. Rev. Immunol. 17, 573–590. https://doi.org/10.1038/nri.2017.53.

Csordas, G., Weaver, D., Hajnoczky, G., 2018. Endoplasmic reticulum-mitochondrial contactology structure and signaling functions. Trends Cell. Biol. 28, 523-540, doi:10.1016/j.tcb.2018.02.009.

Dua, H.S., 2019. Dua's Layer (Personal communications).

Elder, M., Srinivasan, S. Meibomography 2018. https://www.opticianonline.net/cet-archive/4737. February 2018.

Ferrero, D.M., et al., 2013. A juvenile mouse pheromone inhibits sexual behaviour through the vomeronasal system. Nature 502, 368–371. https://doi.org/10.1038/nature12579.

Gogola, A., Jan, N.J., Lathrop, K.L., Sigal, I.A., 2018. Radial and circumferential collagen fibers are a feature of the peripapillary sclera of Human, Monkey, Pig, Cow, Goat, and Sheep. Invest. Ophthalmol. Vis. Sci 59, 4763–4774. https://doi.org/10.1167/iovs.18-25025.

Goldmann, W.H., 2018. Intermediate filaments and cellular mechanics. Cell. Biol. Int. 42, 132–138. https://doi.org/10.1002/cbin.10879.

Han, M.K.L., de Rooij, J., 2016. Converging and unique mechanisms of mechanotransduction at adhesion sites. Trends Cell. Biol. 26, 612–623. https://doi.org/10.1016/j.tcb.2016.03.005.

Jan, N.J., et al., 2018. Crimp around the globe; patterns of collagen crimp across the corneoscleral shell. Exp. Eye Res. 172, 159–170. https://doi.org/10.1016/j.exer.2018.04.003.

Lancaster, M.A., Knoblich, J.A., 2014. Organogenesis in a dish: modeling development and disease using organoid technologies. Science 345, 1247125. https://doi.org/10.1126/science.1247125.

Mainali, L., O'Brien, W.J., Subczynski, W.K., 2018. Detection of cholesterol bilayer domains in intact biological membranes: methodology development and its application to studies of eye lens fiber cell plasma membranes. Exp. Eye Res. 178, 72–81. https://doi.org/10.1016/j.exer.2018.09.020.

Miyagishima, K.J., et al., 2016. In pursuit of authenticity: induced pluripotent stem cell-derived retinal pigment epithelium for clinical applications. Stem. Cells. Transl. Med. 5, 1562–1574. https://doi.org/10.5966/sctm.2016-0037.

Naslavsky, N., Caplan, S., 2018. The enigmatic endosome – sorting the ins and outs of endocytic trafficking. J. Cell. Sci. 131. https://doi.org/10.1242/jcs.216499.

Notara, M., et al., 2018. UV light-blocking contact lenses protect against short-term UVB-induced limbal stem cell niche damage and inflammation. Sci. Rep 8, 12564. https://doi.org/10.1038/s41598-018-30021-8.

Ostrin, L.A., 2019. Ocular and systemic melatonin and the influence of light exposure. Clin. Exp. Optom. 102, 99–108. https://doi.org/10.1111/cxo.12824.

Rowan, S., Bejarano, E., Taylor, A., 2018. Mechanistic targeting of advanced glycation end-products in age-related diseases. Biochim. Biophys. Acta Mol Basis Dis. 1864, 3631–3643. https://doi.org/10.1016/j.bbadis.2018.08.036.

Shindou, H., et al., 2017. Docosahexaenoic acid preserves visual function by maintaining correct disc morphology in retinal photoreceptor cells. J. Biol. Chem. 292, 12054–12064. https://doi.org/10.1074/jbc.M117.790568.

Singh, S.R., et al., 2018. Wide-field choroidal vascularity in healthy eyes. Am. J. Ophthalmol. 193, 100–105. https://doi.org/10.1016/j.ajo.2018.06.016.

Sneddon, M.W., Emonet, T., 2012. Modeling cellular signaling: taking space into the computation. Nat. Methods 9, 239–242. https://doi.org/10.1038/nmeth.1900.

Swafford, A.L., 2015. Cell Membrane: Functions, Role & Structure – Video & Lesson. https://study.com/academy/lesson/cell-membrane-functions-role-structure.html.

Torricelli, A.A., Santhanam, A., Wu, J., Singh, V., Wilson, S.E., 2016. The corneal fibrosis response to epithelial-stromal injury. Exp. Eye Res 142, 110–118. https://doi.org/10.1016/j.exer.2014.09.012.

Tseng, R.C., Chen, C.C., Hsu, S.M., Chuang, H.S., 2018. Contact-Lens Biosensors. Sensors 18. https://doi.org/10.3390/s18082651.

Turei, D., Korcsmaros, T., Saez-Rodriguez, J., 2016. OmniPath: guidelines and gateway for literature-curated signaling pathway resources. Nat. Methods 13, 966–967. https://doi.org/10.1038/nmeth.4077.

Zang, J., Neuhauss, S.C.F., 2018. The binding properties and physiological functions of recoverin. Front. Mol. Neurosci. 11, 473. https://doi.org/10.3389/fnmol.2018.00473.

延伸阅读

Abdel-Aal el, S.M., Akhtar, H., Zaheer, K., Ali, R., 2013. Dietary sources of lutein and zeaxanthin carotenoids and their role in eye health. Nutrients 5, 1169–1185.

Ahmed, I., Akram, Z., Iqbal, H.M.N., Munn, A.L., 2019. The regulation of Endosomal Sorting Complex Required for Transport and accessory proteins in multivesicular body sorting and enveloped viral budding – an overview. Int. J. Biol. Macromol. https://doi.org/10.1016/j.ijbiomac.2019.01.015.

Alberts, B. et al., 2015. Molecular Biology of the Cell, Chapter 3, sixth ed. Garland Science, New York. page 159.

Ambache, N., 1957. Properties of irin, a physiological constituent of the rabbit's iris. J. Physiol. 135, 114.

Ames, B. N. Prolonging healthy aging: Longevity vitamins and proteins. Proc Natl Acad Sci U S A 115, 10836–10844, https://doi:10.1073/pnas.1809045115 (2018).

Andersen, J.L., Kornbluth, S., 2013. The tangled circuitry of metabolism and apoptosis. Mol. Cell 49, 399–410.

Appenzeller-Herzog, C., Hall, M.N., 2012. Bidirectional crosstalk between endoplasmic reticulum stress and mTOR signaling. Trends Cell. Biol. 22, 274–282.

Asnacios, A., Hamant, O., 2012. The mechanics behind cell polarity. Trends Cell. Biol. 22, 584–591.

Baehr, W., et al., 2018. Insights into photoreceptor ciliogenesis revealed by animal models. Prog. Retin. Eye Res. 2018. https://doi.org/10.1016/j.preteyeres.2018.12.004.

Barabino, S., Chen, Y., Chauhan, S., Dana, R., 2012. Ocular surface immunity: homeostatic mechanisms and their disruption in dry eye disease. Prog. Retin. Eye Res. 31, 271–285.

Bazan, N. G. Docosanoids and elovanoids from omega-3 fatty acids are pro-homeostatic modulators of inflammatory responses, cell damage and neuroprotection. Mol Aspects Med. 64, 18–33, https://doi:10.1016/j.mam.2018.09.003 (2018).

Beebe, D.C., Holekamp, N.M., Siegfried, C., Shui, Y.B., 2011. Vitreoretinal influences on lens function and cataract. Phil. Trans. R. Soc. London B. Biol. Sci. 366, 1293–1300.

Bishop, P.N., 2000. Structural macromolecules and supramolecular organisation of the vitreous gel. Prog. Retin. Eye Res. 19, 323–344.

Bloomfield, S.A., Volgyi, B., 2009. The diverse functional roles and regulation of neuronal gap junctions in the retina. Nat. Rev. Neurosci. 10, 495–506.

Bojic, S., et al., 2019. CD200 expression marks a population of quiescent limbal epithelial stem cells with holoclone forming ability. Stem. Cell 36, 1723–1735. https://doi.org/10.1002/stem.2903.

Bonanno, J.A., 2012. Molecular mechanisms underlying the corneal endothelial pump. Exp. Eye Res. 95, 2–7.

Borchman, D., Yappert, M.C., 2010. Lipids and the ocular lens. J. Lipid Res. 51, 2473–2488.

Bovolenta, P., Esteve, P., Ruiz, J.M., Cisneros, E., Lopez-Rios, J., 2008. Beyond Wnt inhibition: new functions of secreted Frizzled-related proteins in development and disease. J. Cell Sci. 121, 737–746.

Bowne-Anderson, H., Zanic, M., Kauer, M., Howard, J., 2013. Microtubule dynamic instability: a new model with coupled GTP hydrolysis and multistep catastrophe. Bioessays 35, 452–461.

Boyer, N.P., Higbee, D., Currin, M.B., Blakeley, L.R., Chen, C., Ablonczy, Z., et al., 2012. Lipofuscin and N-retinylidene-N-retinylethanolamine (A2E) accumulate in retinal pigment epithelium in absence of light exposure: their origin is 11-cis-retinal. J. Biol. Chem. 287, 22276–22286.

Braun, R.J., Driscoll, T.A., Begley, C.G., King-Smith, P.E., Siddique, J.I., 2018. On tear film breakup (TBU): dynamics and imaging. Math. Med. Biol. 35, 145–180. https://doi.org/10.1093/imammb/dqw023.

Brennan, L.A., et al., 2018. BNIP3L/NIX is required for elimination of mitochondria, endoplasmic reticulum and Golgi apparatus during eye lens organelle-free zone formation. Exp. Eye Res 174, 173–184. https://doi.org/10.1016/j.exer.2018.06.003.

Bresson, E., Lacroix-Pepin, N., Boucher-Kovalik, S., Chapdelaine, P., Fortier, M.A., 2012. The prostaglandin F synthase activity of the human aldose reductase AKR1B1 brings new lenses to look at pathologic conditions. Front. Pharmacol. 3, 98.

Brieher, W.M., Yap, A.S., 2013. Cadherin junctions and their cytoskeleton(s). Curr. Opin. Cell Biol. 25, 39–46.

Brizzi, M.F., Tarone, G., Defilippi, P., 2012. Extracellular matrix, integrins, and growth factors as tailors of the stem cell niche. Curr. Opin. Cell Biol. 24, 645–651.

Brockerhoff, S.E., 2011. Phosphoinositides and photoreceptors. Mol. Neurobiol. 44, 420–425.

Bron, A.J., Yokoi, N., Gaffney, E.A., Tiffany, J.M., 2011. A solute gradient in the tear meniscus. I. A hypothesis to explain Marx's line. Ocul. Surf. 9, 70–91.

Brooke, M.A., Nitoiu, D., Kelsell, D.P., 2012. Cell–cell connectivity: desmosomes and disease. J. Pathol. 226, 158–171.

Bulow, H.E., Hobert, O., 2006. The molecular diversity of glycosaminoglycans shapes animal development. Annu. Rev. Cell Dev. Biol. 22, 375–407.

Burke, J.M., 2008. Epithelial phenotype and the RPE: is the answer blowing in the Wnt? Prog. Retin. Eye Res. 27, 579–595.

Burridge, K., Wittchen, E.S., 2013. The tension mounts: stress fibers as force-generating mechanotransducers. J. Cell Biol. 200, 9–19.

Butovich, I.A., 2011. Lipidomics of human meibomian gland secretions: chemistry, biophysics, and physiological role of meibomian lipids. Prog. Lipid Res. 50, 278–301.

Candia, O.A., Alvarez, L.J., 2008. Fluid transport phenomena in ocular epithelia. Prog. Retin. Eye Res. 27, 197–212.

Cejka, C., et al., 2017. Therapeutic effect of molecular hydrogen in corneal UVB-induced oxidative stress and corneal photodamage. Sci. Rep 7, 18017. https://doi.org/10.1038/s41598-017-18334-6.

Chakraborty, D., Rodgers, K.K., Conley, S.M., Naash, M.I., 2013. Structural characterization of the second intra-discal loop of the photoreceptor tetraspanin RDS. FEBS J. 280, 127–138.

Chang, K.C., Petrash, J.M., 2018. Aldo-keto reductases: multifunctional proteins as therapeutic targets in diabetes and inflammatory disease. In: Vasiliou, V., Zakhari, S., Mishra, L., Seitz, H. (Eds.), Alcohol and Cancer. Advances in Experimental Medicine and Biology, vol 1032. Springer.

Cheah, M., Andrews, M.R., 2018. Integrin Activation: Implications for Axon Regeneration. Cells 7. https://doi.org/10.3390/cells7030020.

Cheema, A.S., Mozayan, A., Channa, P., 2012. Corneal collagen crosslinking in refractive surgery. Curr. Opin. Ophthalmol. 23, 251–256.

Cipriani, V., Leung, H.T., Plagnol, V., Bunce, C., Khan, J.C., Shahid, H., et al., 2012. Genome-wide association study of age-related macular degeneration identifies associated variants in the TNXB-FKBPL-NOTCH4 region of chromosome 6p21.3. Human Mol. Gen. 21, 4138–4150.

Claessen, J.H., Kundrat, L., Ploegh, H.L., 2012. Protein quality control in the ER: balancing the ubiquitin checkbook. Trends Cell. Biol. 22, 22–32.

Couchman, J.R., 2010. Transmembrane signaling proteoglycans. Annu. Rev. Cell Dev. Biol. 26, 89–114.

Cohen, S.A., Hatt, H., Kubanek, J., McCarty, N.A., 2008. Reconstitution of a chemical defense signaling pathway in a heterologous system. J. Exp. Biol. 211, 599–605. https://doi.org/10.1242/jeb.009225.

Cordes, T., Michelucci, A., Hiller, K., 2015. Itaconic acid: the surprising role of an industrial compound as a mammalian antimicrobial metabolite. Annu. Rev. Nutr. 35, 451–473. https://doi.org/10.1146/annurev-nutr-071714-034243.

Crabtree, M., Knott, T., 2018. From making ribosomes to

protecting the integrity of the genome, these membraneless compartments play important roles in the cell. Their behavior is rooted in basic physics. The Scientist 2018 Dec 1 Issue.

Crane, G.M., Jeffery, E., Morrison, S.J., 2017. Adult haematopoietic stem cell niches. Nat. Rev. Immunol. 17, 573–590. https://doi.org/10.1038/nri.2017.53.

Csordas, G., Weaver, D., Hajnoczky, G. Endoplasmic reticulum-mitochondrial contactology (2018) structure and signaling functions. Trends Cell. Biol. 28, 523-540. doi:10.1016/j.tcb.2018.02.009.

Dagenais, M., Skeldon, A., Saleh, M., 2012. The inflammasome: in memory of Dr. Jurg Tschopp. Cell. Death Differ. 19, 5–12.

Dartt, D.A., 2009. Neural regulation of lacrimal gland secretory processes: relevance in dry eye diseases. Prog. Retin. Eye Res. 28, 155.

Denu, J.M., Gottesfeld, J.M., 2012. Minireview series on sirtuins: from biochemistry to health and disease. J. Biol. Chem. 287, 42417.

Desouza, M., Gunning, P.W., Stehn, J.R., 2012. The actin cytoskeleton as a sensor and mediator of apoptosis. Bioarchitecture 2, 75.

Diamond, J.S., 2011. Calcium-permeable AMPA receptors in the retina. Front. Mol. Neurosci. 4, 27.

Domogatskaya, A., Rodin, S., Tryggvason, K., 2012. Functional diversity of laminins. Annu. Rev. Cell Dev. Biol. 28, 523.

Doughty, M.J., 2012. Goblet cells of the normal human bulbar conjunctiva and their assessment by impression cytology sampling. Ocu. Surf. 10, 149.

Dua, H.S., Faraj, L.A., Said, D.G., Gray, T., Lowe, J., 2013. Human corneal anatomy redefined: a novel pre-Descemet's layer (Dua's layer). Ophthalmology 120, 1778–1785. https://doi.org/10.1016/j.ophtha.2013.01.018.

Dua, H.S. (2019) Dua's Layer (Personal communications).

Edwards, M.M., Lefebvre, O., 2013. Laminins and retinal vascular development. Cell. Adh. Migr. 7, 82.

Efron, N., Hollingsworth, J.G., 2008. New perspectives on keratoconus as revealed by corneal confocal microscopy. Clin. Exp. Optom. 91, 34.

Efron, N., 2017. Contact lens wear is intrinsically inflammatory. Clin. Exp. Optom 100, 3–19. https://doi.org/10.1111/cxo.12487.

Eichmann, A., Simons, M., 2012. VEGF signaling inside vascular endothelial cells and beyond. Curr. Opin. Cell Biol. 24, 188.

Elagouz, M., Stanescu-Segall, D., Jackson, T.L., 2010. Uveal effusion syndrome. Surv. Ophthalmol. 55, 134.

Elder, M., Srinivasan, S., 2018. Meibomography. www.opticianonline.net/cet-archive/4737 February 2018.

Elhawy, E., Kamthan, G., Dong, C.Q., Danias, J., 2012. Pseudoexfoliation syndrome, a systemic disorder with ocular manifestations. Hum. Genom. 6, 22.

Fanaei, M., Monk, P.N., Partridge, L.J., 2011. The role of tetraspanins in fusion. Biochem. Soc. Trans. 39, 524.

Fischbarg, J., 2012. Water channels and their roles in some ocular tissues. Mol. Aspects. Med. 33, 638–641.

Florey, O., Overholtzer, M., 2012. Autophagy proteins in macroendocytic engulfment. Trends Cell. Biol 22, 374.

Freddo, T.F., 2013. A contemporary concept of the blood–aqueous barrier. Prog. Retin. Eye Res. 32, 181.

Forrester, J.V., McMenamin, P.G., Dando, S.J., 2018. CNS infection and immune privilege. Nat. Rev. Neurosci 19, 655–671. https://doi.org/10.1038/s41583-018-0070-8.

Giorgio, M., Trinei, M., Migliaccio, E., Pelicci, P.G., 2007. Hydrogen peroxide: a metabolic by-product or a common mediator of ageing signals? Nat. Rev. Mol. Cell Biol. 8, 722.

Glasgow, B.J., Abduragimov, A.R., 2018. Interaction of ceramides and tear lipocalin. Biochim. Biophys. Acta Mol. Cell Biol. Lipids 1863, 399–408. https://doi.org/10.1016/j.bbalip.2018.01.004.

Gnana-Prakasam, J.P., Martin, P.M., Smith, S.B., Ganapathy, V., 2010. Expression and function of iron-regulatory proteins in retina. IUBMB Life 62, 363.

Gonzalez-Fernandez, F. et al. Pericellular interphotoreceptor matrix dictates outer retina critical surface tension. Exp Eye Res 167, 163–173. https://doi.org/10.1016/j.exer.2017.10.014.

Gogola, A., Jan, N.-J., Lathrop, K.L., Sigal, I.A., 2018. Radial and circumferential collagen fibers are a feature of the peripapillary sclera of human, monkey, pig, cow, goat, and sheep. Invest. Opthalmol. Vis. Sci. 59, 4763–4774. https://doi.org/10.1167/iovs.18-25025.

Goldmann, W.H., 2018. Intermediate filaments and cellular mechanics. Cell. Biol. Int 42, 132–138. https://doi.org/10.1002/cbin.10879.

Gouyer, V., Gottrand, F., Desseyn, J.L., 2011. The extraordinarily complex but highly structured organization of intestinal mucus-gel unveiled in multicolor images. PLoS ONE 6:e18761.

Govindarajan, B., Gipson, I.K., 2010. Membrane-tethered mucins have multiple functions on the ocular surface. Exper. Eye Res 90, 655.

Guillaumet-Adkins, A., Heyn, H., 2017. Single-Cell genomics unravels brain cell-type complexity. Adv. Exp. Med. Biol 978, 393–407. https://doi.org/10.1007/978-3-319-53889-1_20.

Han, M.K.L., de Rooij, J., 2016. Converging and unique mechanisms of mechanotransduction at adhesion sites. Trends Cell. Biol. 26, 612–623. https://doi.org/10.1016/j.tcb.2016.03.005.

Hadj-Said, W., et al., 2017. Taurine promotes retinal ganglion cell survival through GABAB receptor activation. Adv. Exp. Med. Biol 975 (Pt 2), 687–701. https://doi.org/10.1007/978-94-024-1079-2_54.

Hafezi, F., Kanellopoulos, J., Wiltfang, R., Seiler, T., 2007. Corneal collagen crosslinking with riboflavin and ultraviolet A to treat induced keratectasia after laser in situ keratomileusis. J. Cat. Refract. Surg. 33, 2035.

Hardarson, S.H., 2013. Retinal oximetry. Acta Ophthalmol. 91, 1, Thesis 2.

Heo, G. Y. et al. Conversion of 7-ketocholesterol to oxysterol metabolites by recombinant CYP27A1 and retinal pigment epithelial cells. J Lipid Res 52, 1117–1127, https://doi:10.1194/jlr.M014217 (2011).

Houtkooper, R.H., Pirinen, E., Auwerx, J., 2012. Sirtuins as regulators of metabolism and healthspan. Nat. Rev. Mol. Cell Biol. 13, 225.

Huang, C.W., et al., 2016. Lys-315 at the interfaces of diagonal subunits of delta-crystallin plays a critical role in the reversibility of folding and subunit assembly. PloS. One 11:e0145957. https://doi.org/10.1371/journal.pone.0145957.

Inder, K.L., Davis, M., Hill, M.M., 2013. Ripples in the pond – using a systems approach to decipher the cellular functions of membrane microdomains. Mol. Biosystems 9, 330.

Invergo, B.M., Montanucci, L., Laayouni, H., Bertranpetit, J., 2013. A system-level, molecular evolutionary analysis of mammalian phototransduction. BMC Evol. Biol. 13, 52.

Iozzo, R.V., 1998. Matrix proteoglycans: from molecular design to cellular function. Annu. Rev. Biochem. 67, 609.

Ito, S., Pilat, A., Gerwat, W., Skumatz, C.M., Ito, M., Kiyono, A., et al., 2013. Photoaging of human retinal pigment epithelium is accompanied by oxidative modifications of its eumelanin. Pigment. Cell. Mel. Res. 26, 357.

Jaqaman, K., Grinstein, S., 2012. Regulation from within: the cytoskeleton in transmembrane signaling. Trends Cell. Biol. 22, 515.

Jan, N.J., et al., 2018. Crimp around the globe; patterns of collagen crimp across the corneoscleral shell. Exp. Eye Res. 172, 159–170. https://doi.org/10.1016/j.exer.2018.04.003.

Ji, F., Jung, J., Koharudin, L.M., Gronenborn, A.M., 2013. The human W42R gammaD-crystallin mutant structure provides a link between congenital and age-related cataracts. J. Biol. Chem. 288, 99.

Kadler, K.E., Hill, A., Canty-Laird, E.G., 2008. Collagen fibrillogenesis: fibronectin, integrins, and minor collagens as organizers and nucleators. Curr. Opin. Cell Biol. 20, 495.

Kannan, R., Sreekumar, P.G., Hinton, D.R., 2012. Novel roles for alpha-crystallins in retinal function and disease. Prog. Retin. Eye Res. 31, 576.

Kaushik, S., Cuervo, A.M., 2012. Chaperone-mediated autophagy: a unique way to enter the lysosome world. Trends Cell. Biol. 22, 407.

Keenan, T.D., Clark, S.J., Unwin, R.D., Ridge, L.A., Day, A.J., Bishop, P.N., 2012. Mapping the differential distribution of proteoglycan core proteins in the adult human retina, choroid, and sclera. Invest. Ophthalmol. Vis. Sci. 53, 7528.
Kevany, B.M., Palczewski, K., 2010. Phagocytosis of retinal rod and cone photoreceptors. Physiol. (Bethesda) 25, 8.
Kim, C., Ye, F., Ginsberg, M.H., 2011. Regulation of integrin activation. Annu. Rev. Cell Dev. Biol. 27, 321.
Kitagishi, Y., Matsuda, S., 2013. RUFY, Rab and Rap family proteins involved in a regulation of cell polarity and membrane trafficking. Int. J. Mol. Sci. 14, 6487.
Kiyota, N., et al., 2018. The impact of intraocular pressure elevation on optic nerve head and choridal blood flow. Invest. Ophthalmol. Vis. Sci 59, 3488–3496. https://doi.org/10.1167/.iovs.18-23872.
Klingberg, F., Hinz, B., White, E.S., 2013. The myofibroblast matrix: implications for tissue repair and fibrosis. J. Pathol. 229, 298.
Koch, K.W., Dell'orco, D., 2013. A calcium-relay mechanism in vertebrate phototransduction. ACS Chem. Neurosci. 4, 909–917.
Koob, S., Reichert, A.S., 2014. Novel intracellular functions of apolipoproteins: the ApoO protein family as constituents of the Mitofilin/MINOS complex determines cristae morphology in mitochondria. Biol. Chem. 39, 285–296.
Kumar, V., et al., 2017. Homeostatic nuclear RAGE-ATM interaction is essential for efficient DNA repair. Nucleic. Acids. Res 45, 10595–10613. https://doi.org/10.1093/nar/gkx705.
Lancaster, M.A., Knoblich, J.A., 2014. Organogenesis in a dish: modeling development and disease using organoid technologies. Science 345, 1247125. https://doi.org/10.1126/science.1247125.
Last, J.A., Liliensiek, S.J., Nealey, P.F., Murphy, C.J., 2009. Determining the mechanical properties of human corneal basement membranes with atomic force microscopy. J. Struct. Biol. 167, 19.
Lee, Y.S., Tresguerres, M., Hess, K., Marmorstein, L.Y., Levin, L.R., Buck, J., et al., 2011. Regulation of anterior chamber drainage by bicarbonate-sensitive soluble adenylyl cyclase in the ciliary body. J. Biol. Chem. 286, 41353.
Lee, J.G., Ko, M.K., Kay, E.P., 2012. Endothelial mesenchymal transformation mediated by IL-1beta-induced FGF-2 in corneal endothelial cells. Exp. Eye Res. 95, 35.
Leitinger, B., 2011. Transmembrane collagen receptors. Annu. Rev. Cell Dev. Biol. 27, 265.
Levin, M.H., Verkman, A.S., 2006. Aquaporins and CFTR in ocular epithelial fluid transport. J. Mem. Biol. 210, 105.
Liton, P.B., Gonzalez, P., Epstein, D.L., 2009. The role of proteolytic cellular systems in trabecular meshwork homeostasis. Exp. Eye Res. 88, 724.
Liu, W., Chun, E., Thompson, A.A., Chubukov, P., Xu, F., Katritch, V., et al., 2012. Structural basis for allosteric regulation of GPCRs by sodium ions. Science 337, 232.
Liu, Z., Kocaoglu, O.P., Miller, D.T., 2016. 3D Imaging of retinal pigment epithelial cells in the living human retina. Invest. Ophthalmol. Vis. Sci 57, OCT533–543. https://doi.org/10.1167/iovs.16-19106.
Logue, S.E., Cleary, P., Saveljeva, S., Samali, A., 2013. New directions in ER stress-induced cell death. Apoptosis 18, 537.
Lorenzi, M., 2007. The polyol pathway as a mechanism for diabetic retinopathy: attractive, elusive, and resilient. Exper. Diab. Res. 2007, 61038.
Luensmann, D., Jones, L., 2012. Protein deposition on contact lenses: the past, the present, and the future. Cont. Lens Ant. Eye 35, 53.
Mainali, L., O'Brien, W.J., Subczynski, W.K., 2018. Detection of cholesterol bilayer domains in intact biological membranes: Methodology development and its application to studies of eye lens fiber cell plasma membranes. Exp. Eye Res. 178, 72–81. https://doi.org/10.1016/j.exer.2018.09.020.
Malhotra, A., Minja, F.J., Crum, A., Burrowes, D., 2011. Ocular anatomy and cross-sectional imaging of the eye. Semin. Ultrasound CT MR 32, 2.
Mandal, A., Shahidullah, M., Delamere, N.A., 2018. TRPV1-dependent ERK1/2 activation in porcine lens epithelium. Exp. Eye Res 172, 128–136. https://doi.org/10.1016/j.exer.2018.04.006.
Mann, G.E., Yudilevich, D.L., Sobrevia, L., 2003. Regulation of amino acid and glucose transporters in endothelial and smooth muscle cells. Physiol. Rev. 83, 183.
Mao, Y., Schwarzbauer, J.E., 2005. Fibronectin fibrillogenesis, a cell-mediated matrix assembly process. Matrix Biol. 24, 389.
Massague, J., 2012. TGFbeta signalling in context. Nat. Rev. Mol. Cell Biol. 13, 616.
Mathias, R.T., Rae, J.L., Baldo, G.J., 1997. Physiological properties of the normal lens. Physiol. Rev. 77, 21.
Mathias, R.T., White, T.W., Gong, X., 2010. Lens gap junctions in growth, differentiation, and homeostasis. Physiol. Rev. 90, 179.
Maurice, D.M., 1957. The structure and transparency of the cornea. J. Physiol. 136, 263.
Maxfield, F.R., van Meer, G., 2010. Cholesterol, the central lipid of mammalian cells. Curr. Opin. Cell Biol. 22, 422.
McBrien, N.A., 2013. Regulation of scleral metabolism in myopia and the role of transforming growth factor-beta. Exper. Eye Res. 114, 128–140.
McCaig, C.D., Rajnicek, A.M., Song, B., Zhao, M., 2005. Controlling cell behavior electrically: current views and future potential. Physiol. Rev. 85, 943.
Meek, K.M., Boote, C., 2009. The use of X-ray scattering techniques to quantify the orientation and distribution of collagen in the corneal stroma. Prog. Retin. Eye Res. 28, 369.
Meek, K.M., Hayes, S., 2013. Corneal cross-linking – a review. Ophthalmic. Physiol. Opt. 33, 78.
Mercer, A.J., Thoreson, W.B., 2011. The dynamic architecture of photoreceptor ribbon synapses: cytoskeletal, extracellular matrix, and intramembrane proteins. Vis. Neurosci. 28, 453.
Meyer, P.A.R., 2018. Re-orchestration of blood flow by micro-circulations. Eye 32, 222–229. https://doi.org/10.1038/eye.2017.315.
Mimura, T., Yamagami, S., Amano, S., 2013. Corneal endothelial regeneration and tissue engineering. Prog. Retinal. Eye Res. 35, 1–17.
Miyagishima, K.J., et al., 2016. In pursuit of authenticity: induced pluripotent stem cell-derived retinal pigment epithelium for clinical applications. Stem Cells Transl. Med. 5, 1562–1574. https://doi.org/10.5966/sctm.2016-0037.
Moreau, K.L., King, J.A., 2012. Protein misfolding and aggregation in cataract disease and prospects for prevention. Trends Mol. Med. 18, 273.
Mosher, D.F., Adams, J.C., 2012. Adhesion-modulating/matricellular ECM protein families: a structural, functional and evolutionary appraisal. Matrix Biol. 31, 155.
Mostowy, S., Cossart, P., 2012. Septins: the fourth component of the cytoskeleton. Nat. Rev. Mol. Cell. Biol. 13, 183.
Mueckler, M., Thorens, B., 2013. The SLC2 (GLUT) family of membrane transporters. Mol. Aspects Med. 34, 121.
Muiznieks, L.D., Keeley, F.W., 2012. Molecular assembly and mechanical properties of the extracellular matrix: a fibrous protein perspective. Biochim. Biophy. Acta 1832, 866–875.
Muller-McNicoll, M., Neugebauer, K.M., 2013. How cells get the message: dynamic assembly and function of mRNA-protein complexes. Nat. Rev. Gen. 14, 275.
Nagaraj, R.H., Linetsky, M., Stitt, A.W., 2012. The pathogenic role of Maillard reaction in the aging eye. Amino Acids 42, 1205.
Naslavsky, N., Caplan, S., 2018. The enigmatic endosome-sorting the ins and outs of endocytic trafficking. J. Cell. Sci. 131. https://doi.org/10.1242/jcs.216499.
Neisch, A.L., Fehon, R.G., 2011. Ezrin, Radixin and Moesin: key regulators of membrane-cortex interactions and signaling. Curr. Opin. Cell Biol. 23, 377.
Neuhuber, W., Schrodl, F., 2011. Autonomic control of the eye and the iris. Autonom. Neurosci. 165, 67.
Nickla, D.L., Wallman, J., 2010. The multifunctional choroid. Prog. Retin. Eye Res. 29, 144.
Niehrs, C., 2012. The complex world of WNT receptor signalling.

Nat. Rev. Mol. Cell Biol. 13, 767.
Nightingale, T.D., Cutler, D.F., Cramer, L.P., 2012. Actin coats and rings promote regulated exocytosis. Trends Cell Biol. 22, 329.
Nikitovic, D., et al., 2012. The biology of small leucine-rich proteoglycans in bone pathophysiology. J. Biol. Chem. 287, 33926.
Okada, Y., et al., 2010. Neurotrophic keratopathy; its pathophysiology and treatment. Histol. Histopathol. 25, 771.
Olins, D.E., Olins, A.L., 2018. Epichromatin and chromomeres: a 'fuzzy' perspective. Open. Biol 8. https://doi.org/10.1098/rsob.180058.
Orth, J.D., McNiven, M.A., 2003. Dynamin atFiguren the actin-membrane interface. Curr. Opin. Cell. Biol. 15 (1), 31–39. https://doi.org/10.1016/s0955-0674(02)00010-8 (2003).
Orban, T., Gupta, S., Palczewski, K., Chance, M.R., 2010. Visualizing water molecules in transmembrane proteins using radiolytic labeling methods. Biochemistry 49, 827.
Ostrin, L.A., 2019. Ocular and systemic melatonin and the influence of light exposure. Clin. Exp. Optom. 102, 99–108. https://doi.org/10.1111/cxo.12824.
Palczewski, K., 2012. Chemistry and biology of vision. J. Biol. Chem. 287, 1612.
Palfy, M., Remenyi, A., Korcsmaros, T., 2012. Endosomal crosstalk: meeting points for signaling pathways. Trends Cell. Biol. 22, 447.
Palkovits, S., et al., 2013. Measurement of retinal oxygen saturation in patients with chronic obstructive pulmonary disease. Invest. Ophthalmol. Vis. Sci. 54, 1008.
Palty, R., Hershfinkel, M., Sekler, I., 2012. Molecular identity and functional properties of the mitochondrial Na+/Ca2+ exchanger. J. Biol. Chem. 287, 31650.
Panaser, A., Tighe, B.J., 2012. Function of lipids – their fate in contact lens wear: an interpretive review. Cont. Lens Ant. Eye 35, 100.
Parker, R., Wang, J.S., Kefalov, V.J., Crouch, R.K., 2019. Interphotoreceptor retinoid-binding protein as the physiologically relevant carrier of 11-cis-retinol in the cone visual cycle. J. Neurosci. 31, 4714.
Peti, W., Nairn, A.C., Page, R., 2013. Structural basis for protein phosphatase 1 regulation and specificity. FEBS J. 280, 596.
Piccirelli, M., Bergamin, O., Landau, K., Boesiger, P., Luechinger, R., 2012. Vitreous deformation during eye movement. NMR Biomed. 25, 59.
Pickard, G.E., Sollars, P.J., 2012. Intrinsically photosensitive retinal ganglion cells. Rev. Physiol. Biochem. Pharmacol. 162, 59.
Prince, J., Chuck, R.S., 2012. Refractive surgery after Desçemet's stripping endothelial keratoplasty. Curr. Opin. Ophthalmol. 23, 242.
Quinlan, R.A., et al., 2013. Changes in the quaternary structure and function of MjHSP16.5 attributable to deletion of the IXI motif and introduction of the substitution, R107G, in the alpha-crystallin domain. Phil. Trans. R. Soc. Lond B. Biol. Sci. 368:0120327.
Rabbani, N., Thornalley, P.J., 2012. Glycation research in amino acids: a place to call home. Amino Acids. 42, 1087.
Rachel, R.A., Li, T., Swaroop, A., 2012. Photoreceptor sensory cilia and ciliopathies: focus on CEP290, RPGR and their interacting proteins. Cilia 1, 22.
Racioppi, L., Means, A.R., 2012. Calcium/calmodulin-dependent protein kinase kinase 2: roles in signaling and pathophysiology. J. Biol. Chem. 287, 31658.
Rask-Madsen, C., Kahn, C.R., 2012. Tissue-specific insulin signaling, metabolic syndrome, and cardiovascular disease. Arterioscl. Thromb. Vasc. Biol. 32, 2052.
Reinoso, R., et al., 2012. Topographical distribution and characterization of epithelial cells and intraepithelial lymphocytes in the human ocular mucosa. Mucosal Immunol. 5, 455.
Renard, H.F., et al., 2015. Endophilin-A2functions in membrane scission in clathrin-independent endocytosis. Nature 517, 493–496. https://doi.org/10.1038/nature14064.
Rhee, I., Davidson, D., Souza, C.M., Vacher, J., Veillette, A., 2013. Macrophage fusion is controlled by the cytoplasmic protein tyrosine phosphatase PTP-PEST/PTPN12. Mol. Cell. Biol. 33, 2458–2469.
Richdale, K., et al., 2013. Quantification of age-related and per diopter accommodative changes of the lens and ciliary muscle in the emmetropic human eye. Invest. Ophthalmol. Vis. Sci. 54, 1095.
Ritch, R., 2008. Exfoliation syndrome: beyond glaucoma. Arch. Ophthalmol. 126, 859.
Rizzuto, R., De Stefani, D., Raffaello, A., Mammucari, C., 2012. Mitochondria as sensors and regulators of calcium signalling. Nat. Rev. Mol. Cell Biol. 13, 566.
Rosenberg, L., Hellmann, W., Kleinschmidt, A.K., 1975. Electron microscopic studies of proteoglycan aggregates from bovine articular cartilage. J. Biol. Chem. 250, 1877–1883.
Rousselle, P., Beck, K., 2013. Laminin 332 processing impacts cellular behavior. Cell. Adh. Migr. 7, 122.
Rowan, S., Bejarano, E., Taylor, A., 2018. Mechanistic targeting of advanced glycation end-products in age-related diseases. Biochim. Biophys. Acta Mol. Basis. Dis. 1864, 3631–3643. https://doi.org/10.1016/j.bbadis.2018.08.036.
Saari, J.C., 2012. Vitamin A metabolism in rod and cone visual cycles. Annu. Rev. Nutr. 32, 125–145.
Sahin, E., DePinho, R.A., 2012. Axis of ageing: telomeres, p53 and mitochondria. Nat. Rev. Mol. Cell Biol. 13, 397.
Sanderson, J., et al., 2014. Purines in the eye: recent evidence for the physiological and pathological role of purines in the RPE, retinal neurons, astrocytes, Muller cells, lens, trabecular meshwork, cornea and lacrimal gland. Exp. Eye Res 127, 270–279. https://doi.org/10.1016/j.exer.2014.08.009.
Sasai, Y., 2013. Cytosystems dynamics in self-organization of tissue architecture. Nature 493, 318.
Schaffler, A., Buechler, C., 2012. CTRP family: linking immunity to metabolism. Trends Endocrinol. Metab. 23, 194.
Schlotzer-Schrehardt, U., Kruse, F.E., 2005. Identification and characterization of limbal stem cells. Exp. Eye Res. 81, 247.
Schmidt, T.M., Chen, S.K., Hattar, S., 2011. Intrinsically photosensitive retinal ganglion cells: many subtypes, diverse functions. Trends Neurosci. 34, 572.
Sebastian, C., Satterstrom, F.K., Haigis, M.C., Mostoslavsky, R., 2012. From sirtuin biology to human diseases: an update. J. Biol. Chem. 287, 42444.
Sharma, K.K., Santhoshkumar, P., 2009. Lens aging: effects of crystallins. Biochim. Biophys. Acta 1790, 1095.
Shin, K., Fogg, V.C., Margolis, B., 2006. Tight junctions and cell polarity. Annu. Rev. Cell Dev. Biol. 22, 207.
Shindou, H., et al., 2017. Docosahexaenoic acid preserves visual function by maintaining correct disc morphology in retinal photoreceptor cells. J. Biol. Chem. 292 (2017), 12054–12064. https://doi.org/10.1074/jbc.M117.790568.
Shoulders, M.D., Raines, R.T., 2009. Collagen structure and stability. Annu. Rev. Biochem. 78, 929.
Singh, P., Carraher, C., Schwarzbauer, J.E., 2010. Assembly of fibronectin extracellular matrix. Annu. Rev. Cell Dev. Biol. 26, 397.
Singh, S.R., et al., 2018. Wide-field choroidal vascularity in healthy eyes. Am. J. Ophthalmol. 193, 100–105. https://doi.org/10.1016/j.ajo.2018.06.016.
Sit, A.J., McLaren, J.W., 2011. Measurement of episcleral venous pressure. Exp. Eye Res. 93, 291.
Sneddon, M.W., Emonet, T., 2012. Modeling cellular signaling: taking space into the computation. Nat. Methods 9, 239–242. https://doi.org/10.1038/nmeth.1900 (2012).
Soboloff, J., Rothberg, B.S., Madesh, M., Gill, D.L., 2012. STIM proteins: dynamic calcium signal transducers. Nat. Rev. Mol. Cell. Biol. 13, 549.
Song, B., Zhao, M., Forrester, J., McCaig, C., 2004. Nerve regeneration and wound healing are stimulated and directed by an endogenous electrical field in vivo. J. Cell. Sci. 117, 4681.
Song, S., et al., 2009. Functions of the intermediate filament cytoskeleton in the eye lens. J. Clin. Invest. 119, 1837.
Song, M.S., Salmena, L., Pandolfi, P.P., 2012. The functions and regulation of the PTEN tumour suppressor. Nat. Rev. Mol. Cell Biol. 13, 283.
Sterling, P., 2013. Some principles of retinal design: the Proctor lecture. Invest. Ophthalmol. Vis. Sci. 54, 2267.

Strauss, O., 2005. The retinal pigment epithelium in visual function. Physiol. Rev. 85, 845.
Stringer, J.M., Barrand, S., Western, P., 2013. Fine-tuning evolution: germ-line epigenetics and inheritance. Reproduction 146, R37.
Su, X., Ohi, R., Pellman, D., 2012. Move in for the kill: motile microtubule regulators. Trends Cell. Biol. 22, 567.
Subczynski, W.K., Raguz, M., Widomska, J., Mainali, L., Konovalov, A., 2012. Functions of cholesterol and the cholesterol bilayer domain specific to the fiber-cell plasma membrane of the eye lens. J. Memb. Biol. 245, 51.
Summers, J.A., 2013. The choroid as a sclera growth regulator. Exp. Eye Res. 114, 120–127.
Suresh, S., 2007. Biomechanics and biophysics of cancer cells. Acta Biomat. 3, 413.
Swamynathan, S.K., 2013. Ocular surface development and gene expression. J. Ophthalmol. 103947.
Swaroop, A., Kim, D., Forrest, D., 2010. Transcriptional regulation of photoreceptor development and homeostasis in the mammalian retina. Nat. Rev. Neurosci. 11, 563.
Swarup, A., et al., 2019. Modulating GLUT1 expression in retinal pigment epithelium decreases glucose levels in the retina: impact on photoreceptors and Muller glial cells. Am. J. Physiol. Cell Physiol 316, C121–C133. https://doi.org/10.1152/ajpcell.00410.2018.
Tang, P.H., Kono, M., Koutalos, Y., Ablonczy, Z., Crouch, R.K., 2013. New insights into retinoid metabolism and cycling within the retina. Prog. Retin. Eye Res. 32, 48.
Teng, P.Y., Wanek, J., Blair, N.P., Shahidi, M., 2013. Inner retinal oxygen extraction fraction in rat. Invest. Ophthalmol. Vis. Sci. 54, 647.
Thevenin, A.F., et al., 2013. Proteins and mechanisms regulating gap-junction assembly, internalization, and degradation. Physiology (Bethesda) 28, 93.
Thoreson, W.B., Mercer, A.J., Cork, K.M., Szalewski, R.J., 2013. Lateral mobility of L-type calcium channels in synaptic terminals of retinal bipolar cells. Mol. Vis. 19, 16.
Toivola, D.M., Strnad, P., Habtezion, A., Omary, M.B., 2010. Intermediate filaments take the heat as stress proteins. Trends Cell. Biol. 20, 79.
Turei, D., Korcsmaros, T., Saez-Rodriguez, J., 2016. OmniPath: guidelines and gateway for literature-curated signaling pathway resources. Nat. Methods 13, 966–967. https://doi.org/10.1038/nmeth.4077.
Ujiie, H., Shibaki, A., Nishie, W., Shimizu, H., 2010. What's new in bullous pemphigoid. J. Dermatol. 37, 194.
Vallee, A., Lecarpentier, Y., Guillevin, R., Vallee, J.N., 2017. Aerobic glycolysis hypothesis through WNT/Beta-Catenin pathway in exudative age-related macular degeneration. J. Mol. Neurosci 62, 368–379. https://doi.org/10.1007/s12031-017-0947-4.
van Reeuwijk, J., Arts, H.H., Roepman, R., 2011. Scrutinizing ciliopathies by unraveling ciliary interaction networks. Hum. Mol. Gen. 20, R149.
Varadaraj, K., Kumari, S.S., 2018. Molecular mechanism of Aquaporin 0-induced fiber cell to fiber cell adhesion in the eye lens. Biochem. Biophys. Res. Commun 506, 284–289. https://doi.org/10.1016/j.bbrc.2018.10.066.
Varma, S.D., Kovtun, S., Hegde, K.R., 2011. Role of ultraviolet irradiation and oxidative stress in cataract formation—medical prevention by nutritional antioxidants and metabolic agonists. Eye Cont. Lens 37, 233.
Vos, W.L., et al., 2010. Expression and structural characterization of peripherin/RDS, a membrane protein implicated in photoreceptor outer segment morphology. Eur. Biophys. J. 39, 679.
Wang, J., et al., 2011. Ultra-high resolution optical coherence tomography for imaging the anterior segment of the eye. Ophthal. Surg. Lasers Imag. 42, S15.
Wareham, L.K., Buys, E.S., Sappington, R.M., 2018. The nitric oxide-guanylate cyclase pathway and glaucoma. Nitric. Oxide 77, 75–87. https://doi.org/10.1016/j.niox.2018.04.010.
Wenzel, A., Grimm, C., Samardzija, M., Reme, C.E., 2005. Molecular mechanisms of light-induced photoreceptor apoptosis and neuroprotection for retinal degeneration. Prog. Retin. Eye Res. 24, 275.
Wright, A.F., Chakarova, C.K., Abd El-Aziz, M.M., Bhattacharya, S.S., 2010. Photoreceptor degeneration: genetic and mechanistic dissection of a complex trait. Nat. Rev. Genet. 11, 273.
Wu, S.Y., Zou, P., Mishra, S., McHaourab, H.S., 2018. Transgenic zebrafish models reveal distinct molecular mechanisms for cataract-linked alphaA-crystallin mutants. PloS. One 13:e0207540. https://doi.org/10.1371/journal.pone.0207540.
Yang, Y., et al., 2018. Protein SUMOylation modification and its associations with disease. Open Biology. 7(10). https://doi.org/10.1098/rsob.170167.
Yamada, K.M., Miyamoto, S., 1995. Integrin transmembrane signaling and cytoskeletal control. Curr. Opin. Cell. Biol. 7, 681.
Yamaguchi, M., Shiraishi, A., 2018. Relationship between eyelid pressure and ocular surface disorders in patients with healthy and dry eyes. Invest. Ophthalmol. Vis. Sci 59, DES56–DES63. https://doi.org/10.1167/iovs.17-23586.
Yamashiro, S., Gokhin, D.S., Kimura, S., Nowak, R.B., Fowler, V.M., 2012. Tropomodulins: pointed-end capping proteins that regulate actin filament architecture in diverse cell types. Cytoskeleton (Hoboken). 69, 337.
Young, T.L., Metlapally, R., Shay, A.E., 2007. Complex trait genetics of refractive error. Arch. Ophthalmol. 125, 38.
Yu, F.X., Guan, K.L., 2013. The Hippo pathway: regulators and regulations. Genes. Dev. 27, 355.
Yucel, Y.H., et al., 2009. Identification of lymphatics in the ciliary body of the human eye: a novel 'uveolymphatic' outflow pathway. Exp. Eye Res. 89, 810.
Zang, J., Neuhauss, S.C.F., 2018. The binding properties and physiological functions of recoverin. Front. Mol. Neurosci. 11, 473. https://doi.org/10.3389/fnmol.2018.00473.
Zheng, Z., et al., 2012. Sirtuin 1-mediated cellular metabolic memory of high glucose via the LKB1/AMPK/ROS pathway and therapeutic effects of metformin. Diabetes 61, 217.
Zhou, L., Beuerman, R.W., 2012. Tear analysis in ocular surface diseases. Prog. Retin. Eye Res. 31, 527–550.
Zhou, L., Zhao, S.Z., Koh, S.K., Chen, L., Vaz, C., Tanavde, V., et al., 2012. In-depth analysis of the human tear proteome. J. Proteomics 75, 3877–3885.

第 5 章

视觉生理和视觉系统

第一节 简 介

人类能够辨别物体亮度和对比度及其质地、颜色、深度和运动，毫无疑问，这种认知事物的能力对生存是非常重要的。以上多数功能是在大脑皮质高级中枢完成的，在这个中枢将视网膜“感觉”（图像）转换成对外界的认识。“看到的”与“感知的”未必一致，甚至完全不同，后者可能经过大量编辑，加入了非视觉中枢感知信号，特别是记忆和以往的视觉体验。

Zeki 于 1992 年曾提出以下概念，大脑为了建立对外部世界的成像，通过在脑皮质区域分区处理各部分信息，如定向选择（运动检测）、方位选择、色彩辨别等。目前对深度的识别（立体感），已经发展到可以利用功能性磁共振成像（fMRI）显示大脑各部分如何协同完成最终的独特影像。事实上，当我们注视不同目标时，fMRI 可以显示大脑哪个区域是兴奋的（图 5-1）。从表面上看，空间分辨力可能对生存最重要，但研究表明我们最擅长感知颜色。

视觉还有更精妙之处，如我们分辨物体结构不仅是方位选择神经元传入信息激活的结果。令人惊讶的是，面部识别和面部表情识别是分离的，这种现象通过那些大脑某一特定区域损伤的患者已经得到验证（图 5-1）。识别的结构类似于一种视觉“接触”。本章将简单概述复杂的感觉系统和视觉刺激的心理 – 物理反应。

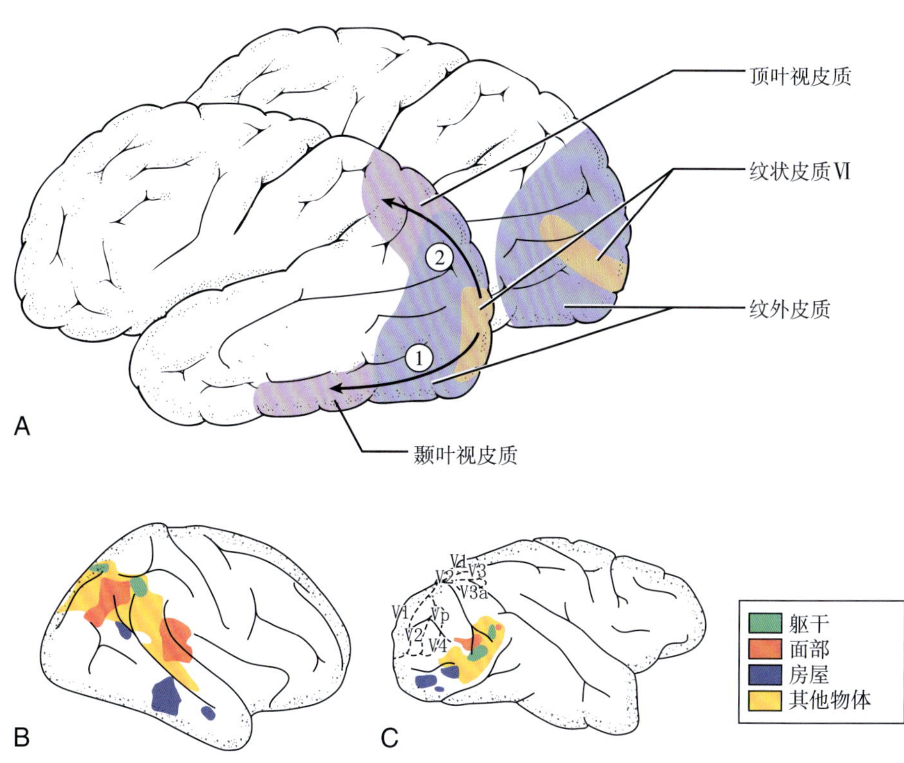

图 5-1 人类大脑腹侧视皮质分类的典型定位

A. 人类大脑皮质视觉定位，包括初级视皮质（纹状皮质 V1 区）及枕叶纹外皮质，两个视皮质通路的区别在于从 V1 区域开始延伸至颞叶（腹侧辨别“物体是什么”，即通路①）或者延伸至顶部视皮质（背侧辨别“物体在哪”，即通路②）。B、C. 顶部视皮质通路易被躯干、面部、房屋及其他物体激活。此外，通过对一组患者进行研究发现（n=9），黄色区域表示完整的物体比残缺的物体更易激活。所有资料均通过伦敦认知神经病学 Wellcome 部门的 SPM5 处理（引自 Op de Beeck et al.，2008）

一、我是否有良好视力？

许多日常活动需要良好的视力，在某些特定情况下，对视力是有法律要求的，如开车时。然而，好视力并没有一个绝对的评判标准，它依赖于所设置的标准，也许有一个视觉功能限制的概念更合理。视觉可以理解为两方面：光信号转变成视网膜上的图像（即眼的屈光系统把外界的物体成像在视网膜上，称为生理光学），以及视网膜和大脑对视觉刺激的处理。视觉过程首先始于视网膜外层光感受器细胞接受光刺激，之后将光刺激转换成电刺激，再通过双极细胞和神经节细胞传递信号（参见第1章）。信号进一步由这些细胞的轴突（视神经纤维中约有一半在视交叉处交叉到对侧，形成视束）传递至视丘、外侧膝状体。在外侧膝状体核内经突触联系将信号传递给神经元，后者的轴突放射至大脑皮质，信号进一步通过视放射传递给视觉及纹状皮质（V1），这一区域进而与来自其他视皮质（V3～V5）的视皮质细胞相互作用，对信号进行处理并形成视觉表象。视皮质也接受其他区域信号，特别是那些控制全身运动及眼球运动、小脑、空间感、记忆力和其他一些功能的区域。如此形成自上而下的视觉反应调节，即在视皮质接受及解析的信号会被最终从其他区域接受的图像影响（感知的图像），如视区4（V4）结合了目标识别与视觉注意元素。

对有关视觉和视敏度自上而下进行调节和其他一些影响因素的认识，为某些致盲性疾病的视觉恢复提供了新的方法（Sabel, 2018）。

从生物物理学角度来看，光感受器理论上能探测到单个光子（参见第4章），但这种探测视觉刺激的能力实际上的缺陷是什么，这依赖于刺激的性质和所处环境的条件。整个视网膜都能感受光刺激，但中心凹区域对空间分辨率和颜色视觉最敏感，这些作用通过慢传递神经节细胞（小细胞或P系统）来完成，而亮度和运动的辨别则由较大的快速传递神经节细胞（巨细胞或M系统）来控制，这些细胞分布在除中央凹以外的整个视网膜区域并由此形成视野。Barlow的单神经元学说认为，接受一个视觉刺激只需要一个神经元即可（Barlow，1972）；而问题是黑暗中1000多个视杆细胞之一获取的信号，能否足以激活神经元。心理–生理学研究表明，人和猴P神经元在亮度辨别和色觉阈值上存在数量级上的差异，说明不止一个神经元参与了这个过程。事实上，兴奋性和抑制性神经元内一直在进行信息的储存和整合，一个视觉刺激到来以后，只有当这些信号强度达到一定阈值时，大脑才能“采集”到神经元的反应，这些刺激才能被识别（Hurlbert & Derrington，1993）。这或许可以解释为什么我们有时注视着一个物体却“视而不见”。此外，这些心理因素作用的结果还与测试方法高度相关，如在研究视野时使用小的瞬间标靶对亮度阈值进行设置。

如此说来，好视力依赖于对具有某些特性的视觉刺激的感知、意识及关注度，如深度、形状、形态、颜色，甚至是探测物体移动和察觉物体颜色的速率。

1. 闪烁光可以用来测定视力的极限　人们能否看到一个静止或点状的目标，取决于目标与背景相比的大小和亮度。可检测度的极限取决于空间分辨率及受刺激的感受器之间的解剖关系（见下文）。空间分辨率最高处是黄斑中心凹，至外周急剧下降，这可以反映在离开中心凹不同距离各部位视野的检测阈值差异上。

空间分辨率的阈值大大高于光视觉阈值。后者可以通过闪烁光刺激来检测，即能够观察到前后2次视觉刺激的能力，光视觉功能由视杆细胞来完成，而空间分辨率则由视锥细胞结合一些视杆细胞的输入信息决定。

最近，临界闪烁融合（CFF）频率试验（见下文）已成为合并晶状体混浊和黄斑病变时推测白内障手术预后的有效方法，因为该试验（见下文）基本不受白内障引起的图像退化的影响，而受中心凹病变影响。此外，其作为神经生理学检查，也可用于肝性脑病的早期筛查。

2. 运动视觉是视杆细胞的特点　辨别特定视野区域中一个标准小亮点的检测要比看上去复杂得多，这一点是非常明确的。其不仅由光刺激的绝对亮度决定，也取决于与背景的对比度。另外，目标是移动还是静止的或静止存在的时间，对能否检测到也有影响。检测还依赖于光感受器的密度及受刺激视网膜部位。例如，一个移动的目标，将刺激不同的皮质神经元，且移动的方向决定了其会刺激的神经元。在最终视觉图像构造出之前，大脑皮质水平存在视觉传入信息的功能分离。

二、颜色感知

视锥细胞可通过视紫红质感知颜色。视网膜有三类视锥细胞，分别为对长波（红色）、中波（绿色）和短波（蓝色）敏感的视锥细胞，每一类都有特定的视蛋白。这个理论早期是部分依据颜色混合实验提出的，即一个刺激物的颜色可通过 3 个基本色的叠加而实现，验证了只需要 3 种颜色就可以检测到全光谱的白光［见下文，比色法（色度学）］。这就是三原色学说。每种颜色有其特性，如色调和色度。

1. 各种色彩中只有 3 种原色　色调是指理想状态下单一波长光产生的颜色。尽管视网膜仅有 3 种视锥细胞，我们依然可以分辨很多颜色，如淡紫色和深紫色。因此，很显然任何颜色都可以由 3 种原色以不同比例混合，并且每种原色光谱灵敏度必然存在重叠（见下文）。理论上讲，应用单色仪的窄裂隙可产生单一波长的光，但光感受器的灵敏度还取决于光强度，因此，这种窄波段的光因其强度不足难以产生光刺激。

色调辨别曲线（图 5-2）描述了波长变化敏感度，即波长变化被辨别出颜色改变的生理极限。通过选择大量的混合波长的刺激（1.5cycles/300nm）得出在可分辨波中存在2个波峰，一个在黄/橙色，另一个在蓝/紫色间。因此单一波长的光实际上并不存在，大多数颜色其实都是色调，即是不饱和色调，其不饱和度取决于需要掺入使其成为某种色调的白光成分的量。

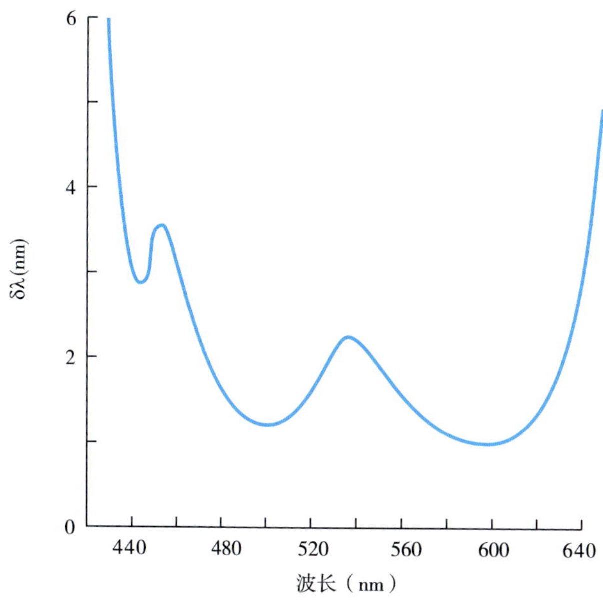

图 5-2　色调辨别曲线指随波长（X 轴）变化的分辨力（Y 轴），色调辨别力随任何已知的波长变化，在 455nm 和 535nm 处最强

2. 色度是半定量的“颜色”　色度指的是“颜色”，取决于色调、饱和度和光强度（亮度）。实际上，色调本身也非脱离于刺激物亮度，当光强度变化时，则发生色彩变化，如若光强度持续增加至所有的色彩变成黄白色（Bezold-Brucke 现象）或光强度下降，则所有色调看起来都失去色彩（Purkinje 迁移，见下文）。任何颜色都是 3 种原色以不同比例混合调配，或去除一定比例的白光成分而形成，并因此产生不饱和度，对这些色度对比进行了规范的描述，并且是在不同的或高或低的色度下辨别的（图 5-3）。国际照明委员会（CIE）设计了标准颜色表（色度计），对于确认各种颜色很有价值，但没有全面考虑到颜色辨别的最小差异性［最小可显示差异（JND）］，只是基于受到背景影响的视觉感知。

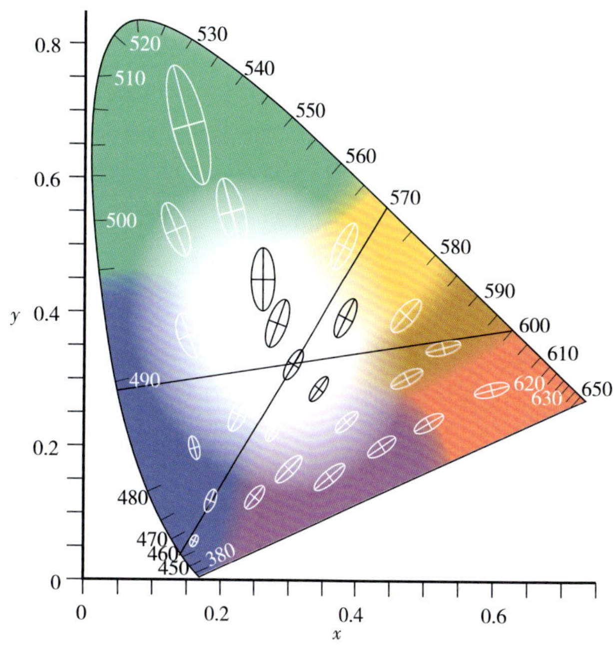

图 5-3　低和高比色度

色度图建立在色彩辨别区域，代表 x、y 轴颜色混合原则。这是低色度区域。通过 x=0.305、y=0.323 的直线指波长 570nm 及 465nm 或者波长 600nm 及 489nm 混合，若各种色度合适可形成白色。此处的椭圆是其真实大小的 10 倍，其范围表示可以分辨出其他中央颜色的轮廓，显示了高色度区域 JND 椭圆的大小、形状及方向的差异（引自 Vos，2006）

然而，色度表有其实用价值，颜色混合技术常规应用于电脑程序中制作不同数字化颜色，用于图像创作或其他用途。由于任何物体的颜色都可以根据主导波长和颜色饱和度进行色度图分类，因此现在通过基于颜色辨别阈值的计算机算法，即通过“机器视觉”（机器人），检测视觉对颜色分辨能力成为可能（Palchikova, 2018）。

临床上，颜色视觉可通过色彩辨别技术（如 Farnsworth-Muusel 100 色调测试）来测试，且不同年龄阶段的正常值也各不相同，其中峰值出现在 19 岁左右。视杆细胞对视锥细胞视觉的影响已经通过对视杆细胞的功能研究（背景噪声）得到证实（Buena-Atienza et al.，2018）。

三、形状、结构、深度（及更多知觉）形成视觉

灵长类动物的视觉对物体形状和结构的分辨能力高度发达，已经证实这些视觉功能在大脑皮质的定位。人们意识到这方面的视觉感知十分复杂，部分是因为发现大脑识别物体并能按形状对物体进行分类，但这个过程并不依赖于看到物体的角度或距离，以及周围的照明等条件。这表明神经处理的水平复杂而成熟。

形状加工过程是由视皮质中特化的方位敏感细胞完成的，但是对物体其他维度尺寸的辨别（如对面部特征的识别）还有其他过程。研究具有特定视觉缺陷如面部失认（无法认识熟悉的面孔）患者，可以帮助确认视觉功能区域的定位。这种特定缺陷可分为感性形式和关联形式，后者表现为患者可以识别面部特征，但不能形成视觉记忆以“记住”那张脸。这些功能分离是由于大脑的不同部位也参与了面部识别功能，如对声音的识别（图5-4）。

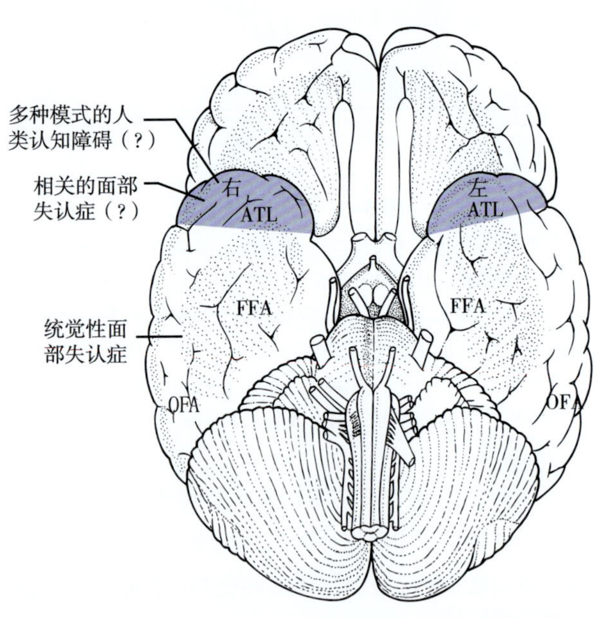

图5-4 处理信息的功能（面部）包括一个特定神经皮质网络，枕叶面孔区（OFA）、梭状回面孔区（FFA）、前颞叶（ATL），主导了右侧大脑半球。这个区域构成神经知觉缺陷如面部失认症（后部区域损伤）及认知障碍（前颞叶病变）（引自Gainotti，2013）

对于深度知觉的认识也有很多，如已经证实存在仅仅对物体的不同方位而不是同一方位兴奋的特殊皮质细胞，其出现在视网膜非相应区域。此外，通过运动检测可以获得3D图像（结构来自运动）。特定的深度感知皮质区域目前尚没有确定，但枕叶皮质外侧表现很活跃。深度知觉不仅包括立体视觉，还综合了其他很多线索（见下文）。只有描述和评价诱发大脑反应的不同类型视觉刺激物的性状，才能使人们更好地理解深度知觉的机制。

第二节 光检测和暗适应

一、可见光的极限

同所有生物系统一样，此问题没有确切答案。光能量来源于量子，据估计50～150个光量子穿过角膜才能产生一个可被识别的信号。在这些光量子中，只有约10%的量子能到达光感受器。要研究这个刺激，不仅仅是光感受器兴奋的作用，还有“黑暗光”（视紫红质光异构化中的背景干扰）作用，同时也有依赖于高级神经系统的作用，视觉阈值这个概念或多或少具有统计学意义，是指引起光“识别”所需的光刺激水平；应用自动视野分析器检测过视野者对此都深有体会。

1. 视觉的阈值和频率　必须区分理论上估计在感光细胞产生电刺激所需要的光量子数目与光刺激后感知到的感觉心理物理学的转换，后者依靠一个“可见频率”来明确测量，这是一个反复出现的最小刺激频率，不同的观察者存在不同。

前者从理论上讲是单个光子。然而，系统中存在很高的“噪声”，如由于视紫红质的热异构化，引起离子通道的随机开放和关闭，或者由背景和（或）从刺激本身发出的散射光。这种影响可以高达1000量子/度，远远高于达到光刺激所需要的绝对阈值，但认为这种影响通过光感受器之间的耦合被明显削弱。最近的研究表明，处理刺激所需的时间（时间分辨率）显然比光刺激本身的持续时间要精细得多（更精确），而来自视紫红质激活的“热噪声”比之前想象的要小，这表明光子检测所受的限制受噪声的影响较小，这决定了所响应的最终分辨率（Field et al.，2019）。

2. 引起视觉的最小刺激强度　即使从理论上将生物物理学的因素如信噪比考虑在内，这个看似简单的问题仍由很多因素决定，如背景光亮度、空间频率、总和、波长、暗适应及图像采集系统的光学性能等。因此，在描述定量之前，必须提供这些特定条件。

另外，要考虑一个视杆细胞在体内能否探测到一个光子，还必须考虑一个视杆细胞能够通过不同路径刺激一个神经节细胞，并将这种刺激转换为行为反应。此外，最小刺激视锥细胞的方法是一种具有生理和临床意义的重要方法。

二、暗适应曲线和视网膜敏感度

最小视觉刺激根据背景光的情况变化，即在黑暗中或在正常/明亮的光线条件下能否看到刺激。在黑暗中，眼睛对光刺激变得越来越敏感，约在 30min 后，光阈值达到一个最小值。这可以用暗适应曲线显示（知识关联 5-1），该曲线由两部分组成，第一部分通过增加视锥细胞的敏感度实现，第二部分则通过增加视杆细胞敏感度实现。视锥细胞还有一条明适应曲线，随着周围光亮度在一定范围内的增减，视锥细胞的光敏感度随之变化（见下文）。因此，曲线的形状随着周围环境的变化而改变。

知识关联 5-1　暗适应

正常暗适应曲线（a）随环境改变而改变，观察很小的中心为白色的目标时，视杆细胞未能被激活，曲线平坦（b）。如果视锥细胞之前被弱刺激适应至最大敏感度，或者进入黑暗环境前先适应红光照射，视锥细胞反应成分可能“丢失”（c）；无视锥细胞视觉的人也无视锥反应成分（视杆细胞全色盲）。

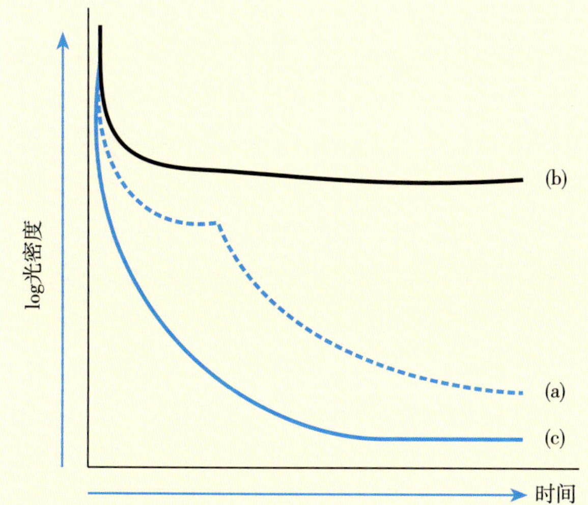

图为暗/明适应曲线：a. 生理状况下暗适应的视杆细胞和视锥细胞混合反应；b. 纯视锥细胞反应；c. 纯视杆细胞反应（图片由 H. Dawson 提供）

明适应和暗适应与视觉色素的漂白和再产生相关，并且可以通过反射光密度法进行测定。这种方法建立在以下假说基础上：与漂白的视网膜相比，未漂白视网膜反射的光中 500nm 波长（视杆细胞敏感度峰值）的光更少，因为暗适应的视网膜能吸收相当多 500nm 的光。慢反射变化（6 ～ 30min）也可以检测到，似乎出现在视锥细胞中。反射光密度法能够评估视网膜的光敏感性，如一定强度的光对视网膜的漂白速度。据估算，正常视网膜能吸收 50% 到达的光子，但这并不一定与察觉到的视觉刺激相关，因为单独一个视杆细胞吸收的光量子至少有 3 种结果。

暗适应后视紫红质的再生很慢，全部完成需要 30min，人类的半数完成时间是 5min，物种之间的时间差异很大。很清楚的一点是任何个体视网膜敏感度都取决于视紫红质的总量，这种关系可以用线性的 Dowling-Rushton 方程式表示：

$$\text{Log}（Z）/A=aB$$

其中 A 表示完全暗适应的阈值，B 表示漂白的视紫红质比例，a 是一个常数。这种数学关系可以帮助评估患某种形式视网膜疾病（如 Oguchi 病、眼底白点病，尤其是维生素 A 缺乏症）的患者视网膜上视紫红质的含量。然而，我们必须认识到，光敏感度和视紫红质的含量并不等同。视网膜部分漂白后，早在视紫红质含量下降之前，光敏感度即明显下降。这在某些孤立的视网膜上表现得很清楚，即使视紫红质已经在黑暗中完全恢复，光敏感度也可发生永久性降低。这些变化反映了视网膜中视紫红质中间体（变视紫红质Ⅰ和Ⅱ）的水平，其在漂白后保留下来（参见图 4-84）。

这对确定视网膜不同区域光敏性很重要。研究发现，视网膜上有些区域即使没有暴露在点光源下，其敏感度也降低。虽然人们一直把这一现象归因于光散射，但其中可能还有其他机制，尤其可能与神经传入的辐辏现象有关（见下文）。

但更多的证据显示，暗适应和视紫红质的再生依赖于局部 11- 顺式视黄醛的浓度，而恢复过程的限速因素是漂白的感受器内 11- 顺式视黄醛传递到视紫红质的速度（图 5-5）。因为健康的视网膜色素上皮细胞在这一过程中的作用是非常重要的，这可以解释与年龄相关的暗适应能力下降。另一证据是通过视紫红质激酶，实现视紫红质酶有效磷酸化（参见第 4 章）随后抑制蛋白与复合体的连接引起光子诱导信号终止，由此多余的视蛋白可以结合更多 11- 顺式视黄醛并对光子起反应。视紫红质激酶（即 G 蛋白耦联受体激酶 1）或其抑制蛋白的缺失，是静止型夜盲症（Oguchi 病）的病理基础，而视锥细胞缺乏足量的视蛋白激酶（Grk7）则会引起 S 视锥增强综合征。

在光感受器带状突触上，明暗适应也受到某种程度的调节，突触囊泡的释放是通过 SNARE 蛋白（一种 3/4 复合蛋白）来调节的（在明亮环境下释放的突触囊泡比在黑暗环境下释放的突触囊泡少）（Babai et al.，2016）。

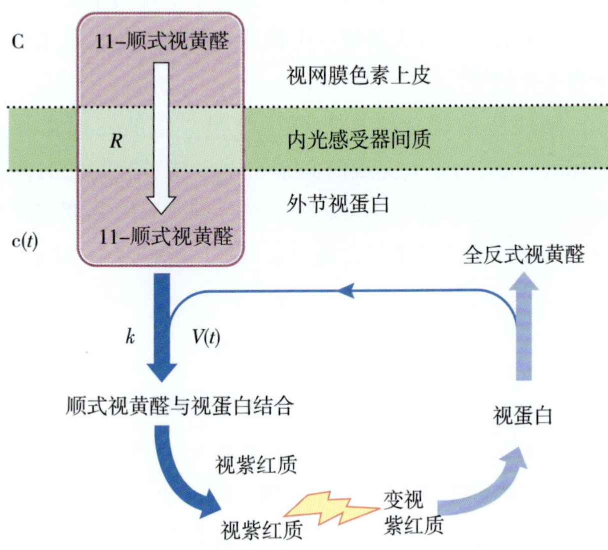

图 5-5 多层感知器（MLP）效率限制模式

11- 顺式视黄醛（*cis* RAL）从视网膜色素上皮（RPE）到外节视蛋白（OS）的传递限制了光反应物质的清除和视色素的再生（引自 Lamb & Pugh，2004；经 Elsevier 许可使用）

通过对照不同背景光亮度条件下暗适应曲线与视网膜电流图的波形（即视杆细胞电流图），已经证实心理物理学家对于人视紫红质漂白的评价，因为在强光下两者都有不同程度减弱，显示视紫红质再生与 a 波恢复率匹配良好。

视锥细胞还可以调节其光照条件下的敏感性（见上文反射光密度测定），而要使这种反应达到饱和则困难得多。例如，视锥细胞可适应稳定的高强度光照，而且恢复时间非常短（100ms，而视杆细胞则为 20 ～ 30min）。这可能由 Müller 细胞传导至 11- 顺式视黄醛，也受到 Müller 细胞中 RPE 65 的控制（参见第 4 章，图 4-82）。

总之，适应如其词义所指，是视网膜迅速适应背景的光照变化，从而能对渐强或渐弱的外来刺激做出反应。但在任何特定强度光照条件下，反应的动态范围（通常从每秒零个至几百个冲动）保持一致，并且反应强度也相同。简单讲，在光线充足时，视网膜能快速适应新的光照条件；当光照水平偏低时，其适应速度会有所减慢。

褪黑素和昼夜节律：生物钟通过基因调节使人体许多功能具有节律性，如睡眠周期、体温、免疫细胞功能和有节奏的行为方式表达等。至少发现了 11 个核心生物钟基因，包括一组周期基因（*PER1*、*PER2*、*PER3*）和生物钟基因（*CLOCK*）。这些基因对下游其他重要调控转录因子（如在免疫细胞功能中起重要作用的 POP α/β/γ 及参与褪黑素合成的基因）有多重影响。日间 / 黑夜（睡眠 / 觉醒）周期由视交叉上核产生，支配松果体分泌褪黑素。褪黑素也能由其他部位如视网膜及骨髓产生。其合成过程分为两步，在 5- 羟色胺 -*N*- 乙酰转移酶（NAT）和羟基吲哚 -*O*- 甲基转移酶（HIOMT）的催化作用下（参见第 4 章），色氨酸经由 5- 羟色胺合成褪黑素。褪黑素的分泌可被光照抑制或同步化，并与夜间时长相适应。褪黑素向机体提供信息，使其能够组织各种生理功能的日常活动。因能适应夜间时长变化而促进季节性及昼夜性节律的形成（图 5-6）。褪黑素除了其明显的生理功能（如决定睡眠 - 觉醒模式）之外，还影响固有免疫防御功能（如抗氧化、调节血糖和凝血酶系统）和视功能（如控制房水的分泌等）。

褪黑素化学成分是甲氧基吲哚，在正常情况下主要由松果体在夜间合成和分泌，并与 2 个受体（M1 和 M2）结合，这种分泌的内源性节律由视交叉上核产生并与昼夜节律同步。光照抑制褪黑素合成并使其产生与昼夜节律同步（图 5-6）。通过反复测量血浆、唾液中褪黑素和尿液中褪黑素硫酸盐（后者为褪黑素主要的肝代谢产物）可以确定这种激素的昼夜节律。

褪黑素可以适应夜间长度变化，其主要生理功能是向身体传达昼夜节律信息。这些信息使人类具备应对光周期变化（如季节）的功能。然而，尽管有报道称，季节性情绪失调、临床抑郁症与刺激褪黑素受体的新型抗抑郁药物（如阿戈美拉汀）相关，但季节性情绪失调与户外温和环境下褪黑素改变关联性的相关证据很有限。最近报道的微阵列分析中发现多数临床抑郁症与大脑的生物钟基因功能下降有关（Korf，2018；Wood & Loudon，2018）。

褪黑素分泌在夜间有强烈的生化信号，可使人体具备昼夜节律。虽然对该激素功能的认识主要建立在其与人类功能相关性的观察上，但也有证据表明，褪黑素稳定和增强了昼夜节律的耦联，特别是体内温度和睡眠 - 觉醒周期的耦联。由于褪黑素分泌的调节系统非常复杂，包括中枢调节和自主调节通路，在很多病理生理状态下，褪黑素分泌可被打乱。这可能成为一些疾病的诱因，加

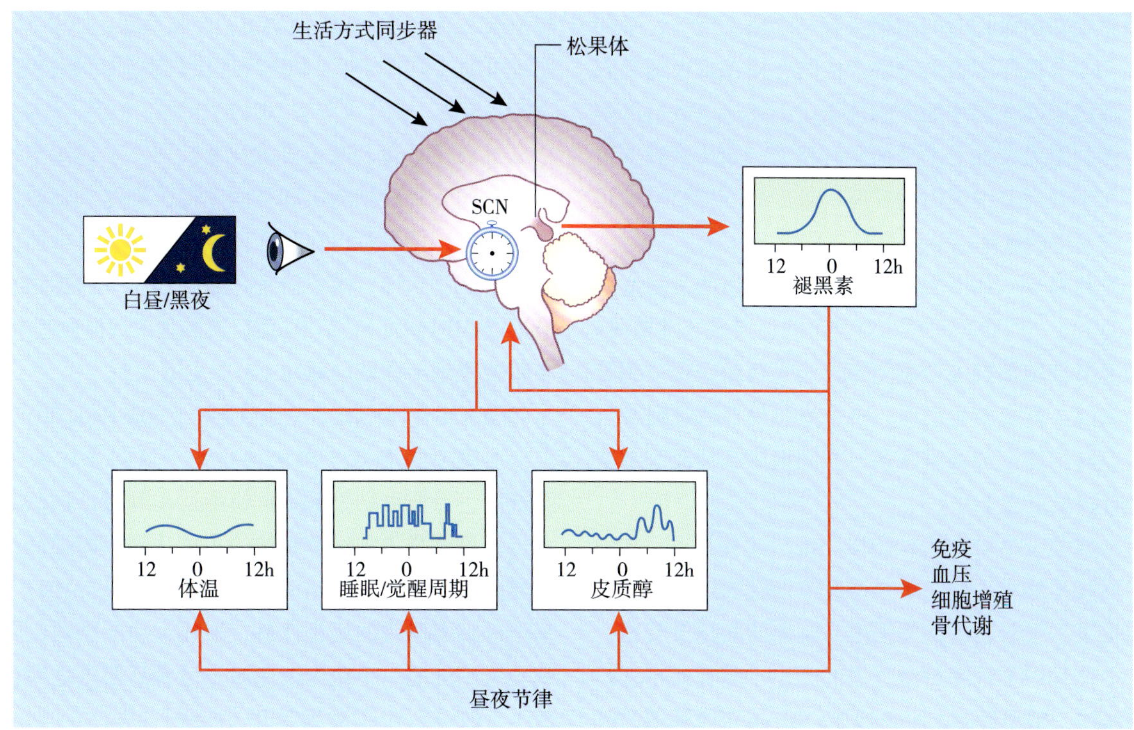

图 5-6　褪黑素作为内源性同步器起作用（引自 Claustrat et al.，2005；经 Elsevier 许可使用）

重疾病症状或改变疾病过程和预后。

褪黑素可以由光感受器产生，可以自分泌的方式作用于褪黑素受体（MR），同时也可以旁分泌的方式作用于 MR^+ 神经节细胞及其他视网膜神经细胞，由此使光感受器的生理活动具有节律性。褪黑素作用于水平细胞（由视锥细胞刺激），以降低其反应水平。但在某些物种中，褪黑素会刺激双极细胞和神经节细胞。通过这种方式，褪黑素调节视功能，尤其是光线非常充足条件下的视锥细胞的视功能。

有趣的是，其他眼部组织细胞中 MR 同样存在，如睫状体上皮、RPE 细胞、晶状体细胞、角膜内皮、角膜基质细胞、巩膜及脉络膜的基质细胞。MR 也广泛分布于全身各处。

三、两个小的刺激相加是否相当于一个大刺激

通过设定光刺激的大小、亮度、瞳孔大小和背景光亮度等条件，记录个体检测到光刺激的频率，可以随意测得光刺激的阈值；然后人为设定一个阳性监测水平（如 55%）并以 Td（troland）表示（知识关联 5-2）。实验证明，对于完全暗适应的眼睛，能够引起视觉的视网膜所受光刺激应该达到 4.4×10^{-5}Td，这相当于每秒仅有 1/5000 的视杆细胞产生兴奋。然而，如果光线集中于视网膜的一个区域，就会更容易引发兴奋，此时以视网膜受光面积来反映光的能量就变得不太现实，而是以能诱发兴奋的最低通量的光能作为阈值，大概是每秒 120 个量子；如果刺激是瞬时的，则阈值是 5 ～ 15 个量子。

以上可以看出，仅仅一个视杆细胞兴奋不足以产生

知识关联 5-2　光能

主观上光能是通过“亮度”来衡量的。亮度可以通过几种方式来定量：①楚兰德（troland，Td）；②坎德拉（candela，cd）；③勒克斯（lux，lx）。

亮度具体的测量方法如下。

1. 表面光照强度（L）= 光源强度 / 光源和该表面之间距离的平方，即 $L=I/r^2$

2. 光照强度（L）的单位 =ft-cd 或 m-cd

1 lx（勒克斯，lux）=1m- cd

1 ph（辐透，phot）=1cm- cd

1 Lb（朗伯，lamber）=1cd 的光源以理想状态散射时，1cm 处的光照强度

1 Td= 瞳孔面积为 $1mm^2$，观察平面照度为 1 cd/m^2 时对视网膜的光照强度

1 lm（流明，lumen）= 通量 C 的一个单位，1m-cd 或 1ft-cd 的点光源产生的球面照明光强度

视觉（尽管在超极化的细胞膜会有一个电反应），必须有 10 ～ 15 个视杆细胞兴奋后产生的作用在双极细胞或神经节细胞层面叠加才能产生视觉。上述这些数值都是粗略估计，因为在各个水平都会有波动，如从刺激本身到发生在不同类型细胞内的反应，最后的分析结果则是基于反应发生的概率。

1. 空间总和　如上文所述，光感觉阈值的检测依赖于刺激的大小，因此空间总和对这个阈值设定非常重要。每个神经节细胞都有一个感受野，当光刺激在这个感受野范围内时，就会产生反应。多个光感受器通过突触与同一个双极细胞形成细胞联系，共同组成该神经节细胞的感受野（见下文）。

有一些关于总和的基本原则。Ricco 定律指出，在刺激的总面积足够小，且在单个神经节细胞的感受野范围内的前提下，引起反应的阈强度与刺激的面积成反比。而光子的能量则不依赖刺激范围的大小，随着到中央凹距离的增加，感受野的大小也增加。Ricco 定律适用的范围内也发生变化，在重叠的感受野，Ricco 定律只部分适用，即为达到绝对阈值较大的刺激需要更多的光量子。有学者曾经试图制订新的方程，以寻求一个全面的解决方法，但是实际上无法找到涵盖所有可能性的简单办法，而概率理论仍是解释这个问题的最好途径（见上文）。

2. 时间总和　一个目标快速以间断模式刺激视网膜时，引起的反应与该目标以连续模式刺激相同时间而引起的反应水平相当，这种现象称为时间总和，可用 Bloch 法则表示：阈值刺激强度和刺激时间成反比。在某种程度上，这是一种不易操作的心理物理测量方法，因为在较短的间隔时间内，很难区分不同的对比度和持续时间。Bloch 法则只适用于特定时间段，因为如果刺激的间隔长，其效果将会迅速消失。Bloch 及其他研究者发现确实存在平台期。然而，Broca 及 Sulzer 发现在感知过程中会出现高峰，之后在平台期之前会出现一个低谷。这一长期存在的难题在文献中被反复研究和挑战（Gorea & Tyler, 2013）。

事实上，Broca 和 Sulzer 描述高峰发生在 50 ～ 100ms，这之后仍会有一定程度的总和，称为部分总和，随着时间间隔延长，总和准度呈指数衰减。

最近，时间总和问题在模拟光的背景下进行了探究（这部分约占 20% 的资源消耗）。摒弃之前的理念，采用一种实验设计来进行 Broca 峰值检测，且峰值是由于持续时间不同，这与对比度形成对照。后者可能是被比较高级的神经机制消除，以确保同样的快速刺激与短闪光相同。Bloch 法则因此代表一种知觉检测，其中检测 / 对比的峰值被之前在潜意识层面学到的经验消除。如果人工照明系统可随人类的时间总和进行优化调整，如通过使用直流发光二极管，估计可节省 20% 的能源，这绝不只是想象。

3. 视黑蛋白刺激是否有视觉反应　上述细节说明了有关时间（视杆细胞）和空间（视锥细胞）刺激检测极限的问题。视黑蛋白在瞳孔反应和昼夜节律中的作用已毋庸置疑。然而，尚不清楚是否存在相关的视觉感觉。最近的 fMRI 研究利用“锥沉默”视黑蛋白选择性刺激技术，在明视背景周围使用脉冲（3s）光谱调制，揭示了 VI 信号伴随有短暂模糊的“视觉感觉”（Spitschan, 2017）。

4. 运动位移最小刺激的检测　这些概念的延伸不断发展，目前可用于最小可检测运动刺激评估试验。因为运动检测是大神经节细胞的主要功能，即视杆细胞主导通路（见下文）。试验［运动位移测试（MDT）］是基于标准刺激线的最小位移，形成运动的感觉。因为该试验采用的是一个矩形波刺激（后者于两点之间往返振荡），故被认为是 M 细胞开关感受野的反应加和。检测的阈值随刺激能量的平方根而变化，这是一个新的法则，即阈值能量位移法则（TED）。

5. 双眼加和　当用双眼看物体时，相应的视网膜区域上的视觉刺激也能进行加和。但在现实中，主要因为存在光学像差（见下文），这种加和效果并不明显。使用波前技术消除像差则可检测到这种加和效应，且已经证明这种色差可导致视觉分辨能力下降 5% ～ 15%。最近的研究报道表明，当用两只单眼观察 ETDRS 视力表，最佳视力为 5 个字母时，若用双眼观察则能看到多于或少于 5 个字母，分别称为双眼刺激加和与抑制作用，两者发生的频率分别为 21% 和 2%，这与驾驶视力关系密切。此外，弱视可能会导致双眼刺激时加和现象的消失，最终明显影响总体视力。对加和数据的汇总分析表明，双眼加和可能比单眼更准确，但其准确性取决于时间与空间频率的比值，测定方法的因素也可影响结果（Baker，2018）。

第三节　视力和对比敏感度

一、视力不仅仅是视锥细胞的功能体现

视力的个体差异是由屈光不正造成的。因此，眼科专家曾将正常视觉生物的讨论局限在理想的正视眼上（参见第 4 章，近视和远视）。

视力是指分辨出在空间上彼此分开的两个刺激的能力。临床上通过识别视力表上的字母来检测视力，同时需要识别字母的形状和结构，因此还涉及视觉的高级中

枢。视网膜水平上的探测需要简单的刺激，对比敏感度光栅。最近的研究表明，能够分辨字母和光栅的视觉过程基本相同。在亮度较低时具有较好对比敏感度视力，这提供了一些新的检测方法，如 Mars 对比敏感度视力按 log0.04 单位分级。如今有针对不同人群定制的光栅，如 SKILL 检测（Smith-Kettlewell 研究所低亮度测试），或许能很好地预测老年黄斑变性的预后。

理论上讲，眼睛的分辨率可以通过一个光感受器涵盖的角度（对视锥细胞，约为 1.5μm 或 20 角分）进行估计，因为这代表着两个单独受到刺激的光感受器之间的最小距离。这相当于在半米处看计算机屏幕上一个像素的大小。但实际上眼睛的最大分辨率可高达 0.5 角秒，如当观看一个 Landholt C 字视标或观察明亮背景上的一条细线时，分辨率可达 4 角秒。这种超视力或游标高敏视力（Vernier 视力）是由视网膜上神经突触的复杂结构实现的，且比标准视力强 5 ～ 10 倍。但视网膜马赛克或者“颗粒”在一定程度上仍然决定了视力的最高限度。

虽然视杆细胞也能产生一定的视觉分辨力，但起决定作用的是视锥细胞。随着距离中心凹变远，视力会迅速下降，离中央凹 5° 处的视力仅仅是中央凹处的 1/4。由于视杆细胞和视锥细胞纵向尺寸的差异不足以解释视力方面的显著差异，且眼睛的分辨能力比基于细胞大小的理论值要强，因此推断还存在一些其他增强视觉分辨能力的机制。被观察对象的亮度和观察者的适应能力影响视力的好坏；暗适应增加视杆细胞和视锥细胞的分辨能力，且不受视锥细胞本身敏感性的影响。相比之下，明适应仅能增加视锥细胞的灵敏度，对视杆细胞没有影响（见上文）。

游标视锐度应用于日常生活中，如人们用直尺测量距离或读取机械钟表上的时间。婴儿期不具备游标视锐度，这项能力大约在 14 岁时发育到最佳水平。斜视性弱视患者缺乏这种视锐度，但屈光参差性弱视患者可能仍然具备。可以通过扫描模式视觉诱发电位来客观测量游标视锐度，这种检查方法需要在短时间（10s）内快速改变呈现给受试者的图形或光栅刺激。

游标视锐度与新近认识到的“超视觉”状态有所不同，后者的发现得益于自适应光学技术的应用。自适应光学技术最初为天文学而开发，旨在减少光学像差，并校正由观察角度、调节等因素引起的高阶动态像差，这与校正散光、离焦等静态像差不同（见下文）。其原理在于，自适应光学技术利用波前传感器来测量来自成像光源的反射光中所包含的相位像差。当自适应光学技术应用于眼科领域时，如在角膜屈光手术中应用波前像差仪和波前引导的视力矫正技术，理论上可以将视锐度提升至“超视觉”的水平。

二、视力的局限和极限

视力表上的字母是在设定一般人可分辨相距 1′ 两个点的基础上设计的，如 Snellen 和 ETDRS 视力表（知识关联 5-3）。如果视力的极限部分取决于单感光细胞理论（见上文），并且没有下游损失视力，那么感光细胞和神经细胞之间必须存在一对一关系。在中央凹区域，视锥细胞、小双极细胞和小神经节细胞之间存在这样的关系，但是小细胞还是和弥散的双极细胞及神经节细胞之间存在一些联系。尽管存在某种联系，但在决定最高视力的细胞（如中央凹视锥细胞）中不会出现信息加和，而这种加和现象却是视杆细胞的一个特性。此外，有学者认为，明适应条件下视力增加也是由于抑制了细胞间的这种次要关系。

视力还受到光物理性质的限制，如衍射和色差或球差。一个小到仅能刺激一个视锥细胞的光点在穿过瞳孔时会产生衍射，从而刺激更多的视锥细胞。同样，白光经棱镜分离成不同波长的成分光，可能会刺激不同类型的视锥细胞。显然，对图像的辨别必须在受体水平实现，这实际上体现了每一个相关的神经节细胞感受野的功能。当从每一个受体来的信息维持在最低量，如在感受器细胞和双极细胞之间存在一对一的关系时，视觉由分辨力最强的黄斑中心凹完成。在信息加和较明显的区域，如中心凹周围的几个视锥细胞与同一个双极细胞存在突触联系时，视觉分辨力明显下降。

细胞之间一对一的关系并不能充分解释超视力或游标视力。衍射、球差或色差否定了既往的观念，未受刺激单个视锥细胞可以出现在相邻受刺激细胞之间。而分辨力可能是一种“程度”概念而不是一种绝对反应，也就是说，是由于一些光感受器比相邻感受器受到的刺激更弱，才形成视觉分辨力。一个点光源可以产生明暗交替的光环，称为衍射。当不同波长的光分别不同程度地刺激相邻视锥细胞时，会伴随产生色差（知识关联 5-4）。事实上，这符合超极化反应的本质，在视网膜神经细胞内是一个分级的过程，正如第 4 章所描述的，只有神经节细胞具有典型的去极化动作电位，而其他视网膜细胞呈现类似形态的分级才可调节电反应。来自视锥细胞的不同刺激分别到达双极细胞及神经节细胞，如果感受器的聚集程度极低，可以解释形成高分辨力的机制。同样，衍射也能在某种程度上解释为什么人们能够分辨一条环线上＜ 10′ 的缺口，因为中断边缘的光可以使一个很小面积上的视锥细胞产生不同的效应，任何一个视锥细胞

知识关联 5-3　用标准的字母对比敏感度视力表评估视力

临床上视力测量是基于一个经验值，假设视锥细胞光感受器能区分在眼节点上对应距离为 1 角分的两个物体（A）。当在 6m（英国）或 20ft（美国）外观察预设的标准目标时，可以使用一套表格（测试视力字体）进行测量，标准正常视力相当于 6/6 或 20/20 的视力（即 1.0 或 100%）。测试条件包括背景亮度及对表上字母照明的对比度都有严格要求。Snellen 表建立的概念是在眼前节上能区分最小为 1 角分对应距离的物体（见上文），理论上不太精确，但可作为一个有用的参数（A）。Snellen 视力表有数排字体逐渐减小的字母，并规定在距离 6m 处检查，其他表要求在近距离使用相应字体小的字母。LOGMAR（最小分辨角度的常用对数）（B）设计更为精确，用来确定字母大小和距离，并能进一步提供视力的定量评估，因此，可用作临床标准。如文中所提及，空间分辨力可高于 100%，如区分线或边缘的偏移（C），定义为游标视力。此外，视力受闪光和对比度影响，并且如 D 中所示，在对比敏感度实验中使用正弦波光栅来测量，衍射和像差降低了正弦曲线光栅模式的对比度。

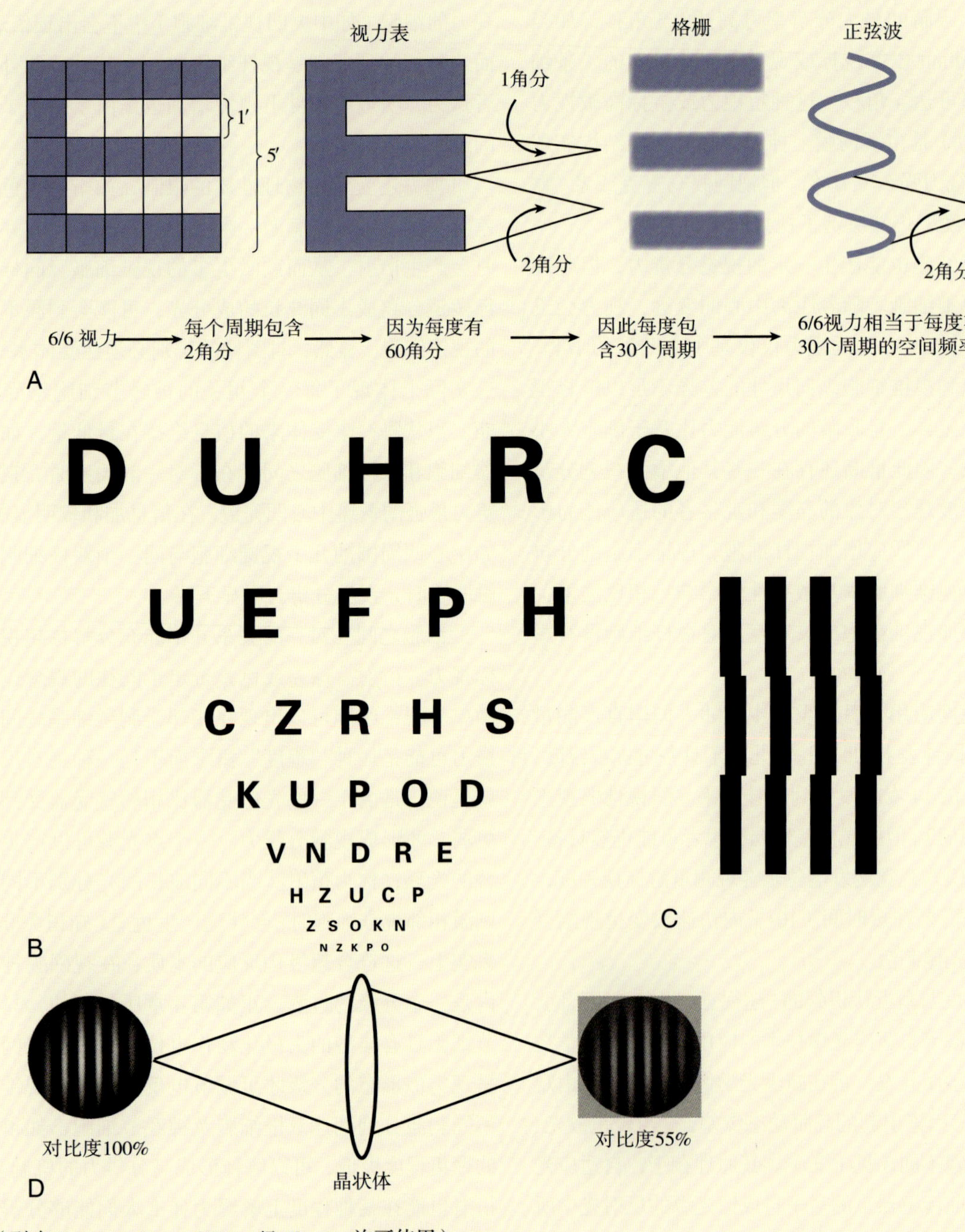

（引自 Schweigerling，2000；经 Elserier 许可使用）

知识关联 5-4　邻近视锥细胞的不同活化状态决定视力

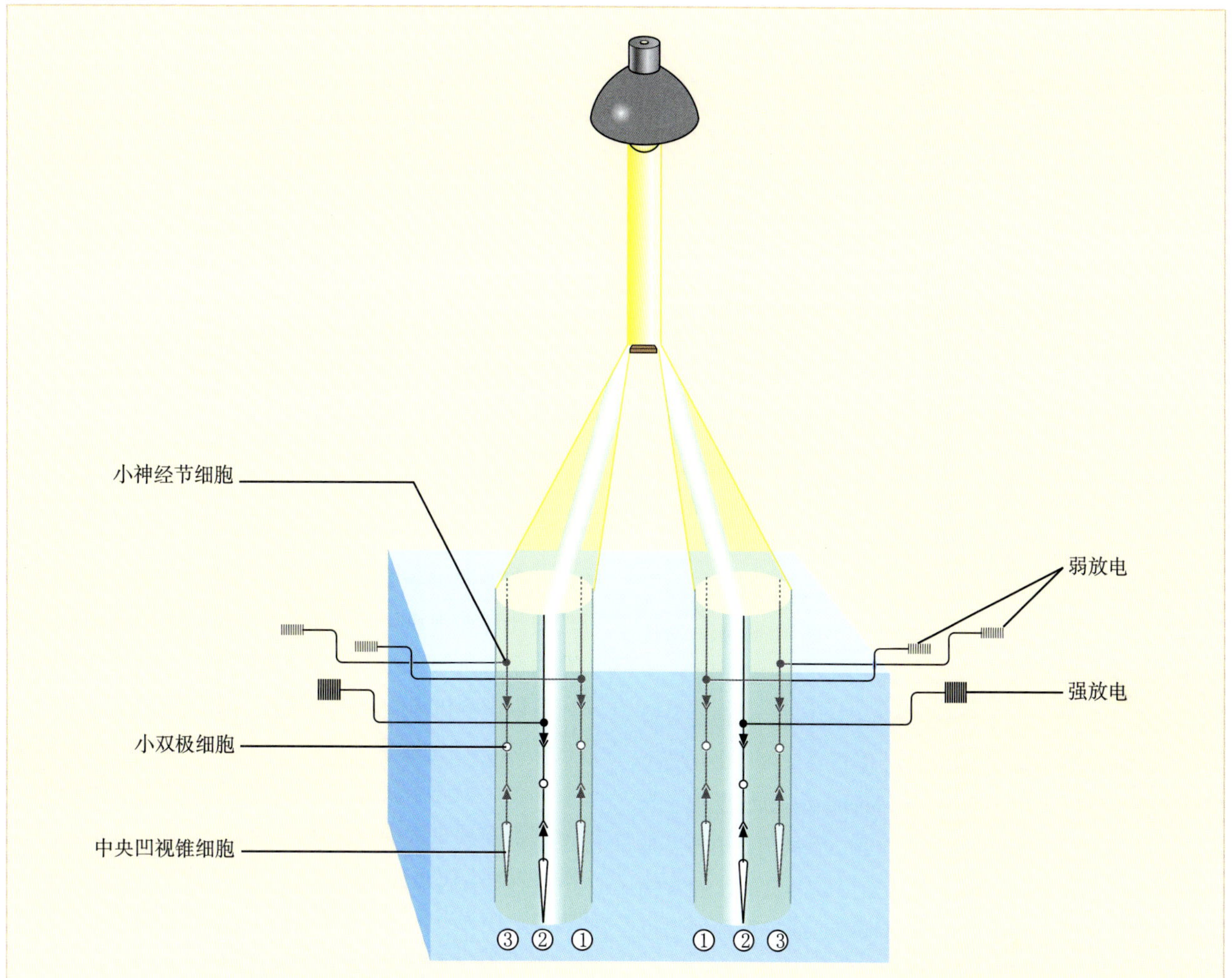

一束光被一个小物体干扰后，会在它的边缘产生衍射环，每个衍射环中心的衍射光（②）比外周邻近处较弱的衍射光（①和③）对视锥细胞的刺激更强。通过比较光照区域所有视锥细胞的不同反应，并从中找出具有相似反应的、与物体边缘对应的2个视锥细胞，就能判断这束光线的中断处，这种能力也决定了我们的视力。因此，视力不是一种绝对的反应，而是对视网膜产生不同等级反应能力的衡量。从本质上讲，通过使用一个波形传感器，自适应光学可测量反射光中由成像光源产生的像差。当用于眼睛上，如使用波前像差计和波前引导的视力矫正屈光角膜手术时，理论上自适应光学可以将视力提高至超强视力水平。

受到刺激，均可抑制局部相邻的其他视锥细胞的反应（通过感受野机制，见下文），从而进一步增强视觉分辨力。

这些概念于 19 世纪晚期由 Rayleigh 提出。然而，Rayleigh 法则不能完全解释在相同光能量的情况下，双光线衍射略大于单光线衍射的原因。信息理论、自适应光学和生成离散光刺激的现代光电设备可能有助于解释这种反常现象。事实上，研究表明，目标刺激的明暗背景对亮刺激的影响大于对暗刺激的影响，并产生一种“神经模糊”（neuronal blur），这是由于“无/关”通路（详见下文）的刺激差异造成的，并且有研究认为这会影响近视的进展（Pons et al.，2017）。这种现象几个世纪以来一直为艺术家所熟知。

这些因素具有多种含义。特别是眼睛的分辨力受限于两个图像之间的距离，取决于是否能够造成一个或一组光感受器受到的刺激比其余光感受器的刺激低；分辨力的极限不是一个绝对的数值，而是取决于一些外部条件如明适应、暗适应、背景光强度及其他一些因素。最重要的是，还取决于相关视锥细胞和神经细胞之间树突状联系的程度，以及“开”和“关”神经元的激活程度。

总之眼睛的分辨力主要取决于以下因素：①物体之间的距离；②明暗适应程度；③背景照明；④视锥细胞和视神经元细胞树突状连接的范围。

三、对比敏感度

对比度（清晰度）也会影视视力。最精细的分辨力极限是在均匀光照背景下分辨出一条细白色线条的能力（0.5 角秒）。由于衍射效应的存在，机体检测这条线的能力还依赖阈亮度的增量（l.b.i），该增量值代表该线边缘产生的明 / 暗椭圆形衍射环的亮度差异能够被检测到的终末点。如果这些衍射环与背景之间的差异不明显，就不能探测到这条光线。l.b.i 取决于明暗线之间的对比度，可以通过正弦光栅进行定量测量（知识关联 5-3）；这是一种空间排列模式，其中平均光亮度保持不变，但明暗区域间的反差可以不同。

对比度（C）与背景光亮度（L）相关，可根据最高（L_{max}）和最低（L_{min}）亮度应用以下公式进行计算，即 Michelson 对比度：

$$C=(L_{max}-L_{min})/(L_{max}+L_{min})$$

有研究表明，瞳孔与虹膜之间更高的 Michaelson 对比度可以决定如何评估一个人的注视方向（Antsis, 2018）。

其他可选择的公式还包括 Weber 对比度，即最高及最低亮度的差异与背景亮度相比较；RMS 对比度即平均亮度是亮度标准差的一个影响因素； Michelson 对比度用于光栅，而且当目标检测重复性良好时其达到阈值。敏感度是阈值的倒数，因此，对比敏感度是可以测量的，通常描述成周 / 度，视力相当于 1/ 光栅频率。通过这种方法可检测出人眼在中间频率反应达到的峰值（图 5-7）。

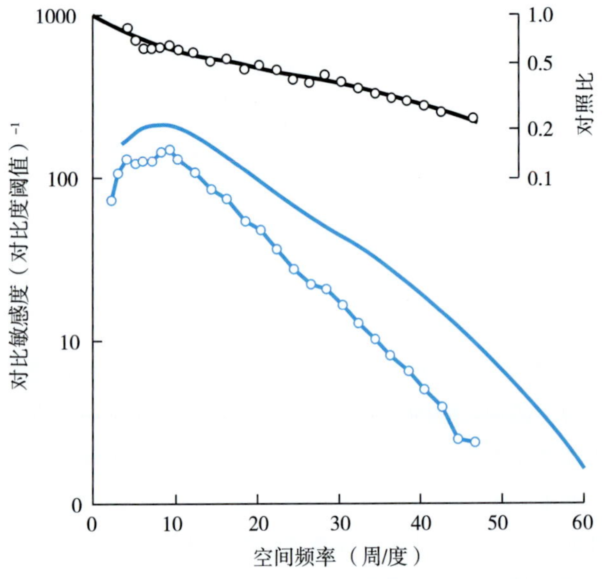

图 5-7 对比敏感度显示峰值反应出现在中等的频率范围内

因此，对比敏感度是由可识别光栅频率的极限决定的，受系统的光学特质和光栅方向的影响，在垂直或水平方向上最为敏感。正如 1860 年最初由 Fencher 提出、Peli 和 Bex 所观察到的那样，许多目标阈值对比度在目标大小或亮度的 1% 左右，但原因并不清楚（Peli & Bex, 2013）。

高于阈值以上的对比敏感度，其测量的准确性受光强度影响。此外，光栅的宽度、长度及光栅的运动等因素都影响对比敏感度。后者可能在此水平上有明显的皮质处理过程。因此，有一项称为“直线修复敏感度”的技术，光栅由“波浪线”组成，受试者需要判断光栅是否为“直线”。有研究报道，波浪线的曲率深度是该测试中决策的主要决定因素，并被称为曲线频率敏感度函数（CFSF）。这种技术可以提供一种高度敏感的检测视力的方法。

对比敏感度作为一种检测视力的良好方法，对光栅的相移和方向十分敏感，对于一个物体的绝对测量，目标的对比度非常重要。在这种背景下，中低对比字母视力是揭示视网膜成像“质量”微小变化最敏感的检测方法，可以影响机体能否“识别”（而非单纯地“检测”）目标物体。对比敏感度函数（CSF）采用 5 个空间频率进行测量，检测手段方便、相对可靠。年龄略长及光亮度减弱都需要更大的空间频率。眩光是屈光手术常见的一种并发症，往往会影响低空间频率（而非高空间频率）的视力。作为一种诊断方法，CSF（检测阈值与大多数对比敏感度视力表相反）因耗时长而临床实用性差，但随着技术发展，目前采用个性化和选择性空间频率来检查。如此，在特殊情况下，如黄斑变性，CSF 测试可实现量身定制。另外，在常规使用互联网 / 计算机进行 CSF 测试的基础上，目前又开发了一种新工具（Curveball），它将 CSF 与跟踪平滑眼球运动关联起来，并允许该测试用于无法进行口头交流的个体（Mooney et al., 2018）。

波长对于对比敏感度也有影响，如在较高的空间频率时，光栅表现为同一种颜色，而在较低的空间频率条件（如较粗的光栅）下，就可以区分颜色，如 L/M 型（红绿）视锥细胞的 CSF 测量值最高，而 S 型视锥细胞（蓝黄）的 CSF 测量值与消色差（黑白）的 CSF 测量值相似（图 5-8）。机体对红绿分辨力最差，这表明在低频时，视杆 - 视锥细胞的相互作用对形成最佳视力非常重要。有趣的是，对比敏感度似乎在 M 细胞内比 P 细胞内诱发更多的电信号反应，前者通常被认为与视杆细胞的功能相关，而后者则更多地与视锥细胞功能相关（见下文）。

大脑皮质神经纤维的视网膜区域定位是否与视力有关：相对于视网膜其他部位，黄斑中心凹小细胞在下丘脑外侧膝状体核（LGN）和脑皮质中神经节细胞显得更

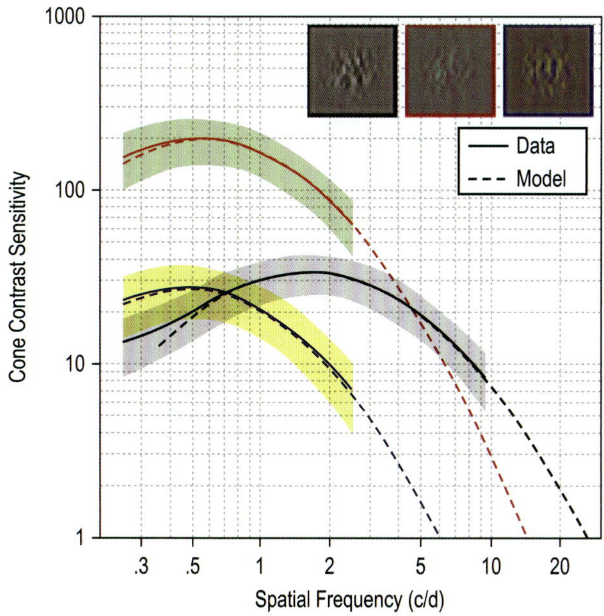

Fig. 5.8 Measured CCS as a function of spatial frequency for the Ach (*solid black line*), RG (*solid red line*), and BY (*solid blue line*) conditions under monocular viewing. The average across the 51 subjects is shown. The *dotted lines* indicate the log-parabola model estimation, which is reconstructed with the average estimated values for each of the three parameters by the qCSF. The averaged model parameters are reported in the Table. The *shaded regions* represent 6 SD. (from Kim et al., 2017.)★

大，这就导致中心凹视锥细胞的“神经放大作用”大于其他视杆细胞，而放大因素不单纯是因为视锥细胞在中心凹神经纤维聚合减少，还因为中心凹视锥细胞在 LGN 和皮质的神经节比例不匹配。最近 fMRI 的应用揭示了大脑视觉中枢的视网膜图形并进一步证实了这种放大效应（图 5-9）。

四、最佳矫正视力：外部因素的影响

视力还受到与视网膜刺激无直接关系的很多因素的影响，包括瞳孔大小、眼球运动及双眼视觉。

1. 婴幼儿瞳孔大小及视力测试　瞳孔大小影响视力的水平，即瞳孔变小能减少像差，但同时会增加衍射。瞳孔＜ 3mm 时，这些影响能相互抵消，并且视力的好坏不受瞳孔大小的影响。波前像差仪检测发现瞳孔大小为 2.5 ～ 3.0mm 时，产生的图像质量最佳。

视力的水平反过来也可以影响瞳孔大小。光照强度影响视觉分辨力，光亮度的级别通过瞳孔对光反射调节瞳孔的大小（知识关联 5-5）。当光刺激强烈时，瞳孔会缩小，进入眼睛的光线减少，从而间接影响视力；同理，在暗淡的光线环境中，瞳孔会变大以增加进入眼睛的光线。应用这三者关系发明了一种客观测量视力的方法，这种方法可为婴幼儿和其他无法合作的人检测视力。该方法采用高分辨率红外瞳孔测量装置，以检测瞳孔在均一强度光背景下对正弦光栅光发生的收缩幅度变化。至于对比敏感度，则在中等空间频率时出现一个反应峰值，并且反应的阈值与对比敏感度视力和客观扫描视觉诱发电位（VEP）测试高度相关。瞳孔对光反应受更高级的视觉通路支配，这种反应在偏盲但瞳孔光反射正常的患者中会发生改变，这也是临床神经眼科医师公认的现象。红外线瞳孔测量法在有关视觉发育延迟的研究中十分有用，并且与主观比较瞳孔大小的 Rosenbaum 卡片法相比，得到的结果更可靠。

瞳孔通过内在光敏感的视网膜神经节细胞（ipRGC）和视黑蛋白进行调节，瞳孔反应接受 ipRGC 的信号输入（参见第 4 章），并可利用色彩瞳孔测量法（不同波长光刺激瞳孔）来确认视杆细胞、视锥细胞及 ipRGC 的各自作用。目前已经发现视杆细胞和视黑蛋白驱动的反应与刺激的亮度和强弱均有关。然而，视锥细胞驱动的瞳孔反应却对刺激亮度的依赖更强烈，对刺激强弱的依赖性反倒小很多（Park & McAnany, 2015）。有几种不同作用的 ipRGC，如睡眠 / 清醒的昼夜节律与视交叉上核相连，而瞳孔反应的神经元突触在顶盖前核。研究者认为对光反应中，ipRGC 记录辐照度或辐射光，并可能导致感光异常（光性恐惧症 / 对明亮光线的厌恶反应）。

2. 稳定注视时精细的眼球运动能否维持视网膜刺激　自 Jurin 于 1738 年首次记录以来，人们就提出了这样一个概念，即作为正常观察时一部分人发生的连续精细眼球运动（眼球震颤），对于确保持续刺激光感受器以维持图像感知是非常重要的（Martinez-Conde & Macknik，2017）。事实已经证明，如果刻意将注视保持在一个位置上，外周受体接收到的图像会迅速褪色——称为特罗克森勒（Troxler）现象。在稳定注视期间，有三种不同类型的眼球运动：微跳、漂移和震颤（图 5-10）。在微加速度（微加速度抑制）的峰值及经典的扫视运动中，阈值或感知都会提高（见下文），微光栅之间会发生漂移，这对于防止图像的褪色很重要，而震颤和漂移

★图 5-8 因版权限制不能翻译，该图显示在单眼观察条件下，Ach（实性黑线）、RG（实性红线）和 BY（实性蓝线）均为所测量到的视锥细胞对比敏感度（CCS）作为空间频率的函数。图中显示了 51 个受试者的平均值。虚线表示对数抛物线模型估计，它是用 qCSF 对三个参数的平均估计值重建的图像。平均模型参数见表格。阴影区域代表 6 个标准差。图中纵坐标：视锥细胞对比敏感度；横坐标：空间频率（c/d）

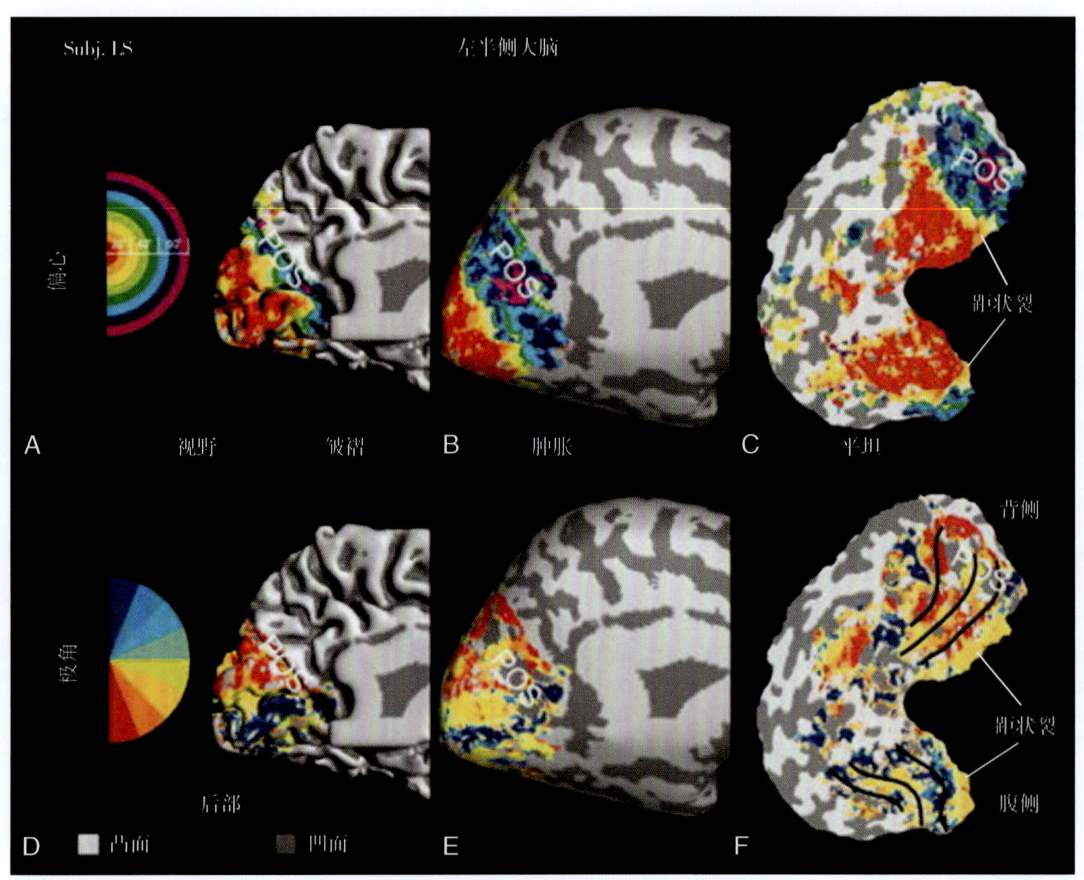

图 5-9 人类视觉区域的双极图和等极角图

利用 fMRI 技术及计算机模拟技术，对视皮质进行不同状态下的分析（C、F）。最上面一行为枕叶皮质图，显示了当距离黄斑中心凹的偏离度逐渐增大时，相应刺激反应所对应的视网膜位置；双极是由颜色编码的［棕色（黄斑中心凹），刺激偏离中心时，颜色会从橘色逐步向蓝色、青色（周边）过渡］，分别显示在原皮质表面（A）、展开的皮质表面（B）及剖切后平坦的皮质表面（C）。下面一行显示了刺激的极角图［蓝色（上方垂直子午线）、绿色（水平子午线）、红色（下方垂直子午线），分布在上面（A～C）相同的 3 个表面（D～F）上（引自 Wu et al.，2012）

知识关联 5-5　瞳孔对光反射

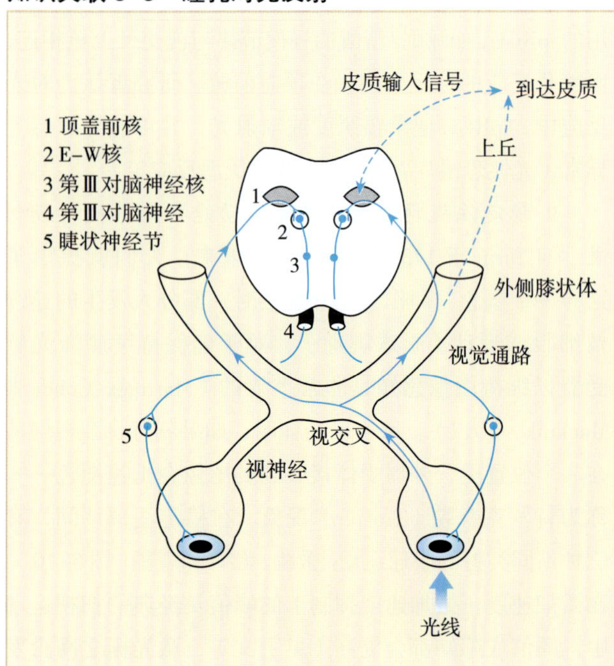

· 信息传入从光感受器细胞开始，传给视网膜神经节细胞，再进入视神经，在视交叉处一部分纤维交叉到对侧，形成视束，绕过外侧膝状体核而终止在顶盖前核。

· 来自顶盖前核的纤维（包括经后联合从对方交叉来的纤维及来自本侧未交叉过的纤维）到达动眼神经副交感核（副交感神经）。

· 副交感神经纤维到达第Ⅲ对脑神经核，经第Ⅲ对脑神经从脑干发出，在睫状神经节内形成纤维突触，然后通过睫状短神经支配虹膜括约肌（收缩）。

· 单眼的光线刺激会引起双侧对称的瞳孔收缩。

· 视黑蛋白从 ipRGC 传递信号至视交叉上核（生理节奏反应）和顶盖前核（光照反应）。

常会同时发生。震颤是三种运动中振幅最小的一种，振幅约为一个感光器的宽度。它被认为是最难研究的，最初，人们认为这是一种通过抑制外周成像来加强中枢成像的机制，但通过使用“稳定视网膜成像”发现，消除这些精细运动并不一定能引起视力减弱。这些研究成果都是通过高频光栅得到的，而精细眼球运动可能在较低空间频率范围内对增强对比度起着重要作用。

正常情况下眼球在视物时是有运动的，如阅读时眼睛平均每扫视 8 ～ 9 个字母的时间是 200 ～ 250ms。如果增加略读的方式，那认知水平（知觉跨度）就会降低。一般黄斑中心凹阅读是从左边 3 ～ 4 个字母至右边 8 ～ 9 个字母的区域中收集有用的信息。

3. 双眼视和视觉概率理论　知觉是相对存在的，要达到最佳水平，还取决于许多因素，其中“机会”是重要的一个成分，可以表达为频率和（或）概率的对数胜算的线性变换。有趣的是，确定一些刺激、一些凹面的负等高线比凸面的正等高线更容易被发觉。这些差异也被解释为立体视觉（见下文），具体取决于视角。

因此，在对同一个图像的视觉加工过程中，2 只眼肯定优于 1 只眼，至少在达到最佳水平视觉的概率方面如此。

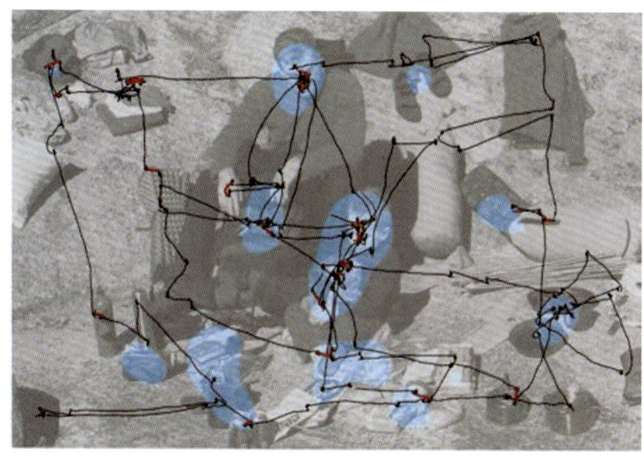

Fig. 5.10 Microsaccades concentrate on scene locations that are consistently fixated across observers. Consistently fixated regions are shown in *blue*; inconsistently fixated regions are shown in *grey*. *Black* traces indicate the eye positions of one subject over 45 seconds of free exploration; *red lines* indicate microsaccades. (From Martinez-Conde, 2017.)★

★**图 5–10** 因版权限制不允许翻译，图片显示的是被观察者持续注视时微扫视集中的位置。蓝色显示的是持续注视的区域，灰色显示的是不持续注视的区域。黑色轨迹表示一名受试者在 45s 内自由探索时眼睛所处的位置，红线表示微扫视

第四节　视觉电生理学

与其他感觉系统一样，神经冲动通过可检测的细胞膜两侧电势变化在视网膜光感受器细胞和神经元之间传递，并通过放电来实现（参见第 4 章）。动作电位具有“全或无”的特性，在静息状态下肌肉组织中不发生。但在神经组织中，可发生持续放电，通过放电的频率或速率的改变来传播信息，频率增加通常代表神经兴奋，频率减少代表神经抑制，凸显出生物信息系统的这种二元性与计算机相似。这适用于所有系统内的神经，即并不是神经的类型决定了感知的特性，而是信息在大脑皮质的中转位置和在大脑中的后续处理过程起到关键作用。

对于视网膜，这些一般性的原则适用于视网膜神经元细胞，但在双极细胞、水平细胞、无长突细胞和感光细胞，电反应更多的是一种强直或分级反应，而且反应可以有正负两个方向。举例来说，正是这种分级反应通过对衍射环的差异反应产生了空间分辨力。但双极细胞内的分级反应在神经节细胞则转变成了“开或关”效应。在视网膜信息加工的最后阶段，即在神经节细胞和双极细胞的连接处，视网膜上的信息从模拟信号转换成数字信号。

一、光转导诱发电反应

正如我们所知（参见第 4 章），当一个光子撞击光感受器外段时，视紫红质转化成活性分子，从而产生一系列的分子反应，最终形成一个电反应。细胞（尤其是神经节细胞）通常处于一种带电状态，相对于细胞外的环境，细胞内是负电荷，从而产生了跨膜电位差。这种状态是因为 Na^+ 和 K^+ 在细胞内外的不均匀分布引起的，并由 Na^+/Ca^{2+}、K^+ 交换通道蛋白 NCKx2 调节（参见第 4 章）。当一个神经元受到刺激后，早期会有一个正电压逐渐增加的阶段（启动电位），最终引起一个以细胞的快速去极化为特征的峰波放电。这是通过 Na^+ 通道的开放导致大量 Na^+ 内流实现的。

而在光感受器细胞内情况相反，在暗处，细胞处于静息状态时，通过开放 Na^+ 通道（“渗漏”效应），Na^+ 进入细胞内，使感受器外段保持去极化状态。当光线刺激感受器细胞外段时，Na^+ 通道突然关闭，Na^+ 内流停止，从而导致去极化水平下降，即形成一个相对超极化的状态（知识关联 5–6）。这是视紫红质异构化的结果，并由与环磷酸鸟苷（cGMP）相关的放大机制介导（参见第 4 章）。

知识关联 5-6 暗电流

暗电流产生在静息状态（暗适应的眼睛），是由感受器外段 Na^+“渗漏”引起的。

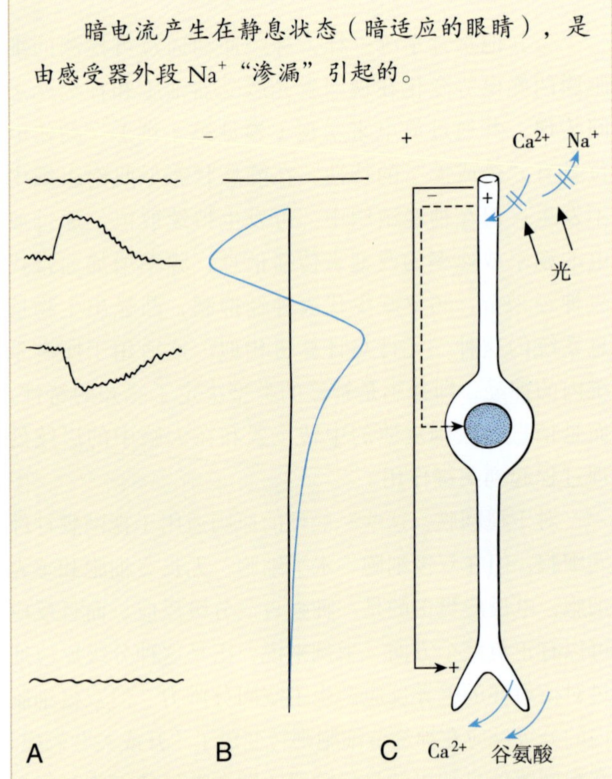

光能转换为电反应的过程依赖于特殊的离子通道，并严格控制细胞膜对 Na^+ 和 Ca^{2+} 的通透性。光照刺激能通过关闭感受器外段的 Na^+ 通道，并引起突触释放 Ca^{2+} 及谷氨酸而逆转暗电流。cGMP 门控 Ca^{2+} 通道和 Na^+/ Ca^{2+}、K^+ 的交换通道位于感受器细胞的胞质膜而非膜盘层，与膜盘周边处的外周蛋白 / rds-rom-1 膜镶嵌蛋白形成复合体。

超极化反应通过 Na^+ 沿感受器长轴流动并向光感受器和双极细胞的突触方向传递（Ca^{2+} 波），然后光感受器释放递质（谷氨酸）。双极细胞依其被诱导的受体而启动两种反应的一种：开和关反应分别呈现超极化和去极化反应（见下文）。实际上，双极细胞的超极化状态也可向同一区域的水平细胞传递。然而，双极细胞的超极化过程不像兴奋状态下的光感受器那样剧烈。蛋白质 caveolin 1.3 在视杆双极细胞突触可塑性和谷氨酸释放中发挥着重要作用，并且被认为与 Usher 综合征相关。caveolin 1.3 缺失小鼠表现出降低的暗适应电生理反应（ERG）。

非常明显，光感受器细胞本身不仅存在跨膜静息电位差异，在黑暗环境中，感受器细胞相对去极化的外段尖端和与双极细胞形成的超极化突触区域之间也存在电位差。这样眼睛内可以产生暗电流，而在光照刺激下，感受器细胞发生超极化反应，其产生的暗电流可以逆转暗电流的作用（知识关联 5-6）。

二、视网膜细胞电生理

此领域的早期研究主要集中在单个大神经元上，这些神经元取自无脊椎动物的眼睛，并能从其中获得典型的动作电位，且之前通常有一个启动电位（知识关联 5-7）。当一个神经元发出动作电位时，周围神经元通常是被抑制的。

后续用电极植入脊椎动物视神经的研究表明，当眼睛受到光线刺激时，一些神经纤维放电频率增加（开反应），而另外有些神经纤维放电频率减少（关反应），还有一些神经纤维同时具有开反应或关反应。据了解，人类有 150×10^6 个光感受器细胞，但只有 1×10^6 个神经纤维，这意味着许多光感受器细胞会向同一神经元传递信息，即信息在传递过程中会发生聚合，其中有些细胞信息是兴奋的；同时，另外一些信息则是抑制的。在此基础上，形成了“感受野”这一概念，并且应用游离的视神经纤维，通过用离散的点光线刺激视网膜的试验直接对此进行了证明（知识关联 5-8）。有些现象，如加和现象，原来只能通过心理物理学实验进行推断，而现在可以直接证明。事实上，加和的作用可以和其他系统中启动电位的作用进行比较，如神经节细胞中的突触电位。研究已经证明，视神经纤维的开或关反应与视网膜感受野的“中央 / 周边”结构模式相关，且该反应也是基于神经元之间的相互作用而引起周围细胞的抑制作用。

开 / 关感受野适用于视锥细胞 - 双极细胞 - 神经节细胞环电路，而视杆细胞突触可以直接进入视锥细胞 - 视锥细胞细胞环电路中。开 / 关感受野组织适用于包括明暗、蓝黄和红绿等不同的信号类型。无长突细胞和水平细胞能够在很大程度上修饰开 / 关反应的微环电路组织及各个类型的环电路。除此之外，视网膜神经元的感受野取决于细胞个体的大小，大的神经节细胞（M 细胞）（知识关联 5-8）与小的神经节细胞（P 细胞）相比有更大的感受野。M 细胞能够接收许多无长突细胞和双极细胞的信息，产生高度集合的信息。而 P 细胞只有较小的感受野，是因为只能从单个或少量双极细胞直接接收信息（见下文）。

新的数据表明感受野不是静态的，但是可能由于突触修剪而发生变化。此外，神经节细胞类型的复杂性（已被描述的类型 > 30 种），以及它们在视皮质以外的许多不同的皮质投射，正在被绘制成图表。

知识关联 5–7　启动电位

（A）单个神经元受到单个巨大电刺激产生 1 次动作电位。

（B）单个神经元受到几个小的电刺激产生 1 次动作电位。

（C）视网膜光感受器的双极细胞电反应以分级方式按量子式递减。例如，3 个小光反应的“总和”产生神经节细胞神经元中的典型“开”反应：其顶部图像为视杆双极细胞；中间图像显示的是视锥双极细胞。

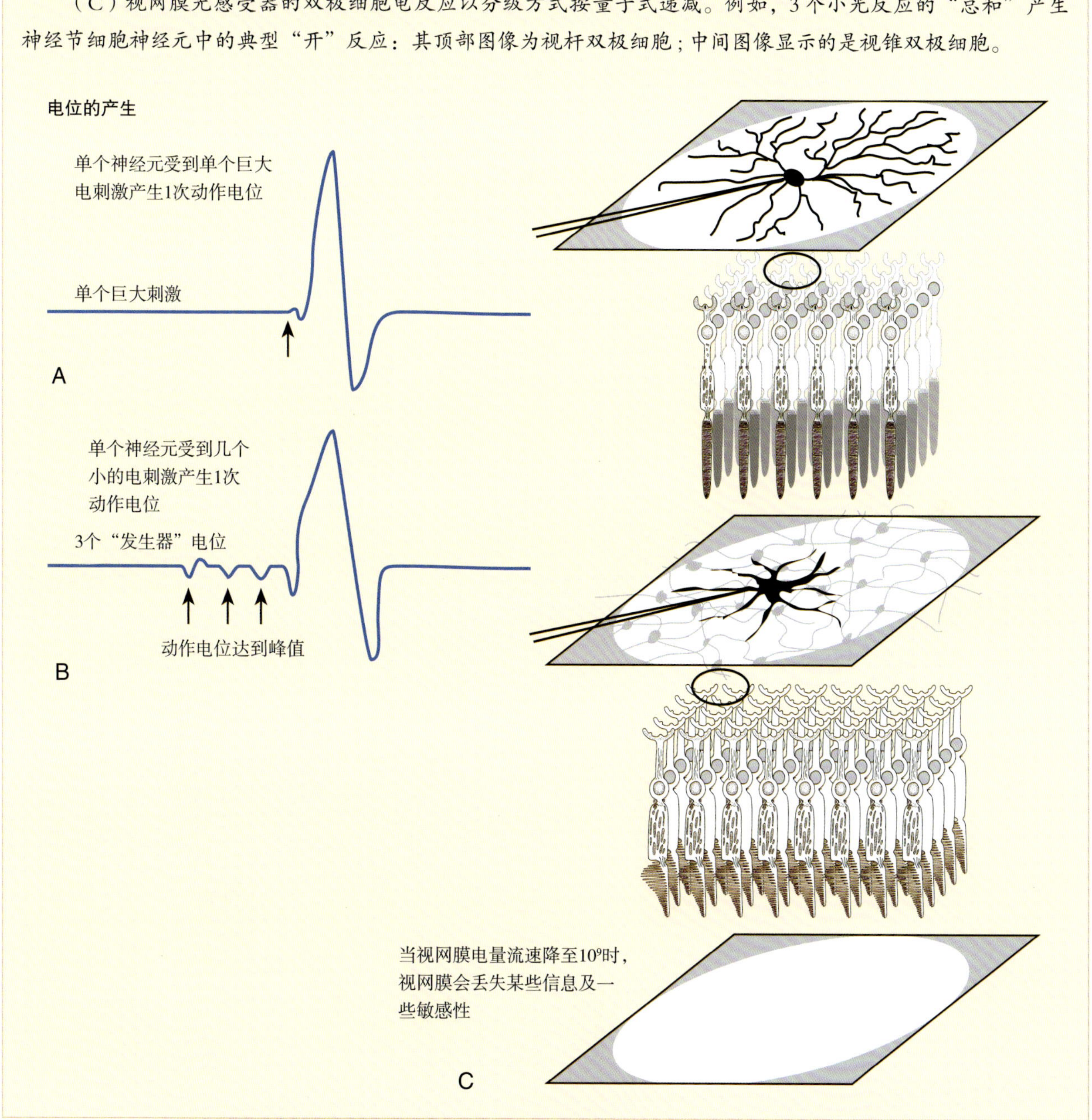
电位的产生
单个神经元受到单个巨大电刺激产生1次动作电位
单个巨大刺激
A
单个神经元受到几个小的电刺激产生1次动作电位
3个“发生器”电位
动作电位达到峰值
B
当视网膜电量流速降至10%时，视网膜会丢失某些信息及一些敏感性
C

光感受器中的光化学变化如何在视网膜神经元中诱发尖波放电反应：在光感受器–双极细胞交接面的水平细胞和在双极细胞–神经节细胞交接面的无长突细胞都参与视网膜神经元的光反应。单细胞记录表明，光感受器的超极化反应是逐级进行的（见上文，视力讨论部分），而不是一种开/关反应。与之相似的是水平细胞和双极细胞中的放电反应也是一个逐级进行的过程，但水平细胞有较长的潜伏期和更广范围的累积电位。双极细胞则存在中心/周围效应，中心区双极细胞表现为超极化反应而在周围表现为去极化。在无长突细胞中可以观察到瞬时尖峰的出现，特别是与开/关反应相关时。只有在神经节细胞中开、关及开/关反应发生时（取决于神经节细胞的类型）伴有真正的去极化，才会出现持续的尖峰。这种全或无的反应也是分级的，因为神经节细胞的放电频率或速率随着去极化的水平不同而改变。在这种局部集合环电路中，不同的激动剂参与了不同细胞的

知识关联 5-8 视觉信息组织在离散感受野中的作用

神经节细胞神经元的感受野即视网膜内可随光刺激改变放电频率的部分（A），感受野直径为200～600μm。感受野存在中心“开”（增加排放率）和周边区“关”（降低排放率），以及中心“关”和周边区“开”，对立的开/关中心和周边区，或假的双对立中心和周边区（B）；此外，这种排列用于检测明暗、红绿和黄蓝。而且，双极细胞的树突连接可以重叠，使每个视锥细胞可以被多个双极细胞接触，并且在重叠发生时，它们共享视锥细胞（C）；这意味着在神经节细胞水平，每个神经节细胞有各自的开－关部位，但这基于一系列的视锥细胞信息输入，后者呈六边形排列并允许一定程度的“色彩混合”（参见图5-10）。

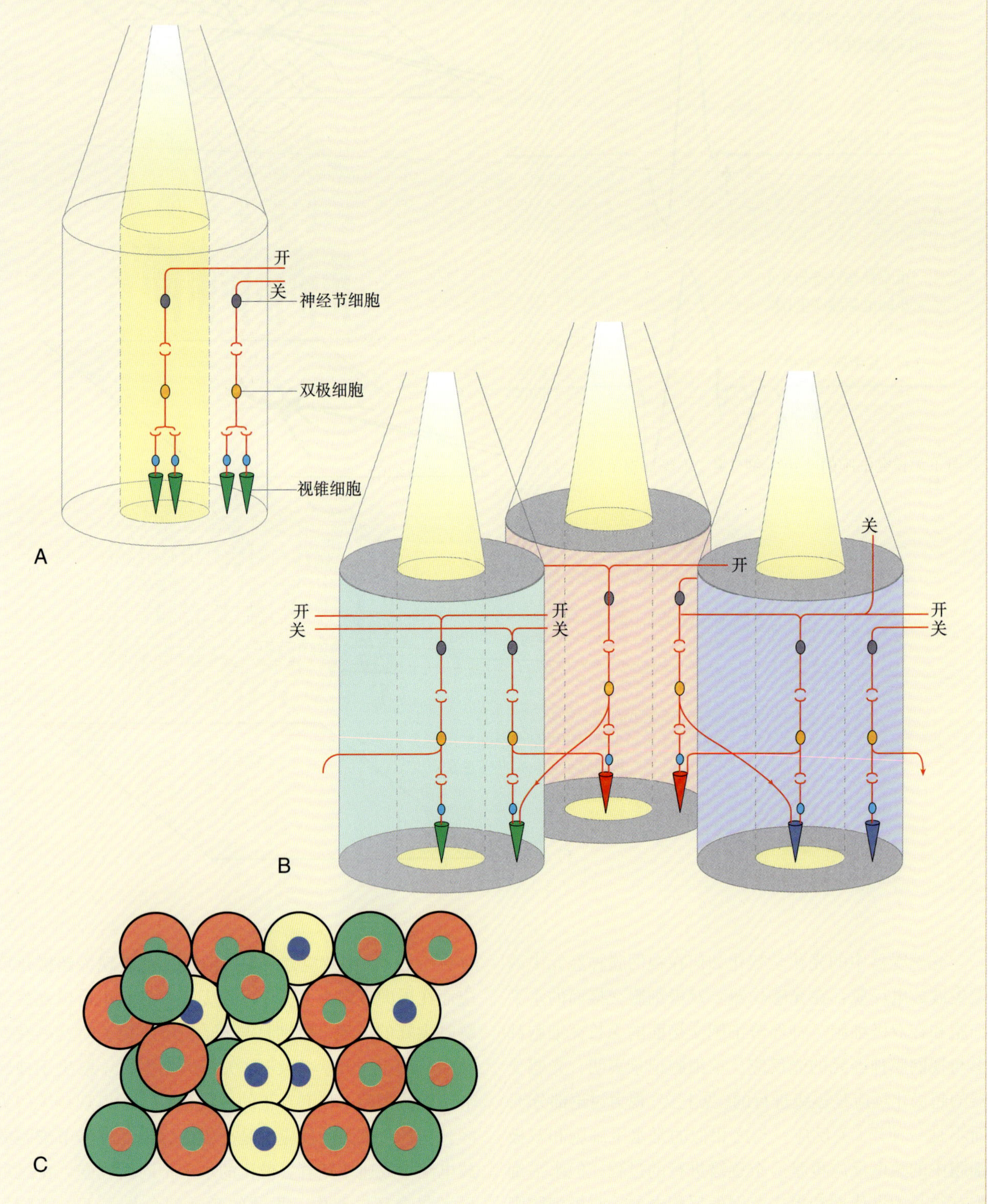

开、关和开 / 关反应。此外，相关反应因宽视野或窄视野无长突细胞是否活跃而异（见下文，图 5-11）。

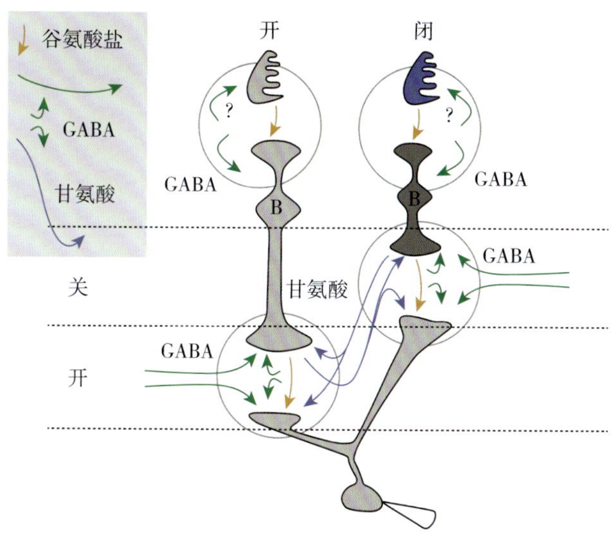

图 5-11　在双极细胞、无长突细胞和神经节细胞间发生交叉抑制的示意图

蓝色箭头显示交叉抑制在双极细胞和神经节细胞间的作用通路。“开”状态下双极细胞、无长突细胞和神经节细胞接受甘氨酸能的“关”抑制，“关”状态下双极细胞、无长突细胞和神经节细胞接受“开”抑制（蓝色箭头）。窄视野下 GABA 能无长突细胞的“开”和“关”接受甘氨酸能的抑制（绿色短箭头）。宽视野下无长突细胞的“开”和“关”不受抑制（侧边绿色长箭头）。GABA 能无长突细胞向双极细胞反馈并且向前传递到神经节细胞而不向其他无长突细胞传递（所有绿色箭头）。红色箭头表示兴奋传导通路。在过去许多的研究中，这个通路在每种细胞中都可以通过兴奋和药理学阻断抑制试验被证实。正如图 5-2 所示，所有交叉信号都可以在双极细胞呈现双重相互作用（引自 Werblin，2010）

三、视网膜连接、环电路和神经递质

视网膜连接：构成视网膜感受野的结构基础是什么？如上所述，视网膜对于光刺激的察觉和处理以包括光感受器（视锥和视杆细胞）和神经元（双极细胞和神经节细胞）组成的受体 / 神经元网络为基础。视网膜信息由双极细胞接收后经过丛状层中的水平细胞和无长突细胞调节，最终通过神经节细胞（开型、关型和开 / 关型细胞）传递到大脑外侧膝状核。简单而准确的描述就是水平细胞和无长突细胞能够直接或间接抑制双极细胞的活性（具体内容参见第 1 章）。视网膜细胞有多种亚型，事实上视网膜的微环电路要比这复杂得多（图 5-12）。例如，虽然只有一种类型的双极细胞和视杆细胞光感受器连接，但视锥双极细胞有 12 种类型，每种类型的细胞都以集成的方式和视锥细胞光感受器相互连接。除此之外，大多数哺乳动物的视网膜构造都有一些排列共性，而灵长类动物更因有单一神经节细胞组成的视网膜黄斑中心凹结构更为复杂，有很多具有不同功能的神经节细胞类型，包括两种视黑蛋白敏感型神经节细胞（图 5-13）。在黄斑区周围，多个视锥细胞汇聚对应一个神经节细胞，这就是外周视力对细节辨别能力较弱的原因，而之前曾归咎于视杆细胞的信号传递（图 5-14）。这种中心凹缺乏的汇聚能力也伴随着中心凹处的视锥细胞比周围视锥细胞的光转导“达峰时间”加倍的情况，但具体原因尚不清楚，Masland（2011；2012a，b，c）在 2011 年和 2012 年发表了一系列该领域的综述文章。从光感受器能发出若干互相平行的视网膜微环电路。如上所述，每个双极细胞与所有的视锥细胞在其分支所及范围内发生连接，由于重叠作用，每个视锥细胞可以和 12 种双极细胞连接，而每种双极细胞可将不同的信息传递给下一层细胞（无长突细胞、水平细胞和神经节细胞）（图 5-15）。

因此，与几种不同类型的微电环路联系的视锥细胞和双极细胞连接广泛，而视杆细胞的微环电路与双极细胞连接最少。从进化论上讲，视锥细胞先于视杆细胞，尽管在视网膜组织中视杆细胞的数量是视锥细胞数量的 20 倍。视锥双极细胞在内丛状层形成高度有序的突触连接，每种都有不同数量的连接，而每种也都有其独特的类型，包括亲离子型、代谢型（mGlur6），甘氨酸能和 GABA 能受体型及钙结合蛋白型，从而将输出抑制或兴奋信号转化为神经节细胞的开或关反应（知识关联 5-7，图 5-11 ～图 5-13）。

开 / 关型双极细胞有不同种类，部分取决于反应时间的长短（瞬时或持续性）。此外，参与反应的单个双极细胞（非彩色的开或关）从多个视锥细胞处获得信息（图 5-15）。

色觉的识别机制有所不同。分辨光波的波长（见下文）至少需要 2 个视锥细胞输出信息，以便相互比较。蓝色（短波长）视锥细胞与一种特殊类型的视锥双极细胞形成突触，而其余的红绿色（长波长红绿色视锥细胞，约占总量的 85%）视锥细胞和其余多种双极细胞形成突触（图 5-12 和图 5-15）。蓝色双极细胞记录开型刺激，但关型反应却是由无长突细胞产生的 。无长突细胞能够将蓝色双极细胞开型刺激信号转换成关型信号，以抑制中间神经元（图 5-16）。

这种特殊的无长突细胞对短波长光线特别敏感，并利用甘氨酸作为它的抑制性神经递质。在神经节细胞水平，蓝色开型神经节细胞接收蓝色开型双极细胞和红绿色关型双极细胞信号。蓝色关型神经节细胞接收来自相

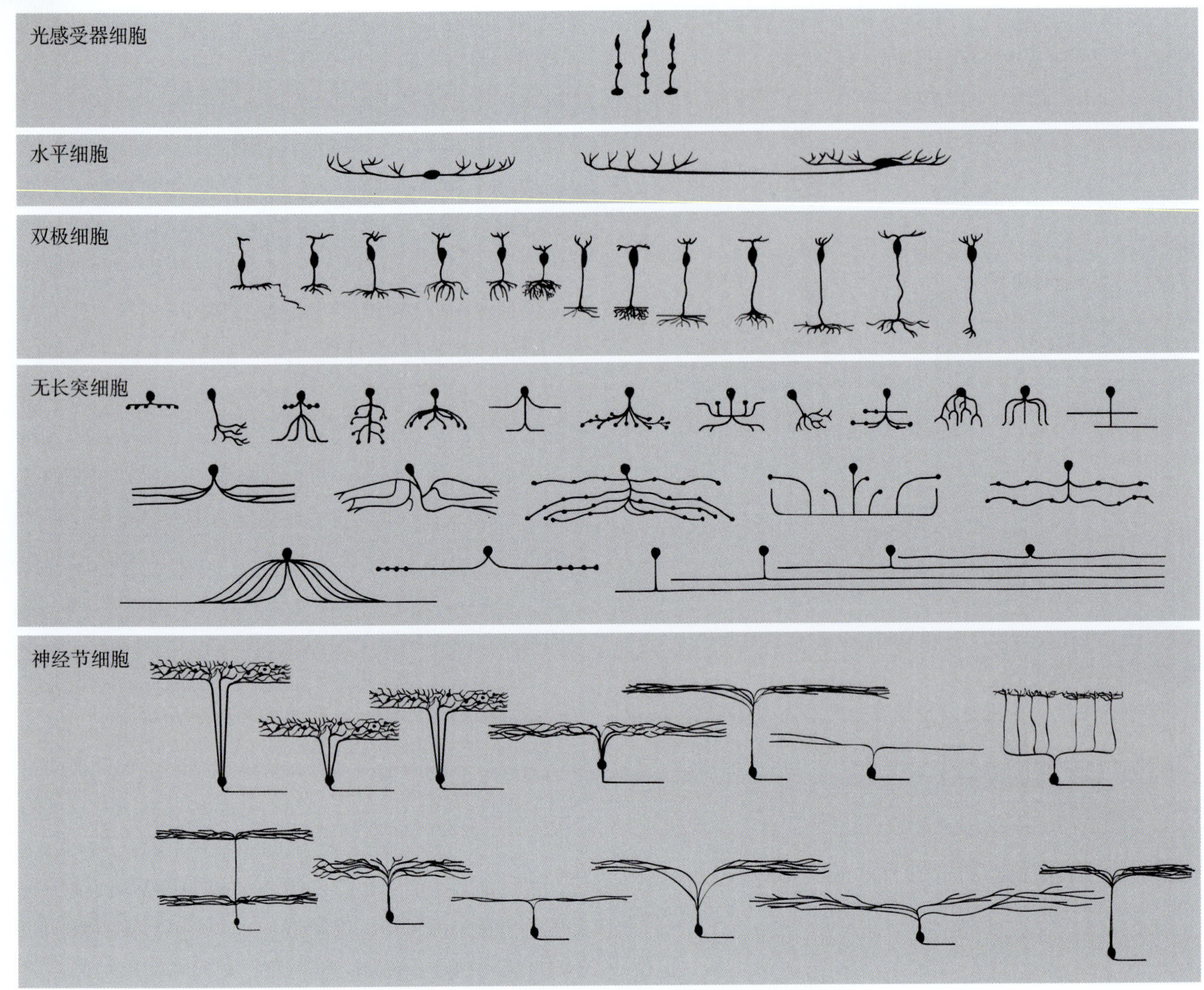

图 5-12 典型哺乳动物视网膜内的主要细胞类型

同的无长突抑制性细胞的信号，这是通过节细胞伸入视网膜层间的突触来完成信号接收的。

因此，颜色识别是通过短波长视锥细胞（开型或关型）和长波长视锥细胞（红色或绿色，开型或关型）完成的，本质上是一种双色体系。多数哺乳动物的视网膜是没有红绿色觉分辨能力的（即真正的双色系统，仅仅是长波长视锥细胞和短波长视锥细胞之间相互比较的结果）。有 5% 的人群是真正的双色体系，也就是红绿色盲。这些内容将在后面详述。

视杆细胞的微环电路如何适应这种神经组织？视杆细胞感知弱光，而视锥细胞感知强光。视杆细胞感知弱光是一种正性的反应，不会和关型视锥双极细胞的关反应（即因光线缺乏而导致的反应）相混。大多数视杆细胞通过视锥双极细胞间接地与神经节细胞连接，许多视杆细胞仅仅和一个视杆双极细胞形成突触，视杆双极细胞再通过缝隙连接与一个视锥双极细胞连接，这种连接是由一种更加特殊类型的无长突细胞，即 AⅡ细胞完成的。

在灵长类动物中，与中心凹有关并源自小神经节系统的神经节细胞进一步特化。小神经节细胞直接联系一个视锥双极细胞，并因此和一个视锥感受器细胞发生联系。所以在没有视杆细胞的中心凹处有大量的小双极细胞和小神经节细胞，其数量仅受视锥细胞排列的影响。例如，在猴的视网膜中心凹处，小细胞约占神经节细胞的 70%。而且，在灵长类动物的视网膜中心凹处，每个视锥细胞都要和一个关型双极细胞及一个开型双极细胞连接，导致在中心凹处的双极细胞密度远大于视锥光感受器。每个小神经节细胞都有一种简单的中心 / 周围结构，这是“超级视力”所需的极佳空间分辨力的基础。而且，人们认为小细胞系统为已有的蓝色视锥细胞系统增加了分辨红绿色觉所需要的双回路结构（知识关联 5-8，图 5-12 和图 5-15）。在中心凹处，颜色对比理论并不像上面所述的那么严格，而是能够被水平细胞信号修饰：因此短、中、长波长视锥细胞被水平细胞调节后，

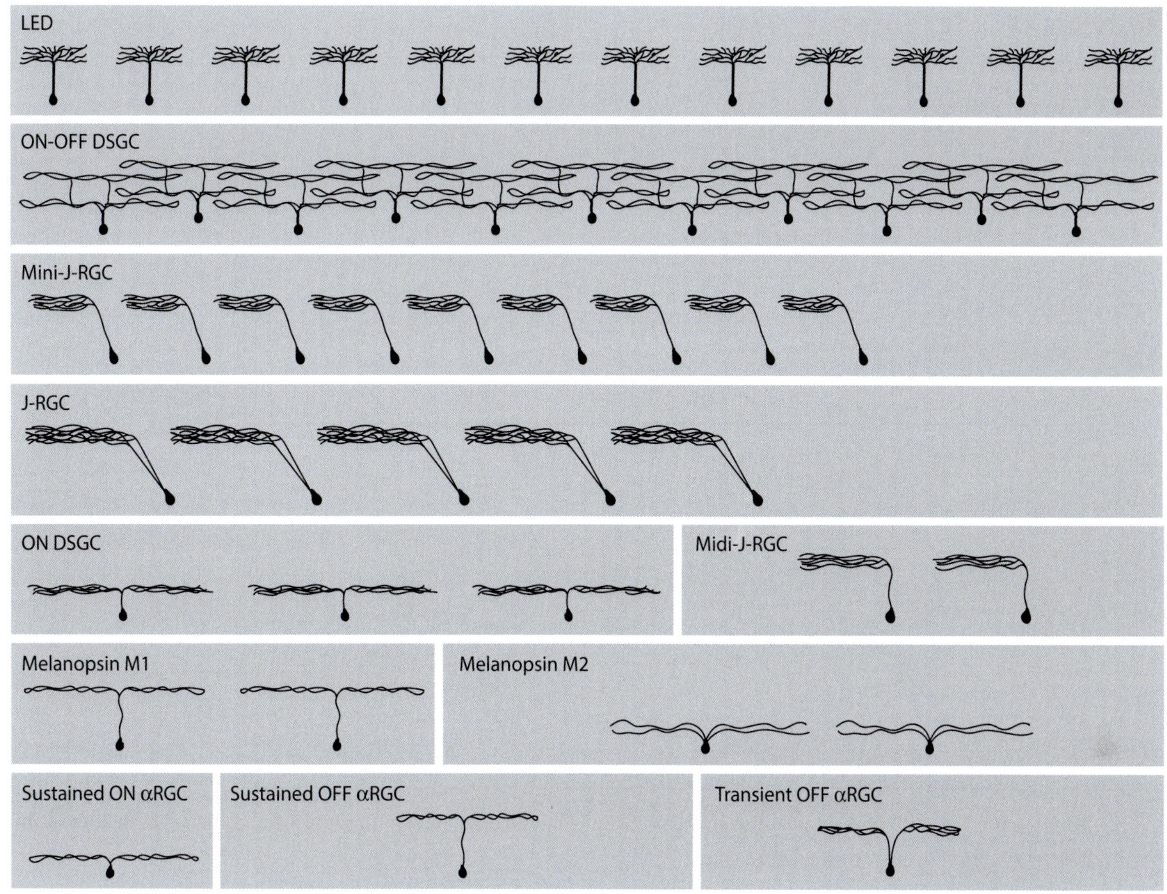

Fig. 5.13 A selection of mouse RGC types shown in cross section. The schematic images of the cells preserve their relative dimensions and stratification. The number of cells of each type is proportional to their approximate frequency in the mouse retina. *DSGC*, Directionally selective ganglion cell; *J-RGC*, junctional adhesion molecule B–positive RGC; *LED*, local edge detector; *RGC*, retinal ganglion cell. (From Sanes and Masland, 2015.)★

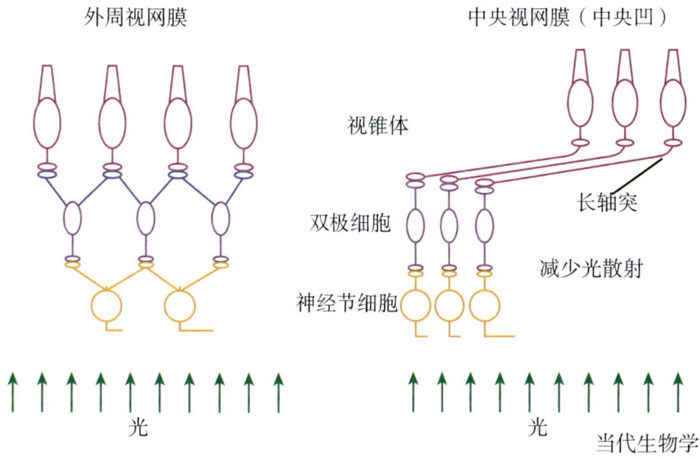

图 5–14　视锥体传递光的速度取决于视网膜中神经元在中央视网膜和外周视网膜中的排列位置

中央视网膜有两个主要的特化功能。其中中央视网膜有一个特殊的区域，即中央凹，其每个视锥细胞都有一条通往视网膜其他部分的专属通道，当某视锥细胞在双极细胞上形成突触时，该细胞就会在一个视网膜神经节细胞上形成突触；而在外周视网膜中却是几个视锥体逐渐会聚到双极细胞上。另外在中央凹中有一条长轴突将视锥体的突触与其光敏部分隔开。因此，光可以到达中央凹锥体，而不必穿过内视网膜的神经元。这两种特化都有助于提高中央视网膜的空间分辨力（引自 Masland，2017）

★图 5–13 因版权限制不允许翻译，图片主要显示小鼠不同类型视网膜细胞的截面图，每种类型的细胞数量与它们在小鼠视网膜中的近似频率成正比。图中自上而下分别显示的是局部边缘检测细胞；开 – 关定向选择性神经节细胞；微小型视网膜神经节细胞连接黏附分子；视网膜神经节细胞连接黏附分子；开型定向选择性神经节细胞；中等视网膜神经节细胞连接黏附分子；M1 和 M2 型黑视蛋白；维持打开、关闭和暂时关闭状态的 αRGC 的相对位置、维度和分层。LED. 局部边缘检测细胞；ON–OFF DSGC. 开 – 关定向选择性神经节细胞；RGC. 视网膜神经节细胞；J–RGC. 视网膜神经节细胞连接黏附分子；Mini J–RGC. 微小型视网膜神经节细胞连接黏附分子； ON DSGC. 开型定向选择性神经节细胞；Midi–J–RGC. 中等视网膜神经节细胞连接黏附分子；Melanopsin M1. M1 型黑视蛋白；Melanopsin M2. M2 型黑视蛋白；Sustained ON αRGC. 维持打开状态的 αRGC；Sustained OFF αRGC. 维持关闭状态的 αRGC；Translient OFF αRGC. 暂时关闭状态的 αRGC

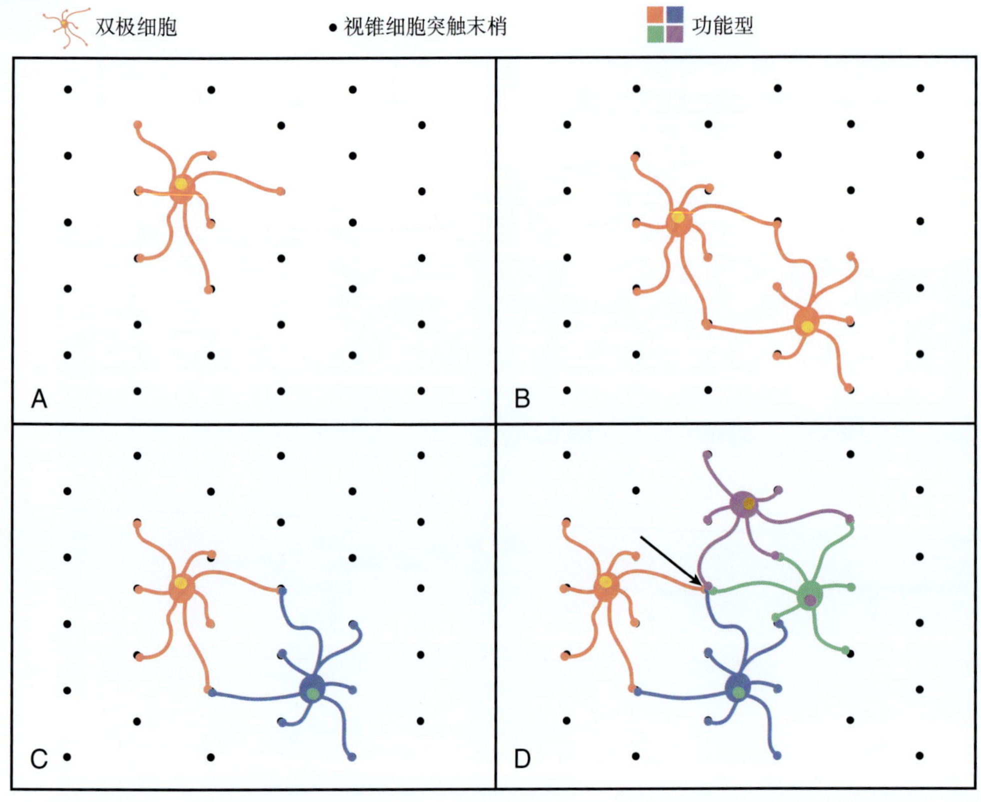

图 5-15 每个双极细胞（由不同的颜色表示）在它的树突范围内和所有视锥细胞的联系

视网膜结构就是在每个双极细胞树突能及的范围内和所有的视锥细胞接触，而蓝色视锥双极细胞除外，它们只与蓝色视锥细胞联系。它们在数量上很少，而且每个细胞只与单个视锥细胞连接，并将视锥细胞独特的信息发送给位于内层视网膜的神经节细胞

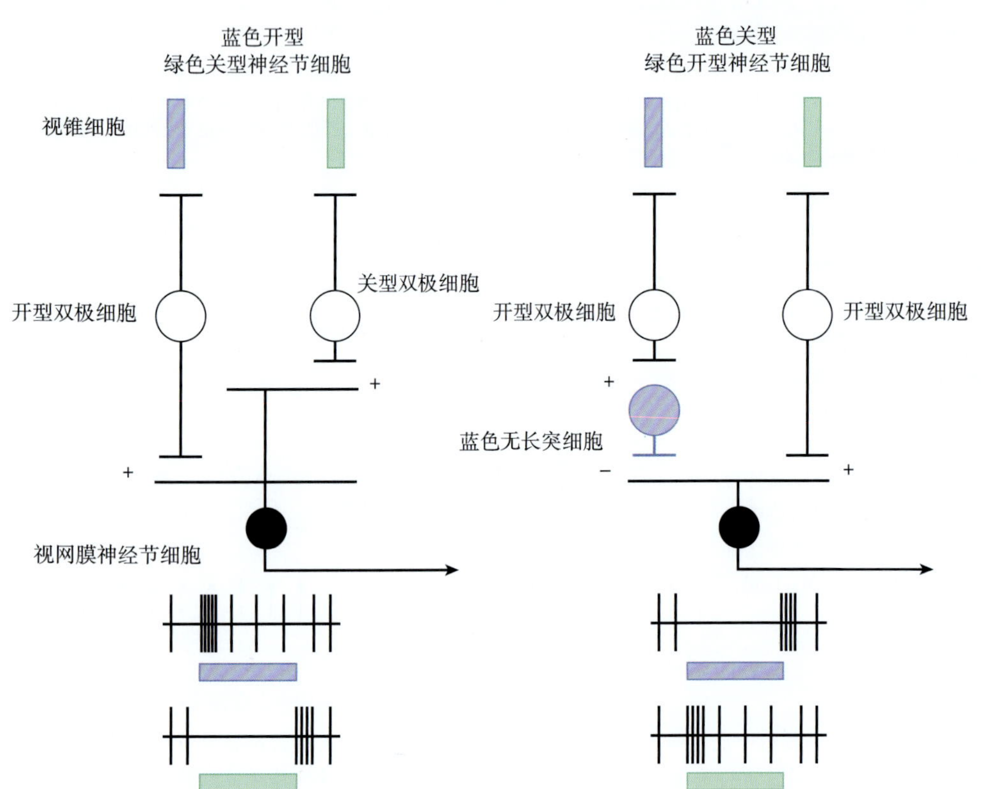

图 5-16 开 / 关型神经节细胞的生理功能

图中显示的是蓝色神经节细胞。接触蓝色敏感视锥细胞的蓝色双极细胞对亮度刺激产生反应信号（开型刺激），这些双极细胞的突触直接联系到一个特殊的神经节细胞（图左）。相反，如果双极细胞从无长突细胞接收到抑制性信号，则会产生关反应。在这两种情况下，起相反作用的绿色视锥细胞输入的信号能够对其进行补充，最后将动作电位流输出到大脑（如图下方部分所示）（引自 Masland，2012c）

能够与周围区域所有的视锥细胞竞争。

外丛状层的水平细胞（图 5-12）可为视杆细胞和视锥细胞输出信号提供重要的信息反馈。对于视锥细胞，通常认为是以对比的形式实现反馈，主要是对活化细胞周围的神经节细胞产生抑制性信号（与周围神经中动作电位产生后能够抑制邻近未受刺激视神经元的作用类似），这样就产生了神经节细胞的中心 / 周围结构（知识关联 5-8）。还有学者认为水平细胞作用的方式在于，

其能够将一些特定视锥细胞受到刺激后产生的信息从整体视网膜在平均亮度下产生的信息中提取出来，从而成为明适应的机制。由于解剖结构决定了水平细胞和视杆细胞的连接点与视杆细胞和视锥双极细胞的连接点相距很远，水平细胞能够单独调节视杆细胞。

在生化机制中，水平细胞之所以能够指挥开反应或关反应可能是通过光感受器酸化反应介导的（双极细胞突触处是由膜结合质子泵介导的并抑制谷氨酸神经递质的作用，图 5–17）。其中视锥细胞反应的调节由两种类型的水平细胞介导完成，一种局部作用于单个视锥细胞，而另一种作用较为广泛。

与此相反，无长突细胞数量多于水平细胞，功能也很广泛（图 5–12），约有 30 种无长突细胞，其中一些细胞在很大区域内调节神经节细胞反应，其余细胞的作用范围则很局限。此外，这些细胞通过上述讨论过的一系列神经递质及受体（如多巴胺、乙酰胆碱、谷氨酸、γ-氨基丁酸、甘氨酸等）起到抑制、增强、引导和修饰作用，因此影响到中心 / 周围结构、方向选择性、明暗效应和色觉等多种功能。一些无长突细胞有细小的树枝状分支，全都在一个大感受野的神经节细胞的感受野内发挥作用，如已经确定星爆型无长突细胞有开 – 关方向敏感性，在信号传递时树枝状传递呈扇形特征，然而，其他无长突细胞在调节定向选择性神经节细胞中也发挥着重要的作用，它们可以直接作用于定向选择性神经节细胞，也可以间接抑制星爆型无长突细胞从而发挥调节作用（图 5–13、图 5–15 和图 5–18）。此外，其他无长突细胞对扫视引起的抑制很敏感，可以区别是视野内真实物体的运动还是因眼球细微运动产生的整个视野的移动。无长突细胞可能具有旁分泌和多种神经递质分泌功能，并可释放一氧化氮（参见第 7 章）。

因此，在信息到达视皮质前，在内丛状层 / 神经节细胞水平（如对比增益控制）已经发生某种程度的信息

水平细胞极化释放的H^+在视锥细胞末梢进行负反馈调节

周围光	水平细胞		水平细胞膜中的液泡ATP		突触间隙[H^+]		视锥细胞Ca^{2+}内流		递质释放		关型双极细胞	开型双极细胞
关	超极化	→	↑	→	↑	→	↓	→	↓	→	超极化	去极化
开	去极化	→	↓	→	↓	→	↑	→	↑	→	去极化	超极化

A

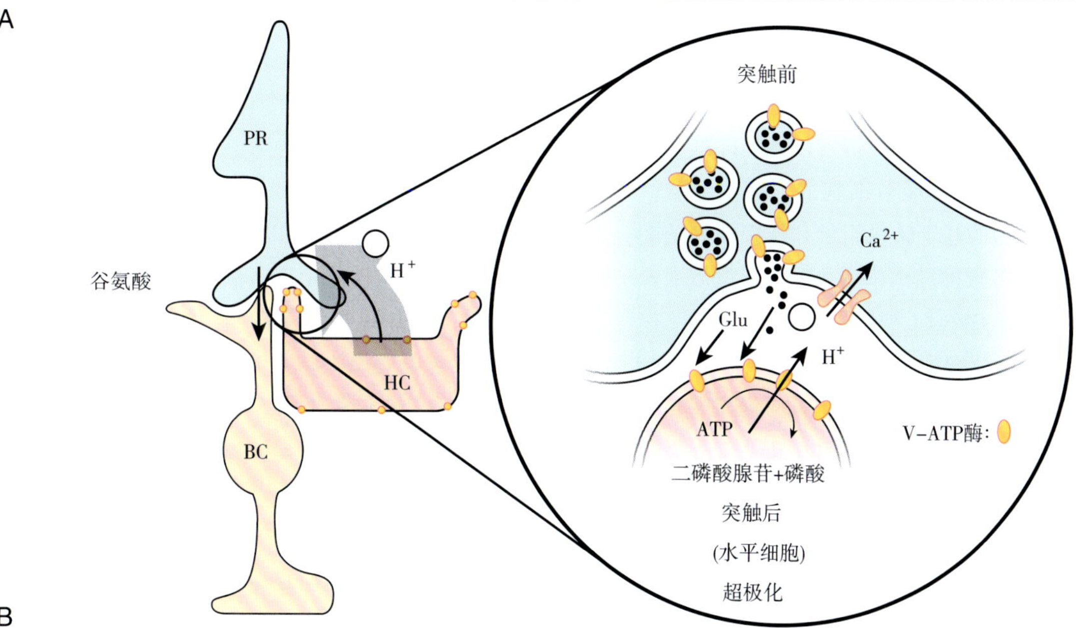

图 5–17　H^+ 释放对双极细胞产生负反馈：这是通过视锥细胞、双极细胞突触处 H^+ 浓度变化实现的，是由水平细胞极化诱导的。该极化通过视锥细胞末梢突触间隙中 H^+ 浓度变化实现

A. 水平细胞去极化和超极化引起不同参数改变的方向；B. 通过水平细胞去极化释放 H^+ 对双极细胞产生负反馈，见 A 中关（OFF）项。经液泡 ATP 酶（V–ATP 酶）（一种质子泵，见图中插入的蓝绿色环）释放 H^+ 离子，结果视锥细胞的谷氨酸释放受到抑制。V–ATP 酶存在于视锥细胞末梢的突触囊泡内（引自 Hirasawa et al.，2012）。PR. 光感受器细胞；HC. 水平细胞；BC. 双极细胞；Glu. 谷氨酸；ATP. 三磷酸腺苷

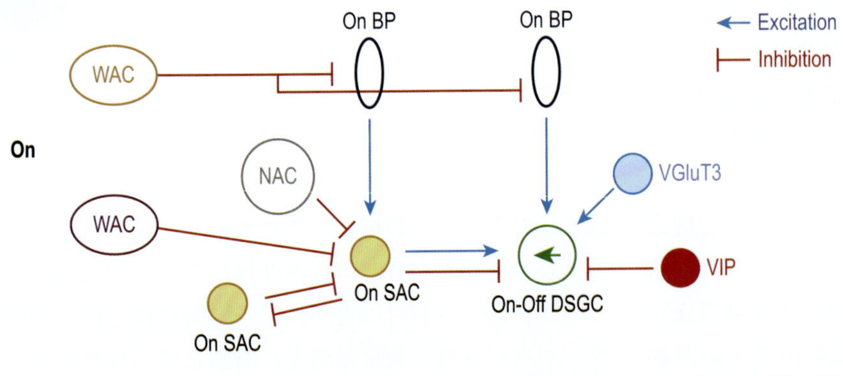

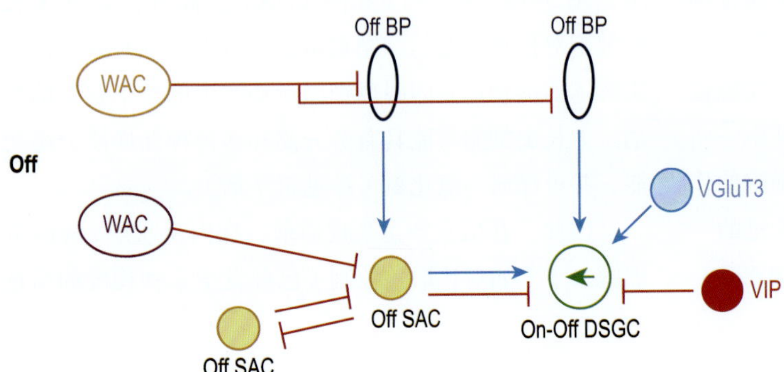

Fig. 5.18 Schematic of anatomically and functionally identified connections in the On and Off pathways of the direction-selective circuit. *BP*, Bipolar cell; *NAC*, narrow-field amacrine cells; *SAC*, starburst amacrine cell; *VGluT3*, vesicular glutamate transporter type 3; *VIP*, vasoactive intestinal polypeptide expressing amacrine cell; *WAC*, wide-field amacrine cells. (From Wei, 2018.)★

处理。

神经节细胞有约 20 种类型（图 5-12），如已知最初在猫视网膜上发现的 X 细胞（缓慢、长时）、Y 细胞（快速、瞬时），在猴视网膜上的 P 细胞（小细胞）和 M 细胞（大细胞）是中心 / 周围结构和方向及取向选择性的基础。每种不同的神经节细胞在它们的突触范围内有序排列在视网膜内，因而保证在特定位置发挥其特殊的功能（图 5-19）。除了神经节细胞的形态学分类，应用于所有视网膜细胞的基于转录组学和连接性的功能分类也在发展中。大多数神经节细胞（90%）参与了视觉运动指导任务；少量 OPN4（视黑蛋白）和 OPN5（神经蛋白酶）敏感的神经节细胞（ipRGC）（参见第 4 章）与顶盖前和视交叉上核的神经元连接，对一定的进光量水平产生反应，并控制瞳孔对光反应和睡眠 / 清醒周期（知识关联 5-5）。还有几种 ipRGC 能调节松果体产生褪黑素，因而参与昼夜节律形成。其他一些神经节细胞如开 - 关定向选择性神经节细胞、α 神经节细胞、开型定向选择性神经节细胞等，处理其他视觉功能，如图片装饰和图像的稳定性（图 5-12、图 5-13、图 5-18 和图 5-19）。

综上所述，视网膜微环电路是多样性的，重要的视觉信息被传递到大脑的高级中枢之前，在此处进行了重要的处理。

四、临床视觉电生理

眼内是存在电位差的，如明亮的闪光刺激可以导致视网膜的暗电流和跨角膜上皮电位差发生改变，从而使组织产生大量反应。这些反应是细胞电位差改变的结果，但只能推测其放电的源头，大量的研究已经将视网膜电反应的来源定位于视网膜（图 5-20）。国际临床视觉电生理学会（ISCEV）建立了国际上认可的描述正常不同水平反应的标准。

1. 静息电位和眼电图　眼球像一个电偶极子，具有可测量的静息电位，该电位是在视网膜色素上皮和光感

★**图 5-18** 因版权限制不允许翻译，图片显示解剖学和功能学上已确认的在选择性方向通路上“开”和“闭”的连接路径。BP. 双极细胞；NAC. 窄视野无长突细胞；SAC. 星爆型无长突细胞；VGluT3. 囊泡谷氨酸转运蛋白 3 型；VIP. 表达血管活性肠多肽的无长突细胞；WAC. 宽视野无长突细胞。蓝色箭头表示兴奋传导方向，红色标志表示传导抑制。
On BP. 双极细胞打开；Off BP. 双极细胞关闭；On-Off DSGC. 开 - 关定向选择性神经节细胞；On SAC. 星爆型无长突细胞打开；Off SAC. 星爆型无长突细胞关闭；excitation. 兴奋传导；inhibition. 抑制传导

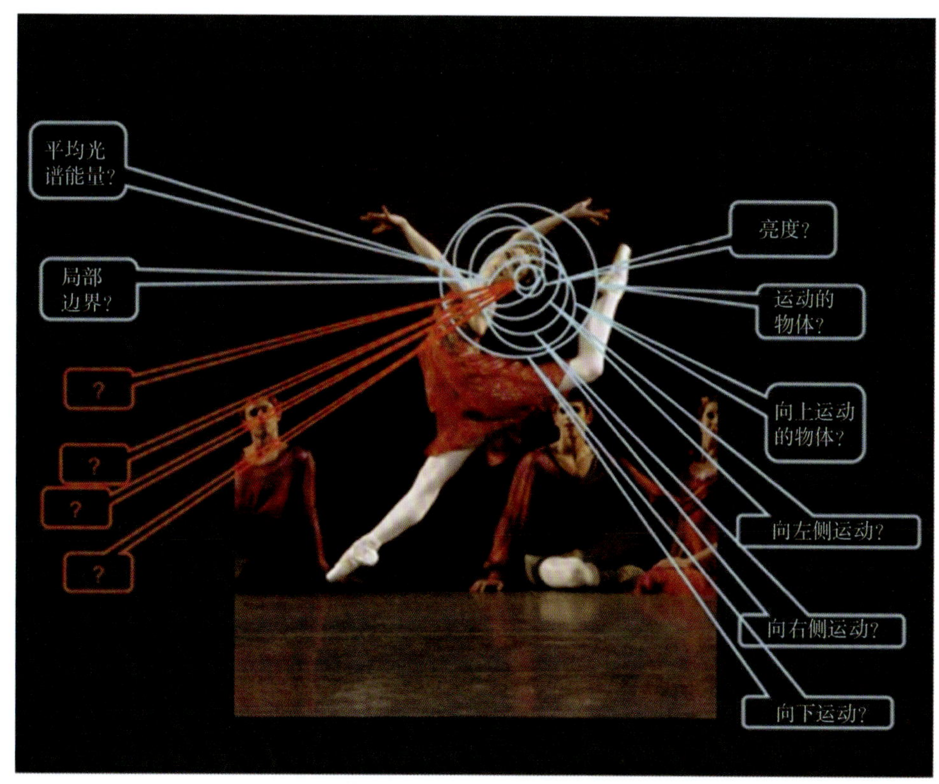

图 5-19　协助理解众多组件由视网膜逐点管理的图像

该图显示的是一张舞蹈演员的图像，她的头部特征，如动作、方向、倾斜度、颜色、色调、质地纹理等都能在视网膜上以点对点为基础进行处理，物体在空间中的每一个点都能对应于相应视网膜内的每一个神经节细胞（引自 Masland，2011）

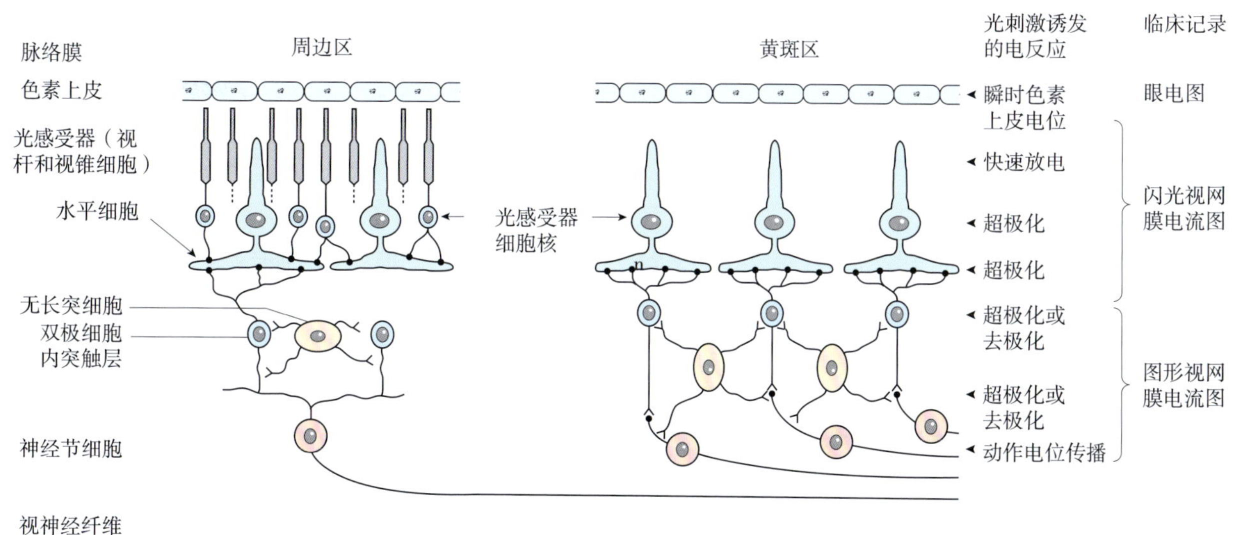

图 5-20　视网膜各层电生理活动的来源

眼电图记录的是位于视网膜色素上皮层的电活动，而视网膜电流图记录的是视网膜的电活动。图形视网膜电流图代表了经过双极细胞处理后的反应（图片由 A. M. Halliday 提供）

受器交界面产生的，约为 60mV。在分子水平，眼电图是跨视网膜色素上皮电位差的代表，这种电位差由细胞的离子浓度梯度产生，是各种基因的表达结果，如斑萎蛋白（bestrophin）基因（参见第 4 章），并需要细胞间的紧密连接来维持这种电位差。在所有无渗漏的上皮层都存在与之类似的跨上皮电位差。在眼睛对光逐步适应的过程中，这种电位稳步上升，在眼球水平运动时产生一个可记录到的可逆电位，被称为光感上升（知识关联 5-9），当比值低于 1.5 时为异常，高于 2 时为正常。这是光感受器间基质内钾离子浓度变化继而产生细胞外电流的结果。眼电图（EOG）测量可以用光峰电位（明适应时的峰值电位幅度）和暗谷电位（暗环境中测得的最低电位幅度）的比值表示。根据对以往数据进行的荟萃分析总结出了一套基于 ISCEV 的规范性反应（Constable et al.，2017）。在某些情况下（如视网膜脱离），因为视网膜色素上皮层和光感受器间的联系中断，眼电图就会消失。虽然大多数 Best 病或精神疾病患者的眼电图是异常的，但也偶有正常眼电图的报道。

2. 视网膜电图　视网膜电图（ERG）与眼电图有部分重叠，它是视网膜成分对光刺激的累加电反应，不仅受光刺激的强度和持续时间影响，也受光刺激波长、模式和视网膜本身明暗适应水平的影响。

ERG 有几种成分（图 5-21）。在昏暗条件下，早期的感受器电位几乎无法检测到，只有在高强度的闪光刺激下和深度暗适应的眼睛，才能检测到这个电位。它源自视杆细胞外节层对光刺激的光化学反应，并依赖于视杆细胞的密度和较高水平未漂白的视紫红质。当视网膜内层被破坏，但外层组织依旧完整的情况下（如视网膜中央动脉阻塞），仍然可以测得早期感受器电位。但由于上述生理性的限制，在正常情况下记录不到该电位。

负向 a 波是由光感受器内节（Granit P Ⅲ 成分）的超极化产生的，其中 a_1 部分来自视锥细胞，a_2 部分来自

知识关联 5-9　眼电图

眼电图（EOG）记录眼睛前后之间的电偶极矩，当眼球左右运动时，电流的方向会发生反转。在强光照射时，电位差的高度增加。在 EOG 图上，每个圆点代表当眼球从左向右转动时电偶极矩的交替。当有光照时，EOG 波幅高度增加。EOG 的测量以微伏计，当光刺激增加时，波幅也增加。上方 2 个框显示的是标准曲线，左侧为低光照水平，右侧为增加亮度。下方 2 个框显示的是实际的 EOG 数值。理想化（上）和实际的（下）EOG 波幅和时间曲线来自正常人。实际 EOG 由测量的点估算而来，用虚线表示。

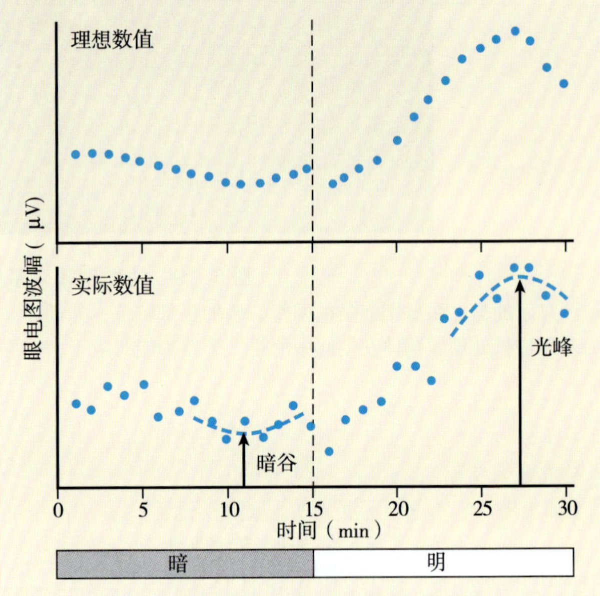

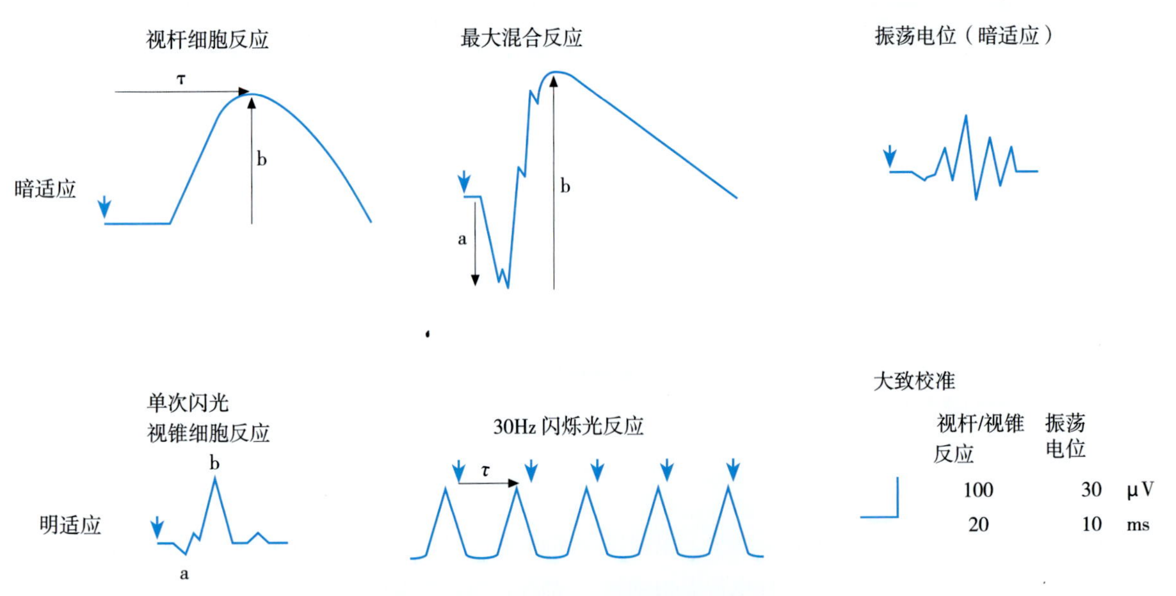

图 5-21　五种基本的视网膜电图反应

这些波形图仅仅是模拟图，其高低并不代表实际上的最小值、最大值或平均值。蓝色粗大箭头代表刺激光，黑色细箭头代表如何测量到达峰值的时间（τ，隐式时间），以及 a 波和 b 波的幅度

视杆细胞。相反，b 波（Granit P Ⅱ 成分）被认为来自双极细胞（直接或间接经信号传递到 Müller 细胞）；b_1 波由视锥细胞主导的双极细胞产生，b_2 波由视杆细胞主导的双极细胞产生。在某些视网膜血管疾病（如视网膜中央静脉阻塞）中，b 波会消失。

振荡电位被认为是由无长突细胞产生的，而缓慢上升的 c 波（Granit P Ⅰ 成分）的产生有赖于完整的视网膜色素上皮层。然而，眼电图对评估视网膜色素上皮层的完整性是更为有效的方法。在糖尿病患者中，经常出现振荡电位的缺失。

ERG 本质上是对强光刺激产生的反应，而图形视网膜电图（PERG）是对等效亮度的黑白翻转棋盘格的反应，代表空间对比度的电反应，可能源自开 – 中心型神经节细胞。ISCEV 研究出了一套明视负向光适应 ERG 规范，代表一种 b 波之后缓慢的负向波，被认为是神经节细胞活动的结果（图 5-22）。

3. 多焦视网膜电图　记录来自视网膜局部区域的离散的电生理活动。由一组六边形组成的刺激图形而不是全视野闪光来刺激视网膜，每个六边形刺激图形都有 50% 的概率刺激限定的视网膜区域。随着时间的推移，每个刺激都是随机产生的，产生一个持续的 ERG 反应（图 5-23），该反应与每个区域的开和关相关，所以最后的结果不是真正的分散的局部视网膜区域的 ERG 反应，而是通过统计学和数学理论解析过的典型波形。

多焦 ERG 可联合互补功能和成像技术评估视野，如微视野检查是检测视网膜特殊区域对不连续光刺激的敏感度技术，通过扫描激光检眼镜可定位要刺激的部位，并使视敏度与相应视网膜区域的光学相干断层图像关联起来。

4. 闪光视网膜电图能否完全显示正常视网膜生理　如前所述，闪光视网膜电图的前提是假设光电脉冲时间非常短且近似于脉冲反应函数（IRF）。此外，电极定位的误差有时会使得波形改变而无法重复采集，或引起明显的干扰背景。另有一种方法涉及使用时间序列白噪声检验以消除潜在的假象，这样可能使结果更接近于视网膜生理反应（图 5-24）。在使用"静默替代刺激"的光适应中发现其能够有效阻挡所有视锥细胞反应（Maguire et al.，2017），从而可以选择性地只记录视杆细胞反应，这种技术在研究人类正常和异常的视杆细胞功能中将有很大价值。

5. 视觉诱发电位　视觉诱发电位（VEP）记录光刺激视网膜后传递到大脑枕叶视皮质的电活动，表现的是一种限制条件下的脑电图（EEG）。方法是将 6 个电极分别置于双侧枕叶视皮质对应的头皮上，每个电极都可

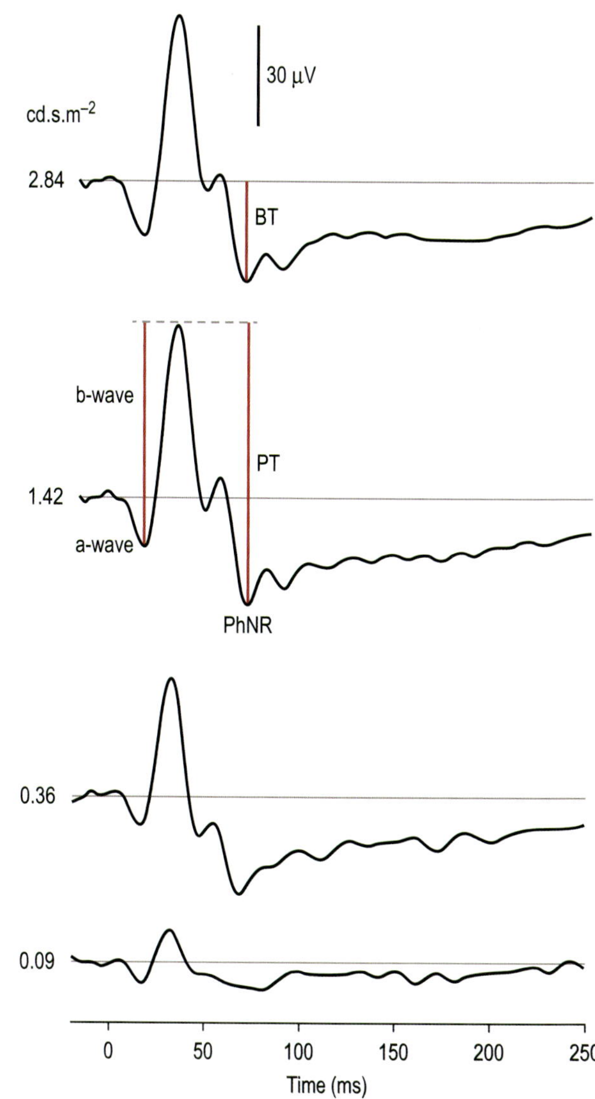

Fig. 5.22 Illustration of the light-adapted ERG of a healthy subject (35 years) in response to a brief red LED flash (660 nm) at each of four flash strengths, on a blue background (460 nm) of 10 cd m^{-2} using the protocol for detection of the photopic negative response (PhNR) amplitude measurements from baseline to PhNR trough (BT) and from b-wave peak to PhNR trough (PT). (From Frishman, 2018.)★

以记录到一个不同振幅的连续波形（图 5-24）。

VEP 有几种类型，包括闪光 VEP、图形 VEP、图形给撤 VEP 和图形翻转 VEP。闪光 VEP 波形图有明显的个体差异，包括诱发电位和放电后电位两个时相。电位的波幅根据暗适应的水平会有不同。使用黑白棋盘格刺

★**图 5-22** 因版权限制不允许翻译，图片显示一个健康受试者（35 岁）在 10 cd·m^2 的蓝色背景（460nm）上，对 4 种强度短暂的红色 LED 闪光（660nm）所表现出的明适应 ERG 示意图。使用的检测方法是测量从基线到明视负波响应（PhNR）谷（BT）和从 b 波峰值到 PhNR 谷（PT）的 PhNR 振幅

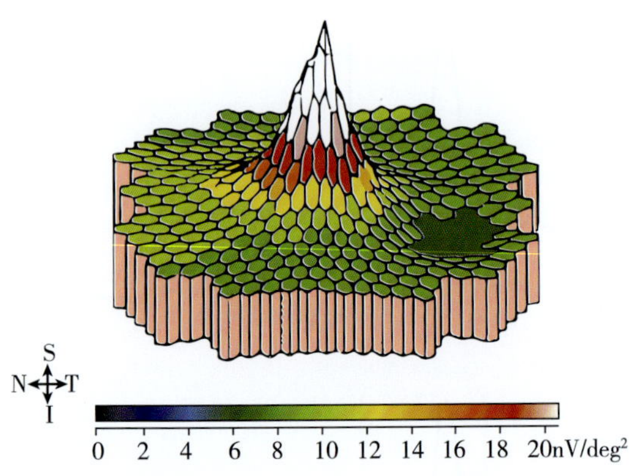

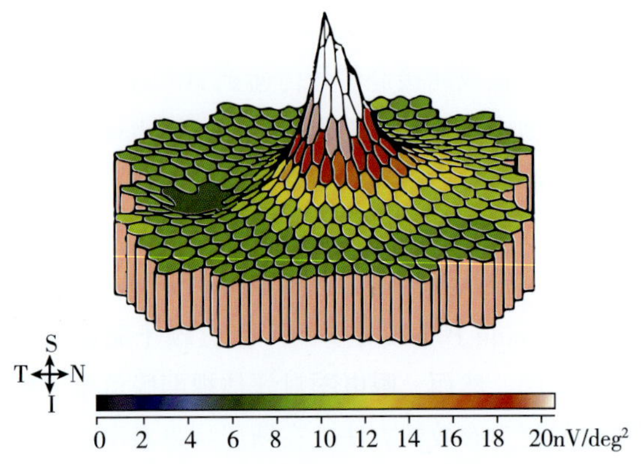

反应密度：正常人的平均值（标准差）

视野
me103h4md2p 10-17-13 12-17-19 PM 右眼
mfERG BA Normals MTP(19.me103h4md2p.Left.C1)
mfERG BA Normals MTP(18.me103h4md2p.Right.C1)

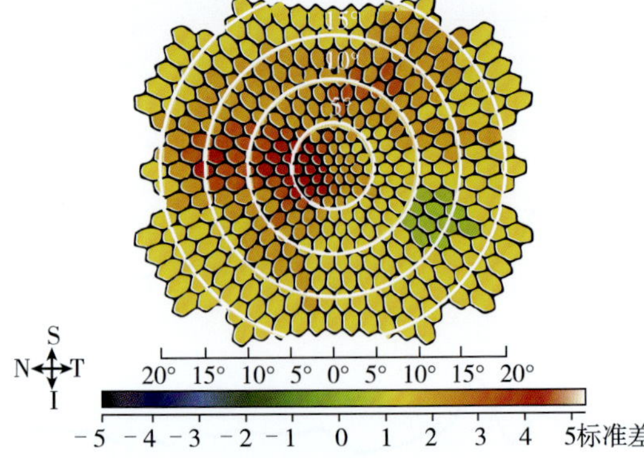

视野
me103h4md2p 10-17-13 12-33-11 PM 左眼
mfERG BA Normals MTP(19.me103h4md2p.Left.C1)
mfERG BA Normals MTP(18.me103h4md2p.Right.C1)

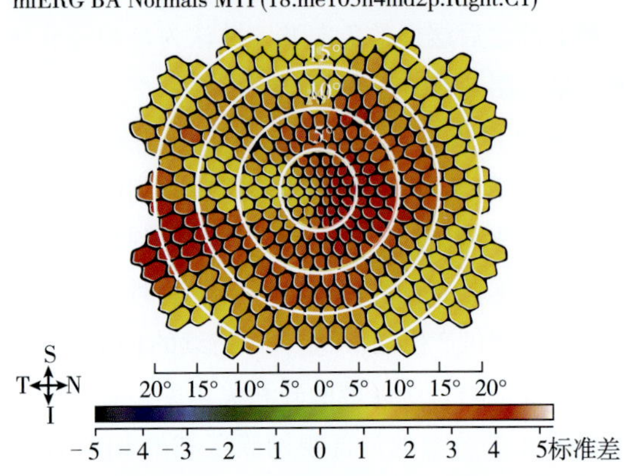

图 5-23 正常多焦视网膜电图为典型的视觉“山”，六边形阵列代表了分析的每一个视网膜区域（图片由西澳大学狮子眼科研究所 Fred Chen 博士提供）

激可诱发闪光 VEP（图 5-25），这种电位的波幅与视力有很好的相关性。但在这个反应中会存在一个明显的电干扰，来自刺激开始和关闭时的影响（即开关效应）。闪光 VEP 由三部分组成：N1、P1，N2、P2 和 N3、P3。而图形 VEP 基本上是单相的（图 5-24 和图 5-25）。闪光 VEP 被认为源自大脑皮质的 V2 区域，在视网膜上对应整个乳头黄斑束。而图形 VEP 被认为源自大脑皮质的 V1 区域与对应于 M 细胞和 P 细胞的神经节细胞感受野。

将等亮度的黑白棋盘格翻转能够克服图形给撤带来的问题，当棋盘格在适当短的时间内翻转时，图形给撤产生的影响可以被抵消。可将图形 VEP 设定为图形给撤和图形翻转 VEP，每种类型都因条件的不同产生特征型的波形（图 5-25）。很多巧妙的技术被应用于研究半视野刺激、黄斑视觉、年龄影响及左右眼优势等方面。然而，在临床上，通过检测波形潜伏时间的方法，VEP 还是最多用于评估视神经的功能。另外可以通过 VEP 的波形和振幅来评估黄斑中心凹视力。多焦点视觉诱发电位（mfVEP）也被引入应用，但易受非视网膜 / 视神经病灶影响而产生结果变异和伪影。尽管如此，在严格条件下仍可获得可靠数据。

五、闪烁刺激光

当一束光线闪烁频率足够高时，人将无法分辨光线是否闪烁，这时的光线闪烁频率被称为临界融合频率（CFF），这种稳态光的亮度等同于闪烁光周期中亮度的平均值，光刺激越强，临界融合频率越高，与视锥细胞相比，视杆细胞更难发生融合（见下文）。

融合的发生证明，在光刺激停止后感觉仍有一定程度的持续，所以在较低的光照刺激下更容易发生融合。融合被认为是一种后效应，因此当视网膜接收到第二个光刺激时，可能还处在第一个刺激的反应期内。但这更可能与明适应有关，视网膜在更强的光线下对光的反应是加速的。闪烁光以 ERG 反应测量时，临界融合频率

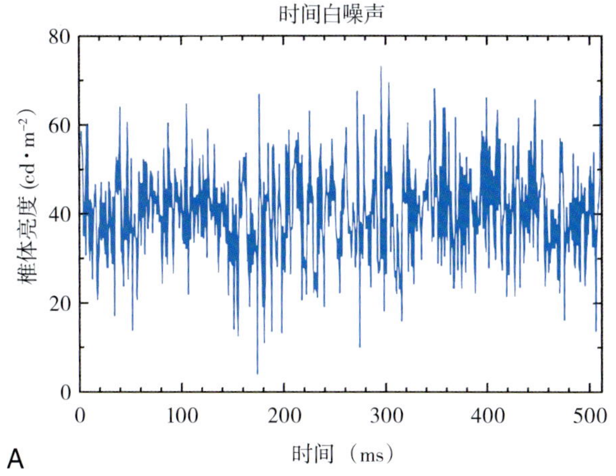

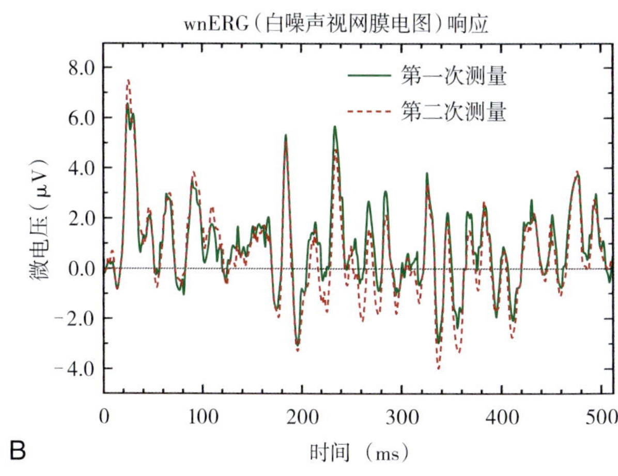

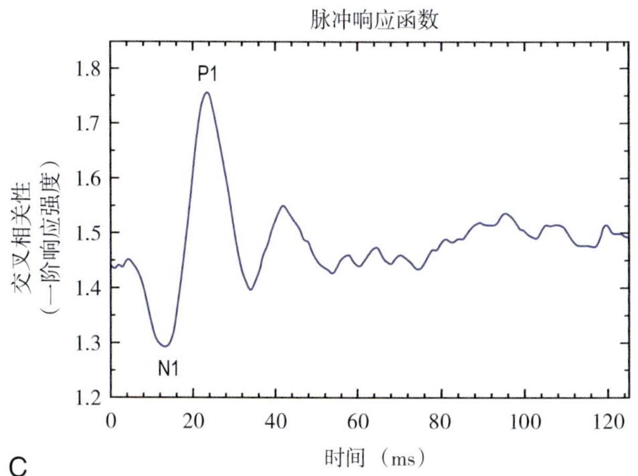

图 5-24　通过时间白噪声（wn）刺激（A）和测量的 wnERG（B）及相关联的 ERG（C），计算出线性脉冲响应函数（IRF）（C）

A. 一个示范性 TWN 刺激（0～512 Hz），其高低调节在平均适应水平（40 cd · m^{-2}）上下；B. 对 A 中显示的测量全视野（刺激器）进行 wnERG 响应（共两次测量，即绿色实线和红色虚线），是每次 40 次扫描的平均值，在重复测量中可重复；C.A 中的 TWN 刺激和由此在 B 中产生的 wnERG 响应互相关可得出线性 IRF，显示了 N1 和 P1 分量的定义（引自 Zele et al.，2017）

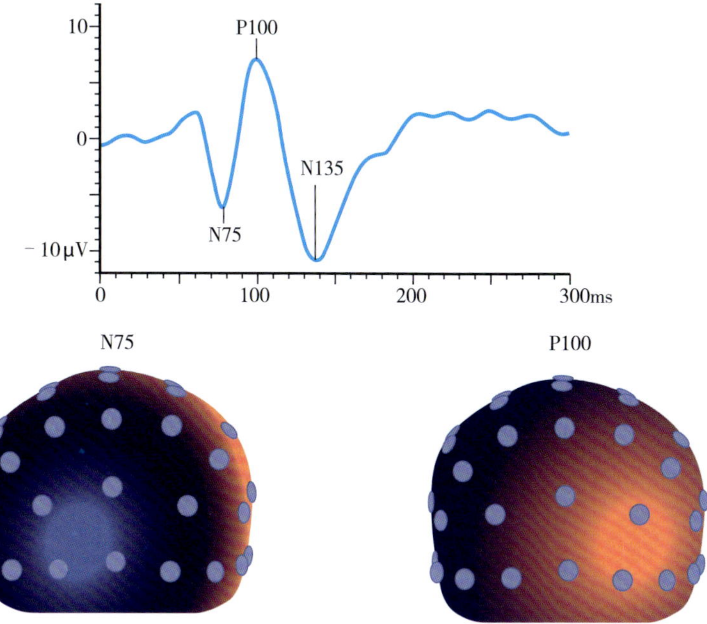

图 5-25　从头部电极输出记录的视觉诱发电位（引自 Kevin Whittingstall：http：//fizz.phys.dal.ca/～medbiophys/kevinp.htm.）

被视为一种平滑的电反应，它的电反应水平较高，以毫伏计算。所以如果在一个新的亮度水平上给予一个叠加的闪光刺激，可能引发第二个 ERG 反应。

人们主观上认为融合发生在每秒 60 次这一空间频率上，但实际上 ERG 的 CFF 发生在每秒 25 次。因此，将闪烁光周期设置在每秒 25 次，就可以通过闪烁光 ERG 单独测量视锥细胞功能（见下文）。有趣的是对于视神经纤维直接的电生理研究表明，具有高频率尖峰放电的神经节细胞，其 CFF 的阈值也高，反之亦然。多焦 VEP 获得的数据显示大细胞通路而非小细胞通路和闪烁光阈值呈负相关，这证明多焦 VEP 所提供的是周围视觉而非中央视觉信息。

第五节 色 觉

一、比色法和颜色分辨

比色法是在光感受器水平测量视功能的一种方法。相比之下，辨色力是一种与感觉和视觉处理后期阶段相关的大脑皮质功能，比色法或颜色测量方法建立在颜色匹配的技术之上，其悠久的历史可以追溯到 19 世纪中叶牛顿和霍尔姆斯，特别是麦克斯韦时代。

麦克斯韦认为所有的视觉都是颜色视觉，从某种意义上讲，这很可能是正确的。因为视杆细胞的感光是简单设置为视锥细胞视觉（颜色视觉）工作时的检测光阈值。基于视网膜中心凹处只有一小块区域接受光刺激的假想，国际照明委员会于 1964 年在一定的参照条件下设定了测量颜色的标准，并采用一种标准的 $V(\lambda)$ 或可见波长曲线。将颜色（C）用三原色作为参数的方程式来表示为

$$C=r\cdot(R)+g\cdot(G)+b\cdot(B)$$

其采用颜色匹配仪器（如闪烁光光度计）或由适合的分光光度计（如一系列可选择波长的光电二极管探测器）进行测量。

二、不同的颜色有不同的亮度

1. 光谱敏感曲线　在暗适应状态下，不同波长的光表现的亮度不同，在 500nm 左右的蓝绿光谱区域的光亮度最强，也就是意味着在黑暗中相同能量的光线中，蓝绿色的光看起来最亮（图 5-26）。在明亮条件下，波长在 555nm 左右的黄绿色光谱显得最亮，这时可以通过闪烁光光度计测量不同波长的亮度曲线。在明适应条件下，通过闪烁光光度计可以测得不同波长的亮度曲线。当亮度降低时，与长波长光相比，短波长光显得更亮，这种现象在昏暗条件下视锥细胞仍然活跃时就开始出现，被称为浦肯野迁移。在试验中，闪烁光 ERG 在研究浦肯野迁移时很有用，将闪烁光频率设置在每秒 25 次以上时可以区分视锥细胞和视杆细胞的反应，此时视杆细胞感受器检测不到闪烁光（见上文），所以浦肯野迁移在豚鼠（纯视杆细胞）或松鼠（纯视锥细胞）中无法测得，但在视杆细胞占主导的猫中可以检测到。

利用闪烁光 ERG 能够区别视锥细胞和视杆细胞反应，也可能利用适当闪烁光频率区分长（L）波长和中等（M）波长反应。除此之外，使用混合亮度（视杆细胞）和 12Hz 左右的彩色（视锥细胞）闪烁光频率及合适的颜色背景作为刺激光，也有可能在视网膜 ERG 水平而不是后期信号处理水平（皮质 / 知觉）将亮度和颜色电生理反应区分开来。

2. 光色间隔　浦肯野迁移是光色间隔的基础，光色间隔是光波刚好被检测到的绝对阈值亮度和光波呈彩色时亮度的差异。很明显，可见光的红端在这个间隔几乎消失，而在 570nm 附近最大。

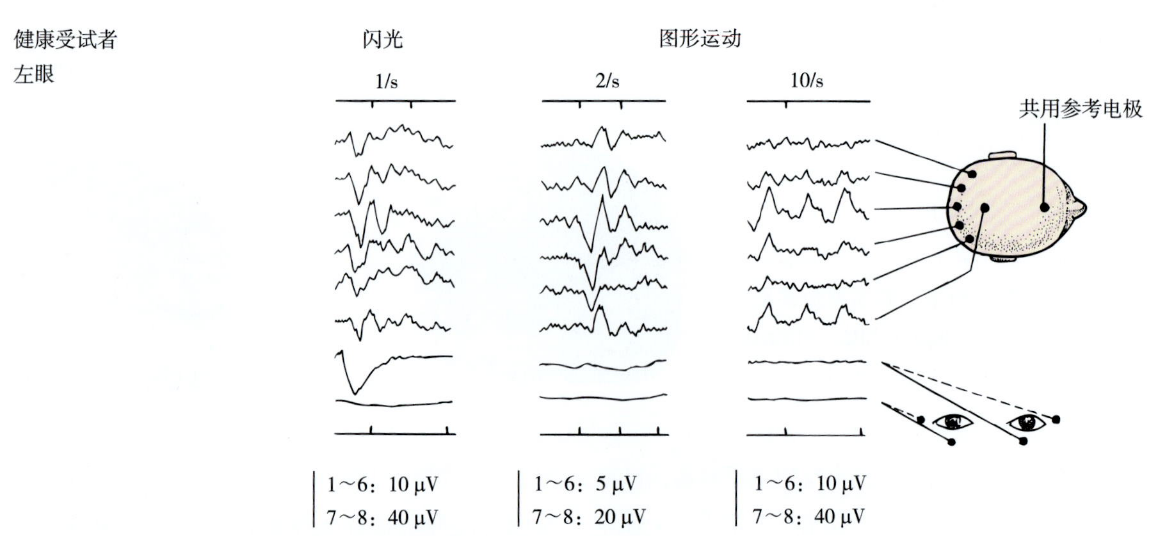

图 5-26　在头颅枕区放置的 6 个电极记录下的闪光和图形 VEP

图形以两个不同的速率翻转（中间和右侧栏）。下方两条线是同时记录到的视网膜电图（图片由 Ikeda 博士提供）

3. *视锥细胞阈值*　阈值是人为定义依赖于光感受器采集到的光量子的临界值。在实践中的既定条件下，光阈值是可测的，而且视杆细胞的光阈值已被了解得比较清楚，如使用暗适应曲线的早期部分或用很小的强光刺激眼睛从而只影响到视网膜黄斑中心凹。通过选择合适的光适应（如用蓝光适应使视锥细胞脱敏），可以用不同波长的光测量视锥细胞的阈值。使用这种波前适应的视觉技术能够缩小颜色和其他因素引起的像差，在角膜处测得的视锥细胞的绝对阈值为（203 ± 38）光量子，比之前的预估值大很多。通过这些方法可以得出视锥细胞特异性的光谱曲线。

三、颜色检测需要多种类型的光感受器

光感受器通过改变放电频率对刺激做出反应，这适用于所有神经元冲动。既然光感受器能对亮度和波长都做出反应，那么视网膜如果仅有一种类型光感受器（如视杆细胞），就不能在不同的环境中区分不同的刺激。因此，分辨波长刺激需要一组能对特定波长做出峰值反应的光感受器（至少两种），且不依赖于亮度的改变。理论上讲，具有对特定光谱敏感的感受器类型越多，分辨波长的能力越强，对于任何单一波长的刺激，整组光感受器的放电模式决定其分辨能力。可能由于进化的限制，视锥细胞的两种类型提供了种系生存所需的足够的分辨力，另外对于红绿色觉中长波长光的分辨能力是灵长类动物所特有的（见视网膜连接部分）。

1. *颜色视觉的三原色理论*　特定颜色的检测是通过光感受器的反应叠加形成的，从光谱混合曲线可以推断出 3 种基本类型光感受器的个体功能（知识关联 5-10）。这种颜色混合现象是混淆的结果，即我们无法分辨极窄的波长，的确是仅有 3 种视锥细胞感受器来分辨波长的生理反应(某些种类的鱼有 4 种视锥细胞感受器)。

然而，辨色力不仅仅是视网膜单独处理的现象，实验证明，人类通过利用 P 细胞内的三色机制，可以检测 L/M 和 S-L/M 光感受器，从而获得识别 4 种单一色彩（红色、绿色、黄色和蓝色）的能力，证明辨色力需要更高水平的色彩感知机制。

2. *3 种视锥光感受器的心理物理学证据*　感光性受体的内在属性是适应性，这种属性在视杆细胞（暗适应）和视锥细胞（明适应）中得到了很好的证明。利用视锥细胞阈值和光适应技术进行的实验证实有 3 种视锥细胞能对同一种波长的光做出不同的反应。这在 3 种光感受器的光谱敏感曲线上可以反映出来，也是色度图的基础。光适应伴随着以下分子学机制：①细胞内钙离子水平改变，可调节某些种属视蛋白活化期间和通道开放时的鸟苷酸环化酶的活性；②磷酸二酯酶活性；③较慢的反应机制，可能涉及多巴胺的释放和褪黑素之间的相互作用（参见第 4 章）。对于色盲人群的研究也为三色理论提供了证据。

知识关联 5-10　光谱混合曲线

将三原色混合能产生任何一种颜色。然而，产生每一种色彩时都需要特定量的原色，这个量值可以通过光谱混合曲线来确定。

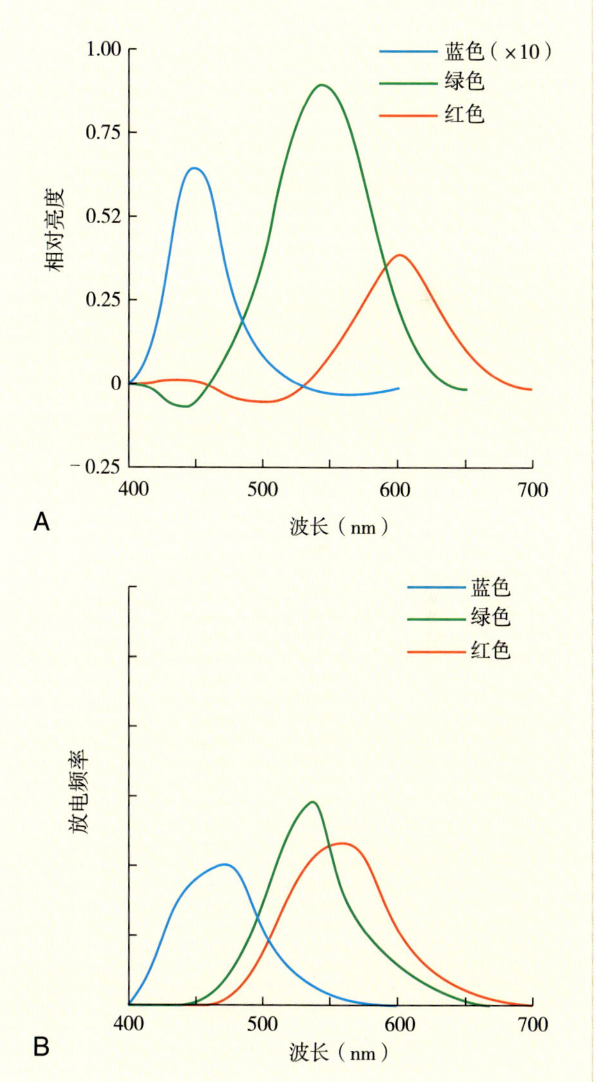

A. 产生任何特定波长所需要的每种原色的相对量；B. 在特定波长时，每一种原色在视网膜神经元的实际放电频率

利用最小亮度增量（l.b.i.）技术可以获得类似的结果，这种技术需要确定在不断变化的背景亮度下，能检测到目标亮度与背景亮度差别所需要额外补偿的那部分光量。例如，当中间目标为蓝色，背景光为绿色时，利用

这种技术检测最小亮度增量可以达到很高的分辨率。研究证实，确实存在对红色和绿色识别存在峰值反应的单个感受器，但是蓝色光谱敏感度曲线更加复杂，蓝光识别机制可能存在 3 种成分。还不清楚视杆细胞机制对这些实验的影响是否可以被完全消除。将光谱反射系数密度测定法和自适应光学技术相结合的技术被用于健康志愿者，证明了 S、M 和 L 型感光细胞独特的排列方式。有趣的是，尽管色觉正常，L 和 M 型视锥细胞的密度仍有明显的个体差异（图 5–27）。据推测可能代表了因空间视觉和色觉之间竞争需要的一种妥协，反映了中心凹处 L 和 M 型视锥细胞的片状分布及其在周边视网膜分布的不同。

3. *存在 3 种光感受器的分子证据* 正如视紫红质在光子水平代表了光能的分子受体，也有对特定波段光子敏感的视锥细胞色素。3 种视蛋白在氨基酸序列方面差异很小，特别是在蛋白的跨膜区域（参见第 4 章）。

然而，这些差异必须解释这 3 种视蛋白各自的峰值波长敏感性，从而揭示在分子水平上非常精细的光谱调谐。例如，在第 65 氨基酸位上的苏氨酸与“红色”视蛋白相关，而同一位点的异亮氨酸与“绿色”视蛋白相关。虽然光诱导的视紫红质和视蛋白活化机制基本相同，都是以 11– 顺式视黄醛向全反式视黄醛的转化为基础（参见第 4 章），但在细节上的差别有重要的生理意义。例如，虽然视杆细胞比视椎细胞对光反应的敏感性高 100 倍，但视锥细胞视蛋白的反应速度却要快数倍，每秒能捕获 500 个光子。这与钙离子的存在有关，并且受到鸟苷酸环化酶活化蛋白的调节。另外，有约 10% 的视锥细胞视蛋白处于游离状态（未与视黄醇结合），但仍能保持足够的活性水平，可以较弱地激活转导蛋白，从而称之为“黑暗”噪声（知识关联 5–6）。

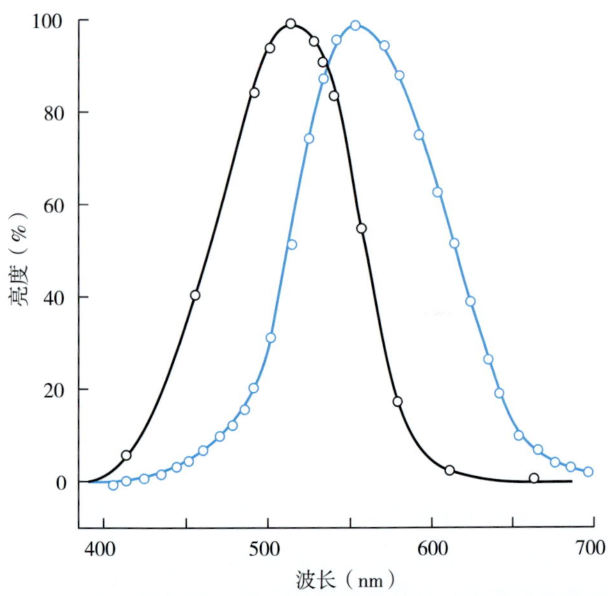

图 5–27 浦肯野迁移显示了在不同波长时观察到的亮度差异

尽管氨基酸序列相似，但不像已经明确结构的视紫红质，视锥蛋白的晶体结构尚未解出（参见第 4 章）。然而，使用具有独特敏感结合特性的 11– 顺式 –6mr– 视网膜类似物已经证明，蓝色视蛋白氨基酸结构中第 262 位酪氨酸和红色 / 绿色视蛋白氨基酸结构中第 281 位的色氨酸具有辨别波长的选择性过滤功能（Katayama et al.，2019）。

应用显微分光光度法和红外摄影技术进行研究，发现感光色素在对短波、中波和长波敏感的视锥细胞（图 5–27）内的分布并不像感受野分析的那样相互依存（见下文），而是随机或成群分布的，至少在长波和中波感受器细胞内如此。而在短波感受器内，免疫组化研究发现它们的分布有某种程度的组织结构性，表明 P 神经节细胞有不同的种类，在空间、颜色和其他功能方面分别发挥作用（见视网膜连接部分）。在中心凹区，对蓝色敏感的视锥细胞分布很少。而至少在人类，心理物理学研究提示长波和中波敏感的视锥细胞的比例为 2 ∶ 1（图 5–28）。

4 . *视网膜光感受器视蛋白和内在光敏视网膜神经节细胞视黑蛋白是否有共享连接* 视黑蛋白光色素在光敏视网膜神经节中的作用是诱导瞳孔功能和昼夜节律 / 光周期信号，这一观点现已被普遍接受（见第 4 章）。视锥反应可能有助于整体反应，特别是在早期的慢速瞳孔反应中（Hater & Brown，2018）。相反，视黑蛋白的光激活已被证明会以不太清晰的令人不愉快的图像形式诱发视觉感受，并在 V1 区被大脑记录下来（Spitschan et al.，2017）。这一情况可以解释为何强光会引起不愉快的感觉。

四、会聚、Young–Helmholz 及 Hering 定律

1. *光感受器和神经细胞间的反应* 在视网膜的光感受器和神经节细胞间进行着大量的信息处理，负责处理光线和运动检测的大细胞通路中，M 神经节细胞具有大的感受野，并且很多视杆细胞光感受器将信息间接传递到同一个神经节细胞（见上文）。相反，负责处理空间和颜色视觉的小细胞通路中，因为 P 细胞感受野小，所以一个视锥细胞有可能只向单个双极细胞传递信息（参见第 1 章）。颜色视觉在视网膜水平不存在会聚现象（但在大脑皮质水平上存在会聚现象）。

尽管如此，颜色感知和特定波长视锥细胞的刺激并没有直接的联系。正如我们所看到的，红色特异性的

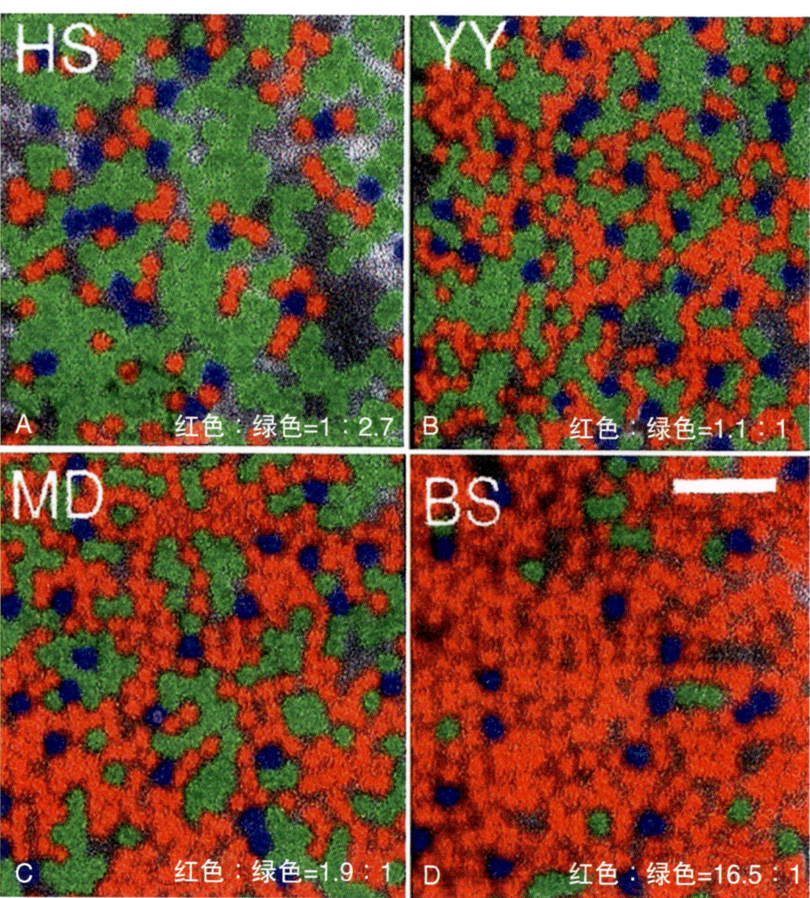

图 5-28　利用适应性光学，在 3 个健康人所见的长波（L，红色）、中波（M，绿色）和短波（S，蓝色）敏感的视锥细胞图像

蓝色与红色和绿色视锥细胞比率是恒定的，但红色与绿色视锥细胞的比率个体差异很大（引自 Webvision：Color vision，by Peter Gouras：http：//retina.umh.es/webvision/color.html）

双极细胞的反应仅通过改变其神经末端的放电频率来实现，这种反应并不能和绿色特异性的双极细胞类似的反应相区别，即虽然光感受器可以辨别波长但双极细胞却不能。另外，感光细胞的光谱敏感性有大量重叠（图 5-26 和知识关联 5-10），在初期反应阶段有一定程度的混淆，这种混淆在后续的信息处理过程中会被抹消掉。

2. *神经节细胞反应和颜色拮抗理论*　抹消上述混淆是以神经节细胞的感受野结构为基础，通过颜色拮抗机制实现的（参见第 4 章）。在这一体系中，有 3 种颜色拮抗：一种是开中央红色 / 关中央绿色，其中双极细胞从单个红色或绿色视锥细胞接收兴奋或抑制性信号；另一种为开中央蓝色 / 关中央黄色；第 3 种是开中央白色 / 关中央黑色，其中双极细胞能从 3 种视锥细胞接收信息，产生颜色混合。这样使得神经节细胞的光谱敏感性得以提高，并实现色觉和不饱和颜色的感知，使颜色视觉的 Young-Helmholtz 三色学说与 Hering 颜色拮抗体系相融合，从某种程度上解释了人类不同的色觉异常。

研究发现蓝开 / 黄关反应源自特殊的双层神经节细胞类型，这种细胞起源于双重兴奋的视锥双极细胞的信息输入：开型双极细胞仅接收 S 型视锥细胞的信号，而关型双极细胞接收 L 型和 M 型视锥细胞的信号。红绿拮抗机制至今还不清楚。最近有学者提出的理论认为，在光照条件下，将视杆细胞产生的白色和视锥细胞的输入信息合并，形成一个统一的概念，即同时通过视杆细胞和视锥细胞的输入信息来获得敏锐的视觉功能，如辨色力、动态感知、定向选择等。其实，关于视锥和视杆细胞在光感受器突触处及其各自开 / 关型双极细胞之间的显著相互作用已经有了量化的分析结果（图 5-29），这一概念在含视黑蛋白神经节细胞被发现后得到了进一步修正。虽然这些光敏感细胞被认为可感受光线的照度（参见第 4 章），但在阈值设定足够高时也能感受颜色。于是虽然三色理论应用在中心凹区域是正确的，有 3 种视锥细胞分别检测 L+（L+M）、（L−M）+M 和 S−（L+M）开关颜色拮抗感受野，在周围视网膜存在着第 4 种感受器，产生了一种色觉检测的四色模式，目前还不清楚这种方式是否如颜色匹配实验那样确实改变了对颜色的感知，而被大多数人接受的观念是第 4 种感受器对可见度的影响比对特殊波长的检测更大（图 5-30）。

3. *颜色恒定性*　我们利用颜色来探知和认识物体，大多数被探知的光是从物体反射而来，而它们的颜色主

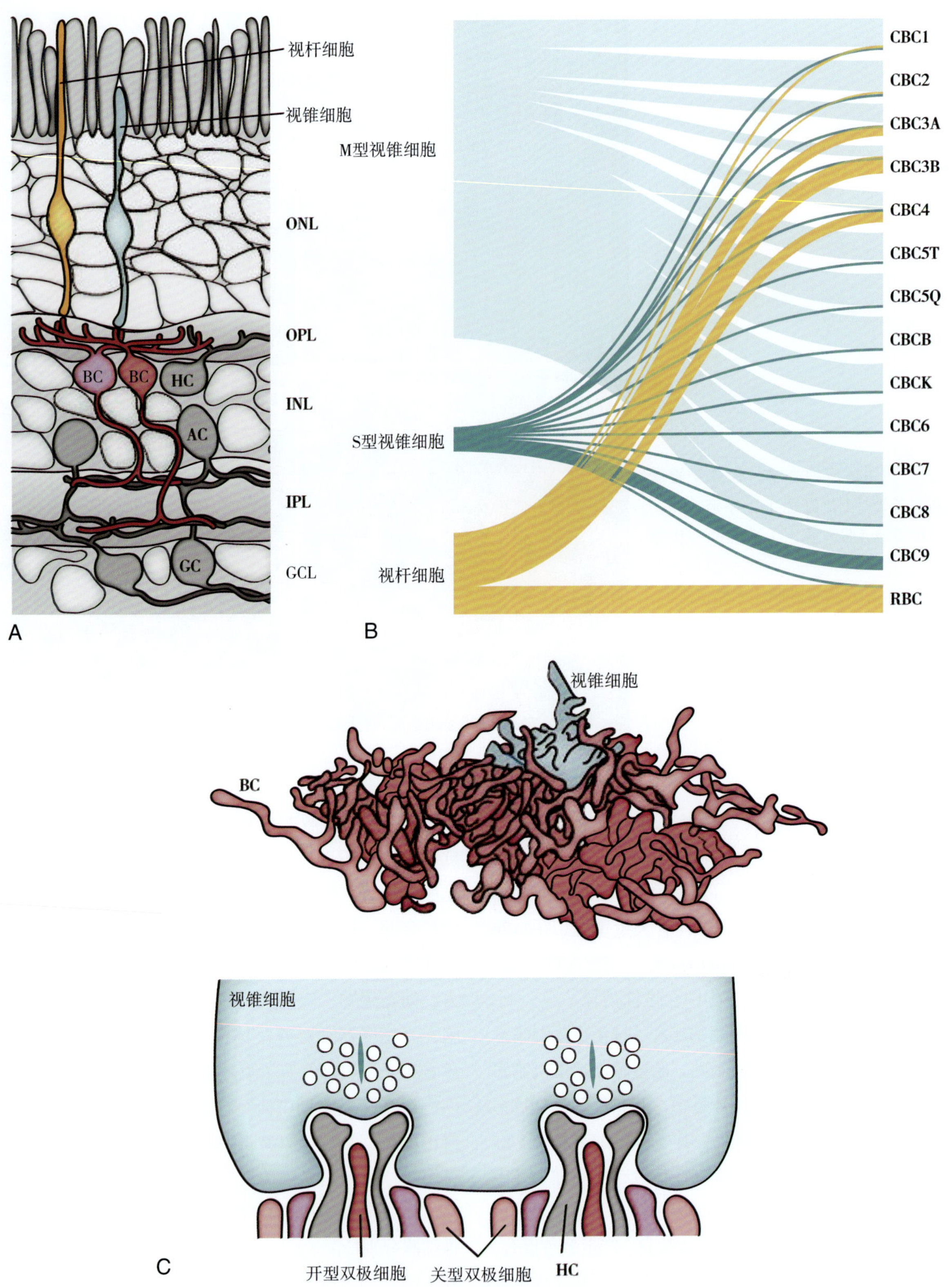

图 5-29　A. 小鼠视网膜五类视网膜神经元的分层组织纵剖面图。B. 视锥细胞、视杆细胞和双极细胞（BC）间连接的定量图。左侧显示感光器类型，右侧显示BC类型，连接按照BC接收每种类型感受器输入比例进行缩放显示。C. 视锥轴突末端（青色）和接触的突触后视锥体 BC 的树突（红色、橙色），表明光感受器突触处的分化。D. 来自单个小鼠视锥轴突末端（青色）的两个带状突触与突触后伴随结构：包含内凹“打开状态”的视锥双极细胞（CBC）（红色）和水平细胞（灰色）；“关闭状态”的 CBC（黄色、橙色表示不同细胞的树突）形成了基底接触；需要注意的是，在总共 10 个突触中只展示了 2 个锥带突触。AC. 无长突细胞；GC. 神经节细胞；GCL. 神经节细胞层；HC. 水平细胞；INL. 内核层；IPL. 内丛状层；ONL. 外核层；OPL. 外丛状层（引自 Rogerson et al.，2017）

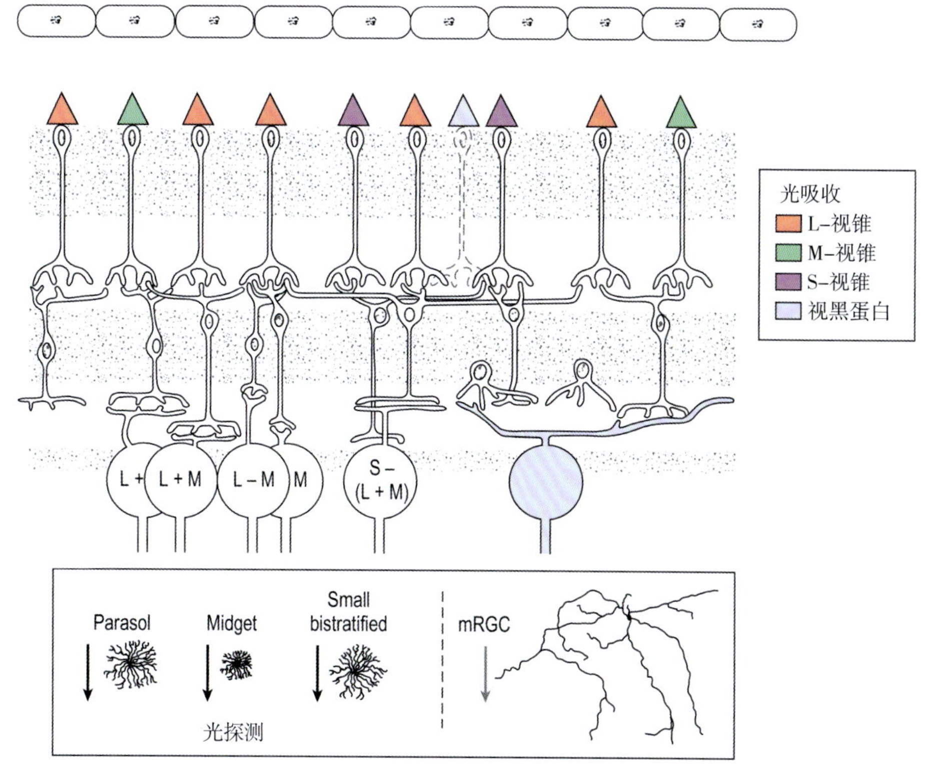

图 5–30　视网膜 3 种光敏视锥细胞的结构

在明视条件下，视杆细胞视觉最小（正如麦克斯韦所说的那样"大多数视觉都是色觉"）。光的检测是由多种类型的神经节细胞介导的，其中 L+M、L–M 和 S–（L+M）为神经节细胞 3 种主要的混合光通路，现已发现一小群含有第 4 种光色素（视黑蛋白）的神经节细胞，并发现了含视黑蛋白的视锥细胞，只是它们对于视觉的作用尚不清楚（引自 Horiguchi et al.，2013）

要取决于物体表面的特性而不是照射光。随着光照条件的不同，物体反射光的波长也不同。尽管如此，物体的颜色始终不变，这种现象被称为颜色恒定，是大脑皮质较高级的视觉处理功能。

决定色觉（颜色敏感度）及其他感觉（物体的亮度、对比敏感度、深度觉）的因素受若干因素影响，包括注意力、固视和眼球运动等。已经证明的是我们在匹配物体的颜色或亮度时，更多获取的是物体较明亮的部分。

即使在周围视力改变及晶状体对黄光透过能力改变的情况下，颜色恒定性在人一生中都是不变的，这是通过大脑皮质的补偿性机制实现的。但是，由于感知服装时会出现内在的视错觉，说明目前对颜色恒定性的发生机制的认识还不全面（图 5–31）。

五、色盲

有些色觉缺陷可以简单地理解为缺少一种或多种特殊类型的感光细胞。但在现实中情况往往更加复杂，不仅是一个特定感受器细胞的缺失，也是组合基因产生的结果，如在减数分裂中存在的异常染色体交换（参见第 3 章）。这些基因产生的蛋白处于光谱敏感性中间位置，从而缩窄了蛋白的反应范围。

1. 单色视　视杆细胞单色视在人群中发生的比例是 1/30 000，这些人是真正的单色视，伴视力低下（0.1 ～ 0.3），在注视高亮度光线时会产生不适，表现眼球震颤并可能有黄斑营养不良的某些体征。这些患者在外层视网膜的视锥细胞形态上表现正常，但其功能是否正常尚不清楚。有学者认为这些患者视网膜内只有一种蓝色视锥细胞。

视锥细胞单色视罕见（1/100 000）。患者视力正常，但无法区分同等亮度的彩色光。很明显视锥细胞单色视患者有所有 3 种类型的视锥细胞，表明其缺陷可能发生在皮质处理环节，可能是 V4 区。

2. 双色视　双色视患者只能用两种原色来匹配所有的颜色。混合色的范围因此受到限制。红色盲者缺少对红色光波的识别，绿色盲者缺少对绿色光波的识别，蓝色盲者缺少对蓝色光波的识别。两种颜色混合在某些特定波长下能产生白色，如红色盲在 495nm 波长和绿色盲在 500nm 波长时。双色视患者不能像三色视的正常人区分大范围的非光谱颜色，导致其对颜色的分辨范围明显缩小。

3. 异常三色视　红绿色觉缺陷在男性中的发生率约为

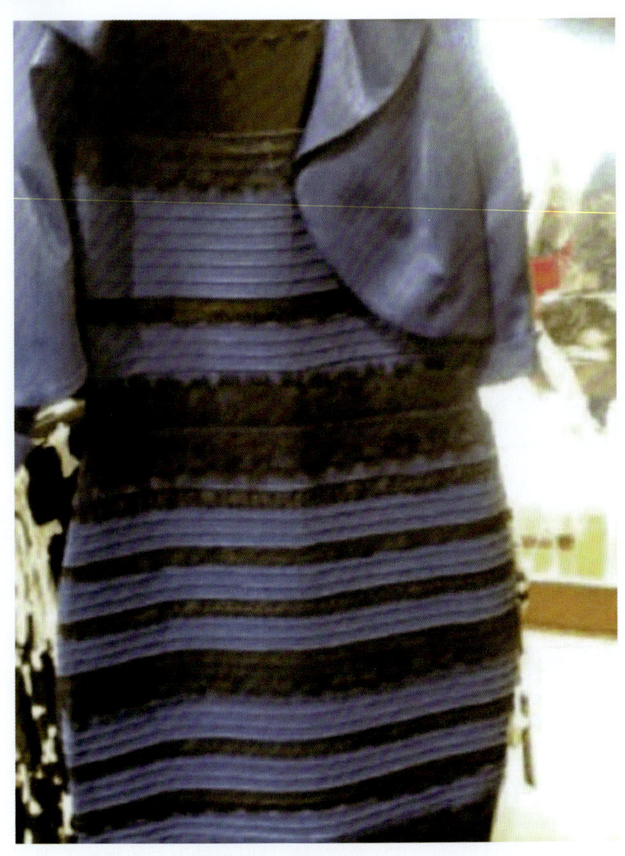

图 5-31 视错觉——服装颜色争论正走向全球化
一场关于裙子颜色的争论已经在网络引起轰动：来自 Uist 的 Alana MacInnes 和来自苏格兰赫布里底群岛科伦赛的 Caitlin McNeill 在社交媒体网站（Tumblr）上征求了人们对它是金色、白色还是蓝色的看法（引自英国广播公司新闻，2015-2-27）

10%，属于 X 染色体连锁遗传（参见第 3 章）。由于与染色体关系密切，非等位重组现象时有发生，这样经常会丢失绿色（绿色盲）或红色（红色盲）基因。相比之下，发生在 S 型视锥细胞视蛋白的缺陷要少见得多。

红绿色觉缺陷很少是完全型色盲，在视觉效果方面这些人是异常的三色视，他们利用三原色的不同比例来匹配颜色。这是由于只有一个 L 基因和若干 M 同源基因（多数为基因多态性，在红色视蛋白的基因 Ser180Ala）的事实，所有这些基因不仅具有高度的同源性，而且产生杂交基因的范围相当大。因此，红色弱者需要更多的红色，绿色弱者需要更多绿色，而蓝色弱者需要更多蓝色。色觉异常的个体与三色视的正常人和双色视患者都不同，后两者能达成一致的颜色匹配，而这些人却无法接受这种匹配，这是常见的色盲类型，在男性人群中约占 10%。

4. 全色盲 色盲有可能是大脑皮质处理障碍的结果（V4 区）。发生在舌回或梭状回的先天（罕见）或后天的病变与大脑全色盲相关（通常伴随面部失认，即无法识别熟悉的面孔），有意思的是大脑前颞叶是面部识别的位置，而且与识别颜色的视皮质 V4 区相联系。相似的是发生在大脑皮质颞上沟（V5 区）的病变会产生感知运动的能力缺失（运动盲或运动失认症参见第 5 章）。目前尚未发现独立的形状视觉障碍，可能因为其涉及不止一处大脑皮质区域，如 V3 和 V4 区，还包括与其他心理物理学和结构分析有关的皮质区域。

第六节 视知觉

视觉刺激引起视网膜反应，经过大脑皮质处理或重新解析后形成的最终产物被称为视知觉。然而，皮质和视网膜反应在某种程度上并不能被严格区分，反过来说，某些处理过程如瞬时视差（见下文）发生太快以至于很难相信其只发生在皮质层。此外，不能将视知觉认为仅仅是感觉信息处理的最终产物。相反，它也是行为知觉周期的一部分，知觉调节人们的活动，活动又影响知觉，周而复始，两者之间的区分也逐渐模糊（Wexler & Boxtel，2005）。因此肌肉运动（头部和眼睛定位）对于立体视觉（见下文）和色觉（见上文）等知觉的形成是很重要的。

正如上述的视觉刺激有很多种类型，每种都会产生一种或多种不同的心理物理学反应。基本的感光知觉包括如亮度、闪烁光、颜色和形状的视觉刺激等仅涉及简单的点、线和波长等特征的处理过程。但是像视力这种明显的基本功能涉及更高层次的处理过程，不仅仅是视网膜到大脑皮质点对点的投射。

在大脑皮质更高层次的整合活动可以通过错觉来证实，如 Schrödinger 楼梯和 Rubin 花瓶（知识关联 5-11）。颜色恒定性现象就是大脑皮质在视觉感知方面的典型例子，如用不同波长的光照射物体，物体的颜色有很大变化，但并不影响人们对物体颜色的辨别，用绿色光照射黄香蕉，香蕉的颜色也仍然不变（见上文）。

通过仔细分析光刺激和引起的反应，我们对这些过程有更进一步理解，并能将特定的功能定位在大脑皮质的相应区域。

一、单眼视觉与双眼视觉

1. 物体的空间定位 大多数初级视觉反应是单眼的，不受双眼视觉的影响而改变。物体的影像有确切的空间位置（空间知觉），而每个视网膜都有自己的视野范围。然而，物体在空间的位置并不是绝对的，而是与观察者和其他物体的相对位置有关。当视网膜感受器的组成部分有精确定位时，物体的相对位置才能被确定。

知识关联 5–11　视觉幻觉

视觉幻觉如 Schrödinger 楼梯（A）和 Rubin 花瓶（B）以一种循环的方式发生，每一种感觉有规律地交替。这种幻觉具有周期性并具有时间依赖性。另外，它们能根据空间不同而进行调整，如倾斜幻觉。由垂直条纹形成方向倾斜的图像占据垂直条纹的全周，会产生正向交叉的垂直条纹偏向相反方向的错觉（C）。如果凝视与之反向平行的条纹 30s 或更长的时间后迅速注视原来倾斜的图像，会因图像效应而克服这种错觉。这种起伏现象的周期可以通过药物改变。

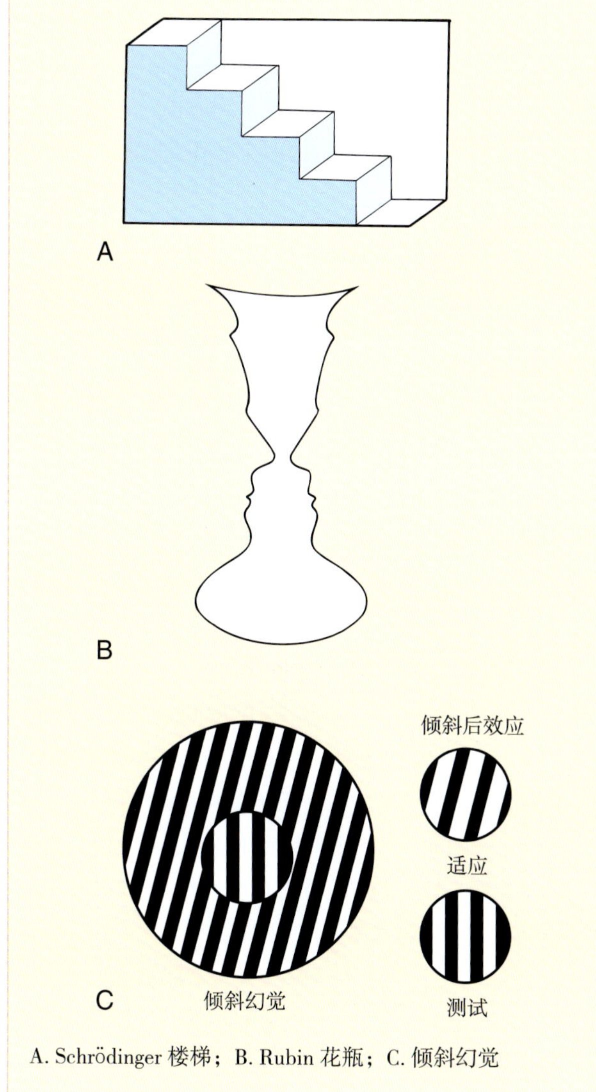

A. Schrödinger 楼梯；B. Rubin 花瓶；C. 倾斜幻觉

这正是视野形成的基础。

尽管如此，即使当观察者变换位置时，物体的位置看起来仍然是固定的；简单的光线图表明，每当观察者的相对位置改变时，都要激活一组新的视网膜感受器，但观察者本身并未意识到这种改变。这种图像稳定是通过大脑皮质水平的心理物理学代偿来实现的。然而最近广泛的非线性神经节细胞功能研究（如开 / 关反应）表明，这种神经处理过程部分发生在视网膜水平，通过对神经节细胞兴奋的选择性抑制来实现（见上文），允许观察者区分“真实世界的运动和由视网膜刺激位置变化引起的表象运动”。

这种机制的存在部分可以从实验推断出来，物体的精确定位并不是在所有眼睛和头部运动中都发生。例如，使用手术器械（如斜视钩）将处于警戒状态的眼球强行转动，形成图像被投射到不正确位置的假象，仿佛眼球未曾移动。正常眼球运动的空间知觉如果不是受大脑高级中枢控制，也是与其整合在一起的，如额叶皮质眼区影响眼部肌肉的放电反应。这样就可以推断出，与之前所认为的不同，眼部肌肉的本体牵张受体在决定眼球位置方面并不起作用，而可能的作用仅仅是在局部的轴突反射水平上协调拮抗肌的张力。然而，这也不适用于所有情况。

例如，在分析缓慢追踪一个移动物体的感知图像时出现了一个问题；尽管在追踪时没有对眼球运动进行补偿，但物体位置的改变仍然能被准确观察和追踪。这说明高级中枢在不停接收一系列发自控制眼肌运动中枢传入的信息，这些信息被整合到有关物体位置的信息中。眼球运动速度的同步实时调节是通过视觉输入完成的，能够实现精准的视觉追踪，而这种视觉输入会被视觉感知过程所忽略。这就意味着启动跟踪活动后产生的连续影像可以由角速度假设来解释，而广泛的非线性神经节细胞功能（如开 / 关反应）则表明其常被高级整合中心所忽略。这种假设也可能不准确，特别是当移动物体的速度发生改变时。因此，对任何可能产生的错误，都需要对跟踪反应进行反复调整。

这类研究结果在很大程度上受到实验设计的影响。已有观察表明，在同时注视一个移动目标的情况下，要准确感知前进方向（即观察者在径向视网膜图像流或光流条件下的行进方向），必须依赖于有关眼球位置的视网膜外信息，这些信息即通过眼外肌及头颈部肌肉的本体感受器获取。在特定条件下，这类被称为运动恢复结构的信息可以与纯粹的视网膜图像信息进行整合。此外，即便物体与观察者之间的相对运动差异相同，最终形成的感知也会因运动主体是物体还是观察者而存在显著差异。对于曲线前进方向的判断，眼睛相对于外部世界的旋转速度需要达到 0.2°/s 的精度（Perrone，2018）。这类信息对于理解临床问题具有直接意义，如摆动性视物症。该病症中，图像稳定功能丧失，患者会体验到“视网膜滑动”（见下一部分）。对于此类患者，目前尚不明确其功能缺陷是源于已充分证实的前庭－眼反射通路，还是颈部本体感受器介导的、假定的颈－眼反射功能的丧失对此也有所影响。

如此看来，空间稳定性是一种最基本的视觉感知，即尽管移动的物体不断对视网膜进行重复和突然的刺激改变，但视网膜对移动物体能保持“稳定”的感知。空间稳定性也有一种记忆成分，当在黑暗中观察发光物体，眼睛在最初的“寻找”反应后，在光照关闭时会采取一种近乎固视的位置（约在物体 2° 范围内）（图 5–32）。这种现象归功于视网膜外的位置感，如空间和运动中的头眼定位（自我与非自我为中心的信号）。另外眼睛在黑暗中向固视点恒定漂移也是因为相似的机制（见下一部分）。“位置”细胞位于脑部下丘脑、丘脑和海马体中，能够矫正主动运动的视觉输入，可能还包括导航（光流，见下文）的输入。

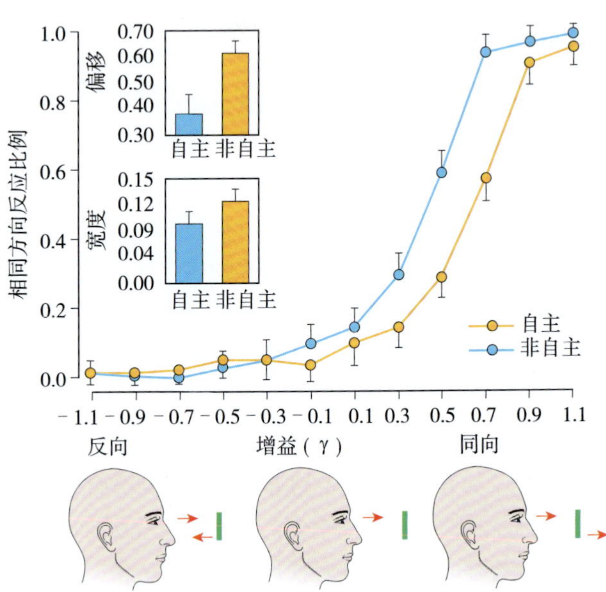

图 5–32 自主（VOL）和非自主（INVOL）眼球运动研究的结果

曲线显示的是受试者在各种模拟距离的平均反应（距离对此没有显著影响）。通过逻辑曲线拟合个体数据，并将获得的参数加以平均，可以计算出平均偏移和宽度。误差线表示个体之间的标准误（引自 Wexler，2003；经 Blackwell 出版社许可使用）

2. 用眼睛测量　我们经常用视觉来测量物体，如将物体排成一排或确定两点之间的距离。简单地说，可以认为两个物体之间的距离和视网膜上被激活的感受器之间的距离相关，或者说一条线的长度是由被刺激的视网膜上感受器的数量决定的。然而，这些能力的心理物理学基础不像看起来这么简单，如两条长度相同但方向不同的线有可能刺激不同数量的感受器，因为线的方向会受到眼睛曲率的扭曲，以及其在眼球运动中位置的影响。另外，头部运动会产生误差，因为头部转动会比眼睛在眼窝内的运动更大（部分差异会被半规管的输入信号补偿）。人们已尝试用后像来调整因眼睛曲率和运动产生的图像扭曲，后像必须反映最贴近实际的视网膜刺激而不是物体的“真正”方向，但这也不足以解释为什么我们感知的是测量物体的真实位置，而不是在其扭曲的位置处。这可以通过 Aubert 现象得到很好的证实（知识关联 5–12），当物体被眼睛追踪时移动速度显得要比眼睛不动时（即没追踪物体时）观察到的物体运动速度慢一些。

因此，一定有一个存在于高级中枢的补偿机制，而且必须高度发达。因为眼睛的测量精度是很高的，用感知方向试验测量水平线和垂直线方向的误差分别为 0.2% 和 1.0%。眼睛对于垂直线和水平线的测量精度高于斜线，这不是因为前两者是眼球运动的常用方向，也不取决于受刺激的视网膜感受器数量的多少，而是大脑皮质活动的作用。

现有大量证据显示，视皮质包含能对线的方向做出反应的特殊细胞。确实，这种为纯粹空间线索导向而搭建的视觉场景的能力是大脑的基本属性，即使是简单的昆虫大脑也是如此。对垂直和水平方向的检测器是简单的大脑皮质细胞，与运动检测器截然不同，方向检测器被认为是图形分析所必需的。

物体的图案在很大程度上也影响视觉测量的能力，如当直接固视各边互相平行的两个角，可以精确对两者进行比较。此外，在很多视幻觉的例子中，本来长度或大小面积相同的物体，因为加入了其他额外的视觉线索，被更高级的视觉中枢对其特定的某个方向加以解析，那么物体的长度或面积 / 大小就会不同（知识关联 5–11）。

因此，在视觉评估物体维度时，图案和方向都很重要；视网膜利用水平和垂直径线作为 X 轴和 Y 轴以提供坐标，并将物体进行空间定位。当坐标发生移位，如眼球运动时，重要的是存在心理物理学的补偿机制，并重新解析坐标位置，诠释物体在空间中真正的位置和方向。

3. 双眼是否优于单眼　因为大多数物体是三维的，所以视觉系统感知深度觉是非常重要的。双眼视的主要优点是能产生深度觉或立体视觉，这是在大脑皮质产生的并依赖于两个单眼图像的融合，然而，深度觉的获得非常复杂，需要多种来源的信息来实现。

深度觉的机制之一与眼睛辐辏有关。双眼固视物体时根据物体的距离需要不同程度的辐辏，由此获得的信息可用于确定物体的距离。有学者认为辐辏的不同可以导致三维空间的错觉，但这也可能由其他机制引起。

知识关联 5-12　Aubert 现象

在完全黑暗的房间里观察一束垂直强光，如果头部缓慢向右侧倾斜，光线就会向左侧倾斜（B）。如果头部突然倾斜或在亮光中观察这束光线，光线看起来是在直立的正常位置（C）。因此，视网膜定位的信息是通过半规管给物体定位中枢信息反馈而来的。

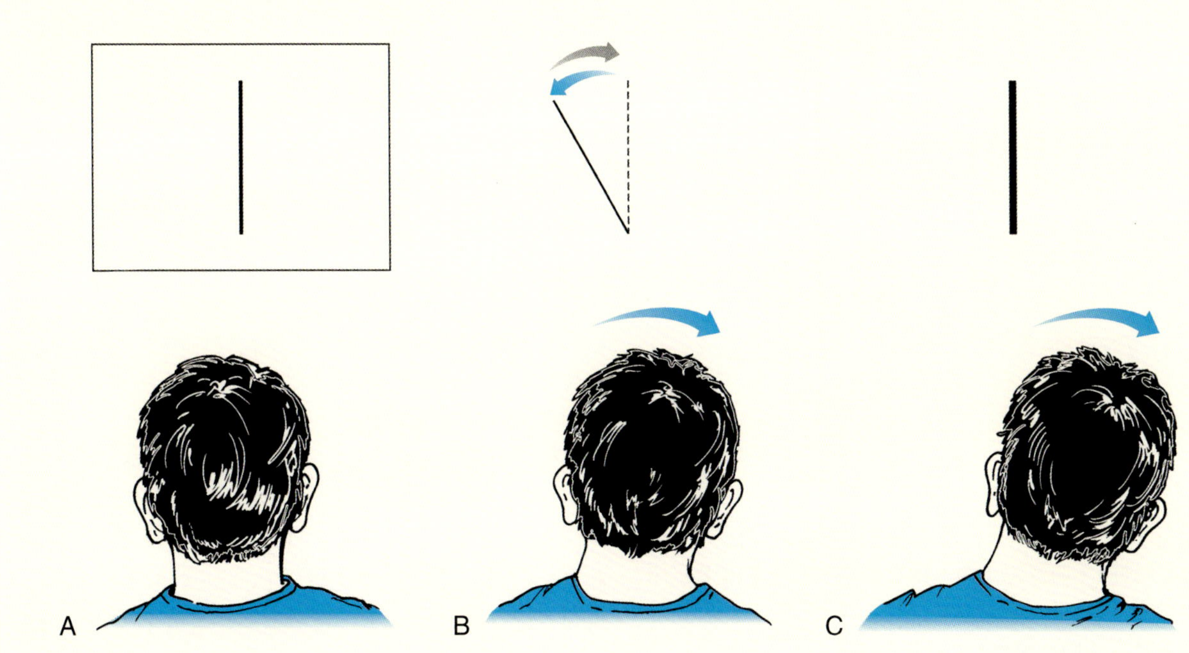

A. 静息位置；B. 头缓慢向右侧倾斜，物体看上去向左侧倾斜；C. 头快速向右侧倾斜，物体仍保持直立

单眼有可能感知深度觉吗？正如上文描述物体位置的 X 轴和 Y 轴坐标只提供了二维信息。从几何学上说，单眼应该不可能获得三维信息。然而，以往经验的某些线索表明，单眼也可以感知深度觉，如比较物体的相对大小（如人和房子）、远山的蓝色（虽然应该是黄色的，但与蓝色天空的背景比较后显示为深蓝色）、物体边缘的重合，明暗阴影、纹理的效果，因观察者头部的运动而引起的视差等。也有学者认为，睫状肌调节引起的感觉反馈可能会提供一些主要的关于深度觉的信息（与双眼的辐辏反应类似），但这是不太可能的。

当我们用双眼注视正前方的物体时（第一眼位），感知的图像仍是一个，即使相对于每只眼物体位置并不相同，但对每只眼来说，对称性是不同的。的确，图像可以视为被位于中心位置的一只眼看到（独眼）。当在第一眼位处再出现第二个物体且比第一个物体更靠近观察者时，仍保持注视第一个物体，第二个物体看起来就是 2 个（图 5-33），在这个位置出现的复视称为交叉性复视。当第二个物体距第一个物体较远时，引起的复视是同侧复视。然而这种复视很少被察觉到，因为我们用双眼观察物体时，通常不会试图在第一眼位注视一个以上的物体。当我们用第二个物体作为目标与注视点对成一条线时，就像我们通常只用一只眼睛进行步枪瞄准一样（图 5-34）。

外斜视或者在视者眼前放置一个基底向外的棱镜，可引起类型相似的复视。上述两种情况均可将正常独眼位的图像投射传送到虚假的位置。斜视眼的虚假投射可导致“虚拟黄斑”的形成，视网膜的解剖结构其实并未发生改变，因而这其实是一种脑皮质活动。虚拟黄斑的形成反映了脑皮质的可塑性，表明经过节点的眼投射是一种先天性机制，偏盲时也可出现类似的“虚拟黄斑”。

我们很少经历复视，甚至是同时快速地注视同一场景中的多个目标时，也未发生复视，表明来自双眼的图像经过了合并或融合；此过程并不是简单地将双眼的信息进行复制，而是一种能够产生深度信息或立体视觉的心理生理活动。

二、立体视觉和深度知觉

产生视觉图像融合的深度知觉需要特定的前提条件。首先，每只眼感知图像的成像点需在双侧视网膜上相

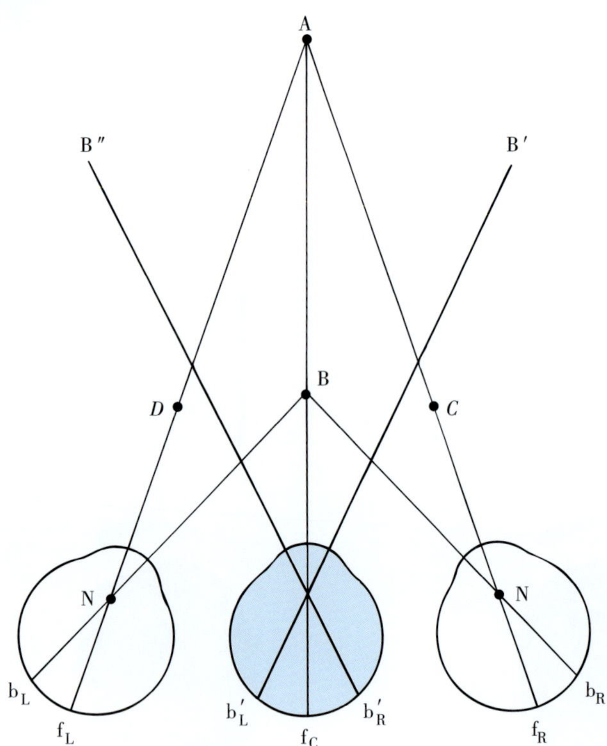

图 5-33 独眼（阴影部）为一抽象概念，代表左右 2 只眼的图像融合

A. 融合的图像（f_L+f_R 在 f_C），但由于图像 B 映射点分别是在 B′ 和 B″，则观察图像 B 时会出现复视（交叉性复视）（b_L+b_R 在 $b'_L+b'_R$）。如果 B 离 A 较远，将会发生同侧性复视。使用任意单眼对准物体会使 *C* 点和 A 呈一直线（右眼），*D* 点与 A 呈一直线（左眼）；N. 节点（图片由 H. Dawson 提供）

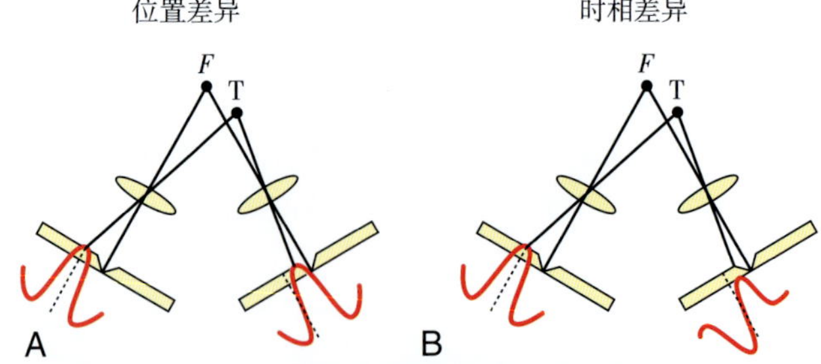

图 5-34 基于双眼视觉差异的深度知觉

每只眼中心凹固定于 *F* 点上；因为与 *F* 点相比，目标 T 距离观察者要近一些。T 所成的像落在双眼不同的视网膜位置，虚线则表示双眼视网膜相同的位置，双眼神经元的感受野通过两种方式检测其中的差异。A. 位置差异，右眼感受野是左眼感受野的精确拷贝，但是它们的视网膜定位不同；B. 时相差异，围绕右侧感受野的框架与左侧感受野的框架处于相同位置，在这个框架中，右侧感受野的结构有所差异，以便对右手侧的白光做出最好反应。当使用亮光棒测试时，这两种机制均能对一个刺激做出最大反应，且差异与 T 相同（引自 Cumming，1997；经 Elsevier 许可使用）

对应。但如果一个较大物体上所有的成像点都严格地在双侧视网膜上一一对应，则会导致视觉信息冗余重复，因此可能仅有其中的某一个成像点被记录（这将类似于染色体等位基因的显性遗传法则，即仅有显性基因的拷贝得以转录表达，而配对的隐性基因不被表达，参见第 3 章）。然而，单细胞记录研究发现，来自双侧视网膜的电冲动均能够诱发大脑皮质神经元的电活动。

第二个视觉图像融合的前提要求是有一定比例的成像点在双侧视网膜上并非完全对应一致，因而使双眼视网膜所成图像存在一定差异，其宽度小于单个视锥细胞直径，此称为“双眼不对称性”。融合程度存在视差限制（Panum 极限，见下文），当达到这一限制时，双眼间图像抑制可防止复视，这依赖于边缘模糊的数量，超过该限制最终可出现复视。

正是通过整合来自对称和不对称成像点的视觉信息而形成深度知觉。双侧对应感受野在时空方面的不对称性对于深度感知尤为重要（图 5-34）。

1. 双眼单视界　关于空间物体通过投射形成单一视觉图像的物理心理学研究可追溯到公元 11 世纪 Ptolemy 和 Ibnal-Haytha 从事的理论研究。视网膜的相应感受区域包含横向和纵向维度，每个维度则由数个等距点构成。当每只眼所形成的物体影像投射到相应空间区域的同一点时，则会获得双眼单视。

依照对应点的数量可制作“双眼单视界表”，视网膜的对应点投射到双眼单视界空间中的特定点上（知识关联 5-13）。由于双眼视网膜的切应力，垂直的双眼单视界发生向后的倾斜，使其通过固视点并靠近观察者的立足点。因此垂直的双眼单视界为一可翻转的圆柱形（知识关联 5-13）。已有研究证明，真正的双眼单视界严格局限于固视点周围 3° 区域范围内。双眼单视界的另一种特殊形式（理论双眼单视界）仅以对应为基础，将其定义为一个经固视点和眼节点的空间投射环圈。由于视网膜感受区的垂直经线之间并非绝对平行，理论双眼单视界只适用于视网膜感受区的水平维度。水平方向的双眼视界片层结构互相堆叠，形成垂直的类似于地球经度线的纵向双眼视界。事实上纵向双眼视界并非呈圆环形，但有界限清楚的形状，大致代表了双眼单视界（BSV）的区域范围（知识关联 5-13）。

从生理学和社会经济学角度来讲，BSV 范围是一个重要的参数。每只眼的正常视野近乎为椭圆形，双眼视野发生相当程度的重叠（图 5-35），且每只眼的视野重叠区域代表了 BSV 的范围，据此完整的立体视觉就发生在视网膜上双眼视界相关的对应点范围内。在英国，考取驾驶执照者 BSV 须达到特定最小范围：定义为达到 BSV 水平纬度

知识关联 5-13　视网膜对应的视野及双眼视界

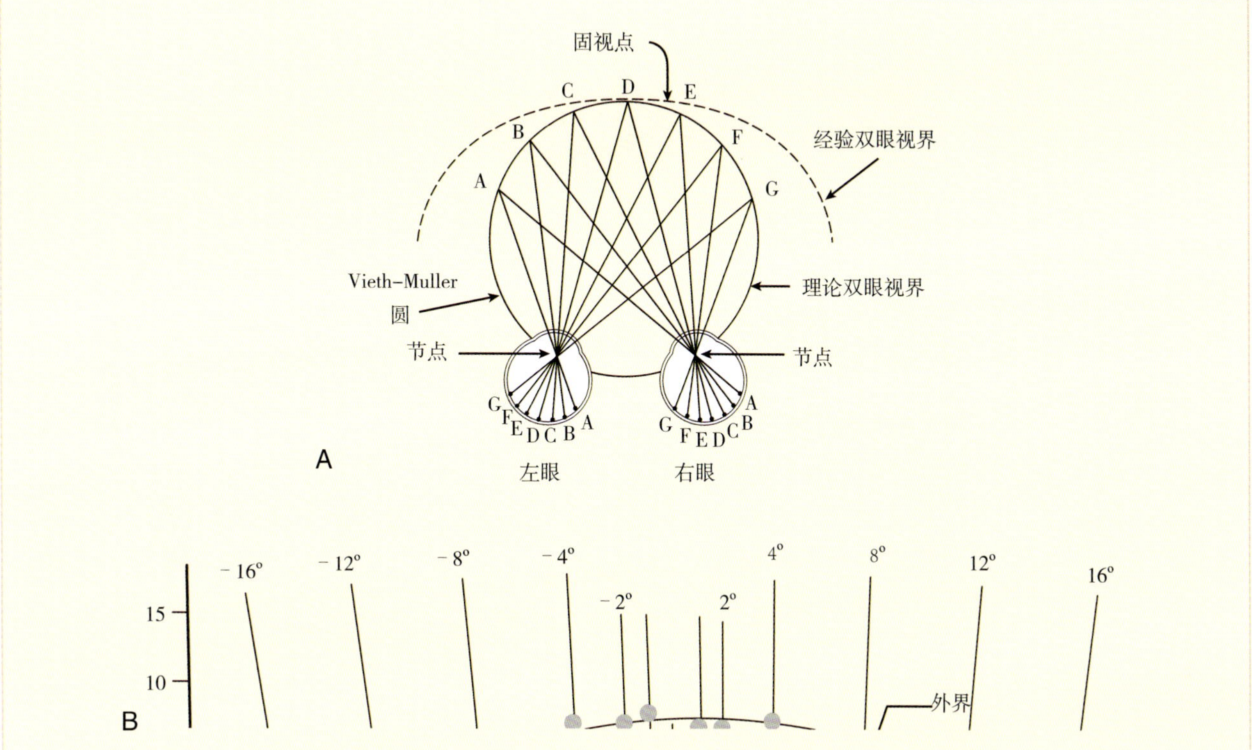

A. 双眼视界圆。理论双眼视界圆用内侧较暗的半球表示，而正视眼个体的实际双眼视界则用虚线表示。双眼视界的概念已为人所知数百年。然而，1818 年 Vieth-Muller 计算发现双眼固视的水平线实为通过晶体中心（节点）的一个圆。B. 双眼单视界的区域范围。实际上，由于能够获得单眼视的圆前后方有更多的区域，因此经验双眼视界大于理论双眼视界，双眼单视的内界和外界相当于 Panum 区

上下 20°，以及垂直经度一侧 60°（图 5-35）。目前多种技术方法可应用于视野测量，虽然基于动态闪烁光刺激的视野测量法信息量较强大，但静态自动视野测量法仍为最常用的标准方法。另外，结合激光扫描检眼镜检查微视野是视野检查技术的新进展，可对视网膜进行精细测绘定位，并对局部视网膜的功能状况和功能障碍进行针对性分析。

因此，这对确定视网膜来源的视野缺损并与视路相关的视野缺损相区分，具有相当重要的诊断价值（参见第 1 章）。在临床实际工作中，通常开展多种不同的视野检查来甄别视野缺损是否为中枢性的。

水平双眼单视界也需定义特定的固视点，因此存在一定程度的辐辏现象。显而易见，双眼单视界会随着观察者的距离发生改变：当双眼单视界距离观察者约 2m 时，其大致呈一条直线，在此距离以内，双眼单视界相对于观察者面部是凹陷的，而超过此距离则相对凸出（知识关联 5-13）。

2. 立体视觉测量　测量立体视觉至少涉及两个参数：一是两个略微不同物体图像发生融合所需的辐辏程度；二是允许两个不同物体图像发生融合的物体之间差异限度（立体视力）。前者较容易测量，所使用工具是由两个基底外向的棱镜所组成的立体镜。

经立体镜观察，双眼可分别看到略有不同但相互对称的图像，产生深度知觉时的会聚角也会被记录下来。事实上，当单眼轮流观察同一目标物体时，光线和阴影会产生相当多的图像差异（即单眼因素），因此真正的立体视觉并不能通过上述方法测量。其他检测方法如随机立体图、随机点 E 检查和 Frisby 检查，尽管排除了单眼因素，但所使用的模拟目标均包含了不可分解元素，上述非分解元素在单眼观察目标不同差异时便以一种随机模式呈递出来，从而评估被试者对物体深度和结构的感知能力。

立体视力可通过瞬时视差来衡量，瞬时视差即两物体的双目视差之间的差异。立体视力分辨度的极限在 4′ 区域内（范围 1.6′～24′）（图 5-36），这相当于一个略小于视锥细胞直径的图像视差。瞬时视差在 450m 左右

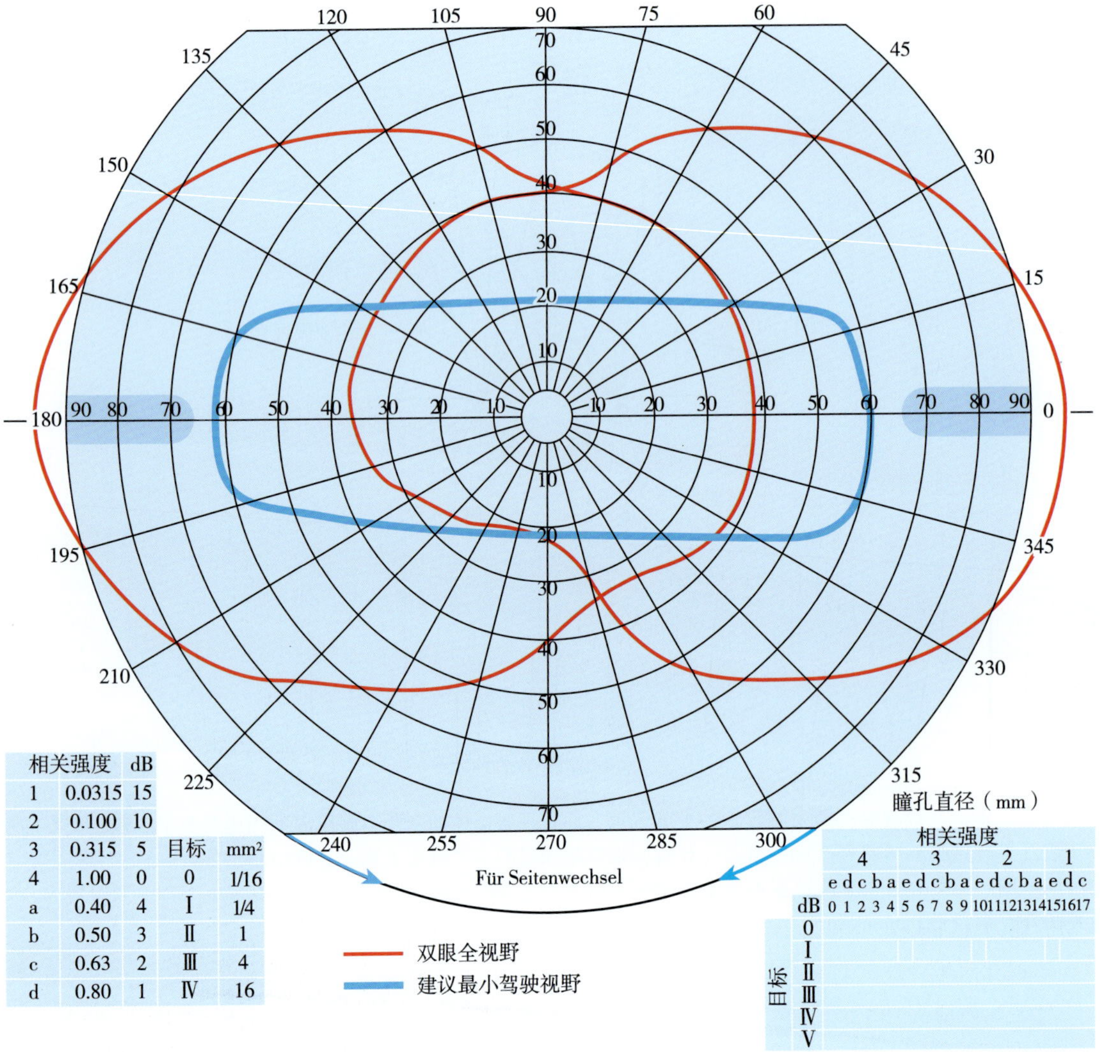

相关强度 dB
1 0.0315 15
2 0.100 10
3 0.315 5
4 1.00 0
a 0.40 4
b 0.50 3
c 0.63 2
d 0.80 1
目标 mm²
0 1/16
Ⅰ 1/4
Ⅱ 1
Ⅲ 4
Ⅳ 16
Für Seitenwechsel
瞳孔直径（mm）
相关强度
4 3 2 1
e d c b a e d c b a e d c b a e d c
dB 0 1 2 3 4 5 6 7 8 9 10 11 12 13 14 15 16 17
目标
0
Ⅰ
Ⅱ
Ⅲ
Ⅳ
Ⅴ
双眼全视野
建议最小驾驶视野

图 5-35　显示每只眼各自的视野，双眼视野及在英国获得驾照所需的最小视野（图片由 H. Dawson 提供）

A
B
α
β
N_L
N_R

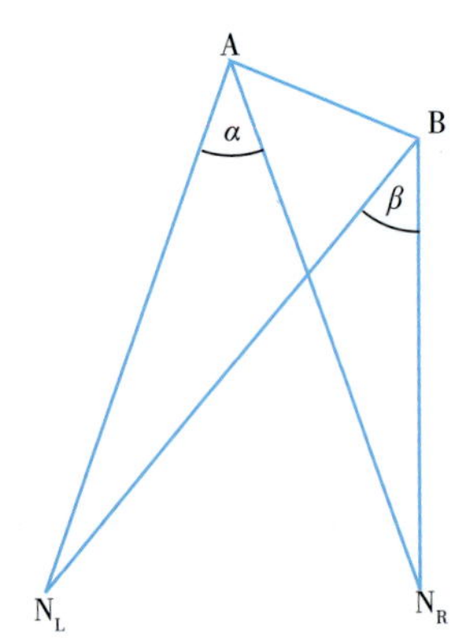

图 5-36　图像 A 和 B 不会融合，且两者能产生瞬时视差

消失，此距离因测量方法不同会有所改变。相反，在一定范围内，观察者距离目标越远，立体视力反而越好。这种现象从理论上难以解释，可能对于眼睛而言，物体相对尺寸等差异较明显的单眼信息比瞬时视差更加敏感。立体视觉还会随着刺激时程而增强，这并不是眼部微小的搜索活动或图像刷新的结果，它反映了对刺激进行神经刺激所需要的最少时间。如果相似但不完全相同的图像依次呈现给每只眼，观察者也可感受到其三维空间形态，但时间间隔必须足够短（< 5′）。这里必须考虑眼间图像抑制的作用（见上文）。

3. 图像差异和立体视觉　真实的立体视觉基于双眼所接收到的两个图像之间的差异，因而必须有特定数量的点落在视网膜上不同的成像点上，且这些差异点必须像对称点一样发生融合。通过测定比较一个空间点的立体投射与其在每只眼上的单独投射之间的不同，即可对差异点和对称点的位置进行评估（Nouin 技术）。

融合投射图像的能力有一定局限，此局限区域被称为 Panum 区（知识关联 5-13）。研究表明，与垂直方向的差异相似，水平纬度的差异可发生更大程度的融合，因此 Panum 区形状呈椭圆形，其范围大小存在个体差异，能够融合的差异阈值在双眼单视界最大。Panum 区域范围在“正常”微小的分离性眼球运动时会减小，但稳定的视网膜成像可对此进行补偿。在 Panum 区以外会产生重影，这可用于测算估计景深。

差异性图像融合可以形成立体视觉，但其与“独眼”的概念相悖，后者认为通过对称点的融合产生单一影像的视觉。然而，“独眼”理论的价值在于为评估图像差异融合过程中神经处理的参与程度提供基准。经研究立体视觉的神经回路发现，没有单眼信号也可产生深度知觉，如使用随机点立体视图等新型测试方法。

在这些检查中，9 × 10 的像素由点构成，其中一部分点是对应一致的，另一部分则对称性相异，这些像素成对地呈现给双眼。上述研究还表明，尽管结构分析的作用尚未明确（见下文），但清晰的边缘轮廓并非形成三维立体视觉的必需条件。重要的是，随机点立体视图确定了与立体视觉有关的两个神经过程：①大脑必须决定哪个（R 和 L）与图像中观看的元素对应（对映），这涉及一些初始的神经处理；②然后进行 R 和 L 图像元素融合，以确定图像差异存在的确切“深度”（Parker, 2016）。立体视觉本质上是一种识别右眼和左眼对应模式的能力，是一种重要的生存属性，如透过伪装辨别出被隐藏事物的能力（Parker，2007）。

通常立体视觉信号处理的水平会受到质疑，因为立体视觉是一种瞬时反应，且难以将其与视网膜感知相区分。立体视觉对某些光学效应（如物像不等）十分敏感；水平方向仅 0.25% 的图像大小变化即可对其产生影响，而垂直方向被放大的差异则被转化成对侧眼水平子午线的差异。Pulfrich 现象是在类似处理过程中产生的一种视错觉（知识关联 5-14）。然而，真正的差异选择性皮质神经元位于 V1 区。此类神经元的相互之间竞争抑制或者诱导形成立体视觉的程度（参见下一部分），则取决于高级皮质水平——视皮质颞叶中部（MT，V5 区）的处理，此区与运动检测相关（参见下文）。此外，差异匹配并不仅是一维的图像信息处理过程，还是一种涉及垂直和水平方向的二维图像差异融合。

知识关联 5-14　Pulfrich 现象

在双眼观察一个摆动的发光钟摆时，一只眼用红色滤光片遮盖，另一只眼用绿色遮光片遮盖，则可产生深度错觉。其原理是由于钟摆摆动过程中在不同时间段刺激相应的点所产生的差异性图像。

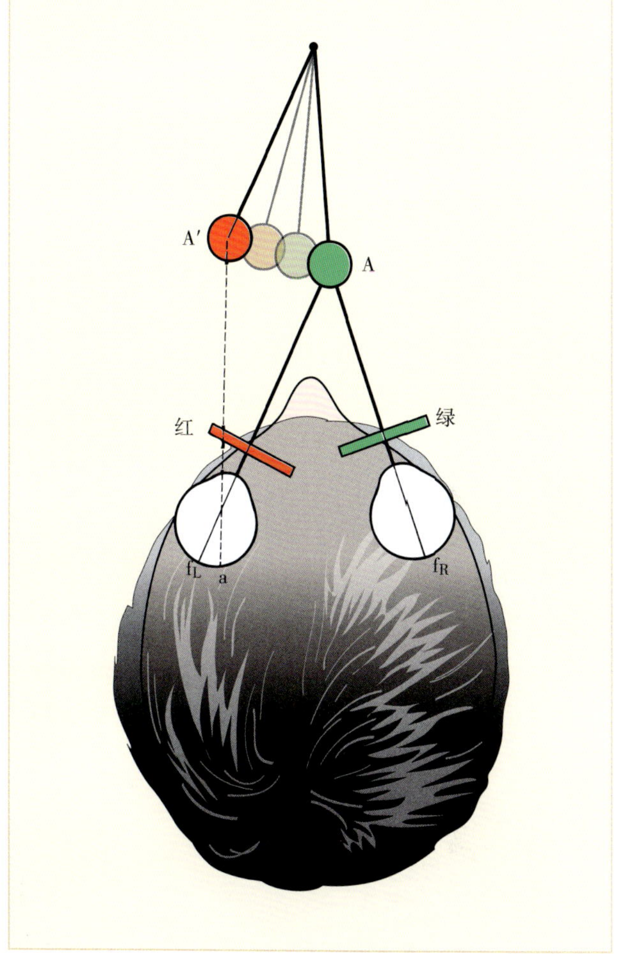

三、视网膜拮抗和优势眼

视网膜拮抗本质上是指两眼各自同时感知而无图像融合发生。此现象可用下例证明：两只眼分别观察字母 F 和字母 L 时，则会融合产生字母 E 的像。这种下意识现象的发生具有周期性，Schrödinger 楼梯及 Rubin 花瓶试验表明其与双眼拮抗有关，但又有所不同（知识关联 5-11）。视网膜拮抗和双眼拮抗均被认为是“双稳态现象”，分别发生于视网膜和大脑皮质水平。最新 fMRI 研究证实，激活单眼知觉间的相互拮抗需要包括视皮质 V3 区在内的整体脑神经网络参与，在感知复杂目标（如面部、房屋）时上述区域尤为重要（图 5-37）。视网膜拮抗也可被眼扫视和视网膜外的眼球运动信号所干扰。

优势眼是指需要单眼视物时，更倾向于使用某单侧眼。此现象可用电生理学方法证实，且其与左右手优势无必然联系，它也可以根据呈现给每只眼睛的刺激强度和对刺激感知的变化来研究。但尚未证实单眼优势是否由真正的“皮质”优势所主导。在双侧眼完全均衡的个体中，一侧视网膜的输入信号可精确映射到另一侧视网膜上。

有些无意识的活动也与视网膜拮抗和优势眼相关，如在不同亮度条件下将同一图像呈递给双眼，其中某只眼的成像可能会被抑制（优势眼）；或者，在观察同一图像时，双眼观察所成的像亮度小于单眼观察（如单眼白内障）所见。然而，是否存在真正皮质优势以优先使用一只眼的证据目前尚未确立。在视力完全相同的个体中，来自一侧视网膜的输入将与来自另一侧视网膜的输入完全一致。优势眼可以通过实验诱导来发现，并依赖于该个体神经可塑性的关键时期，这归因于涉及神经调节蛋白（neuregulin）/ ErbB4 和沉默突触信号通路的 AMPA 受体的分子机制。

四、色彩的加工处理

色觉是一种复杂的脑皮质活动，其依赖于多种来源的信息输入。应用彩色格画（即采用不同照度窄波段光线制作而成的彩色方格）的研究证明，物体表面的颜色不仅取决于其反射光线的主导波段，还取决于其周围反射光线的波长。彩色格画已经被用来证明色彩稳定这一现象，但其中包含的人为因素受到质疑和挑战：如 AMBEGUJAS 现象表明，感知的颜色可依照三维表面反射光线的波长而发生戏剧性改变。然而，设计出的清晰真实的彩色景物则包含了真正的表面颜色和光源的回彩。以上研究表明，颜色的稳定性是真实存在的现象，而并非如以前认为的那样绝对，它依赖于局部和整体的对比信号输入。颜色有几个决定因素：空间构型、比例及背景等，恰如 AMBEGUJAS 所展现的，纹理结构看来是最为重要的因素（图 5-38）。

显然，光线反射对于形成色觉至关重要。尽管从物体表面反射的光量会有所变化，但大脑会构建一个与光反射相适应的图像，从而形成该物体恒定的物理属性。大脑将物体表面与周围环境相比较，并依此用三原色波长来判断该表面的明暗，从而为该表面指定一定的颜色。因此，色觉是通过比较物体表面与周围表面不同波段光线的反射强度，并以此比较为基础进行高级比较而实现的。

五、形状检测

当我们思考形状的含义时，对形状和形态的感知检测会呈现出一个问题。如上文所述，存在一类专司检测物体垂直和水平边缘线的特种细胞。然而，我们感知物

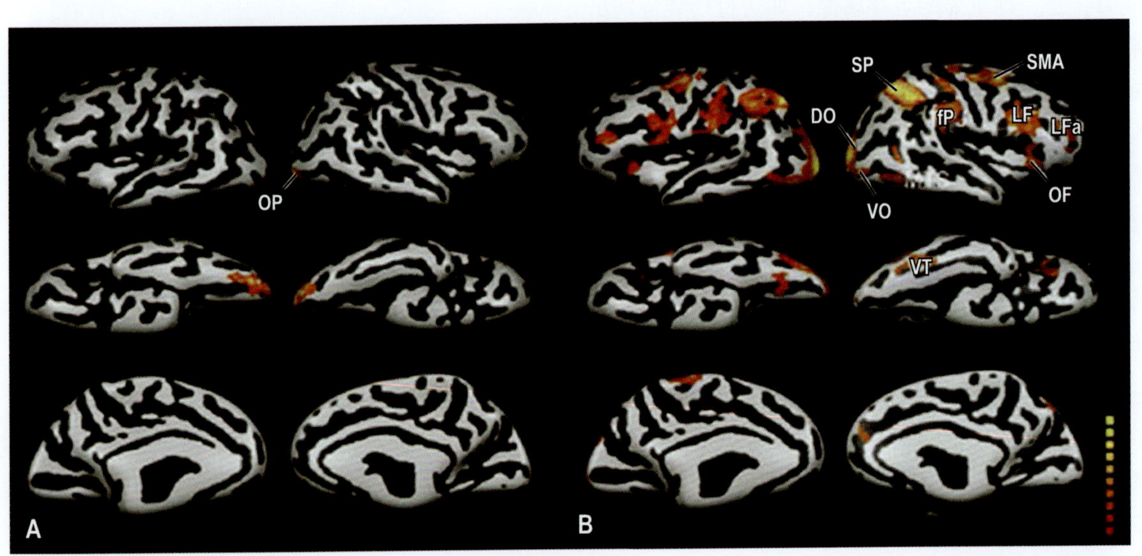

Fig. 5.37 Monocular rivalry as demonstrated by fMRI using a 'passive' stimulation protocol and complex objects such as faces and houses. (**A**) Shows cortical activation for the non-rivalrous control stimulus as a limited region of activation in the occipital pole and includes areas V1 and V2. The lateral, ventral and medial views of the inflated brain are shown (left and right hemisphere). (**B**) Shows cortical activation for passive viewing of monocular rivalry with grating stimuli. Cortical sites included dorso-occipital *(DO)*, ventral-occipital *(VO)*, ventro-temporal *(VT)*, medial temporal sulcus *(MTS)*, superior parietal *(SP)*, temporal-parietal junction *(TPJ)*, supplementary motor area *(SMA)*, lateral prefrontal *(LF)* and anterior lateral prefrontal *(LFa)* and orbital frontal *(OF)*. (From Mendola and Buckthought, 2013.)★

★图 5-37 因版权问题不允许翻译。该图显示的是 fMRI 所显示的单眼竞争。A. 可见非竞争控制性刺激所激活的脑皮质区域；B. 单眼竞争被动观察光栅刺激产生的脑皮质激活区域，DO. 背－枕部；VO. 腹－枕部；VT. 腹－颞部；MTS. 内－颞沟；SP. 上－顶部；TPJ. 颞－顶结合部；SMA. 补充运动区；LF. 外侧前额部；LFa. 前外侧前额部；OF. 眶额部

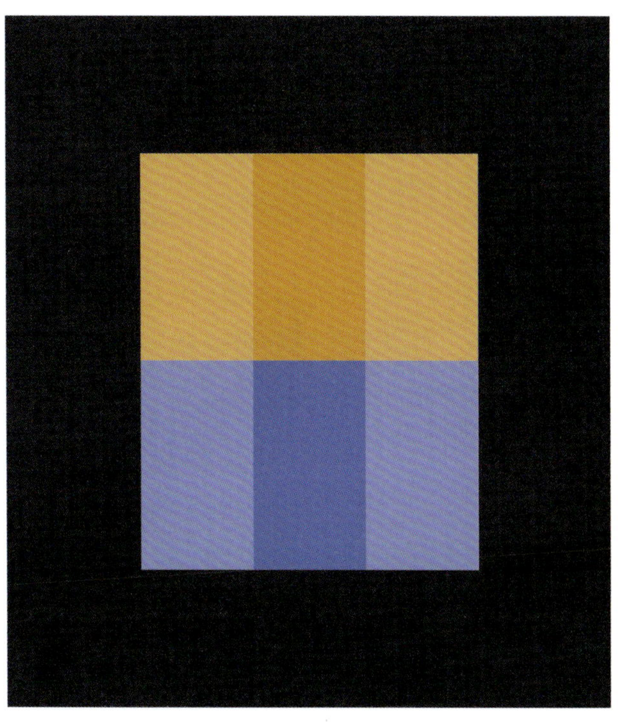

图 5-38　AMBEGUJAS 现象是新近描述的一种视知觉现象，即从颜色和明暗可辨认出形状

在此图中，暗影遮盖的彩色条纹通过蓝色和橘色的正方形中心，给人一个箱子样的三维错觉。然而，其形状和颜色是模糊的，而且通常被混淆成一个带有中央灰色条带的平面（引自 Bergstrom SS，2011.The Ambegujas phenomenon and color constancy. Perception 40：30–38：http：//www.ncbi.nlm.nih.gov/pubmed/15460510. Fig4，Pion ltd，London. http：//www. pion. co.uk；http：//www.perceptionweb.com）

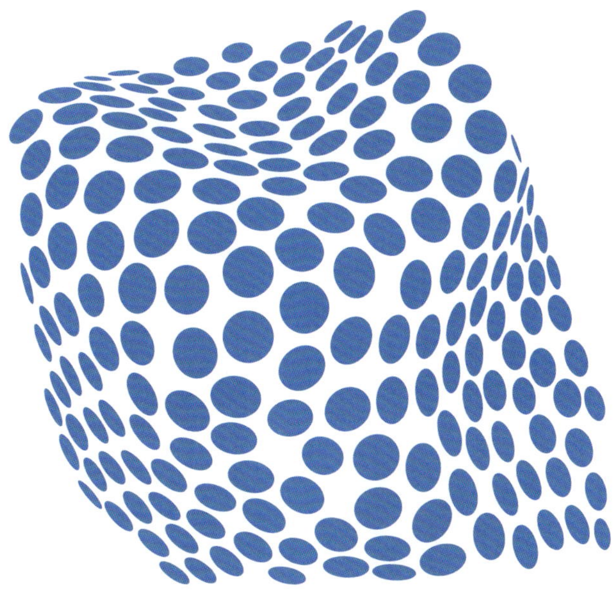

图 5-39　一种光学纹理模式，凭知觉可以理解为一个平滑弯曲的三维立体表面（引自 Todd et al.，2005；经 Elsevier 许可使用）

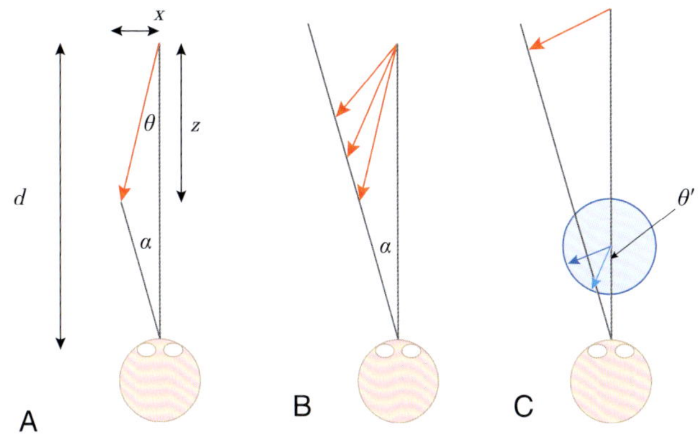

图 5-40　刺激几何图示

A. 图中显示观察者和典型的目标轨迹（实线箭头）沿 θ 角前进。在移动目标运动最后，视觉方向可用 α 角表示；B. 许多不同的轨迹均可对应单一的视觉方向；C. 指针的位置（灰色圆圈）。如果观察者用 θ 角设置指针，会在黑色箭头所示方向做出回应。如果观察者应用 α 角度，灰色箭头则代表了典型的反应（引自 Harris & Drga，2005）

体形态要比仅将其分解为位于 X 轴和 Y 轴上的离散线条要复杂得多。例如，自然界中大多数物体形状是弯曲的实线，需要大脑皮质进行有效的加工处理。这促使物理心理学家发明了数学算法和“形状指数”来描述这些形状，从而深入了解大脑是如何处理运算形状信息的。这些效应可用特定方向刺激来显示，且表明整体方向定位检测并不仅仅是将信息输入到初级视皮质（V1 区），而可能存在一类能够集合一阶 V1 区刺激的二阶方向定位“收集单元”。这类“收集单元”也可能会受到亮度和纹理的影响。

六、纹理分析和运动检测对深度知觉的作用

深度知觉不仅是指对物体进行空间定位，还包括感知其实体外形。事实上，一些关于深度知觉的早期工作着眼于研究飞行员的视觉功能，尤其是起飞降落时的视觉功能。研究显示，运动检测和纹理分析与观测实体结构密切相关，两者可能是视觉感知中最重要的组成部分（图 5-39 和图 5-40）。许多其他来源的信息共同产生这种效应，包括双眼视物、视差、光照、阴影和边缘检测。例如，在一系列随机点中，一系列点相对于其他点而“移动”，则这些点就呈现出形状——一幅图像就跃然纸上。同理，物体的纹理和光泽与其边缘的色彩和亮度的不连续性有关，并显著影响对其形状的感知。因此，在涉及许多其他视觉区域的立体视觉和深度知觉中，有多个被激活的外纹层区域（图 5-41）。

最新研究证明，形状感知还取决于观察者以往的经验或者记忆，以及其是否“期待”观察这种形状。显然，形状检测这类复杂的反应建立在多种信息输入的基础上，

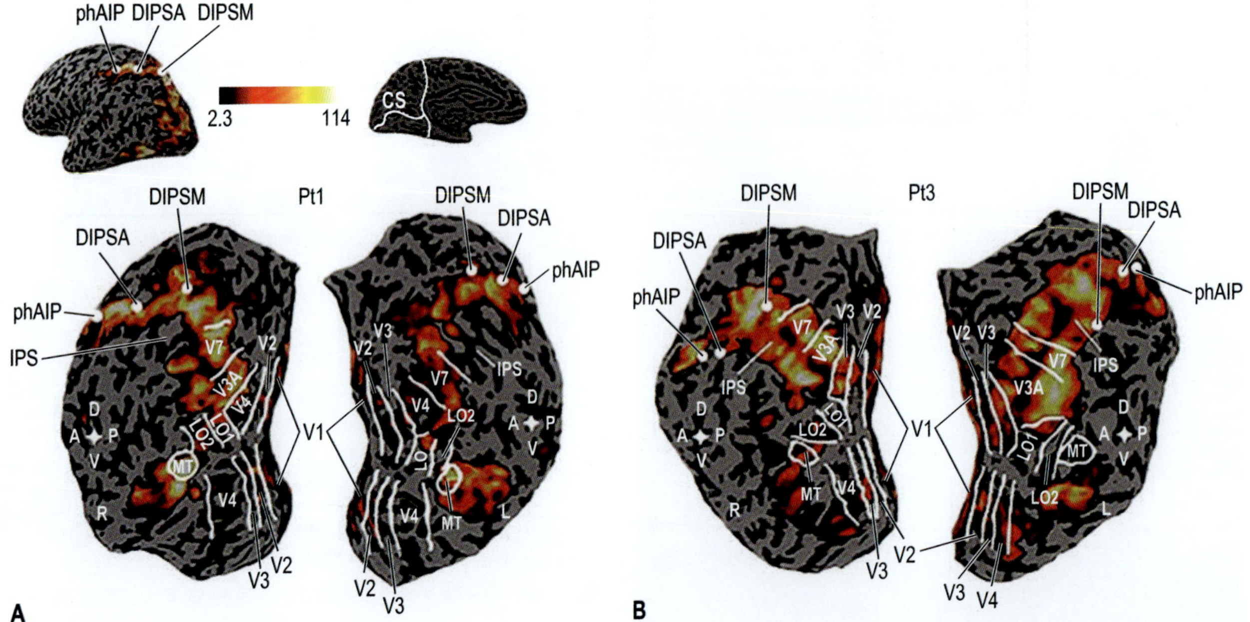

Fig. 5.41 Activation of human cortical responses by stereoscopic depth tasks is widespread, including much of occipital visual cortex and parts of parietal cortex. The figures show heat-map colour scale of z-scored (depth-measurements) activations (two participants in (**A**) and (**B**), respectively) in response to two fields of random dots with a sinusoidal depth profile either side of central fixation point, compared against the response to a flat plane. Subjects were asked to perform a task to judge depth of sinusoidal modulation. The images show anatomical landmarks on the computationally flattened maps of cortex: *R* and *L*, right and left cortical hemisphere; *D, A, V* and *P*, dorsal, anterior, ventral and posterior axial directions; *CS* and *IPS*, calcarine and intraparietal sulci. The identified functional areas are: *V1–V7, hV4, LO1, LO2* and *MT*, visual cortical areas; parietal areas: dorsal intraparietal sulcus anterior *(DIPSA)*, dorsal intraparietal sulcus medial *(DIPSM)* and putative human anterior intraparietal *(phAIP)*. (From Parker et al., 2016.)★

因此要寻找形状检测的核心则非常深奥和困难。

第七节　视觉系统的分工：分割和人脑连接组

近5年来，地形学测绘技术在脑功能的研究中进展很快，已被应用于视觉，尤其是视觉区与视觉相关区域之间相互联系的功能研究。早期由Zeki所提出的视皮质分工的概念性知识关联框架，已经详细阐述大脑不同区域间大量的连接体及其如何持续进行自下而上和自上而下的信号加工处理。以此为背景，背侧（枕部－颅顶）和腹侧（枕部－腹部）分别属于自下而上和自上而下的加工处理方式，目前对于上述现象认识尚不清楚（图5-42）。人类连接组项目（HCP）已于2010年启动，旨在绘制健康和疾病中的人类神经元连接图，并对主要心理障碍进行一些重要观察；此外，联盟中的两个小组正在研究在视觉障碍中皮质连接是如何被破坏的（http://www humanconnectomeproject.org/）。

目前对于视觉成像的理解，分散在不同解剖部位且承担不同功能的皮质区可通过广泛的连接体进行重建，从而整合形成最终的视觉图像，如涉及优势眼的复杂心理物理学处理（图5-36）。其最终要对视觉信息进行编码处理而使大脑能够识别，因此不能认为图像在视网

★图5-41 因版权限制不允许翻译。图片主要说明立体深度任务激活人类皮质反应是普遍存在的，包括大部分枕叶视皮质和部分顶叶皮质。这些图显示了与对平面响应相比，对中心固定点两侧具有正弦深度轮廓的两个随机点场响应经z评分（深度测量）激活的热图色阶（分别来自A和B中的两名参与者），受试者被要求执行一项判断正弦调制深度的任务。图像显示出皮质计算平面图上的解剖标志：R和L分别代表左右皮质半球；D、A、V和P分别代表背轴、前轴、腹轴和后轴方向；CS和IPS分别代表距状沟和顶内沟。确定的功能区：V1～V7、hV4、LO1、LO2和MT为视皮质区；顶区则包括顶内沟前背侧（DIPSA）、顶内沟中背侧（DIPSM）和假定的人类顶内沟前侧（phAIP）

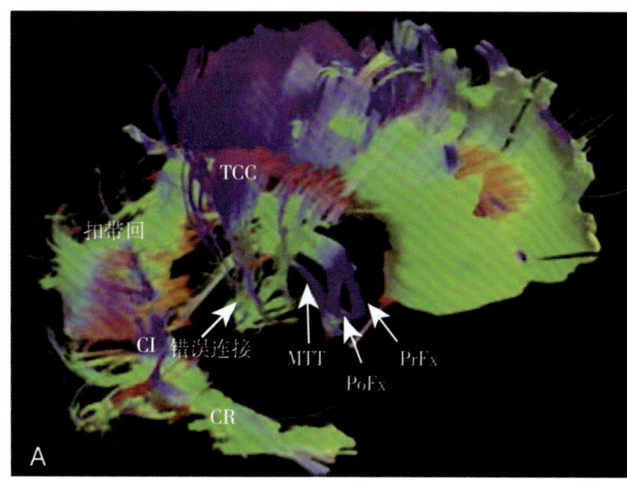

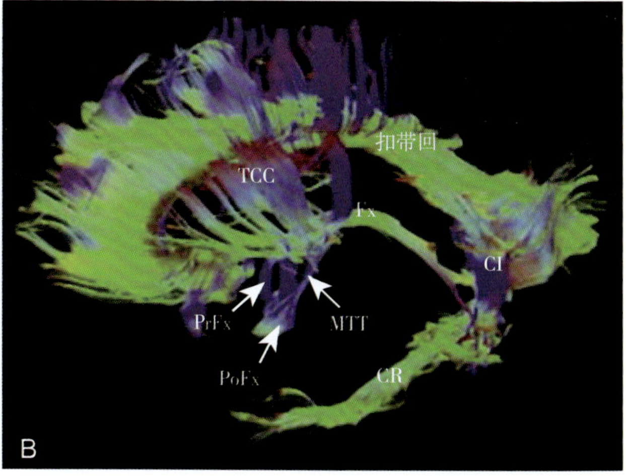

图 5-42　Papez 回路（也称为内侧边缘回路）的三维重建，它被认为代表控制情绪体验的区域

这些图像是单独重建的结果。A. 右侧；B. 左侧。可视化结构包括穹窿、乳头丘脑束、丘脑 - 扣带连接、扣带全长及其与额叶和顶叶的连接。CI，扣带峡；CR，扣带辐射；Fx，穹窿；MTT，乳头丘脑束；PoFx，后连合穹窿；PrFx，前连合穹窿；TCC，丘脑 - 扣带连接。（引自 Wei et al.，2017）

膜上留下“印象”如同照相机中胶卷成像那样简单。恰恰相反，感觉（观察）和认知（理解）并不是彼此分离而独立的两个过程，应被认为是一个综合整体。当其他感觉信息附加到图像上时，就足以实现更高级的认知和感觉。

一、影像学检查

关于人类的大多数信息资料起源于动物学研究，目前数种脑影像先驱研究已在人体开展。利用正电子发射断层扫描（PET）、脑磁波描记术和功能性磁共振成像（fMRI）等检查技术，能够显示人类视皮质的断层结构。磁共振技术的发展，包括弥散张量成像（DTI）、分子运动成像、弥散 fMRI、弥散加权成像和弥散光谱成像等，为人脑连接组项目提供了新型研究工具。尤为重要的是，fMRI 技术空间分辨率的提高，可排除不相关区域的影像信号干扰，明确激活的特定脑回区，从而精确定位腹侧的枕部 - 颞部信号通路，此通路涉及多种感觉功能，如阅读文字（图 5-43）。关于感受色彩刺激的 V4 区和感受运动目标的 V5 区的 fMRI 研究已经开展。

可以说，在人类视皮质以外存在一个“色彩中枢”，猴子身上也有类似功能特化现象。另外一种有趣的现象是人类对于色彩刺激的反应有单侧性，且这种单侧性与其优势手或优势眼没有必然关系。同理，3 种不同形式运动的相关检测机制被定位在大脑皮质不同区域。

二、巨细胞性和小细胞性通路及其功能分工

纹状皮质（V1 区）按照一种井然有序的可预见方式接受整个视网膜的信息投射。其通过外侧膝状体核（LGN）接收神经信息，且 LGN 处神经结构构成也高度有序（参见第 1 章）。从地形图上乍一看，视网膜图像可点对点地真实反映视皮质所成的图像。但上述说法真实意义有限，且可能适用于特定种类神经元相关功能的分化。因此，小细胞（慢）性纤维携带传输的信息与中心凹和旁中心凹区活动有关，如空间辨识和色觉，而大细胞（快）性纤维则作为感光信息的传导通路。上述学说可在一定程度解释为什么人类对周边视网膜负责的光感和运动感高度敏感，而对中心视网膜负责的色觉和对比度则是一个慢速感知过程。

然而，恒定的色彩和空间辨识等心理物理学现象表明，以视网膜拓图形式简单地将图像投射到视皮质不足以解释其感观。尽管存在 3 种不同的光感受器，但单纯考虑波长辨识等本质上与颜色不太相关的现象，便足以佐证上述事实。一个红色邮筒在多种照明条件下均呈红色，尽管邮筒反射光线的波长会伴随光源的不同而显著改变（见上文颜色恒定的论述）。事实上，包括色彩在内，任何视觉刺激的感知均是初级视觉中枢和其他脑皮质来源信息输入的结果（图 5-40）。在研究脑皮质甚至更低水平神经活动时，另一个有待解释的问题就是较高强度的持续性神经“噪声”。即便在没有特殊刺激的情况下，也会有显著水平的内源性神经活动，并可能会修饰输出信息（如视觉感知）。这被视为一种自上而下的信息输出的调制方式。

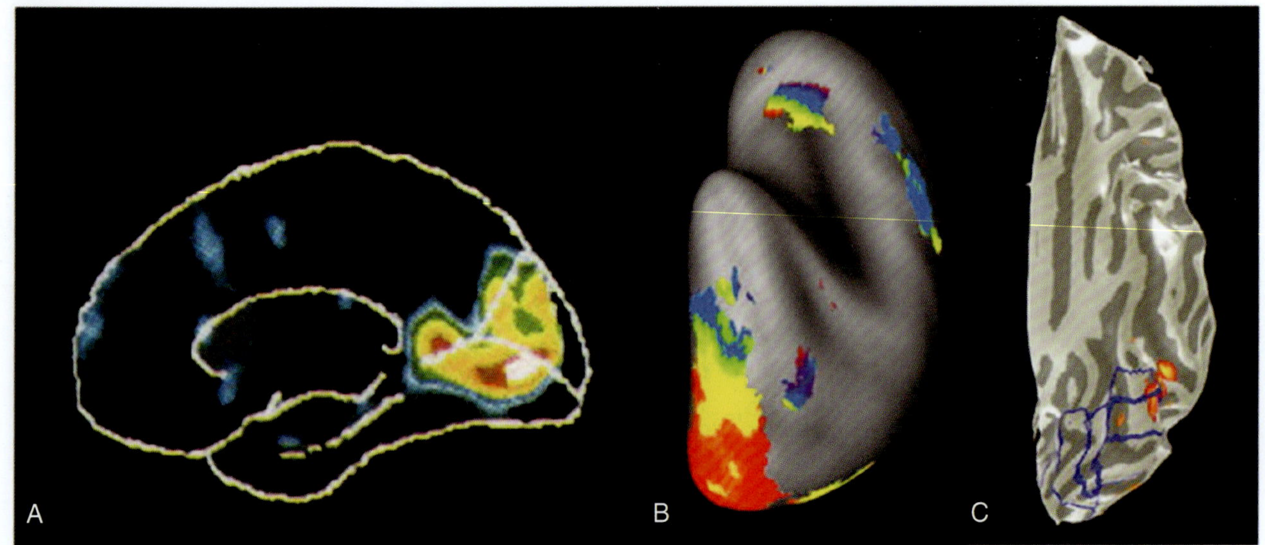

图 5-43 神经成像技术有力提升了检查的空间分辨率

从应用 PET（A），到表层 fMRI（B），再到 fMRI 数据（C）（将词汇和相位扰乱词区分开来），结合视网膜区域定位绘图方法获取的个体视野图（蓝色线条所示，右腹侧观）。词汇相关激活区靠近代表视网膜中心凹投射的腹枕区（VO-1 和 VO-2）；V2 区和 V3 区也已标出（引自 Wandell，2011）

三、在构建感知图像时，纹状皮质和外纹状皮质之间的信息交换

纹状皮质区（V1 区）直接或者经 V2 区间接地连接到外纹状皮质区（V3 ～ V8 区）（图 5-44）。上述每个区域均有一种或者多种特定功能，如所有 V5 区细胞均会对运动做出反应，且具有方向选择性（即某个细胞仅对某个特定方向的运动产生反应）；但这些细胞均不会对色彩产生特异性反应。V4 区中一些细胞可辨识光线波长，因此，对色彩的反应由 V4 区的细胞介导，且 V4 区也有部分细胞对线条走向产生定位反应，并参与形状（或形态）识别。然而，其他研究表明，运动检测可产生轮廓信息，这种活动发生于初级视皮质。V3 和 V3A 区的细胞对结构有选择性，但无法辨识波长差异。

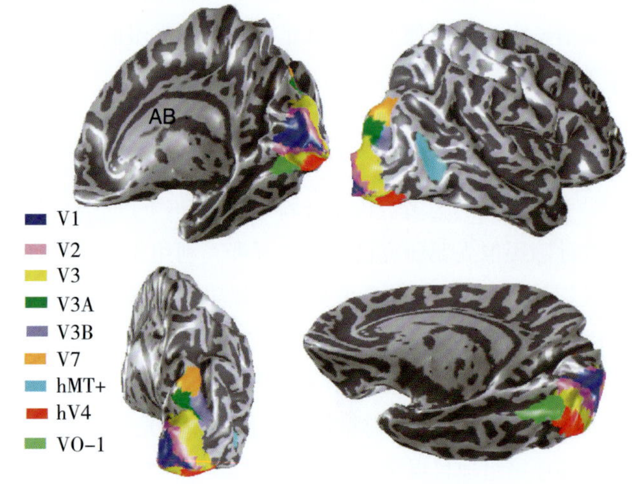

图 5-44 人大脑视皮质的 9 个半野地图的位置

显示的是一个典型受试者（AB）的情况（引自 Wandell et al., 2005；经伦敦皇家学会许可使用）

现已明确，颜色、方向、运动、立体感和质感等，均在 V3 ～ V8 区单独进行信息加工处理。由于 V3 ～ V8 区均从 V1 区获取信息，因此 V1 区（和 V2 区）必定有其特异的功能分工，还必须通过突触连接（连接体）进行广泛的信息交换（图 5-45）。虽然有研究表明，有一类细胞可对多种刺激做出反应（如结构和运动），但这并不是常见的反应。

V2 区被间条分割成细条纹（颜色检测）和粗条纹（运动检测），对形状进行特异性反应的检测器并存于粗细两种条纹中。这种视皮质的结构形式（实际上整个灰质均为这种结构形式），把不同刺激特异性反应细胞划分为相互独立的结构。结构上的特征很早就被发现（逾 50 年），但其功能学意义至今尚不清楚。

四、V1 区的分区加工处理

按照功能和形态将视觉刺激分解为不同组分，包括颜色、运动、方位检测、深度感知等其他特征，这已十分清楚（见下文）。但其他视觉任务（如纹理鉴定和形状认知）的皮质定位却相当不易。还有其他功能譬如面

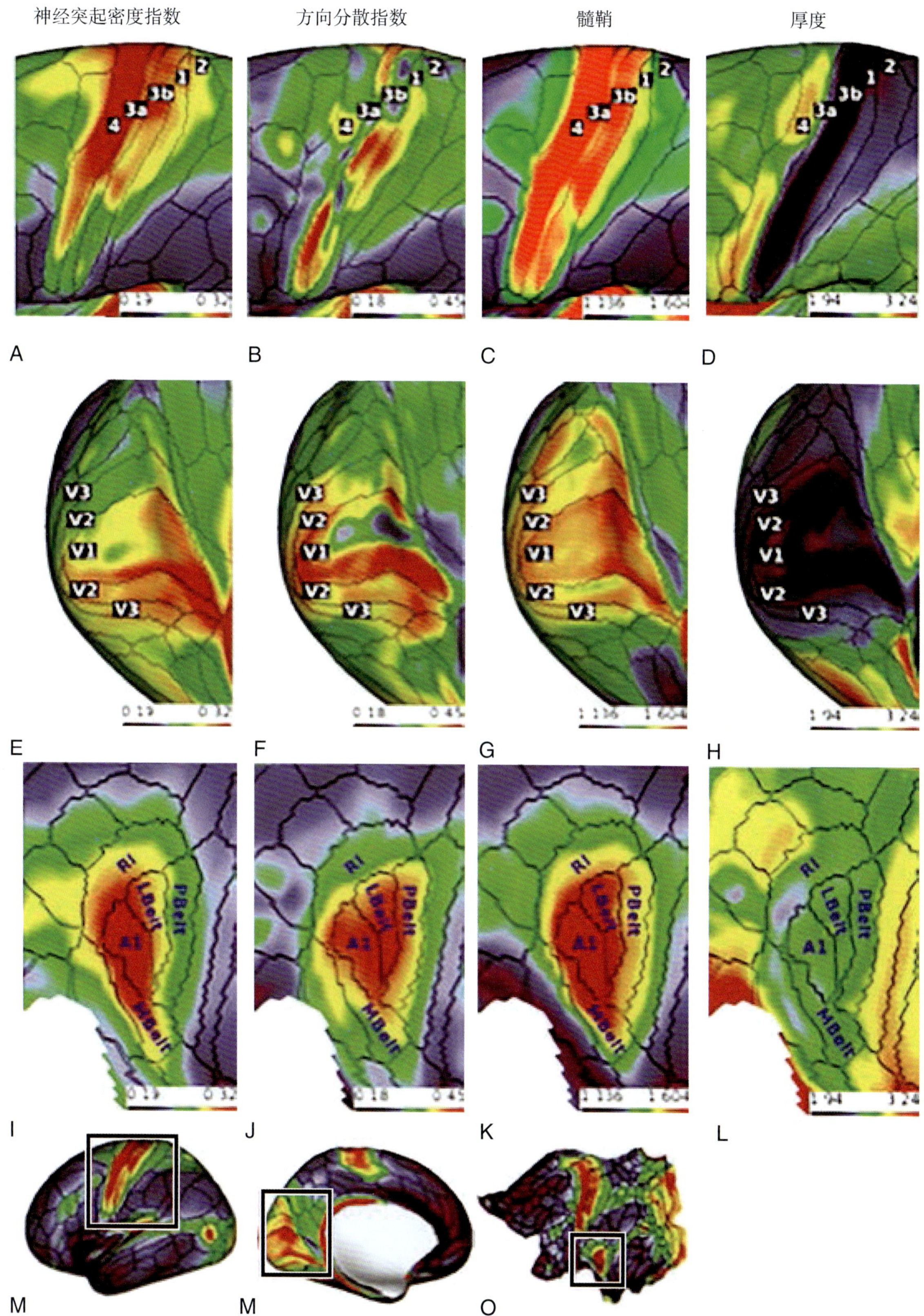

图 5-45　神经炎在大脑皮质中分布的各种模式

编号 505 受试者的放大视图显示了其神经突起密度指数（NDI）、方向分散指数（ODI）和髓鞘及早期感觉皮质代表性区域的厚度情况。A、B、C 和 D 显示的是运动体感皮质，E、F、G、H 显示的是视皮质，I、J、K 和 L 显示的是听皮质。M、N、O 为全半球视图髓鞘图谱，方框标记出炎症扩展区域，与 A ～ L 所示相同。图中标记：1. 1 区；2. 2 区；3a. 3a 区；3b. 3b 区；4. 4 区；A1. 初级听皮质；LBelt. 侧带复合体；MBelt. 内带复合体；PBelt. 旁带复合体；RI. 岛叶后皮质；V1. 初级视皮质；V2. 第二视区；V3. 第三视区（数据来自 https://balsa.wustl.edu/XX6P；引自 Fukutomi et al.，2018）

部识别，涉及视皮质和纹状皮质以外的区域，其中包含负责存储记忆的区域。

尽管相关知识非常匮乏，但值得注意的是，信息分解可发生在视网膜神经节细胞信息输入经 LGN 到达皮质 V1 区、V2 区和 V3 ～ V8 区的整个过程中（图 5-46）。信息分解可能是基于产生结构、色彩、运动感觉的各种不同需求（如视野分区之间颜色信息的相互比较），而颜色的地形图可能不太重要。相反，精确的地形图定位对形态分析和运动检测非常重要，后者是一种瞬时分析过程。

因此，我们对外界事物的感知或许依赖于一种类似于计算机中集成和平行处理系统的环路，恰如 Zeki 所描述的“多级集成”，其包含前馈和反馈控制机制（现在定义为“自下而上”和“自上而下”的处理机制）。按照这个概念，我们对视觉世界的感知和理解是同步进行的，并且是对即时和既往信息进行持续性处理加工的过程。

五、视皮质的结构是为实现分级神经处理还是功能特化

前述皮质水平的视觉信息结构可能过于简要概括。事实上，信息接收整合的结构有两种形式，且各司其职：①通过不同部位进行信息分级处理（如依次从视网膜到 LGN，到 V1 区，再到 V2 区，继而同时或者分别到达 V3、V4、V5 区等）；②以一种精确的地形图定位方式将视觉的各个组分投射到视皮质不同区域，从而实现区域功能特化。近期通过 fMRI 研究发现，原先关于视网膜的精准拓扑定位局限于 V1 区（即视网膜中心凹及其周边区精确投射定位于纹状皮质）的理论是不太准确的。从前认定的非视网膜拓扑定位区，如检测颜色的 V4 区和检测运动的 V5 区，也有视网膜拓扑投射，尽管其精确性比 V1 区要差。例如，色觉，不仅有特定的皮质投射区，且其皮质投射区存在相互交叉的偏心率（距中心凹的距离）图谱和极化角（与水平子午线的夹角）图谱，从而在脑皮质形成一种“视觉空间”地图（图 5-47 和图 4-48）。

目前人们已经清楚，颜色、运动、形状、纹理和立体感的感知具有下列不同程度的属性：①相互分离的皮质区域存在功能特化；②每个皮质区域有其相应的视网膜拓扑投射；③流水线型处理加工过程，如色觉的处理流程中，辨别波长的神经处理发生在多个水平：从视网膜到 LGN，再到 V1 区，最后到 V4 区特定的皮质区域。

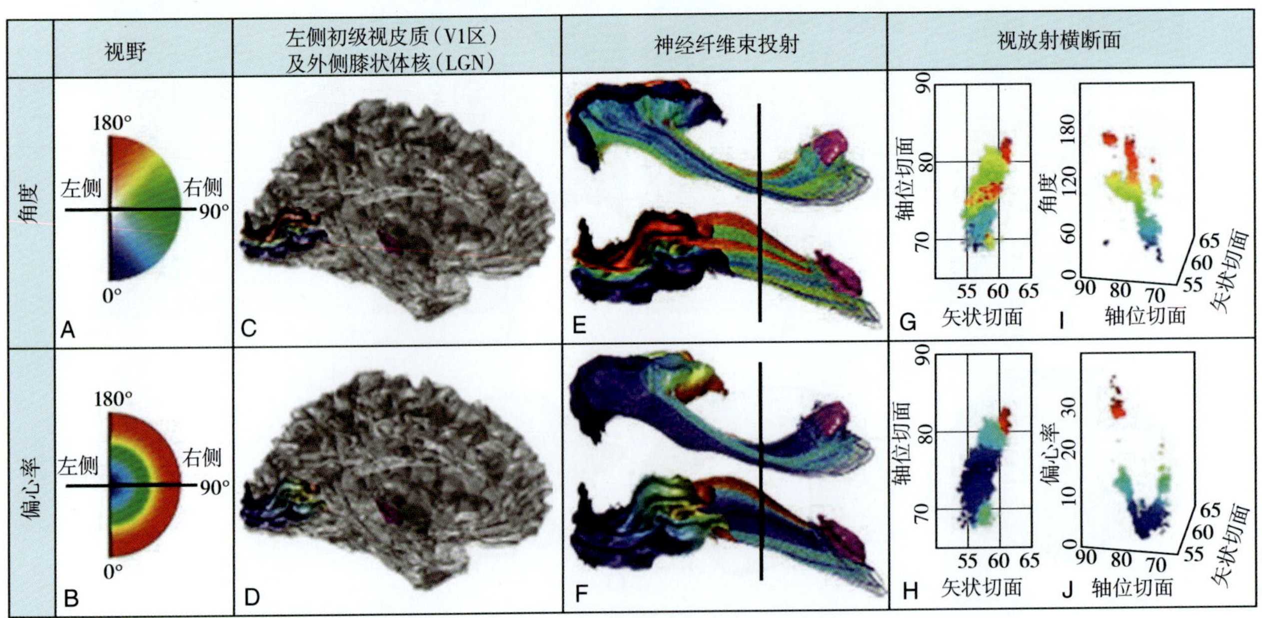

图 5-46　一名健康志愿者的视网膜病变组织（视野来自相应的视网膜、皮质下和皮质视觉部位）

A 和 B 显示了视野的角度和偏心坐标。C 和 D 以紫色表示 LGN，并在 V1 上映射了角度和偏心坐标。E 和 F 显示的是 LGN 和 V1 之间的流线，流线根据 V1 上的相应角度及偏心值着色；为了更清楚，提供了从下侧面和横向角度的可视化图像。G 和 H 显示的是 E 和 F 中用黑线标记的视纤维束横切面的角度和偏心率。I 和 J 是相关角度和偏心率的 3D 散点图，两个坐标变化平稳。然而，在数学上角度的变化比 U 形偏心率更复杂。所有角度和偏心率值均可以按比例显示，并在左侧使用相应的彩色地图展示（引自 Aydogan et al.，2018）

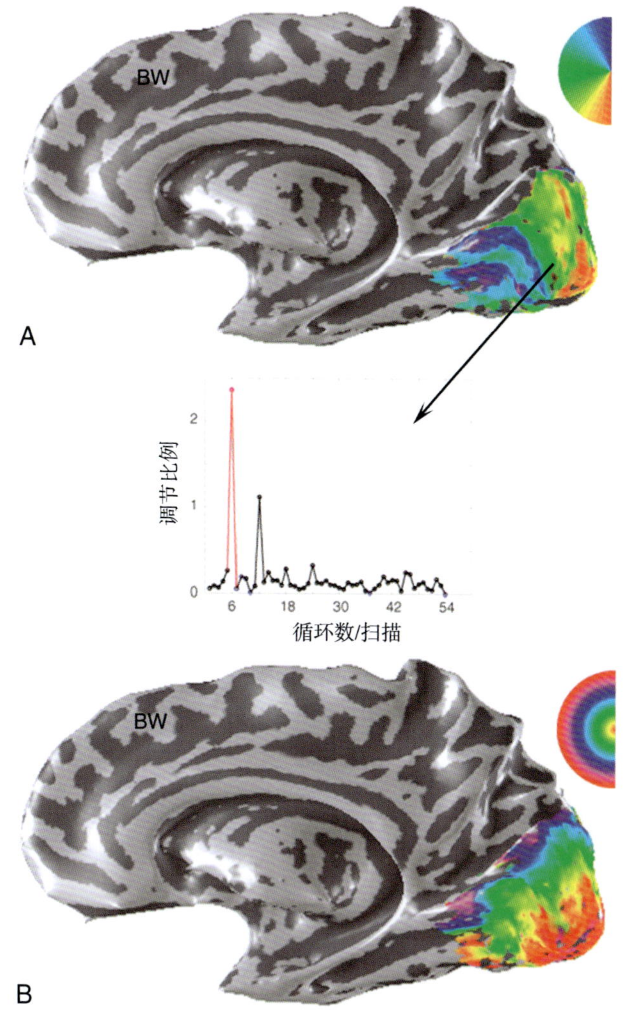

图 5-47　距状视皮质附近的角地图和偏心地图

图形测量方式：A. 旋转楔子；B. 包含反向对比标靶模式的扩张环。刺激范围达到中心 20° 视野，每次实验扫描完成 6 个循环，重叠的颜色代表视野角（A）或偏心率（B）在每个皮质区域产生的最强反应。为清晰起见，仅显示距状视皮质附近的反应。曲线所描记的反应波幅代表距状视皮质内 3mm 半径区域的时间效率的函数（箭头所示）。反复刺激时（每次刺激 6 个循环，红色标示）反应明显强于其他短时程刺激。与预期结果一致，整体多重刺激造成的第二个波峰也有显著意义。图中的曲线为读者提供了一种评估反应可靠性的依据。这里显示的刺激 - 驱动反应总体上高于统计的阈值（$P < 0.001$，未校正）（引自 Wandell et al.，2005；经伦敦皇家学会许可使用）

类似的构成基础也存在于运动检测过程中，但对于立体感觉和纹理识别过程还知之甚少（图 5-41）。由于需要“双眼神经元”将左右眼的神经信号整合，立体感觉和深度感觉显得尤为有趣：除了已知的来自 V1 区的重要信号输入，现在认为来自纹状体外（如 V2 和 V4 区）的信号输入也很重要。概括地讲，背侧的视觉通路控制信号间的互相关联，而腹侧的视觉通路负责多种信号的相互匹配。

然而，感觉通路中存在更加复杂的因素。位于纹状皮质前背面和前腹面的区域不仅能识别形状、颜色等视觉信息，而且能够识别诸如面孔、工具、单词、地点等特殊的目标（图 5-49）。尽管如此，信息处理过程中仍存在非常强的分级结构特性。例如，同一刺激的感受野在 V1 区是最小的，在 V2 区、V3A 区和 V4 区则逐步增大。有证据表明，最终知觉复杂化是由于自上而下的信息加工处理，如即便特定视觉目标根本不显示，但意识中对此目标尤为期待和关注，也可引发 V1 区和 V2 区的活动。正如 fMRI 检查所示，甚至情感刺激或带有成见的事件也能够改变视觉区。

伴随 fMRI 技术突飞猛进（如弥散张量 MRI），关于一些区域（如顶内沟，IPS）的详细结构信息得以揭示。

分析还发现：功能性连接操控处理信息时，IPS 和前额区及两个大脑半球之间的联系均增强。两种对照训练任务表明，内隐注意转移模式和非空间型处理操控（算术型）占用了 IPS 的激活和连接，这与工作记忆（WM）型处理操控截然不同。上述发现加深了我们对 IPS 在 WM 维持和操控中作用的理解。这种类型研究阐明了经过“视放射”区（参见第 1 章）的神经纤维的视觉拓扑排列，对揭示神经生理基础、鉴别特定神经缺陷有重要意义。

V4 区仍有一些令人困惑的问题。由于此区被赋予多种功能，因而此区如何精确调控其他视觉区色彩和外形信息处理尚不明确。最近有学者提出，V4 区的作用是通过双向机制使神经信息交通简化为局域网络（如色彩和运动），换言之，就是作为自上而下和自下而上的信息交汇中心（Roe et al.，2012）。

机器学习和人工智能现在正在应用这一新的知识，如在面部识别技术的发展中使用深度卷积神经网络镜像的颞腹侧神经网络，其中大部分活动位于大脑中（Grill-Spector，2017）。

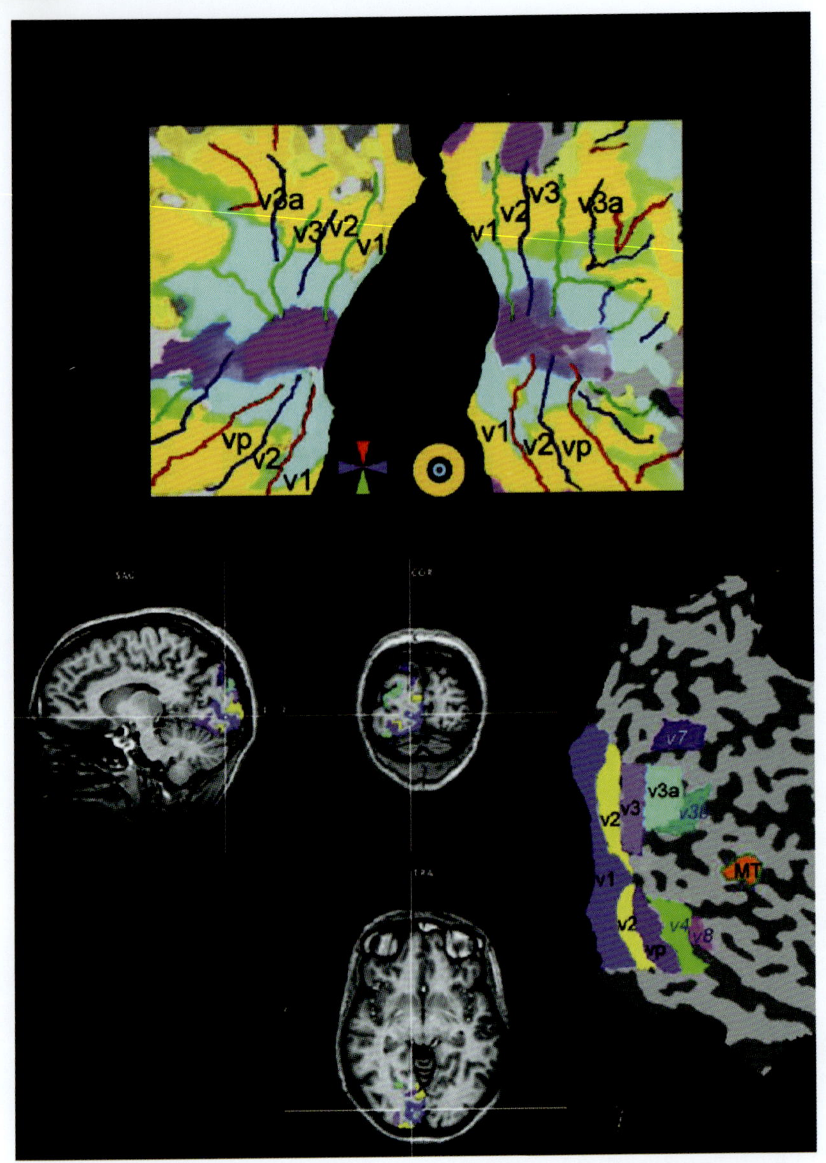

图 5-48 早期和中等水平的视觉区

上部：叠加偏心率和极性角地图，黄、蓝和粉红色带表示偏心率地图；线条表示较高、较低和水平的代表区中心（参见图标）。子午线与所有偏心率正交。下部：平面图的视觉区域及其在大脑中所占的体积。公认的视觉区域名称以黑色表示，目前尚有争议的区域名称用蓝色斜体字表示（引自 Grill-Spector, Malach，2004； 经 Annual Reviews 出版社许可使用）

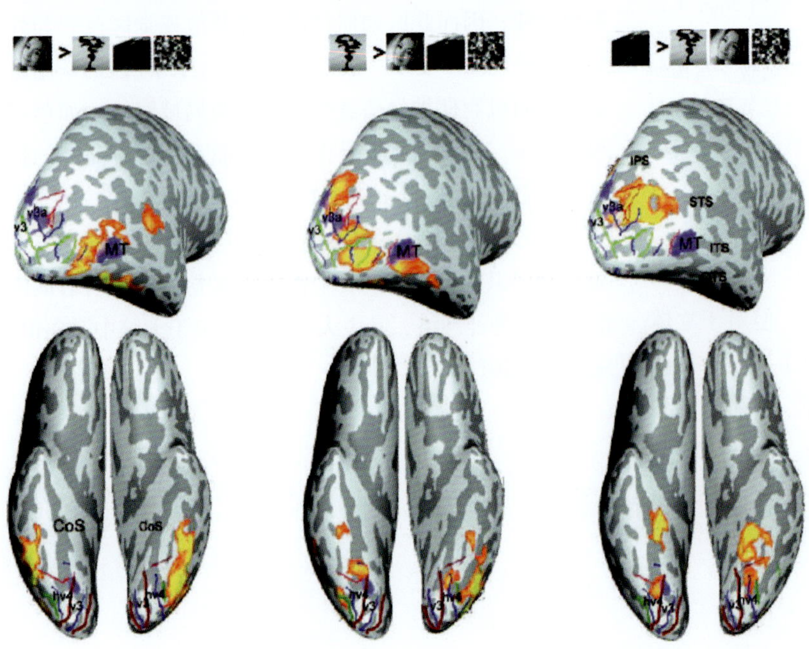

图 5-49 采用夸张表面的代表方式显示（与图 5-48 为同一受试者）大脑中面部、物体和场景选择性区域，图标显示的是应用统计学分析进行的比较

左侧：对面部选择性反应较强的区域。中间：对物体选择性反应较强的区域。右侧：对场景选择性反应较强的区域。黄色（$P < 10^{-12}$）和橙色（$P < 10^{-6}$）分别表示统计学分析的意义；彩色线条表示视网膜区域定位的边界；蓝色代表 hMTI 区域，其可定义为颞下脑沟后部的一个区域，此区对移动的低对比度光栅所产生的反应比静止的反应更强烈（$P < 10^{-6}$）（引自 Grill-Spector，Malach，2004；经 Annual Reviews 出版社许可使用）

第八节　眼球运动生理学

如果没有眼球的协调运动，上文所述视觉反应的多个方面均无法实现。事实上，眼球运动是眼部和视觉生理的基本生理特征。因为在清醒状态下，眼球活动从不停止。双眼是以成对的方式进行运动的，即使眼球向不同方向运动时（如辐辏反射时）也是如此。同所有神经肌肉活动一样，双眼运动的神经支配发生于多个水平，如反射 / 皮质下水平受皮质水平支配控制。眼部肌肉的解剖结构及其受脑神经和脑干神经的支配情况，参见第 1 章相关内容。

一、眼球运动类型

1. 眼球单眼运动　每只眼球都可跟随眼部肌肉的运动方向而移动（知识关联 5-15），通常将角膜后约 14mm 的中心点视为转动轴心。转动可沿垂直方向（Z 轴）或者水平方向（X 轴）进行，其余方向则被称为 Listing 平面。眼睛的转动围绕着通过颅骨中线中间的或垂直平面进行。大多数情况下，这种转动都以视网膜平面（X、Y 平面）为参考。例如，当眼球汇聚时发生扭转运动。眼球的滚动（译者注：旋转）运动沿前后轴发生，在这些轴之间的运动都是可能的。

2. 眼球双眼运动　一侧眼球的运动幅度和另一侧眼相等且互相对称（Hering 定律），在共轭运动中，双眼平行运动，而在非共轭运动（会聚和发散）时，它们则向相反的方向运动。在非融合状态或生理静息状态时（不在注视原眼位时，因注视原眼位需要固视目标），双眼呈轻微的离散状态。

知识关联 5-15　眼外肌功能评价

眼外肌运动的方向很复杂，应从三维层面进行考虑。下图显示临床上检测肌肉功能时各眼外肌的作用，解释如下：如上斜肌的作用是使眼球向下（下牵）和向外（分散）运动。然而，下直肌也可使眼球下牵运动。因此，为了测试上斜肌的下牵（向下）功能，最简单的方法是当眼睛处于另一个下直肌不能运动的位置时，检测下牵功能。眼内收时，实际上缩短了下直肌的长度（眼睛的另一个下牵肌，如果其肌腹缩短，其功效就会减弱）。因此，上斜肌是内收位置上唯一的下牵肌，反之，下直肌也如此。

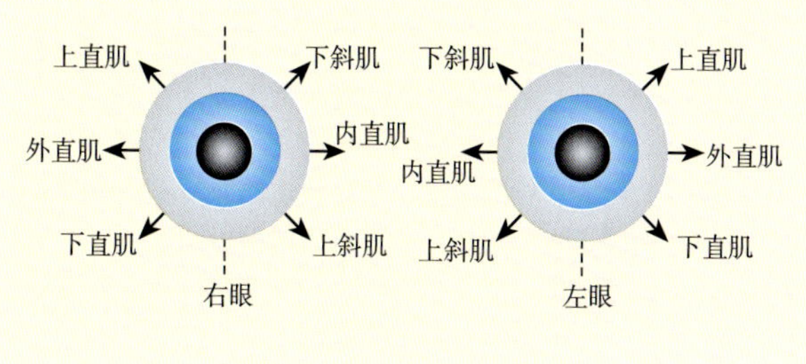

共轭运动神经对肌肉的交互支配，在每个注视方向均有成对的共轭肌肉（知识关联 5-15）。单个肌肉的偏差通常大于一对肌肉，这对于产生双眼单视的视野非常有帮助。在英国的汽车驾照管理体系中，制订正常的视觉功能标准时，双眼单视是一个具有重要意义的参数（图 5-35）。

会聚动作需要双侧内直肌的联合收缩，其运动幅度受辐辏近点（位于眼前 5 ～ 10cm 处，不受年龄因素影响，这与调节近点不同）和辐辏远点（在静息位置由投射的交叉点决定）的限制。眼睛的会聚能力可通过米角表示，后者取决于瞳孔间距，可通过等级棱镜进行估算。如上所述，会聚的幅度可以计算出来，即眼睛在辐辏近点和辐辏远点会聚力的差值。融合的驱动力可作为眼睛聚合力的补充，即融合补充。它具有重要的实际意义，如评估可调节型人工晶状体对于景深的影响。

眼共轭运动可表现为短暂急促的运动（扫视）和持续性的追踪运动（平滑追随）。即使在典型的稳定注视状态时，也存在较小的共轭运动（微扫视）。主动进行注视或者眼扫视（即朝向不确定的目标）则受高级皮质控制（见下文）。实验研究表明，眼扫视需要视觉输入并且与图像潜伏相关。而追踪运动除要求视觉输入外，还要求目标的运动速度不超过 30° ～ 40°/s，以便配合眼球运动。

（1）眼扫视：①快速主动地重新注视动作；②受对侧核上区调控；③潜伏期 100ms；④速度为 800° ～ 1000° /s。

（2）追随：①慢追随运动；②受同侧核上脑皮质调控；③潜伏期 150ms；④速度为 30° ～ 50° /s。

在眼扫视时，运动检测可选择性抑制其他刺激，表明眼扫视只抑制大脑细胞通路。另一个重要概念是光流，指的是当目标相对于静止的观察者移动时，可在视网膜上产生相对的运动模式。这种情况很难分析眼球运动的控制，特别当观察者追随一个快速运动背景下缓慢移动的目标时，若观察者自身也在移动，情况就会更加复杂。此时视觉运动和前庭运动相互作用以稳定图像（知识关联 5-16）。

光流以画面或者情景变化所触发的“短潜伏”眼球运动为基础，观察者位置移动时便可感受到，纠正其导航和运动方向，从而向正确方向“前进”。

二、眼球运动的控制

在注视眼位时，眼部肌肉处于紧张状态。当眼球在某条肌肉的作用范围内运动时，该肌肉则被激活，反方向的肌肉则被抑制。眼球运动的神经支配通路最终通过脑神经完成（参见第1章），后者相当于介导反射作用的脊髓神经。同任何肌肉一样，眼外肌接受反射作用和更高级中枢的双层控制，其中额叶皮质负责调节自主运动，枕叶皮质和上丘作为协调中心。此外，还有无数神经元之间及皮质水平其他通路之间的连接，如脑桥旁正中网状结构，以及与反射水平（如前庭-眼反射和颈-眼反射）的连接（见前文光流相关部分）。水平和垂直方向的扫视及眼球运动的精细调控则涉及中脑［脑桥旁正中网状结构及内侧纵束核（riMLF）］和脑干（前庭-眼和颈-眼反射）内的核上网络，将在下文详细讨论。

1. 注视反射　作为一种基本的反射，注视光亮的能力在出生后数天内即可表现出来，而包括眼球共轭运动和持续反应在内的双眼反射，发育完全则需要数月。中心凹注视是肌肉搜寻运动的终末点，可以理解为神经肌肉反射的高峰活动，也可以说是将神经反应最终微调至中心凹注视。此外，持续中心凹注视时所发生的细微眼球运动（微扫视）是由于眼运动试图通过反射活动形成最佳的图像感知，除非一组新的视锥细胞受到刺激，否则这种反射活动水平将迅速下降（知识

知识关联 5-16　当我们移动时因光流看到的图像是不稳定的

光流是我们持续向一个方向运动时产生的视觉流。其产生是因为同一目标的图像及其对应视网膜刺激区持续性变动。目标可被我们的注视所锁定，并通常在我们前行过程中仍对其进行追踪，因此进行的眼睛活动会受信息流（光流）干扰。背景中目标所产生的信息流（光流）能够告诉我们自己正往哪走，并能够使我们保持正确方向。因此，这个感兴趣的目标会“失焦”，并变得模糊（见下图）。视觉运动系统和前庭运动系统均在此过程中发挥作用，并试图代偿视网膜图像的不稳定性。典型情况下，视网膜图像的不稳定性随视网膜部位不同而异，每只眼也不同。

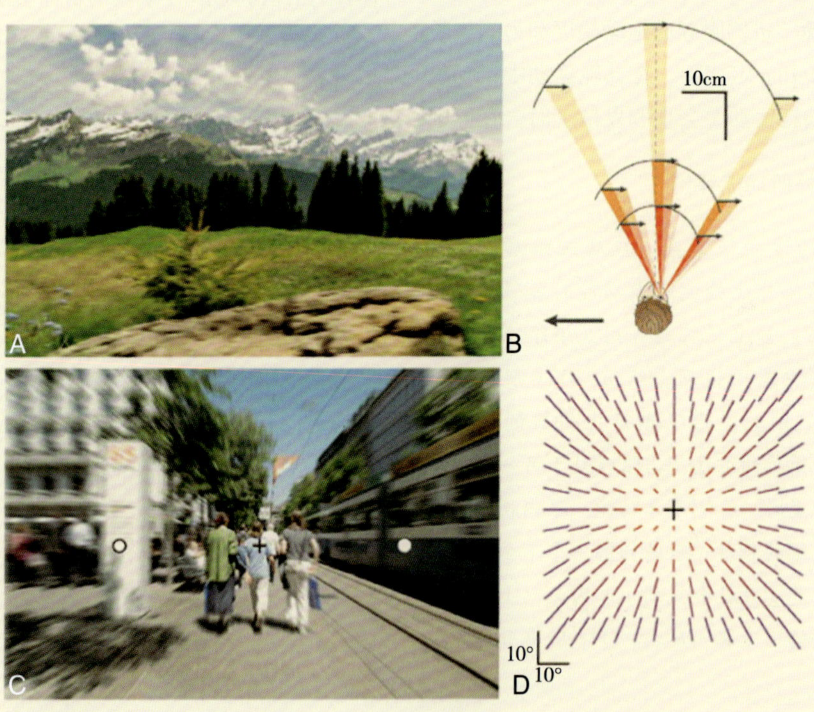

A. 向左自主运动时，视网膜上的自然景象变得模糊。近处目标较远处目标模糊程度更严重。如没有眼代偿运动，则只有位于光学无限远点的目标保持稳定（如地平线处的山峦）。B. 相当于平面光流A的理想图案。黑色小箭头代表在不同的转向距离上三组目标的相对位移。在匀速（50cm/s）第一个100ms（黑色大箭头）形成左侧的图像。阴影代表右眼看到的在不同距离目标的角位移和水平偏心率。C. 白圈代表图像中两个水平空间位置在视网膜上发生模糊。十字代表向前运动方向。D. 相当于平面光流C图的理想图案。由红到蓝的阴影代表中心凹向周边视网膜的逐渐过渡。注意：这些成分代表的是垂直于光轴上的光流速度

关联 5-17）。

视动性眼球震颤法很容易佐证注视反射：让静止的受试者观察一个移动的场景或让移动的受试者观察静止的场景。眼球震颤包括快相和慢相：当眼睛追随一个目标时，眼球震颤为慢相；当眼睛调整观察至新的目标位置时，眼球震颤为快相。尽管可能也存在皮质下通路（如上丘专门负责反应中无意识搜寻的成分），但人类的视动性眼球震颤反应需要完整的皮质。脑皮质的病变，尤其是位于颞叶的病变，与视动性眼球震颤反应缺陷紧密相关。而发生顶叶病变时，眼球震颤反应却得以保存。因此，此反应测试可用来进行病变定位。

眼微扫视可能在形成强烈的注视反应过程中发挥重要作用，正如扫视对搜寻性或探索性眼球运动非常重要。

2. 眼前庭反射是头部和躯干相互位置变化所引起的眼球运动反应　前庭器具有传导静止的头 / 躯干体位反射信息（即当受试者静止时）的结构——椭圆囊和球囊，以及感受头 / 躯干加速和减速信息的结构——内耳半规管。对于椭圆囊和球囊，仅是地心引力下头部的位置变化即可感受刺激；但对于半规管壶腹部，有效刺激是通过围绕在毛细胞周围的内淋巴的惯性运动（黏性牵拉）来实现的。半规管的构造使它们在头部两侧的 X、Y、Z 轴上以协同成对的方式共同发挥作用。垂直和旋转运动涉及所有 4 个垂直的管道。因此，前庭器对于运动导航、方向定位及光流（见上一部分）有非常重要的意义。眼球运动的三维分析可以将缺陷定位到单个半规管，以及曲线 / 光流 / 导航功能，据估计其精确度可达 0.2°/s（Perrone, 2018）。眼球运动三维分析使得定位缺陷病变于单个半规管成为可能。此项技术基于包括旋转载体、参照系、坐标系构成及 Listing 定律在内的数学模型，并利用优于视频系统的磁力探测线圈。

Listing 定律认为：当头部被固定时，眼睛的第一眼位是在一个象限的方位上，眼球在 Listing 平面沿轴线单独旋转时可延伸至此度数（见上文）（9 个注视眼位；知识关联 5-15，图 5-50 和图 5-51）。Listing 定律适用于注视、眼扫视、平滑追随和辐辏运动，但不适用于睡眠状态或前庭 – 眼反射。

眼前庭反射可用下例说明：一个旋转的观察者在其眼睛以相同角速度（最高达 300° /s）反向旋转时，能够

知识关联 5-17　眼扫视由不同大脑区域完成

眼扫视描述的是眼睛的基本特征，也就是说眼睛从未静止（甚至包括睡眠时）。乃至我们固视某目标时，眼睛仍旧不断进行微小运动，称为微扫视。尤其是当我们没有专心注视目标时，眼睛还有一种“漂移”的趋势。此外，眼还有第三种本能运动。眼的这些运动对于持续感知图像至关重要，因为没有反复性视网膜刺激，图像就会消退。眼扫视由大脑的几个区域产生，包括外侧顶内沟区、额叶眼区、补偿性眼区和背外侧前额叶皮质（见下图）。来自基底节的输入信息（图中蓝色）与神经连接整合，同时黑质产生抑制性冲动阻止不必要的眼活动，并控制眼扫视的启动。脑干（A 中绿色区，高倍见 B）包含了复杂的反馈和前馈环路网络，波及位于上丘的“兴奋性爆发”和“全方位暂停”神经元，它们可通过兴奋性和抑制性冲动对微扫视进行全面调节。

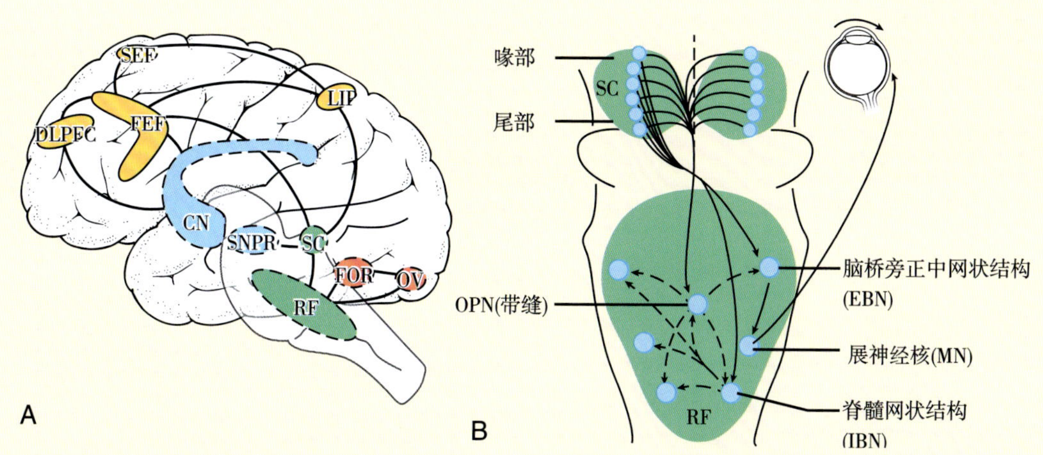

SEF. 辅助眼动区；DLPEC. 背外侧前额叶皮质；FEF. 额眼动区；CN. 尾状核；SNPR. 黑质网状部；SC. 上丘；RF. 网状结构；FOR. 额盖区；OV. 动眼蚓部；LIP. 外侧顶内沟区

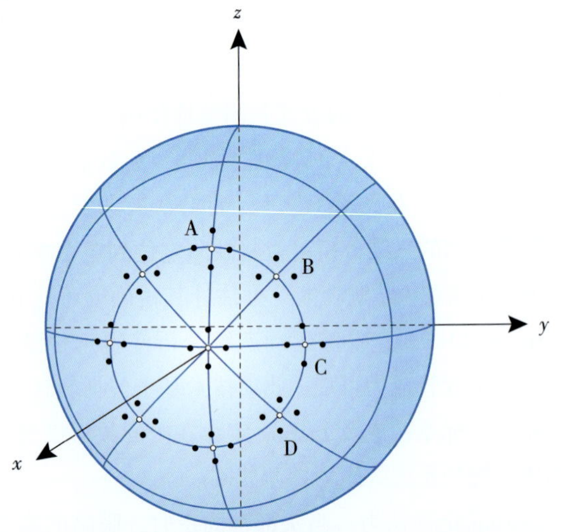

图 5-50　第一视眼位和 Listing 平面

眼睛有一个独特的注视方向，称为"第一眼位"或"主视方向"(即与 x 轴平行的方向)，因此任何使眼睛或注视线从第一眼位变化到第二眼位的单纯垂直或水平运动均不改变眼球的旋转（眼球沿着穿过 A 或 C 的经线旋转）。如果眼睛或者凝视线从第一眼位转动到位于某倾斜经线平面上的第三眼位时，同样不会改变眼球的旋转（如眼球沿着穿过 B 或 D 的经线旋转）。所有使眼睛从第一眼位旋转至第二或第三眼位的轴线都落在一个平面上即 Listing 平面（y 轴和 z 轴组成的平面）。任何水平和垂直方向的转动组合都无法使眼睛从第二眼位到达第三眼位（也需要转动成分，见半角法则）（引自 Angelaki，Hess，2004；经 Blackwell 出版社许可使用）

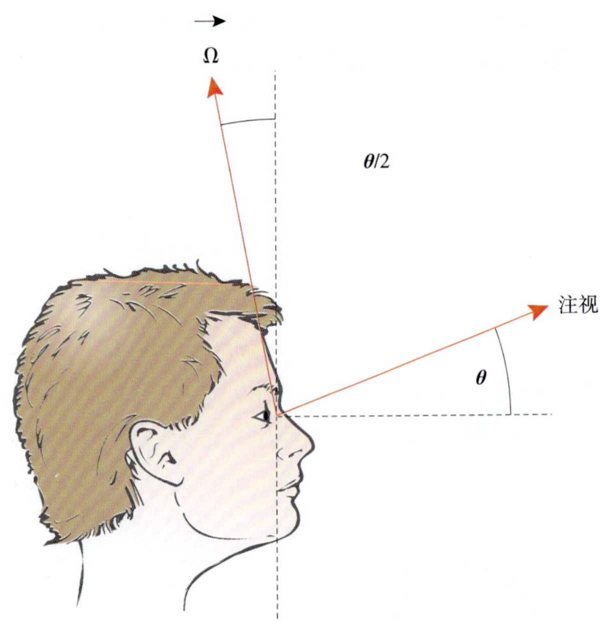

图 5-51　根据 Listing 法则，眼睛的旋转轴（Ω）既不与头部固定，也不与眼球固定，而是沿注视方向旋转一半的注视角（θ/2，半角法则）。因此，在偏心眼位中，眼球水平扫视或追随运动时，眼睛的旋转轴并不是绝对水平的(与头部垂直的虚线)，而是包含旋转成分(与头部平行的虚线)（引自 Angelaki & Hess，2004；经 Blackwell 出版社许可使用）

经眼反射活动调节而注视一个固定靶。通过这种途径可以稳定视网膜图像。这种反射在黑暗中也可发生，但因预测性偏移而精确性较低。

3. *眼球旋转运动由眼 – 前庭反射和眼 – 颈反射引起*　在初始阶段，头部向肩膀倾斜时发生的补偿性眼球运动涉及半规管；如果运动是持续性的，静态反应（椭圆囊和球囊）则会参与进来。然而，这种补偿性的眼球运动还涉及从颈部本体感受器传出的颈部位置变化信息(眼 – 颈反射)。头部沿纵轴的侧向运动会引发眼颈反射，而在眼睛注视前方时，头部沿中央平面运动则主要产生眼 – 前庭反射（木偶样头部运动）。在发生皮质损伤和丧失核上控制的情况下，木偶样头部运动是测试脑干反射是否完整的一个重要临床指征。此外，视频眼电描记术在脑损伤的即时评估中越来越普遍地被使用，尤其是作为运动创伤一部分的脑震荡。

4. *中脑是眼反射活动的协调中心，可将多种来源信息组合在一起*　眼球的主动运动（扫视）起始于对侧额叶皮质的运动带（参见第 1 章），后经脑桥旁正中网状结构（PPRF）内囊前支至中脑，在 PPRE 中的水平注视中心形成（知识关联 5-17 和图 5-52）。神经元经过同侧第Ⅵ对脑神经，中间神经元交叉至对侧的内侧纵束，加入到对侧第Ⅲ对脑神经。PPRF 内部有爆发式细胞，其具有较高且短暂的放电频率（1000Hz/s），当其放电时，会产生眼球扫视。通常情况下，爆发式细胞被暂停细胞(OPN)持续性地抑制，直至来自额叶眼区的神经元放电将抑制作用解除。爆发 – 暂停细胞，以及其他类型细胞如起搏细胞，均为其他脑区（如小脑）不同特征的神经元类型。

扫视一旦形成，即由位于 PPRF 中的神经整合体来维持眼位和固视。PPRF 还接受来自前庭核、小脑、基底神经节及颈部本体感受器的信号，对注视进行精确地控制，其具体作用将在下文详述。

垂直注视中心位于网状结构的内侧纵束（RMLF），在上丘脑对侧和动眼神经核上方。与水平注视中心不同，垂直注视中心不受任何已识别的皮质控制，其内部的神经元跨越动眼神经核和滑车神经核，促成垂直注视。如上所述，内侧纵束包含负责调控眼球水平方向共轭运动的神经纤维（包括第Ⅵ和Ⅲ对脑神经），并发送控制眼垂直位置、垂直平滑追随和垂直前庭眼反射的信号。

影响中脑和脑干的病变可导致核上控制丧失，引发不同的临床表现。最常见内侧纵束多发性硬化症，其可导致眼球水平扫视运动异常（核间性眼肌麻痹）（知识关联 5-18）。

5. *上丘参与知觉和眼球运动控制*　有少量的快速纤

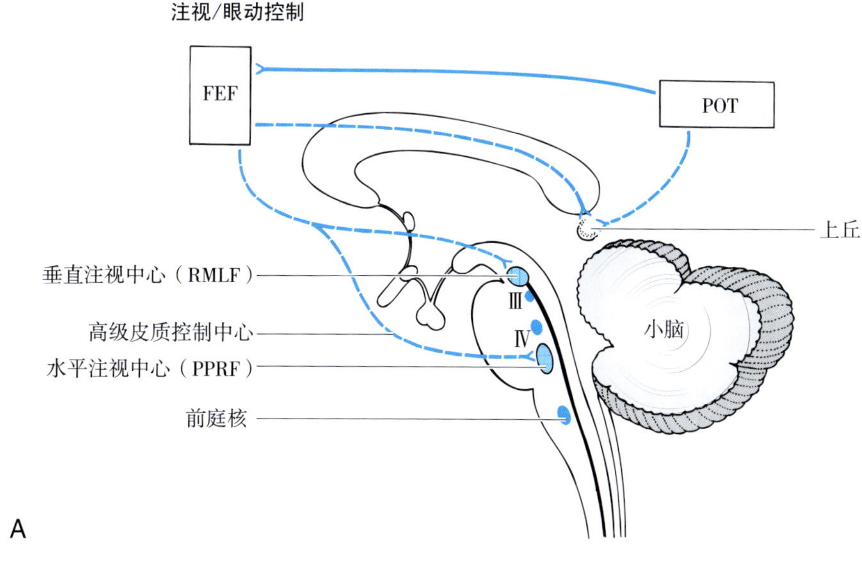

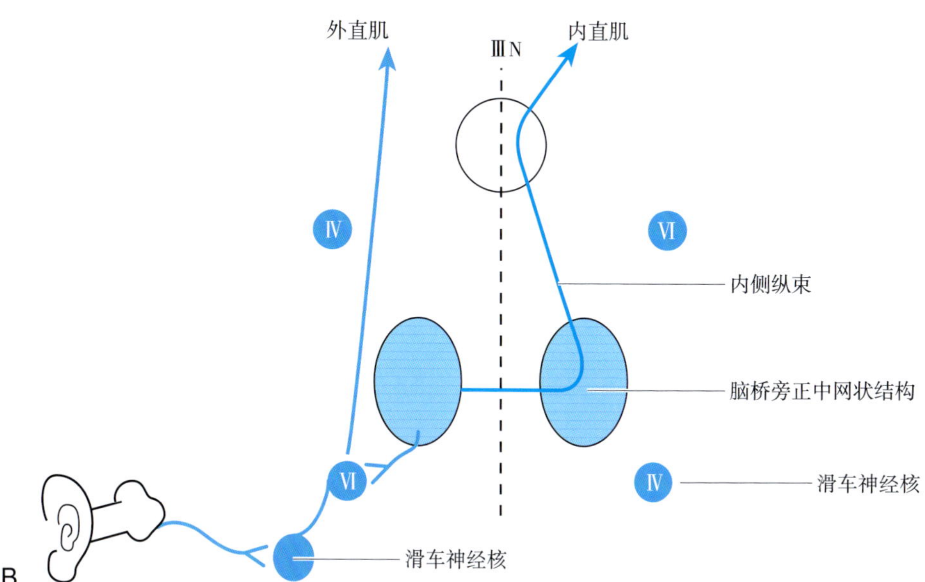

图 5-52 眼球运动整合控制

A. 高级中枢控制。FEF. 额叶眼区；POT. 后顶叶枕颞侧眼区；RMLF. 网状结构的内侧纵束；PPRF. 脑桥旁正中网状结构。B. 脑干，核控制

维（M）从视网膜到达上丘，再沿丘脑后结节最终到达皮质。这些纤维绕过外侧膝状体核，因此被称作外侧膝状体外通路。类似于视神经束纤维，这些 M 纤维也存在视交叉现象，并在上丘的视网膜定位结构层形成突触（同到达外侧膝状体核的纤维类似）。然而。这种结构广泛存在于表浅和深层纤维中，因而不易进行清楚界定。

知识关联 5-18 离散性脑干病变的 fMRI 检测

fMRI 及离散性脑干病变检测成像显示，眼注视麻痹及类似动眼神经麻痹的患者在脑干有离散性病变。例如，PPRF 或神经核的病变会导致水平注视麻痹，MLF 病变会导致核间性眼肌瘫痪，而上述两个部位的病变均会导致“一个半综合征”。与注视麻痹相关的脑桥部微小梗死也已有报道（见 Bae et al.，2013）。

这些纤维的功能尚未完全明了。有证据表明，经由枕后系统出入视皮质向顶盖前区的神经传递存在延迟，瞳孔纤维在此处进行中转的神经传递也有延迟（图 5-53）。这些纤维也有感受野结构，并且优先进行运动检测（“运动域”），特别是在跟踪移动目标的起始过程中或在阅读时自动扫描的过程中，能锁定快速反射的眼球运动。在某些枕叶皮质病变患者，通过保留外侧膝状体外通路，可能会出现“盲视”，即患者在未感觉到一个物体时，却能探测到其运动或判断其方位。

上丘浅层细胞感应视觉的输入，其深层细胞感应运动刺激，而这两层细胞能够相互识别。丘脑后结节也接

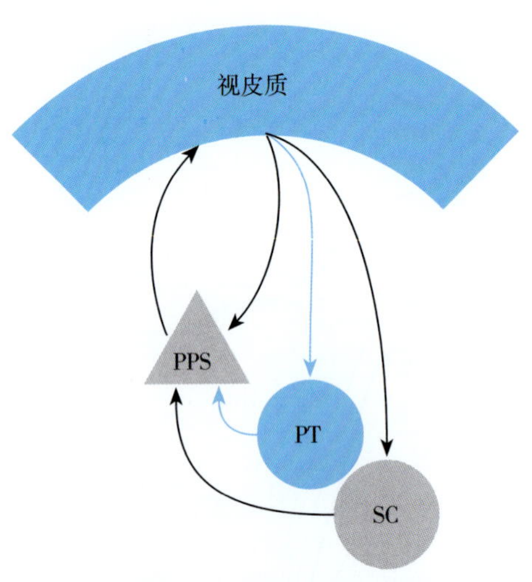

图 5–53 外膝状纹状体通路

到达上丘（SC）的神经信号继而传递给枕后系统（PPS）和视皮质，然后又回传至 PPS、SC 和顶盖前核（PT），最后与 PPS 形成回路

收许多其他皮质下的信号，充当一个“早期处理中心”，接收来自皮质和视网膜的反馈和前馈信息。

针对人类并采用一系列“恐惧”刺激的概率追踪成像（基于张量 fMRI）研究证实：在处理恐惧刺激时，投射至皮质下上丘－丘脑枕－杏仁核通路的视网膜拓扑传入信号具有显著重要性，尽管皮质通路可能也有所贡献。上丘－丘脑枕－杏仁核通路可能构成人类的危险信号通路（图 5–54）。

因此，丘脑枕损伤可能会影响模式识别、眼动及视觉反应中的小脑整合等多种功能（见下文）。据此推断，上丘－丘脑枕－皮质中继系统是一个启动眼球运动的系统；该系统通过关联视觉活动与扫视活动来减少定位反应的错误，这或许是在应对危险时的一种反应机制。近期针对丘脑枕损伤的偏盲患者的研究发现，也为这一概念提供了支持。

6. 大脑皮质中枢调节复杂的眼球运动　主动的注视运动是由额叶皮质启动的，大多数纤维穿过内囊前壁的中线，终止于注视中心（由控制眼球运动的运动神经元构成），但也有一些纤维通过同侧上丘，抑制自主注视反应（见上文）。另外，皮质传出神经可消除从上丘输送到眼外肌的强制性抑制冲动，这种情况发生于眼扫视的间隔，就好像是为了达到完全的眼球运动而发挥的“释放”作用。

皮质所控制的自主扫视像自动扫视一样被上丘精细调谐；在皮质中，微调无所不在，并且依赖于实时调动精确数量的神经元，而选择一些受运动和视觉活动高度调谐的特定神经元。单细胞记录研究表明，有一些细胞具备预扫功能，而另一些细胞只对视觉刺激产生反应。第 3 种细胞呈现出复杂反应，可能通过与 PPRF 的直接联系而参与整合反应。额叶视区也有一个眼球运动回路通达基底神经节黑质，该黑质中富含多巴胺。黑质细胞的丢失和多巴胺浓度的相应降低是帕金森病的一个显著特征，可通过“抗扫视训练”检查进行测试。进行该检查时，受试者试图注视视野外周区域处目标，此活动会被额叶眼区和上丘的活动抑制。帕金森病患者的自主注视运动和抗扫视活动均困难。

眼的平滑追随运动受皮质控制，将物体位置的信号从枕叶皮质传输到后顶叶皮质（平滑追随运动皮质，即枕颞叶的后侧壁部分），再到 PPRF。在 PPRF 这些信息与视束传导的目标速度等视网膜信息，以及关于观察者头颈位置的神经冲动进行整合，然后传导至眼水平运动共轭注视中心。此外，最新研究表明，额叶视区能控制追随和扫视活动。

作为一个传递运动检测信息的中心（见上文），颞叶皮质可能也参与眼球运动的控制。因此，此区的病变可影响对移动目标的扫视，平滑追随运动亦受损伤，而对静止目标的观察则不受影响。

除了对目标和特殊刺激产生的明显视觉反应，视觉注意力决定看什么也非常重要。显然，高级皮质中枢在此发挥作用。眼睛运动从而引发视觉注意在此扮演关键角色，其需要整合大脑不同部位的信息，尤其是额叶眼区的信息（图 5–55）。视觉注意可以是显然性的（快速扫视性眼球运动），也可以是隐蔽性的（选择性用眼余光看，不涉及眼球运动）。每一种可以是自主性的（自上而下的）或者是不自主性的（自下而上的）。顶叶－额叶通路和上丘通路在决定视觉注意指向方面发挥重要作用（图 5–52 和图 5–53）。此外，在注意力缺陷综合征等疾病及神经退行性疾病（如开角型青光眼和正常眼压性青光眼）中已发现脑连接组缺陷。

三、小脑

来自眼外肌（伸拉纤维和本体感受器）的传入信号经三叉神经传递，并与颗粒细胞层（浦肯野细胞层，参见第 1 章）的神经元形成突触。有两种（有些物种为 3 种）不同类型的感受器，即肌梭、高尔基腱器和栅栏终板，分别局限在眼眶、眼球和眼肌边缘层。然而一些直接进入小脑的传入信号也能通过狭窄的垂直感受野形成视觉。

连接小脑和视觉系统的大部分信号通过脑干中心进行双向传递。位于脑叶Ⅵ和Ⅶ区的小脑动眼中枢，可产生扫视型眼球运动，其中浦肯野细胞的作用必不可少。输入信号经由 PPRF、前庭神经核和中脑网状结构产生。

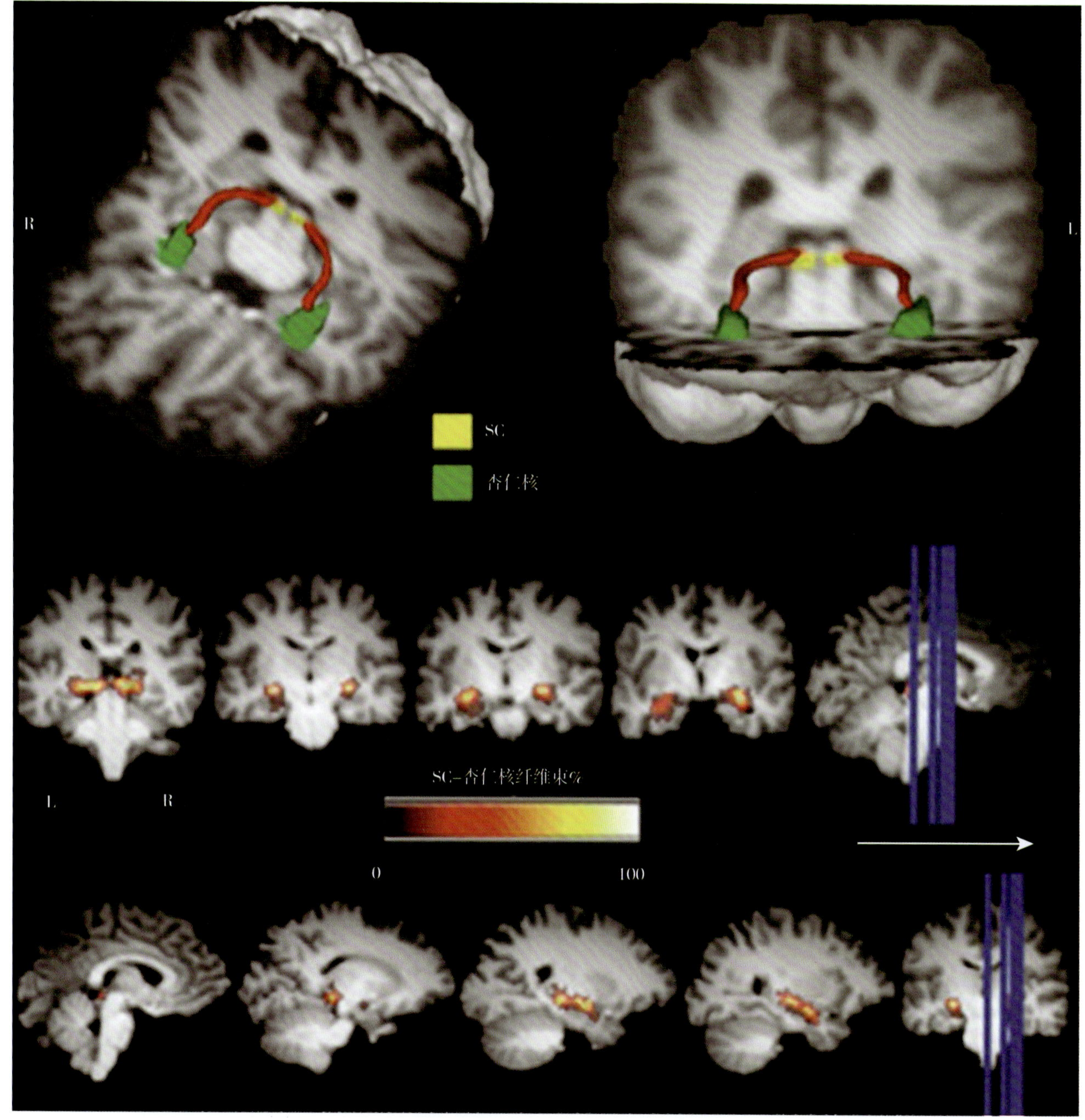

图 5-54　杏仁核（Amygdala）结构和上丘（SC）记录恐惧等情绪的纤维束成像图

上组图：显示纤维连接的 3D 重建。中组图（冠状面）和下组图（矢状面）的切片图像显示不同角度的纤维连接（来自多组的汇总数据）（引自 Koller，2019）

小脑的输出信号主要与位置感有关，其中有些是抑制性或者调节性的。位置信息不仅包括观察者和目标间的位置关系，还包括眼球运动的速度和目标及观察者头部的位置关系。大多数此类信号来源于前庭器，而不是来源于视觉感受器或者本体感受器。

这种联合传入也参与追踪运动。试验数据表明，当眼睛没有固视任何一个目标，而是做缓慢的平滑追随运动时，在脑叶Ⅵ和Ⅶ区的细胞产生爆发式反应活动（爆发 - 暂停细胞）。

在头部活动时（如走路或者跑步），眼的代偿性活动大多是由前庭视觉反射介导的，少数是通过颈部本体感受器产生颈眼反射。这些反射通过防止"注视差异"来稳定视网膜成像，但其调控并不完美。感知系统可以应对一定量的注视差异，但如果差异程度太大（$>5°/s$），就会出现振动幻觉控制症状。小脑通过从视网膜至小脑绒球的传入信号，参与控制前庭 - 眼反射。

另有观点认为，小脑内存在一个控制机制，负责整合眼动过程中的空间位移信息。小脑小叶Ⅶ b/ Ⅷ a 区似

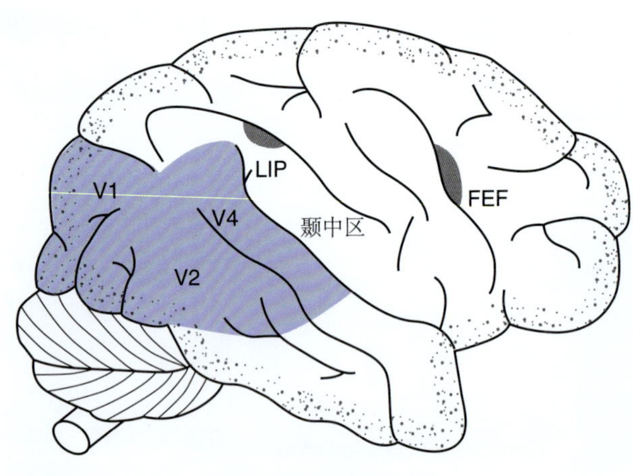

图 5-55 灵长类大脑

视皮质的 V1、V2 和 V4 区能够被视觉注意激活。注意反应与眼球运动之间的协同取决于外侧顶内沟区（LIP）和额叶眼区（FEF），上丘也参与其中（此图中不可见）（引自 Bisley，2011）

乎在视觉空间认知中扮演重要角色。在视觉空间认知过程中，空间信息编码和视觉记忆处理似乎会独立地激活小叶Ⅶ b/ Ⅷ a 区的不同位点，并且这些活动似乎对注意功能具有高度的特异性。

目前认为，前庭 – 眼在控制姿势和“身体摇摆”时，有两个过程同时发生：一个是针对如视差等视觉信号快速的短时程反应，另一个是在自发性位移时对自身运动做出较慢的反应。

1. 自然活动时的眼球运动　关于眼球运动的大部分知识均来源于分析评价特定运动的研究，如眼扫视或者平滑追随运动。应用红外线眼示踪设备来研究眼在正常情况下的活动，发现在完成日常任务时眼部的运动模式相当复杂，并且阐明了大量高级皮质信息如何指挥眼球进行运动。最近，眼示踪设备更新发展，能够将微扫视与更精细的眼球运动(称为眼微震动,OMT)区分开来(图 5-56），并且发现是眼微扫视而不是眼微震动，能够在固视过程中巩固增强图像的持续性（防止感知退变）。

2. 眼球运动的神经性与机械性控制　关于注视控制研究中一个需要持续关注的问题是，要明确哪部分肌肉功能的调节是由神经控制的，哪部分可归于肌肉的机械

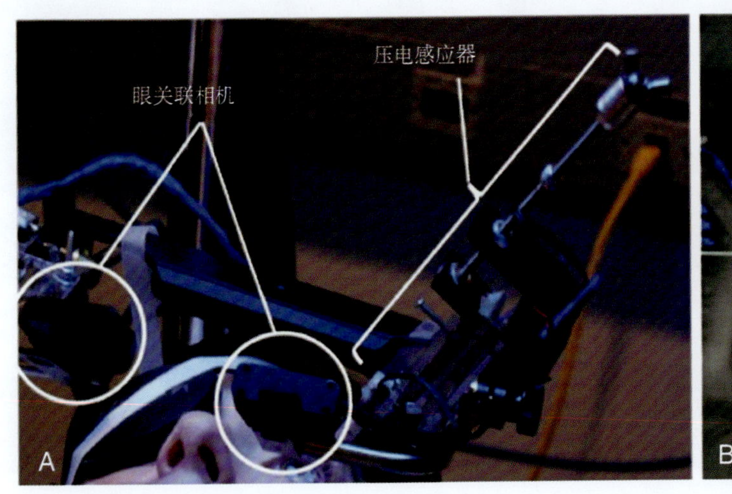

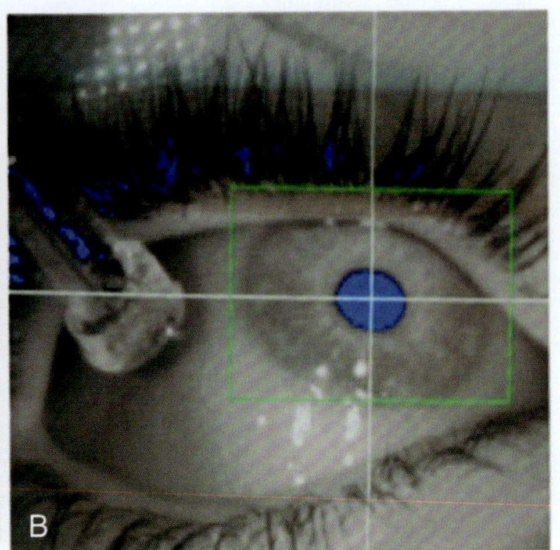

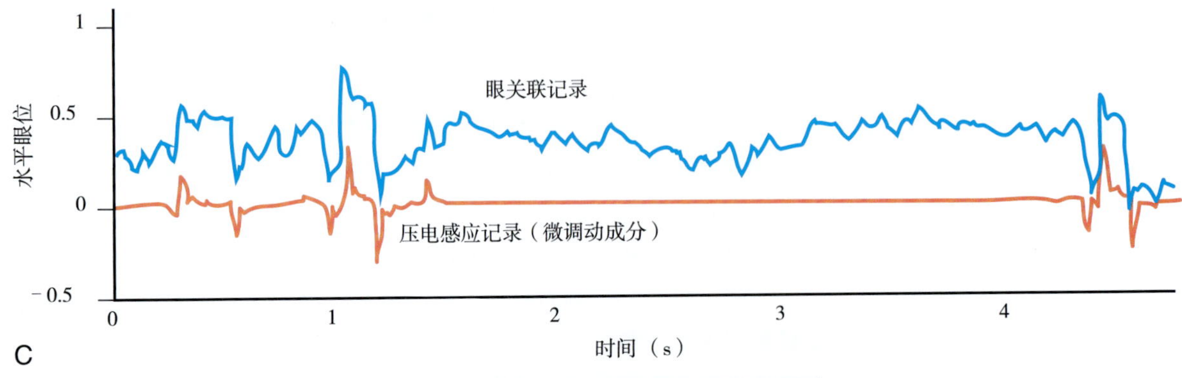

图 5-56 能够记录同步眼球运动的定制设备

A. 一个压电感应器安装在 Eyelink Ⅱ 头盔上；B. 置于眼球上的感应器的放大特写，受试者的瞳孔（蓝色）可被轻易追踪和数据收集；C. 检测眼球微跳动得到的轻度眼位变化（引自 McCamy et al.，2013）

性反应。注视的控制涉及旋转性三维立体运动（当头部固定时遵循 Listing 定律，当头部运动时则不遵循 Listing 定律），此外还涉及其他运动，如视动性眼震、前庭－眼反射产生的运动，最终形成稳定的图像。大多数前庭－眼反射控制的运动不遵循 Listing 定律，但并非所有前庭－眼反射控制的运动都不遵循 Listing 定律，如头部运动诱发的眼球旋转运动。不遵循 Listing 定律的运动，如头部不受约束时的注视转移运动，则遵循 Donder 定律，即对于每个注视位置只存在一个三维立体定向（旋转运动）。

解剖学研究表明，周围的肌肉腱鞘和韧带可发挥滑轮的作用，能够对拉动方向和扭转程度进行精细调节。这些研究数据符合 Listing 定律，并且可作为斜视手术后应用可调节缝线对患者进行处置的参考依据。但控制肌肉活动的主要因素（如果不是唯一因素），位于核和核上水平，并接受更高级中枢如额叶眼区和大脑－小脑网络系统的控制（见上文）。此外，一部分神经生理学控制也与滑轮机制相符，但另外一部分神经生理学控制（如扫视）虽然遵循 Listing 定律，但不符合滑轮机制。已经明确的是，机械性机制和神经性机制对眼球运动都有调节作用。空间三维知觉如何调节最终运动指令（自上而下控制），以及视觉注意力在其中发挥的作用尚待研究。

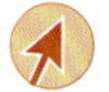

结语

视觉神经生理学一直被认为是心理生理学和神经生理学的基础学科，但其不断受到影像学发展的挑战，如弥散张量 MRI，以及新近关于人脑高清测绘技术的信息。鉴于我们对视觉图像组成的理解不断成熟，此领域的研究会非常活跃，因为其中存在众多的未解之谜，更重要的是众多相关知识可应用至临床医学领域。

灵长类动物视觉系统是一个结构高度复杂的信息分析系统，可对视网膜视觉感受器获取的各种各样外界信息进行分析处理。值得注意的是，大脑所获取的感觉信息中，约 30% 来自视觉系统。视觉信息和其他感官来源的信息，以及既往存储的信息（记忆）将被整合在一起，通过大脑形成最终正常而稳定的图像及其感知。当然，这个图像对个体而言是独一无二的，尽管我们对熟悉的物体有共同的定义。心理物理学的不断深入研究将提供更多的知识，为我们解惑。

（吴　星　孟晓丽　陶　冶　王昱淇　译）

参考文献

Anstis, S., 2018. The role of the pupil, corneal reflex, and iris in determining the perceived direction of gaze. Iperception 9, 2041669518765852, https://doi.org/10.1177/2041669518765852.

Aydogan, D.B., Shi, Y., 2018. Tracking and validation techniques for topographically organized tractography. Neuroimage 181, 64–84. https://doi.org/10.1016/j.neuroimage.2018.06.071.

Babai, N., et al., 2016. Functional roles of complexin 3 and complexin 4 at mouse photoreceptor ribbon synapses. J. Neurosci. 36, 6651–6667. https://doi.org/10.1523/JNEUROSCI.4335-15.2016.

Baker, D.H., Lygo, F.A., Meese, T.S., Georgeson, M.A., 2018. Binocular summation revisited: Beyond radical2. Psychol Bull 144, 1186–1199. https://doi.org/10.1037/bul0000163.

Buena-Atienza, E., Nasser, F., Kohl, S., Wissinger, B.A.73, 2018. 128 bp de novo deletion encompassing the OPN1LW/OPN1MW gene cluster in sporadic Blue Cone Monochromacy: a case report. BMC Med. Genet. 19, 107. https://doi.org/10.1186/s12881-018-0623-8.

Field, G.D., Uzzell, V., Chichilnisky, E.J., Rieke, F., 2019. Temporal resolution of single-photon responses in primate rod photoreceptors and limits imposed by cellular noise. J. Neurophysiol. 121, 255–268. https://doi.org/10.1152/jn.00683.2018.

Frishman, L., et al., 2018. (2018) ISCEV extended protocol for the photopic negative response (PhNR) of the full-field electroretinogram. Doc. Ophthalmol. 136 (3), 207–211. Published online 2018 May 31. doi: 10.1007/s10633-018-9638-x PMCID: PMC6061118 PMID: 29855761.

Fukutomi, H., et al., 2018. Neurite imaging reveals microstructural variations in human cerebral cortical gray matter. Neuroimage 182, 488–499. https://doi.org/10.1016/j.neuroimage.2018.02.017.

Gorea, A., Tyler, C.W., 2013. Dips and bumps: on Bloch's law and the Broca-Sulzer phenomenon. Proc Natl Acad Sci U S A 110, E1330. https://doi.org/110.1073/pnas.1221807110.

Katayama, K., et al., 2019. Specificity of the chromophore-binding site in human cone opsins. J. Biol. Chem. https://doi.org/10.1074/jbc.RA119.007587.

Kim, Y.J., Reynaud, A., Hess, R.F., and Mullen, K.T., 2017. A Normative Data Set for the Clinical Assessment of Achromatic and Chromatic Contrast Sensitivity Using a qCSF Approach. Invest Ophthalmol Vis Sci 58, 3628–3636. https://doi.org/10.1167/iovs.17-21645.

Koller, K., Rafal, R.D., Platt, A., Mitchell, N.D., 2018. Orienting toward threat: contributions of a subcortical pathway transmitting retinal afferents to the amygdala via the superior colliculus and pulvinar. Neuropsychologia. https://doi.org/10.1016/j.neuropsychologia.2018.01.027.

Koller, K., Rafal, R.D., Platt, A., Mitchell, N.D., 2019. Orienting toward threat: contributions of a subcortical pathway transmitting retinal afferents to the amygdala via the superior colliculus and pulvinar. Neuropsychologia 128, 78–86. https://doi.org/10.1016/j.neuropsychologia.2018.01.027.

Maguire, J., Parry, N.R., Kremers, J., Murray, I.J., and McKeefry, D., 2017. The morphology of human rod ERGs obtained by silent substitution stimulation. Doc Ophthalmol 134, 11–24. https://doi.org/10.1007/s10633-017-9571-4.

Martinez-Conde, S., Macknik, S.L., 2017. Unchanging visions: the effects and limitations of ocular stillness. Philos. Trans. R. Soc. Lond. B Biol. Sci. 372. https://doi.org/10.1098/rstb.2016.0204.

Masland, R.H., 2017. Vision: two speeds in the retina. Curr. Biol. 27, R303–R305. https://doi.org/10.1016/j.cub.2017.02.056.

Molina-Martin, A., Perez-Cambrodi, R.J., Pinero, D.P., 2018. Current clinical application of microperimetry: a review.

Semin. Ophthalmol. 33, 620–628. https://doi.org/10.1080/08820538.2017.1375125.

Mooney, S.W.J., et al., 2018. Curveball: a tool for rapid measurement of contrast sensitivity based on smooth eye movements. J. Vis. 18, 7. https://doi.org/10.1167/18.12.7.

Palchikova, I.G., Smirnov, E.S., Palchikov, E.I., 2018. Quantization noise as a determinant for color thresholds in machine vision. J. Opt. Soc. Am. A Opt. Image Sci. Vis. 35, B214–B222. https://doi.org/10.1364/JOSAA.35.00B214.

Parker, A.J., Smith, J.E., Krug, K., 2016. Neural architectures for stereo vision. Philos. Trans. R. Soc. Lond. B Biol. Sci. 371. https://doi.org/10.1098/rstb.2015.0261.

Perrone, J.A., 2018. Visual-vestibular estimation of the body's curvilinear motion through the world: a computational model. J. Vis. 18, 1. https://doi.org/10.1167/18.4.1.

Pons, C., et al., 2017. Neuronal mechanisms underlying differences in spatial resolution between darks and lights in human vision. J. Vis. 17, 5. https://doi.org/10.1167/17.14.5.

Rogerson, L.E., et al., 2017. Connectomics of synaptic microcircuits: lessons from the outer retina. J. Physiol. 595, 5517–5524. https://doi.org/10.1113/JP273671.

Sabel, B.A., Flammer, J., Merabet, L.B., 2018. Residual vision activation and the brain-eye-vascular triad: Dysregulation, plasticity and restoration in low vision and blindness - a review. Restor. Neurol. Neurosci. 36, 767–791. https://doi.org/10.3233/RNN-180880.

Spitschan, M., et al., 2017. The human visual cortex response to melanopsin-directed stimulation is accompanied by a distinct perceptual experience. Proc. Natl. Acad. Sci. U. S. A. 114, 12291–12296. https://doi.org/10.1073/pnas.1711522114.

Wei, W., 2018. Neural mechanisms of motion processing in the mammalian retina. Annu. Rev. Vis. Sci 4, 165–192. https://doi.org/10.1146/annurev-vision-091517-034048.

Wei, P.H., et al., 2017. In vivo visualization of connections among revised Papez circuit hubs using full q-space diffusion spectrum imaging tractography. Neuroscience 357, 400–410. https://doi.org/10.1016/j.neuroscience.2017.04.003.

Werblin, F.S., 2010. Six different roles for crossover inhibition in the retina: correcting the nonlinearities of synaptic transmission. Vis. Neurosci. 27, 1–8. https://doi.org/10.1017/S0952523810000076.

Wood, S., Loudon, A., 2018. The pars tuberalis: the site of the circannual clock in mammals? Gen. Comp. Endocrinol. 258, 222–235. https://doi.org/10.1016/j.ygcen.2017.06.029.

Zele, A.J., et al., 2017. A temporal white noise analysis for Extracting the impulse response function of the human electroretinogram. Transl. Vis. Sci. Technol. 6, 1. https://doi.org/10.1167/tvst.6.6.1.

延伸阅读

Angelaki, D.E., Hess, B.J., 2004. Control of eye orientation: where does the brain's role end and the muscle's begin? Eur. J. Neurosci. 19, 1–10. https://doi.org/10.1111/j.1460-9568.2004.03068.x.

Angelaki, D.E., Hess, B.J., 2005. Self-motion-induced eye movements: effects on visual acuity and navigation. Nat. Rev. Neurosci. 6, 966–976.

Anton-Erxleben, K., Carrasco, M., 2013. Attentional enhancement of spatial resolution: linking behavioural and neurophysiological evidence. Nat. Rev. Neurosci. 14, 188–200.

Bae, Y.J., Kim, J.H., Choi, B.S., Jung, C., Kim, E., 2013. Brainstem pathways for horizontal eye movement: pathologic correlation with MR imaging. Radiographics 33, 47–59.

Barlow, H.B., 1972. Single units and sensation: a neuron doctrine for perceptual psychology? Perception 1, 371–394.

Bergstrom, S.S., 2004. The AMBEGUJAS phenomenon and colour constancy. Perception 33, 831–835.

Bergstrom, S.S., Gustafsson, K.A., 2011. Concave and convex phases in ambiguous figures showing colour shifts. Mach's figure and the AMBEGUJAS phenomenon. Perception 40, 30–38.

Bertamini, M., Wagemans, J., 2013. Processing convexity and concavity along a 2-D contour: figure-ground, structural shape, and attention. Psychon. Bull. Rev. 20, 191–207.

Bisley, J.W., 2011. The neural basis of visual attention. J. Physiol. 589, 49–57.

Blake, R., Wilson, H., 2011. Binocular vision. Vision. Res. 51, 754–770.

Bloomfield, S.A., Volgyi, B., 2009. The diverse functional roles and regulation of neuronal gap junctions in the retina. Nat. Rev. Neurosci. 10, 495–506.

Boynton, G.M., 2002. Color vision: how the cortex represents color. Curr. Biol. 12, R838–R840.

Braunstein, R.E., Sparrow, J.R., 2005. A blue-blocking intraocular lens should be used in cataract surgery. ArChapter. Ophthalmol. 123, 547–549.

Bray, S., Almas, R., Arnold, A.E., Iaria, G., Macqueen, G., 2013. Intraparietal sulcus activity and functional connectivity supporting spatial working memory manipulation. Cereb. Cortex [Epub ahead of print].

Bridge, H., 2011. Mapping the visual brain: how and why. Eye 25, 291–296.

Cangiano, L., Dell'Orco, D., 2013. Detecting single photons: a supramolecular matter? FEBS Lett. 587, 1–4.

Chapot, C.A., Euler, T., Schubert, T., 2017. How do horizontal cells 'talk' to cone photoreceptors? Different levels of complexity at the cone-horizontal cell synapse. J. Physiol. 595, 5495–5506. https://doi.org/10.1113/JP274177.

Collin, S.P., 2008. A web-based archive for topographic maps of retinal cell distribution in vertebrates. Clin. Exp. Optom. 91, 85–95.

Constable, P.A., Ngo, D., Quinn, S., Thompson, D., 2017. A. A meta-analysis of clinical electro-oculography values. Doc. Ophthalmol. 135, 219–232. https://doi.org/10.1007/s10633-017-9616-8.

Conway, B.R., 2009. Color vision, cones, and color-coding in the cortex. Neuroscientist 15, 274–290.

Cropper, S.J., Derrington, A.M., 1996. Rapid colour-specific detection of motion in human vision. Nature 379, 72–74.

Cumming, B., 1997. Stereopsis: how the brain sees depth. Curr. Biol. 7, R645–R647. https://doi.org/10.1016/s0960-9822(06)00324-1.

D'Angelo, E., Mazzarello, P., Prestori, F., Mapelli, J., Solinas, S., Lombardo, P., et al, 2011. The cerebellar network: from structure to function and dynamics. Brain Res. Rev. 66, 5–15.

Demb, J.B., Singer, J.H., 2012. Intrinsic properties and functional circuitry of the AII amacrine cell. Vis. Neurosci. 29, 51–60.

Field, G.D., Rieke, F., 2002. Mechanisms regulating variability of the single photon responses of mammalian rod photoreceptors. Neuron 35, 733–747.

Field, G.D., Rieke, F., 2002. Nonlinear signal transfer from mouse rods to bipolar cells and implications for visual sensitivity. Neuron 34, 773–785.

Freeman, E.D., Sterzer, P., Driver, J., 2012. fMRI correlates of subjective reversals in ambiguous structure-from-motion. J. Vis. 12, 35.

Gainotti, G., 2013. Is the right anterior temporal variant of prosopagnosia a form of 'associative prosopagnosia' or a form of 'multimodal person recognition disorder'? Neuropsychol. Rev. 23, 99–110.

Gilbert, C.D., Li, W., 2013. Top-down influences on visual processing. Nat. Rev. Neurosci. 14, 350–363.

Goossens, L., Schruers, K., Peeters, R., Griez, E., Sunaert, S., 2007. Visual presentation of phobic stimuli: amygdala activation via an extrageniculostriate pathway? Psychiatry Res. 155, 113–120.

Grill-Spector, K., Malach, R., 2004. The human visual cortex. Annu. Rev. Neurosci. 27, 649–677. https://doi.org/10.1146/

annurev.neuro.27.070203.144220.
Grill-Spector, K., Weiner, K.S., Kay, K., Gomez, J., 2017. The functional neuroanatomy of human face perception. Annu. Rev. Vis. Sci 3, 167–196. https://doi.org/10.1146/annurev-vision-102016-061214.
Grimes, W.N., 2012. Amacrine cell-mediated input to bipolar cells: variations on a common mechanistic theme. Vis. Neurosci. 29, 41–49.
Grossberg, S., Yazdanbakhsh, A., Cao, Y., Swaminathan, G., 2008. How does binocular rivalry emerge from cortical mechanisms of 3-D vision? Vis. Res. 48, 2232–2250.
Harris, J.M., Drga, V.F., 2005 Feb. Using visual direction in three-dimensional motion perception. Nat. Neurosci. 8 (2), 229–233 Epub 2005 Jan 23.
Harris, K.D., Thiele, A., 2011. Cortical state and attention. Nat. Rev. Neurosci. 12, 509–523.
Hartveit, E., Veruki, M.L., 2012. Electrical synapses between AII amacrine cells in the retina: function and modulation. Brain Res. 1487, 160–172.
Hayter, E.A., Brown, T.M., 2018. Additive contributions of melanopsin and both cone types provide broadband sensitivity to mouse pupil control. BMC. Biol. 16, 83. https://doi.org/10.1186/s12915-018-0552-1.
Hecht, E., 1987. Optics, second ed. Addison Wesley, Reading, Massachusetts, USA.
Hirasawa, H., Yamada, M., Kaneko, A., 2012. Acidification of the synaptic cleft of cone photoreceptor terminal controls the amount of transmitter release, thereby forming the receptive field surround in the vertebrate retina. J. Physiol. Sci. 62, 359–375.
Horiguchi, H., Winawer, J., Dougherty, R.F., Wandell, B.A., 2013. Human trichromacy revisited. Proc. Natl. Acad. Sci. U.S.A. 110, E260–E269.
Hurlbert, A.C., Derrington, A.M., 1993. How many neurons does it take to see? Curr. Biol. 3, 510–512. https://doi.org/10.1016/0960-9822(93)90042-m.
Kim, Y.J., Reynaud, A., Hess, R.F., Mullen, K.T., 2017. A normative data set for the clinical assessment of achromatic and chromatic contrast sensitivity using a qCSF approach. Invest. Ophthalmol. Vis. Sci. 58, 3628–3636. https://doi.org/10.1167/iovs.17-21645.
Koch, K.W., Dell'orco, D., 2013. A calcium-relay mechanism in vertebrate phototransduction. ACS Chem. Neurosci. 4, 909–917.
Koenig, D., Hofer, H., 2011. The absolute threshold of cone vision. J. Vis. 11 pii: 21.
Korf, H.W., 2018. Signaling pathways to and from the hypophysial pars tuberalis, an important center for the control of seasonal rhythms. Gen. Comp. Endocrinol. 258, 236–243. https://doi.org/10.1016/j.ygcen.2017.05.011.
Kravitz, D.J., Saleem, K.S., Baker, C.I., Mishkin, M., 2011. A new neural framework for visuospatial processing. Nat. Rev. Neurosci. 12, 217–230.
Kremers, J., Rodrigues, A.R., Silveira, L.C., da Silva Filho, M., 2010. Flicker ERGs representing chromaticity and luminance signals. Invest. Ophthalmol. Vis. Sci. 51, 577–587.
La Morgia, C., Ross-Cisneros, F.N., Sadun, A.A., Hannibal, J., Munarini, A., Mantovani, V., et al, 2010. Melanopsin retinal ganglion cells are resistant to neurodegeneration in mitochondrial optic neuropathies. Brain 133, 2426–2438.
Marmor, M.F., Brigell, M.G., McCulloch, D.L., Westall, C.A., Bach, M., 2011. ISCEV standard for clinical electro-oculography (2010 update). Doc. Ophthalmol. 122, 1–7.
Martinez-Conde, S., Macknik, S.L., Troncoso, X.G., Hubel, D.H., 2009. Microsaccades: a neurophysiological analysis. Trends Neurosci. 32, 463–475.
Martinez-Conde, S., Otero-Millan, J., Macknik, S.L., 2013. The impact of microsaccades on vision: towards a unified theory of saccadic function. Nat. Rev. Neurosci. 14, 83–96.
Masland, R.H., 2011. Cell populations of the retina: the Proctor lecture. Invest. Ophthalmol. Vis. Sci. 52, 4581–4591.
Masland, R.H., 2012c. Another blue neuron in the retina. Nat. Neurosci. 15, 930–931.
Masland, R.H., 2012a. The neuronal organization of the retina. Neuron 76, 266–280.
Masland, R.H., 2012b. The tasks of amacrine cells. Vis. Neurosci. 29, 3–9.
McCamy, M.B., Collins, N., Otero-Millan, J., Al-Kalbani, M., Macknik, S.L., Coakley, D., et al, 2013. Simultaneous recordings of ocular microtremor and microsaccades with a piezoelectric sensor and a video-oculography system. PeerJ 1, e14.
Mendola, J.D., Buckthought, A., 2013. fMRI investigation of monocular pattern rivalry. J. Cogn. Neurosci. 25, 62.
Noudoost, B., Moore, T., 2011. Control of visual cortical signals by prefrontal dopamine. Nature 474, 372–375.
Op de Beeck, H.P., Haushofer, J., Kanwisher, N.G., 2008. Interpreting fMRI data: maps, modules and dimensions. Nat. Rev. Neurosci. 9, 123–135.
Palczewski, K., 2012. Chemistry and biology of vision. J. Biol. Chem. 287, 1612–1619.
Park, J.C., McAnany, J.J., 2015. Effect of stimulus size and luminance on the rod-, cone-, and melanopsin-mediated pupillary light reflex. J. Vis. 15. https://doi.org/10.1167/15.3.13.
Parker, A.J., 2007. Binocular depth perception and the cerebral cortex. Nat. Rev. Neurosci. 8, 379–391.
Peelen, M.V., Downing, P.E., 2007. The neural basis of visual body perception. Nat. Rev. Neurosci. 8, 636–648.
Pelli, D.G., Bex, P., 2013. Measuring contrast sensitivity. Vision Res 90, 10–14.
Perrone, J.A., 2018. Visual-vestibular estimation of the body's curvilinear motion through the world: a computational model. J. Vis. 18, 1. https://doi.org/10.1167/18.4.1.
Piccolino, M., Wade, N.J., 2008. Galileo Galilei's vision of the senses. Trends Neurosci. 31, 585–590.
Provis, J.M., Dubis, A.M., Maddess, T., Carroll, J., 2013. Adaptation of the central retina for high acuity vision: cones, the fovea and the avascular zone. Prog. Retin. Eye Res. 35, 63–81.
Reuter, T., 2011. Fifty years of dark adaptation 1961–2011. Vision Res 51, 2243–2262.
Rieiro, H., Martinez-Conde, S., Danielson, A.P., Pardo-Vazquez, J.L., Srivastava, N., Macknik, S.L., 2012. Optimizing the temporal dynamics of light to human perception. Proc. Natl. Acad. Sci. U.S.A. 109, 19828–19833.
Roe, A.W., Chelazzi, L., Connor, C.E., Conway, B.R., Fujita, I., Gallant, J.L., et al., 2012. Toward a unified theory of visual area V4. Neuron 74, 12–29.
Rossion, B., Hanseeuw, B., Dricot, L., 2012. Defining face perception areas in the human brain: a large-scale factorial fMRI face localizer analysis. Brain Cogn. 79, 138–157.
Salomon, R.G., Hong, L., Hollyfield, J.G., 2011. Discovery of carboxyethylpyrroles (CEPs): critical insights into AMD, autism, cancer, and wound healing from basic research on the chemistry of oxidized phospholipids. Chem. Res. Toxicol. 24, 1803–1816.
Sand, A., Schmidt, T.M., Kofuji, P., 2012. Diverse types of ganglion cell photoreceptors in the mammalian retina. Prog. Retin. Eye Res. 31, 287–302.
Sanes, J.R., Masland, R.H., 2015. The types of retinal ganglion cells: current status and implications for neuronal classification. Annu. Rev. Neurosci. 38, 221–246. https://doi.org/10.1146/annurev-neuro-071714-034120.
Sasaki, Y., Nanez, J.E., Watanabe, T., 2010. Advances in visual perceptual learning and plasticity. Nat. Rev. Neurosci. 11, 53–60.
Schmidt, T.M., Do, M.T., Dacey, D., Lucas, R., Hattar, S., Matynia, A., 2011. Melanopsin-positive intrinsically photosensitive retinal ganglion cells: from form to function. J. Neurosci. 31, 16094–16101.
Schwartz, O., Hsu, A., Dayan, P., 2007. Space and time in visual context. Nat. Rev. Neurosci. 8, 522–535.
Schwiegerling, J., 2000. Theoretical limits to visual performance. Surv. Ophthalmol. 45, 139–146. https://doi.org/10.1016/s0039-6257(00)00145-4.
Solomon, S.G., Lennie, P., 2007. The machinery of colour vision. Nat. Rev. Neurosci. 8, 276–286.
Spillmann, L., 2009. Phenomenology and neurophysiological correlations: two approaches to perception research. Vis. Res. 49, 1507–1521.
Sterling, P., 2013. Some principles of retinal design: the Proctor

lecture. Invest. Ophthalmol. Vis. Sci. 54, 2267–2275.
Sung, C.H., Chuang, J.Z., 2010. The cell biology of vision. J. Cell Biol. 190, 953–960.
Tanimoto, N., Brombas, A., Muller, F., Seeliger, M.W., 2012. HCN1 channels significantly shape retinal photoresponses. Adv. Exp. Med. Biol. 723, 807–812.
Taylor, W.R., Smith, R.G., 2012. The role of starburst amacrine cells in visual signal processing. Vis. Neurosci. 29, 73–81.
Temple, S.E., 2011. Why different regions of the retina have different spectral sensitivities: a review of mechanisms and functional significance of intraretinal variability in spectral sensitivity in vertebrates. Vis. Neurosci. 28, 281–293.
Todd, J.T., Thaler, L., Dijkstra, T.M., 2005. The effects of field of view on the perception of 3D slant from texture. Vis. Res. 45, 1501–1517. https://doi.org/10.1016/j.visres.2005.01.003.
Toscani, M., Valsecchi, M., Gegenfurtner, K.R., 2013. Optimal sampling of visual information for lightness judgments. Proc. Natl. Acad. Sci. U.S.A. 110, 11163–11168.
Ts'o, D.Y., Zarella, M., Burkitt, G., 2009. Whither the hypercolumn? J. Physiol. 587, 2791–2805.
van Pelt, S., Fries, P., 2013. Visual stimulus eccentricity affects human gamma peak frequency. Neuroimage 78C, 439–447.
Vaney, D.I., Sivyer, B., Taylor, W.R., 2012. Direction selectivity in the retina: symmetry and asymmetry in structure and function. Nat. Rev. Neurosci. 13, 194–208.
Verdon-Roe, G.M., Westcott, M.C., Viswanathan, A.C., Fitzke, F.W., Garway-Heath, D.F., 2006. Exploration of the psychophysics of a motion displacement hyperacuity stimulus. Invest. Ophthalmol. Vis. Sci. 47, 4847–4855.
Vos, J.J., 2006. From lower to higher colour metrics: a historical account. Clin. Exp. Optom. 89, 348–360.
Wandell, B.A., 2011. The neurobiological basis of seeing words. Ann. N. Y. Acad. Sci. 1224, 63–80.
Wandell, B.A., Smirnakis, S.M., 2009. Plasticity and stability of visual field maps in adult primary visual cortex. Nat. Rev. Neurosci. 10, 873–884.
Wandell, B.A., Brewer, A.A., Dougherty, R.F., 2005. Visual field map clusters in human cortex. Philos. Trans. R. Soc. Lond. B Biol. Sci. 360, 693–707. https://doi.org/10.1098/rstb.2005.1628.
Watson, A.B., Ahumada, A.J., 2011. Blur clarified: a review and synthesis of blur discrimination. J. Vis. 11 pii: 10.
Wedeen, V.J., Rosene, D.L., Wang, R., Dai, G., Mortazavi, F., Hagmann, P., et al., 2012. The geometric structure of the brain fiber pathways. Science 335, 1628–1634.
Wei, W., Feller, M.B., 2011. Organization and development of direction-selective circuits in the retina. Trends. Neurosci. 34, 638–645.
Westheimer, G., 2009. The third dimension in the primary visual cortex. J. Physiol. 587, 2807–2816.
Westheimer, G., 2009. Visual acuity: information theory, retinal image structure and resolution thresholds. Prog. Retin. Eye Res. 28, 178–186.
Westheimer, G., 2011. Three-dimensional displays and stereo vision. Proc. Biol. Sci. 278, 2241–2248.
Westheimer, G., 2012. Optical superresolution and visual hyperacuity. Prog. Retin. Eye Res. 31, 467–480.
Wexler, M., 2003. Voluntary head movement and allocentric perception of space. Psychol. Sci. 14, 340–346. https://doi.org/10.1111/1467-9280.14491.
Wexler, M., van Boxtel, J.J., 2005. Depth perception by the active observer. Trends Cogn. Sci 9, 431–438. https://doi.org/10.1016/j.tics.2005.06.018.
Wiechmann, A.F., Summers, J.A., 2008. Circadian rhythms in the eye: the physiological significance of melatonin receptors in ocular tissues. Prog. Ret. Eye. Res 27, 137–160.
Wilson, C.R., Gaffan, D., Browning, P.G., Baxter, M.G., 2010. Functional localization within the prefrontal cortex: missing the forest for the trees? Trends Neurosci. 33, 533–540.
Wise, S.P., 2008. Forward frontal fields: phylogeny and fundamental function. Trends Neurosci. 31, 599–608.
Wong, A.M., 2004. Listing's law: clinical significance and implications for neural control. Surv. Ophthalmol. 49, 563–575.
Wood, S., Loudon, A., 2018. The pars tuberalis: the site of the circannual clock in mammals? Gen. Comp. Endocrinol. 258, 222–235. https://doi.org/10.1016/j.ygcen.2017.06.029.
Wu, J., Yan, T., Zhang, Z., Jin, F., Guo, Q., 2012. Retinotopic mapping of the peripheral visual field to human visual cortex by functional magnetic resonance imaging. Hum. Brain Mapp. 33, 1727–1740.
Zeki, S., 1990. Parallelism and functional specialization in human visual cortex. Cold. Spring. Harb. Symp. Quant. Biol 55, 651–661. https://doi.org/10.1101/sqb.1990.055.01.062.
Zeki, S., 1992. The visual image in mind and brain. Sci. Am. 267, 68–76. https://doi.org/10.1038/scientificamerican0992-68.
Zeki, S., 2011. The mind's eye. Cerebrum 2011, 4.
Zhang, H., Maloney, L.T., 2012. Ubiquitous log odds: a common representation of probability and frequency distortion in perception, action, and cognition. Front. Neurosci. 6, 1.

第6章

基础药理学和眼科药理学

第一节　简　介

本章主要涉及临床药理学的基本原则，特别关注眼科疾病处理时的用药、眼科用药的使用方法及药物与眼的相互作用等。尽管大家普遍认为眼科用药以局部用药为主，但是也有许多情况需要全身给药。这些药物包括控制眼压的利尿药、控制眼内炎症的免疫抑制药及控制眼部感染的抗生素。因此，眼科医生掌握基本药理学原则（药动学和药效学）是非常重要的。在具体讨论眼部疾病特殊局部用药和全身用药之前，我们先对包括受体－药物相互作用在内的基础药理学做一回顾。

第二节　药动学：药物在体内的运输

一、基本概念

药动学是应用数学原理对药物在体内吸收、分布、代谢及排出的时间过程进行研究的一门学科。在讨论药动学时，药物的生物半衰期（$t_{1/2}$）是一个简单的参数，它是指给药后血浆中血药浓度降低一半所需要的时间。计算药物清除更准确的方法是清除率，如静脉注射某一药物后，通过血药浓度－时间曲线计算可以得到 $t_{1/2}$。这种简化的模型是建立在一室模型基础之上进行阐述的，一室模型假设静脉给药后，药物能够迅速、均匀地分布到全身各组织、器官和体液中（包括细胞内和细胞外）；同时，还假定药物通过代谢和肾排出的速度和药物浓度成正比。这种情况下，分布容积可计算为

V_d= 剂量 /C_0（C_0 为初始的血药浓度）

表观分布容积（V_d）的定义是设想体内的总药物量按同一血浆浓度分布时，所需要的体液容积。大多数药物或是因为分子量过大难以通过毛细血管壁，或是因为蛋白结合率高（如肝素和华法林）而局限分布于血液中。有些药物因为脂溶性低（如庆大霉素）仅分布于细胞外室，而有些药物脂溶性高则分布于所有的液相室中。当已知分布容积和肾清除率时，可以估算得到 $t_{1/2}$。然而，在一室模型中没有考虑到药物在组织中的分布和代谢。当重复给药时，血药浓度取决于给药速率和药物的清除速率，当这 2 个参数相等时，血药浓度平衡。一般认为经过 3～4 个半衰期给药后，血药浓度达到稳态。为了迅速达到稳定的血药浓度，常需要给予负荷剂量（如抗生素和华法林）（图 6-1）。在临床实践中，$t_{1/2}$ 非常重要，因为需要它来确定给药频率。如果多次静脉给药，药物的浓度波动很大，更容易产生药物的毒副反应。

生物利用度是指口服药物被吸收进入全身循环的量，以及到达药物作用部位的量。然而，这一概念并不完全准确，因为吸收快的药物会比吸收慢的药物达到一个更高的血药浓度，同样，快速清除也会在理论上导致生物利用度降低。尽管由于各种原因药物定量的可信度相差较大，但是在静脉给药或口服药物时，药物的生物利用度仍然可以通过血药浓度－时间对数曲线下面积来计算。例如，生物利用度可以发生改变，药物吸收不完全或药物在入血之前由于首关效应结构破坏，而与药物从胃肠道吸收的速度无关。药物滴眼后通过鼻腔和鼻咽黏膜吸收直接进入血液循环，因为没有首关效应，生物利用度较高。因此局部用药可能会引起显著的全身作用

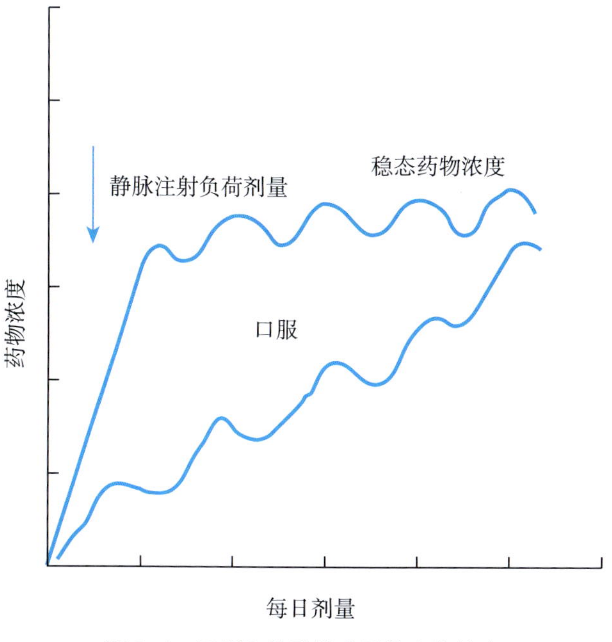

图 6-1　口服和静脉给药后的血浆浓度

（见下文）。然而，局部给药方式的改良能够使其触及丰富的结膜区域及多样的转运递送（如氨基酸、核苷和二肽），同时易于进入眼后节，但给药时也需考虑淋巴回流、结膜血流清除和泪液稀释等因素。

药动学可用一级（线性）或零级（非线性，饱和）动力学（图 6-2）。一级动力学是指药物在体内某个部位的代谢速度和该部位的药量成正比，可用线性方程表示。当药物浓度较高时药动学达到饱和，称为零级动力学。例如，当肝中进行药物代谢的酶不足以满足高浓度药物代谢需要时，便发生了药物饱和，从而导致未代谢药物长时间停留在循环中。达到饱和动力学的药物作用时间更加取决于给药剂量，而在一级动力学中，这种相关性较弱。在零级动力学中，药物剂量与稳态血药浓度之间没有直接关系，这也可以解释临床工作中突然发生药物中毒的意外事件。因此，需要密切进行药物监测（如苯妥英钠）。

二、药物吸收

药物必须从给药部位吸收后才能到达靶部位发挥药效。通常，药物穿透细胞膜的能力随着脂溶性的增加而增加。药物可以通过脂质直接扩散通过细胞膜，也可以通过磷脂层内的水通道、载体分子或者胞饮作用进入细胞。

1. Fick 定律推测药物通过细胞膜的扩散速度　非极性物质易溶于脂质，经扩散即可进入细胞。药物的脂溶性、离子化程度和分子大小决定其扩散系数。Fick 定律是描述

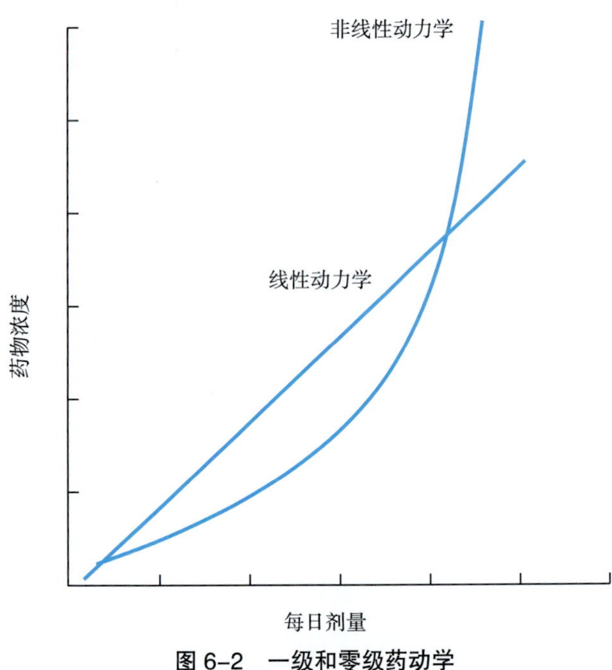

图 6-2　一级和零级药动学

药物通过生物膜的速度，其与跨膜药物浓度梯度和扩散系数成正比，与细胞膜厚度成反比（公式如下）：

$$扩散速度 =KA（X_1-X_2）/D$$

其中，K 是扩散系数，A 是扩散面积，X_1-X_2 是血浆和细胞内药物浓度差，D 是细胞膜厚度。

2. 主动转运　关于离子的主动转运参见第 4 章，极性大分子的主动转运需要能量依赖的转运载体机制。主动转运系统，可通过抑制酶依赖的载体活性或被结构类似的药物竞争拮抗所阻断。易化转运如葡萄糖进入红细胞的转运，也是载体介导的转运，但因为不是逆梯度进行，所以不需要消耗能量。

三、药物脂溶性决定药物的吸收

1. 药物性质　药物吸收取决于脂溶性，与其极性、离子化程度呈负相关。影响药物穿过细胞膜的一个重要因素是大部分药物呈弱酸性或弱碱性。药物非离子化形式越多，脂溶性可能越强，更容易通过被动扩散穿透细胞膜。对弱酸性或弱碱性药物来说，pK_a 值决定其离子化程度。pK_a 可通过 Henderson-Hasselbalch 公式来表示。

弱酸性药物：$pH=pK_a+\log([A^-]/[HA])$

弱碱性药物：$pH=pK_a=+\log([B]/[BH^+])$

pK_a 是 50% 的药物发生离子化时的值，它用于测量弱酸或弱碱性药物的离子化程度。不带电荷的药物的脂溶性也取决于药物的化学性质。例如，链霉素和其他氨基糖苷类抗生素均是不带电荷药物，但分子中存在大量氢键基团，使得这些药物具有良好的水溶性。

药物的分子形状、电荷分布决定着药物通过哪种膜孔道。小的极性分子如尿素，可以轻易通过细胞膜上小的水通道，说明这些药物具有良好的细胞膜穿透性。然而大多数药物由于分子过大，而无法通过水通道。

2. 给药途径决定药物的吸收速度　常用的给药途径包括静脉、口服、舌下、直肠、局部（如皮肤、结膜囊）、皮下和肌肉用药。

口服用药的吸收受胃肠道 pH、内容物排空速率、食物、吸收黏膜的表面积等因素的影响（一些疾病如克罗恩病，黏膜吸收表面积减小）。多种药物同时服用时，了解药物的相互作用对吸收的影响非常重要。例如，偏头痛患者胃排空的速度减慢，如果服用阿司匹林、对乙酰氨基酚等镇痛药，吸收会减慢。对此，可通过注射甲氧氯普胺加快胃排空速度来增加镇痛药的吸收。胃内是否有食物对药物吸收一般影响不大。但四环素（眼科主要用于伴有红斑痤疮的外眼）例外，它能与镁和钙结合形成不溶性盐。一些药

物在肠腔中易失活（如青霉素 G 和胰岛素）。大多数吸收障碍性疾病不影响药物的吸收，但有些疾病如充血性心力衰竭，由于继发性胃肠道黏膜充血，可妨碍药物的吸收。影响生物利用度的因素见知识关联 6–1。

四、药物分布

药物一旦被吸收，便要进入到全身的各个器官，因此药物分布很大程度上取决于给药途径。静脉和肌内注射的药物利用度高，舌下含服和局部滴眼一样，可以降低肝首关效应，而口服药物是不可避免的，因为需要通过门脉循环进入肝。药物理化性质及药物与组织蛋白或细胞膜受体结合的能力，也决定药物的分布和穿透细胞的能力（知识关联 6–2）。

一旦药物进入体循环，就可能与血浆蛋白，通常是与白蛋白或 α_1– 酸性糖蛋白（结合碱性药物）结合。药物与蛋白结合后限制了药物的组织分布，降低了游离药物浓度，从而使药效减低，这种情况也取决于药物和血浆的亲和力。酸性药物因能和白蛋白结合而具有高的蛋白结合率。如果药物与血浆蛋白结合率低于 90%，则血浆蛋白浓度的变化对循环系统中游离药量没有显著影响。当药物对蛋白结合力很高时，任何原因影响到蛋白结合，都会引起血浆中总稳态药物浓度的降低和游离药物浓度的升高，继而导致对游离药物的清除也增加。例如，苯妥英钠与血浆蛋白结合受到影响时，就会引起血浆中未结合活性药物出现峰值。

知识关联 6–1　影响肠道吸收和生物利用度的因素

1. 肠道活力。
2. 小肠 pH、黏液、胆汁酸盐。
3. 肠肝循环。
4. 运动。
5. 吸收面积减少。
6. 小肠血流量减少。
7. 能够代谢某些药物的小肠菌落。

知识关联 6–2　影响药物分布的因素

1. 药物的理化性质。
2. 与血浆蛋白结合。
3. 与组织蛋白结合能力。
4. 不同组织的相对血液供应量。

碱性药物以不同程度与 α_1– 酸性糖蛋白结合，该蛋白在某些病理情况下（如炎症）含量增加。此时，碱性药物（如普萘洛尔）与蛋白结合增加，药效降低。

影响蛋白结合的全身因素，包括低白蛋白血症（血浆白蛋白浓度低于 25g/L）、肾衰竭、其他血浆蛋白结合率高的药物的竞争性作用及妊娠期后 3 个月的一些变化，如因血容量增加的稀释作用，血浆蛋白浓度降低。因为其他影响因素可以启动代偿机制，所以通常情况下，其他药物竞争性结合是影响药物分布的主要因素。药物分布同样可能受到药物与组织蛋白结合的调节，在这个过程中受到结合位点丰富程度、亲和力常数、药物受体等调控。尽管受体数量不足以改变药物的分布，但可能会引起一些预期或非预期的效果。

在眼组织中，血 – 视网膜屏障和血 – 房水屏障（参见第 1 章）限制了药物的分布。视网膜色素上皮细胞间和血管内皮细胞间的紧密连接阻碍了大多数水溶性和大分子药物的扩散，正常情况下只有脂溶性药物才能在血 – 视网膜间移动。同样，非色素睫状上皮的顶端和虹膜的毛细血管上皮也是紧密连接，起到了同样的作用（参见第 1 章）。

五、药物代谢清除

多数药物的代谢都在肝中进行，药物在肝药酶作用下分子结构发生改变，水溶性增加，有利于排泄；同时，激活或失活化合物药理活性。代谢可通过多种途径影响药物活性。首先是母药的活化，这种药物本身是无药理活性的（也称前药），如二醋吗啡和地西泮，它们需要转变成有活性的代谢产物发挥药效。然而，药物代谢也可能产生毒性产物，进入到循环系统后停留时间比母药长，因此限制了这些药物的连续使用，如利多卡因。总体来说，大多数药物代谢后有利于排泄，通常是通过尿液，有时通过胆汁排泄。

药物代谢分为两个阶段，Ⅰ相代谢（氧化反应）和Ⅱ相代谢（结合反应）。Ⅰ相代谢主要由一组称为细胞色素 P450（CYP）的肝微粒体酶来完成，细胞色素 P450 存在不同的形式（知识关联 6–3）。

这个酶系统在肝中很丰富，在一些外周器官（如眼睛）中也存在。值得注意的是代谢酶的活性可受到其他药物的诱导（如苯妥英钠和卡马西平），其中可能发生很多熟知的药物相互作用。同氧化反应相比，酶诱导药物的结合反应并不明显。除了 CYP 以外，其他一些氧化酶也参与药物的代谢，如黄嘌呤氧化酶（嘌呤代谢）、乙醇脱氢酶、单胺氧化酶（儿茶酚胺代谢）。许多药物也可影响微粒体酶系统（知识关联 6-4）。

药物代谢由几个因素决定。氧化代谢受年龄影响，早产儿的代谢能力差，老年人也是一样，由于肝体积缩小，对药物的氧化代谢能力降低。吸烟可以诱导一些肝酶，因此，需要加大药物剂量才能取得相应的疗效。相反，乙醇则能抑制药物代谢，特别是饮酒期间或酗酒后。严重的肝病及低营养状态都会破坏药物的代谢。

六、代谢药物通过尿液和胆汁排泄

1. 肾排泄　不同药物经过肾排泄差异很大。部分药物单次通过肾即可被清除，而一些药物却很难被清除。肾排泄的差异主要取决于肾处理药物的能力和药物的理化性质。一些药物可以被肾小球滤过（取决于分子量），一些药物可被肾小管主动分泌，还有一些药物可以跨肾小管上皮被动扩散（重吸收）。

（1）肾小球滤过：只有游离型并且分子大小合适（＜20 000Da）的药物才能通过肾小球滤过，因此这类药物的清除与游离药物所占比例及肾小球滤过率有关。肾小球最多可滤过到达肾药物的 20%，其余药物则输送到肾小管的毛细血管，大部分药物是以结合型到达肾的，因此清除率低。载体介导的转运可增加对药物的清除，甚至是高结合率的药物。青霉素的结合率为 80%，经肾小球滤过清除速度慢，但是经过肾小管的主动分泌几乎完全被清除。

（2）分泌：药物可被肾小管主动分泌到肾小球滤出液中。肾存在相对无选择性的载体介导的分泌系统，可将酸性、碱性或中性药物转运到肾小管腔。因为存在活性位点的竞争，药物主动分泌可受其他药物的影响，如丙磺舒可竞争性抑制对青霉素的分泌从而减少青霉素的排泄。

（3）再吸收：如果药物可以自由通过肾小管，那血浆和肾小管滤过液中药物浓度将是相同的。药物被再吸收的主要原因是存在肾单位对水的大量重吸收。由于水被大量重吸收后形成了药物浓度梯度，促使药物重新回到血浆中。那些脂溶性高的药物排泄缓慢。而药物重吸收，特别是一些弱酸性或弱碱性药物的重吸收则需要其处于非离子化形式。因此，改变尿液的 pH 可以增加药物的排泄，弱酸性药物在碱性尿液中排泄得更快。这种调节尿液 pH 的手段在临床中可以应用于治疗阿司匹林过量使用中，碱性利尿药可以有效增加弱酸性药物的排泄。肾小球滤过率可用一些能够完全被滤过且没有主动分泌或重吸收的物质如菊粉来进行测量。相反，能在单次通过肾即被完全分泌的主动分泌型药物如氨基马尿酸，其清除率则有赖于肾血流量。

2. 胆汁排泄　肝细胞具有和肾小管类似的药物转运系统，能够将代谢产物从血浆中转运到胆汁。结合后的药物（尤其是葡萄糖醛酸结合的药物），在胆汁中富集后排到肠道，在肠道内的药物可被水解并释放出活性药物（图 6-3）。药物可被重吸收，使药效延长，称为肠肝循环。地高辛就是典型的例子，药物以非结合型分泌后重吸收。吗啡与葡萄糖醛酸结合，同样存在肠肝循环。一些药物如利福平，随着胆汁分泌后不再发生改变而直

知识关联 6-3　药物代谢系统

1. Ⅰ相代谢　细胞色素 P450（微粒体酶）氧化反应。

（1）芳香基羟基化作用。

（2）脂肪族羟基化作用。

（3）*N*- 去氨基化作用。

（4）*N*- 脱烷基化作用。

（5）*S*- 氧化作用。

（6）脱硫化作用。

2. Ⅱ相代谢　结合反应。

可与下列化合物结合：①葡萄糖醛酸；②甘氨酸；③谷氨酰胺；④硫酸盐；⑤乙酸盐。

知识关联 6-4　具有微粒体酶系统调节作用的药物

1. 酶诱导药　①巴比妥盐；②苯妥英；③吩噻嗪；④利福平；⑤灰黄霉素；⑥尼古丁。

2. 酶抑制药　①异烟肼；②氯霉素；③甲硝唑；④华法林；⑤一氧化碳。

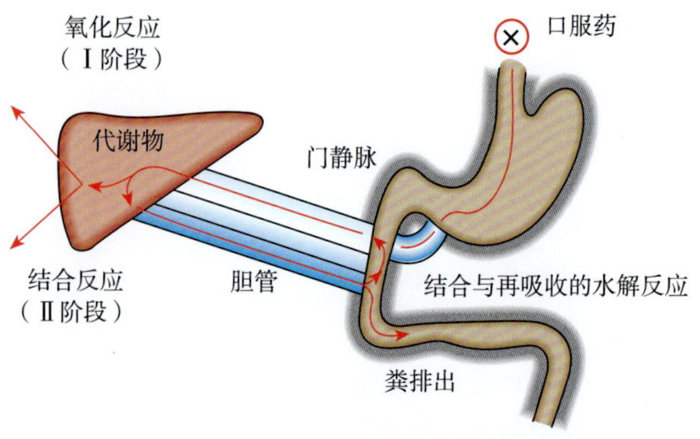

图 6-3　药物代谢：肠肝循环

接通过粪便排泄。

第三节　药效学：药物在体内的作用

药效学研究的是药物对机体的作用，以及药物浓度与作用之间的关系。药物发挥药效通常需要药物和细胞膜受体结合，这种结合具有特异性，如自主神经系统中的神经递质；药物发挥作用也可以通过非特异机制，这种情况下，不存在特异性细胞膜受体，药物作用仅依赖于其理化性质（如脂溶性）或依赖于其抑制特异性生化酶的能力。对酶的抑制作用可以是直接的，如阻断 Na^+/K^+ ATP 酶或关闭离子通道；也可以是间接的，如作用于钙通道。一些药物作用于细胞质内受体或细胞核受体，药物的不同作用见知识关联 6-5（更多内容可见 https：//expertconsult.inkling.com/）。

知识关联 6-5　受体

> 受体是独特的细胞表面蛋白，能够与特异的相关物质（配体）结合。受体根据与之相关的激动和拮抗作用分为很多亚型。受体水平通常可以在不同疾病状态下或长期使用药物的情况下下调或上调。
>
> 配体是与受体结合的一种特殊化合物（药物或是天然物质）。
>
> 激动剂是一类一旦与受体结合则可能使细胞的功能加强或抑制的物质。
>
> 拮抗剂是能阻止受体活化的物质。
>
> 部分激动剂是一种兼有激动剂和拮抗剂性质的配体，它的最大作用小于纯激动剂。然而，当它与受体结合就会阻止其他激动剂的作用，因此降低有效性。

第四节　药物 – 受体相互作用

药物首先与细胞上靶分子结合，然后才能启动其药理学效应。受体一般位于细胞膜表面，它们是能够与配体结合（如神经递质和激素）的蛋白质（知识关联 6–5）。配体和受体识别与抗原和抗体结合相似，也就是锁和钥匙的原理（参见第 7 章）。受体 – 效应器途径所涉及的分子机制被称为信号转导。受体可直接或间接地和效应器相连，从而改变细胞功能。已经确定的几种受体 – 效应器连接形式：①直接调节细胞膜对离子的通透性；②通过细胞间第二信使调节细胞功能；③通过调节 DNA 转录和蛋白质合成调节细胞功能。

一、离子通道

受体可以直接和离子通道结合，但只有当受体和激动剂结合时才表现出作用。这是最快的一种受体反应形式，如在神经末端神经递质的作用。具有兴奋作用的乙酰胆碱和谷氨酸导致直接的钠、钾离子通透性增加，引起细胞的去极化（参见第 5 章）。通常情况下离子通道的关闭和开放是平衡的，受体作用后会打破这种平衡。离子通道开放（或关闭）时会有一些不规则的电导波动，这种反应的持续时间可以测量到，以平均通道寿命表示。

二、第二信使

受体和细胞外配体结合，通过活化第二信使（如腺苷酸环化酶激活和钙离子内流）改变细胞内功能。活化第二信使可调节各种细胞活性。在许多情况下，第二信使引起蛋白激酶激活和膜蛋白的磷酸化（参见第 4 章）。细胞膜蛋白的任何构型变化都可能引起离子通道的开放（如钠 – 钾通道或钙通道）。腺苷酸环化酶也可以通过 G 蛋白活化，将在下面讨论。

环腺苷酸（cAMP）是细胞内由 ATP 通过腺苷酸环化酶合成的一种核苷酸（参见第 4 章），并可被磷酸二酯酶水解为 5′ –AMP 而失活。产生第二信使需要以下条件：面向细胞外的受体、面向细胞质的调节蛋白（G 蛋白）、腺苷酸环化酶和依赖 cAMP 的蛋白激酶。第二信使的活化可被霍乱毒素抑制，霍乱毒素可特异性地结合小肠黏膜 G 蛋白，抑制另外一个膜核苷酸，即三磷酸鸟苷（GTP）（知识关联 6–6）。

三、钙是细胞活性的主要介导物

体内几乎所有的钙以羟磷酸盐的形式存在于骨骼中，细胞内的钙仅占机体钙总量的 1%。血浆钙浓度为 2.5mmol/L，其中 50% 以离子形式存在，50% 同蛋白或其他的阴离子结合而存在。细胞内游离钙浓度的增加可由于激素和递质启动钙离子内流，也可由于细胞内结合钙的释放。细胞内钙离子浓度约为 10^{-7}mol/L，其中大部分是蛋白结合型。细胞内游离钙的微小变化可能影响很多细胞内过程。细胞内钙主要由 ATP 活化转运通道调节。伴随细胞内钙水平增加，磷脂酶 C 会加速降解小的细胞膜磷脂（如磷脂酰肌醇），并直接通过对蛋白激酶的影响或间接通过腺苷酸环化酶的活化，最终导致细胞膜通透性和膜磷酸调控的改变；同时，细胞膜内磷脂发生翻转，通过磷脂的甲酰化作用将磷脂酰乙醇胺转化为磷脂

知识关联 6-6　G 蛋白调节第二信使活性

G 蛋白因与鸟嘌呤核苷酸（GTP、GDP）有亲和力而得名。它包括 3 个亚基，催化 GTP 转化为 GDP。在静止状态下（空受体），G 蛋白 -GDP 复合物和受体相连。受体被结合后，细胞膜构象发生改变，使得相邻的 G 蛋白和 GTP 的亲和力增强，促进 G 蛋白 -GTP 复合物和效应点的结合。钙复合物能活化离子通道、腺苷酸环化酶和其他第二信使，如下图所示。

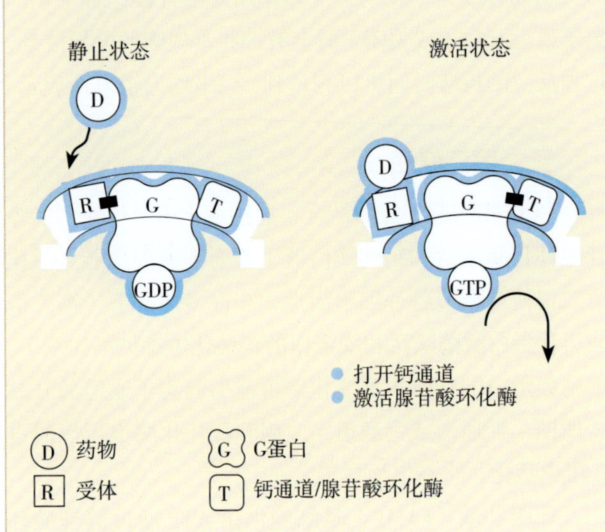

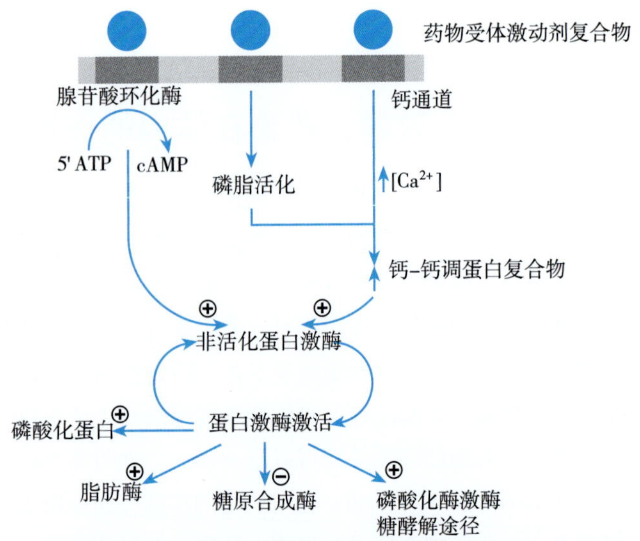

图 6-4　钙调素二级信使激活细胞膜相关酶示意

5′ ATP. 5′ 三磷酸腺苷；cAMP. 环腺苷一磷酸

酰胆碱。这进一步增加钙的通透性，从而调节腺苷酸环化酶激活。细胞内钙作用受细胞内一种酸性蛋白即钙调节蛋白控制。钙 - 钙调节蛋白复合物可以活化许多酶系统，包括蛋白激酶、腺苷酸环化酶、磷酸二酯酶和钙依赖 ATP 酶（图 6-4）。钙 - 钙调蛋白复合物可通过和三氟拉嗪（一种抗精神病药物）结合而失活，这可用于研究一些药物治疗的作用机制。

四、蛋白合成调节

类固醇激素因为具有脂溶性，可通过细胞膜扩散进入细胞，同胞质受体和核染色质结合，核受体能够直接与 DNA 结合，因此它们能起到转录因子的作用，调节基因的表达。它们的受体 - 配体还可以作为转录因子调节体内稳态。某些区域的 DNA 序列对类固醇 - 受体复合物具有很高的亲和性。复合物与之结合后，引起 RNA 聚合酶活性和 mRNA 合成增加，并导致蛋白合成增加（参见第 3 章）。一种类固醇可引起同一细胞内几种不同种类的 mRNA 的合成增加，这就解释了为什么类固醇具有多种药理作用。

1. 配体 - 受体亲和力决定选择性　配体和受体的亲和力可以用达到最大结合量一半时所需配体的量即半数效应浓度（EC_{50}）表示。配体 - 受体复合物的结合力也可以通过测定复合物的解离时间来表示。低亲和力激动剂，包括那些快速反应所需要的激动剂（如神经递质），在刺激时需要受体附近达到很高的配体浓度。配体对受体的选择性是指待比较受体之间 EC_{50} 的比值。如果一个药物或配体对受体 A 具有比受体 B 更高的选择性，在低剂量时可通过刺激 A 受体来达到临床的有效性，在给予大剂量情况下也可以兴奋 B 受体。因此临床上建立药物的 EC_{50} 比值是很重要的。如果需要避免对其他受体的激活，那么比值低于 50 的药物通常被认为是不安全的。

2. 药物反应的基因调控　个体对药物的反应要比明确整个人群的基因组成更贴近实际。我们不仅希望更多地了解疾病的发病机制，而且希望患者得到个性化的治疗，同时减少副作用的发生。

从历史上看，个体对药物代谢的能力有很大差别。乙酰化药物即是如此，*N*- 乙酰化药物的代谢快慢取决于乙酰化转移酶的数量，而肝内乙酰化转移酶的活性是由一种与之相关的隐性基因控制的（如异烟肼的代谢）。具有低乙酰化转移酶活性的患者被称为“慢乙酰化器”。影响药物代谢的另一种基因变异见于琥珀胆碱（通常用于麻醉的一种去极化神经肌肉阻滞剂）。约 1/3000 的人不能通过水解（拟胆碱酯酶）灭活琥珀胆碱，这是一个隐性基因作用的结果，在纯合子中异常胆碱酯酶与底物的亲和力低很多。在遗传性红细胞葡萄糖 -6- 磷酸脱氢酶缺乏症患者应用某些药物治疗时可能会产生溶血性贫血，这些药物包括氯喹、维生素 K、阿司匹林及丙磺舒。

细胞色素 P450 基因：药物代谢细胞色素 P450 酶基因已经被鉴定和克隆，它包括单氧化酶的一个大家族。编码细胞色素 P450 酶的基因具有多态性，包括 3 个家族。其大致有 4 种类型的功能结局：遗传了多个基因副本的快速代谢型；有 2 个正常等位基因的正常代谢型；有 1 个缺失等位基因的中间代谢型；缺乏功能酶的代谢不足型。

酶的基因编码家族称为 *CYP*，在基因家族内、子族内给出与特定酶相关的数字，然后明确基因本身：如 *CYP27A1* 代表 27 家族、A 子族和基因 1 相关。

CYP1B1 是眼部一个酶的编码基因，这种酶位于内质网，参与芳烃和类固醇的代谢。除参与代谢外，在眼内，基因突变不仅与先天性青光眼有关，而且还与罕见且严重视网膜营养不良如 Bietti 结晶样营养不良有关。芳烃的代谢障碍通常由衰老和继发于吸烟的细胞功能障碍引起，与白内障形成或年龄相关变性有关（参见第 9 章）（知识关联 6-7）。此外，芳烃受体（AhR）在调节免疫机制方面发挥着重要作用，尤其是对炎症和自身免疫的影响。

知识关联 6-7　免疫抑制剂影响药物反应的基因调控

硫唑嘌呤是一种常用的免疫抑制剂，用于炎性疾病的替代激素疗法，包括甲状腺相关性眼病和葡萄膜炎。它是一种嘌呤类似物，其活性代谢成分巯嘌呤转化为具有细胞毒性的 6- 硫鸟嘌呤类似物，从而抑制细胞的增殖。最重要的是，它有明显的不良反应。随着人们对遗传药理学的认识不断深入，这些不良反应已经减少。6- 巯嘌呤通过硫代嘌呤甲基转移酶（TPMT）代谢。携带 2 个非功能性 *TPMT* 多态等位基因的个体（多达 1∶1000 患者）终生会有骨髓抑制的风险。重要的是，15% 以上的个体是杂合子，骨髓抑制的发病率增加。目前，基因检测可以通过测定红细胞中 TPMT 活性来获得其表型。

第五节　眼科药理学：眼组织和细胞对药物的处理

本节内容主要介绍用于眼表和眼内疾病治疗药物的药动学、药效学和给药形式（包括系统给药）。

一、眼部药物吸收机制

眼部给药途径：①眼外途径（局部）包括经结膜 - 巩膜吸收的非角膜吸收途径和经角膜吸收途径；②直接眼内给药途径。非角膜吸收途径主要是由于药物不能很好穿透角膜，但角膜吸收仍然是大多数眼部药物吸收的主要途径，通常需要在小体积内使用高浓度的药物才能发挥作用。

二、影响药物眼部给药的因素

药物可以多种形式用于局部给药，包括溶液剂、凝胶剂、眼膏剂。治疗效果取决于药物的眼内穿透性，而药物穿透性取决于药物透过角膜的穿透性，泪液分泌、泪液排出和角膜前泪膜的成分等解剖和生理学因素也对药物穿透性有影响。

1. 给药途径　结膜给药：结膜下穹是最常用的眼局部给药途径。泪液和眨眼对药物在结膜下穹停留时间有很大影响，因此，这类给药途径依赖于眼睑解剖和生理因素、角膜前泪膜、结膜、角膜和泪器的健康状况。

结膜囊的容量为 15 ～ 30μl（根据瞬目情况），自然泪膜容量为 7 ～ 8μl。在通常每分钟 15 ～ 20 次的瞬目频率下，泪液每分钟更新 16%，大多数溶液剂每滴给药量为 50 ～ 100μl，其中有相当一部分药物是流失的。泪液的更新也和温度、湿度等环境因素有关。结膜上皮和角膜、眼睑上皮是相连的（参见第 1 章），含有杯状细胞，杯状细胞产生黏液维护泪膜的稳定（参见第 4 章）。因此，药物经结膜的吸收，首先需要透过上皮。结膜下基质层因有丰富的浅表静脉丛和睑缘血管，药物通过此部位可被高浓度吸收进入体循环。而且，下穹窿给药后，药物可直接经鼻泪管进入鼻腔，然后通过鼻腔和鼻咽黏膜吸收进入体循环。阻塞鼻泪管 5min 或者使用其他剂型如用眼膏代替滴眼液延长药物在下穹窿的停留时间，可以减少药物经鼻泪管进入鼻腔，增加药物的眼部吸收。

2. 角膜前泪膜和角膜　泪液是很多物质组成的缓冲系统。正常泪液的 pH 在 6.5 ～ 7.6，然而许多眼药的 pH 在 7 以下，滴眼药后，pH 回调到正常生理 pH 更有可能是泪液更新起的作用，而不是缓冲作用为主。泪膜由外脂质层（混合脂层）、中间水液层（含有蛋白）和下方的黏液层（糖蛋白）构成（参见第 4 章）。黏液层是维持泪膜稳定的主要成分，同时也促进泪液黏附于脂溶性角膜和结膜上皮。任何泪膜成分的改变都会引起泪膜的不稳定，减少药物在结膜的停留时间。同时，泪膜 pH 改变会影响药物离子化，从而影响其扩散能力。尽管滴眼存在外部流失和体循环的吸收，局部（结膜）给药仍是最为广泛使用的给药途径，可以通过加大滴眼液药物浓度使眼内达到有效药物浓度。

为维持生理内环境稳定，pH 是药物的一个重要指标。可以通过调节药物的 pH 来改变药物的离子化程度，增强药物的渗透作用，提高药物的稳定性。角膜上皮是药物经角膜吸收的主要屏障。首先，多层的角膜上皮通过桥粒表层细胞间相互连接。其次，角膜上皮是疏水性的（类似于细胞膜），只有脂溶性药物才能通过。此外，上皮基底膜和角膜基质之间的无细胞（10μm 厚）Bowman 膜对药物透过有屏障作用。相反，约占角膜厚度 90% 的基质（含胶原、氨基葡聚糖和水）允许离子化的水溶性药物通过，而脂溶性药物却不容易通过。最后，角膜的单层内皮因有缝隙连接，多数药物均有很好的通透性，允许其进入房水。许多眼局部药物是弱碱性的，如托吡卡胺、环喷托酯和阿托品，在泪液的 pH 范围内存在离子型和非离子型（pH 7.4），将噻吗洛尔（pK_a 9.2）溶液 pH 从 6.2 升到 7.5，可增加其角膜通透性和全身吸收。分配系数（两室的浓度比）增高可以通过升高水相的 pH、增加非离子型药物量和提高脂溶性实现。影响药物局部吸收的因素，见知识关联 6-8。

知识关联 6-8　影响药物局部吸收的影响因素

- 环境状况：温度和湿度。
- 给药体积。
- 药物处方：pH、防腐剂、载体类型。
- 瞬目频率。
- 泪膜稳定性。
- 通过结膜血管和鼻黏膜吸收。
- 角膜上皮和基质。
- 鼻泪管的引流。

第六节　眼科药物的给药方法

一、药物在结膜囊的停留

眼科药物的生物利用度取决于角膜前流体动力学、药物与泪液蛋白的结合、结膜的吸收、全身吸收、角膜渗透的阻力、药物与黑色素的结合，以及药物在眼内的代谢。改变药物的配方和（或）改变局部条件可以增加药物的吸收，提高疗效。

改变滴眼液容积和溶液黏度可延长药物在结膜囊的停留时间，增加到达角膜上皮的药物量。聚合物如聚乙烯醇、羟丙甲纤维素和其他纤维素衍生物均能增加黏度。然而，仅增加黏度只能部分提高药物吸收，特别是脂溶性药物的吸收。

许多药物受 pH、表面张力和泪道的影响，药物在下穹窿停留时间显著缩短。例如，酸性或碱性 pH 配方可刺激眼，增加泪液和眨眼速度，加快药物的清除。用缓冲液（如磷酸缓冲液）来降低药物溶液的张力，防止刺激性和泪液分泌，可增加药物转运时间，降低清除率。直接作用于泪腺的药物包括毒蕈碱激动剂，能够增加泪液，改变角膜前流体动力学特性。一些药物能和泪液蛋白结合（白蛋白、球蛋白和溶菌酶），减少可吸收游离药物的浓度。

角膜上皮对亲水性药物比亲脂性药物阻碍作用更强（10:1）。但在发生眼部炎症时，角膜上皮通透性增加，一些药物如地塞米松，很容易穿过角膜进入眼内；防腐剂如苯扎氯铵也能促进药物吸收；苯扎氯铵和其他阳离子表面活性药，均可不同程度地通过增加角膜的通透性（破坏角膜的完整性）来增加眼部的药物吸收，这取决于药物分子的大小和脂溶性。毛果芸香碱、泼尼松龙和后马托品可通过这条途径增加吸收。为了使药物获得最佳的通透性，必须存在离子型和非离子型两种形式。药物可被角膜前泪膜缓冲，任何 pH 的变化可改变离子型和非离子型药物的比例（取决于药物的 pK_a）。总体来说，以纯离子型存在的药物不能够透过角膜，除非角膜有损伤。一旦药物吸收进入体内，药物可与位于虹膜和睫状体的色素上皮层内黑色素结合，这降低了生物利用度，也阻碍了药物的消除，使药物作用时间延长。与之相似的是，药物进入眼内后，可被代谢而失去活性。眼内药物代谢的酶，包括那些使药物失活的神经递质，如单胺氧化酶、儿茶酚胺 *-O-* 甲基转移酶、酯酶、细胞色素 P450，以及晶状体中的酶如酮转移酶、葡萄糖醛酸酶、醛糖还原酶等（知识关联 6-9）。尽管有些酶，如酯酶，在细胞内和细胞外都有，但多数酶来自微粒体。在眼前节中，角膜内皮、虹膜非色素细胞和睫状体是药物代谢

知识关联 6-9　眼部药物代谢相关的酶

- 酮还原酶：是一种依赖 NADPH 的细胞内酶，在噻吗洛尔和普萘洛尔类似物的代谢中起关键作用，存在于角膜上皮、晶状体、虹膜和睫状体。
- 酯酶：在酯类前药的活化中起重要作用，在兔眼中同时存在乙酰和丁酰胆碱酯酶，广泛分布在眼前节的各组织中。
- 经典的Ⅰ型和Ⅱ型氧化结合酶：细胞色素 P450 还原酶、脱甲基酶、硫酸酯酶和葡萄糖醛酸酶。

最活跃部位，因此，作为酶最好底物的药物，在吸收后会有相当一部分被降解。

二、药物载体对给药的影响

眼科有几种局部给药系统（知识关联 6-10），还有正处于研发阶段和早期发展阶段的给药方式如纳米粒子和病毒载体基因传递。纳米粒子是胶体药物载荷于纳米至微米范围载体系统中。这些新的给药系统优点是克服了脂溶性问题，改善了临床靶向和药物持久作用；同样，越来越多研发的病毒载体基因以取代基因突变或在变性病中基因功能丧失的基因，或在组织中作为药物储存缓慢释放活性成分（参见第 3 章）。

知识关联 6-10　给药载体

- 溶液剂：胶体、乳剂、混悬剂。
- 软膏剂。
- 缓释剂。
- 新型眼部给药系统。
- 微粒。
- 脂质体。
- 玻璃体腔给药制剂。

1. 溶液剂　因不会产生眼膏影响视线的类似作用，溶液剂是应用最为广泛的制剂。滴眼剂应用方便，且在使用适宜时可取得较高的眼内药物浓度。溶液剂也存在如接触时间短、药物流失量大等不足。聚乙烯醇或甲基纤维素可增加溶液的黏度、降低表面张力、延长角膜接触作用时间，一些难溶于水的活性物质往往制备成混悬剂使用。特别是一些类固醇类眼用混悬剂，药物粒子在结膜囊中可以起到缓释的作用，是非常有效的制剂。混悬剂易沉淀，使用前应摇晃瓶体，使其重新悬浮并混合均匀。

2. 软膏剂（半固体制剂）　软膏剂由碳氢化合物、矿物油、羊毛脂和聚合物如聚乙烯醇、卡波姆、甲基纤维素等中的一种或几种混合构成。软膏剂可降低药物稀释、减少泪液流动、延长药物在角膜的作用时间，从而延长药物的药效。虽然在体温下软膏剂在眼内如同泪膜融化并分散，但它作用时间较长。然而软膏剂也存在诸如影响视力、增加接触性皮炎发生率等缺点，这主要与软膏剂中的防腐剂有关。

3. 缓释剂　药物在角膜停留时间短这一问题，可通过独特的药物载体来解决，如结膜囊植入物或亲水性软接触镜可达到控制药物释放作用。缓释剂可恒速缓慢释放药物，减少药物的流失。

（1）眼植入物：控释制剂是指在一个时间段内以恒速释放药物。眼植入物是一种柔软的椭圆形装置，由 3 层结构组成。外面 2 层的醋酸乙烯包裹内层的药物——海藻酸混合物。毛果芸香碱眼植入剂的药物释放取决于毛果芸香碱游离碱的溶解度，其具有亲水性和亲脂性。因药物可溶于水相和有机相，通过疏水性的膜孔隙扩散释放。溶蚀型缓释系统如羟丙基纤维素植入片等，药物在羟丙甲纤维素薄片、PVA 微片或小棒中缓慢释放，主要用于治疗干眼症。

（2）明胶眼罩：明胶是一种理想的药物载体，3 条 α 多肽链通过脯氨酸或羟基脯氨酸交联，其中脯氨酸占分子质量的 30%，可在胶原制备过程中通过控制紫外线照射时间来调节交联度，从而控制明胶的降解时间。此外，胶原起到离子交换和半透膜作用，有利于药物的缓释控制，因此，明胶眼罩可有效延长药物和角膜的接触时间。药物可包裹在胶原基质内部，也可在明胶眼罩水化时吸附于表面或直接滴加在明胶眼罩的表面。随着明胶眼罩的降解，药物缓慢释放进入泪膜，维持一个高的有效药物浓度。

（3）软接触镜：由亲水性的材料制备，亲水性药物可吸附在镜上。接触镜在角膜上水化，缓慢释放药物直到接触镜中药物和结膜囊中药物达到平衡为止。

植入物对舒适性要求很高，其他的标准也决定着此类剂型的使用，见知识关联 6-11。

知识关联 6-11　理想眼植入物标准

- 舒适性佳，操作简便。
- 植入后不易排出。
- 不影响视力。
- 不干扰角膜摄氧。
- 良好的药释动力学重复性。
- 无菌。

（4）玻璃体腔植入物：植入物直接应用于玻璃体腔的发展动力，来源于玻璃体腔给药治疗黄斑变性、各种血管阻塞及巨细胞病毒性视网膜炎的试验获得的成功证据（参见第 9 章）。这些植入物包括以下几种：① Ozurdex® 是一种地塞米松玻璃体腔植入物，直接注射入玻璃体腔，所采用的 Novadur® 聚合物系统是聚乳酸 – 聚羟基乙酸共聚物（PLGA），生物降解可达数月。

② Retisert ™是一种可控给药系统的小球（含有类固醇氟轻松），包被于聚乙烯醇和硅涂层中，可直接植入玻璃体腔并缝合固定在巩膜上。③ Illivien® 是一种可直接注射、自由浮动的非生物降解植入物，在聚酰胺圆柱管内含有类固醇氟轻松醋酸酯。

三、新型眼部给药系统

1. 新型眼科药物输送系统（NODS） 是指无防腐剂、在水溶液状态下的一种单剂量给药方法。该系统给药方便，比多次给药生物利用度高。该给药系统含有一个非水溶性的载药膜，水溶性薄膜与柄末端相连，药膜端置于下穹窿处，膜很快溶解，释放出药膜部分，其在下穹窿水化释放出药物。

2. 微粒 微球或纳米粒是眼科药物研究中很有前景的聚合物类给药系统。这一类给药系统可克服其他给药系统的缺点，如使用不适感、植入剂的使用不方便、黏性液体影响视力、脂质体的不稳定等。微粒给药系统并不是传统意义上的微粒（囊壁包裹的液态或固态核），而是一种脂质基质和药物的混合型结构。微粒可通过聚合反应（用紫外线）包载药物，在聚合过程中或聚合后加入药物，就使得药物和载体通过共价键结合，药物吸附进入聚合物后形成固体 – 溶液基质。结合力取决于药物理化性质和聚合物性质（聚丁烯氰基丙烯酸酯）。微粒粒径越小患者耐受性越好，同时也增加药物吸收和减慢药物清除。

3. 脂质体 是一种脂膜包裹水相构成的载体。当混合磷脂在水相中搅拌时可自发形成脂质体以分散进入由卵磷脂、磷脂酰丝氨酸和磷脂酰乙二醇等磷脂包裹构成的两相，因此，脂质体具有类似于细胞的脂质双分子层结构。脂质体易装载亲脂性药物，药物可包封于内水相或者脂质双分子层中，能够使药物具有缓释和靶向选择的作用，因此可增加眼部的生物利用度。脂质体的优点是易于制备，没有刺激性，不会引起视力障碍。改变脂质体的表面电荷或连接特异性配体可增加脂质体黏附细胞的能力，提高脂质体 – 药物复合物的细胞吞噬作用。Shen 等（2018）已经对眼部给药系统及相关药动学进行了综述（详见参考文献）。

4. 离子导入法 离子导入法是利用电流促进离子型药物透过半透膜吸收的药物输送方法，根据药物所带电荷来选用阳极或阴极。应用于眼科的离子导入法目前尚处于研究阶段，可用于抗生素类药物，治疗细菌性角膜炎，提高药物的组织渗透能力。庆大霉素和环丙沙星通过角膜离子导入法可直接将药物渗透进入玻璃体，但该方法在应用中会引起很大的不适感，并可在作用部位引起小范围视网膜坏死。

四、基因治疗的药物递送系统

正如第 3 章所述，基因疗法是通过改变蛋白质表达来治疗疾病，开启了单基因遗传病治疗的新篇章。目前已经进行了许多遗传性视网膜变性的基因治疗试验，包括已批准用于治疗由 *RPE65* 基因突变引起的 Leber 先天性黑矇和视网膜色素变性的首个Ⅲ期临床试验。大多数靶向基因都搭载在腺病毒（AAV）上。由于 Stargardt 病（*ABCA4*）和 Usher 综合征 1 型（*MYO7A*）涉及的基因数量较多，因此，研究往往采用马传染性贫血病毒（EIAV）作为载体。对于大多数疗法，加载的载体通过玻璃体切除术和视网膜下注射给药，尽管玻璃体内给药正被用于 X 连锁青少年视网膜劈裂症的试验。目前正在进行的其他研究包括脉络膜缺损、X 连锁色素性视网膜炎、全色盲和 MERTK- 色素性视网膜炎。

这些治疗方法可以装载相关基因以分泌治疗蛋白，如递送 AAV-sFlt-1（或其他抗 VEGF 蛋白）或 AAV 补体调节剂（如 CD59 或 CFI）用以治疗年龄相关性黄斑变性，或采用非病毒电转睫状肌 DNA 质粒以分泌 p55 TNF 受体用于治疗葡萄膜炎。

五、前房或玻璃体腔给药

尽管有许多新型眼局部药物、新剂型正在研究中或已应用于临床，但因药物渗透进入眼内部能力差而使许多治疗不理想。因有致密完整的血 – 视网膜屏障和血 – 房水屏障，全身性系统给药难以使眼内具有高浓度药物。例如，细菌性眼内炎，除玻璃体切割和玻璃体腔内直接应用抗生素外，其他给药途径均达不到理想的治疗效果。玻璃体腔应用抗生素的推荐剂量以不引起兔或灵长类动物视网膜毒性为准，但人玻璃体中药物量 – 效关系尚未完全了解。试验中，静脉注射新型头孢菌素类药物，在感染性眼玻璃体腔内药物浓度可显著升高，但正常眼却没有明显变化。在感染条件下，因视网膜的药泵作用机制受损，水溶性抗生素（青霉素）半衰期延长。然而，普通氨基糖苷类抗生素尽管脂溶性很低，在有炎症的眼内清除却很快，这主要是因这些药物通过房水循环消除。为了在玻璃体内持续达到最大的治疗药物浓度，需要反复进行玻璃体腔注射，这会引起许多并发症如晶状体受损、出血、感染和视网膜受损等。使用载药脂质体等可减少玻璃体腔注射的毒性不良反应。脂质体通过玻璃体腔注射、皮下、结膜下注射，可起到缓控释药作用。现已经有药物如用于巨细胞病毒性视网膜炎的更昔洛韦在进行临床或临床前研究。环孢素 A 用于内源性葡萄膜炎，抗增殖药物氟尿嘧啶用于增生性玻璃体视网膜病变。

玻璃体腔给药使视网膜血管疾病的治疗发生了革命性变化：目前公认新生血管性（湿性）年龄相关性黄斑变性中，形成脉络膜新生血管膜或糖尿病黄斑水肿的主要原因是促血管生长因子的驱动。针对血管内皮生长因子（VEGF），在临床实践中开发了抗 VEGF 治疗。有多种玻璃体腔注射的药物可用于中和 VEGF 活性（图 6-5）。它们的共同点是 VEGF 抑制剂与可溶性 VEGF 结合，通过防止其与 VEGF 受体结合来阻断其活性。VEGF 的活性主要是通过受体 VEGF-R1 和 VEGF-R2 实现。雷珠单抗是人 VEGF Fab 片段单克隆重组体；重组人 FabV2 是模拟人 Fab 片段与 VEGF 结合并中和 VEGF。而寡核苷酸适配子（如哌加他尼钠）是特定蛋白质的特异性核苷酸配体，作为诱饵，中和 VEGF 的功能。另一个诱饵机制是高亲和性 VEGF 阻滞剂，它使 VEGF-R1 融合到人免疫球蛋白 G 恒定区（阿柏西普）（知识关联 6-12）。理想的生物制剂应具备局部作用时间长、全身吸收少的特点。目前使用的多种药物可以迅速进入循环系统。其中贝伐珠单抗（阿伐斯汀，一种

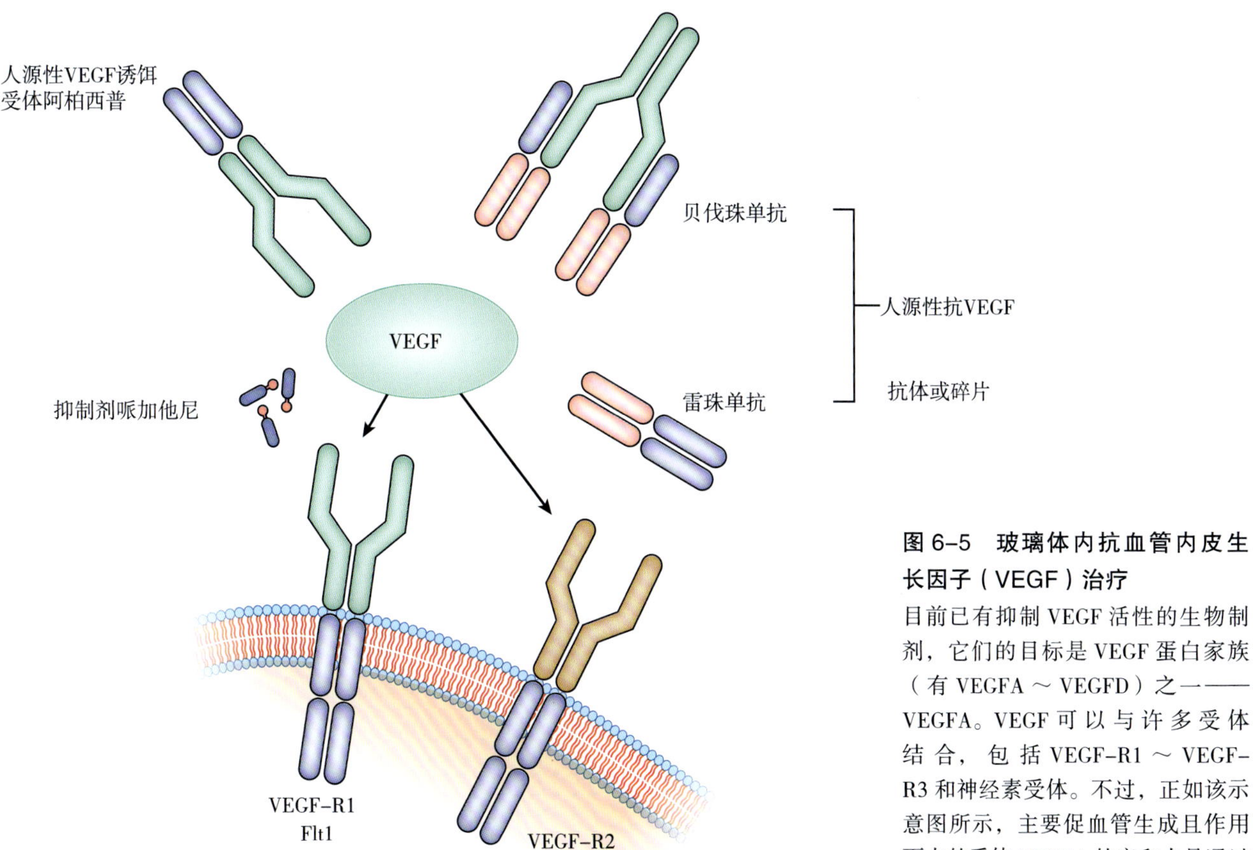

图 6-5　玻璃体内抗血管内皮生长因子（VEGF）治疗

目前已有抑制 VEGF 活性的生物制剂，它们的目标是 VEGF 蛋白家族（有 VEGFA ～ VEGFD）之一——VEGFA。VEGF 可以与许多受体结合，包括 VEGF-R1 ～ VEGF-R3 和神经素受体。不过，正如该示意图所示，主要促血管生成且作用更大的受体 VEGFA 的亲和力是通过 VEGF-R1 和 VEGF-R2 实现的

知识关联 6-12　VEGF

VEGF 属于血小板源性生长因子家族，包括 VEGFA ～ VEGFD。VEGFA 是 *VEGFA* 基因的产物，该基因编码多个氨基酸序列（如 $VEGF_{165}$）。选择性剪接可能诱导产生来自同一基因的 2 个蛋白质家族，如 *VEGFA* 基因被表示为 $VEGF_{165}$ 或 $VEGF_{165}$b。后者具有抗血管生成作用，对组织稳态有重要作用。VEGF 受体包括主要的血管生成受体 VEGF-R1（Flt1）、VEGF-R2（KDR），它们通过酪氨酸激酶的 VEGFA 作用介导。

VEGF-R3（Flt4）通过 VEGFC 和 VEGFD 介导淋巴管生成，而第四受体神经素受体（NRP1 受体）结合 VEGFA 对细胞存活和轴突导向有重要作用。

全轻链和截短重链单克隆抗体）和阿柏西普有更高的全身暴露证据。

六、可以穿透眼球组织的系统性给药

以上几部分重点介绍了影响局部或眼科直接治疗效果的因素，这些因素对全身的不良反应较小。然而，治疗眼部疾病的药物可以系统性地使用，以期在眼部组织内达到足够的药物浓度，尽管在人眼内大部分物质达到的药物浓度在很大程度上是未知的。

眼科常用的药物包括碳酸氢酶抑制剂（乙酰唑胺和双氯非那胺，见下文），这些药物是通过口服或静脉注射来降低眼压的。多种动物研究也证明了全身系统性应用抗生素能够控制对某些病原体的眼内感染。例如，环丙沙星在口服后可渗透到房水中；同样，非甾体抗炎药和类固醇在口服时都能穿透眼组织。

相反，局部用药也可能影响全身循环，影响对侧眼。例如，噻吗洛尔治疗慢性开角型青光眼并伴有单侧眼压升高时，在治疗和未治疗的眼中都会导致眼压显著下降。在实验动物模型中，阿可乐定对对侧眼也有药物作用。这种现象可能发生在具有长时间的系统半衰期，或可与眼部组织特异性结合的药物上。如果药物的剂量或浓度过高，机体可能会出现全身的不良反应，如10%去氧肾上腺素滴剂。

七、局部药物和防腐剂

眼用溶液和软膏必须是无菌的，所以要用到各种各样的防腐剂。多数防腐剂对角膜前面的泪膜和角膜上皮细胞有毒性反应，会阻碍上皮愈合，破坏泪液损伤。常用的防腐剂有苯扎氯铵、硫柳汞、氯丁醇和有机汞化合物。苯扎氯铵是一种表面活性剂防腐剂（阳离子防腐剂），它通过附着在细菌细胞壁上，增加细胞膜的渗透性，最终破坏细胞壁，从而达到杀菌活性。虽然这些防腐剂和其他阳离子表面活性剂会损害角膜完整性，但它们也能增强药物在眼部的吸收。苯扎氯铵在碱性环境（pH约为8.0）时效果最好，但如果有肥皂和盐的存在，即镁和钙的存在，则会发生失活。因此，一些角膜接触镜清洗液中会加入乙二胺四乙酸（EDTA；螯合剂）来解决这个问题。严重的毒性可能是由细胞的直接损伤或对药物成分的过敏反应，并导致乳头状结膜炎、点状角膜炎和角膜水肿。氯丁醇还能降低角膜的氧利用率（参见第4章），并可能导致上皮脱屑。汞化合物包括苯乙酸汞和硫柳汞。在10%的患者中，对这些化合物的超敏反应是防腐剂最严重和最常见的并发症，而且角膜组织中可能会产生汞沉淀。所有这些防腐剂都会被软角膜接触镜不同程度地吸收。

第七节　重建泪膜

随着对角膜前泪膜解剖学和生理学认识的增加（参见第1章和第4章），使用人工泪液，即泪液的替代物，可以达到缓解症状的目的。眼表疾病往往是由泪液中的一种成分，但通常是由更多的泪液成分异常所引起的。典型的先天性角结膜炎患者，如干燥综合征就有水液缺乏的现象。使用人工泪液是治疗的主要方法，并通过闭塞泪点减少引流。黏蛋白缺乏症可影响杯状细胞的功能，如瘢痕结膜病和维生素A缺乏症，泪液的表面张力降低，不足以维持水液层的厚度而导致泪膜不稳定。因此，干燥的地区会比较容易发生干眼症，如果不治疗，严重时可以导致角膜溃疡和角膜瘢痕。最后，脂质层的异常与睑板腺的慢性炎症有关，可以引起泪膜不稳定和角膜干燥。

一、泪液替代物

人工泪液或眼部润滑剂一般是由无机物（0.9%氯化钠）和聚合物组成的溶液，以增加润湿性和延长滞留时间，也就是说，它们有替代眼泪中黏蛋白成分的作用。常用的聚合物包括聚乙烯醇和半合成纤维素。尽管聚乙烯醇具有更多的表面活性剂性质，可以进一步更长时间稳定泪膜，但甲基纤维素、羟丙基甲基纤维素和羟纤维素仍然被广泛使用。近年来，透明质酸被广泛应用，它比纤维素和聚乙烯醇保留时间长得多，提高了泪液的稳定性。聚丙烯酸（卡波姆）是一种亲水性凝胶，有助于稳定泪膜的形成，增加保留时间，从而降低使用频率。

现在更常见的是没有防腐剂的人工泪液。防腐剂影响角膜上皮的稳定性，从而影响泪膜。

二、黏液溶解

乙酰半胱氨酸是氨基酸半胱氨酸的衍生物，已被用来作为一种黏液溶解剂，溶解干燥性角结膜炎中形成的黏液线，但这似乎并不影响角膜湿润，因此必须与其他人工泪液制剂结合使用。

第八节　眼药和自主神经系统

自主神经系统的副交感神经和交感神经分别为眼部

和眼外组织提供了对正常眼球功能至关重要的组织（参见第 1 章）。在许多眼科疾病的诊断和治疗中，影响自主神经传递的药物是极其重要的。

一、副交感神经系统

乙酰胆碱是副交感神经系统的主要神经递质，它是由胆碱和乙酰辅酶 A 在神经末梢中酶解形成的（图 6-6）。乙酰胆碱作用于两种受体：毒蕈碱，位于效应器官（神经节后）；烟碱，位于神经节突触和神经肌肉接头。在眼内，在眼外肌运动终板、上睑提肌、交感神经和副交感神经节、虹膜括约肌、睫状体和泪腺中都有这种受体。烟碱 - 乙酰胆碱受体复合物由 2 对多肽链和 1 个附加的单肽链（250 000Da）组成，为离子通过脂质双层提供了亲水通道，这就是所谓的配体门控离子通道。当乙酰胆碱与突触间隙的受体结合时，多肽链的结构发生变化，允许钠和钾离子通过浓度梯度流入，从而使运动终板去极化。眼镜蛇毒、银环蛇毒和筒箭毒碱（箭毒的有效成分）通过阻止这些离子通道的开放而阻断乙酰胆碱受体。随着乙酰胆碱的释放，乙酰胆碱在突触内被乙酰胆碱酯酶大量代谢，或者被血浆吸收，然后被丁酰胆碱酯酶水解。药物可以在毒蕈碱或烟碱受体中起激动剂或拮抗剂的作用。

1. 拟副交感神经药物模拟乙酰胆碱作用　拟副交感神经药物是一类通过直接刺激毒蕈碱受体（如毛果芸香碱）或抑制乙酰胆碱酯酶在突触中水解乙酰胆碱的药物。

毛果芸香碱用于治疗慢性开角型青光眼，通过其对虹膜的减数分裂作用和睫状体纵肌的收缩促进水的引流，作用于巩膜突，打开小梁网。试验证明，副交感神经刺激可以降低房水流出阻力，同时血 - 房水屏障通透性也随之增加。因此，毛果芸香碱不仅降低了阻力，而且降低了房水的分泌速率。此外，毛果芸香碱阻塞了房水的葡萄膜巩膜引流通路（参见第 4 章），使排水仅限于 Schlemm 管。毛果芸香碱的降眼压作用是通过减少睫状体内的血流量来实现的，这反过来又减少了水的分泌（知识关联 6-13）。

毒蕈碱激动剂的直接不良反应包括结膜毒性、虹膜囊肿、白内障和全身吸收，这些都会引起毒蕈碱刺激作用，导致出汗、流涎、呕吐和心动过缓。

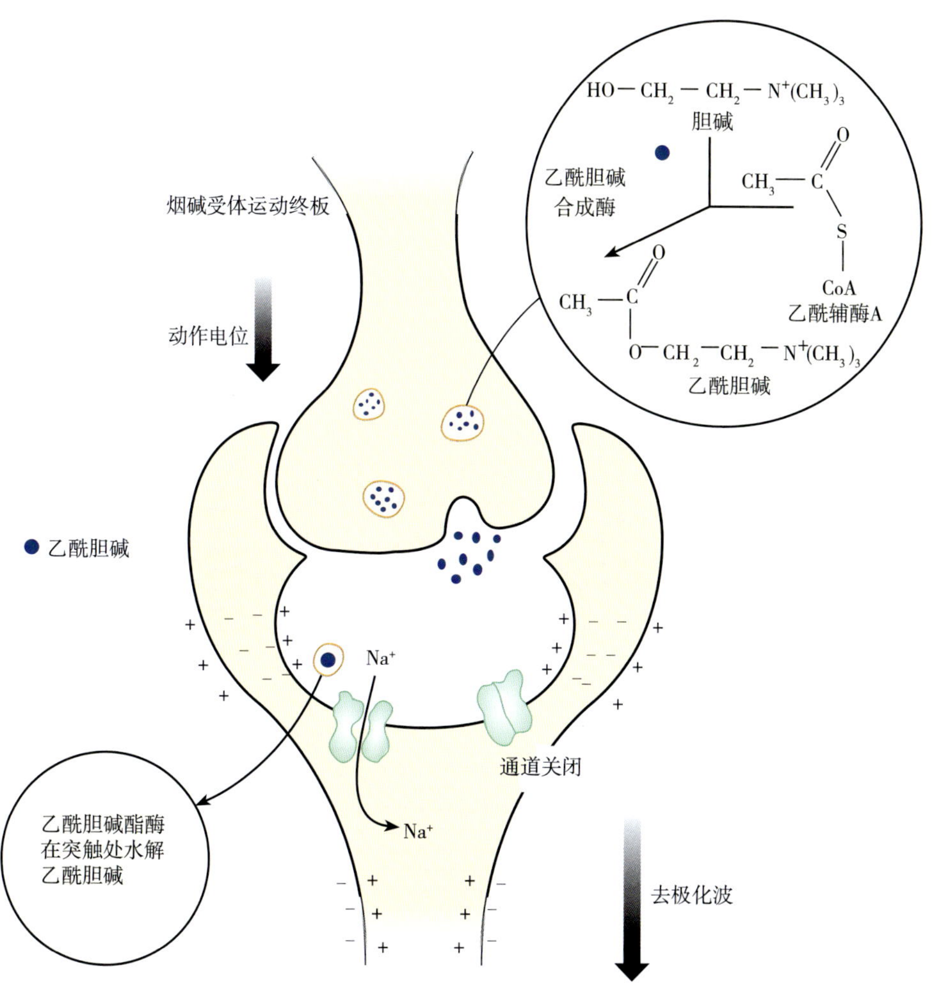

图 6-6　副交感神经系统：运动终板

知识关联 6-13　拟副交感神经药物在诊断中的应用

依酚氯铵（乙酰胆碱酯酶竞争性抑制剂）被用于诊断眼或全身重症肌无力（tensilon 试验）。静脉注射后，任何上睑下垂或复视的改善都证实了其诊断。长效抗胆碱酯酶（新斯的明）可用于维持某些神经肌肉功能。免疫抑制疗法也用于治疗肌无力，因为它们损害了乙酰胆碱受体抗体产生的自身免疫反应。低浓度的毛果芸香碱用于诊断艾迪强直性瞳孔，表现出神经节后神经损伤引起的过度敏感虹膜括约肌的减数分裂反应。

2. 副交感神经拮抗剂影响瞳孔和睫状肌且可被用于治疗中　这些药物阻断乙酰胆碱在毒蕈碱受体位点的作用。它们的主要作用是瞳孔扩张和睫状肌麻痹（抑制睫状体肌肉收缩），其他作用还包括减少泪液（表 6-1）。

这些药物在临床上用于虹膜炎的治疗（防止虹膜附着在被称为后粘连的晶状体前囊上），用于麻痹性屈光不正，方便常规的眼底检查和用于闭角型青光眼的激发试验。不良反应更常见于长效药物，如硫酸阿托品；全身吸收，特别是阿托品，通过结膜血管、鼻及鼻咽黏膜吸收。全身不良反应包括口干、面部水肿、出汗和心动过速。眼不良反应包括过敏反应和结膜充血、视物模糊和畏光、眼压暂时升高，偶尔还会出现急性角型青光眼的沉淀。

表 6-1　抗毒蕈碱类药物

药物	最大瞳孔扩张 / 睫状肌麻痹（min）	持续时间
硫酸阿托品	40	7 ～ 10d
后马托品（homatropine）	40	1 ～ 2d
环喷托酯（cyclopentolate）	30	12 ～ 24h
托吡卡胺（tropicamide）	20	3 ～ 4h

二、交感神经系统

乙酰胆碱、肾上腺素和去甲肾上腺素都是交感神经自主神经系统中的神经递质（图 6-7）。乙酰胆碱是自主神经节的神经递质，包括交感神经系统。肾上腺素和去甲肾上腺素是由酪氨酸羟基化生成多巴（DOPA），并进一步通过酶学修饰生成多巴胺，最终生成去甲肾上

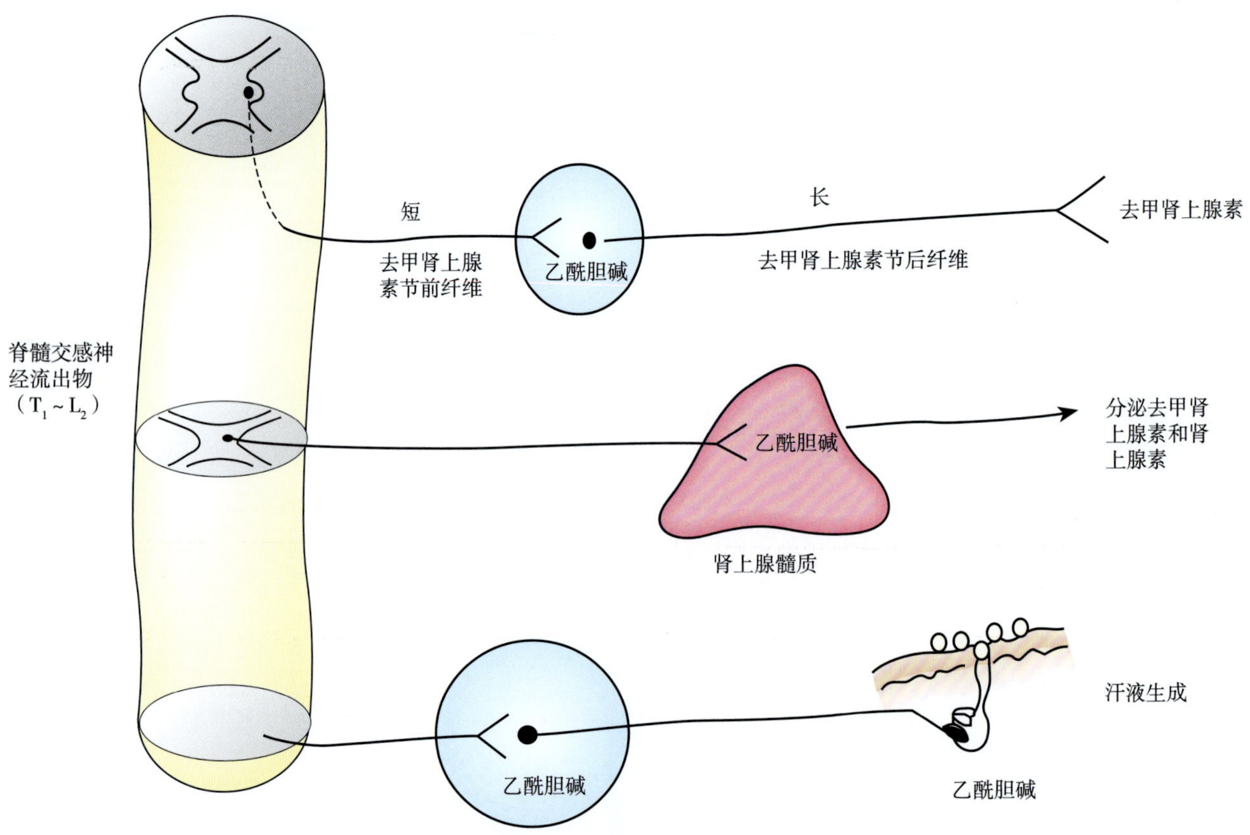

图 6-7　交感神经系统

腺素和肾上腺素（图 6–8）。一旦从神经末梢释放出来，它们就会作用于几种明确定义的受体亚型。神经递质的作用通过单胺氧化酶和儿茶酚 -*O*- 甲基转移酶的酶降解，以及主动重新摄取到神经末梢而终止（图 6–9）。了解交感神经的分布有助于霍纳综合征的诊断。

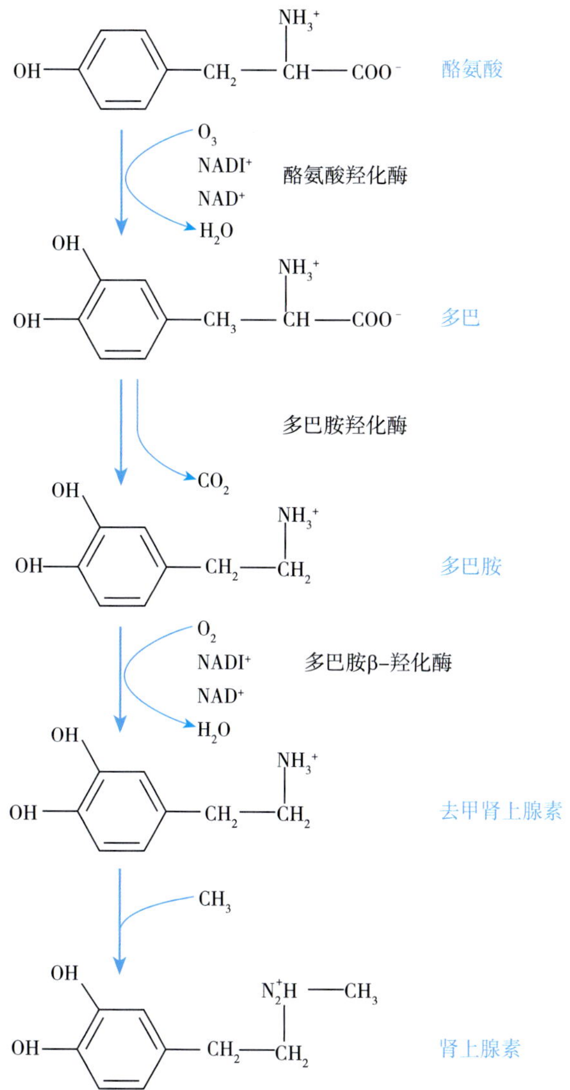

图 6–8　去甲肾上腺素和肾上腺素的合成

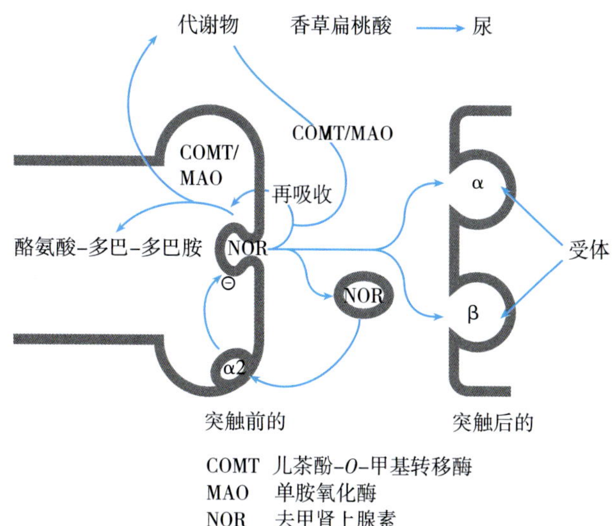

图 6–9　肾上腺素能受体与肾上腺素能神经递质代谢

知识关联 6–14　肾上腺素能受体

> 肾上腺素能受体是 G 蛋白耦联受体的两种类型，α 和 β，每组内都有进一步的亚型，根据激发反应分类，并通过选择性激动剂和拮抗剂加以区分。
>
> ·α_1 受体介导兴奋性反应：主要是平滑肌收缩。
>
> ·α_2 受体主要位于突触前神经末梢，是抑制性的，因为在刺激时，它们阻止神经递质从突触前终末（图 6–9）进一步释放。
>
> ·β_1 受体位于心脏，是兴奋性的，并引起正性肌力和变时性反应。
>
> ·β_2 受体可介导抑制反应，舒张血管平滑肌和支气管平滑肌。
>
> ·β_3 受体位于脂肪组织，与热变性有关。

肾上腺素能受体的类似作用和相反作用促进了眼压的控制：眼压（IOP）和房水产生与排出的控制已经在第 4 章中讨论过，α_1、α_2、β_1 和 β_2 受体激动剂通过特定受体调节其功能（知识关联 6–14）。有充分的文献证明，某些 α 受体激动剂会导致眼压降低，如可乐定，它主要是由 α_2 受体激动剂的作用介导的；另一方面，α_1 受体激动剂（如去氧肾上腺素）可引起眼压升高伴瞳孔扩张。由于 α_2 受体激动剂可使眼压立即下降，其作用可能是中心性的，是通过对延髓交感神经中枢的刺激实现的。相反，α_1 受体激动剂高血压效应被认为是起源于肌肉组织，因为这种效应被肌肉松弛剂所拮抗。

β 受体是睫状上皮的主要受体，刺激 β 受体可降低眼压。然而，β 受体阻滞剂（如噻吗洛尔）也能降低眼压。在对人眼的观察中，刺激 β 受体并不会导致房水分泌减少。事实上，肾上腺素（一种 α 和 β 受体激动剂）会引起眼压的初始升高，这也与房水分泌的初始增加有关。这种作用是由伴随的 α_1 受体刺激介导的，降压作用是一种纯粹的 α_2 受体激动剂作用。实验证据表明，直接应用 cAMP 会增加水的排出量，腺苷酸环化酶也会被 β_2 受体激动剂激活，从而产生类似的反应。当然，房水 cAMP 水平的升高与眼压的降低密切相关，这可能是由 α 受体激动剂和 β 受体激动剂介导的，但确切的机制尚不清楚（知识关联 6-15）。

知识关联 6-15 肾上腺素能拮抗剂

非选择性 β 受体阻滞剂（β_1 和 β_2）
- 卡替洛尔（carteolo）
- 左布诺洛尔（levobunolol）
- 噻吗洛乐（timolol）

非选择性 β_1 受体阻滞剂
- 倍他索洛尔（betaxolol）

第九节 利用肾上腺素能系统控制眼压的临床研究

临床上，对眼压的控制是原发性开角型青光眼治疗的主要目的，对眼压的控制在眼科保健系统中有很大的需求量。眼压控制可以通过手术或其他医疗手段来实现，并且正在使用如前所述的许多基于自主神经系统药理学的局部治疗。

在控制眼压方面，青光眼的药物治疗可以通过系统性或局部抑制碳酸酐酶来实现（参见第 4 章），碳酸酐酶是一种对房水形成起核心作用的酶（参见第 4 章），药物治疗还可以通过增加房水的引流及保护视神经元（知识关联 6-16）达到目的。知识关联 6-17 概括了局部作用的常用眼科药物。

知识关联 6-16 保护神经纤维而不降低眼压：神经保护

- 谷氨酸 - 受体阻断剂：减少过量的钙离子和 ATP 的合成，抑制兴奋性细胞死亡。药物可能作用于不同的位点（受体），诱导氨基酸的兴奋性毒性。
- NMDA（*N*- 甲基 -D- 天冬氨酸）受体抑制剂：NMDA 是一种突触后配体门控离子通道，需要 NMDA 和甘氨酸激活。拮抗剂可以是竞争性的，也可以是非竞争性的，两者都能最终减少谷氨酸的分泌，降低兴奋性毒性。
- 一氧化氮合酶抑制剂。
- 抗氧化剂。

知识关联 6-17 局部应用药物降低眼压的机制

- β 受体阻滞剂（噻吗洛尔、倍他洛尔、左旋布洛尔、卡特洛尔）可使房水生成减少 50% 以上，从而降低眼压，甚至在正常人的眼中也是如此。它们的确切作用尚不清楚，但可能影响睫状体的血管灌注或睫状上皮的腺苷酸环化酶。
- 毛果芸香碱（匹罗卡品）通过直接作用于巩膜和睫状肌促进房水流出，降低眼压。
- α_2 肾上腺素能受体激动剂（溴莫尼丁和阿克乐定）刺激小梁网中的受体（增加细胞内和水 cAMP 水平），增加房水流出的流畅度。刺激供应睫状体血管上的 α 受体会导致血管收缩和血流减少，从而减少房水的产生。
- 前列腺素类似物（拉坦前列素，曲伏前列素）是前列腺素 $F_{2\alpha}$ 类似物和类前列腺素 FP 受体（G 蛋白耦联受体）激动剂，通过增加房水的流出，主要是经葡萄膜巩膜通道流出，降低眼压。
- 碳酸氢酶抑制剂（系统：乙酰唑胺；局部：布林唑胺、多佐酰胺）。

肾上腺素能受体激动剂的眼部效应包括散瞳、轻度睫状肌松弛（人眼少见）、增加房水的生成和外引流（虽然刺激会减少房水的产生）、Müller 肌收缩及结膜和外巩膜血管收缩（表 6-2）。

表 6-2 肾上腺素能受体在眼组织中的分布

	α	β
瞳孔开大肌	+++	+/−
瞳孔括约肌	+/−	+
睫状体上皮	+/−	+++
结膜血管	+	+
Müller 肌	+	−

第十节 青光眼的非药物治疗方法

青光眼还可以通过非药物治疗方法进行控制，最常用的是通过设计微支架作为房水引流器，此外微创青光眼手术（MIGS）也正在蓬勃发展。现在大体上有三种类别的引流方式，如青光眼联合白内障术中，引流器放置在虹膜和角膜之间的小梁网中；脉络膜上腔引流装置支架较大，多放置在虹膜和角膜之间（如 Cypass 植入物）

引流至脉络膜上腔；结膜下腔引流装置放置在小梁网，将房水直接引流至结膜下间隙（Xen 植入物）。这种青光眼的治疗方法虽然避免了常规手术的并发症（小梁切除术 +/－抗代谢物 +/－引流管），以及药物的副作用，但其控制眼压的长期有效性仍有待评估。

第十一节 组胺系统：在过敏反应期间结膜的肥大细胞释放组胺

组胺被合成并储存在大多数组织中。它是从组氨酸中提取出来的，经组胺酶在肝中酶解后从尿液中排出。组胺是一种炎症反应调节因子，特别是在 I 型超敏反应中（参见第 7 章）。组胺在神经传递中起着不可或缺的作用，如调节胃酸分泌。有 4 种常见的组胺受体（7 跨膜 G 蛋白耦联受体），H_1 ～ H_4 与它们对应的特异性结构相结合（知识关联 6–18）。

知识关联 6–18 组胺受体拮抗剂

- H_1：苯海拉明、氯雷他定、西替利嗪。
- H_2：雷尼替丁、西咪替丁。
- H_3：环丙沙芬。
- H_4：噻普酰胺。

H_1 受体在人类支气管肌和包括中枢神经系统在内的许多其他部位大量存在。这些组织中的组胺受体对组胺与组胺竞争性拮抗剂西替利嗪具有相同的亲和力。H_2 受体存在于胃、心脏和子宫中。所涉及的受体与竞争性组胺拮抗剂西咪替丁有相同的亲和力。H_1 受体的激活导致细胞内钙离子浓度升高，H_2 受体的激活导致腺苷酸环化酶和第二信使的产生（知识关联 6–19）。

肥大细胞是组胺的丰富来源。组胺释放是由过敏原诱导的免疫球蛋白 E（IgE）超敏反应介导的，这种过敏反应可以通过使用肥大细胞稳定剂防止肥大细胞脱颗粒加以控制。在考虑过敏性眼病的治疗时，这是需要关注的（知识关联 6–20）。

一、抗组胺药

H_1 抗组胺药能抑制组胺诱导的平滑肌收缩和组胺引起的血管通透性增加。一些 H_1 受体拮抗剂有明显的中枢神经系统不良反应，包括嗜睡，但也有止吐的益处。最近推出的 H_1 抗组胺药物显著降低了镇静或抗胆碱能的作用，当系统性给药时，不易穿过血脑屏障。

知识关联 6–19 组胺受体的作用

1. H_1 的作用
   - 增加小动脉的血管渗透性和血管扩张。
   - 浅表皮肤血管的小动脉扩张（轴突反射）。
   - 真皮毛细血管扩张和水肿。
   - 平滑肌收缩 / 支气管痉挛。
   - 黏液分泌增加。
   - 中枢神经系统抑制剂。
2. H_2 的作用
   - 胃蛋白酶和酸产量增加。
   - 心肌每搏输出量增加。
3. H_3 的作用
   - 突触前部位与神经组织相关的受体，当受到刺激时，抑制组胺释放，其意义尚不清楚。
4. H_4 的作用
   - 调节肥大细胞的趋化性和钙在肥大细胞中的动员。

知识关联 6–20 治疗过敏性眼病

1. 局部抗组胺药
   - 氮卓斯汀
   - 左卡巴斯汀
2. 肥大细胞稳定剂
   - 色甘酸钠
   - 洛度沙胺

H_2 受体拮抗剂通过减少基础酸和食物刺激的胃酸分泌（高达 90%），在药物控制胃酸分泌方面发挥作用。常用的两种药物是西咪替丁和雷尼替丁，它们是组胺的结构类似物。西咪替丁还能抑制细胞色素 P450、减少药物（如抗凝血药、苯妥英和氨茶碱）的代谢，从而增强它们的作用。西咪替丁与雄激素受体结合，有时会导致妇科方面的畸形和性功能下降。

二、色甘酸钠

色甘酸钠用于治疗过敏性超敏反应，局部给药，可进入结膜穹窿或被吸入到支气管黏膜。它通过抑制黏膜内肥大细胞释放组胺和过敏反应的缓释物质（SRS–A），稳定肥大细胞膜而发挥作用。因此，色甘酸钠必须在肥大细胞被 IgE 和过敏原激活前使用，因为一旦肥大细胞脱颗粒，它将失去作用。洛度沙胺也被开发作为一种可以局部应用，以防止肥大细胞脱颗粒的药物，同时在这类制剂中有越来越多的局部用药上的选择。

第十二节　类花生酸类物质对眼部功能的影响

类花生酸类物质不是在组织中预先形成的，而是在广泛刺激后由细胞磷脂重新生成的。它们是炎症反应的重要中介，非甾体抗炎药（NSAID）的某些活性，特别是前列腺素 $F_{2\alpha}$，是基于抑制了二十烷类化合物的合成。前列腺素的名字来源于有报道称，精液中含有一种收缩子宫的物质，并被认为是从前列腺中提取的。然而，第一批前列腺素是在眼部被发现并描述的，虽然并未正式命名。

主要的二十烷类化合物是前列腺素、血栓素和白三烯（参见第 7 章）。这些物质的主要来源是 20 碳不饱和脂肪酸花生四烯酸，该脂肪酸在细胞膜磷脂中被酯化。图 6-10 描述了这些分子的产生，最初的限速步骤是通过磷脂酶 A_2 或 C 产生花生四烯酸，释放这些酶的刺激物包括血小板中的凝血酶、补体和缓激肽中的 C5a，以及产生一般的细胞损伤。游离花生四烯酸通过环氧合酶介导的两条途径代谢，生成前列腺素和脂氧合酶，产生白三烯（参见第 7 章）。非甾体抗炎药引起的抗炎作用主要是通过抑制环氧合酶的作用而抑制前列腺素的合成（知识关联 6-21）。

每一种前列腺素似乎都作用于特异性受体，而这些受体还没有完全确定。然而，针对每种类花生酸受体拮抗剂的研发正在逐步推进。最近的一个例子是米索前列醇，它通过拮抗前列腺素 E_2 类 1 受体来减少非甾体抗炎药引起的胃酸分泌和胃黏膜侵蚀。

阿司匹林和其他化合物可以抑制环氧合酶，减少炎症和疼痛。其他全身给药的非甾体抗炎药，如吲哚美辛和氟比洛芬，能够减少葡萄膜炎、巩膜炎的炎症反应。吲哚美辛也用于减轻囊样黄斑水肿，但其作用尚未得到证实。布洛芬和双氯芬酸现在都可以作为局部应用；它们的主要用途是防止白内障手术中的围手术期微变，以及减少术后炎症。

近年来，前列腺素类似物，如前列腺素 $F_{2\alpha}$ 已被用于原发性开角型青光眼。

为了提高非甾体抗炎药的疗效，特别是减少胃黏膜糜烂，正在研发新的非甾体抗炎药，这些新的非甾体抗炎药是环氧合酶 2（COX-2）同工酶的特异性产物。据称 COX-2 对炎症性前列腺素的合成有更具体的特异性抑制作用，而不影响前列腺素的合成，如由 COX-1 合

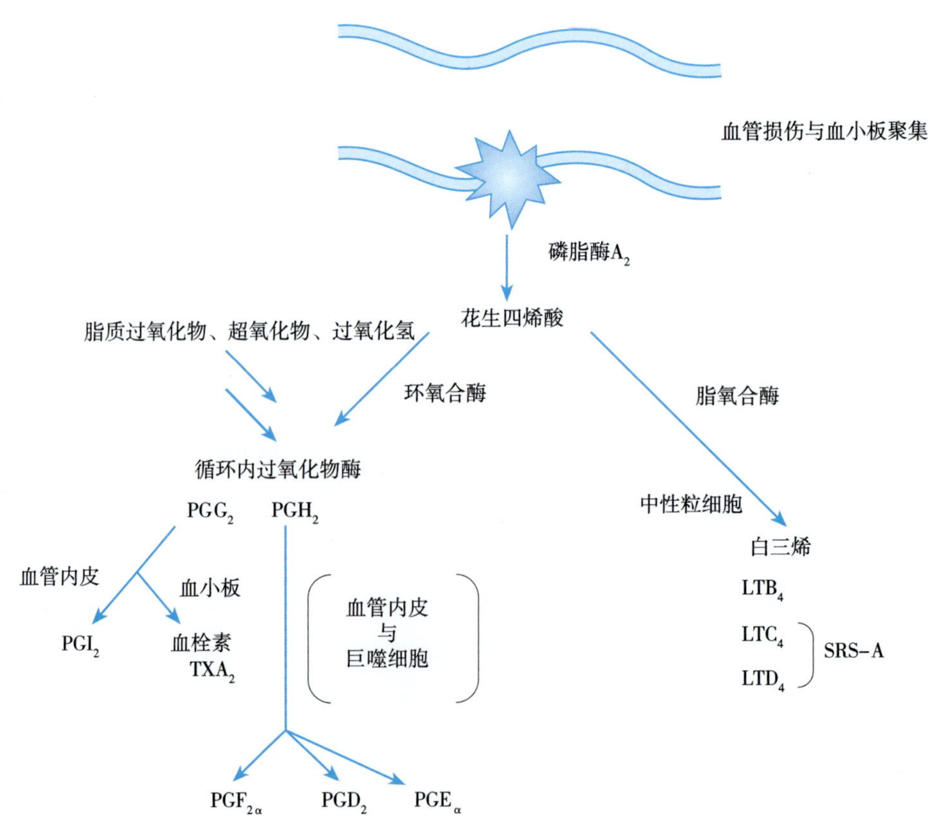

图 6-10　类花生酸的合成

成的前列环素。传统的非甾体抗炎药是 COX-1 的强抑制剂，对 COX-2 的活性较低。然而，COX-2 抑制剂在副作用方面的表现不佳，前两个上市的药物因心肌梗死风险增加而被撤回，目前抗炎药物只剩下塞来昔布。

知识关联 6-21　类花生酸的生物学作用

1. 前列腺素

· 前列腺素 I_2——扩张血管，减少血小板黏附。

· 前列腺素 $F_{2\alpha}$——支气管平滑肌收缩。

· 前列腺素 E_2——血管扩张、支气管扩张、子宫收缩、发热，刺激垂体激素、肾上腺皮质类固醇和胰岛素从胰腺释放，巨噬细胞活化。

2. 血栓素

· 血栓素 A_2——血管收缩、血小板聚集、支气管收缩。

3. 白三烯

· 白三烯 B_4——中性粒细胞聚集、趋化、磷脂酶 A_2 刺激。

· 白三烯 C_4。

· 白三烯 D_4——平滑肌收缩、支气管收缩、血管收缩，白三烯 C_4 和 D_4 一起形成 SRS-A，引起支气管收缩、血管收缩。

第十三节　血清素（5- 羟色胺）：一种有效的神经递质

神经递质是视网膜和大脑皮质功能完整性不可缺少的，调控其功能的药物可改变视觉感知。此外，一些神经调节药物用于治疗伴随视觉症状的疾病，如偏头痛。

血清素（5- 羟色胺，5-HT）的生物合成方式与去甲肾上腺素相似，其前体氨基酸是色氨酸，神经末梢处的色氨酸被色氨酸羟化酶转变为 5- 羟色氨酸，然后脱羧基生成 5-HT。5-HT 的降解是通过一组酶（单胺氧化酶）的氧化脱氨基作用，最后形成 5- 羟吲哚乙醛和 5-羟吲哚乙酸（5-HIIA），该过程与去甲肾上腺素的代谢相似。然后形成的醛类排泄至尿中，在高分泌状态下（如类癌综合征时）可被检测出。

一、血清素受体亚类介导不同效应

血清素是神经递质，广泛分布于人体，尤其是血小板、胃肠道黏膜、中枢神经系统和周围神经系统的神经元。血清素受体主要有 4 种类型，分别是 5-HT_1、5-HT_2、5-HT_3 和 5-HT_4 受体。尽管 5-HT 只是一个分子，但是它在心血管、胃肠道、呼吸系统和中枢神经系统有广泛作用。

5-HT_1 受体进一步分为亚型 5-HT_{1a} ～ 5-HT_{1d}。鉴别依据是与受体结合的激动剂和拮抗剂的动力学，还有在中枢神经系统的区域分布。5-HT_{1a} 受体被发现存在于中缝核和海马，活化后导致低血压发作和行为改变。已有相关研究，尤其在焦虑生理学方面。受体在啮齿类动物中发现有 5-HT_{1b} 分布，现认为其对 5-HT 的释放有抑制作用，这与人类 5-HT_{1d} 受体的作用相似。5-HT_{1c} 受体位于脉络丛，但尚未确定其特异性激动剂或拮抗剂。5-HT_2 受体位于海马、额皮质和脊髓，也存在于支气管和血管的平滑肌。5-HT_2 受体对平滑肌具有直接兴奋作用。5-HT_3 受体被发现存在于胃肠道的神经和周围神经系统。5-HT 通过这些受体发挥兴奋作用，尤其是那些感受伤害的神经末梢。5-HT_3 受体也存在于大脑边缘和皮质区，在焦虑和精神病发病中起重要作用。近来 5-HT_4 受体于中枢神经系统中被发现，但其临床意义仍不明确。

二、5- 羟色胺受体拮抗剂

选择性 5-HT_2 受体拮抗剂（如二甲麦角新碱和苯噻啶）用于预防偏头痛发作，其作用机制可能是在发作先兆期抑制了 5-HT 释放。5-HT 神经元在该期活性最大，受体拮抗剂阻止了随后出现的血管平滑肌收缩、局部炎症和伤害性刺激。选择性 5-HT_3 受体拮抗剂（如昂丹司琼）减少了 5-HT 伤害性刺激，因此减轻了偏头痛。

第十四节　糖皮质激素

在眼科领域，许多情况下局部使用类固醇能够抑制炎症反应，常见的有前葡萄膜炎、术后炎症和角膜移植排斥。在严重的眼内炎症时，也可以采取结膜下注射或全身应用。类固醇的抗炎机制在于对淋巴细胞、多形核白细胞和巨噬细胞的数量和功能都产生作用，对血管通透性也有影响。类固醇影响炎性介质，抑制磷脂酶 A_2、前列腺素、血栓素、白三烯及组胺释放。类固醇尽管如此多效，且抗炎效果强，但有许多眼部不良反应，包括形成白内障、病毒性角膜炎复发或细菌感染可能性增加、激素诱导的眼压升高。激素诱导的眼压升高取决于个体使用激素的时间和强度，也取决于遗传易感性。发生高眼压的原因在于小梁网处糖胺聚糖和水积聚，减少了房水流出。使用糖皮质激素类固醇时，正常人中有 30% 有高眼压反应，可进一步分为弱反应者、中度反应者（杂合反应者）、强反应者（纯合反应者）。若患者有开角型青光眼，则总反应更明显。因此，对长时间使用类固醇治疗的患者，必须长期随访监测眼压。

类固醇抗炎效能取决于其角膜穿透性。增加类固醇浓度必然导致眼内药物浓度增加，但是也可以通过对母体类固醇进行改进、增加局部药物接触时间来达到相同的目的。例如，磷酸泼尼松龙是亲水性的，穿透角膜上皮的能力很弱，但是醋酸地塞米松和醋酸泼尼松龙的眼内浓度就较高。时至今日，仍不明确轻度眼内炎症需要何等浓度的类固醇。若这个问题得到解决，那么类固醇的眼部副作用可降至最小。

第十五节　免疫抑制剂：对抗眼部炎性疾病

控制免疫反应，尤其是 T 细胞反应（参见第 7 章），有可能需要免疫抑制剂进行全身用药。此处提及的免疫反应指介导同种异体移植排斥、内源性葡萄膜炎、相关 / 不相关的其他自身免疫性疾病、慢性过敏性眼病的免疫反应。除了类固醇，当前眼科领域可有很多药物供选择以处理此类情况。这些药物（如细胞因子）来自对 T 细胞生物学的研究进展，尤其是 T 细胞与特异抗原和抗原提呈细胞的相互作用、T 细胞活化、炎性介质的效应。

如知识关联 6–22 所示，常用的抑制炎症反应的药物，除了传统上的类固醇，还包括环孢素 A、嘌呤拮抗剂和细胞毒性药物如甲氨蝶呤，也包括很少使用的烷化剂如环磷酰胺。新一代药物也开始应用，尤其是用于预防实质脏器同种异体移植排斥，此类药物包括他克莫司（FK506）和吗替麦考酚酯（CellCept®）。此类药物的作用机制和对 T 细胞活化的作用见图 6–11。

临床上免疫抑制剂虽然获得成功应用，但也有其局限性，它有相对非特异性的特点，一些患者病情过于严重而无法使用免疫抑制剂治疗，不良反应发生率高（知识关联 6–23）。为了减少非预期的全身效应，一些药物如环孢素 A 和他克莫司，现已被改进用于局部治疗慢性过敏性疾病和角膜同种异体移植排斥。

知识关联 6–22　免疫抑制剂及其作用模式

- 皮质类固醇：作用于胞质受体，阻断细胞因子基因的转录（如白介素 –1、–2、–3、–5，肿瘤坏死因子 –α，干扰素 –γ）。
- 环孢素：抑制钙调磷酸酶和活化 T 细胞核因子（NFAT），从而抑制白介素 –2 的产生。
- 他克莫司：抑制白介素 –2，作用机制与环孢素相似。
- 硫唑嘌呤：抑制嘌呤合成，阻断 RNA 和 DNA 合成。
- 甲氨蝶呤：是叶酸拮抗剂，抑制二氢叶酸还原酶，抑制 DNA 合成。
- 吗替麦考酚酯（CellCept®）：阻断嘌呤的从头合成路径，对淋巴细胞具有选择性。

生物制剂

经过数十年发展，分子生物学和工程技术已能够产出特定分子，后者被设定与目标受体、膜蛋白或可溶性蛋白结合。就眼病而言，会出现新的治疗方法来治疗眼部炎症疾病和视网膜脉络膜血管疾病如“湿性”年龄相关性黄斑病变，请参考前文所述。例如，在自身免疫性疾病如类风湿关节炎、炎性肠病和后葡萄膜炎中，T 细胞效应的主要介质之一是肿瘤坏死因子 –α（TNF–α）。通过设计生产特异性抗体或免疫黏附素（受体的融合蛋白，结合于人类免疫球蛋白尾部），其能识别膜结合性 TNF–α 和可溶性 TNF–α，中和其活性。TNF–α 与 2 种受体（p55–TNFRI 或 p75–TNFR2）结合。临床上能够得到的商品化生物制剂包括英夫利西单抗（infliximab）和依那西普（etanercept）。英夫利西单抗通过中和膜结合性和可溶性 TNF 来抑制其作用，它是一种嵌合抗体（人源化产品，部分是鼠源性，有可变区能识别 TNF–α）或 Humira®（阿达木单抗，人源化单克隆抗体）。依那西普是 p75 受体（与 TNF 结合）的融合蛋白，抑制 TNF 与受体的进一步结合（图 6–12）。研究发现，多种靶点能被单克隆抗体或其他生物疗法特异性抑制（图 6–13）。

在葡萄膜炎方面，人源化抗 TNF 单克隆抗体阿达木单抗已被批准用于儿童和成人非感染性葡萄膜炎的治疗。表 6–3 显示了可用的生物制剂谱及其靶点。炎症通路的小分子抑制剂包括 Janus 激酶抑制剂（托法替尼）和鞘氨醇 1 磷酸酶受体（芬戈莫德）。

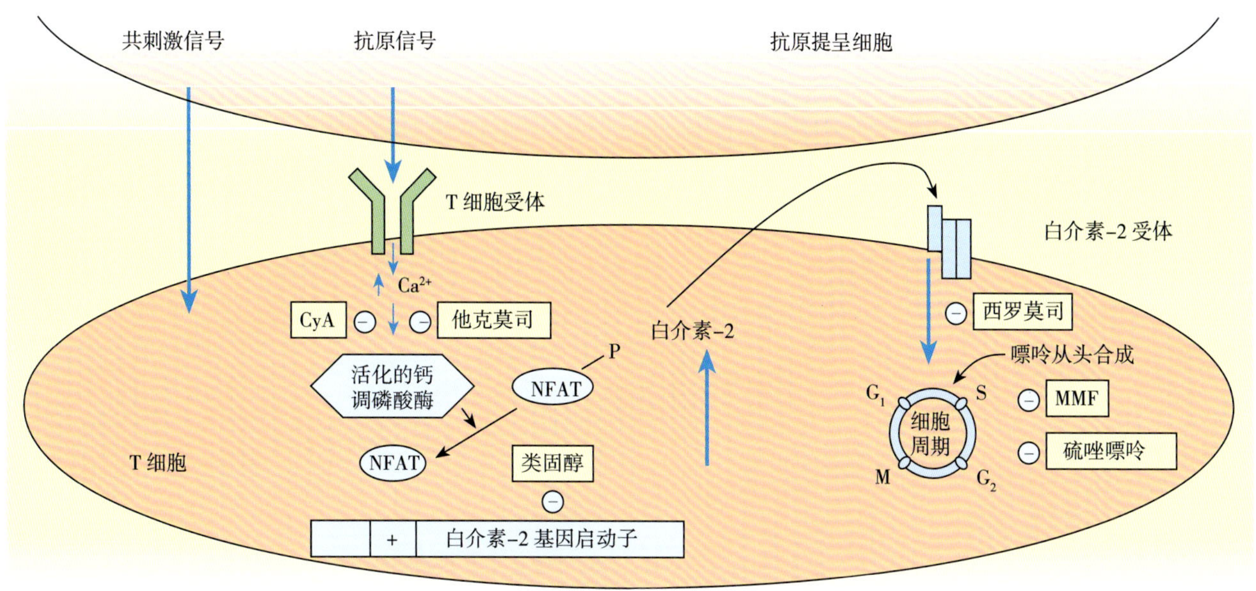

图 6-11　T 细胞活化各阶段：免疫抑制剂的多重靶目标

信号 1：T 细胞受体（TCR）刺激导致钙调磷酸酶活化，环孢素（CyA）和他克莫司抑制该过程。钙调磷酸酶将 NFAT 脱磷酸，使其入核，与白介素 -2 启动子结合。在淋巴细胞和抗原提呈细胞中皮质类固醇通过多种机制抑制细胞因子基因转录。信号 2：共刺激信号对优化 T 细胞的白介素 -2 基因转录是必不可少的，阻止 T 细胞无反应性和抑制 T 细胞凋亡。实验性药物（不是指当前的免疫抑制药物）能够中断这些细胞内信号。信号 3：白介素 -2 受体刺激诱导细胞进入细胞周期和增殖。白介素 -2 受体抗体或西罗莫司阻断信号 3，这会抑制白介素 -2 受体连接反应诱导的第二信使信号。在进入细胞周期之后，硫唑嘌呤和吗替麦考酚酯（MMF）通过抑制嘌呤合成来中断 DNA 复制（引自 Denton et al.，1999；经 Elsevier 许可使用）

知识关联 6-23　免疫抑制剂常见不良反应

- 皮质类固醇：骨质疏松、高血压、葡萄糖耐受不良、体形改变。
- 环孢素和他克莫司：肾毒性、高血压、高脂血症、葡萄糖耐受不良、多毛症和牙龈增生。
- 硫唑嘌呤和吗替麦考酚酯：骨髓抑制、腹泻和胃肠不适。

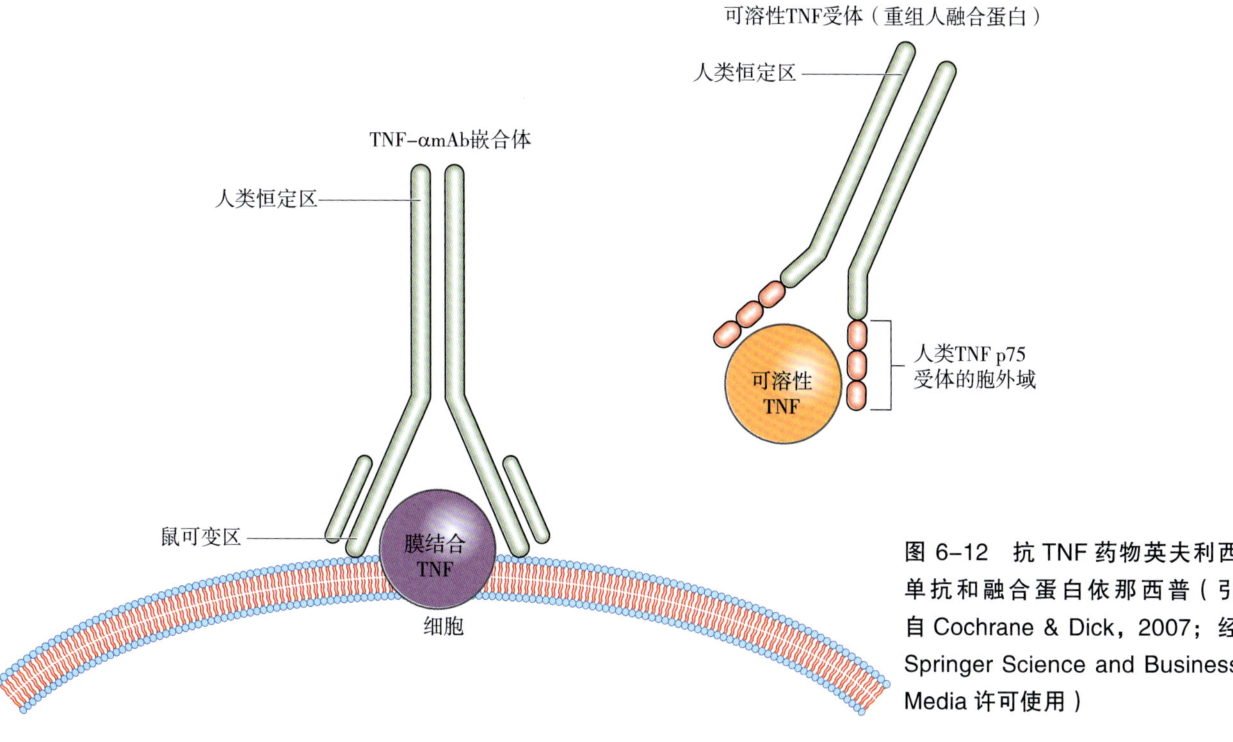

图 6-12　抗 TNF 药物英夫利西单抗和融合蛋白依那西普（引自 Cochrane & Dick，2007；经 Springer Science and Business Media 许可使用）

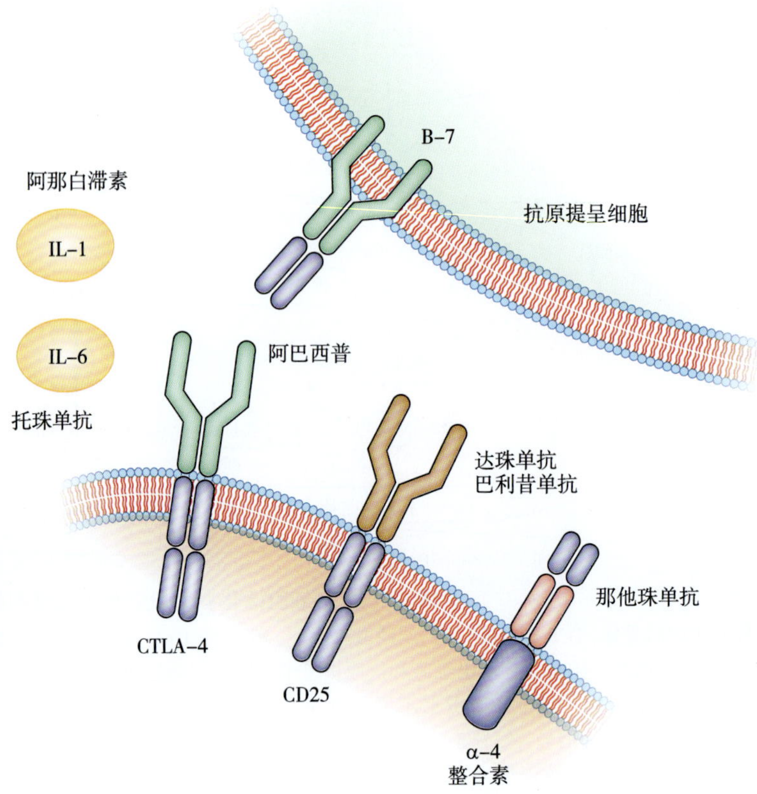

图 6-13 生物制剂将炎症关键介质作为目标嵌合或人源化单克隆抗体或融合蛋白可有效抑制细胞反应和炎症

显示一些当前可用的靶向生物疗法，已经出现并且在实践中治疗炎性眼病。IL-1. 白介素 -1；IL-6. 白介素 -6

表 6-3 目前用于治疗眼部炎症性疾病的生物单克隆抗体疗法

生物制剂		靶点
抗细胞因子		
英夫利西单抗	嵌合单克隆抗体	膜和可溶性 TNF
阿达木单抗	人源性抗体	膜和可溶性 TNF
依那西普	P75 TNF 受体融合蛋白	可溶性 TNF
赛妥珠单抗	干扰素抗体片段	膜和可溶性 TNF
戈利木单抗	人源性抗体	可溶性和膜结合 TNF
托珠单抗	人源性抗体	白介素 -6
阿那白滞素	重组 IL-1 受体拮抗剂	白介素 -1
马司奴单抗	人源性抗体	白介素 -12/白介素 -23
苏金单抗	人源性抗体	白介素 -17A
抗淋巴细胞		
利妥昔单抗	人源性抗体	CD20B 细胞
阿巴西普	CTLA4 融合蛋白	T 细胞
抗粘连 / 抗转运		
那他珠单抗	人源性抗体	α-4 整合素

第十六节 局部麻醉药：眼科检查和手术不可缺少的药品

从生物化学角度而言，局部麻醉药由芳香族残基连接于酰胺或碱性侧链而组成。如此一来，局部麻醉药同时具有疏水性（芳香族残基）和亲水性（酰胺基），并且趋向于在水 - 非水界面积聚。一些局部麻醉药的芳香族残基和侧链是由酯键连接的，因此易受水解代谢影响。这些化合物通常在肝和血浆中被特异性酯酶作用而失活。由于酰胺链更稳定，这类局部麻醉药有更长的 $t_{1/2}$。

一、局部麻醉药对膜兴奋性的影响

局部麻醉药能够阻滞动作电位的产生和传播，其机制是直接作用于钠通道，从而阻止钠电导的电压依赖性增加；另外一个机制是较小程度地稳定膜电位。局部麻醉药的作用具有强烈的 pH 依赖性。在碱性环境中，局部麻醉药离子化，其比例较低，但也具有脂溶性。这使得药物能穿透延髓神经纤维的髓鞘。然而，药物在髓鞘内，其离子化的阳离子形式具有活性，导致局部麻醉效应。如果局部麻醉药不能穿透髓鞘，其作用只能经由几处的郎飞结沿着神经进行介导。然而，在无髓鞘的神经纤维中，只需要功能性中断一小段纤维即可产生麻醉效果。一般而言，局部麻醉药更容易阻断小直径神经（有髓鞘者多于无髓鞘者），但实际上不可能只阻断痛觉而不影响其他感觉，并且运动神经和感觉神经对局部麻醉药的敏感性没有内在差异。

眼科常用的局部麻醉药通常是与叔酰胺链相连的芳香族残基。这些药物在酸性溶液中会更稳定，此时呈阳离子型存在。然而，当用于结膜囊或眶组织（pH 为 7.4）时，仅有 15% 是非阳离子形式且具有脂溶性，允许药物通过髓磷脂。麻醉药的局部应用，首先阻断副交感和交感神经纤维，然后阻断感觉纤维（痛觉和温度觉），最后阻断运动神经（粗大、有髓鞘）。

在局部浸润麻醉期间（如内眼手术球周麻醉或 Tenon 囊下麻醉），可加入 1 ：200 000 浓度的肾上腺素以收缩血管、延缓血管对药物的吸收，延缓药物水解。高温使肾上腺素失活，使得预先组合的配方的效能减小。此外，肾上腺素溶液本身是酸性的，混入局部麻醉药可导致后者 pH 发生改变。这会引起麻醉药的非阳离子型数量减少，而非阳离子型能通过有髓神经纤维。

二、局部麻醉药的不良反应

局部麻醉药有局部不良反应，也有全身不良反应。

已公认局部应用麻醉药能抑制伤口愈合。麻醉药破坏细胞间紧密连接，干扰角膜上皮代谢，最终影响角膜上皮伤口修复。局部麻醉药的全身效应包括麻木感、刺痛感、眩晕、说话含糊不清和攻击行为（知识关联 6–24）。中枢神经系统毒性可最终导致抽搐，伴呼吸和心肌抑制。英国皇家眼科医师学会推荐在进行区域性局部浸润麻醉时开放静脉通道（输液管道），并且监测心率和氧饱和度。

知识关联 6–24　应用局部麻醉药的最大安全剂量

1. 利多卡因

· 2% 溶液 10 ～ 15ml（200mg）。

· 2% 溶液加肾上腺素（1∶200 000）20 ～ 15ml（500mg）。

2. 布比卡因

· 0.75% 溶液 15 ～ 20ml（150mg）。

第十七节　全身用药的眼部毒性

全身用药的眼部不良反应已被充分认识（请参考前述青光眼治疗和局部应用类固醇相关内容）。给药后，药物进入眼内受血 – 视网膜屏障和血 – 房水屏障限制（如前所述）。在没有眼部炎症的情况下，药物进入眼内是其理化性质所致。药物或其活性代谢产物可积聚于眼，尤其是在葡萄膜的黑色素、角膜（因其与众不同的溶解性特征）和晶状体中。

一、葡萄膜

某些药物对黑色素有很高的亲和力，释放时则非常缓慢。最好的例子是氯喹，它在 RPE 的黑色素中聚集，持续存在很长时间。如果氯喹用药剂量足够大、时间足够长，药物 – 黑色素复合体将导致视网膜毒性，其确切机制尚不明确。药物与黑色素结合的机制很复杂，包括静电力（范德瓦耳斯力）和可能的阳离子交换机制，这会从黑色素转移自由基，从而引起视网膜毒性。然而，仅有药物结合不足以引起视网膜毒性。例如，β 受体阻滞剂和苯二氮䓬类药物与黑色素不可逆性结合，但是结合药物的量并不足以引起 RPE 或葡萄膜损害。的确，在应用氯喹 6 个月后，RPE 内的磷脂代谢仍是正常的。氯喹相关的视网膜病变通常见于药物总剂量超过 100g 或用药时间超过 1 年的患者。一般来说，羟氯喹相关的视网膜毒性的发生率很低，一些医学中心认为羟氯喹是安全的，不需要对患者进行监测。

二、光敏化作用

光敏剂吸收可见光和紫外线产生自由基。这些光敏剂可与角膜、晶状体和视网膜的大分子相结合。胺碘酮、吩噻嗪类和补骨脂素是众所周知的光敏剂。角膜、晶状体和视网膜也可以作为药物“仓库”。例如，治疗药物一旦经葡萄膜到达房水，就迅速穿过角膜内皮并沉积于基质，或者在角膜上皮聚集（如果该药物是脂溶性的）。

三、眼毒性药物

眼毒性药物的典型例子是类固醇和乙胺丁醇。众所周知长期使用类固醇是发生白内障和青光眼的原因之一。白内障形成与药物每日剂量密切相关，泼尼松龙引起的白内障多见于每日剂量 15mg 者。局部应用类固醇引起青光眼的机制在于减少房水流出。IOP 的升高与所用类固醇的抗炎强度及个体的遗传倾向有关。

（王大江　李　娜　刘　峰　译）

延伸阅读

Cochrane, S., Dick, A.D., 2007. Tumor necrosis factor alpha-targeted therapies in uveitis. In: Pleyer, U., Foster, C.S. (Eds.), Essentials in Ophthalmology. Uveitis and Immunological Disorders. Springer, Berlin-Heidelberg, pp. 177–192.
Denton, D.M., Magee, C.C., Sayegh, M.H., 1999. Immunosuppressive strategies in transplantation. Lancet 353, 1084.
Gaudana, R., Ananthula, H.K., Parenky, A., Mitra, A.K., 2010. Ocular drug delivery. A. A. P. S. J. 12, 348–360.
Ingelman-Sundberg, M., 2004. Pharmacogenetics of cytochrome P450 and its applications in drug therapy: the past present and future. Trends Pharmacol. Sci. 25, 193–200.
McGhee, C.N.J., 1992. Pharmacokinetics of ophthalmic corticosteroids. Br. J. Ophthalmol. 76, 681–684.
Shen, J., Lu, G.W., Hughes, P., 2018. Targeted ocular drug delivery with pharmacokinetic/pharmacodynamic considerations. Pharm. Res. 35, 217–237. https://doi.org/10.1007/s11095-018-2498-y.

第7章

免疫学

第一节 简 介

免疫学是研究宿主防御机制的学科。即使最简单的有机体，都有能力动员一系列的特异性和非特异性反应来抵御外来有机体的侵害或攻击。宿主和病原相遇并发生相互作用处即是免疫反应起始处，两者的本质决定着最终的结果。因此，人类可以对病原做出很多种反应，这取决于病原的基因组成、外来有机体的类型（如病毒、细菌、真菌等），以及宿主当时的情况或受到威胁的等级。任何在宿主体内产生免疫反应的物质都被称为抗原。

免疫反应甚至也取决于受侵入组织的性质。例如，眼（和大脑）在受到异物攻击时可以做出反应，但在某些特定的情况下，由该组织介导的预期反应不会发生，这种现象称为“免疫赦免”，它与该组织的特殊微环境及免疫调节机制相关。

本章将阐述与眼相关的免疫反应的基本原理。虽然是从比较简单的层面加以介绍，但是一定要明确的是，有机体首先在避免宿主和病原相遇方面有非常有效的措施，即各种屏障，如皮肤和黏膜这类表面有覆盖的屏障（包括黏膜组织表面最重要的黏液层的存在）。

第二节 免疫系统概述

有机体的免疫系统具有保护自身抵御外来有机体或病原入侵的能力。有机体利用免疫系统的细胞和分子来完成这种防御。对于单细胞生物，这种防御可能仅涉及特定细胞表面分子有能力识别外来有机体。但是，对于动物界中的宿主来说，免疫系统则是一个由组织、细胞和分子构成的精密组织化网络。

宿主，包括脊椎动物如人类，其自身防御是通过组织一系列免疫系统内的细胞和分子激活、招募来完成的。免疫系统根据其特异性分为固有（天然或自体）免疫系统和适应性（获得性）免疫系统两种。抵御外来入侵的一线防御是机体的固有免疫系统，因此该系统可以迅速动员而且不依赖于之前接触过外来入侵病原，也就是说不需要“免疫记忆”（见下文）。这种形式的反应是相对非特异性的反应，与大多数有机体面对外来生物的反应相似。它包括了细胞（如巨噬细胞）和分子的激活（如补体），它们存在于所有高等生物的组织和体液中，这些生物从原始古代系统逐渐进化到目前的效率水平。

然而固有免疫也具有一定程度的特异性，如固有免疫细胞（如巨噬细胞）可通过受体“感知”病原，识别病原体相关分子模式（PAMP）。不同的有机体上有针对多组分子的受体存在，如病毒 DNA、真菌糖类和细菌内毒素（详见第 8 章）。免疫反应不仅可以由病原引发，而且可以简单地由创伤或分子入侵引发，如植物花粉（引起过敏）等，尤其是同种抗原（这些分子存在于同一物种的不同个体之间，可以引起供体不相关的免疫排斥）。据此，Matzinger（2012）发展了 Janeway 的 PAMP 假说，提出固有免疫已经进化到机体能感知“危险”或组织损害，包括任何可能会威胁到机体或组织的各种病原、无菌性损伤（如化学或热烧伤），存在于同种异体移植中的非自身蛋白，甚至是变异的自身蛋白，如肿瘤发生过程中的“不正常”癌细胞蛋白、朊蛋白甚至免疫系统在错误背景下识别的改变或未改变的自身蛋白（自身抗原）。

与危险信号和组织损害相关的分子模式被称为危险或损伤相关分子模式（DAMP），包括 PAMP。因此，细菌和病毒的产物，如单链或双链 RNA、内毒素、补体片段、活性氧、热休克蛋白、高速泳动族蛋白 B1（HMGB1）及很多其他分子（有时称为“警报素”）都能扮演 DAMP 的角色。另一组分子“警报素”，不仅从受损细胞中释放，也从应激的细胞中释放出来，包括细胞因子，如 IL-1、IL-16 和 IL-33。

机体的免疫防御系统包括：①物理化学屏障，如皮肤、眼睑、泪液等（参见第 4 章）。②存在于正常体液如血液、泪液和房水内的分子（如补体、溶菌酶、抗蛋白酶），抗细菌防御因子也是眼表蛋白中的一员。③吞噬细胞，细胞毒性细胞如多形核白细胞、巨噬细胞、嗜酸性粒细胞、自然杀伤（NK）细胞。④细胞对攻击做出反应并作用于其他细胞而释放的分子（警报素），如白介素、TNF-α 和补体。

如上所述，固有免疫系统没有“记忆力”。因此，在系统成功抵御病原入侵，并清除病原之后，相同病原再次攻击时，机体会再以相同的方式清除。尽管如此，固有的髓系免疫细胞特别是一些特化的髓系细胞［树突状细胞（DC）］在吞食和消化病原后，具备了将抗原提呈给特异性免疫细胞（T 细胞）的能力。T 细胞在与病原的战斗（炎症）中被激活。它的特异性不仅表现在能辅助清除病原，还表现在能够变成长寿命记忆细胞，当再次面对相同病原时，哪怕是微小的刺激也能迅速反应，这就是获得性免疫。它不仅涉及能杀伤病原和感染细胞的特异性 T 细胞（细胞毒性 T 细胞），而且能激活其他免疫细胞，即 B 细胞。后者能制造出高水平的病原特异性杀伤分子（抗体），抗体是目前构成对抗许多常见病原疫苗的基础。

获得性免疫系统包括：①屏障相关的特异性免疫系统（皮肤免疫系统和黏膜相关免疫系统，MALT）。记忆 T 细胞和一线抵御病原入侵的细胞都存在于此。②有恒定功能的初始 T 和 B 细胞。这些细胞具有调节受体特异性，识别外来病原体和分子（抗原）的能力。③有特异性抵消外来抗原的分子（抗体），这些蛋白质被称为免疫球蛋白，有 5 种类型，它们基于古老的进化基本单元。④抗原特异性细胞（如淋巴细胞）释放非特异性的分子（如细胞因子、蛋白酶），如果需要，这些细胞因子可以直接或间接招募更多的骨髓细胞来支持免疫反应。

特异性免疫分为体液免疫和细胞免疫。前者以抗体（B 细胞来源，见下文）和补体参与清除抗原的过程为主；后者由细胞介导，主要以 T 细胞和巨噬细胞参与清除抗原。

感染后的免疫通常称为主动免疫，因为机体主动对抗原刺激发生反应。但抗原性也可能被动地通过抗体或细胞传递，称为被动免疫。疫苗制作的过程涉及抗原的摄取，为被动免疫。然而，那些涉及介导对抗原或病原体来源的蛋白，甚至减毒活病原体的反应，称为主动免疫（参见第 8 章）。

获得性免疫的发展，包括如下几种独立阶段。①传入阶段：外来抗原在入侵部位被抗原提呈细胞运输并提呈给淋巴样组织内的淋巴细胞（见下文）。② T 细胞的激活和克隆扩增阶段：T 细胞从静止状态转变为激活状态。③效应阶段：T 细胞诱导其他细胞，如 B 细胞和巨噬细胞清除抗原。如果抗原存在于细胞内，如感染病毒的细胞，T 细胞本身会攻击并杀伤这些感染细胞（细胞毒性 T 细胞）。

上述过程称为初次免疫应答，并伴有抗原特异性的 T 细胞和抗体分泌 B 细胞的出现。如上所述，获得性免疫系统的激活可以提供一个以记忆为基础的迅速反应机制来加强免疫防御。这样，当第二次暴露于相同的抗原时，抗原特异性的记忆 T 细胞和 B 细胞就能更快地被招募，而且更加有效。这样，抗体水平就会比第一次暴露时更高。这称为再次免疫反应。此外，免疫反应的抗体类型（同种型，见下文）是不同的。

在获得性免疫反应的发展过程中，有几个节点可以阻止过度炎性反应的发生。这些调节机制中许多涉及特异性细胞的诱导，如调节性 T 细胞（Treg 细胞）和 B 细胞（Breg 细胞），并且它们在预防对自身抗原的适应性免疫反应中具有主要作用。然而，它们也参与对外来抗原的下调反应，并有助于恢复体内平衡。

固有免疫及其早期预警、快速反应系统为保护宿主免受大多数细胞外生物（病原体）的侵害提供了可靠手段，是每个生物的特性，包括果蝇等昆虫，它们为我们理解固有免疫做出了很大贡献。因此，人们可能会问，为什么获得性免疫系统在哺乳动物（包括人类）等脊椎动物中得到进化了呢？这在一定程度上是病原体具有躲避免疫系统的特殊能力的结果。许多病原存在并且隐藏在宿主的细胞中，如原生动物（弓形虫、结核分枝杆菌等）、专性寄生虫（衣原体等）及更常见的病毒等。病毒通过将其基因组或至少部分基因组整合到宿主细胞 DNA 中，利用宿主细胞机制进行生存和复制。这可能导致病毒潜伏或持续存在，但也可能使免疫系统通过在细胞表面表达外来抗原及自身分子（也称为抗原，因为它们可以诱导免疫反应）来识别感染的细胞。正是在自身抗原的背景下对外来抗原的识别，即与自身抗原一起识别肽 - 主要组织相容性复合体（MHC），导致了获得性免疫系统的进化（Flajnik，2018）。然而，许多病原体继续通过破坏其所在的固有免疫细胞的功能或通过“潜伏”来逃避免疫系统的识别，如单纯疱疹病毒感染的神经元。

固有免疫系统是针对病原和其他挑战的最初主要免疫应答者。基于对以前遇到病原体的记忆，获得性免疫系统已经发展到相当成熟的程度，有越来越多的不同细胞类型：T 细胞和 B 细胞；T 细胞和 B 细胞亚群［辅助性 T 细胞（Th 细胞）］；细胞毒性 T 细胞（Tc）；调节性 T 细胞（Treg 细胞）和 B 细胞（Breg 细胞），甚至这些细胞的亚群（如 Th、Th0、Th1、Th2、Th17 细胞）（见下文），每种都有特殊的细胞功能。此外，T 细胞和 B 细胞已经从根本上向着不同的方向演化，各司其职。T 细胞处理表面结合抗原（通常与细胞相关），而 B 细胞处理（细胞外的）可溶性抗原。因此，涉及 T 细胞的获得性免疫系统的复杂性和特异性对固有免疫系统有帮助，如通过 B 细胞更有效地处理细胞外生物。

基于上述考虑，可以得出一些关于免疫机制的基本概念：①细胞外的外来抗原通常情况下由固有免疫系统清除。某些情况下，需要 B 细胞提供帮助。②细胞内的外来抗原能回避免疫系统而长期生活在宿主体内。除非病原体杀死细胞并且被释放出来引发再次的固有免疫反应，以将其清除；病原体像自身抗原那样，在细胞表面表达，但被获得性免疫系统识别并杀死感染细胞而被清除（很多病毒都是如此，如流感病毒）。细胞内病原体自由繁殖并杀死很多细胞，甚至最终会危及宿主时，免疫系统会发生妥协。③所有细胞的防御机制都包含细胞表面分子（受体）和互补分子（配体）的相互作用。

到目前为止，我们一直聚焦在免疫性，也就是宿主对外来有机体的反应。看起来所有的外来有机体都是抗原，但其实并非如此。实际上，绝大部分的微生物和其他活的有机体都没有致病性。有大量的存在于人体不同部位的共生有机体可以作为证据，尤其是胃肠道（微生物）（知识关联 7–1），它们是被正常的健康机体所需要的（内环境稳态）。

对外来抗原缺乏免疫反应，可以被描述为对外来有机体的“耐受”。而且，免疫性的反面就是耐受性。耐受性定义适用于任何抗原，尤其是针对自身抗原。因为我们知道，正常情况下机体不会对自身组织发生反应。人们已经认识到对自身抗原的耐受性，以及对任何抗原的耐受性是一个主动的过程。在这个过程中，特定的 T 细胞（Treg 细胞），严格执行它的正常功能。自身抗原的 Treg 细胞在胸腺中产生［胸腺（t）或天然（n）Treg 细胞］。许多针对感染性外来抗原的免疫反应，都受到针对该微生物的特殊 Treg 细胞控制［诱导的（i）Treg 细胞］。Treg 细胞是循环 T 细胞的一部分。当 Treg 细胞功能缺失时，自身免疫性疾病就会接踵而至。各种各样的干眼症（如干燥综合征）（参见第 9 章）、风湿性关节炎和某些类型的葡萄膜炎，都被认为是自身免疫性疾病。事实上，人们越来越认识到，固有免疫反应和获得性免疫反应都是与微生物共同进化的，每种反应都对另一种产生反调节作用，表明这种情况可能构成了自身免疫性疾病和过敏的基础。

获得性免疫反应的几个固有特征总结如下。①特异性：基于抗原结构特征 / 决定簇（表位）。②对很多抗原无反应性（典型的是自身抗原）：也就是所说的耐受性，减少自身免疫性疾病的发生。③多样性：能识别约 10^9 个不同的抗原表位，可称为是淋巴细胞的“谱型”，能够提呈一系列潜在的外来抗原以启动免疫反应。④记忆性：对曾经接触过的特异性抗原产生再次免疫反应，尤其针对 B 细胞和 T 细胞内的抗原。⑤专一性：对不同的微生物有不同的免疫反应。⑥可下调性：免疫反应通过特定和不特定的机制严格下调和限制反应的强度和时间。

知识关联 7–1　机体的微生物

微生物的各种不同的基因组定植在特定位置（被称为“生态位”）组成了该部位的“菌群组学”。在人体中有 10 倍于人体细胞的微生物细胞，尽管它们的总重量不超过 500g，它们对于正常生理过程的重要性就像是一个个单独并且必要的“器官”。大部分构成微生物的有机体不能被培养，需要由特殊的基因组学技术来识别。微生物最重要的作用也许是免疫调节和预防疾病，包括自身免疫性疾病、糖尿病、动脉粥样硬化、癌症及其他慢性炎症相关性疾病和肥胖。在精神疾病中它也可能通过产生神经递质发挥作用。

高通量测序已经在不同的解剖位置发现大量的个体内部微生物变异，在一些解剖部位发现个体间变异。尽管如此，在特定解剖位置的微生物能随着时间推移保持显著的稳定性。下图介绍了 8 个解剖位置分类学上序列的相对比例。特定的特征如幽门螺杆菌阳性或阴性可以导致菌群组成的永久和显著扰动（改编自 Costello et al.，2012）。

知识关联 7-1 机体的微生物（续）

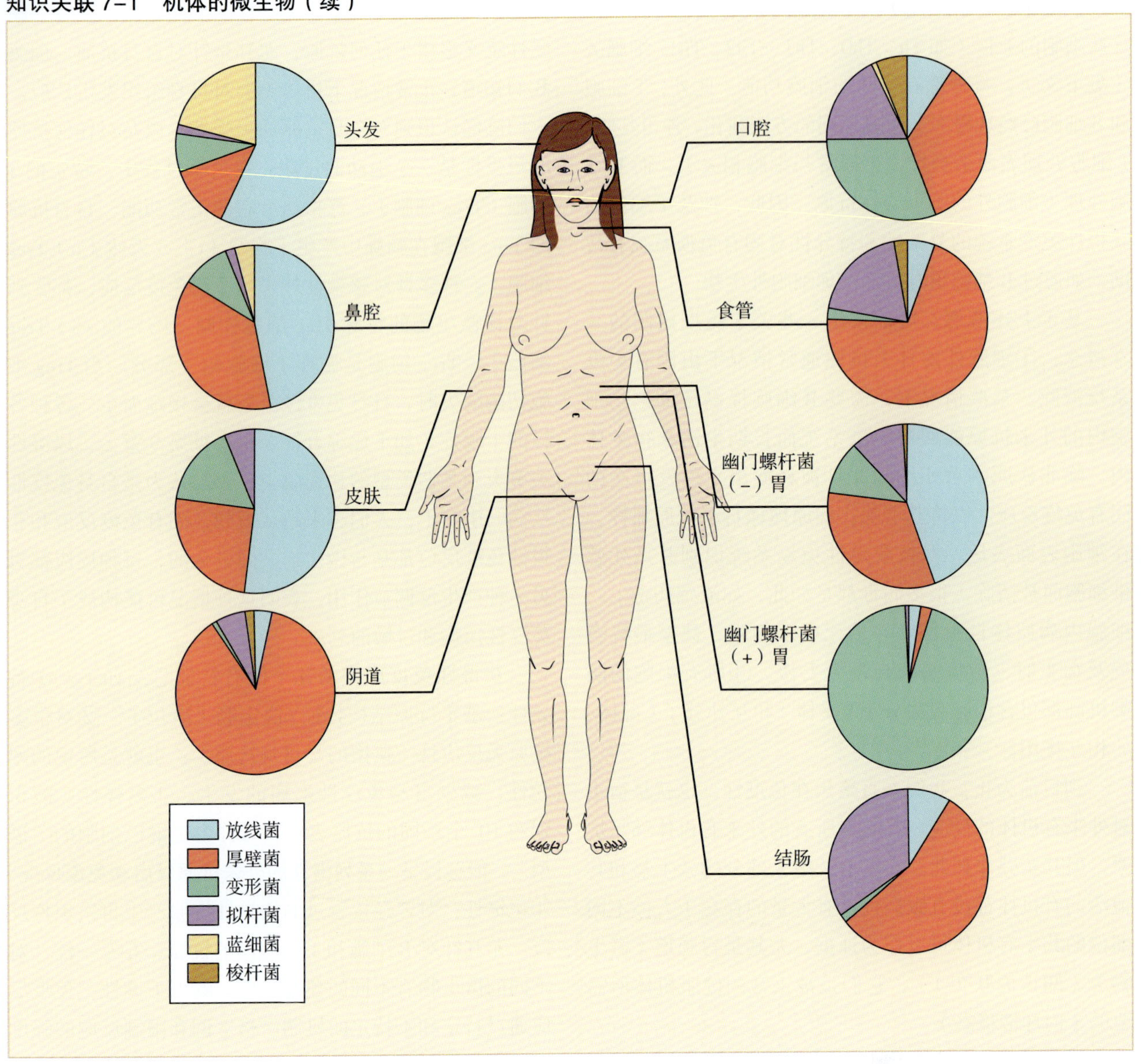

第三节 免疫系统的细胞和分子

免疫系统的细胞高度特化，参与到固有免疫系统或获得性免疫系统中（知识关联 7-2）。有些细胞介于两者之间，且不同于固有免疫细胞和获得性免疫细胞。随着固有淋巴细胞的发现，它们之间的界限变得模糊。

一、骨髓系统和固有免疫

在外来病原体入侵的部位，直接杀灭细菌并清除受损宿主组织的细胞是髓系细胞。在急性炎症中，一些细胞被招募到炎症损伤的部位。它们的突出特征是细胞质内的细胞器（溶酶体）含一系列水解酶，可以在细胞内和细胞外起“杀伤”作用。

1. 中性粒细胞　中性粒细胞（多形核白细胞，PMN）是循环中最常见的白细胞，通过趋化作用能被吸引到炎症反应的部位。它们是完全分化的细胞，没有增殖能力。它们是主要的清道夫，通过释放细胞质颗粒和溶酶体的自由基和蛋白酶来发挥效应，包括防御因子、溶菌酶、乳铁蛋白、氧化酶（如 NAPDH- 依赖性氧化酶、髓过氧化物酶、过氧化氢酶），这些酶也存在于眼的液体如泪液中。中性粒细胞的半衰期是 1 ～ 2 天。

有限制地“清除细菌”的作用近期已被修正，这归因于发现了中性粒细胞的许多新功能。已证实 PMN 能利用一个特殊的机制来“圈套”细菌和其他危险的物质，即排出 NET（中性粒细胞外诱捕网），NET 主要由细胞死亡过程中的核 DNA 物质构成。NET 非常“黏”，并且可以强力阻止细菌的传播。然而，它们也能通过“圈套”转移肿瘤细胞并使它们躲过免疫监视，产生有害效应。

知识关联 7-2　固有和获得性免疫系统的细胞和组织

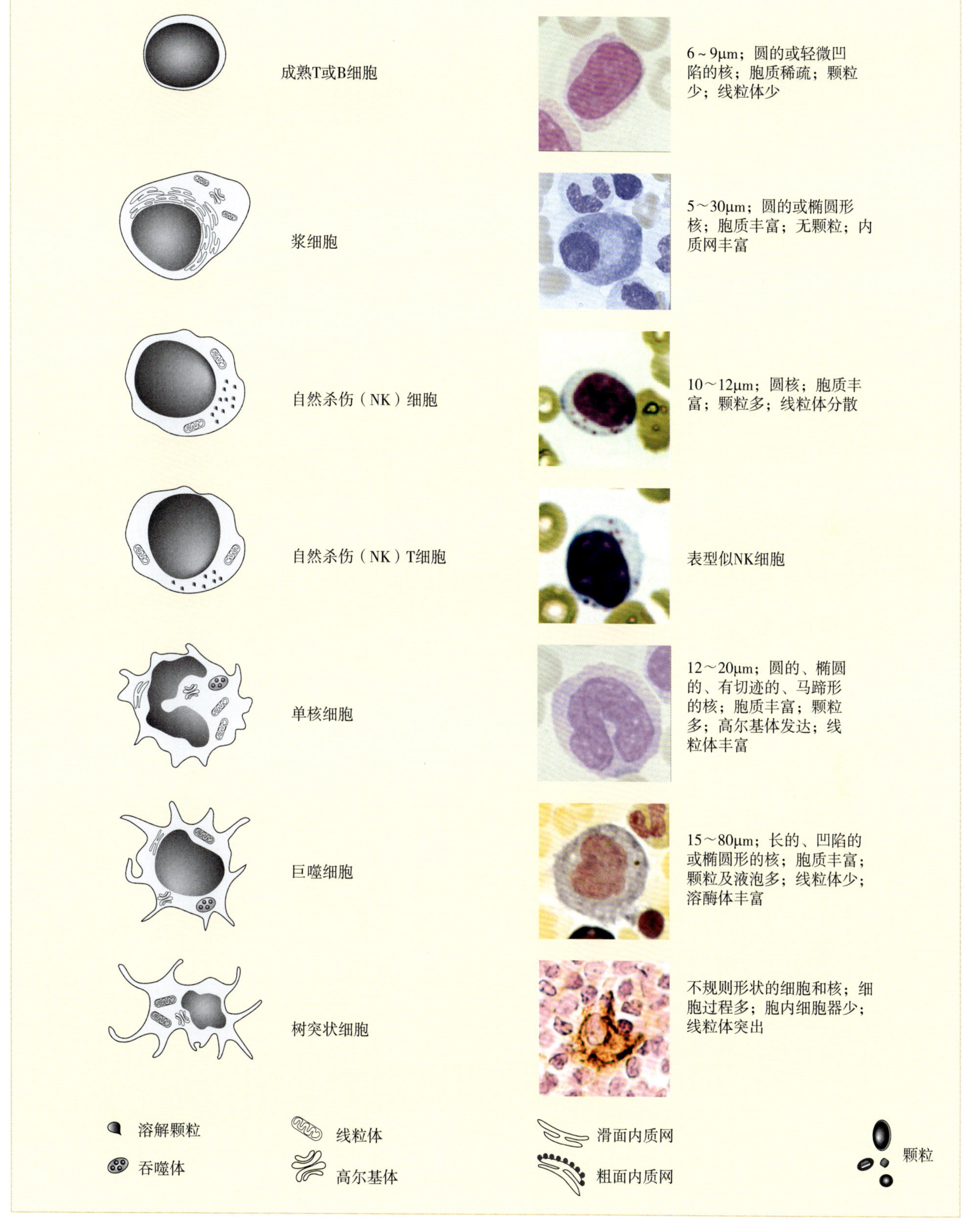
成熟T或B细胞
6～9μm；圆的或轻微凹陷的核；胞质稀疏；颗粒少；线粒体少
浆细胞
5～30μm；圆的或椭圆形核；胞质丰富；无颗粒；内质网丰富
自然杀伤（NK）细胞
10～12μm；圆核；胞质丰富；颗粒多；线粒体分散
自然杀伤（NK）T细胞
表型似NK细胞
单核细胞
12～20μm；圆的、椭圆的、有切迹的、马蹄形的核；胞质丰富；颗粒多；高尔基体发达；线粒体丰富
巨噬细胞
15～80μm；长的、凹陷的或椭圆形的核；胞质丰富；颗粒及液泡多；线粒体少；溶酶体丰富
树突状细胞
不规则形状的细胞和核；细胞过程多；胞内细胞器少；线粒体突出
溶解颗粒
吞噬体
线粒体
高尔基体
滑面内质网
粗面内质网
颗粒

中性粒细胞也能通过释放细胞因子和介导细胞间通信的细胞外囊泡来参与获得性免疫反应。它们也可能具有向 T 细胞提呈抗原的能力，这也许是通过细胞外的囊泡实现的。

2. 骨髓单核细胞　单核细胞、巨噬细胞和树突状细胞都属于单核吞噬细胞系统。这些细胞都来源于造血骨髓干细胞，分化成各种具有特定功能的组织巨噬细胞（组织细胞）（知识关联 7-3）。

知识关联 7-2 固有和获得性免疫系统的细胞和组织（续）

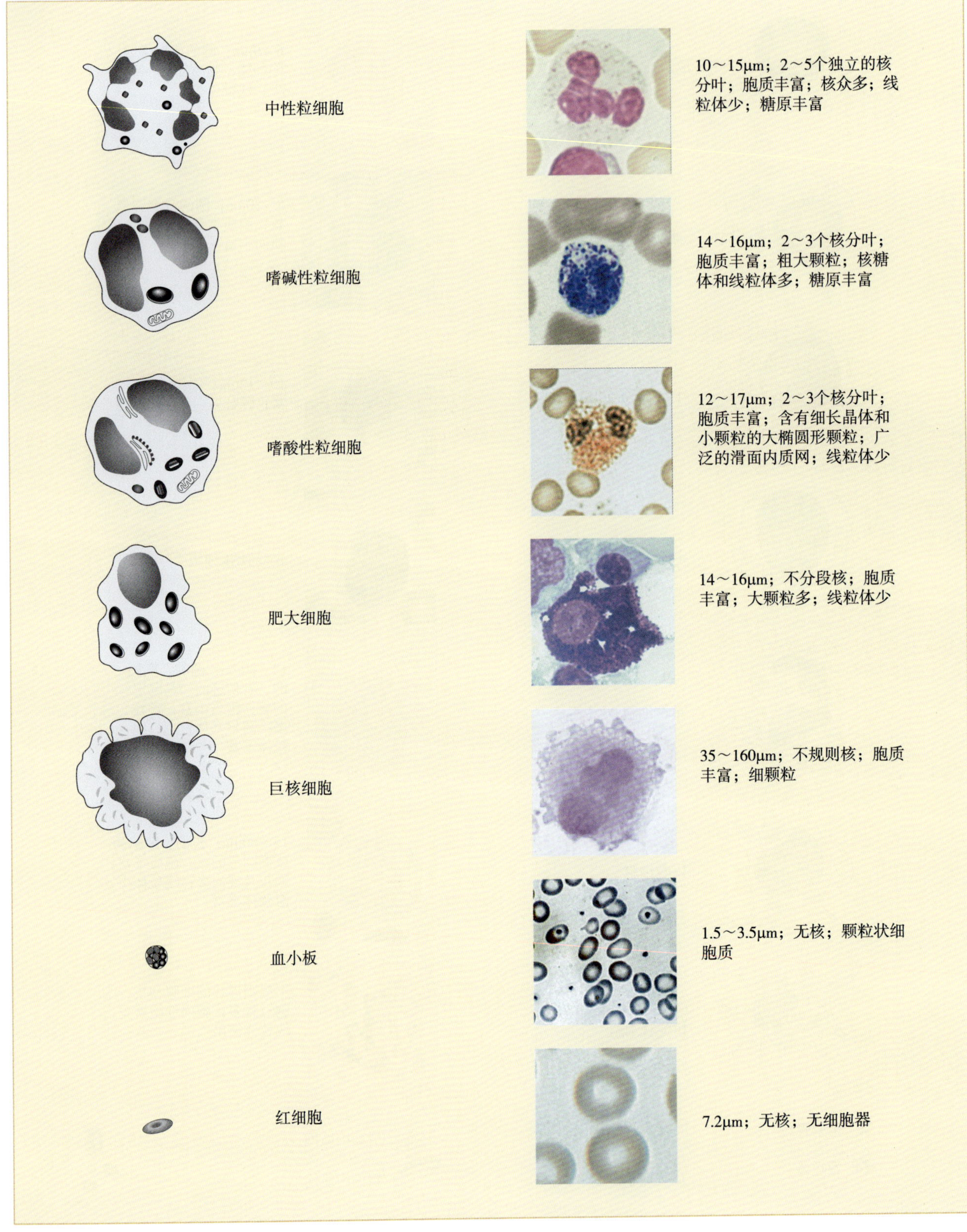

中性粒细胞
10～15μm；2～5个独立的核分叶；胞质丰富；核众多；线粒体少；糖原丰富
嗜碱性粒细胞
14～16μm；2～3个核分叶；胞质丰富；粗大颗粒；核糖体和线粒体多；糖原丰富
嗜酸性粒细胞
12～17μm；2～3个核分叶；胞质丰富；含有细长晶体和小颗粒的大椭圆形颗粒；广泛的滑面内质网；线粒体少
肥大细胞
14～16μm；不分段核；胞质丰富；大颗粒多；线粒体少
巨核细胞
35～160μm；不规则核；胞质丰富；细颗粒
血小板
1.5～3.5μm；无核；颗粒状细胞质
红细胞
7.2μm；无核；无细胞器

巨噬细胞作为固有免疫系统的一部分具有多种功能。在炎性反应中，它们吞噬渗出物中死亡和损伤的细胞和微生物，释放各种各样的细胞因子，激活其他细胞，如淋巴细胞和嗜酸性粒细胞。巨噬细胞作为抗原提呈细胞（APC）参与到获得性免疫系统，作为效应细胞参与细胞裂解的过程，并可以清除抗体包被（“调理”）的

细胞和颗粒物质。

巨噬细胞并不是简单的细胞，它们有好几种类型，有一些常驻细胞具有“管家”作用，在正常组织细胞更新过程中，清除死亡的和濒死的细胞。其他的巨噬细胞从循环血液中的单核细胞分化而来，可以被招募到炎症反应的位置，在清除坏死组织的过程中具有高度活性。这些细胞有时被称为经典活化的 M1 巨噬细胞，它们有强大的清除炎症的功能。而常驻细胞和其他巨噬细胞则被认为是替代激活的 M2 巨噬细胞，它们的功能是参与组织修复，包括纤维形成和新生血管形成。

与 B 细胞一样，巨噬细胞通常捕获抗原（如“调理”细菌），通过表面受体如补体受体或 Fc 受体提呈给 T 细胞。巨噬细胞的 Fc 受体与抗原抗体复合物的 Fc 位点结合。而 B 细胞在其表面分泌抗体（免疫球蛋白），利用抗体的 Fab 位点（见下文）捕获抗原。两种情况下，都需要针对该抗原的抗体，所以，免疫系统必须已经接触过该抗原。因此，十分清楚的是，巨噬细胞和 B 细胞仅在持续免疫反应过程中有效地行使抗原提呈作用。

与此相反，免疫系统中最有潜力的抗原提呈细胞是树突状细胞。树突状细胞是连接获得性免疫和固有免疫的关键细胞。然而大部分髓系细胞的功能是参与固有免疫防御功能，编组对抗感染或非感染的危险信号。而树突状细胞采取的更进一步措施是吞噬杀死并消化入侵的微生物。与巨噬细胞或 B 细胞，甚至一些“非专业性”的抗原提呈细胞均不同，树突状细胞能够将处理过的抗原提呈给初始 T 细胞，介导一个全新的获得性免疫反应，并具有其所有的特征，包括记忆（详见上一部分）。树突状细胞有几个亚群，但是在本质上，它分为两大组：第一组为常驻不迁移的树突状细胞，位于继发的淋巴样组织，如脾、淋巴结；第二组为迁移性的树突状细胞，起源于骨髓中，迁移到组织中，可识别病原物和其他危险的信号，并将抗原转运至次级淋巴组织中，在那里激活获得性免疫系统（T 细胞和 B 细胞）。在一线受侵犯的组织中，如肺、皮肤、肠黏膜和结膜均富含树突状细胞。

组织中常驻的树突状细胞不断从骨髓中迁移到组织中，然后再到达次级的淋巴器官中。如果它们没检测到危险的抗原，而仅仅是自身抗原，则不会激活获得性免疫系统。事实上，通过维持内源性调节性 T 细胞群，来

知识关联 7–3　髓系和淋巴系前体细胞中巨噬细胞和树突状细胞的生成

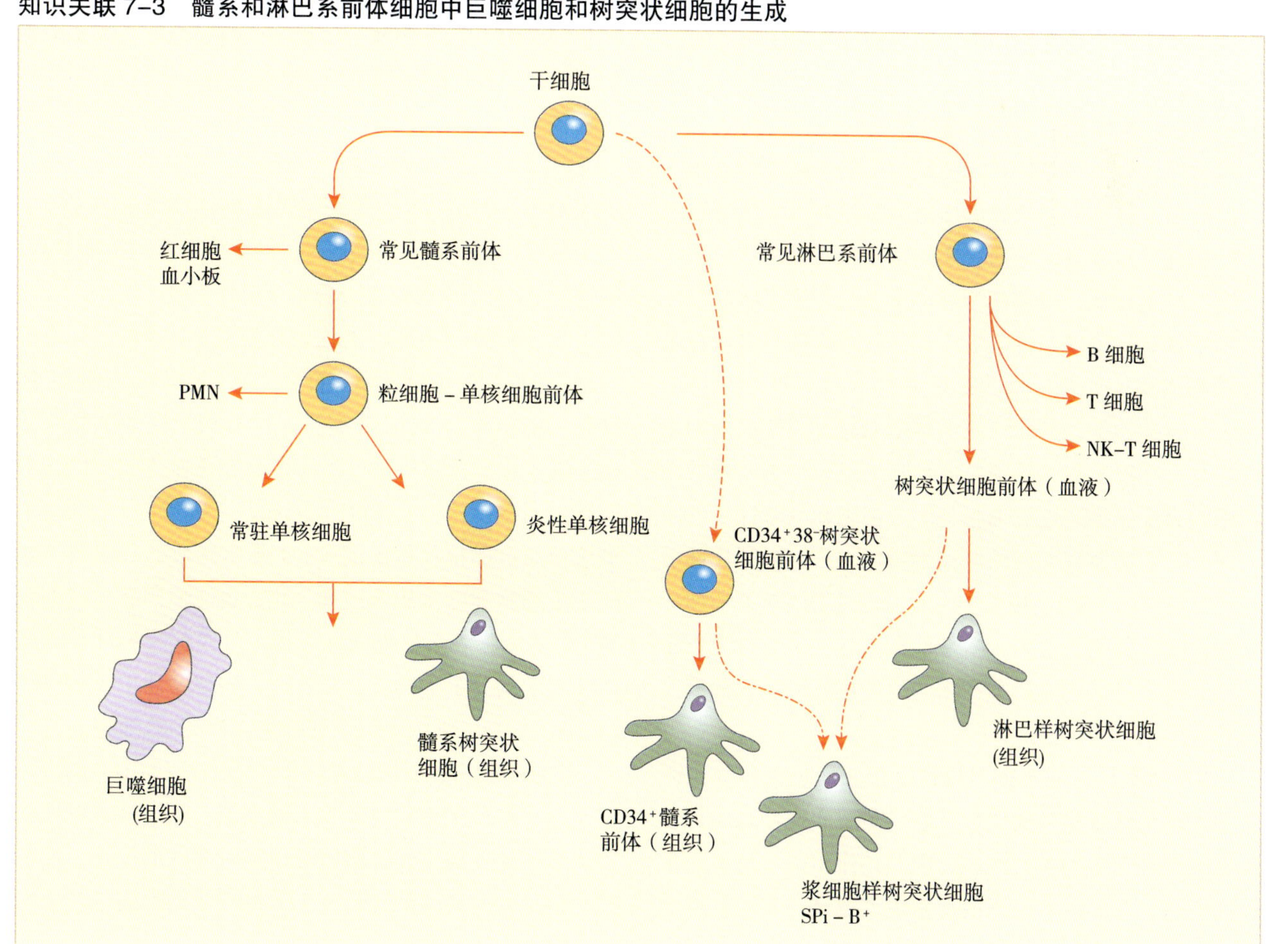

保持免疫的耐受性。尽管树突状细胞具有强大的潜力能够迅速激活获得性免疫系统，如在受到病毒感染时，但是它们维持内环境稳态（也许是最主要的作用）的作用是保持耐受性。

3. 其他粒细胞　肥大细胞、嗜碱性粒细胞和嗜酸性粒细胞（知识关联 7–2），都属于粒细胞系列。只有在组织中，嗜碱性粒细胞（寿命 2 ～ 3 天）相当于循环中的肥大细胞（寿命长，可在组织中增殖），而肥大细胞只存在于组织中。然而，肥大细胞和嗜酸性粒细胞可能有不同的来源，嗜碱性粒细胞和嗜酸性粒细胞可能来源于常见的粒细胞 – 单核细胞前体。

肥大细胞在胚胎发生过程中来源于卵黄囊，但成体肥大细胞来自晚期胎儿红系 – 髓系祖细胞，后者通过整合素 $β_7^+$ 祖细胞填充胎儿肝脏（Li et al.，2018）。组织肥大细胞及位于颗粒蛋白酶基质的黏膜相关性肥大细胞对免疫球蛋白 E（IgE）脱颗粒的感知性需要不同的成熟信号（见下文）。黏膜肥大细胞构成上皮屏障，而结缔组织肥大细胞构成内皮细胞（血管）屏障，两者都是重要的固有免疫细胞，可以通过释放介质和增加血管通透性对外来病原体或内源性危险信号做出起始反应（图 7–1）。肥大细胞在免疫学的许多方面具有进一步的重要作用，包括在生物工程诱导固有免疫反应中发挥重要作用。

嗜酸性粒细胞数量约占循环系统白细胞的 0.1%。慢性过敏性疾病中，循环系统和组织中的嗜酸性粒细胞数量会增加。寄生虫感染和蠕虫感染时机体大量生成嗜酸性粒细胞，并合成一系列有效的寄生虫特异性蛋白酶。与肥大细胞相似，具有高亲和力的 IgE 受体，在过敏性疾病中可能是组织损害的效应器，包括哮喘和慢性过敏性结膜疾病（如特应性角结膜炎和春季卡他性角结膜炎）。有趣的是，嗜酸性粒细胞是引起过敏性疾病的主要成分，有报道称在真菌抗原导致的过敏中也以嗜酸性粒细胞为主。嗜酸性粒细胞与肥大细胞和嗜碱性粒细胞一样，是Ⅱ型免疫反应的典型生物标志物，与替代性活化的巨噬细胞（M2）相关。因此，通过增强对葡萄糖的耐受性和阻止脂肪沉积，嗜酸性粒细胞不仅维持免疫稳态，而且在包括代谢稳态在内的稳态环境中也发挥着广泛的作用。

NK 细胞尽管属于淋巴细胞，但它们也偶尔充当固有免疫细胞的重要组成成分。它们主要的作用是防御被病毒感染的细胞和肿瘤细胞，因此其作用基于抗原非依赖性模式。它们通常也不能产生免疫记忆，属于获得性免疫系统的范畴，不能产生远期防护性免疫。它们在高和低两种水平表达表面抗原 CD56。在人类，它们表达 KIR（杀伤抑制受体）家族，而在小鼠，表达一系列 Ly49 抗原，这些抗原可用于鉴定 NK 细胞的亚群，并且其在小鼠菌株之间有所变化。KIR 和 Ly49 是免疫细胞上表达免疫酪氨酸抑制基序（ITIM）的众多受体之一。NK 细胞利用抑制性受体可防止对表达 MHC Ⅰ型抗原（自身抗原）的正常细胞做出反应；但是，对表达低水平的 MHC Ⅰ型（自身抗原缺乏）应激细胞可以做出反应，并通过细胞毒性机制杀死这些细胞。

NK–T 细胞是另一群淋巴细胞起源的固有免疫细胞，也表达单一不变并能与 CD1 抗原、糖脂抗原结合的 T 细胞受体。因此，与 NK 细胞一样，NK–T 细胞参与对微生物脂质，特别是对革兰氏阴性菌表达的糖脂和葡萄糖醛酸酰胺产生固有免疫反应。

二、淋巴系统和获得性免疫

获得性免疫系统的两个重要特征是精准的抗原特异性和免疫记忆。T 细胞［通过肽 –MHC 复合物的 T 细胞受体（TCR）］和 B 细胞免疫球蛋白抗体对抗原的特异性，是通过 T 细胞和 B 细胞在成熟过程中两个重组激活基因（RAG）诱生的，这两个基因编码参与了免疫球蛋白和 TCR 的 VDJ 片段重组酶。这提示了淋巴细胞与髓系细胞是不同的，髓系细胞通过特异性有限的机制清除碎片和生物体［巨噬细胞吞噬广泛的生物体，使用“模式识别受体”（PRR）识别 PAMP］，理论上淋巴细胞的每个克隆对单一抗原反应。T 细胞通过增殖和释放细胞因子产生抗原反应，而 B 细胞通过成熟浆细胞产生抗体反应。不过 RAG 缺陷小鼠没有表现出获得性免疫。

1.T 细胞　T 细胞（T 代表胸腺来源）是淋巴样单核细胞，可以同时识别外来和自身抗原。辅助性 T 细胞（Th 细胞）能识别与 MHC Ⅱ型自身抗原相结合的抗原并做出反应。它们存在于淋巴组织中，并在血流和淋巴管中循环。而细胞毒性 T 细胞（Tc 细胞）能够对与 MHC Ⅰ型抗原结合的抗原做出反应。T 细胞释放的细胞因子才能使 T 细胞和 B 细胞增殖和分化，也能使固有免疫细胞活化。T 细胞表达的表面标志物（可以被特异性单克隆抗体识别的分子）具有表型特征，如辅助性 T 细胞被称为 $CD4^+$ 细胞，细胞毒性 T 细胞被称为 $CD8^+$ 细胞。

T 细胞的这种通用的分类方式（$CD4^+$ 和 $CD8^+$ 细胞）不能完全解释 T 细胞的众多不同功能。经过多年对抑制（调节）免疫反应的 T 细胞亚型是否存在的争论，发现有一种 T 细胞能够防止自身免疫性疾病的发生，表明在正常健康个体中存在 Treg 细胞。

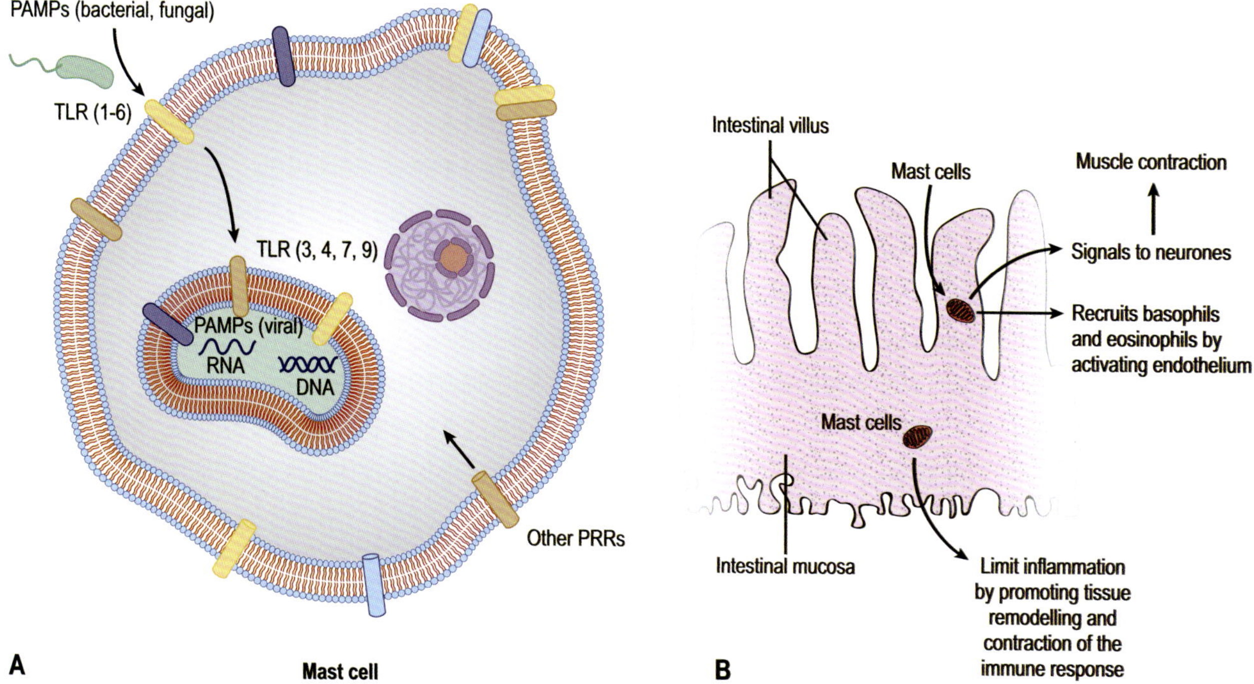

Fig. 7.1 Pathogen-recognition receptors *(PRRs)* occur on many cell types including mast cells, which use them to regulate innate immune responses. In (**A**) the different types of PRR on mast cells are shown, as well as other unique receptors that drive immune responses by the mast cells determined by a level of tissue specificity, which act in several ways including cell chemotaxis, vascular permeability increase and mucin production. In (**B**) location of mast cells in the lining of the gut is demonstrated. *PAMPs*, Pathogen-associated molecular patterns. (From St John and Abraham, 2013.) ★

T 细胞，尤其是 $CD4^+$ T 细胞，是通过其产生的细胞因子和利用的转录因子来定义的。细胞因子是多功能的、瞬时作用的，由 T 细胞和其他免疫细胞及非免疫细胞分泌。细胞因子与其他作为“细胞间通信”分子的介质不同。除 $CD4^+$ Treg 细胞，$CD4^+$ T 细胞包括数个亚群，如 Th1、Th2、Th17 细胞，分泌 IL-22 的 $CD4^+$ T 细胞，而且对这种 T 细胞特性的认识在不断加深（图 7-2）。Tc 细胞和 B 细胞亚群（包含调节性 B 细胞）已被证实在病理发生过程中起重要作用。

还有一些 T 细胞亚群，包括 γδ-T 细胞（含有 γδ 二聚体的 T 细胞受体，而不是传统的 αβδ-T 细胞受体）和 NK-T 细胞，结合了固有免疫 NK 细胞的特点，但还具有 αβδ-T 细胞受体。

2. B 细胞　是专司分泌抗体的单核淋巴细胞，它们主要存在于淋巴结、脾脏和黏膜相关淋巴组织（MALT）的 B 细胞卵泡中。抗体有 5 种类型：IgG、IgA、IgM、IgD 和 IgE 表型，而且 B 细胞需要 T 细胞的“帮助”来行使功能（滤泡辅助性 T 细胞）（图 7-2）。

在初次免疫应答中，激活的 B 细胞最先分泌并在细胞表面表达表面受体（sIgM）。在再次免疫反应中，B 细胞转而分泌 sIgG（免疫球蛋白同种型转换），抗体的抗原结合能力（亲和力）更强，这个过程称为亲和力成熟。在变态免疫反应中，进一步发生由 sIgG 到 sIgE 的同种型转换。分泌性 IgA 组成了黏膜免疫系统的一部分，大量存在于表面分泌的液体中，包括泪液。IgA 是免疫系统中数量最丰富的免疫球蛋白，sIgD 与 sIgM 在 B 细胞上共表达。IgD 可能是 B 细胞激活状态的成熟标志物。而 IgD 在循环系统中的数量比较少。

B 细胞通过表面免疫球蛋白（sIg）识别和结合抗原，这些免疫球蛋白起到 B 细胞受体的作用。在再次免疫反应的传入阶段（识别），抗原与表面免疫球蛋白结合；而在效应阶段，抗原与免疫球蛋白的分泌型（抗体）

★图 7-1 因版权问题不允许翻译。图片展示抗原识别受体（PRR）存在于许多细胞类型中，包括肥大细胞，用来调节固有免疫反应。A. 肥大细胞上不同类型的 PRR 也像其他独特的受体一样，可以驱动肥大细胞产生免疫反应，该反应在组织水平通过以下途径产生：细胞趋化、血管通透性增加和黏蛋白产生；黑色箭头表示细菌、病毒等病原相关模式及其他抗原识别受体进入细胞内，TLR 为受体，PAMP 为病毒。B 则表示肥大细胞（褐色圆点）在肠道内壁的位置；它们可以激活内皮上的嗜酸性或嗜碱性细胞，通过将信号转导至神经元引起肌肉收缩，也可以通过促进组织重塑或构建免疫应答来限制炎症

结合。再次的传入（识别）相互作用是抗原特异性的，但是效应器的功能却没有特异性（见下文）。

B细胞也存在亚群，如边缘带B细胞和B1细胞，就像γδ-T细胞和NK-T细胞缺乏αβ-T细胞的多样性。

三、固有免疫和适应性免疫没有明确界限

有些细胞，并不能简单地归于固有免疫系统或适应性免疫系统，包括NK细胞、NK-T细胞和淋巴组织诱导细胞，它们最近都被归为固有淋巴样细胞（ILC）群（图7-3）。γδ-T细胞和上述的一些B细胞亚群可能也属于此类细胞。

1. 固有淋巴样细胞　ILC缺乏αβ和γδ-T细胞受体，这一特征表明它们可能属于髓系系统，但这些细胞也具有淋巴细胞的特性，表达常见的白细胞标志物CD45和IL-7受体（CD127）。最初在肠道中发现表达常见白细胞标志物CD45和IL-7受体（CD127）的ILC，后来发现在血液循环和皮肤等组织中也存在。已经确定了3组ILC，分泌的细胞因子通常与CD4 T细胞相关：第1组分泌IFN-γ和TNF-α（类似Th1），第2组分泌IL-4、IL-5和IL-13（类似Th2），第3组分泌IL-22/IL-17（类似Th17）（图7-3）。此外，还可能存在第4组调节性ILC，产生抑制性细胞因子IL-10，但不表达FoxP3。

ILC从造血干细胞（HSC）发育而来，在此过程中，一部分髓系/淋巴系前体细胞短暂表达转录因子髓系白

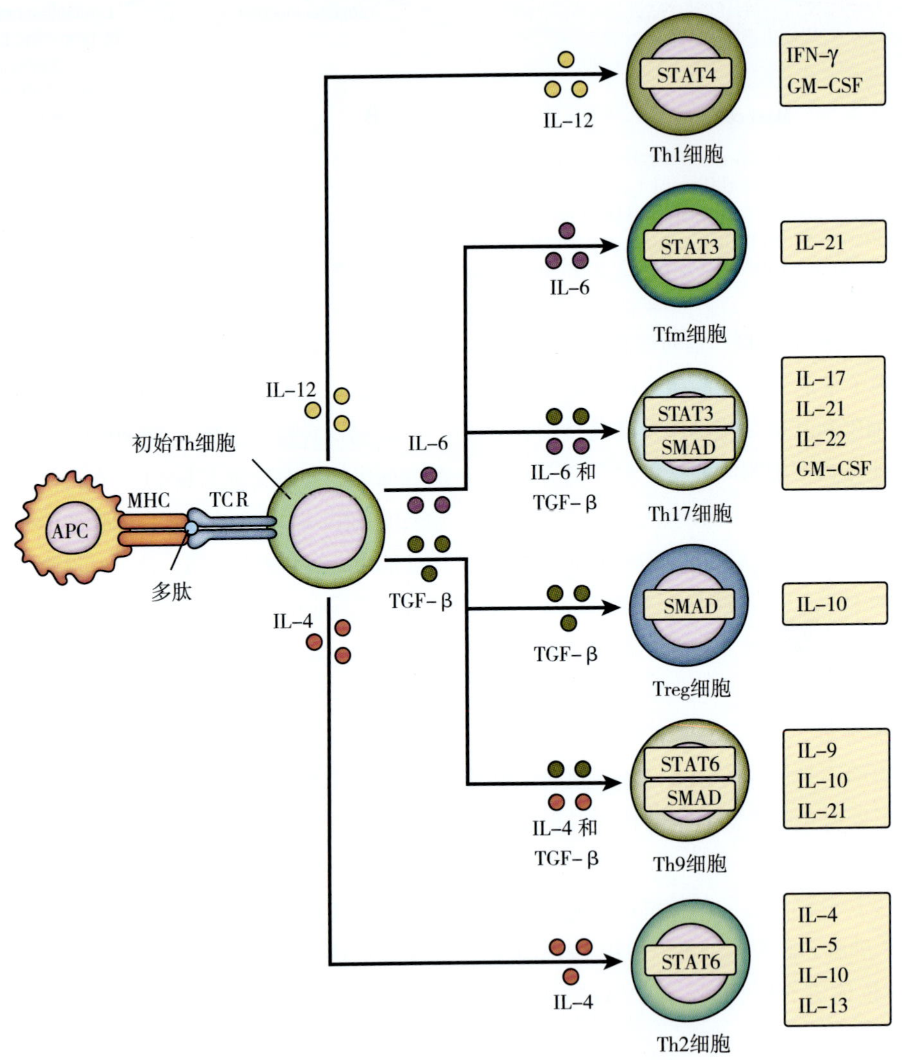

图7-2　细胞因子环境对Th细胞分化的影响

虽然T细胞受体（TCR）信号的强度和共刺激的质量已证明会影响初始$CD4^+$ T细胞的极化，但在很大程度上细胞因子环境决定了Th细胞的分化。图中描绘了调节每个Th细胞命运的典型细胞因子及其相应的信号通路（STAT、SMAD）。还有其他影响Th细胞分化的细胞因子和信号通路，对多个Th细胞亚群有影响。例如，IL-2通过STAT5信号通路在Th1、Th2、Th9细胞和Treg细胞的发育过程中起重要作用，但会抑制滤泡辅助性T细胞和Th17细胞的分化。APC. 抗原提呈细胞；GM-CSF. 粒细胞-巨噬细胞集落刺激因子；MHC. 主要组织相容性复合体；STAT. 信号转导及转录激活因子；TGF. 转化生长因子（引自Kaplan，2015）

血病锌指（PLZF，由基因 *Zbtb16* 编码），向 ILC 分化。有趣的是，尽管 NK 细胞和淋巴组织诱导细胞属于 ILC，但并不表达 PLZF（图 7–3）。作为疾病介质，ILC 越来越受到认可，如 ILC2 通过非传统抗原提呈分子 CD1a 提呈皮肤脂质自身抗原和细菌脂质抗原，参与特应性皮肤病（Starling，2018）。

2. NK 细胞　是存在于血液循环中的粒细胞，但被归类为第 1 组 ILC（图 7–3），可以有效抵抗肿瘤细胞和被病毒感染的细胞。因为它们缺乏任何淋巴细胞特异性标志物，包括 T 细胞受体等，曾被称为裸细胞。当它们被激活时（如被细胞因子 IL–2 或 IL–18 激活），可以识别和杀伤感染病毒的细胞。同样，它们有抗体的受体，因此能够杀死被抗体包被的细胞。NK 细胞具有抑制性受体的特点，可以结合 MHC Ⅰ型抗原，这样就能阻止它们杀死没有被感染的健康细胞。相反，NK–T 细胞是特化的淋巴细胞，只表达一种单一的 T 细胞受体，通过抗原提呈细胞上的 CD1 分子，对脂质抗原产生反应（因此它们被称为恒定 NK–T 细胞）。

3. 淋巴组织诱导细胞（LTi 细胞）　除 NK 细胞外，所有 ILC 的发育都依赖于 IL–7。LTi 细胞是第 3 组 ILC 的一个子集（图 7–3），具有 NK 细胞和淋巴细胞的特征，但专门产生淋巴毒素 -α 和 -β（LTα、LTβ），这是淋巴结和其他次级淋巴组织发育所必需的。LT 也分泌 IL–17 和 IL–22。

4. 免疫记忆可能不是适应性免疫的专属特征　适应性免疫的两个特征是 MHC 基因产生的特异性和记忆，即淋巴细胞对同一抗原的再感染或再攻击产生加速和增强的反应。最近报道，由于染色质结构的重新排列，髓

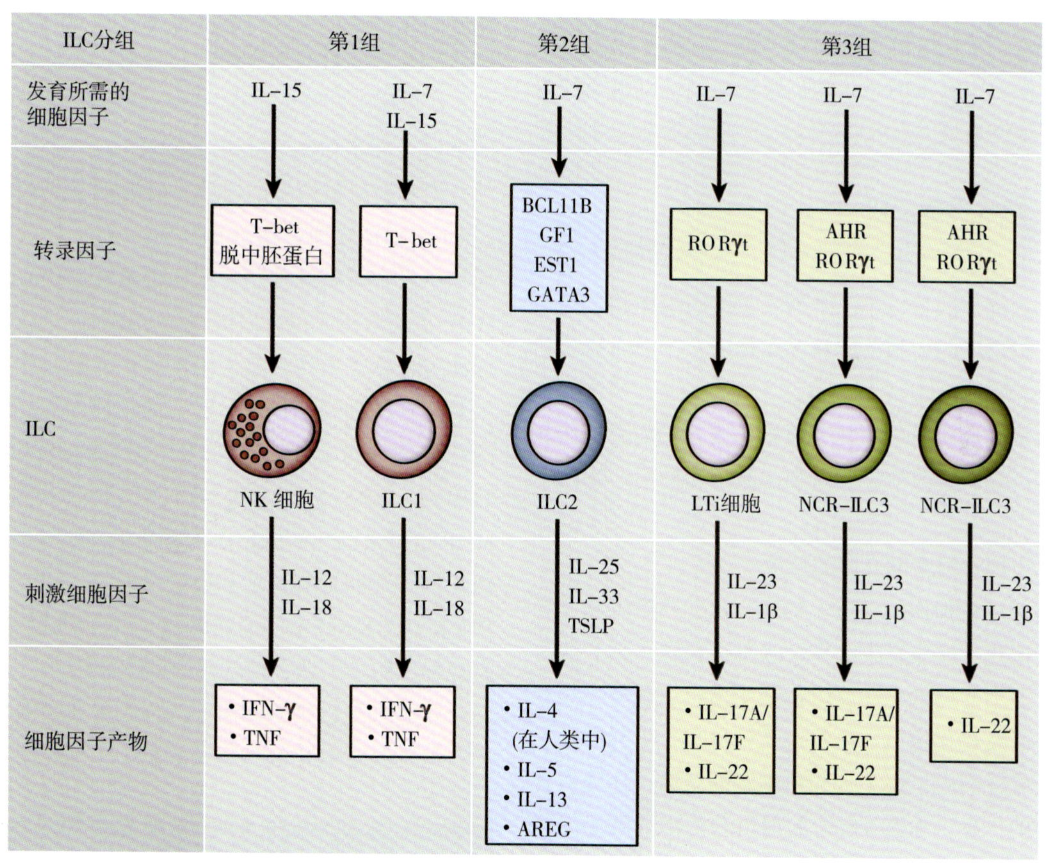

图 7–3　固有淋巴样细胞的分类

固有淋巴样细胞（ILC）根据关键转录因子和细胞因子分为三个亚组。ILC 可分为“细胞毒性”ILC（真正的 NK 细胞）或“辅助”ILC（ILC1、ILC2 和 ILC3）。然而，这种分法是有争议的，因为一些 ILC1 也可以通过肿瘤坏死因子相关凋亡诱导配体（TRAIL）的表达出现细胞毒性。其中第 1 组 ILC 包括 NK 细胞称为 ILC1，第 2 组 ILC 称为 ILC2，第 3 组 ILC 包括淋巴组织诱导（LTi）细胞及人类中自然细胞毒性受体（NCR）NKp44 阳性或阴性和小鼠中 NKp46 阳性或阴性的细胞。ILC1 表达 T–bet 和产生 IFN–γ；ILC2 表达 GATA3、BCL11B 和 GFI1 及 IL–4、IL–5、IL–13，产生双调蛋白（amphiregulin，AREG）；ILC3 表达 RORγt，产生 IL–17A、IL–17F 和 IL–22。IL–7 对 ILC2 和 ILC3 的发育是必需的，而 IL–7 和 IL–15 对 ILC1 的发育都是必需的。刺激细胞因子会激活亚组：ILC1 对应 IL–12 和 IL–18；ILC2 对应 IL–25、IL–33 和胸腺基质淋巴细胞生成素（TSLP）；ILC3 对应 IL–23 和 IL–1β。此图代表 ILC 的分类示意图，未列出 ILC 表达的所有转录因子和免疫介质，也未列出发育和激活所需的所有细胞因子（引自 Ebbo et al.，2017）

样细胞（巨噬细胞和树突状细胞）也被证明对再激发产生了加速和更强的反应，即一种被称为“训练免疫”的现象。这对同种异体移植物尤其重要，因为同种抗原持续存在，巨噬细胞持续募集和激活有可能导致移植物移植失败。事实上，靶向这些促炎性巨噬细胞（M1）并促进抑制性巨噬细胞可提高移植物的存活率（Braza et al.，2018，*Immunity*）。有学者认为，BCG 疫苗在结核病中的有效性是基于巨噬细胞被激活的增强免疫训练（Koeken et al.，2019）。

第四节　机体损伤的最初反应（固有免疫反应）

急性炎症反应是机体应对挑战的最初反应。在这个反应中，一些组织成分如血管和细胞外机制发生变化，将固有免疫系统的细胞带到损伤部位，并将入侵的病原体清除；同时将降解的微生物抗原运输到淋巴组织并激活适应性免疫系统。

一、急性炎症反应

（一）分期及要素

急性炎症反应分以下 3 个期：①组织损伤和急性早期反应；②延迟的细胞反应和吞噬作用；③炎症吸收和组织重塑。

急性早期反应由以下几个要素构成：①组织损伤和介质释放；②血管改变；③白细胞激活和黏附；④白细胞迁移。

（二）组织损害和介质的释放

机体对组织损伤的反应（物理、化学或微生物介导的）非常迅速。反应发生在多个水平，包含局部和全身性反应。即刻的局部急性反应包括受损组织和微生物释放组织因子及趋化物质。血管也受到损害，引起静脉淤滞、血浆成分漏出、血小板和白细胞的激活；伴随血管内血凝块的产生，血浆 / 血清的漏出和渗出导致组织纤维蛋白沉积和血清成分如补体的激活。

来源于炎症和受损组织细胞中释放的炎症介质有以下几种：①血管活性胺（如组胺和 5- 羟色胺）；②细胞因子和趋化因子；③脂质（如前列腺素、血栓素和白三烯）；④自由基（参见第 4 章，知识关联 4-8）；⑤神经肽（如 P 物质和血管活性肽）；⑥内皮细胞来源的介质（如内皮素、一氧化氮、前列环素、血小板活化因子等）；⑦血浆来源的介质（如补体、激肽和凝血级联肽）；⑧白细胞来源的介质（如颗粒蛋白酶和磷脂酶 A_2）；⑨细菌的产物（如内毒素、蛋白酶和趋化因子，包括甲酰化肽）。

在最初的 20min 至 48h，多形核白细胞浸润有一个逐渐增加的过程，这是由固有的 ILC3 和 γδ-T 细胞分泌的 IL-17 启动的，它们在损伤和细胞增殖灶周围（可用“蜂拥而至”来形容，此过程在损伤部位需要白三烯 B_4 和整合素的参与）聚集。这些细胞的脱颗粒引起组织中多种蛋白酶、细胞因子和阳离子蛋白水平增高。中性粒细胞含一些最强有力的抗菌剂，包括防御素。它们与其他物种，包括植物和昆虫分泌的防御素类似（表 7-1）。防御素和一些相关的分子抗菌肽（LL37），是白细胞来源的低分子量的非氧化杀菌介质，也可由上皮细胞如肠和球结膜黏膜细胞分泌。防御素也对病毒颗粒和宿主细胞有直接抗病毒作用。发生急性炎症时，中性粒细胞释放的蛋白酶也含有可降解细胞外基质的酶，它们是由激活或受损的组织间充质细胞释放，并且参与组织的重塑。在人体中已鉴定出多达 24 种以上锌依赖的内肽酶，即基质金属蛋白酶（MMP）（表 7-2），它们包括含去整合素和金属蛋白酶结构域（ADAMT）的跨膜蛋白（图 7-4）。ADAM 通过切割 CD44 和 Notch 等蛋白在细胞间通信中发挥着特殊作用，这两种蛋白都调节免疫反应。MMP 自我激活，也可以级联样方式彼此进行交叉激活，因此可根据需要达到最大限度组织降解。这些效应能被天然存在的抑制剂抵消，这些抑制剂称为基质金属蛋白酶组织抑制物（TIMP）。TIMP 有四种类型：TIMP-1、TIMP-2、TIMP-3 和 TIMP-4。TIMP-4 仅在小鼠体内存在。MMP 也可被已知的抗蛋白酶所抑制，如 α_2- 巨球蛋白、组织因子通路抑制剂 2 和最近发现的一种质膜抑制剂即 RECK（含 Kazal 基序的逆向诱导富含半胱氨酸蛋白），它在癌细胞中下调，使转移的风险增加。

尽管如此，细胞和组织的损害主要是由自由基引起的，特别是过氧化氢和超氧阴离子（参见第 4 章），它

表 7-1　中性粒细胞抗菌药

分类	分类
自由基 / 气体	过氧化氢、次氯酸盐、氯胺、羟自由基、一氧化氮
酶	蛋白酶 3、胶原酶、弹性蛋白酶、天青杀素、组织蛋白酶 G、β- 葡萄糖醛酸酶、髓过氧化物酶、溶菌酶
肽	防御素、β- 赖氨酸、血管活性肠肽
离子结合剂	乳铁蛋白、钙卫蛋白

表 7-2　基质金属蛋白酶（MMP）及其底物				
MMP	间质胶原	基底膜	弹性蛋白	其他蛋白质
胶原酶				
MMP-1	Ⅲ、Ⅰ、Ⅱ、Ⅶ、Ⅹ型	层粘连蛋白		
		巢蛋白		
MMP-8	Ⅰ、Ⅲ、Ⅱ型	纤连蛋白		L- 选择素
MMP-13	Ⅱ、Ⅰ、Ⅲ型	蛋白聚糖（±）		
基质蛋白				
MMP-3		纤连蛋白	±	EGF 样蛋白
		层粘连蛋白		
MMP-10		巢蛋白	±	纤溶酶原
		蛋白聚糖		
基质蛋白样物质				
MMP-7		纤连蛋白	+	纤溶酶原
		层粘连蛋白		
MMP-12		巢蛋白	++	血管抑素
		蛋白聚糖		α_1- 抗胰蛋白酶
明胶酶				
MMP-2	Ⅰ、Ⅶ、Ⅹ、Ⅺ型	Ⅳ / Ⅴ	++	
		纤连蛋白		
MMP-9		层粘连蛋白	++	
		巢蛋白		
		蛋白聚糖		
膜类物质				
MMP-14	Ⅰ、Ⅲ、Ⅱ型	纤连蛋白		
MMP-15		层粘连蛋白		
MMP-16		巢蛋白		
MMP-17		蛋白聚糖		
MMP-24				
Furin 识别位点				
MMP-11				

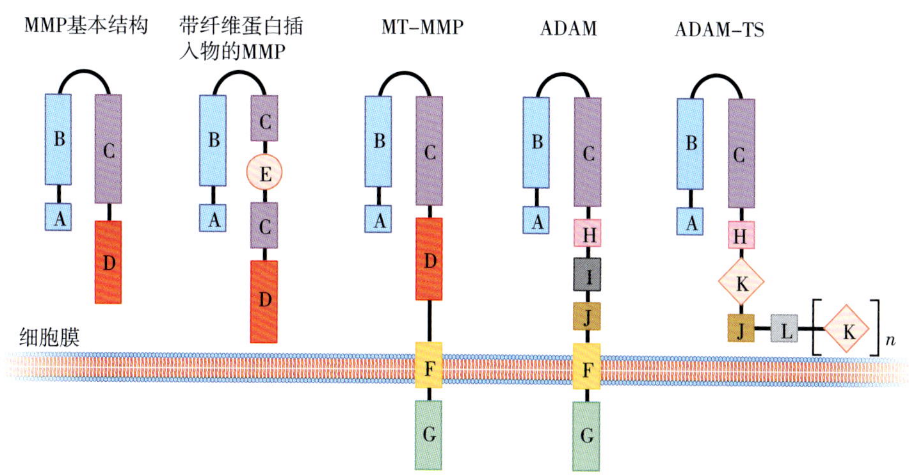

图 7-4　基质金属蛋白酶（MMP）的结构域

每个结构域都以矩形配以字母展示：A. 信号肽；B. 前域；C. 催化域；D. 血红素样域；E. 纤连蛋白插入Ⅱ型；F. 跨膜域；G. 胞质尾；H. 整合素域；I. 富半胱氨酸域；J. EGF 样域；K. Ⅰ型血小板反应蛋白样重复；L. 间隔区（引自 Klein & Rischoff，2011）

们作为呼吸爆发的一部分被释放（知识关联 7-4）。有趣的是，眼部生理中两个重要的分子类黄酮和腺苷均对呼吸爆发有抑制作用。

自由基也可以与炎症细胞释放的活性氮（一氧化氮）联合发挥作用（知识关联 7-5）。

（三）炎症期间剧烈的血管变化

炎症的直接原因，是血浆进入了血管外间隙及随着炎症因子的激活蛋白迅速凝固。血浆释放（血管渗漏）是由炎症因子，尤其是活性氮（RNS）介导的血管改变导致的，尤其在卒中和血管闭塞的缺血再灌注损伤的情况下。血管内皮的即刻反应是回缩，引起短暂的血管收缩。最主要的血管反应，是由最初一氧化氮介导的血管扩张。

但具体来说，血管收缩是由一些局部释放的化合物介导的，尤其是内皮素，它是由周细胞和平滑肌细胞释放的，能作用于内皮细胞。其后的血管扩张也是由局部释放的因子介导的，主要是一氧化氮。一氧化氮是由精氨酸在特定的酶作用下生成的，具有广泛的生理和病理学作用，一些作用与自由基相关（知识关联 7-4 和知识关联 7-5）。伴随着血流增加、毛细血管开放和血浆渗漏进入细胞外间隙。这导致了组织渗透压的增加，进而引起更多的液体进入组织（水肿）。此时，损伤部位的淋巴引流相应增加，一方面减少组织水肿，同时增加抗原性物质流向引流淋巴结（见下文）。这些血管改变因组织损伤程度不同而异，并会经常同时出现保护措施，如 caveolin-1 在与瞬时受体电位阳离子通道 4（TRPC4）相关的血管壁微结构域中得到表达，可减缓血管通透性增加。

血管内皮细胞在炎症间期也发生显著的功能和形态学改变。正常的内皮细胞为循环细胞，如血小板和白细胞，提供非黏附性的表面。而在炎症时，内皮黏附性增加，这是由其表面的特殊黏附分子表达导致的。有 3 种主要的黏附分子：选择素、整合素和细胞黏附分子（CAM）。每种都有不同的功能（见下文）（图 7-5 和表 7-3）。此外，内皮可能发生显著的形态学转变，从扁平的静止细胞转变

知识关联 7-4　中性粒细胞呼吸爆发

中性粒细胞呼吸爆发描述的是中性粒细胞的激活和炎症级联反应中氧气的利用，反应刺激损伤组织细胞中介质的释放。组织的损伤由自由基释放和组织蛋白酶引起（亦可见第 4 章）。

呼吸爆发的核心成分是 H_2O_2，它可以通过几种途径代谢，有一些会导致进一步的组织损伤（如超氧化物和氯胺），而其他则还原为水。因此，组织损伤依赖于环境中还原型谷胱甘肽的水平。另外，在呼吸爆发中，免疫细胞激活 Na^+/H^+ 膜交换蛋白，来控制细胞内 pH 和细胞容积。

次氯酸是短暂的亲脂性和膜通透性强氧化剂。它与蛋白质结合并使其更具易感性。氯化蛋白更具有免疫原性，可以通过像“DAMP”那样连接固有免疫和获得性免疫。

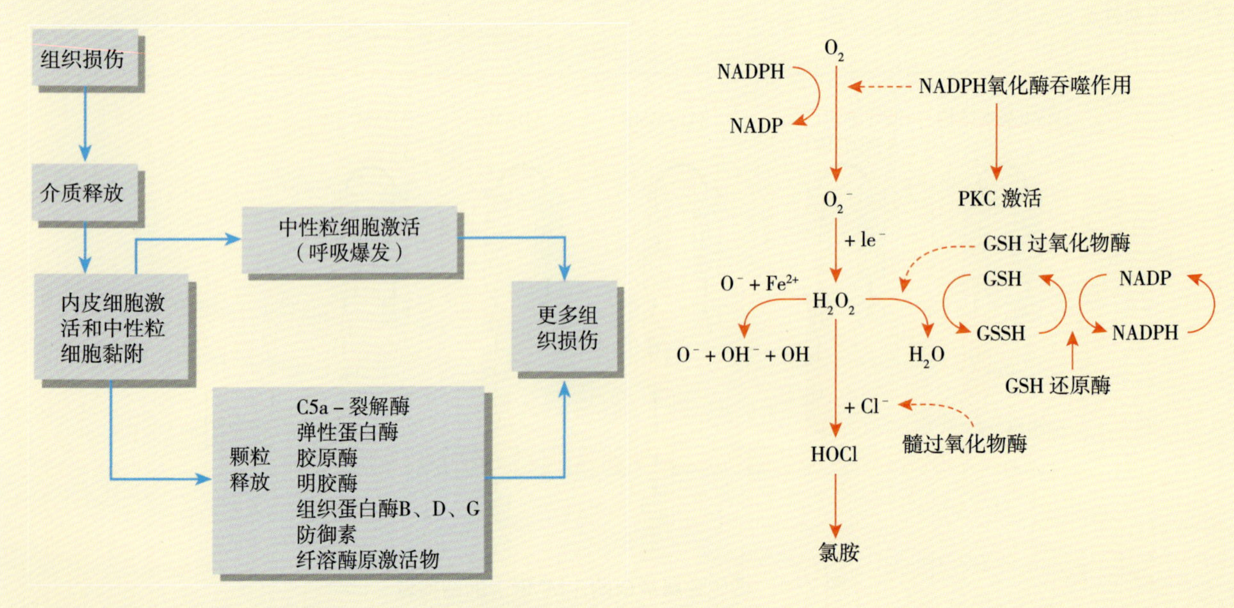

NADP. 烟酰胺腺嘌呤二核苷酸磷酸；NADPH. 还原型 NADP；PKC. 蛋白激酶 C

知识关联 7–5　一氧化氮

一氧化氮最初被描述为内皮细胞释放的因子，因为它在内皮细胞释放的介质中存在，负责在受侵犯时引导自分泌血管扩张。一氧化氮是一种气体，由一氧化氮合酶（NOS）激活精氨酸和氧气而产生。

$$O_2 + L\text{- 精氨酸} \xrightarrow[NOS]{} \text{瓜氨酸} + NO$$

一氧化氮合酶至少有 3 种亚型：内皮型、神经型和诱导型。诱导型一氧化氮合酶从炎症和其他细胞尤其是巨噬细胞释放而来，通过与活化中性粒细胞释放的超氧阴离子自由基相互作用，同时涉及免疫调节和组织损伤。在后者，它也可以作为抗菌剂通过损伤细菌的细胞膜来起作用。前列腺素通过环氧合酶 –2 的介导与 NO 共同释放。

NO 与超氧阴离子反应产生过氧化亚硝酸盐，该盐被认为可直接参与细胞膜损伤（见下面的反应式）。NO 对许多其他蛋白质有直接效应，如许多酶中重要的锌指区域，可通过从配置的蛋白质中排出锌离子来亚硝基化游离半胱氨酸的巯基。基质细胞的这种损伤效应也可能是 T 细胞凋亡（细胞死亡）的基础途径，可以引起免疫反应的下调。

$$O_2^{\cdot} + NO^{\cdot} \rightarrow ONOO^- + H^{\cdot} \rightleftharpoons ONOOH \rightarrow HO^{\cdot}NO^{+}{}_2 \rightarrow NO^{-}{}_3 + H^+$$

NO 持续少量地产生，通过鸟苷酸环化酶和增加 cGMP 发挥生理作用，然而，NO 大量产生具有毒性，可抑制线粒体呼吸，同时消耗锌和铁离子而损伤金属酶，损伤 DNA。

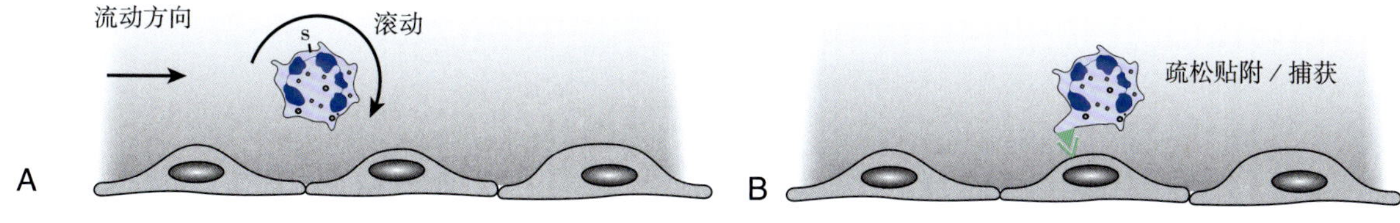

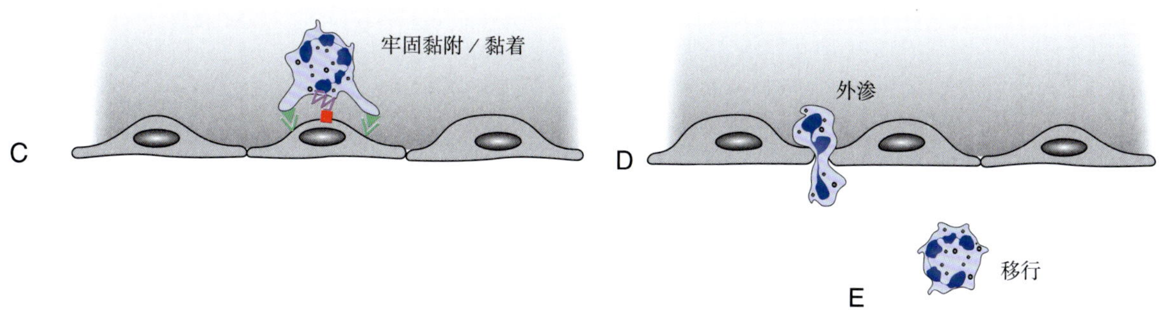

图 7–5　白细胞黏附的流程

A. 滚动；B. 疏松贴附；C. 牢固黏附；D. 外渗；E. 引导细胞向组织炎症方向移行

成为大的含多种细胞器的突起细胞。这些炎症相关的血管改变几乎毫无例外地发生在毛细血管后的小静脉血管。在这方面，该区域有些像淋巴结内的高内皮小静脉细胞，后者专门供白细胞黏附（见下文）。

（四）白细胞激活和黏附至内皮细胞

中性粒细胞被吸引至炎症部位，是通过细胞从血管内边缘分布和外渗一系列过程实现的，包括细胞翻滚、疏松贴附、牢固黏附，并进一步通过细胞内皮间

表 7-3 内皮黏附分子及其在白细胞上的配体

	内皮细胞	白细胞
疏松贴附	P- 选择素	PSGL-1、PTX3
	E- 选择素	PSGL-1、ESL、CD44
	PSGL、GlyCAM	L- 选择素
缓慢滚动	ICAM-1	LFA-1 / PSGL-1
	E- 选择素	PSGL-1、ESL、CD44
捕获 / 牢固黏附	ICAM-1	LFA-1
	VCAM-1	VLA-4
	透明质酸	CD44
蠕行	ICAM-1	MAC-1
外渗	ICAM-1、ICAM-2	LFA-1、MAC-1
	VCAM-1	VLA-4
	CD99	CD99
	PECAM-1	PECAM-1
	JAM-A、JAM-B、JAM-C	LFA-1、VLA-4、MAC-1
	CD99L2	?

注：细胞行为包括疏松贴附、缓慢滚动、捕获 / 牢固黏附，沿着内层血管壁蠕行，最终外渗进入组织，这是利用中性粒细胞的特性完成的。中性粒细胞若非仅离开毛细血管后静脉则具有优先权。

? 尚不明确何故介导了未知或相反的数据。CD99L2. CD99 抗体样蛋白 2；ESL1. E- 选择素配体 1（也被称为 GLG1）；GlyCAM. 糖基化依赖性细胞黏附分子；ICAM. 细胞间黏附分子；JAM. 连接黏附分子；LFA-1. 淋巴细胞功能相关性抗体 1；PECAM-1. 血小板 / 内皮细胞黏附分子 1；PSGL-1. P- 选择素糖蛋白配体 1；VCAM-1. 血管细胞黏附蛋白 1；VLA-4. 极迟抗原 4。

连接迁移到组织中。每一步都是由黏附分子及其各自的受体在白细胞和内皮细胞表面的表达所介导的（见下文）（表 7-3）。在晚期的反应中（24 ～ 72h），当其他的炎症细胞（单核细胞和淋巴细胞）参与其中时，也发生类似的黏附机制，但涉及的分子不同。因此，黏附分子的协调表达可以调节炎症细胞渗出的性质。

（五）白细胞黏附至内皮细胞涉及一系列分子事件

- 选择素 - 配体的相互作用发生于白细胞与内皮细胞相互作用的最初滚动期。开始作用很弱，随着炎症因子的作用或与活化的 T 细胞接触，内皮细胞的选择素表达上调，使白细胞与内皮细胞相互作用加强。这些炎症因子包括白介素 -1（IL-1）和肿瘤坏死因子 -α（TNF-α）。
- 白细胞被趋化因子激活部分由特异性趋化因子受体（见下文）上调介导。趋化因子受体促使白细胞极化并牢固黏附于内皮。
- 整合素 -CAM 相互作用诱导白细胞在内皮细胞表面的扩展并阻止白细胞脱落。
- 白细胞穿过内皮细胞的外渗是由在白细胞和内皮细胞上表达的 PECAM-1 介导的，可能通过“拉链”机制，拆开内皮细胞间的紧密连接（闭合蛋白）和黏附连接，并伴随几种连接黏附分子（JAM，见表 7-3）的表达。白细胞和内皮细胞上表达的 CD99，在单核细胞穿越内皮细胞的迁移过程中也起重要作用。
- 白细胞在组织内迁移是最终阶段，由趋化因子选择性结合到细胞上诱导，其激活迁移细胞，活化运动机制（肌动蛋白 - 肌球蛋白细胞骨架）的信号通路，推进细胞沿着趋化梯度向前移动（图 7-6）。

某些分子特异性地针对白细胞 - 内皮细胞相互作用。例如，E- 选择和 P- 选择素分别介导多形核白细胞贴附到内皮细胞上，而血管细胞黏附分子（VCAM）选

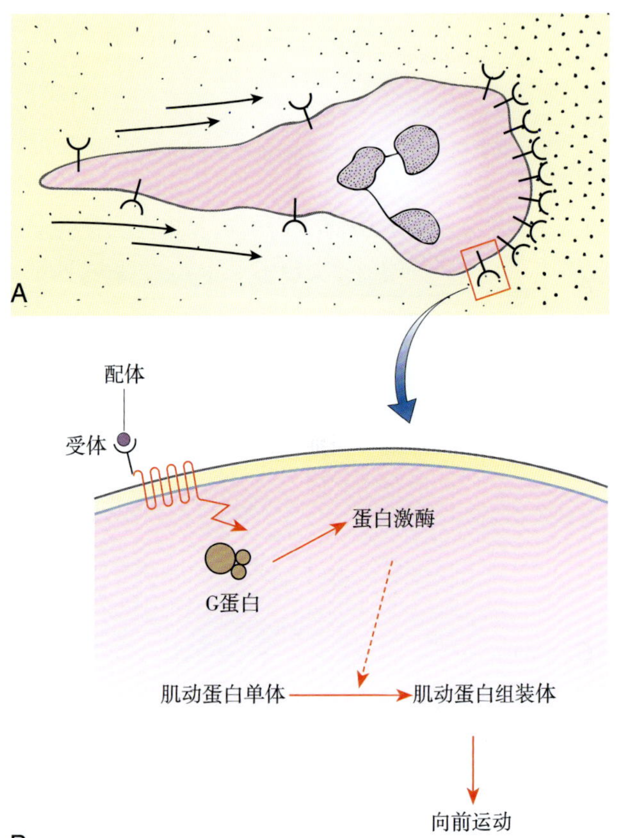

图 7-6 中性粒细胞沿化学梯度移行

A. 细胞感知浓度梯度和极化性，呈宽前缘和后尾状朝向该梯度。宽前缘细胞膜上的趋化因子受体增加后尾部细胞的信号强度。B.7 次跨膜受体图解（与视紫红质有相同的基本结构），该受体通过 G 蛋白连接介导细胞间信号转导。这激活蛋白、酪氨酸激酶，启动肌动蛋白组装和介导细胞向前运动

择性地介导 T 细胞与内皮细胞黏附。炎症组织中这两种形式的相互作用都可以发生在交感性眼炎中（一种自身免疫性后葡萄膜炎）。

（六）白细胞迁移至组织及趋化作用

趋化性是指细胞在特定物质（化学引诱剂）浓度梯度不断增加的情况下向上的定向运动。组织损伤早期释放的许多介质是炎症细胞的化学诱导剂，其最高浓度往往存在于损伤/感染部位。凝血酶和纤维蛋白的裂解产物纤维蛋白肽 B 在血管渗漏部位和纤维蛋白结合时对白细胞有趋化作用。细菌释放的原核多肽，如甲酰甲硫氨酸 - 亮氨酸 - 苯丙氨酸是强大的中性粒细胞和单核细胞趋化剂。在中性粒细胞/单核细胞反应中，激活的补体成分作为趋化因子也起着重要作用。其他重要的趋化因子包括白介素 -8（IL-8）（从组织细胞包括 RPE 细胞中释放的一种细胞因子）、肿瘤坏死因子 -α（TNF-α）和血小板释放的成分［包括血小板活化因子（PAF）、转化生长因子 -β（TGF-β）、血小板衍生生长因子、血小板衍生内皮细胞生长因子和其他因子］。其他脂质介质，如单核细胞趋化蛋白（MCP，又称为 CCL2）、巨噬细胞炎症蛋白（MIP α、MIP β，又称为 CCL3，见下文）和其他趋化因子（见下文），对单核细胞趋化具有选择性。几种细胞因子（作用于细胞的可溶性免疫分泌分子）具有多重效应，并作为趋化因子（通过趋化性诱导运动）发挥作用，并且不同的趋化因子受体在不同的细胞上存在。能够诱导炎症细胞迁移的细胞因子称为趋化因子（可通过趋化作用诱导移动），不同的细胞上有不同的趋化因子受体，这样的情况不仅能调节进入组织的细胞数量，也可以调节细胞种类和炎症渗出液的性质，进而决定炎性渗出物的性质或程度。同样，被认为是有经典趋化因子（CCL2、CCL3）的细胞也影响着其他细胞功能，如激活和黏附。

中性粒细胞和单核细胞等能“感知”这些吸引物的化学梯度，并通过特定的细胞表面受体簇沿着梯度向上移行，受体簇朝向前面的细胞极化边缘（图 7-6）。这些受体（如 C5a 受体）由 7 个跨膜片段（类似于跨膜视紫红质片段，参见第 4 章）构成，胞内段连接到 G 蛋白耦联第二信使系统。这样趋化因子可激活细胞内的机械装置（肌动蛋白 - 肌球蛋白马达），并向前移动。最近的研究也显示，G 蛋白受体的激活呈波状，这样就加强了梯度的整体效果。

（七）吞噬作用及受损组织和微生物的清除

炎症的消退需要吞噬细胞清除死亡的微生物和坏死组织（多形核白细胞和巨噬细胞）。即使没有微生物，发生改变（受损）的自身蛋白质也会被固有免疫系统的细胞辨认和吞噬。在眼科，晶状体诱发的葡萄膜炎就属于这种情况。发生创伤性和过熟性白内障时，变性的晶体蛋白进入前房，吸引巨噬细胞并阻塞（房水）流出通道，产生“晶状体溶解性青光眼”（参见第 9 章）。

固有免疫系统的某些分子，如调理素（存在于血浆中，当释放进入细胞外间隙时，可与微生物表面结合）可显著增强吞噬作用，特别是对细菌。有一种称作 C3b 的补体成分（见下文）可起到调理素的作用。C3b 沉积在衰老的细胞和循环的细菌上，通过与在肝脏 Kupffer 细胞（卵黄囊来源的巨噬细胞）上表达的免疫球蛋白超家族的补体受体（CrIg）结合，去除补体蛋白在靶细胞上形成的复合物。有趣的是，为了吞噬不同类型的颗粒，如 IgG 包被的颗粒与补体包被的颗粒，会构建不同的肌动蛋白细胞骨架结构。

适应性免疫系统的分子也会促进吞噬作用，尤其通过特定的抗原结合位点（Fab 部分）结合到外来抗原的抗体，但抗体 Fc 段与巨噬细胞表面的结合会被非特异性移除（参见关于抗体的章节）。表达高水平 C3b 和 Fc 表面受体的细胞被称为“专职吞噬细胞”，其中包括中性粒细胞和巨噬细胞。基因靶向敲除小鼠的研究表明吞噬活化作用中最主要的是 Fc 途径。

（八）微生物活化固有免疫细胞

入侵的微生物释放各种因子，吸引白细胞聚集到炎症部位，并诱导这些白细胞消除这些入侵者。这需要免疫细胞的活化。固有免疫反应的活化是如何实现的呢？这以前被认为是病原体 - 宿主细胞相互作用的一个非特异性过程，即机体固有免疫细胞对所有不同类型的微生物都有一种通用的反应机制。然而，人们早就认识到对于不同生物体的（免疫）应答相差是巨大的，有些是剧毒的或致命的，而有些却是无害的。不同类别的微生物在遇到初始固有免疫细胞时是通过广泛的特异性配体（PAMP）结合到病原体识别受体（PRR）上的。有几种既是膜的 PRR 又是可溶性的 PRR，包括 Toll 样受体（TLR）（表 7-4）、糖结合（C）型凝集素、维甲酸诱导基因 -1（RIG-1）解旋酶、核苷酸结合寡聚化结构域蛋白（NOD）样受体（NLRS）、清道夫受体和某些可溶 PAMP，如胶原凝集素（包括补体蛋白质）和急性期蛋白。PRR 可识别的成分（PAMP、DAMP），包括病原体细胞壁成分、细菌 DNA 和蛋白质、病毒 DNA 和 RNA，以及微生物和内源性配体的脂蛋白如自身 DNA（如果它在错误的区域，如细胞质）、尿酸和胆固醇结晶。

脂多糖是一个典型的微生物产物，它与血清蛋白脂

表 7-4 炎症反应的 Toll 样受体介质对不同类别的微生物的相对选择性

TLR	局部	来自病原体的激动剂	内源性激动剂	人工合成激动剂
TLR1、TLR2	细胞外	细菌：肽聚糖、脂蛋白、磷脂壁酸（LTA） 真菌：酵母聚糖	–	Pam3Cys
TLR2、TLR6	细胞外	细菌：脂蛋白	Veriscan	支原体巨噬细胞活化脂肽 2（MALP2）
TLR3	细胞内	病毒：双链 RNA	mRNA	PolyI：C
TLR4	细胞外	细菌：脂多糖 病毒：呼吸道合胞病毒 真菌：甘露聚糖 原虫：糖肌醇磷脂	饱和脂肪酸、β-防御素、氧化低密度脂蛋白、β淀粉样蛋白	脂质 A 衍生物
TLR5	细胞外	细菌：鞭毛蛋白	—	—
TLR7、TLR8	细胞内	病毒：单链 RNA	自体 RNA	
TLR9	细胞内	细菌：CpG DNA 病毒：CpG DNA 原虫：CpG DNA	自体 RNA	咪喹莫特、R-848、含有 CpG 的寡脱氧核苷酸
TLR11	细胞外	尿路病原体细菌 原虫：抑制蛋白样分子	—	—

注：β淀粉样蛋白和氧化低密度脂蛋白结合到 CD36 和 TLR4-TLR6 异二聚体上（引自 Mills，2011）。

多糖结合蛋白（LBP）形成复合物，并结合到微生物的共受体 CD14 上。之后与 TLR4 结合并启动信号级联反应［多通过衔接蛋白髓样分化因子 88（My88）］，经数次中间传递，作用于核因子 -κB（NF-κB）核心，并激活巨噬细胞或树突状细胞（图 7-7），随后在必要的细胞因子如 IL-12、IL-1 和（或）IL-23 存在下，经过处理的抗原再激活初始 T 细胞。

（九）ILC 的行为类似淋巴细胞还是固有细胞？

ILC 不同于 T 细胞，被认为是适应其特定组织微环境并对细胞因子的局部刺激做出反应的组织驻留细胞。NK 细胞识别病毒感染细胞、肿瘤细胞和宿主细胞上的自身和非自身配体，使这些细胞的应激蛋白水平增加。MHC Ⅰ和类似 MHC Ⅰ的分子（见下文）参与了这些相互作用。借助 Ly49H 等受体（在小鼠中）、天然细胞毒性受体和另一种称为 NKG2D 的受体，NK 细胞能识别一系列病毒感染的细胞，如巨细胞病毒、黏病毒和流感病毒。NKG2D 是肿瘤蛋白的受体，它们联合识别的 MHC Ⅰ类分子被称为 MICA 和 MICB。

相反，NK-T 细胞表达 T 细胞受体，但与正常 T 细胞不同，它们只表达一种形式的受体，该受体结合一系列生物体上的糖脂，如杜氏利什曼原虫、革兰氏阴性糖基神经酰胺，以及在非经典 MHC Ⅰ分子 CD1d 的背景下结合疟原虫和锥虫等生物体上的类似分子。在 NK-T 细胞中也可以检测到两种重要的眼部微生物，假单胞菌和葡萄球菌。NK 和 NK-T 细胞的细胞溶解功能是通过释放颗粒内容物如穿孔素、颗粒酶和其他蛋白聚糖来实现的（见下文细胞毒性 T 细胞）。

γδ-T 细胞不是 ILC，而是对挑战的即时反应的参与者。它们定植于皮肤和肠道上皮，识别微生物和肿瘤细胞上的小烷基胺和焦磷酸单酯。后者是分枝杆菌的主要成分。此外，它们识别热休克蛋白，并在炎症性疾病中发挥作用，如白塞病和与之相关的眼部炎症。

（十）炎症反应中的效应细胞

炎症反应早期阶段很多组织损伤是由吞噬细胞（巨噬细胞和中性粒细胞）释放的组织溶解酶如 MMP（参见表 7-2）造成的，在炎症反应中可将这些细胞看作是重要的非特异性效应细胞。早期反应中补体的激活同样提供了一种非抗体依赖的组织细胞溶解机制。这主要是通过攻膜复合物（MAC）发挥作用的，需要补体和其他细胞如 NK 细胞的参与。被 T 细胞的细胞因子募集来的巨噬细胞在适应性免疫反应中也是一种主要的效应细胞，细胞毒性 T 细胞和 NK 细胞也发挥抗原特异性的细胞溶解作用。此外，巨噬细胞通过训练免疫后，不仅有助于持续的炎症反应，而且在炎症增加的放大周期中进一步

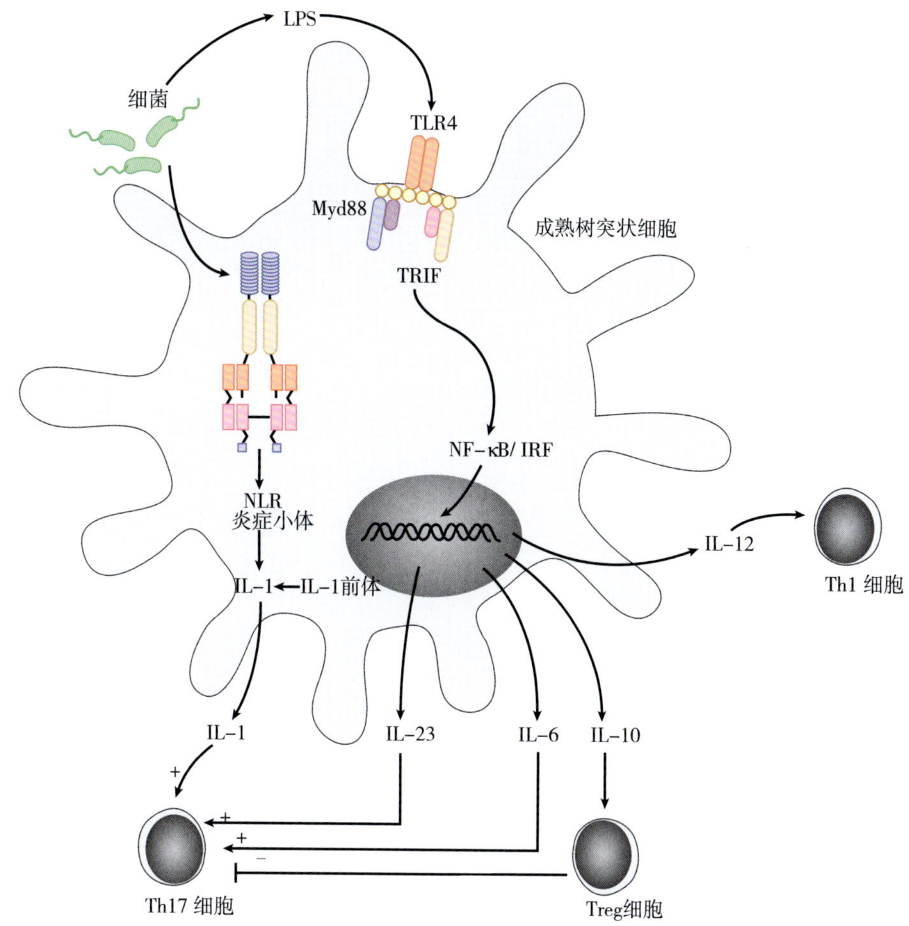

图 7-7 Toll 样受体（TLR）并不直接通过转录因子的活化对髓样细胞和其他细胞产生作用。相反，它们通过适合自己的具体路径，如关联蛋白（联接结构）来实现。除 TLR3 以外所有 TLR 均使用衔接蛋白 Myd88，而其他的 TLR 不仅仅使用一个衔接蛋白，如 TRIF、TIRAP 和 TRAF。这些因子的产生主要通过两条途径，一条涉及 NF-κB，它可以诱导许多促炎性细胞因子的转录；另一条涉及 IRF3，它主要诱导 INF-α 的产生。两条信号通路也可以通过中央促炎性细胞因子 IL-1β 和 IL-18 诱导炎症反应。最终，这些分子在抗原提呈过程中有助于 T 细胞的活化（引自 Mills，2011）

激活新募集的 T 细胞。

相反，淋巴细胞在最初的急性炎症反应中也起着重要作用。活化的 γδ-T 细胞释放促炎性细胞因子如 IL-17。此外，即使在微生物不参与的“无菌伤口”中，传统的 αβ-T 细胞也在整体反应中发挥作用。淋巴细胞与单核细胞同时进入炎症部位，并充当旁观者，准备被抗原引发的抗原提呈细胞激活。急性炎症反应可能源自降解的生物体或变性的组织蛋白（自身改变）。然而，在大多数情况下，除非存在对先前病原体或抗原特异的组织驻留记忆 T 细胞的激活，否则在急性炎症反应期间局部不会发生可检测到的适应性免疫反应。

二、炎症的消退

炎症消退发生在外来抗体完全损毁消失、组织结构重建之后，巨噬细胞在该阶段起着至关重要的作用。效应性促炎性因子 M1 巨噬细胞参与微生物清除和启动附带的伤害，之后这种巨噬细胞被另一种活化 M2 巨噬细胞取代，M2 巨噬细胞通过募集或重新编程可促进愈合。这些细胞表达高水平的精氨酸酶 -1，具有抑制性免疫细胞的特点，如抑制效应 T 细胞的骨髓抑制细胞（MSC）。

炎症反应的消退包括纤维化，是通过替代性活化的 M2 巨噬细胞和调节性巨噬细胞介导的，有炎症环境中其他细胞释放的介质参与（图 7-8）。此外，新血管的形成、通过细胞移行增殖完成上皮表面的恢复、通过最初沉积的硫化糖胺聚糖和透明质酸沉积物完成细胞外基质的重塑均由成纤维细胞诱导，精确地代表了伤口愈合的各个阶段。例如，血管再生是在静止的内皮细胞中通过细胞表面表达的蛋白酶开始的，周围炎症细胞释放生长因子，如成纤维细胞生长因子、血小板衍生生长因子、血小板衍生内皮细胞生长因子和血管内皮生长因子 A（VEGFA）。VEGF 在整个伤口愈合反应中起重要作用，它在炎症开始时启动血管外渗，

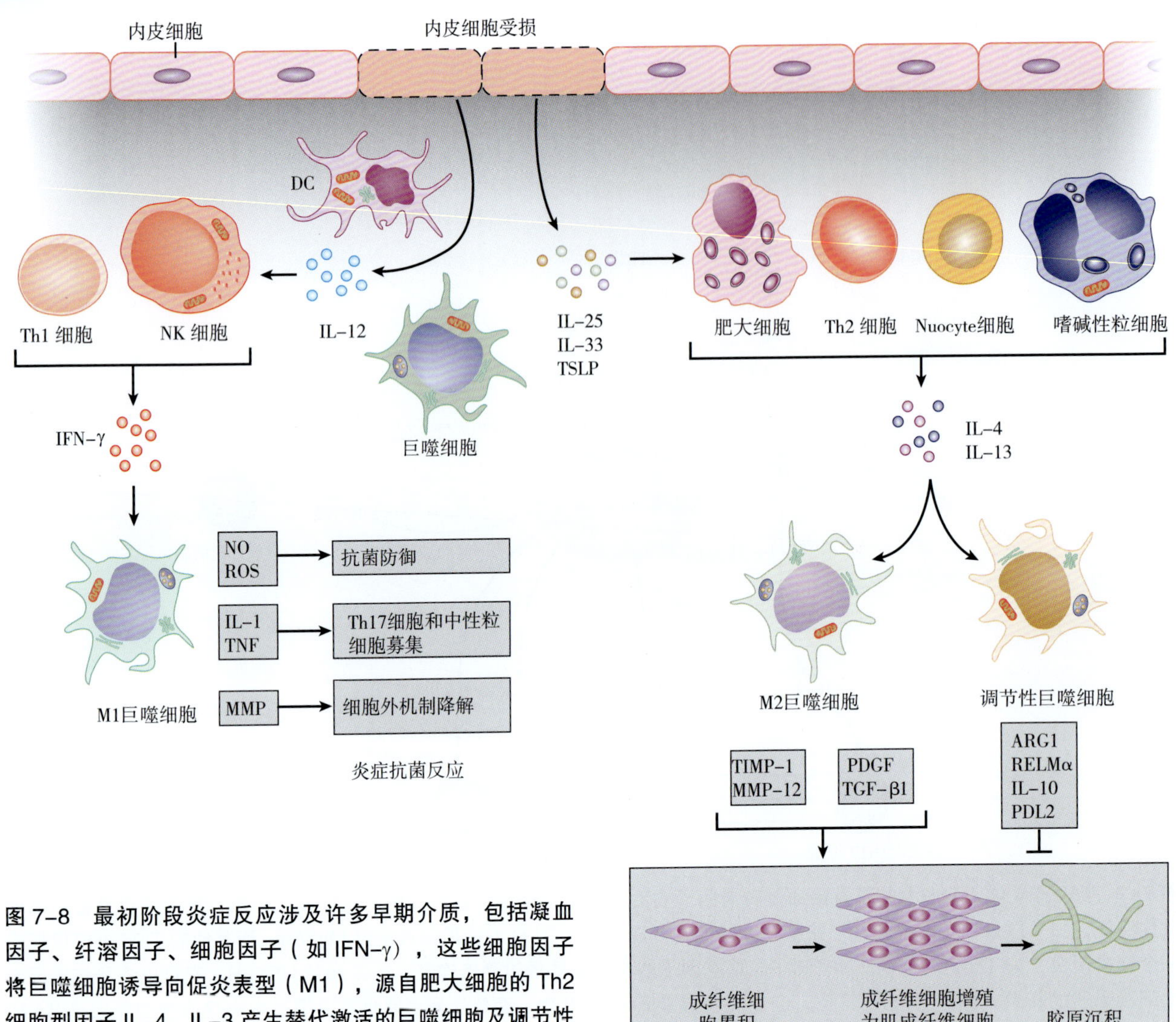

图 7-8 最初阶段炎症反应涉及许多早期介质，包括凝血因子、纤溶因子、细胞因子（如 IFN-γ），这些细胞因子将巨噬细胞诱导向促炎表型（M1），源自肥大细胞的 Th2 细胞型因子 IL-4、IL-3 产生替代激活的巨噬细胞及调节性巨噬细胞，从而促进愈合（成纤维细胞和胶原沉积）及新血管形成（引自 Myrray & Wynn, 2011）

并且促进后期的血管再生。VEGF 的同型体 VEGFC 可激活一种特殊的内皮细胞受体（VEGF-R3），诱导生成淋巴管，这是将可溶性抗原和细胞相关抗原向淋巴结中运输的必要环节。

VEGF 的诱导是由缺氧诱导因子（HIF1α 和 HIF1β）控制的，HIF1α 是一种由缺氧组织中的细胞产生的转录因子，发生在伤口中，但在没有缺氧的情况下，M1 和 M2 巨噬细胞也会产生。VEGF 在致盲条件下，即早产儿视网膜病变中也起着重要作用（参见第 2 章）。然而，VEGFA 吸引免疫抑制细胞，如 $CCR2^+$ M2 巨噬细胞（分泌细胞因子 CCL2）、MSC 及 Treg 和 Breg 细胞，所有这些都促进血管生成。因此，伤口愈合、急性炎症、固有免疫和适应性免疫都是生物体清除有害微生物和恢复组织稳态协调反应的一部分。

整个过程是由新陈代谢的变化驱动的。组织损伤早期阶段的固有免疫细胞和免疫记忆生成中的适应性免疫细胞的激活都涉及从静息氧化代谢到能量依赖性有氧糖酵解和 ATP 消耗的重大转变。即使在没有缺氧的情况下，也会激活 HIF1α 和促进 VEGF 生成，对伤口修复和炎症的最终解决发挥重大作用。

三、慢性炎症

当外来抗原没有被完全清除时，炎症反应进入由单核炎症细胞（如单核细胞和淋巴细胞）起主要作用的慢性状态，通常会形成肉芽肿。初始反应不足或抗原有效逃避免疫系统可能导致去除外来抗原失败（参见第 9 章）。引起吞噬作用的细胞内细菌是诱导慢性炎症的一个显著刺激因素。固有免疫细胞（如中性粒细胞）的持续存在是许多慢性炎症的特征，也是未能清除外来抗原的信号。

然而，即使这些生物体被清除，预防慢性炎症也需要产生专门的促分解介质（SPM），如 ω-3 脂肪酸衍生的脂氧素（参见第 4 章），还有其他近来所描述的分子，如消退素、保护素、异丙烷和马雷素。这些介质是 PUFA 衍生的产物(参见第4章),如二十碳五烯酸(EPA)、二十二碳六烯酸（DHA）和最近公认的 n-3 二十二碳五烯酸的产物（n-3 DPA）（图 7-9），它们抑制白细胞迁移及抑制效应性固有免疫细胞和适应性免疫细胞。中枢神经系统组织如大脑和视网膜富含这些化合物，所以其被认为在青光眼和年龄相关性黄斑变性（AMD）中具有神经保护作用。

在慢性炎性疾病中，适应性免疫反应也参与其中，但它似乎不能完全去除外来抗原。这可能是因为抗原能"骗过"免疫系统并寄生于炎症细胞中，如由沙眼衣原体引起的世界性致盲疾病（参见第 8 章）。对自身免疫性疾病，"改变性自身"抗原持续存在是一个危险信号，会引起持续性炎症。在某些情况下，产生低度淋巴细胞激活。这种淋巴细胞可释放细胞因子诱导成纤维细胞产生 TFG-β 和结缔组织活化肽（CTAP-1 ～ CTAP-6）。CTAP 是炎症过程中从白细胞和血小板颗粒释放的低分子量化合物，它们本身可部分降解并产生其他的促炎肽如中性粒细胞活化肽（NAP-1 和 NAP-2）以维持炎症反应。如果这种（炎症）反应过度，可能会发生上皮下纤维化，产生良性黏膜类天疱疮和视网膜下纤维化，两者均后果严重并可致盲（参见第 9 章）。CTAP 能通过激活眼眶成纤维细胞的胰岛素样生长因子受体导致 Graves 眼病的纤维化。

在许多慢性炎症中，竞争性介质和细胞之间的平衡可能决定疾病的结局。例如，Th17 细胞或 ILC 产生的 IL-22，甚至由产生 IL-22 的特化 T 细胞产生的 IL-22，既能产生保护性肝纤维化，也能产生促炎作用导致肝衰竭。因此在慢性炎症中，固有和适应性免疫反应之间的区别变得模糊，此类病症表现为低度炎症与部分愈合（纤维化）同时存在。这在慢性后葡萄膜炎视网膜下新生血管膜中得到了充分的证明。

四、急性炎症的全身反应：急性期反应

虽然急性炎症反应是在组织损伤的部位引发的，但全身效应的产生与组织损伤程度和病原体毒力成正比。这些效应主要是由细胞因子的远程作用介导的，被称为急性期反应。这些细胞因子包括"预警"细胞因子、IL-1、IL-6 和 TNF-α，主要从巨噬细胞释放而来，通过 PRP，巨噬细胞释放这些因子需要肥大细胞和血小板脱颗粒信号，以及细菌产物（如内毒素、肽聚糖和核苷酸）激活。在急性期反应过程中，血管内皮表达黏附分子，并发起更多轮的炎性细胞蓄积和细胞因子的释放。核心温度（40℃）升高通过热敏途径诱导 T 细胞运输，其中热休克蛋白 90（HSP90）诱导 α_4 整合素的表达，并促进 T 细胞黏附到血管壁和进入组织（Lin et al.，2019）。此外，血管张力的变化是由低分子量代谢产物的释放导致的，包括前列腺素 PGI_2、PGE_2、PGD_2 和 PGF_{2x}（血管舒张）、血栓素 A_2（血管收缩）和白三烯 C_4、D_4 和 E_4（平滑肌收缩）的释放。

大量细胞因子释放引起的全身效应，包括 IL-1 和 IL-6 直接作用于下丘脑温度控制系统引起发热反应；诱导肝细胞基因转录表达多种急性期反应物，如 C 反应蛋白、血清淀粉样蛋白组分 A 和 P、α_1- 糖蛋白、C3 和胶凝素（见下面补体部分），以及甘露聚糖结合蛋白

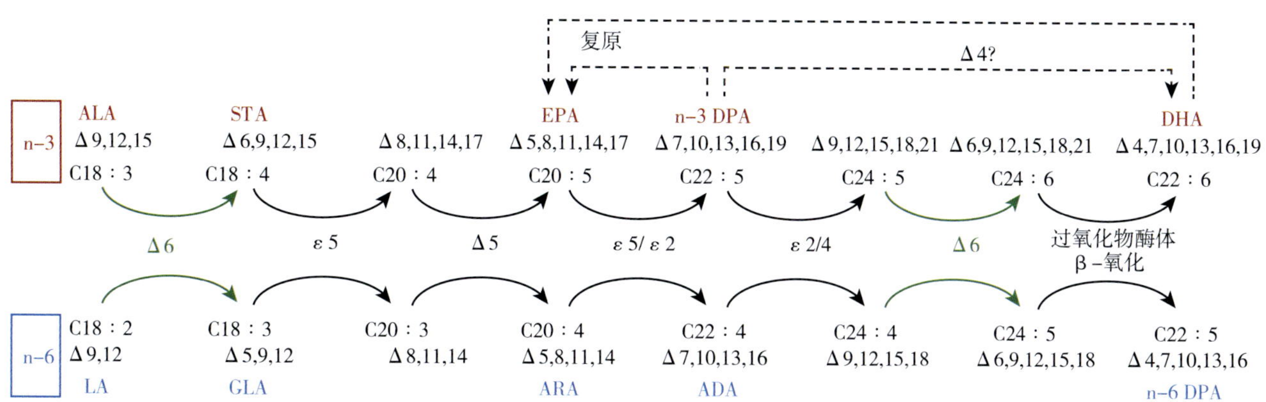

图 7-9　n-3 和 n-6 多不饱和脂肪酸家族的生物转化途径

Δ. 去饱和酶；ε. 延长酶；ADA. 肾上腺酸；ALA.α- 亚麻酸；ARA. 花生四烯酸；DHA. 二十二碳六烯酸；EPA. 二十碳五烯酸；GLA.γ- 亚麻酸；LA. 亚油酸；n-3 DPA.n-3 二十二碳五烯酸；STA. 硬脂酸（引自 Gaetan et al.，2019）

和肝球蛋白。纤维蛋白原、α2- 巨球蛋白和 α1- 抗胰蛋白酶也被合成，并发生高凝 / 血小板增多。

当许多血浆蛋白浓度升高时，有些蛋白质如白蛋白、转铁蛋白等的浓度却下降。临床上，急性期反应表现为红细胞沉降率（ESR）升高，ESR 升高由 IL-6、纤维蛋白原共同介导的红细胞缗钱状聚集加速沉降所致。

许多急性期蛋白可提高机体固有免疫防御机制，如 C 反应蛋白，起到调理素作用，并可以结合补体。其他蛋白如血清淀粉样蛋白或 IL-1 可起到抑制炎症细胞因子的作用。当病原体和宿主处于应激状态时，急性期反应被称为固有免疫的"紧急政策"，总体目标是限制机体败血症，避免弥散性血管内凝血（DIC）、休克、器官衰竭和死亡。例如，在布尼亚病毒感染中，如果 IFN-β 水平降低并抑制 TLR3 表达，则更可能出现致命后果（Song et al.，2017）。

第五节 适应性免疫和免疫记忆

通常情况下，适应性免疫反应的启动不在损伤或者外来微生物入侵的部位发生；而是抗原在炎症部位被运送到局部淋巴结或脾，再提呈给 T 细胞和 B 细胞。针对该抗原 T 细胞和 B 细胞会发生一系列激活反应，包括细胞因子合成和增殖（克隆扩充）。这种 T 细胞被称为效应 T 细胞，它们进入血液循环，回到损伤的部位。在此处，CD8 T 细胞（Tc 细胞）杀灭感染细胞，CD4 T 细胞（Th 细胞）会吸引其他促炎的吞噬细胞，如活化的 M1 巨噬细胞。在淋巴结内，特异性滤泡树突状细胞（fDC）会提呈给 B 细胞，并分化成能产生抗体的浆细胞，它们之中部分会到达骨髓中，但绝大部分还会留在引流的淋巴结滤泡和生发细胞里，产生大量的特异性抗体，并释放到血液循环中（见下文）。滤泡辅助性 T 细胞（TFH）也有助于通过 IL-4 和 IL-21 的作用使 B 细胞在增殖、分化为浆细胞和抗体类别转换的各个阶段进行发育（见下文）。

一、抗原提呈细胞使抗原识别成为可能

外源性抗原通过三类"专职"细胞加工后提呈给 T 细胞，它们是巨噬细胞、B 细胞及树突状细胞。然而，抗原只有经过加工成适当的形式才能提呈并被特异性 T 细胞识别。一些抗原不经加工也能被 T 细胞识别，但是这种情况很少见。抗原也可以被内皮细胞这类"非专职"的抗原提呈细胞提呈，但 T 细胞可能不会活化（见关于耐受性的讨论）。

并非所有的蛋白质都能诱导免疫反应，有些蛋白质太小（半抗原），但如果与载体蛋白结合，可能会产生免疫原性。三类抗原提呈细胞有所不同。巨噬细胞和 B 细胞通常通过免疫球蛋白（Ig）分子识别抗原。只有当机体已经接触过这种抗原，并且以 IgG 的形式发生"记忆"反应，这时巨噬细胞和 B 细胞才能识别抗原。相反，树突状细胞能够处理抗原，可以激活并向静息 T 细胞和初始 T 细胞（即从未接触过抗原的 T 细胞）提呈。因此，树突状细胞启动新抗原的免疫反应，而巨噬细胞和 B 细胞可能在维持组织中持续存在的反应中发挥重要作用。

在炎症反应的早期阶段，损伤部位的树突状细胞（骨髓来源的细胞，主要从循环的单核细胞前体渗出到组织中）开始大量地从上皮下层通过输入淋巴管向局部淋巴管迁移。在此期间，它们与抗原和 MHC Ⅰ类及 MHC Ⅱ类分子结合，以复合物形式向 T 细胞提呈。T 细胞只有在它们具有抗原特异性受体（TCR），并且抗原具有完全免疫原性时，才能产生应答反应。也就是说，能够通过 PRR 激活固有免疫细胞。通常情况下，很可能大多数处理过的抗原不会启动有效的 T 细胞反应。

二、T 细胞通过克隆扩增与抗原进行反应

如果抗原以适当的形式提呈给能识别它的特殊 T 细胞，并且有正确的协同刺激信号，T 细胞就能通过克隆增殖的方式反应，也就是说会快速分裂，产生许多子细胞，这些子细胞能识别相同的也是唯一的抗原。这是极具戏剧性的反应，并可以解释在病毒感染后，淋巴结的肿大。据估计，肿大的淋巴结中有高达 20% 的淋巴细胞是针对病毒产生的。

扩增的 T 细胞分化为各种亚型（图 7-2），包括 TFH 细胞，其迁移到淋巴结和 MALT 中的 B 细胞卵泡，并释放一系列细胞因子，"帮助" B 细胞克隆扩增并以抗原特异性方式分化。然而，大多数活化的 T 细胞（效应 T 细胞）进入循环和损伤位点，协助完成抗原特异性效应应答，清除外来抗原。

三、T 细胞和 B 细胞参与效应应答

效应应答实际上是指介导免疫应答的反应，激活的 Th 细胞释放细胞因子激活除了 B 细胞外的其他细胞，包括以下作用。①识别细胞内抗原的细胞毒性 T 细胞（Tc 细胞）：当细胞内抗原到达组织细胞表面并与 MHC Ⅰ类抗原形成复合物时才能被识别。②巨噬细胞被激活时，

通过参与炎症部位的抗原提呈，清除外来抗原，并使其免疫应答长期保留（如果发生错误，就可能出现麻风结节和结节病）。③ B 细胞受抗原刺激完全分化后变为浆细胞，在局部产生特异性抗体（见下文）。可溶性抗体可形成免疫复合物，参与进一步的局部抗原提呈，并通过 NK 细胞产生（见下文）抗体，介导细胞毒性反应。

四、机体如何处理细胞内抗原

在上述情况下，我们探讨了当外来抗原在细胞外并成为吞噬作用的靶标时，适应性免疫是如何启动的。但是，如果抗原已经侵入并感染了细胞，并作为一个活的细胞内微生物存在，会发生什么呢？这尤其适用于可感染许多类型细胞的病毒和原虫等微生物，甚至适用于包括分枝杆菌等细菌，这些细菌通过隐藏在细胞内逃避免疫系统。这些细胞可以被 NK 细胞杀灭或通过记忆识别，能够被识别 MHC Ⅰ型表面抗原上病毒肽的致敏 T 细胞所杀灭，含病毒或其他微生物的凋亡或濒临死亡的感染细胞，在损伤部位被巨噬细胞和树突状细胞清除（吞噬），这些吞噬了抗原的巨噬细胞和树突状细胞，在到达引流的淋巴结后，将与“自我”MHC Ⅰ类抗原结合的病毒抗原提呈给抗原特异性的 T 细胞，使其进一步激活。因此 Tc 细胞可以在没有 Th 细胞的帮助下，被树突状细胞直接激活。

第六节 效应机制

如前所述，作为第一道防线的固有免疫系统具有一系列效应细胞（树突状细胞、巨噬细胞、NK 细胞、γδ-T 细胞、ILC），可以清除受损组织和死亡微生物。而适应性免疫系统也具有多种效应机制，用以去除宿主的特殊外来抗原。这包括抗体和细胞，但适应性免疫系统也利用由抗原特异性的细胞和分子（包括补体和细胞因子）所激活的非特异性机制。

一、抗体

抗体分布在内质网、高尔基体，以及 B 细胞表面，并由浆细胞大量分泌到细胞外液中。每个抗体只结合与之对应的单一抗原，该抗原通常是免疫原性分子（表位）的短序列。大多数抗原是蛋白质，但碳水化合物和脂质也可以作为抗原。

1. 5 种抗体的同种型有相似的基本结构　抗体由重链和轻链组成 Y 形分子（图 7-10），两条相同的重链（H）通过二硫键连至两条相同的轻链（L 链，如 κ 链或 λ 链），

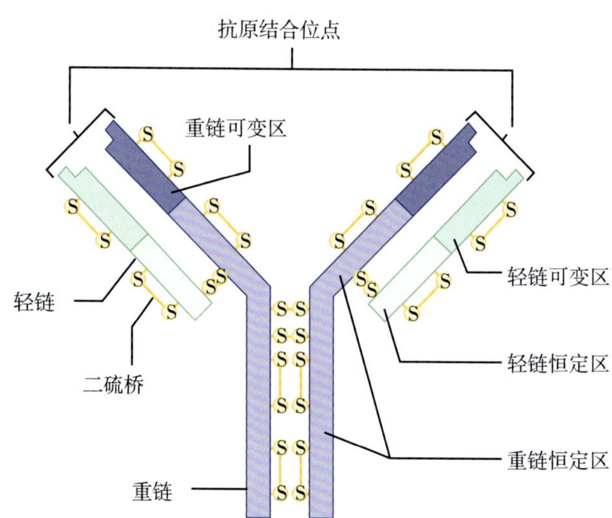

图 7-10　通用的免疫球蛋白结构的示意图体现轻链，重链和可变区、恒定区是靠二硫桥连接的

构成抗体的基本结构。每个链由一系列重复同源单位构成，每个单位约为 110 个氨基酸，构成免疫球蛋白（Ig）结构域。很多其他分子采取类似的折叠结构，统称为免疫球蛋白超家族。差异存在于分子的精确几何结构上，正如晶体学结构所示，这在抗原结合方面具有重要意义。共有 5 个免疫球蛋白亚型，即 IgM、IgG、IgE、IgA 和 IgD。

同种型免疫球蛋白不仅在形成最终分子的免疫球蛋白链的数量上不同，在重链末端的保守氨基酸变异上也不同。同样，轻链也存在两种同种型，κ 和 λ，它们的区别表现在比例上的不同（人类为 60∶40，而小鼠为 95∶5）。另外，表面膜结合免疫球蛋白（sIg）也被称为 B 细胞抗体，含有一个跨膜区和一个细胞内的胞质结构域。

首次接触抗原产生的抗体属于 IgM 或 IgD 同种型，而后期（尤其是再次遇到相同抗原）产生的抗体属于 IgG、IgA 或 IgE 同种型，这种同种型转换受胞苷脱氨酶调节，该酶通过 CD40L－CD40 相互作用激活。

2. 抗原抗体结合　抗原上的特异性结合位点被称为表位，抗体能否结合至糖类化合物或脂质抗原完全取决于结构，但对于蛋白抗原的结合可能取决于氨基酸的排列顺序或分子的三维构象。由蛋白质水解引起三维构象改变时，可能导致被隐藏的抗原表位暴露或新表位的表达。新表位被认为是自身免疫的重要驱动因素，并且新表位在癌症细胞中的表达通常不能诱导足够强的免疫反应。

如上所述，抗原特异性是由抗原表位和 CDR 之间的互补性决定的，然而这不具有绝对专一性。其他抗原上

的相邻区域和高变区外的IgG分子都能影响最终的抗原特异性和亲和力。此外，抗体作为蛋白质可具有与它们的非配体结合位点相关的其他属性，如重链可变区（V_H）和轻链可变区（V_L）的重组可能偶然产生一个结合ADP或作用于催化方式的位点，或者它可能具有调节性质或协助抗原提呈。因此，这样的抗体具有一些附加功能，这些功能通常可归入固有免疫范畴，而非“适应性免疫”。这种抗体被称为超级抗体。

3. 单克隆和多克隆抗体　任何单一的抗原，特别是大分子蛋白质，可具有多个抗体结合区。因此，抗体应答方式可以是多克隆、寡克隆或单克隆，这取决于抗原决定簇的免疫（表位）显性。免疫小鼠经特殊条件筛选细胞永生化细胞系进行融合，如此可生产大量针对特定抗原表位的抗体，即单一或单克隆抗体。

单克隆抗体（Mab）已经彻底改变了当今的医学诊断技术，特别是流式细胞仪，该技术使用针对细胞蛋白的特异性抗体并用荧光标记物进行标记，通过窄波长激光可鉴定出非常稀少的细胞。抗体疗法（生物制品）正在彻底改变疾病管理，如癌症和自身免疫性疾病，特别是在眼科领域，如抗TNF-α疗法用于治疗葡萄膜炎，抗VEGF疗法用于阻止新生血管（湿性AMD）。这些Mab有些是嵌合抗体，即结合人和鼠抗体片段的分子，而有些则是完全人源化的（图7-4）。抗体片段有时和完整抗体一样有效，并且由于它们更小，作为治疗剂可能具有更好的组织穿透性（知识关联7-6）。此外，抗体正在被改造使其具有将药物和其他治疗剂（如细胞因子）引导到疾病部位的作用。作为一个术语，生物制品并不排斥抗体，反而被认为是包括任何生物大分子的治疗药物。生物仿制药在功能上类似于生物制品，但通常作用较小（更多详细信息参见第6章）。

二、细胞因子是固有和适应性免疫反应中由细胞释放的效应成分

几乎所有的T细胞的生物效应是由细胞因子介导的，更重要的是，T细胞通过释放不同的细胞因子组合来改变免疫应答的特性。在组织的细胞因子环境决定的前反馈机制中，初始T细胞分化成一种或多种不同类型的T细胞（图7-2）。

广义上讲，细胞因子由各种白细胞和组织细胞产生，特别是单核细胞/巨噬细胞、上皮细胞和成纤维细胞。组织对病毒和细菌入侵的反应是产生细胞因子，如被病毒感染的细胞激活NK细胞，后者可识别病毒的双链RNA，并释放细胞因子（IL-1、IL-18），单核细胞上的CD14和TLR4及补体识别细菌脂质（内毒素），且都能导致释放促炎性细胞因子，如IL-12和IL-23。

1. 什么是细胞因子　细胞因子有以下特性：①由细胞响应特定的刺激而分泌；②是作用在其邻近细胞的短暂和短程分子；③如果以足够高浓度进入血液循环中，具有远程效应；④非常低的浓度就很有效；⑤可以诱导靶细胞二次释放细胞因子；⑥能作用于许多不同类型的细胞（多效性），在相同的靶细胞上可能产生多种不同的效应；⑦它们可能是过剩的，本身可诱导细胞因子的合成，也可以改变其他细胞因子效应。

细胞因子有3种主要作用：①调节固有免疫应答；②调节适应性免疫应答；③调节造血细胞的生长和分化。

细胞因子包含几组分子，如白介素、生长因子、集落刺激因子、转化生长因子、干扰素、肿瘤坏死因子、炎症趋化因子及单核细胞刺激素（单核细胞产生的细胞因子）。不同亚组分子之间的功能多有重叠。目前至少发现39种白介素，每种都有各自的作用。几乎所有有核细胞可产生IL-1，包括眼部细胞，如RPE、IL-1是启动炎症及免疫反应的中心环节。新近发现的白介素多与IL-1同源，包括IL-18、IL-33、IL-35及IL-39。有些具有抗炎作用，而IL-1及IL-18，还有巨噬细胞产生的IL-41则不同，后两者是在炎症复合体活化时产生的（图7-11）。IL-1与成纤维细胞生长因子有广泛同源性，可能还参与血管生成。IL-2是T细胞的主要生长因子，启动下游细胞的细胞因子释放（图7-2）。

细胞因子通过庞大的交互网络发挥作用，这个网络由激动剂/拮抗剂的前反馈及反馈性抑制和刺激性回路构成，以保证对免疫反应的精准调控，最大限度避免对病原过度反应而导致广泛的副损伤。这个过程很多是通过选择性的信号通路实现的。

许多层面的信息量增长如此之快，以至于生物信息学和人类蛋白质数据库现在已成为数据提供的重要存储库。例如，Reactome数据库已存储白介素及其信号通路的完整列表。截至2017年12月，第63次发布的Reactome数据包括10 996个人类蛋白质，涉及2179个通路内的11 426个事件。有关人类生物途径的数据可通过Reactome网站（https://reactome.org）免费获取。该数据库的价值在于，它允许从多个相互作用途径到最终的3D结构模型及数据库中任何蛋白质（如白介素）的分子相互作用进行多个级别的分析。

2. 参与特异性免疫反应的细胞因子　白介素、干扰

知识关联 7-6 用于治疗的抗体工程

单克隆抗体由分泌抗体的 B 细胞与永生化骨髓瘤细胞融合产生，只有 B 细胞 / 骨髓瘤细胞的融合细胞成活，才能产生一种永生化的产生抗体的细胞。有些单克隆抗体可连续产生数十年。

抗体本身也可通过工程改造生成片段，如 Fab 片段及单链可变区片段（scFv），甚至是由两个可变区片段结合的小分子双抗体（见下图），从而使抗体更具选择性及有效性。

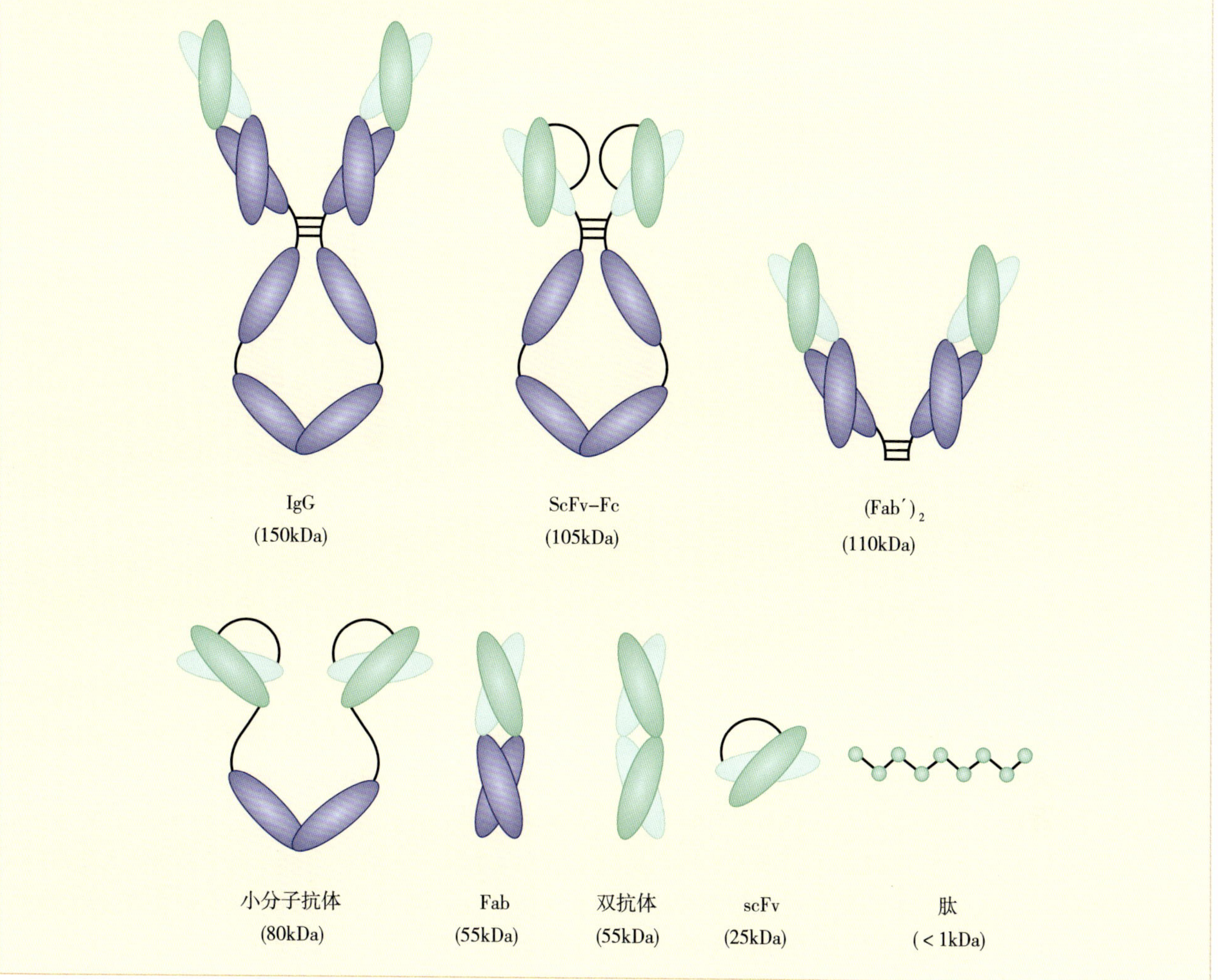

素及肿瘤坏死因子是免疫反应的中心环节，免疫反应的特性由释放的细胞因子决定。由抗原提呈细胞释放不同的细胞因子（在 IL-2 的参与下）使初始 T 细胞（一种刚与抗原接触过的淋巴母细胞）活化并分化为一种或多种 T 细胞亚群（参见图 7-2）。在与抗原的初始固有免疫反应期间，巨噬细胞或树突状细胞分泌 IL-12，使 Th1 细胞分泌 IFN-γ。Th1 细胞参与迟发型超敏反应及肉芽肿性组织损伤（参见第 9 章）。这是通过活化巨噬细胞及 NK 细胞，释放活性氧及氮中间产物（自由基）来完成的。

$CD4^+$ Th1 细胞还激活 CD8 细胞毒性 T 细胞（通过释放 IL2）并诱导 Treg 细胞。相反，$CD4^+$ Th2 细胞释放细胞因子，诱导 B 细胞产生抗体并激活嗜酸性粒细胞，即过敏相关组织损伤中的效应细胞。Th2 细胞诱导的 IgE 强烈趋向与肥大细胞结合，从而引起急性超敏反应。在肠壁等黏膜组织中，Th2 细胞产生的细胞因子促进 IgA 防御黏膜抗原的生成。$CD4^+$ Th1 细胞还通过释放 IL-2 来激活 CD8 细胞毒性 T 细胞，并诱导 Treg 细胞。相比之下，$CD4^+$ Th2 细胞释放细胞因子，这些细胞因子诱导 B 细胞产生抗体并激活嗜酸性粒细胞，其是与过敏相关的组织损伤中的效应细胞。Th2 诱导的 IgE 紧密结合到肥大细胞上，这些细胞会引起即发性超敏反应。在如肠道黏膜这样的黏膜组织中，Th2 产生的细胞因子促进 IgA 的产生，以防御黏膜抗原。

Th1 及 Th2 细胞反应有相当多的调节机制，如 IL-1、IL-2 及 IL-4 可直接激活巨噬细胞，而 IFN-γ 参

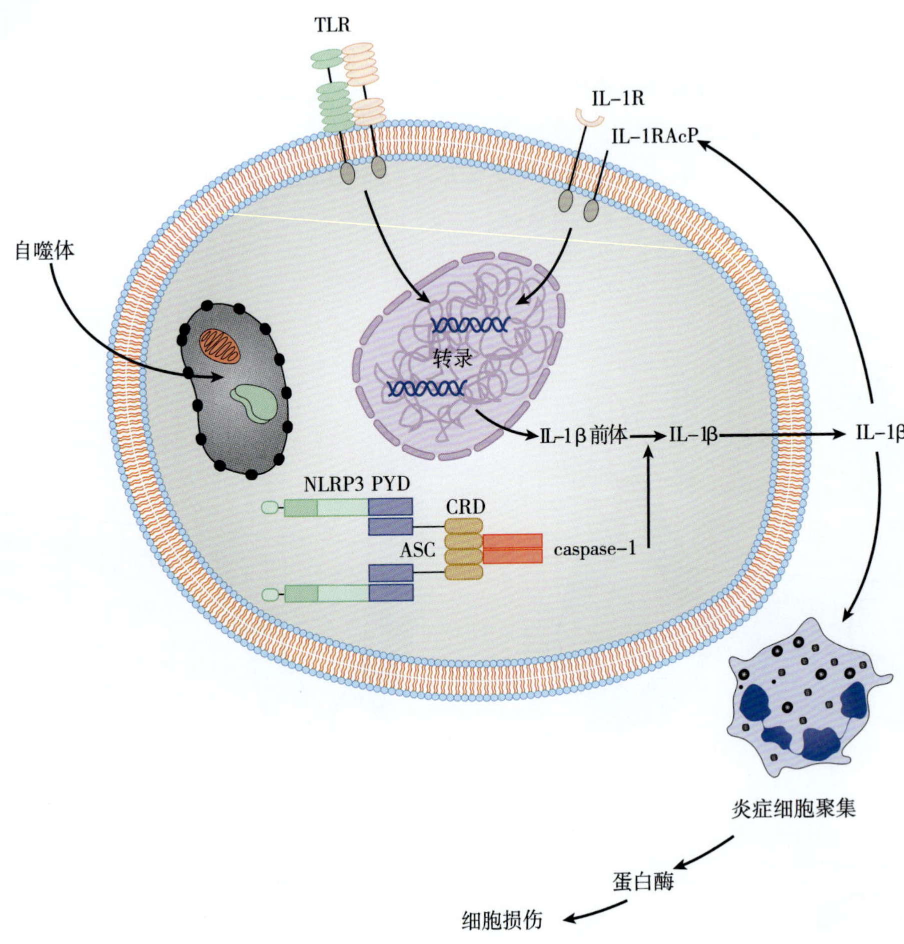

图 7-11 IL-1β 的转录过程涉及 PRR（如 Toll 受体）的活化或借助 IL-1 受体本身激活，导致炎症小体活化及 caspase-1 产生，从而使 IL-1β 前体转变为 IL-1β。这种自噬作用调节炎症活化及 IL-1 的产生（引自 van de Veerdonk & Netea，2013）

与 $IgG_{2\alpha}$（唯一受此细胞因子调控的免疫球蛋白）的产生。相反在 TGF-β 的作用下，初始 T 细胞激活产生 Treg 细胞进而抑制免疫反应。而在 IL-6 与 TGF-β 同时存在时，具有强促炎作用的 Th17 细胞在抗原提呈细胞产生的 IL-23 作用下得以分化（参见图 7-2）。许多种组织细胞均可产生 IL-6，包括眼部的细胞如 RPE 细胞，特别是在应激状态下。

3. *参与淋巴髓样细胞成熟的细胞因子* 骨髓是免疫防御系统的大本营。一些细胞因子参与骨髓中干细胞前体细胞向淋巴髓样细胞的生长与成熟。这些因子包括集落刺激因子、粒细胞集落刺激因子（G-CSF）、巨噬细胞集落刺激因子（M-CSF）及粒细胞 - 巨噬细胞集落刺激因子（GM-CSF）。同时，其他一些具有多重作用的细胞因子，如 TNF-α 和 IL-1 在这些细胞的成熟中也发挥重要作用。

4. *细胞因子受体及细胞因子受体拮抗剂* T 细胞活化是抗原特异性的，而细胞因子的释放并非如此。但是，细胞因子的靶细胞需要有与细胞因子相应的受体从而产生反应（图 7-12）。同时这些靶细胞还需要信号转导机制来调节其所产生的反应。

细胞因子利用一种细胞质蛋白 NF-κB 参与的共同信号转导机制，调控基因编码细胞因子受体及其他一些参与急性炎症反应的基因。细胞因子激活细胞后，NF-κB 由其抑制剂（IκB）释放并进入细胞核，与转录因子 p65/p50 结合，从而启动基因转录及相应功能的改变。

细胞因子释放后并非完全自由地发挥作用而不受控制。细胞因子受体拮抗剂已得到广泛认识，典型代表即 IL-1Ra。这种蛋白质与 IL-1 具有天然的竞争性，与 IL-1 受体结合但不参与信号转导。这种竞争性抑制作用非常重要，因为 IL-1 的大量产生及反应失控将产生类似急性期反应的严重不良反应。IL-1Ra 可识别 T 细胞及 B 细胞上的 IL-1 受体。IL-1 还可与诱饵受体 IL-1R Ⅱ 结合，但不能继而转导信号。有些细胞因子在炎症中可以比其他细胞因子发挥更大的作用。

通过对自身免疫炎症性疾病患者的治疗认识到，某些细胞因子在炎症中扮演主要的角色。例如，通过选择性地阻断 TNF-α，可使葡萄膜炎致盲的患者及风湿性关节炎致跛患者在功能上得到明显的恢复。其他一些细胞因子在疾病中发挥重要作用，如 IL-1（及其家族成

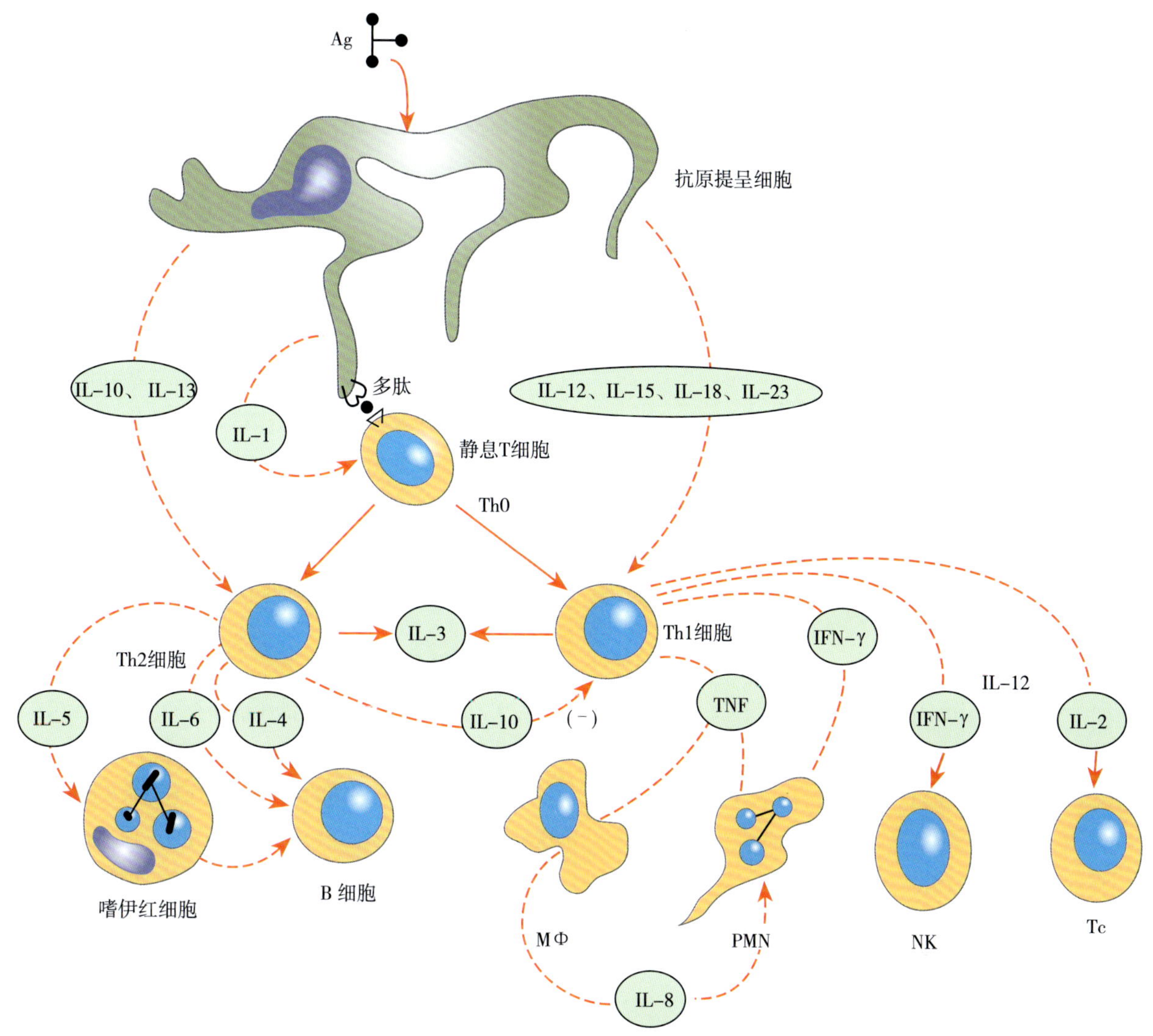

图 7-12 免疫反应产生的细胞因子网络

Ag. 抗原；IL-1. 白介素 -1；IFN. 干扰素；MΦ. 巨噬细胞；NK. 自然杀伤细胞；PMN. 多形核白细胞； Tc. 细胞毒性 T 细胞；TNF. 肿瘤坏死因子；●. 肽（图片由 A. Abbas 提供）

员）几乎参与所有形式的炎症反应，而 IL-2 对发挥 T 细胞功能非常重要。效应 T 细胞可自行产生 IL-2，但对于控制炎症反应所必需的 Treg 细胞，则不能自行合成 IL-2，而依赖于效应 T 细胞等其他细胞产生的 IL-2（因此效应 T 细胞启动了它的自身调节）。

TGF-β 也是调节 T 细胞分化的主要因子之一（图 7-2），并且广泛参与细胞生物学活动，如纤维化及血管生成。TGF-β 可能作为免疫调节的默认介质，但需要从潜伏状态转化为活跃状态。有趣的是，它在房水中以活跃形式持续存在。

5. 细胞因子有多少种　细胞因子包括几乎所有分泌的短程作用小蛋白质，并且几乎每个细胞均可产生。此外，它们还具有多效性，即能够作用于许多细胞类型。如前所述，包括干扰素、生长因子和白介素。它们与激素不同，激素由特定细胞释放，进入血流并作用于特定靶器官。

6. 趋化因子及其受体　能特异地诱导白细胞向炎症部位迁移的细胞因子称为趋化因子，包含某些白介素及具有其他功能的细胞因子。趋化因子是小分子肽（通常 8 ～ 15kDa），根据半胱氨酸残基的特殊氨基酸序列分为两大亚群，即—C—C—趋化因子与—C—X—C—趋化因子，后者包括一个插入的非半胱氨酸残基。然而许多趋化因子在现行命名法产生之前即已被发现，在许多情况下旧有命名仍在沿用（表 7-5）。有些趋化因子不属于上述两大亚群，仅含有一个 C 残基或额外插入了氨基酸，但这些趋化因子并不常见。

表 7-5 趋化因子及其受体的命名

化学因子	旧称	受体
CXC 家族	α 家族	
CXCL1	Groα	CXCR2
CXCL2	Groβ	CXCR2
CXCL5	ENA-78	CXCR2
CXCL8	IL-8	CXCR1、CXCR2
CXCL9	HuMIG	CXCR3
CXCL10	IP-10	CXCR3
CXCL11	ITAC	CXCR3
CXCL12	SDF-1	CXCR4
CXCL16	SR-PSOX	CXCR6
CX3CL1	fractalkine	CX3CR1
CC 家族	β 家族	
CCL2	MCP-1	CCR2
CCL3	MIP-1α	CCR1、CCR5
CCL4	MIP-1β	CCR5
CCL5	RANTES	CCR1、CCR3、CCR5
CCL7	MCP-3	CCR1、CCR2
CCL19	ELC	CCR7
CCL21	SLC	CCR7
CCL28	MEC	CCR10

引自 Lalor et al.，2007。

调节炎症细胞向炎症部位迁移的过程，取决于释放入组织的趋化因子及表达于不同细胞上的特异性趋化因子受体。该系统相当庞杂，即便如此，特定趋化因子及其受体的活化对特定白细胞的募集仍可发挥时序性调节作用。当组织损伤和接触抗原时，组织细胞释放趋化因子，其由于分子量低，易于渗透及弥散进入血管及淋巴管，白细胞可快速到达炎症部位或淋巴结即 T 细胞活化部位。例如，IL-8（CXCL8）通过受体 CXCR1 特异性地吸引中性粒细胞，而 CCL19 及 CCL21 通过 CCR7 吸引 T 细胞及树突状细胞。此外，还有一些其他受体和趋化因子结合，发挥类似“诱饵”受体的作用，与趋化因子结合但不转导信号，从而抑制细胞迁移。有 5 种这样的“诱饵”受体，包括 D6 和 DARC（图 7-13），现在称为非典型趋化因子受体（ACKR1 ～ ACKR5），它们的功能似乎是在免疫反应期间微调白细胞迁移。

三、补体

补体这个术语原用于描述抗体介导的溶菌作用所需要的血清活性，但当温度达到 56℃时这种活性消失。抗体本身耐热并仍保持与细菌的结合能力但不能杀灭细菌，因此，这种活性被视为抗体介导细胞毒作用的一种“补充”。

1. 补体及其活化 补体是血清的一种特性成分，由一系列酶原级联活化的血浆蛋白产生（酶原是需经其他酶

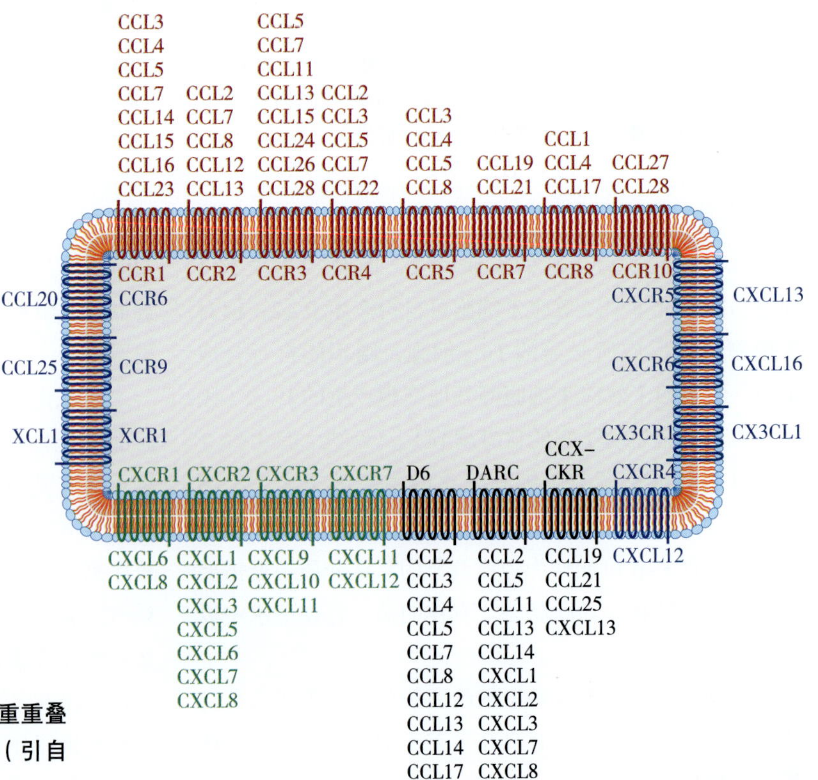

图 7-13 趋化因子与趋化因子受体通过多重重叠结合，并可能有庞杂的受体配体相互作用（引自 Lazennec & Richmond, 2010）

活化的一种酶，而激活酶原的酶已通过蛋白裂解得到活化，这一级联活化反应见于激肽形成、凝血及光传导过程）。

补体是固有免疫的主要组成部分，即对病原攻击的最初反应有补体参与，从这点看可以将补体视为可溶的PRR，与TLR等膜结合模式识别受体相反。有两种酶级联反应，一种经抗体与抗原结合启动，即经典途径；另一种直接由细菌表面启动，即替代途径（知识关联7-6）。而在这一层面，固有免疫与获得性免疫也截然不同，经典补体途径是体液免疫的主要效应机制（见上文）。

还有第三种补体活化途径。这一途径有一类被称为外源凝集素的分子家族参与［外源凝集素是一类既非抗体也非酶类的糖类结合蛋白，与选择素黏附分子类似（见上文）］。外源凝集素中含有胶原样结构的称为胶原凝集素，这类分子在抵御微生物的固有免疫机制中发挥重要作用。胶原凝集素与C1q结合的受体相同（见下文），因此能够活化经典途径。参与此途径的一种主要的外源凝集素为甘露聚糖结合凝集素（MBL），可与丝氨酸蛋白酶MASP-1及MASP-2结合。这两种酶分别负责裂解C4及C2。

2. 补体的作用　①通过释放起趋化因子作用的某些肽类，启动急性炎症反应并诱导血管扩张，增加血管通透性（过敏毒素）；②通过在细胞表面的聚合反应形成细胞膜孔，参与抗体依赖的溶细胞作用；③溶解并清除循环中的免疫复合物；④通过介导吞噬作用发挥调理素样作用。

补体蛋白在正常循环中处于非活化状态，并通过繁杂的抑制剂系统保持这种状态，该系统不仅抑制各种酶系统的活化，还限制其活化后的反应。

补体途径的中心环节是C3到C5的转化，前者通过C3转化酶活化，后者通过与C3b结合活化C5转化酶，继而引起一系列补体蛋白的叠加并形成攻膜复合物（MAC）来完成。补体蛋白在肝及单核吞噬细胞内合成。实体组织细胞也局部合成一些补体蛋白，如在视网膜中，由视网膜色素上皮细胞合成。

3. 经典补体级联反应　C1的活化是通过与IgM及IgG结合诱发的，但免疫球蛋白只有与抗原结合形成免疫复合物时才能实现。游离的免疫球蛋白不能激活补体；结合发生在IgM的CH3部位或IgG的CH2部位，并且需要至少2个免疫球蛋白分子。因此，五聚体的单个IgM分子能够固定补体，而IgG则需要多个聚集在一起才能发挥同样的作用。另外，细胞表面的IgG也可发挥同样的作用。IgM被称为补体固定抗体，正是这种抗体，作为固有免疫的一部分，在针对病原的起始反应中发挥主要作用。

C1可通过非抗体依赖途径活化，包括与反转录病毒、支原体，甚至是DNA及肝素等接触。推测上述结合通过电荷的非特异性方式发挥作用。重要的是，急性期蛋白，包括C反应蛋白（CRP）及血清淀粉样蛋白（SAP）也可非特异性地与补体结合。C1由3个分子构成：C1q、C1r及C1s。C1q是包含三螺旋结构的胶原样分子，C1r及C1s是丝氨酸蛋白酶。6个或更多的C1q分子与C1r及C1s构成四聚体复合物（图7-14）。

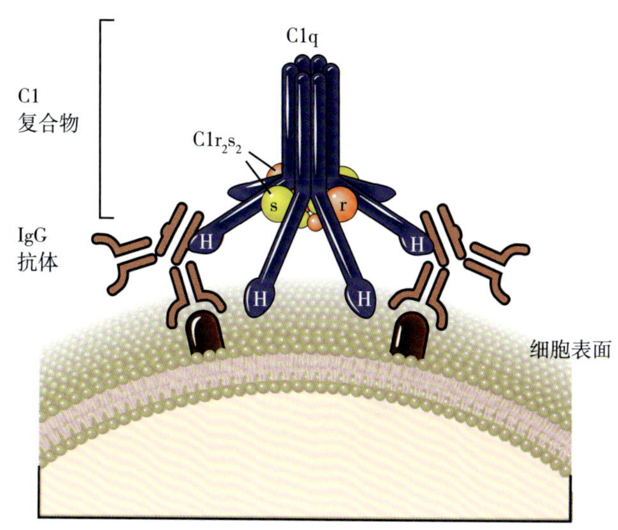

图7-14　由6个或更多的C1q分子与C1r及C1s构成四聚体C1复合物示意图（引自Abbas, A.K. Cellular and Molecular immunology, 7th Edition. Elsevier，2012）

当2个或更多C1q的球状头端与IgM或细胞表面IgG结合时，C1r裂解为$C1r^-$，继而将C1s裂解为$C1s^-$，并使C4活化为C2，经过部分蛋白水解及结合形成$C4b2a^-$。C4b因其含有一个内硫酯键而不稳定，通过与一个水分子结合迅速失活并形成iC4b。而如果C4b在形成时与细胞膜紧密结合，可与细胞表面形成共价键而保持活化状态。相反，C2是单链分子，在Mg^{2+}存在时与细胞表面C4a结合。C2通过$C1s^-$诱导的部分蛋白水解作用产生了C2b，C2a与C4b结合。

$C4b2a^-$复合体具有C3转化酶活性。C4b成分可结合到C3分子上，使C2a与C3紧密接触，并将其裂解为C3a和C3b。C3是195kDa的αβ异源二聚体，并含有一个与C4相似的内硫酯键。

经部分裂解后C3b不稳定并转化为iC3b而迅速失活。然而，当其与细胞膜接触时，C3b与C4b2a共价结合形成$C4b2a3b^-$，即C5转化酶（见下文）。

C3a、C4a及C5a是小分子的正离子肽，也称为过敏毒素，与嗜碱性粒细胞及肥大细胞的特异性受体结合。

C3 裂解产物通过与生发中心的滤泡树突状细胞（FDC）的相互作用，对抗体产生发挥作用。

4. 替代途径　由低水平的 C3b 触发。C3b 在体内由蛋白水解作用及 C3（H_2O）自发产生，C3（H_2O）也是由 C3 经自发水解作用产生的。在正常细胞上，C3b 经固有调节机制迅速失活为 iC3b（见下文），但在外来病原表面，C3b 可保持活化状态。C3b 与细胞表面的 B 因子结合，被 D 因子（一种丝氨酸蛋白酶）转化为 C3bBb。C3bBb 具有 C3 转化酶活性，但需另一种蛋白即备解素才能使其免于被分解。

C3b 在细菌等外来病原表面沉积可诱发产生更多的 C3b，即正反馈放大环路，有助于快速清除外源病原。C3bBb结合形成C3bBb3b，这是C5转化酶的一种替代形式。

5. 胶原凝集素活化补体　胶原凝集素包含一些特征性的蛋白，如黏合素及 MBL，可直接与细胞表面的 C1q 受体结合，启动 C4 介导的红细胞溶解等。MBL 在没有 C1q 的情况下可直接活化 $C1r_2C1s_2$ 四聚体。其活化过程可能与丝氨酸蛋白酶有关（MBP 相关丝氨酸蛋白酶或 MASP，见上文）。胶原凝集素也具有直接调理素活性（见下文，黄斑变性）。

6. 细胞内补体活化　静息 T 细胞还可导致组织蛋白酶 L 诱导的 C3 转化酶组装，将 C3 裂解为 C3a 和 C3b。组织蛋白酶 L 位于 T 细胞的 ER 和 ER 衍生的分泌囊泡中。当细胞被激活时，这种“补品”C3 转化酶活性会增加。有学者认为，细胞内 C′ 的持续低水平激活可维持细胞稳态，并可能适用于包括骨髓细胞和非骨髓细胞在内的多种细胞类型。

7. 细胞溶解作用和攻膜复合物　攻膜复合物（MAC）由一系列补体蛋白插入双脂质层形成，可能是复合物中的某些蛋白具有亲脂性核心。C5 在细胞膜上与 C5 转化酶松散结合，将其裂解为 C5a 和 C5b，前者扩散离开，后者与 C6 结合，然后与 C7 结合形成复合物。C5、C6、C7 复合物具有高度亲脂性并嵌入细胞膜。αβγ 三聚体作为 C8 的受体，其 γ 链也具有亲脂性并以相似方式插入双脂质层。C5b、C6、C7、C8 复合物的细胞溶解作用较弱，与 C9 结合后则作用明显增强，C9 是一种血清蛋白，每个 C5 ～ 9 复合物与 12 ～ 15 个 C9 分子结合形成 MAC，从而在细胞膜上形成孔，类似于细胞毒性 T 细胞及 NK 细胞的穿孔素形成的孔。这种孔使小的离子能渗入细胞，而蛋白质不能通过，从而推测细胞死亡是由渗透压作用导致的。并且，大量 Ca^{2+} 内流也可能对细胞产生毒性。通过冷冻电子显微镜（图 7-15）可以看到，MAC 的结构非常灵活。MAC 对细菌的杀伤作用不如对哺乳动物细胞有效，并且需要 C5 转化酶作为 MAC 的一部分保持在表面结合状态，即 MAC 需要在细菌表面局部组装。

MAC 对细胞的作用具有剂量依赖性。亚致死量的 MAC 可能“活化”细胞并对再次攻击产生保护反应，甚至可诱导细胞增殖。此外，MAC 可导致 NLRP3 和炎症小体的激活，导致 IL-1 和 IL-18 分泌，如果像脓毒症那样足够广泛，则会导致大规模上皮和内皮损伤并引起多器官衰竭。通过这种方式活化的基因称为 RGC，即补体反应基因，有些基因已有报道。

8. 补体活化的调节　补体活化是一种极强的细胞溶

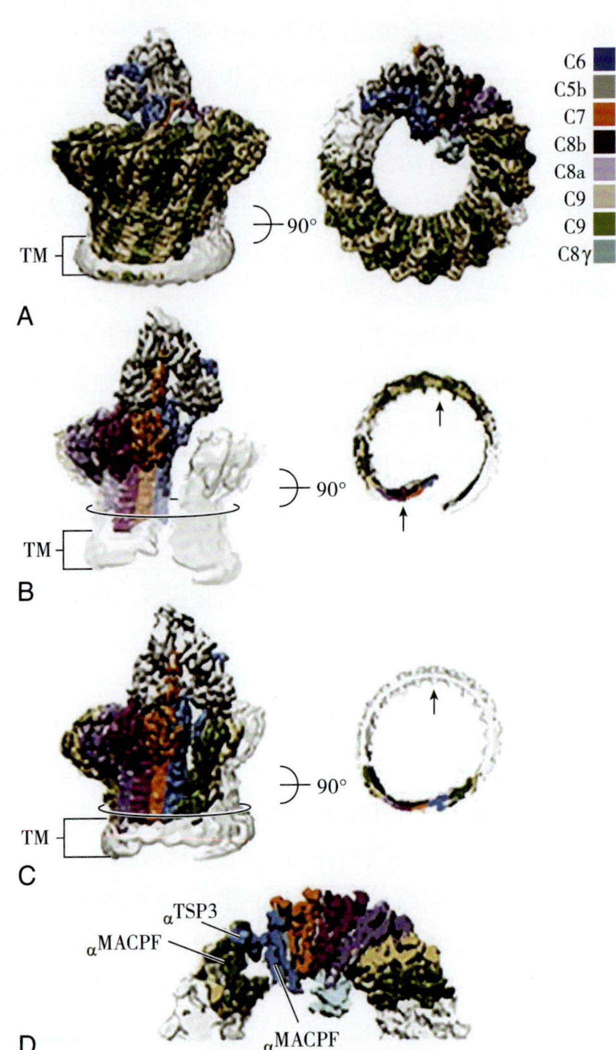

图 7-15　补体攻膜复合物（MAC）的冷冻电子显微镜（CryoEM）结构揭示了孔构象的灵活性

A. 开放构象的 CryoEM 密度图（灰色透明表面）与不对称、铰链和 C9 寡聚体区域的子体积重建（根据蛋白质组分着色）叠加。跨膜区域（TM）已标出。B. CryoEM 重建图旋转了 180° 。C. 封闭构象的 CryoEM 图（灰色透明表面）与 B 中相同方向的不对称区域的子体积重建（彩色密度）叠加。矩形表示右侧面板中显示的横截面。D. 通过核心 MACPF 结构域切割的 MAC 的封闭构象（引自 Menny et al.，2018）

解机制，在外来有机物侵入时可迅速活化，形成第一道防线。在记忆B细胞反应和抗体依赖的细胞毒性中作用极强，而且能迅速清除血液循环中潜在的毒性免疫复合物。但是，如果其被随机和失控地活化，则具有潜在的严重危害作用，因此有一些抑制机制来对该系统进行调控（知识关联7-6和知识关联7-7）。已经描述了几种新的补体抑制剂，包括细胞外基质蛋白核心蛋白聚糖（知识关联7-7）。

知识关联 7-7　抑制补体级联反应

补体级联反应的方案大纲如图所示。图中展示了新型补体抑制剂，如CSMD1、SUSD4和ECM蛋白可能作用的位点。

补体级联反应可以通过三种典型的途径触发（经典途径、凝集素途径和替代途径），这些途径都会导致C3和C5处理酶的组装，这些酶被称为“转化酶”。这些多蛋白复合物负责中心组分C3和C5的蛋白水解激活，并释放它们各自的生物活性片段C3a和C3b，以及C5a和C5b，最终形成溶解性MAC，破坏膜完整性（见正文）。

该级联反应受到几种抑制剂的严格调控，这些抑制剂可以是可溶性的或与细胞表面结合的。近年来，补体抑制剂家族已经扩展到包括含有补体控制蛋白（CCP）结构域的新蛋白及细胞外基质（ECM）的组分。

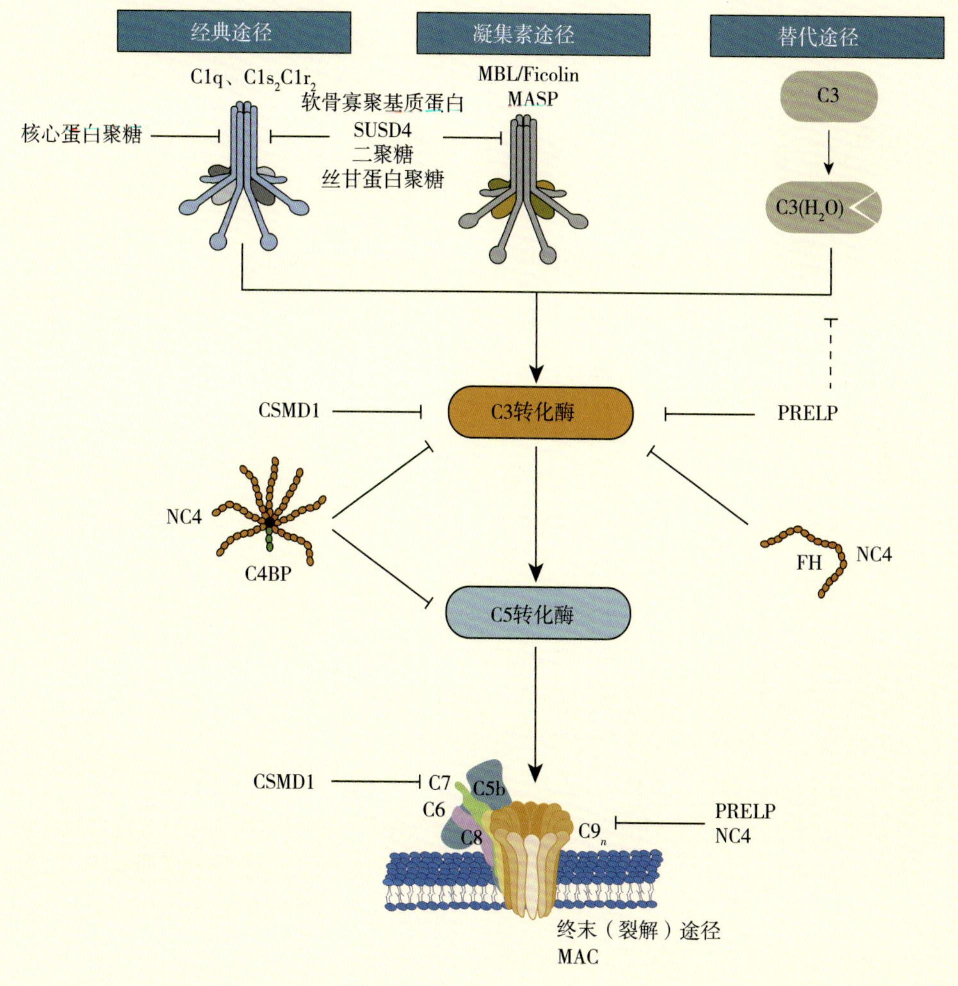

C4BP. C4b结合蛋白；CSMD. CUB和Sushi多结构域；FH. 因子H；NC4.N端非胶原区4；PRELP. 富含脯氨酸/精氨酸的末端亮氨酸丰富重复蛋白；SUSD. 含Sushi结构域

多种细胞可通过其细胞表面受体激活补体。此外，补体的一些生物效应是由补体活化的分解产物产生的。例如，C3a 和 C5a 具有趋化因子和过敏毒素的潜能，参与急性炎症的早期反应。过敏毒素通过补体受体直接作用于粒细胞、巨噬细胞和肥大细胞，使其脱颗粒并释放血管活性介质（表 7-6）。

表 7-6　C3 补体片段受体

受体	结构	配体	细胞分布	功能
1 型补体受体（CR1、CD35）	160～250kDa；多倍体 CCPR	C3b ＞ C4b ＞ iC3b	单核吞噬细胞、中性粒细胞、B 和 T 细胞、红细胞、嗜伊红细胞、fDC	吞噬作用 清除免疫复合物 作为共同因子分解 C3 转化酶以清除 C3b、C4b
2 型补体受体（CR2、CD21）	145kDa；多倍体 CCPR	C3d、C3dg ＞ iC3b	B 细胞、fDC、鼻咽上皮细胞	B 细胞活化协同受体 在生发中心捕获抗原 Epstein-Barr 病毒受体
3 型补体受体（CR3、Mac-1、CD11bCD18）	整合素、165kDa α 链和 95kDa β_2 链	iC3b、ICAM-1；也结合微生物	单核吞噬细胞、中性粒细胞、NK 细胞	吞噬作用 白细胞黏附于内皮细胞（通过细胞黏附分子 1）
4 型补体受体（CR4、p150、p95、CD11cCD18）	整合素、150kDa α 链和 95kDa β_2 链	iC3b	单核吞噬细胞、中性粒细胞、NK 细胞	吞噬作用 细胞黏附?

注：CCPR. 补体控制蛋白重复序列。

补体激活及其调节等酶系统不能孤立地发挥作用。例如，C1 抑制剂调节凝血的接触激活及纤溶系统中纤溶酶的产生。因此，C1q 与其他酶抑制剂（如 α2- 巨球蛋白和 α1- 抗胰蛋白酶）一起参与了一般性调节机制。

9. 补体活化通常不完全：对年龄相关性黄斑变性的启示　如知识关联 7-6 所示，补体活化级联反应有许多步骤，每一步骤都需要恰当的条件，过程中的许多中间产物不稳定，致使经常不能形成完整的 MAC，特别是通过胶原凝集素激活。此外这一过程在多个阶段可被一些天然或合成的抑制剂阻断（知识关联 7-7 和知识关联 7-8）。这些中间产物进而发生哪些变化呢？近年，研究认为补体部分活化有生理学作用，补体活化并非都对身体有害，有时甚至还有益。例如，部分活化的补体分子不一定引起靶细胞的溶解，而是包裹细胞促使其凋亡，继而凋亡细胞的碎片被巨噬细胞“安静”（非炎性）地清除。这一机制可能在定居巨噬细胞的正常稳态活动中以某种程度发生。这一清除过程可能确实发生在细胞少量更新极缓慢的部位，而清除该处的细胞碎片至关重要，如视网膜色素上皮。这种维持稳定状态的机制极易引起功能失常，如补体抑制蛋白，即补体因子 H 基因（*CFH-402His*）发生突变，与年龄相关性黄斑变性（AMD）的风险增加有关，且 CFH 的其他等位基因现已被证明具有对 AMD 的抵抗力。此外，还有其他 H 因子相关（CFHR）基因与 AMD 相关，并且 CFH（CFHL-1）剪接突变也与 AMD 相关。CFH 和 CFHL-1 与 Bruch 膜（BM）结合，这是它们发挥补体激活抑制作用的位点，通过结合 BM 中的 GAG 来实现，而 CFH 中的组氨酸残基被认为对此很重要。目前补体抑制剂（iC3b）疗法正在进行临床试验，以预防地干性 AMD。

因此，补体因子 H 监管补体级联反应的两个重要环节，即诱导中间前体 C3 和 C5。

相反，如补体活化缺陷，则可能无法有效清除病原微生物，对宿主产生持续性细胞损伤（图 7-16）。

四、组织损伤的细胞机制

多种细胞可引起细胞介导免疫反应中的组织损伤，包括巨噬细胞、细胞毒性 T 细胞及 NK 细胞。在急性炎症反应和抗体依赖的细胞毒作用中，巨噬细胞还参与清除细胞碎片。

1. 迟发型超敏反应是细胞介导免疫的标志　迟发型超敏反应是由 Th1 细胞介导的针对外源或自身抗原的反应，以在组织中形成肉芽肿为特征。细胞聚集在血管周围，有一个巨噬细胞中心核，外围区域包绕 T 细胞。含巨细胞（融合的巨噬细胞）和上皮样细胞的肉芽肿中心

a. 保护宿主细胞
b. 非炎症性清除发生变化的宿主细胞
c. 补体活化和清除感染性微生物
调节因子
调节因子
无调节因子
生理状态
外来物
病理状态
无或存在缺陷的调节因子
无或存在缺陷的调节因子
获得性调节因子
d. 调节因子异常作用致宿主细胞受损
e. 不能有效清除发生变化的细胞，导致病理改变
f. 病原体接受宿主调控并逃避补体攻击

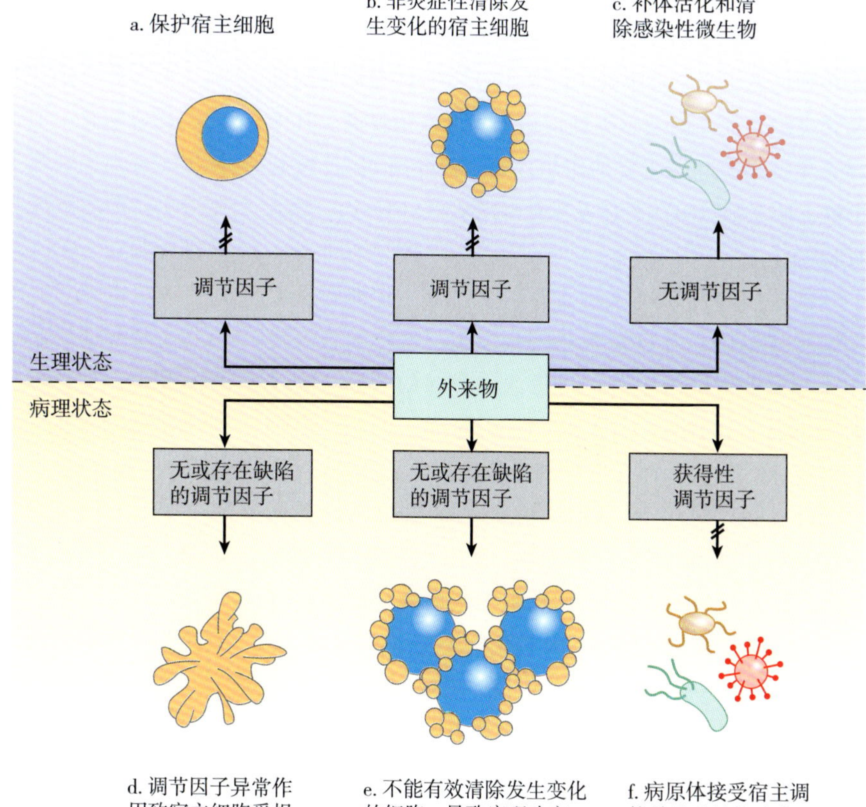

图 7–16　补体对机体来说是双刃剑。它可以发挥有益作用，如图上部分所示，保护宿主细胞（a），清除衰老和濒死的细胞（b）或清除感染性微生物（c）。如果这些机制出现错误，健康细胞可受损（d），死亡细胞的碎片可聚集并引起炎症（e），病原体可利用补体逃避免疫系统（f）。在眼球中，机制（d）可能通过产生基因编码错误的补体蛋白，如补体因子 H，参与 AMD 致病（引自 Zipfel & Skerka, 2009）

知识关联 7–8　固有免疫中有关补体及胶原凝集素的一些新观点

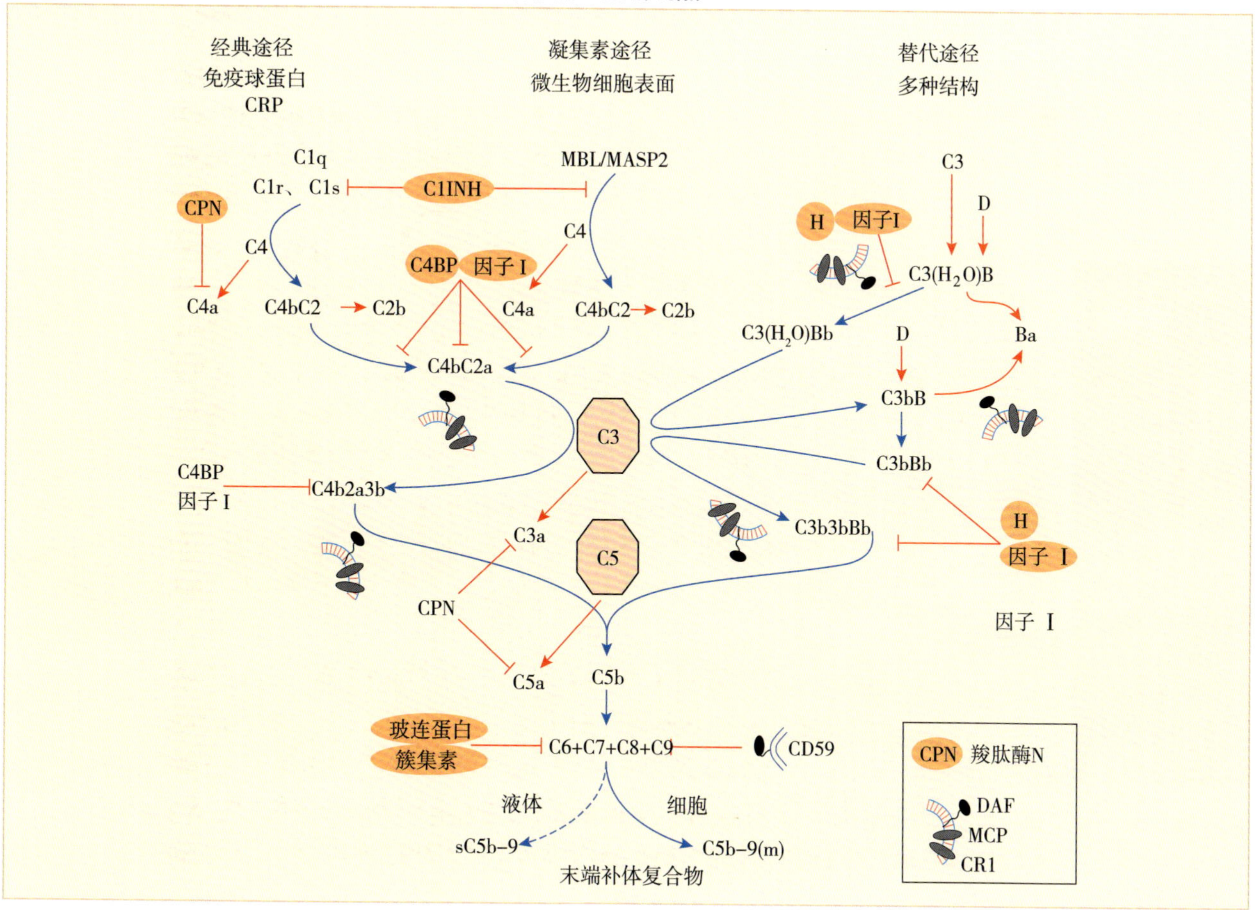

经典途径
免疫球蛋白
CRP
凝集素途径
微生物细胞表面
替代途径
多种结构
C1q
C1r、C1s
C1INH
MBL/MASP2
C3
D
CPN
H
因子I
C4
C4
C4BP
因子 I
C3(H2O)B
C4a
C4bC2
C2b
C4a
C4bC2
C2b
C3(H2O)Bb
D
Ba
C4bC2a
C3bB
C3
C3bBb
C4BP
因子 I
C4b2a3b
H
C3a
C5
C3b3bBb
因子 I
CPN
因子 I
C5a
C5b
玻连蛋白
簇集素
C6+C7+C8+C9
CD59
CPN 羧肽酶N
DAF
MCP
CR1
液体
细胞
sC5b–9
C5b–9(m)
末端补体复合物

可有纤维素样坏死物质。这种病灶是分枝杆菌引起的典型反应，也见于结节病等尚未阐明的疾病。相似的微小肉芽肿也见于交感性眼炎（图 7-17）和一些慢性后部葡萄膜炎综合征，以及感染性疾病如病毒性角膜炎。其中固有免疫系统起着重要的作用，如分枝杆菌 *N*- 乙酰胞壁酰二肽激活 NOD2 受体及单纯疱疹病毒（HSV）激活 TLR9。

这些肉芽肿含有多种类型的 T 细胞、B 细胞及巨噬细胞样细胞，并且富含树突状细胞。这些细胞聚集在一起可能形成淋巴外的淋巴滤泡样结构［被称为三级淋巴器官（TLO）］，进行活跃的抗原提呈。当抗原被清除后，这些肉芽肿也随之消退。

2. 炎性（M1）巨噬细胞引起组织损伤，替代活化性（M2）巨噬细胞更倾向促进愈合　巨噬细胞通过释放反应性的中间代谢产物及组织蛋白酶引起组织损伤，并高水平表达黏附分子及趋化因子受体如 CCR5 和 CCR2，并由循环中的单核细胞不断补充。然而并非所有巨噬细胞都表现如此。在静息状态下，在有些组织中，固有巨噬细胞具有免疫调节作用（如肺组织中的肺泡细胞）。在包括视网膜的中枢神经系统组织中，存在特化的组织固有巨噬细胞（小胶质细胞）（参见第 1 章）。这些细胞在炎症期间表达 MHC Ⅱ型抗原，仍更倾向于维持组织稳态。这些细胞还表达甘露糖受体、精氨酸酶及趋化因子（fractalkine）受体（Cx3CR1）。巨噬细胞也可以在寄生虫感染中发生活化，并受到 IL-3、IL-5 及 IL-13 调控，促成以嗜酸性粒细胞为主的反应。这种情况下更易发生纤维化，而非伴有血管生成。

3. 细胞毒性 T 细胞和 NK 细胞是否通过细胞膜打孔方式损伤细胞　细胞毒性 T 细胞通过许多步骤产生杀伤作用。首先识别并与靶细胞结合（受感染细胞或突变细胞等），随后破坏其细胞膜。这种损伤是致命性的，导致细胞凋亡、DNA 碎裂及细胞溶解，而后细胞毒性 T 细胞再去攻击另一个靶细胞。

上述对细胞膜的损伤作用与 MAC（见上文）的作用方式相似，即在细胞膜上形成孔洞。然而，细胞毒性 T 细胞是通过穿孔素完成的，穿孔素由抗原活化的细胞毒性 T 细胞溶酶体释放而来，聚集在靶细胞膜上形成渗漏孔（图 7-18）。穿孔素的释放与颗粒蛋白聚糖及丝氨酸蛋白酶（颗粒蛋白酶）有关，后两者可能也参与细胞溶解作用。然而，细胞死亡并非自动由渗透溶解所致。在细胞溶解之前，已经出现凋亡基因活化诱导的 DNA 断裂，通过 caspase-3 和 caspase-7 产生细胞杀伤作用。因此，MAC 介导的溶细胞作用与细胞毒性 T 细胞 /NK 细胞的细胞杀伤作用有重要的区别。

T 细胞的细胞毒作用还有其他机制，$CD8^+$ T 细胞在 CD1 存在的情况下可以识别非肽类（脂类等）抗原。借此 $CD8^+$ T 细胞可以直接识别含有细菌的细胞，细菌的脂质可诱导溶粒素（granulysin）的释放，可直接杀死细胞内的细菌。

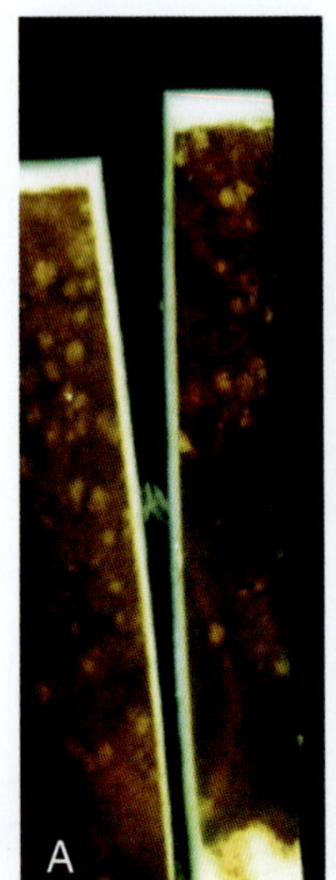

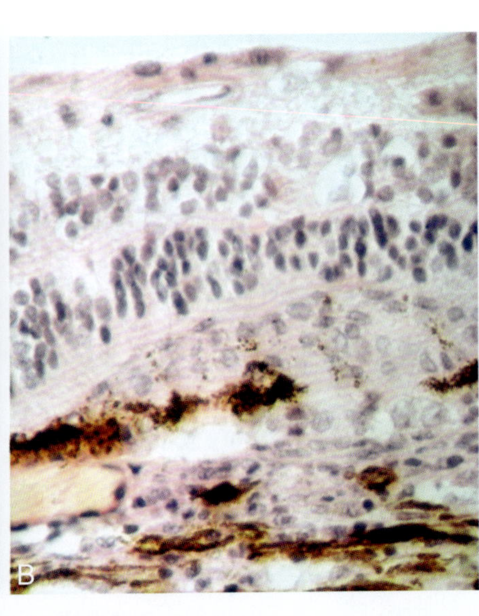

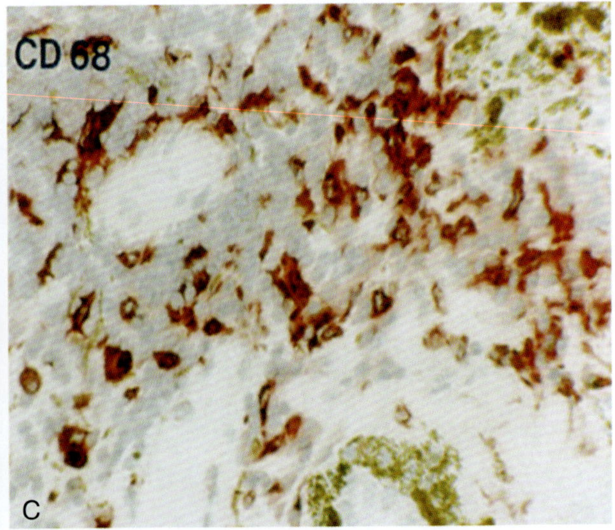

图 7-17　A. 一例交感性眼炎病例肉眼下所见 Dalen-Fuchs 肉芽肿病灶呈白色“赘生物”外观；B. 显微镜下示 Dalen-Fuchs 肉芽肿；C. 免疫组化染色显示围绕阻塞血管的肉芽肿病变中有活化的髓样细胞（$CD68^+$）（图片由 W.R. Lee 教授提供）

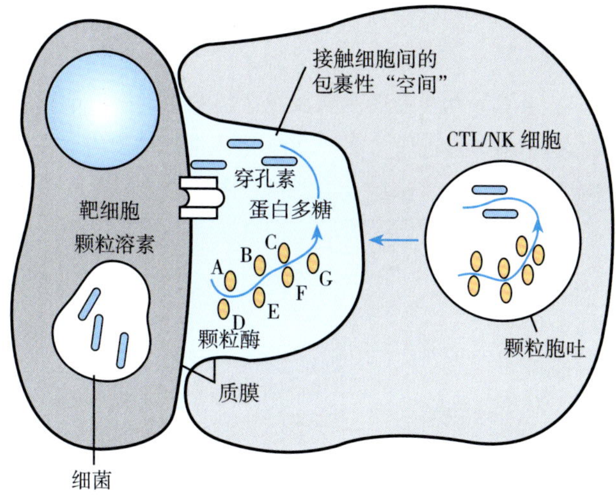

图 7-18　穿孔素的杀伤作用

第七节　免疫系统的结构

免疫系统为细胞提供可以自由通过机体组织和器官的结构，由此这些细胞可随时准备防御外来病原体。免疫细胞具有高度机动性，通常其处于静息状态并游走进出淋巴器官，需要时可随时活化。

中心化的抗原识别机制为快速反应提供了最有效方式，这是因为细胞活化的所有必需条件可以集中于同一部位，主要位于淋巴器官［初级淋巴器官及次级淋巴器官（SLO）］。有些细胞向中心淋巴组织传递机体防御受损的信息（特别是树突状细胞及其他 APC），而效应细胞（T 细胞及 B 细胞）负责清除侵入体内的病原体（或是调控炎症巨噬细胞等其他细胞来完成这个任务），恢复组织内的稳态环境。细胞在组织与淋巴器官之间来回穿梭，需要循环中的白细胞及每种组织血管内皮细胞上的特殊受体（趋化因子及黏附分子受体）。

在缺乏正常淋巴组织的部位（如脑和眼）及抗原持续存在导致慢性炎症反应的部位（常见于肝和肺），可建立局部抗原提呈的三级前哨结构。肉芽肿作为组织中慢性炎症的标志性病变，通常位于小血管旁，代表了一种淋巴细胞聚集的类型，形成抗原加工与提呈的“工厂”，而真正的三级淋巴器官（TLO）包含散在的 T 细胞和 B 细胞域，具有淋巴及血液循环，也可在持续的慢性炎症部位形成。

一、淋巴器官的功能解剖

在早期发育期间，淋巴髓样细胞的主要来源首先是卵黄囊，然后是胎儿肝脏。随着胎儿的成熟，骨髓及胸腺（初级淋巴器官）接管了这些功能。追本溯源，在成人中它们均来源于骨髓干细胞。干细胞没有特殊功能，其存在的证据主要基于细胞分化，且通常在体外细胞培养中发现。造血干细胞缺乏细胞系标志物（如它们是 Lin^-），产生共同的髓系祖细胞及淋巴祖细胞。这些细胞可被诱导产生 T 细胞、B 细胞、NK/NK-T 细胞（通过 IL-7）或髓样细胞［巨噬细胞/树突状细胞/中性粒细胞（M-CSF、GM-CSF、G-CSF）］。B 细胞在周围/次级淋巴组织中成熟，特别是在派尔集合淋巴结（Peyer 斑）（小肠壁的淋巴组织结构）中。T 细胞前体细胞离开骨髓后，在胸腺中克隆，进行选择及细胞系分化，然后分布到 SLO。

1. *骨髓干细胞产生所有血细胞*　血细胞包括红细胞、血小板、粒细胞、单核细胞及树突状细胞，均在骨髓中产生，并直接进入血液循环。有时，如树突状细胞一样，它们作为晚期祖细胞被释放，并在外周组织中完成最终的分化。B 细胞也直接进入循环并在淋巴器官与血液之间循环。

骨髓是呈疏松海绵状的基质网，骨髓内细胞和局部的巨噬细胞一起释放各种生长因子（细胞因子，见上文），启动每种细胞类型的分化。IL-3、M-CSF、GM-CSF、G-CSF 都尤其重要。由基质骨髓细胞释放的 IL-1 及 IL-6 也参与 T 细胞的成熟，而 IL-7 促进 B 细胞发育。基质也是间充质干细胞的来源，间充质干细胞是可以产生几种但不是全部细胞类型的多能细胞（参见多能干细胞）。然而，尽管这些细胞正在被推广用于治疗包括 AMD 在内的多种眼部疾病，但它们的确切性质尚不清楚，其作用机制也不确定。基质骨髓细胞是机体存活所必需的。

2. *胸腺调节 T 细胞发育与成熟*　T 细胞前体细胞进入胸腺皮质（图 7-19）。在那里，皮质胸腺上皮细胞（cTEC 或滋养细胞）相互作用，胸腺上皮细胞将大量 T 细胞前体细胞包裹起来。在这一阶段，T 细胞尚未成熟，表达 Th 及 Tc 细胞的表面标志物（$CD3^+$、$CD4^+$ 和 $CD8^+$，即所谓的双阳性细胞）。

经过一段时间，T 细胞被 cTEC/滋养细胞释放，从胸腺皮质进入髓质，在此过程中其与巨噬细胞及树突状细胞接触。其间有许多 T 细胞死亡［克隆剔除和（或）凋亡］，但经选择存活的细胞继续分化并表达一种或另一种 T 细胞表面标志物（$CD4^+$ 或 $CD8^+$）。在髓质中 T 细胞成熟也需要与髓质胸腺上皮细胞（mTEC）及树突状细胞相接触，后两者高表达 MHC Ⅱ型抗原。T 细胞随后离开胸腺，进入血管到达淋巴结及脾。

cTEC 及 mTEC 来源于共同的 TEC 前体细胞，它们可能位于皮质和髓质交界处。mTEC 通过自身免疫调节基因（*AIRE*）在调节性 T 细胞（Treg 细胞）的产生及清除自身反应性 T 细胞中发挥重要作用。该基因的缺陷在人类可导致自身免疫性多内分泌腺病 - 念珠菌病 - 外胚层营养不良综合征的疾病（又称自身免疫性多腺体综合征，APECED），由于不能清除针对自身抗原 IRBP 的 T 细胞，这种疾病可表现为轻度的葡萄膜炎。胸腺髓质内有一些特征性的轮状体（Hassall 小体，图 7-19），可能是利用过的滋养细胞残余。在成人，胸腺发生退化，而 T 细胞在胸腺残余内或胸腺外继续成熟，可持续至成人阶段。

3. 淋巴结构造用于捕获抗原　组织中的淋巴细胞和 APC 通过输入淋巴管（图 7-20）进入淋巴结皮质，在那里将抗原提呈给 T 细胞及 B 细胞。淋巴结及脾生发中心

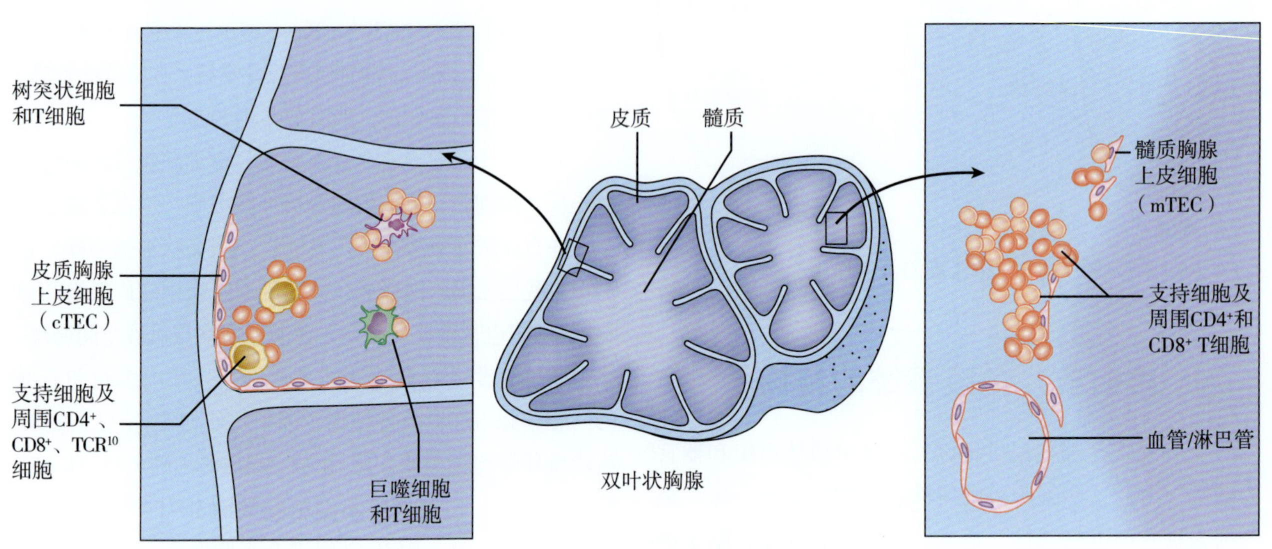

图 7-19　双叶状胸腺

中间示胸腺的皮质和髓质，左侧为皮质胸腺上皮细胞（cTEC）和髓质胸腺上皮细胞（mTEC）的细节图，右侧为更细节图示

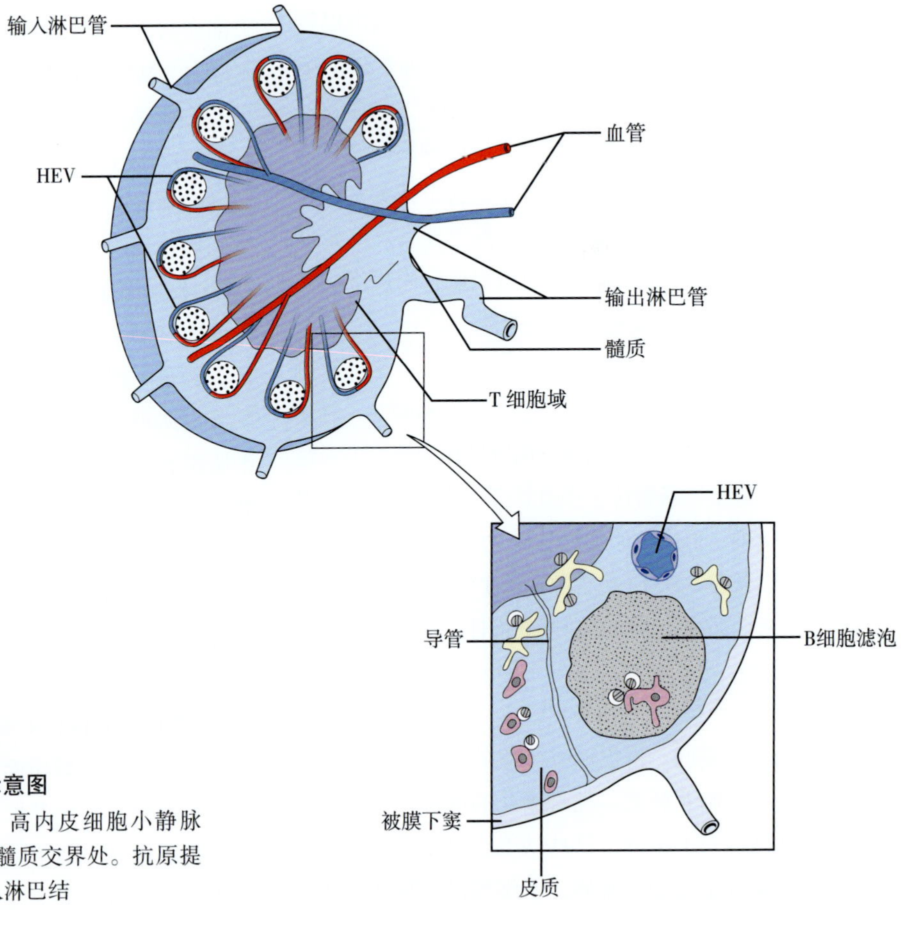

图 7-20　淋巴结示意图

皮质中 T 细胞域围绕 B 细胞滤泡；高内皮细胞小静脉（HEV）位于 T 细胞域中，多在与髓质交界处。抗原提呈细胞通过被膜下窦经淋巴导管进入淋巴结

内的滤泡树突状细胞（fDC）将抗原抗体复合物提呈给 B 细胞域中的 B 细胞，而经典树突状细胞（cDC）是将有抗原性的肽提呈给 T 细胞域的 T 细胞。cDC 有两种主要类型：一类是迁移性树突状细胞（$CD8\alpha^-$），可携带抗原到淋巴结；另一类是淋巴结固有 $CD8\alpha^+$ 树突状细胞，可收集输入淋巴管中的可溶性抗原或接收迁移性树突状细胞携带的抗原。眼（及脑）直接与颈部淋巴结连接。

近年研究显示淋巴结排列成链状，越接近的淋巴结越容易捕获可溶的细胞相关抗原，然后将其提呈给 T 细胞。T 细胞通过血管离开（流出）并回到含有目标抗原的炎症部位（如病毒感染的细胞）。初始 T 细胞（即未活化的 T 细胞）通过输出淋巴管离开淋巴结，进入下一级近中心的淋巴结，直至进入胸导管，重新进入血液循环开始下一轮迁移。

抗原以可溶形式或在迁移性 cDC 内经血管淋巴管盲端进入淋巴结。从组织迁移到初始外周淋巴结的 cDC 不会离开淋巴结，而是将抗原提呈给淋巴结 T 和 B 细胞。非活化的初始 T 细胞及 B 细胞在淋巴液及血液之间循环，而活化的 T 细胞则特异性地回到炎症部位。

4. 脾接受所有来源的抗原（淋巴及血液）　脾是一个重要的次级淋巴器官，能够捕获来自血液的红细胞和免疫细胞。血流与淋巴系统在胸导管处交汇并使再次循环的淋巴细胞进入循环。脾接收所有部位来源的携带抗原的 APC，包括已经通过所在区域淋巴结的 APC。例如，携带前房内抗原的 APC 通过小梁网及房水静脉（参见第 1 章），进入结膜静脉到达肺及脾。但是脾没有输入淋巴管，只能接收血流中大量初始而未活化的 T 细胞。脾脏巨噬细胞将老化的免疫细胞和红细胞从循环中清除，健康细胞重新循环。

脾的构造类似淋巴结，但增加了红髓（红细胞域）和静脉窦（图 7–21），脾内 T 细胞域与 B 细胞域是分开的，T 细胞域（白髓）广泛且聚集在小动脉周围［小动脉周围淋巴鞘（PALS）］，周围围绕巨噬细胞/树突状细胞（边缘区）。

5. 三级淋巴器官　TLO（见本章简介）发生在持续性慢性炎症部位，由淋巴组织诱导（LTi）细胞驱使形成，与初级及次级淋巴组织发育的情况类似。这些组织分泌淋巴毒素 β（LTβ），它是基质细胞分化所必需的，而基质细胞是淋巴器官发育所必需的。炎症过程中产生的 CXCL13 等趋化因子及 IL–17 等细胞因子，为淋巴管的进一步分化和 T 细胞与 B 细胞的分离提供了条件（图 7–22）。

二、黏膜免疫系统

外源性抗原与机体的初次接触发生在皮肤及黏膜的表面。皮肤为阻挡微生物的接触提供了一道有效的物理屏障，除非通过昆虫媒介或外伤直接穿过屏障。然而，黏膜更易被微生物破坏，因此，黏膜表面有大量淋巴组织聚集来处理新的抗原。其被称为黏膜相关淋巴组织（MALT），并在每个组织中具有一定的特征，如支气管相关淋巴组织（BALT）、肠相关淋巴组织（GALT）及结膜相关淋巴组织（CALT）。本质上这些组织都包含上皮内淋巴细胞、APC（特别是树突状细胞）及在黏膜各层聚集的淋巴组织。最好的例子是胃肠黏膜的 Peyer 斑及咽部的扁桃体。黏膜免疫系统通过归巢受体（“归巢素”，黏附分子）引导细胞向不同黏膜部位定向迁移形成区域特异性，类似于 TLO，这种特异性由固有淋巴样细胞（ILC）诱导，这类 T 细胞包括 LTi 细胞及分泌 IL–22 和 IL–17（可能）的 NK 样 ILC。在肠黏膜固有层富含 $CD4^+$ Th17 细胞及 $CD4^+$ Treg 细胞，这两种细胞在平衡宿主对共生菌与对病原菌的反应中发挥重要作用（知

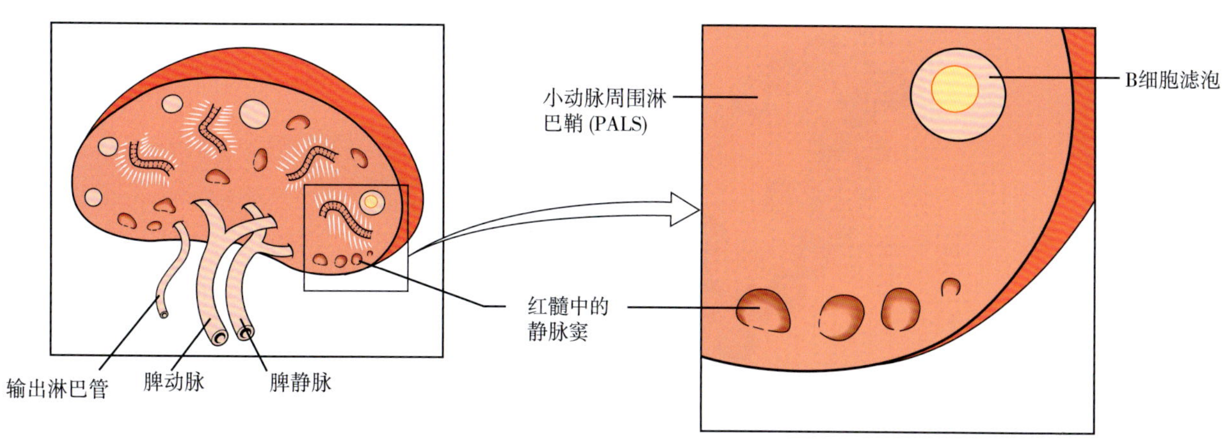

图 7–21　脾示意图

白髓内含有 T 细胞域，周围环绕 B 细胞滤泡；红髓紧邻髓质并有静脉窦，窦内有大量红细胞及巨噬细胞。脾内无输入淋巴管，细胞都是通过小动脉周围淋巴鞘附近的血流进入脾基质内，并通过输出淋巴管离开脾脏

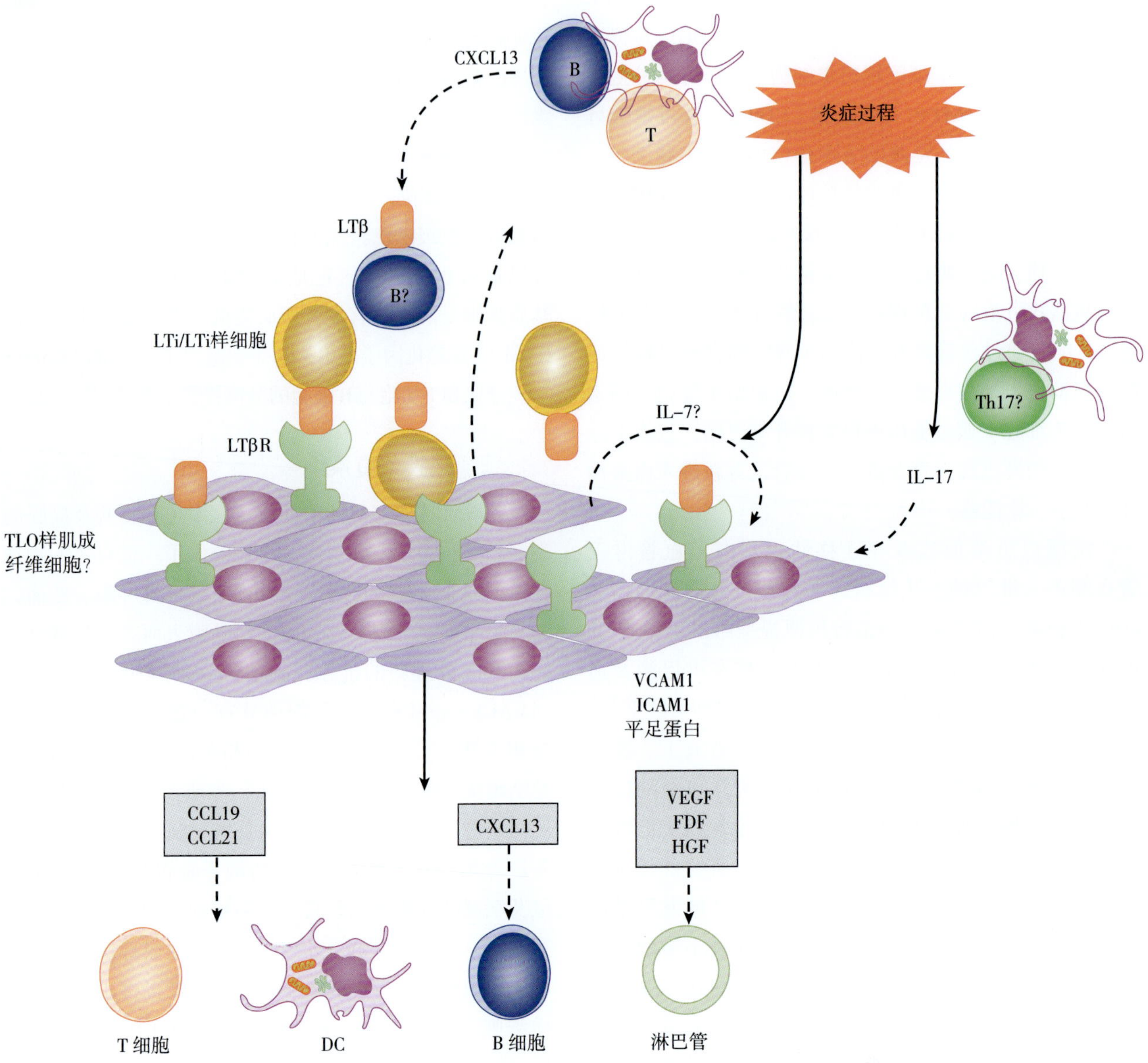

CXCL13
B
T
炎症过程
LTβ
B?
LTi/LTi样细胞
LTβR
IL-7?
Th17?
IL-17
TLO样肌成
纤维细胞?
VCAM1
ICAM1
平足蛋白
CCL19
CCL21
CXCL13
VEGF
FDF
HGF
T 细胞
DC
B 细胞
淋巴管

A　TLO 的形成

淋巴管
生发中心
(AID⁺ Bcl2⁻)
DC
FDC
HEV

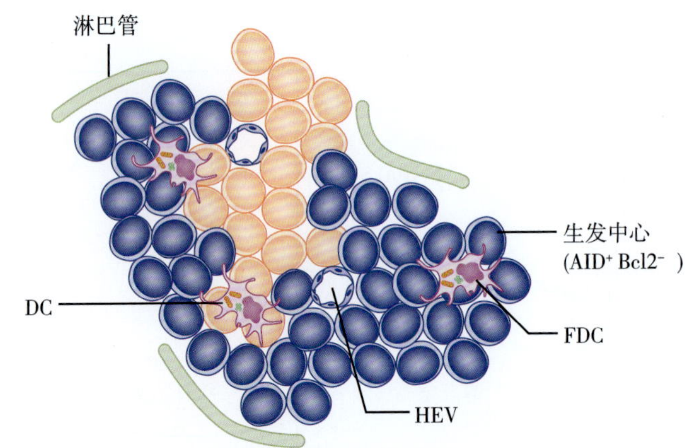

B　TLO 的结构

图 7-22　慢性炎症形成的三级淋巴结构

其形态与淋巴结、Peyer 斑等二级淋巴结构相似。在一定意义上是淋巴防御系统的前哨站，但具备淋巴结结构的全部特征。它们也形成生发中心、输入及输出淋巴管。肉芽肿与其相似，不同之处在于肉芽肿包含了一个带髓样细胞的抗原中心核和大量的 T 细胞及一些 B 细胞（引自 Neyt et al.，2012）

识关联 7-1）。此外，还有一个先天性 T 细胞子集，称黏膜相关固始 T 细胞（表达单个 TCR）或 MIT 细胞，它们识别 MHC Ⅰ类相关提呈的小细菌维生素 B 样分子（MRI）。类似的免疫防御体系在所有黏膜中均可见到，但在肠黏膜中发育最完善，因为其持续暴露于微生物。因此，肠道和其他黏膜组织中存在大量的适应性淋巴细胞（T 细胞和 B 细胞）和固有淋巴细胞 [ILC、γδ-T 细胞和黏膜相关不变 T 细胞（MAIT 细胞）]，并提供第一道防线。免疫调节受损可导致多种炎性肠病（IBD），有些可累及全身包括眼部，如与 HLA-B27 相关的急性前部葡萄膜炎。MAIT 细胞在血液中循环，与 ILC 一起占循环 T 细胞的近 20%。

如下所示，MALT 将抗原捕获并提呈给“回到”组织内的特异性淋巴细胞。另外，MALT 常使宿主对接触的抗原发生免疫耐受，其机制尚不明确，但有 Treg 细胞参与其中。

三、免疫系统扮演警察角色

免疫系统可被看作是一种监管系统，时刻检查机体有无入侵者。固有免疫系统的细胞，如中性粒细胞及单核细胞，行使部分这种功能，但是相对非特异性的。获得性免疫系统的细胞行使这种功能时更具有靶向性。树突状细胞负责免疫系统的输入端，T 细胞及 B 细胞承接并负责“清除任务”。

1. *树突状细胞（DC）是输入淋巴系统的主要监督细胞*　树突状细胞来源于骨髓的干细胞前体细胞，在 GM-CSF、干细胞因子（Flt3 配体）及 TNF-α 的作用下增殖分化。细胞离开骨髓进入循环后，呈多种形态及大小（其中一种为大的“皱褶细胞”，类似于漂浮的大水母），在血液中停留数天到数周，随后进入组织中。在皮肤、结膜及周边角膜上皮中，这些细胞为朗格汉斯细胞（真正的朗格汉斯细胞来源于胚胎卵黄囊，就像视网膜和大脑中的小胶质细胞及肝脏中的库普弗细胞一样）；在上述组织的基质中，这些细胞即为迁移性 cDC。它们将其树突环绕在组织细胞（如角质形成细胞和上皮细胞）周围。在葡萄膜中，DC 与巨噬细胞一起形成复杂网络（参见第 1 章）。

组织 DC（cDC2 和 $IRF4^+$、$CD4^+$）受到适当刺激（如 TNF-α）时，可通过输入淋巴管迁移进入淋巴结及脾（$CD8\alpha^-cDC$），在这些组织的 T 细胞域中与 T 细胞相互作用（指状树突状细胞）。相反，没有经过其他组织，由血液直接到达 SLO 的 cDC（cDC1 和 $IRF8^+$、$Cd8^+$）转变成为固有 cDC，并摄取其他 APC 提呈的抗原，这些 APC 随之凋亡。其他特化的 DC 也存在于淋巴结中，由于它们具有结合免疫复合物的能力，所以拥有 Fc 受体并可充当抗原陷阱，其占据着淋巴结中的 B 细胞滤泡，在那里向 B 细胞（滤泡树突状细胞，fDC）提呈抗原。迁移或驻留在淋巴结中的 DC 不会离开淋巴结，因为它们寿命短，半衰期只有几天，数量则由骨髓来补充。

除了 cDC1 和 cDC2 之外，还有第三类 DC，称为浆细胞样 DC（pDC，其细胞形态与浆细胞相似），经血到达 SLO 并产生 IFN-α，IFN-α 在病毒感染时明显增加。这些细胞也可能参与诱导免疫耐受。

2. *淋巴系统中细胞的运输有赖于特异性细胞表面黏附分子*　与 DC 不同，T 细胞和 B 细胞可多次通过淋巴器官重新进入循环。这些细胞借助淋巴脉管即高内皮细胞小静脉（HEV）表面表达的特殊黏附分子与脉管的特定部位结合（图 7-20）。通过淋巴结的淋巴细胞中约有 25% 将离开血流，初始淋巴细胞每天至少穿过淋巴结 1 次。实际上，淋巴细胞再循环也遵循一些规律：B 细胞很少进入再循环，γδ-T 细胞倾向在皮肤中出现，大多数其他 T 细胞优先通过其相关淋巴结进入再循环（每种组织都有一个指定位置的淋巴结）。如果这些 T 细胞没有遇到同源抗原——该 T 细胞受体特异性抗原，则这些细胞继续保持非活化的初始细胞状态，沿淋巴结链进入下一个淋巴结，最后到达胸导管，进入血流并重新循环。另外，活化的淋巴细胞离开淋巴结随血流到达（更可能是被“捕获”至）炎症血管内皮的 HEV 样区域（如视网膜血管炎急性期的视网膜血管，参见第 9 章）。活化的 T 细胞在被“捕获”之前可循环数百或上千次（据估计在小鼠中从进入循环至到达视网膜血管至少需 16h）。活化的淋巴细胞表达特异性黏附分子和趋化因子受体（事实上急性炎症期所有炎症细胞均表达，见上文），这些黏附分子受体帮助细胞到达组织损伤部位。

3. *淋巴细胞激活*　大部分循环中的淋巴细胞处于静息状态，并且是幼稚细胞（未被抗原作用与激活），这些细胞从胸腺释放出来不久或穿过了周围淋巴组织。其他的是记忆 T 细胞及 B 细胞，可长期存活。抗原特异性 T 细胞在职能完成后（如清除病原后）死亡，记忆细胞作为残余群体得以保留。记忆细胞包括 $CD4^+$T 细胞及 $CD8^+$T 细胞，这些细胞长期定居于组织中（如肺实质），当再次遇到相同抗原（如流感病毒）时能快速做出反应。这些细胞被称为效应记忆 T 细胞。有些记忆细胞经淋巴组织再循环，称为中心记忆细胞。还有一个概念是，记忆细胞在 T 细胞激活过程中作为一个单独群体从起始期即出现。根据局部环境和 T 细胞所暴露于抗原提呈的细胞因子混合物或“组合”，通过驱动 T 细胞克隆向几个亚群中的一个或多个扩展，进一步实现功能多样化（图 7-23）。

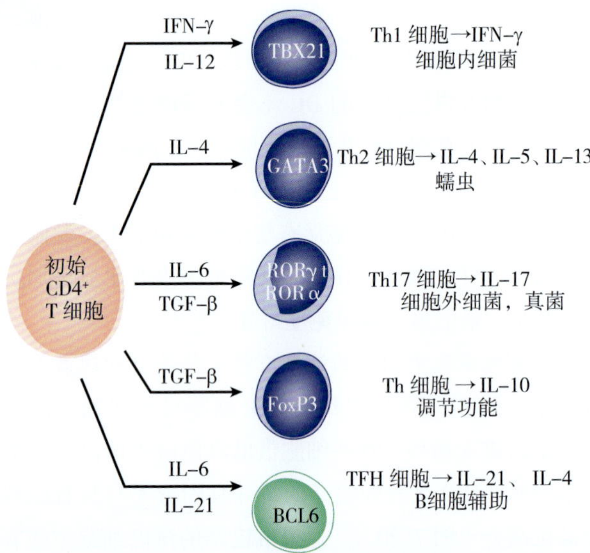

图 7-23 微环境提供信号，诱导从胸腺产生的“新生”初始 T 细胞进行分化。细胞因子通过特定受体激活特定细胞类型的转录因子，通过蛋白合成过程，产生新分化 T 细胞的特异因子

BCL6. B 细胞淋巴瘤 6；FoxP3. 叉头盒蛋白 3；GATA3. GATA 结合因子 3；RORα. 视黄酸相关孤儿受体 α；RORγt. 视黄酸相关孤儿受体 γt；TBX21. T 转录因子 TBX21；TFH. 滤泡辅助性 T；TGF-β. 转化生长因子 -β（引自 Craft，2012）

通过 IL-2 及 IFN-γ 扩增产生的 Th1 细胞，诱导发生迟发型超敏（DTH）反应（Ⅳ型超敏反应）（表 7-7），引起大量巨噬细胞活化、肉芽肿形成及组织损伤。需要注意的是，记忆 T 细胞不释放 IFN-γ，而是组织细胞释放趋化因子 RANTES（CCL5 参见表 7-5），这在召集记忆 T 细胞及巨噬细胞到达肉芽肿形成部位可能是重要的。巨噬细胞及树突状细胞产生的 IL-12、IL-23 及 IL-27 在调控 Th1/Th17 T 细胞反应中也起重要作用。

表 7-7 组织反应的免疫病理

超敏反应类型	组织中的免疫效应	机制类型
Ⅰ	过敏反应	体液（IgE）
Ⅱ	细胞毒性反应	体液（IgG/M）*
Ⅲ	补体	体液（Ag/Ig）
Ⅳ	巨噬细胞	细胞 （T 细胞）†

* 细胞毒性反应是抗体依赖性过程。

† Ⅳ型超敏反应即过去描述的迟发型超敏反应，由巨噬细胞和记忆 T 细胞介导。

4. *记忆细胞在哪里* 淋巴结中活化的效应 T 细胞失去了表达 L- 选择素的能力，因此无法经淋巴结再进入循环。大部分效应 T 细胞归巢到炎症部位，促进抗原的清除并就地死亡；只有一小部分细胞得以存活成为记忆细胞，有些记忆细胞重新进入淋巴 - 血液循环成为中枢记忆细胞，另一些记忆细胞长期留在组织中成为效应记忆细胞。而记忆 B 细胞不再进入循环，但持续产生不同亚型的抗体，与抗原的亲和力逐渐增加，经输出淋巴管将这些抗体释放入血。黏膜淋巴细胞的记忆细胞表达一种特异性的地址素 LPAM-1（淋巴细胞 Peyer 斑黏附分子 -1），或能与 CALT 上 MAdCAM-1 结合的 $\alpha_4\beta_7$ 整合素。IL-7 是小鼠 T 细胞发育的必需细胞因子，也是诱导产生记忆细胞所必需的。

5. *淋巴细胞失活* 大多数免疫反应不会持续存在，推测是有效地清除抗原所致。这一推测可能是真实的：大多数慢性免疫性疾病是组织中抗原持续存在的结果，抗原以在 APC 表面等方式活化淋巴细胞。然而，如今认识到免疫反应的关闭是一个主动过程，涉及活化诱导的细胞死亡（AICD）过程，也有 Treg 细胞的参与。

6. *Treg 细胞及其工作机制* 淋巴细胞如果不以合适的方式（即在 APC 表面和辅助刺激机制存在下）接触同源抗原，则进入无效状态并最终死亡。淋巴细胞发育过程中发生的细胞死亡及凋亡是一种既定方式，与细胞内特殊的“自杀”基因或“死亡”基因表达有关（参见第 4 章，图 4-8 和第 9 章）。

Treg 也可终止炎症反应。Treg 是血液循环及次级淋巴器官中最常见的细胞类型。抗原特异性 Treg 在针对外源性及内源性（包括自身的）抗原的所有获得性免疫反应中可产生，但较效应 T 细胞扩增缓慢，使效应 T 细胞能清除感染和其他导致损伤的抗原。Treg 的特点是能高表达 IL-2 受体（CD25）及转录因子 FoxP3，后者对其细胞功能至关重要。Treg 在胸腺中产生（天然或胸腺 Treg），而在周围淋巴组织中，初始 $CD4^+$ T 细胞于感染后接触到 APC 的抗原后可产生诱导型 Treg（iTreg）。抗原特异性 iTreg 较天然或胸腺 Treg 效能更强，但作用上相对缺乏特异性（如 Treg 被特异抗原活化后可抑制由其他抗原活化的 T 细胞），它们的功能不仅仅局限于抑制抗原特异性效应 T 细胞，而是具有广谱作用。IL-10 及 TGF-β 是 Treg 产生的重要的免疫抑制细胞因子。这些因子存在于小鼠及人类体内，近年一种使这些因子高表达从而预防许多自身免疫性疾病的方法备受关注。

$CD4^+CD25^+$ Treg 细胞仅是“抑制性”T 细胞的一部分，其他 $CD4^+$ T 细胞也可产生高水平 IL-10（Tr1 细胞）及 TGF-β（Th3 细胞），一些 $CD8^+$ T 细胞可能在 NK-T 细胞的介导下参与眼部的免疫赦免状态，近年还发现了调节性 B 细胞（Breg 细胞）。

第八节　抗原识别

免疫系统借助三种特殊的分子通过分子相互作用来识别抗原，这三种分子即抗体（B 细胞受体，sIg）、TCR 及 MHC 分子。MHC 分子具有高度多态性，尽管结构上基本相似，但每一个体都有许多不同的类型（等位基因），这是由 MHC 基因中碱基序列的些许不同导致的。每一个 TCR、抗体及 MHC 分子具有不同程度的配体结合特异性，MHC 分子需要与各种不同抗原结合，而抗体只特异性地与一种抗原结合。而抗原与抗体间相互作用和抗原与 TCR 间相互作用则有许多相似性。

绝大多数免疫反应是 T 细胞依赖的，通过静息 T 细胞与 APC 间的相互作用，实现包括 B 细胞反应在内的最终效应反应（图 7-24）。

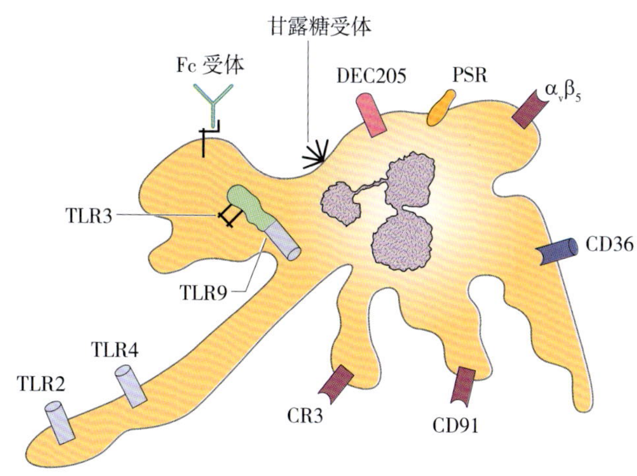

图 7-25　未成熟树突状细胞针对固有免疫反应的表面受体
PSR. 丝氨酸磷脂受体；TLR.Toll 样受体

通过 APC 识别抗原

APC 的功能是捕获抗原，并将其加工处理为可被 T 细胞识别的形式。未成熟的树突状细胞有无数表面受体，是行使该功能的理想之选（图 7-25）。这种细胞将抗原消化为短肽，并将其与 MHC 分子结合成复合物。经典途径是，细胞内抗原与 MHC Ⅰ分子复合并提呈给细胞毒性（$CD8^+$）T 细胞，细胞外抗原与 MHC Ⅱ分子复合并提呈给辅助（$CD4^+$）T 细胞。细胞内途径与细胞外途径可交叉发生，如 MHC Ⅰ或 MHC Ⅱ分子均可提呈细胞内或细胞外抗原（见下文）。

每个 APC 表面可提呈成百上千的 MHC- 抗原肽复合物。另外，如分枝杆菌细胞壁上某些非蛋白的脂类抗原，可被非典型的与 MHC Ⅰ分子相似的分子提呈，即 CD1 受体。MAIT 细胞主要存在于肠道中，占循环 T 细胞的很大一部分，其以非常规方式识别抗原（见上文）。APC 表面表达的多数抗原为自身抗原，可诱导免疫耐受（见下文）。每个细胞上的免疫原性肽（immunogenic peptide）有 10 ～ 100 个拷贝。

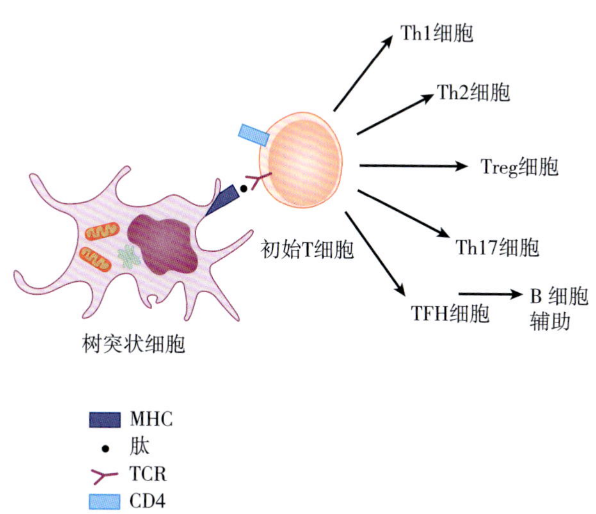

图 7-24　树突状细胞提呈 MHC 分子上抗原肽给分化前的初始 T 细胞及相互作用

1. *APC 抗原处理过程受细胞严格调控*　经过处理并与 MHC Ⅰ结合的细胞内抗原主要是宿主的细胞质及细胞核蛋白，这些抗原在正常的“管家”细胞修复工作期间通过自噬作用被消化掉，这一过程通常不会引起免疫反应。然而，感染细胞内的异物，如病毒等通过 ATP 依赖结构（蛋白酶体）进行类似的处理，并与内质网的 MHC Ⅰ分子结合。蛋白酶体是所有细胞的组成成分，接收泛素化的肽及蛋白用以降解（参见第 4 章，图 4-5）。

CD8 及 CD4 分子可有助于稳定 TCR：MHC 肽在 MHC Ⅰ或 MHC Ⅱ分子内的相互作用。抗原处理缺陷可引起疾病，如强直性脊柱炎及严重类风湿关节炎患者的葡萄膜炎，均与 MHC Ⅰ处理过程中蛋白酶体和 LMP-2 的基因编码异常有关。此外，还有一些特定基因（*TAP1* 和 *TAP2*）可生成用于编辑肽的 TAP 相关蛋白（tapasin），以实现与位于凹槽中的 MHC 结合位点的最佳结合。

尽管细胞内和细胞外抗原的加工与提呈的细节有许多相似之处，但两者仍有本质区别。例如，APC 这个专有名词指一类高表达 MHC Ⅱ抗原并对细胞外抗原进行专业加工的细胞。因此，这个名词仅限于几种细胞，如巨噬细胞、B 细胞及树突状细胞。相反，将 MHC Ⅰ分子上的细胞内抗原提呈给 $CD8^+$ T 细胞的过程至今仍难以阐明。机体的大多数细胞表达低水平的 MHC Ⅰ分子，而在细胞因子 IL-1 及 IFN-γ 的刺激下，其表达水平上调。

有效的抗原提呈需要协同刺激分子，而这在正常的实质细胞中不存在。没有这些分子的参与，抗原提呈的效应是使T细胞对抗原产生耐受。

上述情况对自身抗原没有问题，但当细胞内有外源抗原需要处理时，则会出现问题。理想情况是，提呈外源抗原时协同刺激分子也同时表达，以确保产生由活化T细胞介导的免疫原性的炎症反应。这一过程可通过交叉提呈来实现。组织细胞被病毒（或其他病原体）感染会被杀死，APC特别是树突状细胞吞噬死亡的或濒死的受感染的组织细胞，病毒或细菌的抗原在协同刺激分子的存在下，在树突状细胞内被加工并提呈至MHC Ⅰ抗原（见下文）。参与摄入死亡或濒死（凋亡细胞）细胞的受体包括$\alpha_v\beta_5$整合素、CD91及CD36（清道夫受体）、CR3（如果有补体包被）和丝氨酸磷脂（参见第4章凋亡途径）。交叉提呈需要多肽在蛋白酶体中降解（图7-26），这可能是激活$CD8^+$T细胞及通过MHC Ⅱ抗原激活$CD4^+$T细胞的一种主要途径。$CD8^+$细胞毒性T细胞可被直接激活，而不需要T细胞辅助，进而对其他感染的组织细胞产生杀伤作用。因此，树突状细胞既处理细胞外也处理细胞内的外来抗原，但对自身抗原则呈最小反应。

2. 使抗原可提呈：MHC分子起糖衣作用　MHC分子将肽提呈给TCR时需要将肽结合在分子凹槽内，并具有一定的特异性。MHC分子有许多同种异型，某些肽只能与其中的一种结合（见下文）。MHC分子与肽之间的特异性低于TCR与抗原相互作用的数量级，后者的特异性又相对低于抗原与抗体结合的特异性。肽类与不同的MHC分子更易结合，与其肽的长度及氨基酸序列有关。

TCR与MHC Ⅰ和MHC Ⅱ分子结合也有区别。将肽提呈给$CD8^+$T细胞只需一个MHC Ⅰ复合物，而在免疫突触中激活$CD4^+$T细胞需要两个或多个MHC Ⅱ分子－肽复合物，再联合2个或多个TCR方可（见下文）。肽和TCR的结合在特异性方面与抗原和抗体结合有许多相似性，但肽和TCR的亲和力差别巨大。在SLO中，T细胞通过短暂相互作用对APC的MHC分子上的肽反复“采样”；而当TCR：MHC复合物“找到”最佳适配方式时则相互作用时间明显延长。

所提到的肽，是公认具有“免疫优势”的肽。任何一个抗原，2000个肽中只有1个可能具有足够的亲和力使之达到最佳适配并启动免疫反应。然而，对肽与受体的最佳亲和力条件尚不明确：太少或太多均会抑制T细胞活化。肽亲和力的多变性也见于TCR中，TCR可与许多不同的肽结合，因此T细胞对抗原的特异性远低于B细胞。许多因素，如肽的免疫优势、TCR的特异性退化、需要反复活化TCR及细胞信号发出前在免疫突触内交联超过一个TCR，均在决定免疫反应是否发生及诱导产生何种T细胞中发挥作用。

这与传染病和癌症的免疫治疗和疫苗开发特别相

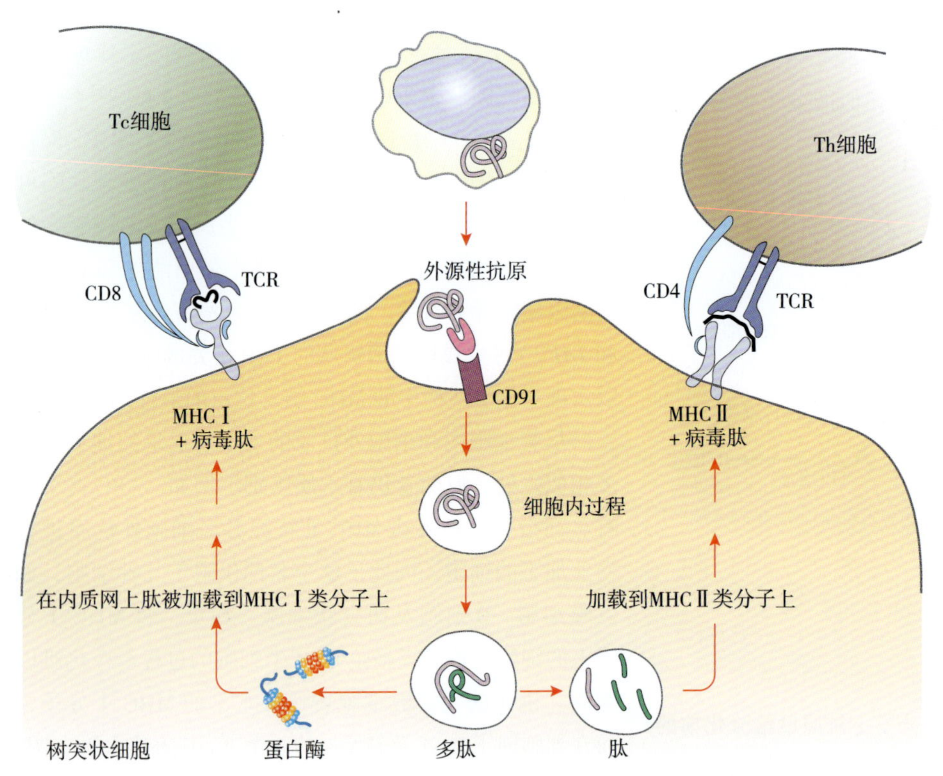

图7-26　交叉提呈

上方中间的外源性抗原在细胞裂解为碎片后释放出来并被树突状细胞的清道夫受体（CD91）捕获。抗原经内吞作用进入细胞并产生多肽片段。其中一些片段进入外源加工途径（右侧）降解为肽，加载到MIIC的MHC Ⅱ分子上。这些肽会提呈给$CD4^+$T细胞。另一些多肽片段经内吞小体释放入细胞质（左侧），被蛋白酶体摄取并进入内源性加工途径。这些肽被加载到内质网（ER）的MHC Ⅰ上，再交叉提呈给$CD8^+$T细胞。MHC. 主要组织相容性复合体；TCR.T细胞受体（引自Mak & Saunders, 2006；经Elsevier许可使用）

关。基于蛋白质晶体结构的方法多年来一直用于预测任何特定肽 –MHC 复合物与 TCR 的结合，从而预测 T 细胞激活的可能性。计算和生物信息学方法现在正在取代传统的方法，用于肽 –MHC 复合物的结构确定和 TCR 结合亲和力的预测。

第九节　主要的组织相容系统

如上所示，多数抗原是通过将其 APC 降解为小分子肽，然后与 MHC 分子形成复合物，再在 APC 表面提呈给 T 细胞，从而启动免疫反应。那么 MHC 分子是什么？ MHC 分子由 Peter Medawar（1956）在研究不同基因组合的同种异体移植排斥反应时发现，如今已认识到这些分子不仅决定移植排斥的易感性，也决定了感染及自身免疫性疾病的易感性。

一、MHC 抗原是什么，位于哪里

人类 6 号染色体上的 MHC 基因簇具有高度多态性的基因区域，其产物可在多种细胞中表达。MHC Ⅰ基因称为 *HLA-A*、*HLA-B* 及 *HLA-C*，MHC Ⅱ基因称为 *HLA-D*。MHC Ⅲ基因位于Ⅱ类基因着丝点与Ⅰ类基因末端着丝点之间。MHC 基因与典型的种系基因不同，因其呈多态性，所具有的一些特点可以将它们区分开来。在同一种系中，多数种系基因从定义上来讲是非多态性的（也即完全相同）。目前已知的 MHC 基因簇已扩展到 500 多个基因并且均被彻底解析。

如上所述，MHC Ⅰ基因是在遗传控制近亲交配小鼠移植排斥现象时发现的。Ⅰ类 *HLA* 基因有很多，其中一些具有新的功能：如 *HLA-G* 基因表达于胎盘，可能在保护胎儿免受母体的 NK 细胞攻击中发挥作用。MHC Ⅱ基因是在研究小鼠混合白细胞反应（MLR）时发现的，MLR 是组织分型的基础。MHC 基因产物的多态性（即所谓的等位基因遗传差异）使每个个体具有自身特点，这导致了移植排斥的抗原，在人类最初在孕妇血清及输血样品中仔细记录了针对每个同种异型（即个体的不同类型抗原）抗原的抗体反应。如今，基因测序技术用于鉴定特定的等位基因（即个体专有的特殊基因类型）并发展至在等位基因内进行亚型鉴定。

同种异型与疾病的联系已用于全基因组关联分析（GWAS）（参见第 3 章），其中包括对 MHC 基因的研究。*HLA-B27* 单倍型与强直性脊柱炎及葡萄膜炎的长期关联性还涉及一些参与微调控提呈的肽与 *HLA-B27* 上凹槽结合的基因（*ERAP1* 与 *ERAP2*，见上文）。*ERAP1* 显示出了对该疾病中脊柱炎成分的单倍型易感性，当该综合征的葡萄膜炎成分存在时，易感性会增加。编码 MHC 蛋白的等位基因之间的区别在于对不同抗原决定簇的结合与提呈能力的差别，这可能是个体对疾病易感性的基础所在。对疾病易感性与特定等位基因之间关联性的研究已有许多有趣的发现。

然而已发现的与疾病相关的多为 MHC Ⅰ基因。特别是人们早已清楚 *HLA-B27* 与强直性脊柱炎、肠道感染及葡萄膜炎的关联。另外，在中东及日本，*HLA-B51* 与白塞病有关，而与 *HLA-B52* 无关。或许已知关联最强（>90%）的是 *HLA-A29* 与一种罕见的内源性后葡萄膜炎，即鸟枪弹样视网膜脉络膜病变的关联。MHC 的检测为揭示不同群体对疾病的易感性提供了大量信息，而对单倍型（haplotype）的检测则使我们能够追溯到 16 万年前在非洲出现类人后该物种潜在迁徙路线的一系列有趣的信息（知识关联 7–9）。

知识关联 7–9　线粒体基因的踪迹迁移情况

单倍型是由父母一方遗传而来的等位差异（如基因）的一支，被用于追踪 10 万年前人类自非洲 Homo sapiens 迁徙的路径（更多信息请查阅相关网站 http://mathildasanthropologyblog.wordpress.com/2008/06/16mitochondrial–dna–haplotypes–for–dummies/）。

二、MHC 基因在基因组中的角色

MHC 基因位于 6 号染色体上（知识关联 7–10），而Ⅰ类分子 β_2 微球蛋白的非多态性成分位于 15 号染色体上。编码 MHC 基因区域非常大，占据约 400 万碱基，与某些细菌的全部基因组相当。

MHC Ⅱ基因靠近着丝点，在减数分裂时通常发生交换。与非多态性基因不同，这里的等位基因均编码蛋白。MHC Ⅱ基因有 2 个或 3 个编码功能 β 链的基因，每个功能 β 链可与 α 链结合。这使 MHC Ⅱ等位基因在同一细胞上表达不止一种等位型。一个杂合子个体在每个细胞上可有 6 个独立不同的 MHC Ⅰ等位基因（有两套，分别来自父母的 *HLA-A*、*HLA-B* 及 *HLA-C*）。MHC Ⅱ基因远多于 6 个异源二聚体（通常每个细胞有 10 ~ 20 个不同的 MHC Ⅱ基因），这使每个细胞可以结合许多种肽。并且每个 MHC 分子可通过不同的亲和力结合多种不同的肽，这会改变它们激活 T 细胞的能力（见上文）。

涉及重组的其他免疫基因，如免疫球蛋白和 TCR

知识关联 7-10 补体活化调节

补体蛋白占全部血清蛋白的 15%，大部分在肝合成，部分在组织内合成。体液活化补体及细胞表面结合补体均存在抑制作用。补体活化全过程均可发生调节。

可溶性抑制因子包括：①H 因子、HL1 因子和备解素（替代途径）；②羧肽酶 N、C4 结合蛋白、C1q 和 C1INH（经典途径）；③CFHR1、簇集素和玻连蛋白（形成复合体终产物）。表面结合抑制因子包括 CR1、CR2、CR3、CR4、CR-Ig、CD46、CD55 和 CD59。大多数在白细胞表面都有表达，尤其是髓系细胞，而一些因子如 CD55 和 CD59 在组织细胞表面表达，如肾和视网膜色素上皮。CD59 表达尤其广泛。

一些补体效应蛋白也参与调节过程，如 C3aR 和 C5aR、C5L2、C1qR 和 SIGNR（后者表达在树突状细胞和小胶质细胞）。细胞表面唾液酸倾向于 H 因子与 B 因子结合在黏蛋白上，这在包括结膜的黏膜表面发挥重要作用。

的基因，有 *HLA* 基因的协同表达如 6 号染色体上的 MHC Ⅰ与 13 号染色体上的 β_2 微球蛋白基因必须同时激活；同样，MHC Ⅱ基因在转录 *HLA-DP*、*HLA-DQ* 及 *HLA-DR* 时也是如此。因此，MHC 基因表达和功能的调节决定了疾病的易感性。

第十节 T 细胞激活

任何分子无论大小均可能成为抗原，但只有大分子才能激活淋巴细胞，起到免疫原作用，如产生免疫反应。小分子如果结合到大分子上，也可激活淋巴细胞，这种情况下的小分子称为半抗原。尽管肽能够诱发免疫反应，但仍需要一些先决条件。例如，要引起有效反应，肽分子大小有最小值，对 MHC Ⅰ反应为 9 个氨基酸，对 MHC Ⅱ反应为 12 ～ 30 个氨基酸。更重要的是，T 细胞受体（TCR）与肽 -MHC 复合物的精确相互作用受双方基因的调控。在反应的特异性方面，*TCR* 基因较 MHC 基因作用更大。

一、TCR 与抗原的结合

APC 将抗原加工成肽的过程中，可能产生许多具有免疫原性的肽。但只有少数能激活淋巴细胞，并且只有一种肽特异性地对应一个特定的细胞。这一部分是由抗原的性质决定的，更重要的是由 TCR 库决定的，TCR 库为已存在的用于处理大量可能抗原的不同 TCR 的合集。免疫系统已进化出一种机制，利用多个种系基因来解决上述问题，每个种系基因在受到抗原刺激后发生体细胞重组。B 细胞也通过这种机制产生抗原特异性抗体（见下文）。这种基因重组受重组酶的控制，这些酶是被称为重组激活基因（*RAG-1* 及 *RAG-2*）的产物，*RAG-1* 及 *RAG-2* 仅在淋巴细胞中表达。

TCR 是免疫球蛋白基因超家族的成员（知识关联 7-11），是由 α 链及 β 链构成的二聚体蛋白，具有免疫球蛋白的 V（可变区）区、D（多变区）区及 C（恒定区）区（图 7-27 和图 7-28）。V 区含有抗原结合位点并能与肽 -MHC 复合物相互作用。目前已发现至少 20 个 Vα 链家族及相当数量的 Vβ 家族，每个家族有 2 ～ 10 个 V 基因。单个抗原与单个 TCR 结合，刺激抗原特异性的克隆扩增。但是，如上所述，几个抗原都有可能结合到同一 TCR，但每种抗原与 TCR 的亲和力不同，这不同于抗原抗体相互作用。由于参与 TCR 激活的相关分子的构型模糊，很难获得体内特定 TCR 构象的精确结构信息。目前已经建立了种系基因序列的数据库以作为参考，如 Ensembl 数据库可查阅国际免疫遗传学信息系统（IMGT）。

目前已知对应于 TCRα 链、β 链、γ 链及 δ 链的 C 区、D 区、J 区及 V 区有许多等位基因变异，总共超过 200 个基因。V 区、J 区及 C 区基因的可能结合达数千种，这极大地增加了 TCRαβ 结合能力的多样性。单个 V 区基因编码 TCR 的一段序列，即互补决定区（CDR）（图 7-27），CDR 与结合到 TCR 上的肽 -MHC 复合物上相应的抗原蛋白结合。抗原蛋白结合的区域称为表位。图 7-28 显示了肽位于 MHC 沟中与 TCR 的 CDR 结合的区域。每个蛋白质可含有多个表位并与不同的 TCR 相互作用，在体内产生不同的免疫反应（相似的表位也存在于抗体上的 CDR，见下文）。某种抗原在特殊的 T 细胞克隆中可引起过敏反应。与多种系的海量抗原对应的 TCR 基因位点可通过数据库程序进行鉴别。

一个多决定抗原（多数蛋白抗原含有多个表位）可诱发多克隆 T 细胞反应，抗原上的每个决定位点根据其免疫原性激活若干 T 细胞克隆。通常有 1 个或 2 个表位具有免疫显性。

因此，对蛋白上的表位进行确认有一定的可行性。目前，已知仅 30% 的蛋白质含有可被 T 细胞识别的序列。对于某些自身抗原，如视网膜 S 抗原（与葡萄膜炎的发病机制有关，见下文）及分子中已被确认为参与生理功

知识关联 7-11　免疫球蛋白超家族

免疫球蛋白超家族的特点是含有共同的结构序列——免疫球蛋白结构域。这种结构域可在小分子中只出现一次，如 Thy-1，也可在二聚体的双链上多次出现，如 T 细胞受体。

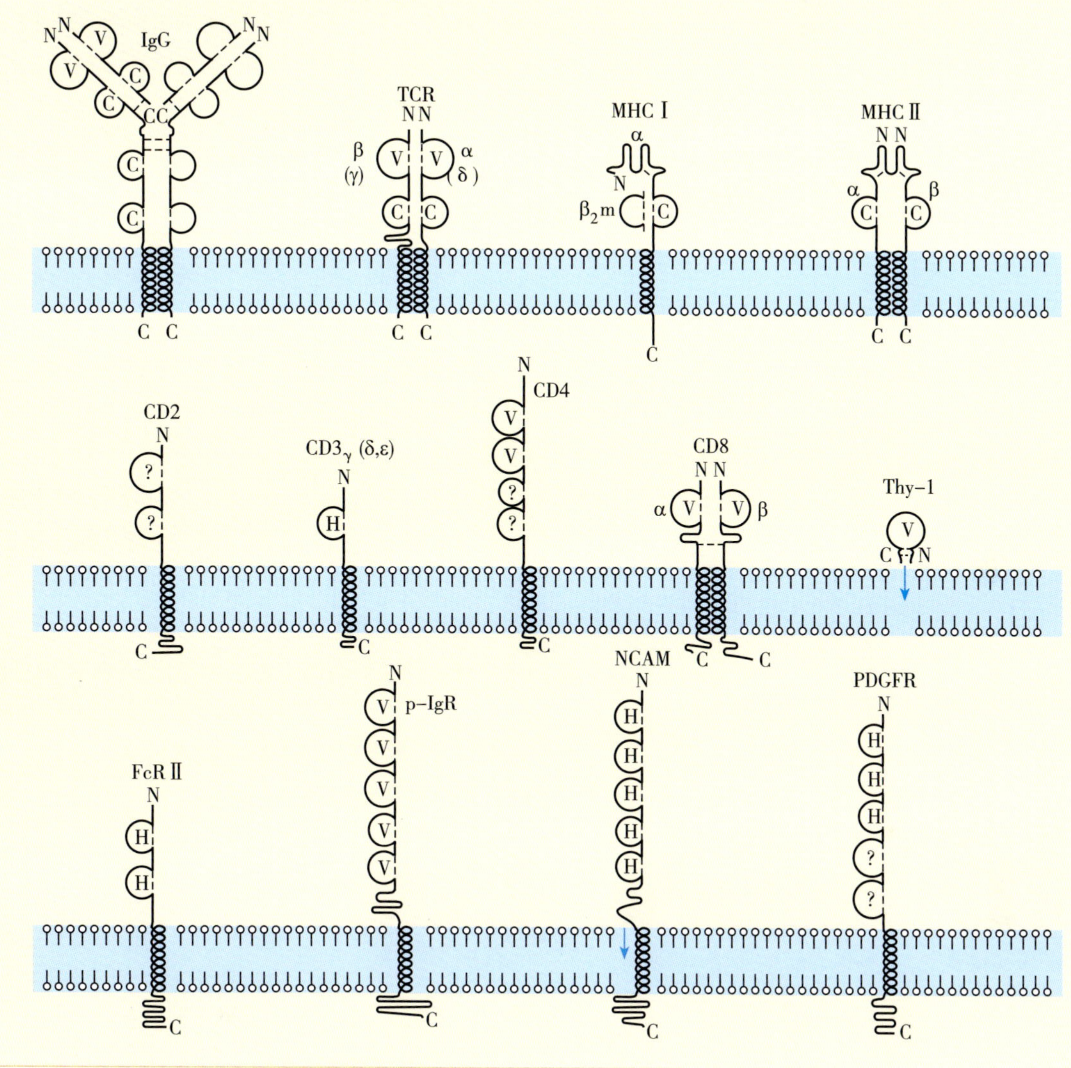

能的各个区域，包括结合激活的视紫红质（参见第 4 章）、结合抗体的区域、免疫原性区域（体外刺激 T 细胞）和体内致病区域（如氨基酸 280 ～ 364 的肽序列在实验动物中诱导自身免疫性葡萄膜视网膜炎）（图 7-29）。隐性表位，即具有免疫原性但通常不会被免疫系统检测到的表位，只有当分子部分降解时才会显现出来。

在一些疾病中发现某些具有特殊 Vα 和（或）Vβ 序列的 T 细胞克隆被优先利用，如强直性脊柱炎、多发性硬化及人类非感染性葡萄膜炎，在这些疾病中怀疑有抗原（自身的？）存在，但尚不明确。在感染性葡萄膜炎患者的标本中，已鉴定出含有水痘 - 带状疱疹病毒特异性及弓形虫特异性的 Vα 和 Vβ 的 TCR。因此，研究细胞的 TCR 序列可为研究自身抗原的性质提供线索。

TCR 基因的表达受“基因增强子”的调控，如转录活化因子（ATF）、cAMP 应答元件结合蛋白（CREB）、T 细胞因子（Tcf-1）、淋巴细胞增强子（Lef-1），以及 T 细胞亚群的特异性转录因子。GATA-3 调节 Th 细胞，而 FoxP3 调节 Treg 细胞。T 细胞亚群的特异性转录因子如图 7-23 所示。

1. T 细胞活化的时间和地点　关于 T 细胞活化最主要的难题在于如何解释 T 细胞和 APC 之间的反应机制。如上所述，抗原流量（antigen traffic）或作为淋巴系统的可溶性抗原，或通过树突状细胞和次级淋巴组织（SLO）即周边淋巴结连接。体内双光子研究发现，T 细胞进入淋巴结后会短暂多次地与部分 APC 发生反应，当 T 细胞发现合适的配对分子（基于其亲和性和强度）后会持续

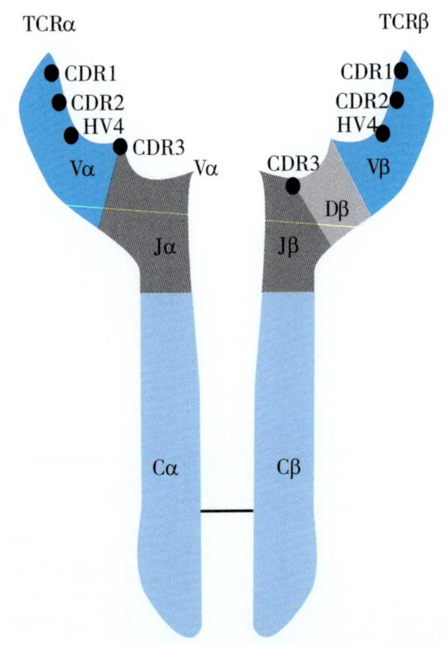

图 7-27　与 TCR 高变区对应的 TCR 基因片段

在示意图中，来自所示基因片段的 TCRα 及 TCRβ 蛋白用不同的颜色显示。CDR1、CDR2 及 HV4 高变区聚集在每条肽链的可变域，而 CDR3 则包绕 TCRα 链的 VJ 连接处或 TCRβ 链的 DJ 连接处（引自 Mak & Saunders, 2006；经 Elsevier 许可使用）

与之发生连接（数小时到 2 天），除非是配对分子的受体已经饱和（取决于标志物如 CD69 等的表达），T 细胞会自动与 APC 分离。如果这个过程中有足够的细胞因子参与（提供足量的共刺激分子），T 细胞会发生充分的活化、增殖（克隆反应）、分泌细胞因子。如果没有足够的共刺激因子参与，T 细胞不会活化，而是产生免疫耐受。在 CD4 T 细胞中，它们分别在 DC 细胞因子 IL-12、IL-4 和 TGF-β/IL-6 的控制下，成为分泌 INF-γ（Th1 细胞）、IL-17（Th17 细胞）或 IL-4 和 IL-13（Th2 细胞）的致病性效应细胞（图 7-22）。如果没有共刺激，T 细胞可能增殖程度较低，但不会被激活以发挥效应功能，而是产生耐受性，并在 TGF-β 单独控制下成为分泌 Treg 的 IL-10。一旦 T 细胞的克隆充分扩张，它们就会在特定受体配体相互作用（鞘氨醇 -1 受体）的控制下，集体离开（排出）淋巴结进入血液。随着更多的细胞相关抗原从组织激活进一步的 T 细胞克隆，T 细胞从淋巴结中呈波浪状迁出。如前所述，未激活的客体初始 T 细胞和可能的耐受性 T 细胞通过传出淋巴管经淋巴结到达链中的下一个淋巴结，然后通过胸导管再进入循环，从而能够通过脾脏循环。在 IL-2、IL-15 和 IL-7 的控制下，

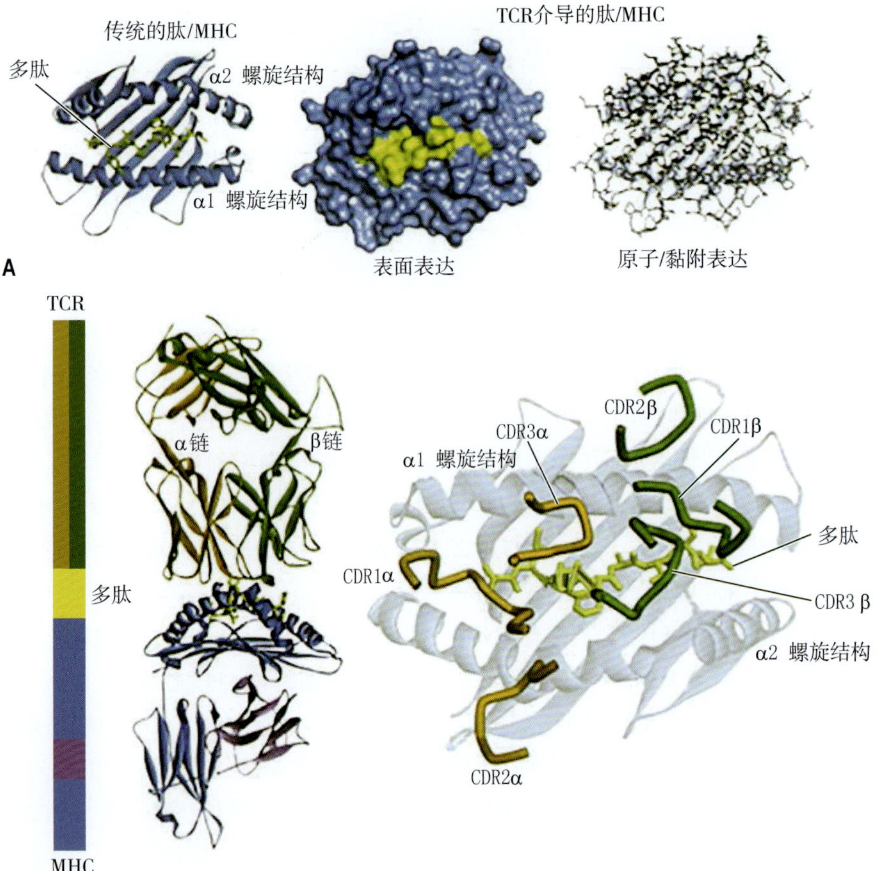

图 7-28　T 细胞受体（TCR）与肽 /MHC 结合的结构概述

A. 肽 /MHC 的组合视图，展示了与 MHC Ⅰ复合体的复合物。左图显示了传统图像，明确区分了肽（棒状格式）和 MHC（带状格式）。中间图显示了表面。与 MHC 相比，肽的小暴露表面积很明显，突出了短肽与 MHC 之间的紧密堆积和接近程度。右图更好地说明了 TCR 实际遇到的情况：一堆原子，其中肽和 MHC 之间的物理区别并不太明显；B. 传统上，TCR 如何与肽 -MHC 复合物结合。左图显示了 TCR- 肽 -MHC 复合体的侧视图，说明了受体在配体上的定位。右图显示了 CDR 环在肽 -MHC 上的方向。此图显示了 DMF5 TCR 与由 HLA A-2 提呈的 MART-1 抗原的结合。在肽 -MHC 上观察到广泛的互补决定区（CDR）环的位置（引自 Riley et al.，2018）

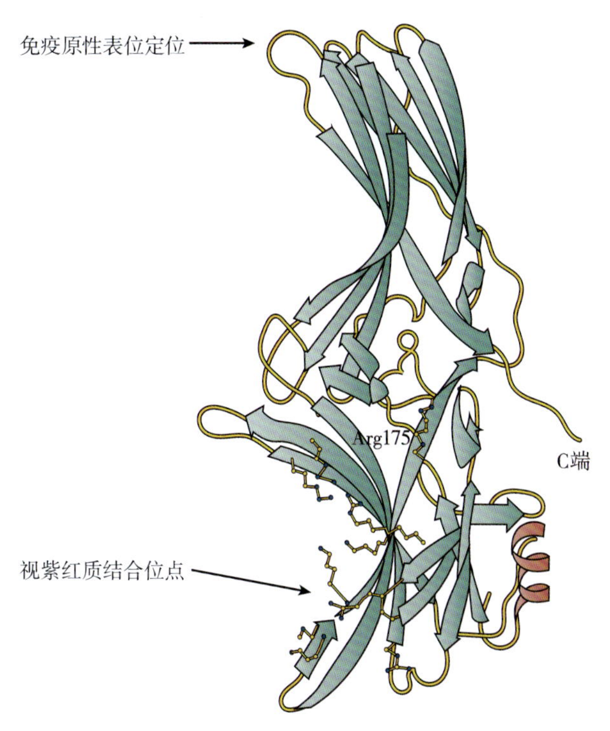

图 7–29 视紫红质 S 抗原的带状图

其中 β 链以蓝色表示，α 螺旋和卷曲以黄色表示。顶部：C 端结构域。底部：N 端结构域。带正电荷的氨基酸（Lys2、Lys15、Arg18、Arg56、Arg66、Arg80、Lys150、Lys163、Lys166、Arg171、Arg175）以球棒模型绘制。它们可能与 P–Rh* 的细胞质磷酸化环接触。视紫红质结合位点和 S 抗原上的免疫原性表位位于分子的相对两端（引自 Granzin，1988）

CD8 细胞毒性 T 细胞亚群也发生了类似的诱导。

活化的循环 T 细胞在进入炎症感染组织之前，往往已经在血液循环中循环了数百次。当血管中的特殊位点发生“软化”，表达足够的黏附分子和细胞因子后，活化 T 细胞方可参与到免疫应答过程中。T 细胞一旦进入组织，会针对抗原进一步地活化和增殖反应，分泌细胞因子，借助 MHC Ⅰ机制杀伤感染细胞、趋化感染性单核或巨噬细胞清理炎性组织，最后选择性激活巨噬细胞重建组织完整性。

随后进入组织的 T 细胞会程序化地形成调节性 T 细胞，或在原位发挥功能分别感染组织，但是淋巴结内的调节性 T 细胞可能会进一步阻止 T 细胞活化。T 细胞的这种反应过程在一定程度上解释了炎症反应后组织恢复正常前为什么需要将抗原清除干净，以及慢性炎症发生的可能机制和机体产生免疫耐受的原因。

2.*γδ–T 细胞及其功能* γδ–T 细胞与 αβ–T 细胞相似，是根据不同的 TCR 类型对 T 细胞的分类，主要是表达 γ 和 δIgG 家族链的 T 细胞，其抗原受体缺乏多样性，主要识别热休克蛋白、脂类等自身和非自身抗原。γδ–T 细胞是与生俱来的免疫细胞，在炎症反应早期即参与其中，无论是侵袭皮肤表面（机体第一道防线）的病原菌，还是内源性感染引起的血液反应，γδ–T 细胞都起重要作用。γδ–T 细胞识别抗原没有 MHC 限制性，但是可以对未加工的肽链及其他抗原进行识别。当 γδ–T 细胞遇到从食用植物和微生物衍生出的烷基胺时，其表达会增加 2% ～ 10%，表明其在固有和获得性免疫机制中可能起着一定的链接作用。因此，γδ–T 细胞在最初的病原体攻击过程的监测中扮演主要角色，并在活化过程中感知来自上皮细胞和免疫细胞的类丁酸蛋白分子。γδ–T 细胞识别配体，如与脂质结合的 CD1d 和 MICA（MHC Ⅰ类相关蛋白 A），在肿瘤免疫中也发挥重要作用。

γδ–T 细胞在自身免疫机制中也发挥着重要作用。它可以识别热休克蛋白（应激细胞，具有高度的种属特异性），并在类风湿关节炎、葡萄膜炎及白塞病等自身免疫性疾病的发病机制中起到一定作用。有报道称在 1 型糖尿病早期及自身免疫性葡萄膜炎的实验动物模型中可以检测到 γδ–T 细胞，亦有研究在 1 例交感性眼炎的患者玻璃体内培养出高浓度的 γδ–T 细胞。有趣的是，作为机体对肿瘤细胞反应的免疫体系中的一部分，γδ–T 细胞在脉络膜恶性黑色素瘤组织中有着较高的表达水平。

3.*超抗原* 有些病原菌诱发的疾病如中毒性休克综合征、脑膜炎球菌性脑膜炎、钩端螺旋体病等发展非常迅速，常规的自身免疫体系和免疫机制很难解释其原因。这些疾病是由葡萄球菌、链球菌、分枝杆菌、梭状芽孢杆菌等细菌，狂犬病毒、埃博拉病毒等病毒，包括小鼠乳腺病毒和人类免疫缺陷病毒等反转录病毒所诱发的超抗原引起。超抗原可能是由基因中存在的致病区域（毒力岛）所引起的，这个致病区域可能与噬菌体相关（噬菌体 = 与复制相关的细菌代谢机制相对应的寄生病毒）。作为噬菌体相关基因，超抗原可能用于快速转导。

葡萄球菌肠毒素（SE）是食物中毒最常见的致病菌，也是超抗原反应的一个最好例证。目前已知有超过 20 种葡萄球菌肠毒素（SEA–SEE），它们均需与 MHC Ⅱ类抗原链接，但可以与多种相结合。超抗原的激活不需要提呈细胞的加工处理，它们通过与 TCR 的 β 片段直接结合激活 T 细胞。因此 T 细胞对超抗原的识别不受 MHC 限制，可多克隆激活多种 T 细胞。在超抗原感染中，10% ～ 20% 的 T 细胞被激活，然而，在传统的适应性免疫中，10^5 个中只有 1 个或更少的 T 细胞能够识别抗原。事实上，在免疫应答反应或病变过程中只能检测到很少的特异性 T 细胞，可能是由于细胞因子的快速增殖并激活巨噬细胞，产生细胞因子风暴。超抗原是导致中毒性休克综合征的原因。

超抗原多克隆活化的机制可能导致T细胞的自发反应，在机体感染反应结束后仍有应答，进而诱发自身免疫性疾病发生。超抗原-MHC复合体通过γβ与TCR反应，而不是与TCR上的普通抗原结合反应，进而表现出无严格抗原的特异性，这种现象对于研究类风湿疾病、葡萄膜炎等自身免疫性疾病的发病机制有着重要的启发作用。

4.其他MHC及其相似分子表达的抗原　通过MHC Ⅰ和MHC Ⅱ表达的抗原只是抗小片段肽。糖、脂质也可诱发T细胞的抗体反应。MHC Ⅰ b分子包括人类淋巴抗原HLA-E、HLA-F、HLA-G等位点及小鼠Qa-1分子（知识关联7-10）。虽然这些基因具有一定的多样性，但是其可以表达的肽链范围是有限制的，如小鼠的Qa-1仅可表达很小的一段微生物片段，而人类的HLA-G在母体的抗原提呈中具有一定功能。

与MHC相似的CD1分子不包括α_2微球蛋白，有一个高疏水槽结构，槽上具有2个结合糖脂抗原的脂肪酸的深口袋区域，而糖分子则和TCR相结合（图7-30）。最近的研究发现，年龄相关性黄斑变性（AMD）患者可以检测到羧乙基吡咯（CEP）的过氧化脂质产物，表明固有和适应性免疫改变可能在AMD的发生中具有一定作用。脂质抗原可能通过CD1分子进行表达，如CD1d与NK-T细胞通过α-半乳糖神经酰胺链接，而CD1c则通过未知抗原与γδ-T细胞连接。

二、共刺激：需要其他分子帮助的抗原表达

如前所述，MHC是指与TCR相结合的组织相容性复合体。配体的结合需要多种因子决定，特别是T细胞的结合取决于细胞因子环境（图7-2、图7-23和图7-24）。

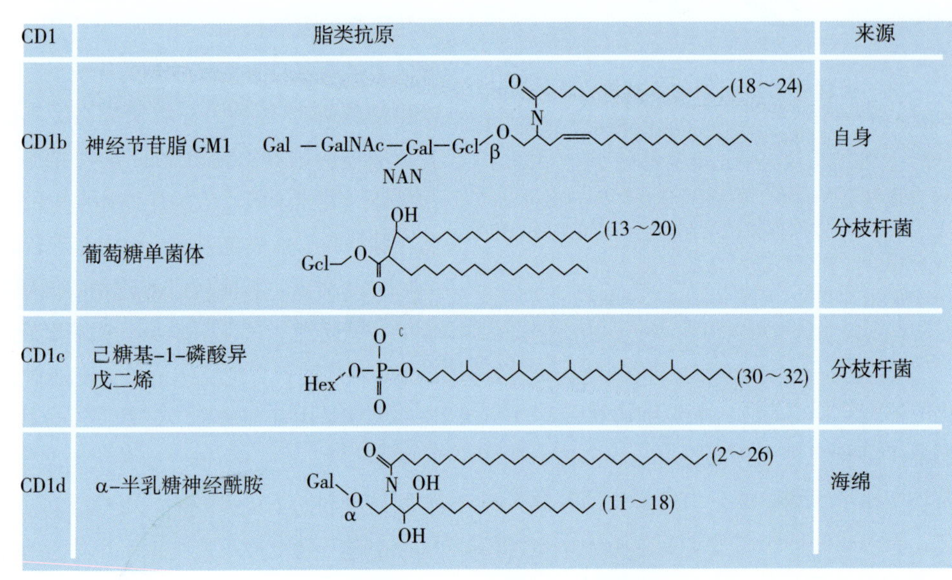

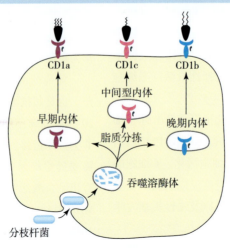

图7-30　CD1分子提呈脂类抗原

A. CD1分子提呈脂类抗原的具体结构。CD1分子的精确结构尚未知。B.分类拣选分枝杆菌的脂质。在图片的左下角，正在吞噬和降解一个分枝杆菌。这些分枝杆菌的脂质正在被不同的内体分拣。它们正在被不同的CD1分子提呈给T细胞

细胞因子环境则取决于 APC 是否被 DAMP 所激活的抗原表达。举例来说，TLR 或 NALP3 的激活在于炎症反应前是否有足够的炎症介质细胞因子释放，如 IL-1β、IL-12、IL-23 及 TNF-α，这些细胞因子是 Th1 或 Th17CD4$^+$ T 细胞活化的前提。相反，如果释放 IL-10 或 TGF-β 则更可能会诱导 Treg 细胞的激活。上述两种因子的激活需要不同的 TCR 转录途径。

通过 TCR 激活 Th1 或 Th17 细胞不仅需要合适的细胞因子环境，同时还应具备细胞膜免疫突触和 TCR 受体，如此方可促成共刺激分子的形成。目前发现了一些细胞共抑制因子，但是对于 Treg 细胞的激活及初始 T 细胞的识别或抑制机制尚不清楚。

1. 共刺激分子 T 细胞的激活需要 APC 及两者之间的配体 - 受体分子共同作用，配体 - 受体分子之间的接触有助于 T 细胞和 TCR 之间作用的增强和作用时间的延长（图 7-31）。TCR-pMHC 复合物的相互作用需要

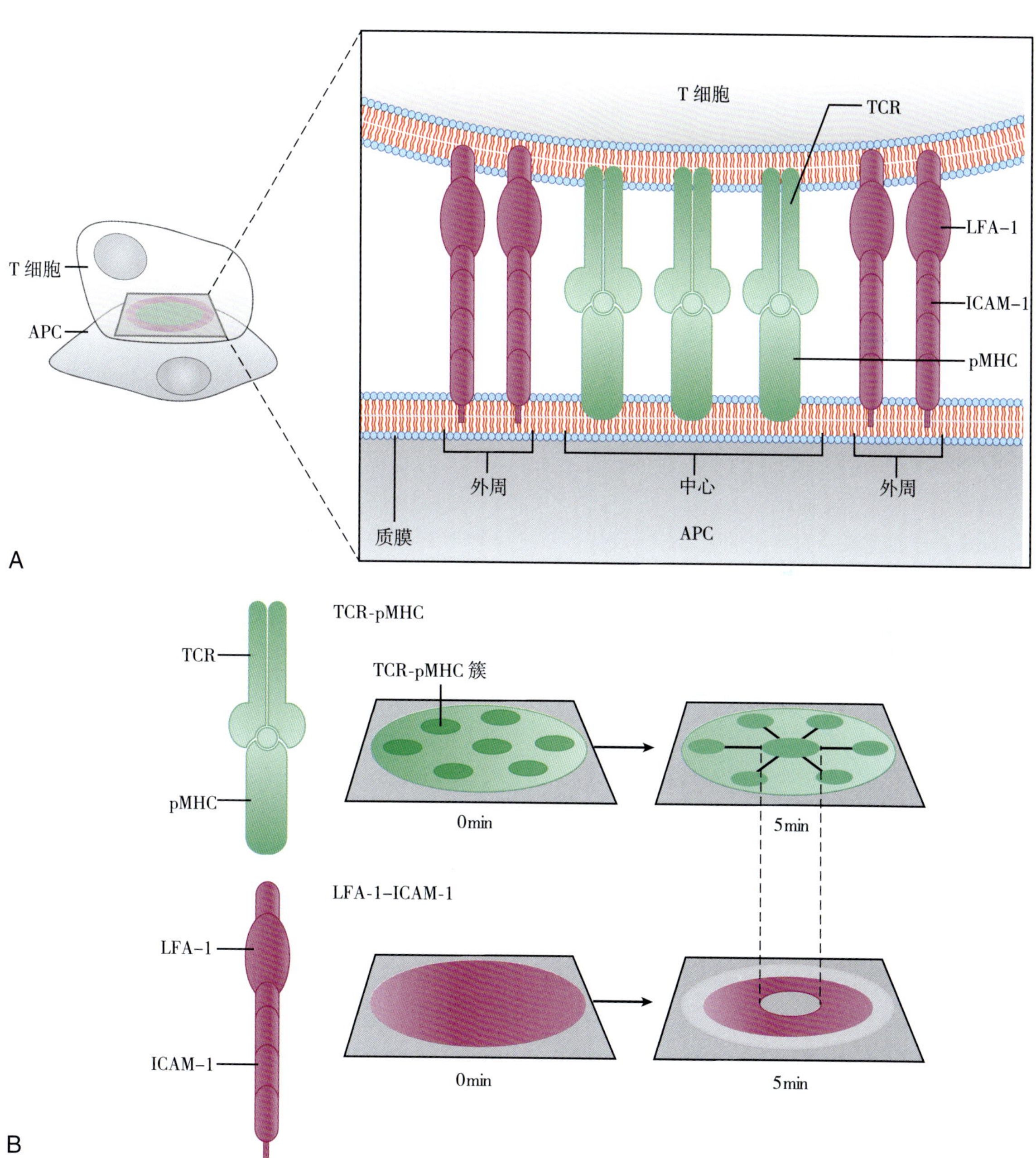

图 7-31 免疫突触。这个术语是用来描述 T 细胞和 APC 之间的结合方式，因为这种方式类似于神经突触。作为一个中心，有环形黏附和其他辅助分子包围着配体受体复合物（MHC 复合物： TCR）。这些辅助分子被逐渐招募进入突触，作为最初的非 T 细胞活化连接转化为活化 T 细胞必要的紧密持续接触

A. 突触的侧面放大视野；B. 内部视野。经过 5min，许多 TCR 动员到突触中心形成进一步连接，辅助分子固定到外环。这些突触在膜脂质筏中产生（引自 Manz & Groves，2010）

各种因子的动员参与，其反应区域集中在细胞膜区域，同时配体－受体分子还参与了免疫神经突触反应（图 7-31）。目前发现的共刺激因子分子对主要包括 CD40-CD40L、ICOS-ICSOL、CD80-CD28，共抑制分子对包括 PD1-PDL1、CD28-CTLA4 和 SIRP1a-CD47，现在被称为检查点抑制剂（见下文）（Chen & Shen，2015）。

有 2 对分子是 T 细胞激活过程中必不可缺的，即 B7 ：CD28 和 CD40 ：CD40L，它们是 $CD4^+$ T 细胞激活过程中最重要的配体－受体分子对（图 7-31）。任何一种“第二信号”的缺失都会导致 T 细胞功能失活被抑制，而非激活。B7 是分子质量为 45 ～ 60kDa 的细胞表面糖蛋白，其主要作用在于表达激活的 B 细胞、树突状细胞和巨噬细胞，而这 3 种细胞主要用于链接 CD28（表达在 T 细胞表面的 44kDa 同源分子，可以诱导 IL-2 的分泌）。B7 还可以和第二受体链接，这种受体被称为细胞毒性 T 细胞抗原 -4（CTLA-4）。CTLA-4 是一种抑制因子，可以被 T 细胞缓慢分泌，与 B7 具有很好的亲和性，其配体－受体分子对可以下调 T 细胞反应活性，起到一定的抑制作用。CTLA-4 同时可以在 Treg 细胞中高表达，同样具有一定的抑制作用。CTLA4 是一种检查点抑制剂，当它被解除时（如当前对几种癌症的治疗），对肿瘤的免疫反应重新被激活，并攻击肿瘤。

CD40-CD40L 是 T 细胞激活过程中的重要分子反应对，在相互的树突状细胞环境中，其具有双向信号反应功能。CD40 主要表达在 APC，在非 APC 如内皮细胞上亦有一定表达，主要具有上调功能。APC 表面的 CD40 可被上调，这是一种疫苗接种方法。此外，许多非抗原提呈细胞（如内皮细胞）上也存在 CD40。CD40L 仅表现在激活的 T 细胞表面，具有时效性，因此 CD40L 的表达与免疫应答的失效相关。CD40L 和 Lag3（CD223）可能通过细胞毒性 T 细胞的作用参与了 APC 的相关反应。

除了上述因子外，为了使 T 细胞 /APC 复合物之间的免疫突触反应达到最大化，还有其他一些因子也参与了这个反应。细胞因子之间的相互表达可以促进其结合，表 7-3 显示了 LFA-1 和 VLA-4 在 T 细胞黏附过程中的作用。VLA-4 可以通过透明质酸钠受体 CD44 与细胞外分子递质发生结合反应。OX40 和 ICOS-ICOSL 可以引起特殊的 T 细胞共激活反应，而 PD1-PDL1 则可以降低 T 细胞的活化反应。

机体内的抗原提呈过程，也就是平常说的免疫应答，需要多种细胞因子之间的相互作用，共同调控免疫细胞之间的活化和抑制。虽然在此前已经介绍了多种不同细胞因子在初始 T 细胞克隆增殖中的作用，同时阐明了 T 细胞的免疫原性并非仅仅依靠表面 TCR 的特异性，配体的相互作用也至关重要，但其真正的机制和相互作用的机制仍然需要进一步的研究。

2. *信号传递：免疫突触之间的信号转导* 细胞质之间的细胞活化通过第二信号转导系统在细胞表面的受体之间进行。通过中介蛋白的转化影响细胞核的变化，最终影响细胞功能。T 细胞的免疫功能是由免疫突触，也就是通常说的超分子免疫复合物（SMAC）所提供的。T 细胞和 APC 之间的反应最初通过 LFA-1 和 ICAM-1，或者是 CD45 之间的接触反应激活，CD4 和 CD8 分子可以引起肌动蛋白细胞骨架形成脂筏结构蛋白，从而形成一个稳定的黏附化合物（图 7-32）。

上述反应均通过 VAV 信号转导系统实现。图 7-32 显示了突触复合物的细胞分子骨架，自里向外分别是 CD3/CD4（或 CD8）/CD45/TCR-pMHC 复合物、CD2-LFA-3 配对分子，最外侧是 LFA-1-ICAM-1 分子化合物。TCR 尚有一套第二信号转导系统，在这个体系内，CD3 复合物通过适配蛋白（LAT，与 T 细胞连接）与细胞内的胞质小泡反应，继而引起信号转导复合物的反应，这个复合物属于免疫受体酪氨酸激活模体（ITAM）的一部分。在这个过程中 T 细胞 ITAM（$p59^{fyn}$）作为第二分子（$p56^{lck}$）协同作用，参与酪氨酸磷酸化的反应机制。

4 种 TCR-CD3 复合物可以各自向 T 细胞传递信息，独自启动对 T 细胞的激活作用（与神经细胞相似，参见第 5 章）。而共激活和共抑制的过程都是在细胞膜表面逐渐聚集激活和抑制信号因子的复杂免疫突触反应。相反，T 细胞和 APC 的短暂接触不能激活 T 细胞，甚至不能形成 TCR。抑制信号级联反应以酪氨酸激酶家族为基础，通过与 SH-2 分子（如 ZAP-70 蛋白，在 TCR 信号转导过程中起主要抑制作用）的作用降低 T 细胞活性（图 7-32）。事实上 TCR 体系中各种不同分子之间相互作用为我们理解信号转导网络提供了很好的例证。

3. *ITAM 和 ITIM* 如前所述，ITAM，如 CD3 和 LCK 激活免疫细胞，而 ITIM（免疫受体酪氨酸抑制分子）抑制免疫细胞。涉及 T 细胞之间相互作用的 ITIM 包括 PD1-PDL1、B7-CTLA4 等，而髓系细胞有大量的 ITIM（超过 200 个）。ITIM 的特征是它们招募磷酸酶，如 SHIP 和 SHP1、SHP2，将磷酸基从激活信号分子中去除，促进细胞功能的抑制。

4. *药物对细胞激活的影响* 目前临床上已经有一些免疫抑制药物应用于移植后反应和自身免疫性疾病。它们通过作用于 T 细胞激活途径的不同阶段，达到抑制作用，缓解临床症状。这些药物包括非甾体类、环孢素、

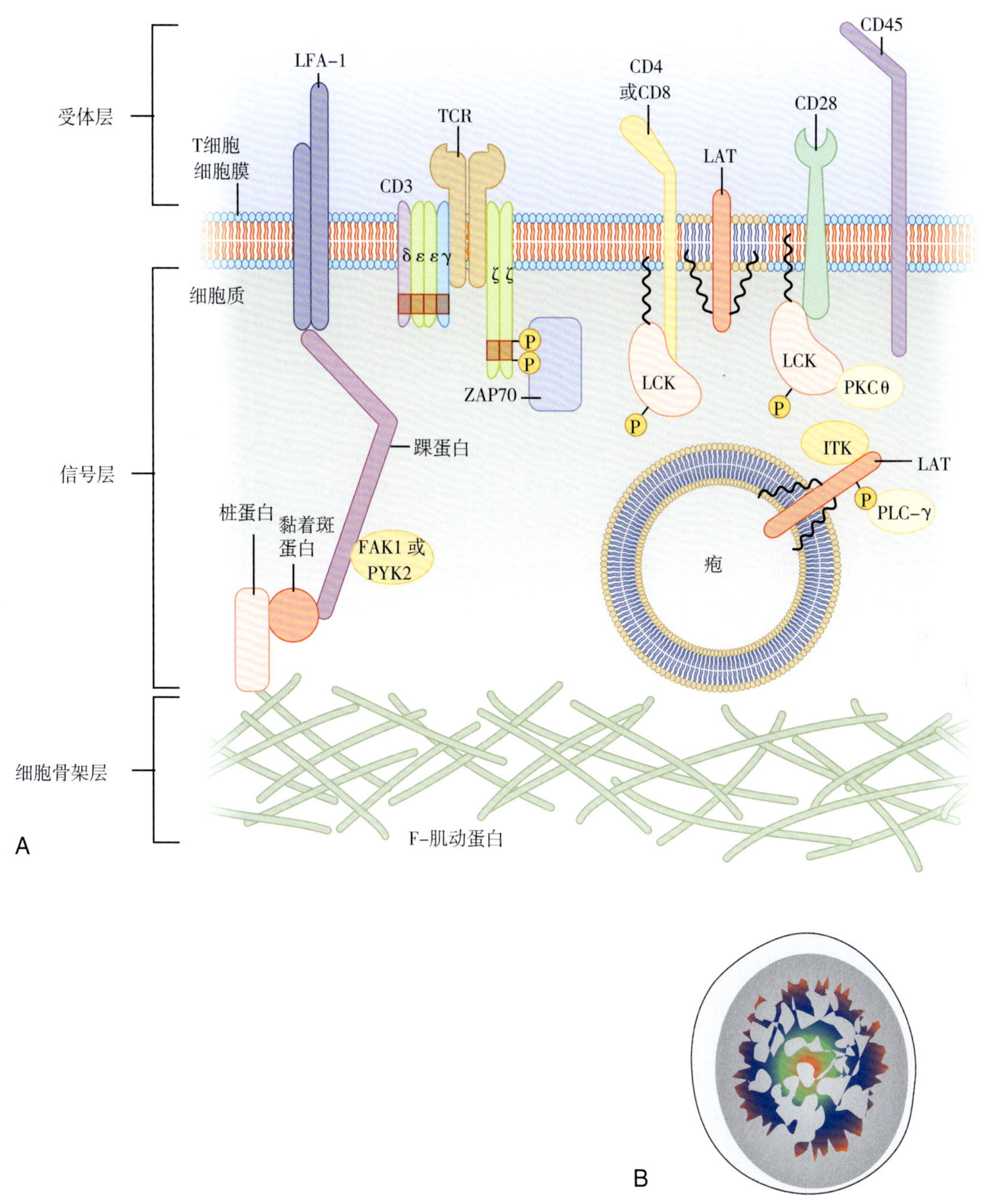

图 7-32　T 细胞一侧的免疫突触的分子结构

TCR 连接在黏附分子 LFA-1，CD4 T 细胞锚定着 CD4 分子、附属活化分子 CD28 和 CD45，激活信号转导装置（VAV、ZAP70、LCK、PKCθ 和 LAT），T 细胞细胞骨架的运动（黏着斑蛋白，F- 肌动蛋白）刺激了 T 细胞的细胞因子分泌程序、迁移趋化。A. T 细胞侧面视野；B. 中心视野（引自 Dustin & Depoil，2011）

他克莫司、雷帕霉素及吗替麦考酚酯等。尤其是环孢素、他克莫司和吗替麦考酚酯对于眼科医师来讲尤为重要；目前，这些药物已经广泛应用于可以危害视力的葡萄膜炎、重症巩膜炎、角膜移植术后的排斥反应等。

他克莫司和环孢素通过 CD4 T 细胞抑制 Ca^{2+} 依赖的蛋白磷酸酶钙调磷酸酶，进而抑制活化 T 细胞核因子（NF-AT）活性，从而降低 IL-2 的转录水平，抑制 T 细胞活化，进而发挥免疫抑制作用。环孢素也可以借助感应性细胞和 Th17 细胞对 TGF-β 的释放，起到抑制作用（图 7-2）。

第十一节　B 细胞激活

此前侧重于阐述细胞因子的免疫机制，事实上人体中最早产生免疫反应的因子来源于血清中的抗体球蛋白成分。游离抗体来源于血浆细胞中B细胞的充分分化。B细胞来源于骨髓的多能干细胞，由骨髓中的造血干细胞分化发育而来。B细胞在血液中以$CD45^+$、$sIgM^+$、$CD19^+$、$CD20^+$、MHC Ⅱ $^+$等非成熟细胞前体形式存在。B细胞占循环淋巴细胞的5%～10%，B细胞不仅是重要的抗体生成细胞，而且是APCS的重要组成部分。

一、抗原、B细胞、T细胞的功能

1. *B细胞的抗原识别作用* T细胞和B细胞的免疫应答具有各自的规则，大多数T细胞只能对肽链产生反应，而B细胞则可对糖类和糖脂抗原发生应答，同时B细胞可以产生T细胞依赖的B细胞免疫反应。血清中的抗原反应是最常见的例证。

B细胞对肽抗原反应的早期事件需要T细胞的帮助，通常由Th细胞提供，Th细胞需要CD40-CD40L结合，并由Th2细胞和巨噬细胞等其他细胞产生的IL-2、IL-4、IL-5和IL-6等细胞因子增强。B细胞成熟后期的事件则由TFH细胞在转录因子Bach2的控制下产生的细胞因子如IL-17和IL-21促进，该因子针对B细胞诱导成熟蛋白-1（Blimp-1）及SOCS、趋化因子CCR5和凋亡蛋白Bcl-6。IL-21与许多自身免疫性疾病有关，如SLE狼疮和类风湿关节炎。TFH细胞协助B细胞长期产生抗体。

TFH细胞的一个子集（TFR细胞）也具有调节功能，并与Treg细胞共享转录因子FoxP3。这些细胞与最近描述的一系列被称为IgG4相关疾病有关，其中一种是眼眶疾病，以前被作为眼眶假肿瘤的一种形式。

B细胞的活化需要特殊的滤泡状树突状细胞（fDC），这种特殊的细胞通过与Fc和C3的结合形成免疫抗原复合物，进而激活B细胞。fDC通过同型转换、体细胞突变、克隆增殖等过程产生记忆B细胞，进而活化为分泌不同抗体的浆细胞在体内长久存在。B细胞同时可以通过MHC Ⅱ分子的抗原提呈至滤泡辅助性T细胞，通过fDC与抗原的相互作用表达B细胞。这个过程的主要介导因子是CD40-CD40L。上述过程描述了成熟B细胞（浆细胞）的抗原识别功能。此外CD30-CD30L分子对、B细胞刺激因子（BLY5）及其受体TAC1作为共同受体分子也参与了B细胞表面链接的形成。

B细胞由骨髓内多能干细胞分化而来，进入次级的淋巴样组织，目前认为T细胞和B细胞可能来自共同的淋巴样干细胞。当它们遇到抗原特异性的TFH细胞时，就会聚集到T细胞区域的边缘，开始产生抗体（原始的淋巴细胞聚集）。一些B细胞会逐渐成熟，产生抗体，然后以浆细胞的形式回到血清和骨髓中。同时更多的B细胞前体会进入B细胞区域，就像加工厂一样，形成B细胞滤泡、生发B细胞，最终完成同型转换。

然后B细胞从生发中心迁移到次级淋巴器官（淋巴结、脾脏或MALT）的髓质，然后进入循环，进入骨髓，分化为成熟的分泌抗体的浆细胞。B细胞也可能填充慢性炎症的部位，在那里它们发展成浆细胞。B细胞滤泡是三级淋巴器官（TLO）的重要组成部分，参与炎症部位局部抗体的产生，表明自身免疫性疾病的恶化，但其对癌症预后是有利的。例如，眼部慢性炎症（葡萄膜炎）中的局部抗体常用作疾病严重程度的生物标志物（Goldmann-Witmer测试，衡量眼内和血浆抗体水平的比率），用来诊断测试眼部感染的葡萄膜炎，如是否为弓形虫病和单纯疱疹葡萄膜炎。

B细胞的转化主要有以下3个关键点：第一，T细胞的辅助及CD40L的调控；第二，生发中心fDC的凋亡调控；第三，B细胞成熟分化并向血清和外周组织转移。当然，更多的B细胞存在于生发中心，直接向外周淋巴组织和胸腺分泌抗体。

2. *B细胞的抗原提呈作用* 抗原的内吞噬功能可以借助sIg受体激活B细胞，随后通过与细胞表面的MHC Ⅱ结合而实现（见上文）。B细胞是一种高效的APC，但只能通过sIg受体进行抗原提呈，因此可以称为记忆细胞。

虽然B细胞的激活是一种特异性抗原的方式，其效应分子（抗体）也是特异性的，但是B细胞的免疫应答却是通过补体系统形成的非特异性途径。B细胞的反应可以由CD19-CD21-CD81等多种受体复合物共同激活并显著增强，而补体系统C3d受体的CD21在其中起到了主要作用。

二、B细胞的分化

如上所述，B细胞从骨髓干细胞分化而来（图7-33）。不成熟B细胞存在于SLO，如果没有遇到特异性抗原，不成熟B细胞会在3～4天发生凋亡，当遇到特异性抗原时，不成熟B细胞会激活进入淋巴组织，最终分化为浆细胞。有些B细胞激活后发育成为长久存在的记忆细胞。

前体B细胞细胞膜表面仅有sIgM而没有IgM表达，从而使不成熟B细胞缺乏对抗原的反应能力。如此时与抗原结合，会产生负应答，使B细胞转变为受抑制状态。激活的B细胞在发生重链的同型转换后可以表达IgG，这个过程可以使不成熟B细胞和成熟B细胞膜表面表达

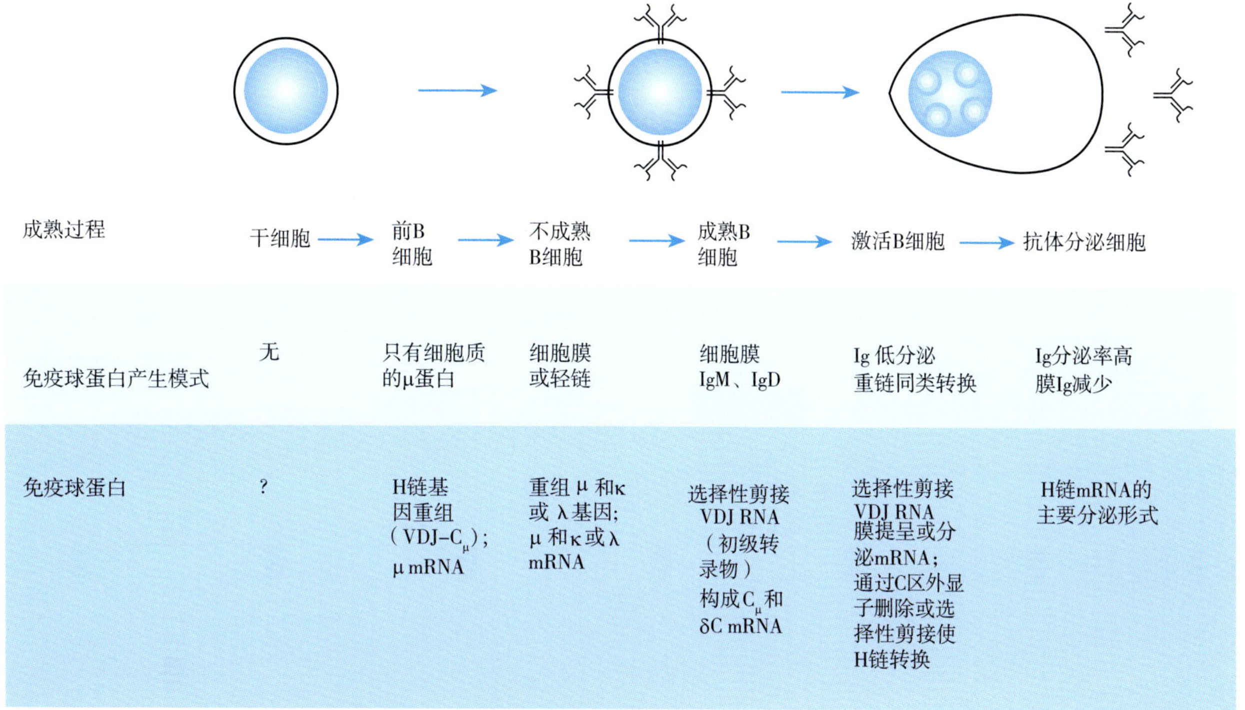

成熟过程
干细胞
前B细胞
不成熟B细胞
成熟B细胞
激活B细胞
抗体分泌细胞
免疫球蛋白产生模式
无
只有细胞质的μ蛋白
细胞膜或轻链
细胞膜IgM、IgD
Ig 低分泌重链同类转换
Ig分泌率高膜Ig减少
免疫球蛋白
?
H链基因重组（VDJ-Cμ）；μ mRNA
重组 μ 和κ或 λ 基因；μ 和κ或λ mRNA
选择性剪接VDJ RNA（初级转录物）构成Cμ和δC mRNA
选择性剪接VDJ RNA膜提呈或分泌mRNA；通过C区外显子删除或选择性剪接使H链转换
H链mRNA的主要分泌形式

图 7-33 B 细胞成熟过程（图片由 A. Abbas 提供）

IgM 和 IgD。在这个阶段大多数免疫球蛋白仍处于膜链接状态，经过多次循环后可以活化为浆细胞，开始合成和分泌各种免疫球蛋白。

1. B 细胞发育过程中的抗体分泌 免疫系统产生抗体的机制基本相同，是利用 TCR 的相互反应达到分泌大量抗体的目的。首先通过重组 C 区的轻链和重链序列，结合 V 区的体细胞突变，以及 *RAG* 基因对于 TCR 的调控而分泌抗体。人类调控基因定位于 14、2、22 号染色体上（图 7-34）。

尤其在活化 B 细胞形成记忆 B 细胞的同型转化过程中，活化 B 细胞中的一部分发生体细胞突变，同型转换为浆细胞，从而使抗原抗体能够更好地结合。我们也可以称之为 B 细胞和相关免疫球蛋白分子的“亲和力成熟”，这个过程描述了抗体和不断重复暴露系列的强烈亲和力（图 7-35）。因此重复暴露系列表达的抗体与抗原具有更强的亲和力和更为有效的免疫应答，这是各种快速免疫应答反应的基础。同型转化可以被各种细胞因子或免疫球蛋白调控。通常 IL-4 可以诱导产生 IgG1 和 IgGE，IFN-γ 产生 IgG3 和 IgG2a，而 TGF-β 产生 IgG2b 和 IgA。

在正常的骨髓环境中，各种细胞的增殖和分化往往只有一种方式，在短暂的时间内大量抗原特异性接触并发生置换，但是其最终的亲和力很低。一旦合适的抗原和受体进行配对，很快就会形成抗原特异性复合物并克隆增殖，但这种概率非常低。大多数细胞表现出一种特异性 sIg，但是无法遇到适配抗原，最终不得不消失。

2.V 区 CDR 部位的体细胞突变 B 细胞的抗原链接部位大多位于 H 链和 L 链 V 区的互补决定区（CDR）（特别是高变区）。

然而，有些保守的重叠区域也可以发生链接。成熟 B 细胞在受到抗原刺激后，会使高频区域突变频率增加，亲和力增强。抗原对多株高频突变细胞的选择结果，使所有 3 个 CDR（互补决定区）与抗原表位的互补性更优于原分子，也就是抗体的亲和力成熟。而抗体的多样性由多重因子决定（知识关联 7-12）。

有些微抗原（超抗原）可以像 T 细胞的超抗原反应一样，在缺乏 T 细胞的情况下诱使 B 细胞发生多重聚合反应。超抗原主要和 VH 基因家族，尤其是 VH3$^+$ IgM 结合反应。除此之外，超抗原也可以和 CDR 区域外的保守区域 FR3 序列发生结合反应（框架区域 3）。对于微生物尤其是病毒的侵袭感染，免疫系统产生的抗体保护作用非常重要。这时，可重复的抗原表位结构可以在没有 T 细胞参与的情况下独自诱发 B 细胞反应。

3. 抗体生成的基因调控 免疫球蛋白基因调控不仅包括 V 区的 TATA Box 促进因子，还包括其他反式核因子。反式核因子是一种 DNA 结合蛋白，有些只对 B 细胞具有特异性。还有一些如 NF-κβ（同时参与 IL-2 的转化）和 NF-AT（环孢素和 FK-506 的靶基因），需要大量细胞的参与并且反应快速。

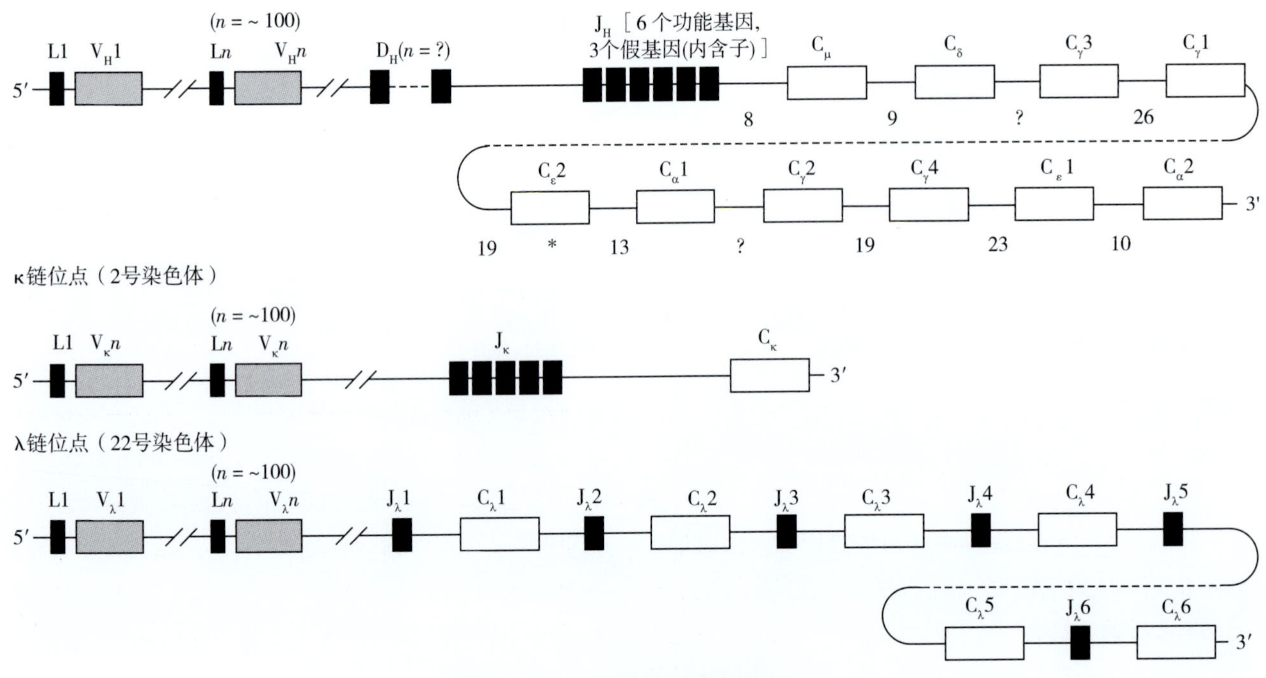

图 7-34 重链和轻链基因转录

超过 100 个 V 基因，每个基因有约 300 个碱基对，根据 80% 同源性分成 6 个或 7 个家族。每个 V 基因前面都有一个分泌型或跨膜蛋白特有的前导序列。D 基因数量未知，J 基因有 5 或 6 个。J 和 D 基因编码 V 基因的 C 端区域，包括第 3 个互补决定区（CDR）。每个 C 基因由数个外显子组成。人的 D 基因是决定 D-H-J 多样性的决定基因。合成 IgH CD3 区域氨基酸是选择性的。亲水或芳香族氨基酸比疏水氨基酸更易被选择。

通过删除 DNA 插入片段和免疫球蛋白连接区实现基因重组，形成成熟的免疫球蛋白。特定的酶促进“循环输出”，在 B 细胞成熟早期起作用。位于中间的轻链非编码区 DNA 及类似的重链区 VDJ 基因的每个 V 基因的 3′ 端和每个 J 基因的 5′ 端基因序列被切除或重组。通过重组活性基因来实现重组酶的调控。

重组发生在一个精确的序列。人的 V 基因连接在 DJ 基因里，使该细胞成为 B 细胞。VDJ 序列与恒定区结合，再加上一个多聚腺苷酸尾。在内质网中，轻链跟着相似的序列和已表达轻链之后，组装成“μ only”的重链。当前 B 细胞表面分泌 IgM 时，它就变成成熟的 B 细胞。μ 链通过等位基因排斥（一侧的染色体活化抑制另一侧的活化）和最初的轻链重排（κ 链首先被活化；如果该步骤无结果，λ 链基因活化）实现体细胞重排（图片由 A. Abbas 提供）

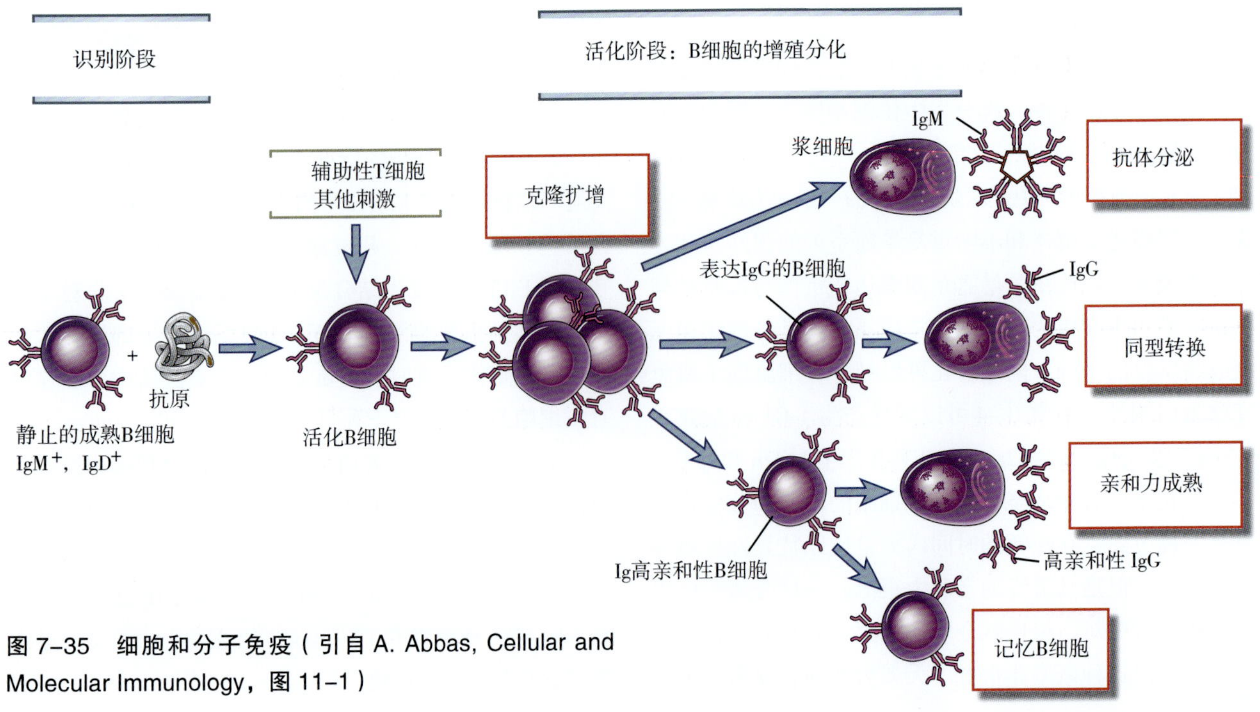

图 7-35 细胞和分子免疫（引自 A. Abbas, Cellular and Molecular Immunology，图 11-1）

知识关联 7-12　控制抗体多样性的因素

- 多个种系基因。
- 体细胞组合多样性。
- 连接多样性。
- 有助于抗体结合位点的 H 链和 L 链。
- 体细胞突变。

在小鼠中，估计由于重组机制而产生的潜在抗体库是 $10^9 \sim 10^{11}$（即在抗原启动应答之前）。

第十二节　免疫耐受和自身免疫性疾病

许多免疫性疾病没有明确的外源性致病菌感染途径。很多这种疾病发病时，可以检测到各种抗体生成和 T 细胞介导的自身免疫应答反应，我们称之为自身免疫性疾病。对于不能产生特异性免疫效应细胞及特异性抗体，不会导致自身免疫性疾病发生的状态称为免疫耐受。因此，我们认为自身免疫性疾病是指免疫机制被打破，产生自身抗原的免疫耐受，从而产生一系列病理结果和组织损害。自身免疫性疾病多发生在正常机体，具有正常的免疫调控机制，尚没有证据表明在自身免疫性疾病发生时没有 T 细胞或 B 细胞的反应。

因此，广义来讲，免疫系统具有自身的负调控（关闭）机制，在免疫反应被激活后，可以通过自身的变化来调整免疫因子的水平，从而使机体达到一种恒定的免疫状态。产生免疫耐受和免疫降解的机制可能是相同的。

一、免疫耐受定义

耐受性是适应性免疫系统的一个特征。固有免疫始终处于活跃状态，并应对所有挑战。如果损伤是小的或最小的，固有免疫机制可以充分处理这类损伤。耐受性可定义为抗原诱导的对致病性抗原特异性淋巴细胞的发育、生长或分化的抑制，即适应性免疫。主要具有以下特征。①抗原特异性：个体对一种抗原耐受并不代表对其他抗原甚至第二种抗原具有耐受性；②自身抗原的耐受性在机体发育阶段形成，不成熟淋巴细胞形成耐受性要比成熟细胞容易得多；③免疫耐受的维持在于个体始终能够保持自身抗原的存在；④在适当的情况下，可以诱导机体对外界抗原产生耐受。

二、免疫耐受位点

免疫耐受分为中枢耐受和外周耐受两部分。中枢耐受是指在中枢免疫器官（胸腺和骨髓）内发生，外周耐受是指在外周免疫器官（脾和淋巴结）内发生。根据 Burnett 的胸腺缺失概念（见下文），大多数 T 细胞是 TCR 对自身抗原应答反应时随机产生的，在中枢抑制过程中凋亡。但是仍有部分 T 细胞可以逃亡至外周淋巴组织，随后被清除：灭活或抑制，这种情况可以称为外周抑制（见下文）。

Matzinger 的研究则表明，组织并未真正地识别自身或非自身抗原，而是识别免疫原性或非免疫原性抗原。自身抗原在某些情况下可以成为危险抗原，自身抗原和淋巴组织（细胞或各种介导因子）可以改变自身免疫应答的反应特性（组织相关性免疫耐受）。

因此，对于同一抗原或微生物的免疫反应可能会根据组织的不同而不同，这种现象并不少见，也可以称之为免疫赦免（见下文）。免疫赦免多发生在大脑和眼组织，是大脑对于炎症反应的常见免疫应答方式。

中枢、外周或组织相关性的免疫赦免均可通过同样的细胞反应机制进行解释。

三、免疫耐受发生的机制

免疫耐受（以往多称为免疫无应答）可以各种方式发生在不同情境，无论是成人还是新生儿、中枢还是周边、先天性还是获得性。事实上，免疫耐受通常是获得性的。不同在于，胸腺发生的属于中枢性，多在发育阶段形成；周边淋巴组织发生的称为周边性，多发生于成人阶段；免疫耐受的机制可能多种多样。一些耐受机制，包括细胞克隆缺失、无反应性和细胞调节异常等已经被提出。

那么免疫耐受是如何形成和维持的呢？一般免疫系统有几种机制来确保其不会过度运转并攻击宿主。但当这些机制失效时，无论是自身还是非自身，免疫系统都会加剧由免疫原引起的损害。主要发生问题的有以下几种。

1. 克隆缺失　最早被提出用于解释发生在胸腺发育阶段的中枢性免疫耐受（负性调节）和周边的周边耐受。如 Aire，通过对自身淋巴组织抗原诱导性的破坏产生免疫耐受。这是一种活化诱导的细胞死亡（AICD），可发生在中枢（胸腺）和周围（淋巴结），可更好地描述为清除耐受，它依赖于抗原对 TCR 的高亲和力。

这个理论假定将胸腺中大量的自身反应性抗原和组织特异性抗原移除，从而减少了胸腺树突状细胞的循环。如图 7-19 所示，显示了胸腺髓质上皮细胞表达的 Aire 对于某些大脑组织（髓鞘碱性蛋白质）和视网膜（光感受器结合蛋白和视网膜 S 抗原）蛋白的负性调控作用。

但是上述理论不能解释所有组织特异性抗原的免疫耐受机制，尤其是周边免疫耐受过程中往往包含T细胞的作用缺失。

2. 无反应性　是指在某些情况下，T、B细胞对于特定的抗原无反应，但是细胞具有对非特异抗原刺激的反应能力。此时这些细胞处于一种休眠状态（suspended animation）。通常认为淋巴组织的无反应性主要是由于缺少抗原提呈给Th1/Th2/Th17细胞（B7 ： CD28和CD40 ： CD40L）所需的共刺激信号，同时认为无反应性还是周边淋巴组织对于自身抗原无反应的结果。无反应性是成人发生免疫耐受的主要原因。

克隆缺失和无反应性具有相同的过程。胸腺组织淋巴细胞的发育包括了T细胞向$CD4^+$和$CD8^+$转变及产生抗原特异性的过程（参见图7-19）。这个过程中的每一个信号转导都非常重要，任何因子的缺失都可能导致无反应性的发生。如果无反应性持续存在，往往会导致细胞的凋亡。骨髓、淋巴结和脾的生发中心发生无反应性的机制与其相同，而生发中心凋亡的B细胞会被巨噬细胞吞噬移除。

无论是胸腺的中枢免疫无反应性还是骨髓的周边无反应性，其发生机制基本相似。而机体可以通过各种细胞因子的调控达到一种免疫平衡。

3. 调节性T细胞的主动抑制功能　动物实验表明，通过特殊的实验技术可以诱导刚出生的小动物产生对从未接触过的体外抗原的免疫耐受。这说明了免疫耐受是通过调节不同环节的淋巴细胞反应，尤其是抗原提呈（抑制子或调节细胞）而产生的。由于缺少对特殊抗原的反应，我们很难在体外试验中证实参与调节的细胞因子。日本科学家Sakaguchi的试验发现，如果使表达高水平IL-2的$CD4^+$T细胞缺失，机体很容易产生炎性肠病（一种发生在肠道的自身免疫性疾病）。我们称这些T细胞为调节性T细胞。无论是实验小鼠还是人类，转录因子FoxP3都是决定调节性T细胞功能的关键分子（参见图7-2、图7-22和图7-24）。调节性T细胞的表达水平在口腔炎症感染（如小柳原田综合征）中是降低的。其他一些调节性T细胞也对免疫阻滞具有重要作用，如产生IL-10的Tr1细胞、产生TGF-β的Th3细胞、抑制$CD8^+$T细胞及NK-T细胞、B细胞、γδ-T细胞等。调节性T细胞主动抑制的具体机制尚不明了，目前仅仅证实其并非直接作用，而是通过树突状细胞进行调控的（图7-36）。

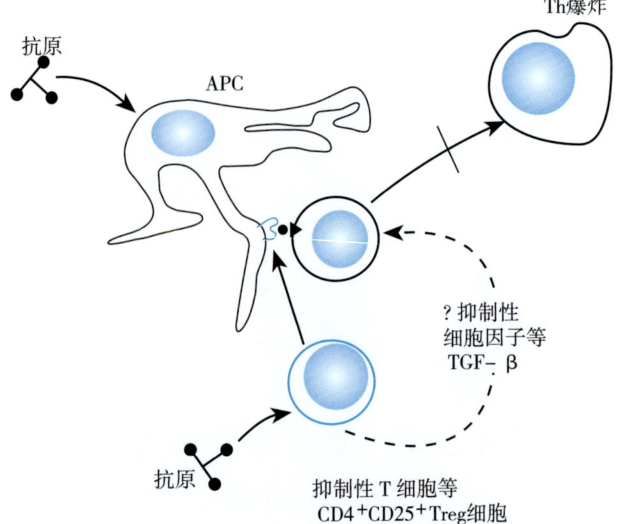

图7-36　调节细胞作用的模式图

4. T细胞和B细胞免疫耐受的不同　Th细胞是适应性免疫反应的重要因素，对Th细胞的抑制可降低机体所有自身反应的活性。极少的抗原就可使T细胞表现出反应活性降低，而B细胞则需要大量的抗原方可诱发。大多数T细胞对自身抗原的免疫耐受发生在胸腺，进而产生抗原特异性和MHC限制性。此外，固有免疫耐受是在胸腺形成并播散到周边淋巴组织的。周边免疫耐受是在调节性T细胞作用下，从初始T细胞开始的，既包括中枢产生的也包括周边特异性抗原所产生的免疫反应。无反应T细胞和调节性T细胞也可能由抗原导致MHC Ⅱ的异常表达及异常实质细胞和内皮细胞的共刺激缺失而产生。

B细胞的免疫耐受主要发生在T细胞依赖的抗原，像ABO血型中的糖类和糖脂类抗原，这些能够引起显著的临床反应。发生的机制和T细胞在胸腺中发生的免疫缺失、免疫无反应性相似。研究表明，当对转基因小鼠造成自身抗原免疫缺失和植入特异性抗体后，B细胞免疫耐受的发生是由骨髓抑制导致B细胞不能成熟，或成熟的B细胞不能分泌进入外周淋巴组织，这样经过一段时间后B细胞会发生凋亡。有趣的是有些B细胞可以在外周淋巴组织发生κ/λ链的同型转换，使自身抗原无反应。这种发生“受体修改”的B细胞多在周边淋巴组织发生。

四、免疫耐受失败的结果

免疫反应中对抗原调节产生耐受的三种机制（克隆缺失、无反应性和对细胞调节的缺失）中的任何一种机制出现问题都会导致免疫失调的发生发展，某些情况下还会导致自身免疫性疾病。某种程度上耐受可能并不完全，对自身抗原的自然自身免疫是 IgM 自身抗体和非致病性自身反应性 T 细胞形式的常态。这一情况已被证明适用于大多数自身抗原，包括几种眼部抗原（视网膜抗原），但检测自身抗体或自身反应性 T 细胞并不足以证明是所用药物导致的这些问题，这使得数据的解释变得很困难，如在自身免疫性视网膜病变和慢性疾病（如青光眼和 AMD）背景下的自身免疫研究中的数据解释。

组织对自身抗原免疫反应的功能障碍或损害　自身免疫性疾病发生在各个器官，有时候甚至具有细胞特异性。像重症肌无力，其抗原主要定位在肌肉神经接口处，而系统性红斑狼疮可以遍布全身各个器官、组织。

各型自身免疫性疾病（Ⅰ～Ⅳ型，参见表 7-7）均可以引起组织损害。对于大多数自身免疫性疾病来说，$CD4^+$ T 细胞都是重要的诱发因子，概括起来有以下几个方面。

（1）自身抗原和外源性抗原的分子序列同源性分析发现，如所猜测的，大多的抗原肽链可以预测发生频率。机体对外源性抗原的处理过程中又有可能误诱导 T 细胞活化，发生自身抗原反应。一些视网膜抗原即可表现出上述特性，像革兰氏阴性菌大肠埃希菌和寄生虫盘尾丝虫（其携带沃尔巴克氏体）均具有和细菌或病毒相同的氨基酸序列，在非洲的某些区域可以诱发致盲眼病河盲症。

（2）旁位活化效应：有些自身免疫性疾病可能是在感染过程中由旁位活化效应所引起的。对于 APC 附近区域的无活化但并没有删除的自活化 T 细胞或 B 细胞，APC 上共刺激因子的上调可能诱发自身免疫性疾病。CTLA-4 在无活化过程中起到了重要作用，其缺失可以诱发自身免疫活性增强。

（3）调节性 T 细胞的失活：调节性 T 细胞诱发的免疫耐受主要通过释放细胞因子或直接作用于 T 细胞实现。调节性 T 细胞是循环 $CD4^+$ T 细胞的主要构成部分。很多的自身免疫性疾病可以表现为调节性 T 细胞减少。

（4）无法进行删除（活化诱发自身凋亡）：T 细胞的删除和凋亡是由细胞表面分子 Fas-FasL 和 TNF 相关凋亡诱导配体（DR4/DR5）TRAIL 所调控的。如果凋亡不能自身调控，就会诱发自身免疫性疾病。TRAIL 和 FAS 在眼和大脑的免疫应答中都具有免疫赦免作用。

（5）B 细胞的多克隆活化：主要成分包括内毒素和细菌糖脂，它可直接激活 B 细胞，也可生成细胞毒抗体，或作为 APC 对 T 细胞进行自身抗原应答反应。

（6）超抗原：可以同时激活多种 T 细胞亚型，由于超抗原和 T 细胞、MHC 抗原直接链接，这个过程甚至不需要进行抗原提呈。同时超抗原会诱发 T 细胞的自身反应。过多使用超抗原诱发的 TCR 会增加自身免疫性疾病的发病风险。

五、自身免疫性疾病

如前所述，尽管有许多关于自身免疫性疾病如何发生的理论提出，但很难确定确切的证据。于是一种新的自身炎症性疾病概念逐渐深入人心。已有证据证实，参与固有免疫防御的分子（模式识别受体及其信号通路，见上文）存在单基因缺陷，最近，在固有免疫缺陷的背景下，人们开始考虑其是否参与了白塞病、糖尿病甚至 AMD 等多基因疾病（Forrester et al.，2018）。

潜伏感染通过向免疫系统发出错误信号使免疫特定位点被掩藏而持续存在：大多数微生物要么杀死宿主，要么成功地从系统中清除。然而，它们在组织中持续存在，并偏爱特定部位，如眼睛和大脑，在那里它们免受免疫攻击（Forrester et al.，2018）。病毒、真菌、分枝杆菌和寄生虫都使用这种机制，其中许多与全球具有重大医学和经济意义的疾病有关。寄生虫病就是一个很好的例子：寄生虫侵入组织并形成共生关系，有时存在于体内细胞质中，尤其是巨噬细胞。细胞外寄生虫感染更为常见，如涉及线虫的疾病，如丝虫病、血吸虫病和弓形虫病，其中丝虫病和弓形虫病都会感染眼睛。眼部弓形虫病导致儿童失明，是其表现为白瞳症（猫眼）的一个原因（参见第 9 章）。

寄生虫可以引起免疫系统的很多异常，这可能是由于寄生虫往往在体内会完成一生不同阶段的转变，而不同的阶段会产生不同的抗原，从而使免疫系统面临各种不同问题。寄生虫由此可对宿主的免疫系统进行操控、侵袭，从而导致宿主不能产生足够的抗体进行应答，继而机体进入慢性炎症感染状态。寄生虫进入宿主后，最早发生的是 Th1 反应，随后转换为 Th2 反应，机体分泌 IL-2、IL-4 和 IL-10 进行应答。机体发生免疫应答的这个过程具体机制不清，可能在于宿主机体对寄生虫抗原的初始反应，机体不能正常分泌如 IL-10、IL-13 等常规的细胞因子，或是抗原与 TCR 形成了免疫耐受。但无论是免疫反应无应答还是免疫因子配对不同，Th1 向 Th2 的同型转换都是存在的。有些观点认为，寄生虫尤其是蠕虫引起的宿主免疫应答类似过敏反应，两者都会出现 Th1、Th2 之间的同型转换，同时导致大量嗜酸性粒细胞浸润。

如前所述，大多数寄生虫感染在初次免疫反应期间被清除。例如，弓形虫感染（一种原生动物寄生虫）涉及宿主机体 APC 产生 IL-12、IL-23、IL-27，诱发

INF-γ 介导的 Th1 反应，从而消除大多数寄生虫对宿主可能产生的影响。上述机制对弓形虫尤其有效，而其他一些寄生虫有可能逃避过单核细胞的监控，获得宿主机体的免疫赦免，长期寄生于宿主机体的眼、大脑、肌肉和肝等组织，引起进一步的炎症反应。寄生虫侵入宿主后往往无反应，只有当其杀死宿主细胞、表达新的抗原时才引起宿主的免疫应答。弓形虫视网膜脉络膜炎的发病机制就是这样，当弓形虫进入眼部组织后，会引起视网膜脉络膜的反复破坏、增殖，葡萄膜的炎症反应在临床上往往表现为后葡萄膜炎、视网膜脉络膜的瘢痕形成（参见第 9 章）。

第十三节　过敏和快速超敏反应

有时机体对外界抗原的入侵反应非常迅速，反而会导致机体的过量应答，造成机体损害。Ⅰ型超敏反应是最常见的类型（表 7-7），它可诱发机体产生大量的 IgE 抗体，从而引发过敏，但是并非所有的过敏反应都由 IgE 诱导产生。

一、变态反应、哮喘和眼部过敏性疾病

过敏反应通常是快速、有效清除抗原的免疫应答，当这种反应失败时会引起过敏性疾病。

过敏反应一般有以下几个特点：①过敏反应一般对 Th2 细胞敏感，并被 B 细胞分泌的 IgE 活化激活；②与肥大细胞释放的 IgE 结合，并促使肥大细胞脱颗粒；③过敏原多种多样，包括动物皮毛、尘螨、化学物质、真菌蛋白、植物及环境因素等；④症状主要是由细胞因子引起的快速超敏反应。

过敏性疾病是由过敏反应被过度放大引起的，进而会发生一系列的临床症状。过敏性疾病可以非常快速、严重，甚至有时候会有生命危险。随后过敏原会被机体清除，或继续存在体内引起慢性过敏性疾病。

由过敏引起的最常见的疾病是哮喘，哮喘发作时可引起气道阻塞，一般是黏液膜和皮肤上的慢性过敏性疾病的一种急性发作表现。哮喘往往会伴发过敏性皮炎、鼻炎、鼻窦炎及过敏性结膜炎。当机体具有过敏体质，先天性对 IgE 敏感时，通常被称为先天性 / 遗传性过敏性疾病。但并不是所有哮喘患者都是先天性的。那些非先天性哮喘的患者一般病情比较局限，多为外源性，而先天性多为内源性的。同样并非所有严重过敏性结膜炎患者都是先天遗传产生的。了解上述机制对于临床治疗具有很好的指导作用，像难治性哮喘患者应适当选用 IgE 的单克隆抗体进行治疗。

由花粉或尘螨引起的过敏性结膜炎分为慢性长期发作（常年性）和间歇发作（季节性），症状相对比较温和。先天因素引起的慢性过敏性结膜炎往往症状较重，通常会引起角膜病变（角结膜型），春季卡他性角结膜炎是临床常见类型，临床上往往有角膜白斑和盾性溃疡形成。此外经常戴角膜接触镜可以引起巨大乳头性过敏性结膜炎。

尽管可以将过敏性结膜炎根据临床症状分为不同类型，但发病机制基本相同。树突状细胞捕捉到外来抗原后迁徙，引起 Th2 细胞的活化激活。激活的 Th 细胞释放 IL-4、IL-5、IL-13 和分化为 TFH 细胞（可以激活滤泡内的 B 细胞）。肥大细胞是公认的过敏反应细胞。肥大细胞的作用主要依靠 T 细胞释放的 IL-3 和 IL-5，而这两种细胞因子由抗原提呈给 T 细胞后最终产生（图 7-37）。在这方面，结膜树突状细胞被认为是组织中过敏原捕获和呈现给局部 T 细胞的主要贡献者。在严重的慢性哮喘和眼表（结膜）疾病中，上皮下黏膜大量增厚伴纤维化和其他促炎性粒细胞如嗜酸性粒细胞的浸润，这在组织损伤中很重要。有研究表明，肠道内的代谢物感知 G 蛋白耦联受体（GPCR）可以动态响应多种饮食成分和营养因子，并调节微生物群落依赖的免疫和代谢因子。过敏性疾病被认为是其中一个或多个 GPCR 功能障碍的结果。

肥大细胞和肥大细胞脱颗粒　肥大细胞起源于骨髓，在不同的微环境下成熟并分化为 2 种亚型。干细胞（c-kit）是肥大细胞成长的重要影响因素。人体黏膜肥大细胞颗粒中含有类胰蛋白酶（Mt）、组胺、肝素等物质，相关联的组织肥大细胞还含有糜蛋白酶（Mtc）。正常的结膜和脉络膜组织中含 Mtc 的细胞占主导地位，当过敏反应发生时，含 Mt 的细胞大量增加，并伴有其相关分子 E- 选择素和 ICAM-1 的过量表达，这可能是引起病理改变的主要原因。肥大细胞异质性的重要性目前尚不明了，但是 Mt 释放可能是炎症反应中的重要过程。

肥大细胞脱颗粒分为 IgE 相关和非 IgE 相关两类（见下文）。抗原特异性 IgE 的作用，可以通过体内皮肤过敏试验证实。但是仅 IgE 并不能引发过敏性疾病的发生，过敏性疾病还需要白介素、细胞因子，通过 CCL11、MIP-1α（CCL3）等引发肥大细胞活化脱颗粒的介质共同参与。

肥大细胞脱颗粒可以引起组胺、5- 羟色胺的释放，随后这两种物质又致使第二信号系统激活，根据不同的细胞类型释放各种相关的第二抗原，如 NO、前列环

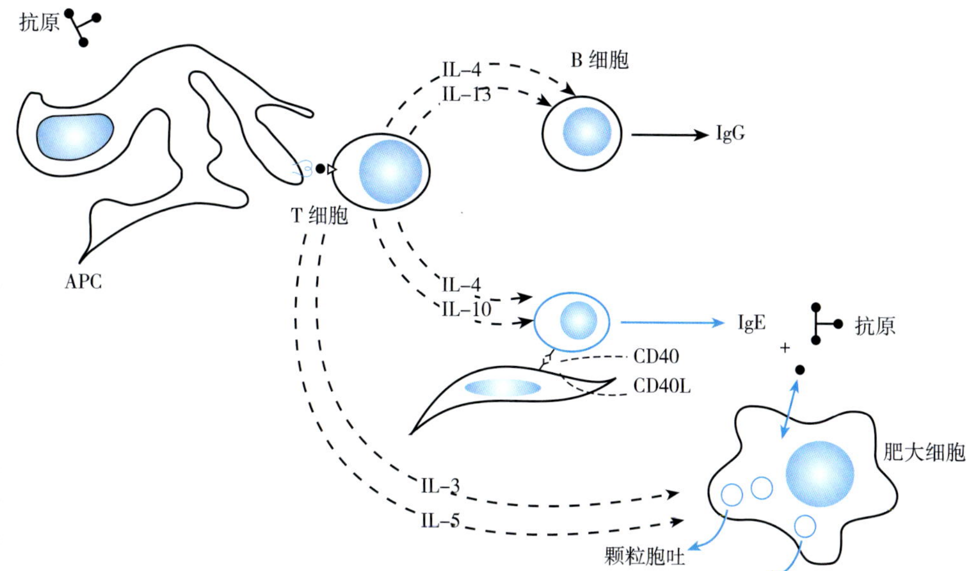

图 7-37　肥大细胞的活动依赖于 T 细胞的抗原特异性反应

这种特异反应通过 CD40 膜蛋白和 CD40 配体相互作用来调节，并且促进 Th2 细胞因子参与下的类别转换，从而指挥 B 细胞产生 IgE。IgE-抗原复合物可用于激活肥大细胞

素、平滑肌松弛剂等。组胺受体根据药理学结构主要分为 H1、H2、H3 三型（图 7-38）。肥大细胞在受到刺激后也可以重新合成和释放新的炎性介质，如前列腺素 D_2、白三烯（LTC4、LTD4、LTE4）和血小板活化因子（PAF）等。

肥大细胞释放细胞因子是主要的炎症感染途径，TNF-α、IL-1、IL-4、IL_5、IL-6、IL-13 及其他细胞因子被激活释放可以帮助黏膜对暴露抗原产生免疫反应。

二、免疫球蛋白和辅助性 T 细胞

IgE 受体（FcεR）有两种类型：一类为高亲和力受体，即 FcεRⅠ，多表达于肥大细胞、嗜酸性粒细胞、嗜碱性粒细胞；另一类为低亲和力受体，称为 FcεRⅡ（CD23），可表达于包括 B 细胞、T 细胞、树突状细胞、单核细胞、胸腺上皮细胞等在内的多种细胞表面。FcεRⅡ对于捕捉树突状细胞释放的初始抗原非常重要。

IgE 引导的肥大细胞脱颗粒借助于 FcεRⅠ受体。IgE 受体的信号转导只能借助 IgE-抗原复合物，并且需

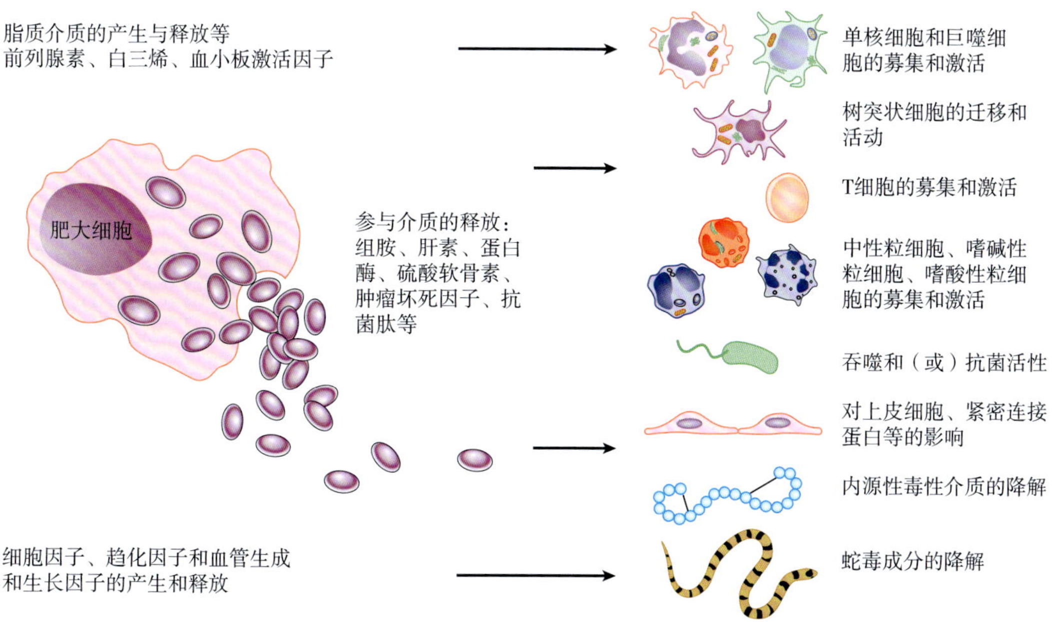

图 7-38　肥大细胞有存储好的颗粒用来立即分泌，使其立即活化

图示肥大细胞也能再一次产生大量的介质，因此是非常有效的细胞，对多种细胞具有不同影响

要通过浸润 B 细胞局部产生大量 IgE。

IgG 向 IgE 的同型转换，需要 B 细胞表面的 CD40 抗原同 T 细胞表面的 gp39 配体结合。如图 7-39 所示，这种反应同样可以由表达 CD40 配体的肥大细胞及在细胞因子刺激下产生 IgE 的组织完成。如此，像哮喘这样的疾病才能被控制并进入慢性发病阶段。

并不是所有的过敏 / 哮喘都是通过 IgER Ⅰ或Ⅱ结合介导的，IgG 相关机制也牵涉其中。

三、过敏性疾病的发病机制

机体面对过敏原时会迅速发生由肥大细胞脱颗粒引起的快速型超敏反应，以及 4 ～ 6h 发生的迟发型超敏反应。迟发型超敏反应同样由肥大细胞释放的细胞因子引起，肥大细胞可引起含 Mt 的细胞和组织的嗜碱性粒细胞聚集，同时使组织对表达嗜酸性粒细胞的亲和力增加。肥大细胞释放的嗜酸性粒细胞趋化因子，是引起嗜酸性粒细胞聚集的最主要原因。而作为循环状态中的嗜碱性粒细胞与表达 FcεR Ⅰ受体和释放细胞因子的肥大细胞有很多相似之处，它们由此被认为是骨髓中的不同分化亚型。T 细胞并不参与过敏反应的这个阶段。

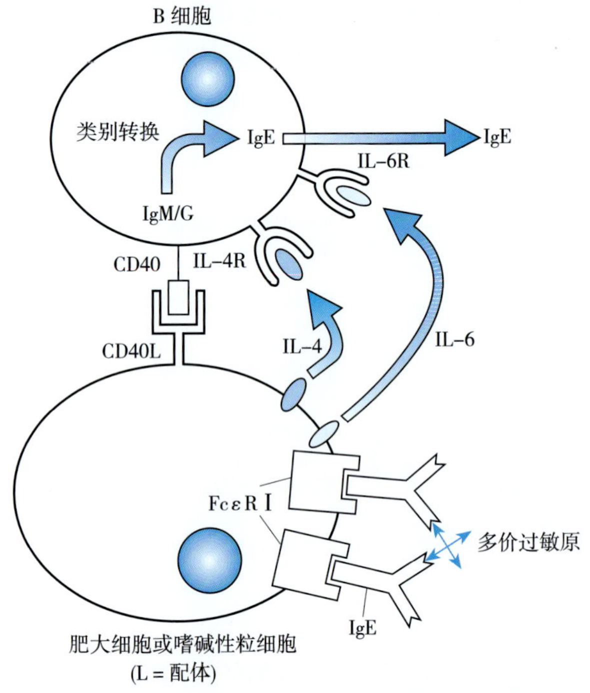

图 7-39 当肥大细胞结合过敏原 -IgE 复合物时，肥大细胞可以自身发起类别转换，从而传递 CD40L 抗原给 CD40。超敏反应通过这个方式放大和延续

嗜酸性粒细胞由于其潜在的毒性而受到严格的调控，嗜酸性粒细胞很少在没有炎症介质参与的情况下出现。即使嗜酸性粒细胞需要进入组织，也需要趋化因子 CCR3 的精细调控，而 CCR3 的水平和 MCP-3、MCP-4、RANTES 等密切相关。

嗜酸性粒细胞颗粒的释放，尤其是促红细胞生成素（EPO）、嗜酸性粒细胞主要碱性蛋白（MBP）、嗜酸性粒细胞阳离子蛋白（ECP）三种成分的释放可引起组织的损害。内皮细胞炎症感染时，引起嗜酸性粒细胞聚集的主要分子是 VCAM-1，而引起 VCAM 表达的细胞介质主要是巨噬细胞、T 细胞。T 细胞也由此参与到过敏反应对机体损害的过程中。活化的 DC 诱导的 Th2 细胞和被上皮细胞释放的 IL-33 等激活的 TLC2 细胞产生 IL-5、IL-4 和 IL-13，后两种细胞因子通过 B 细胞激活因子（BAFF）促进 IgE 的产生。Th9 细胞也参与哮喘患者肥大细胞群的维持。Th2 细胞在疾病过敏反应的进展过程中参与破坏性组织损伤，但 IL-5 会加重疾病恶化。Th17 细胞参与严重哮喘中中性粒细胞的募集，这些中性粒细胞由于黏附分子表达上调而被吸引到该部位，特别是急性期的 E- 选择素和 ICAM-1。中性粒细胞本身在某些形式的过敏性疾病中会造成相当大的组织损伤，且成为难治性哮喘的一种亚型。在这些病例中，附加感染的风险尚不清楚。IL-13 在产生黏稠的黏液栓中也很重要，这些黏液栓会堵塞支气管和阻塞呼吸，在某些情况下引起死亡。

过敏反应的迟发阶段，炎症反应导致炎性因子（尤其是 VCAM）持续表达，可以引起 T 细胞大量聚集增多。在疾病的后期，由于内皮细胞特别是 VCAM 上持续的黏附分子表达，T 细胞数量的增加可能作为持续炎症反应的一部分。然后，T 细胞可以与 APC 相互作用，特别是活化的 B 细胞，导致 IL-3、IL-5、IL-13 和 GM-CSF 的进一步释放，从而使疾病持续存在。

四、肥大细胞的保护作用

肥大细胞对于组织并非总是起到损害作用，在某些情况下，如蠕虫、蜱等引起 Th2 反应导致的感染，肥大细胞可以诱发机体产生相应的免疫应答（图 7-40）。肥大细胞表达 MHC Ⅰ类和Ⅱ类抗原，并将外源性寄生虫抗原提呈给 T 细胞，导致肥大细胞激活，释放趋化因子和细胞因子。这些反应决定了 Th2 型反应的整体应答。

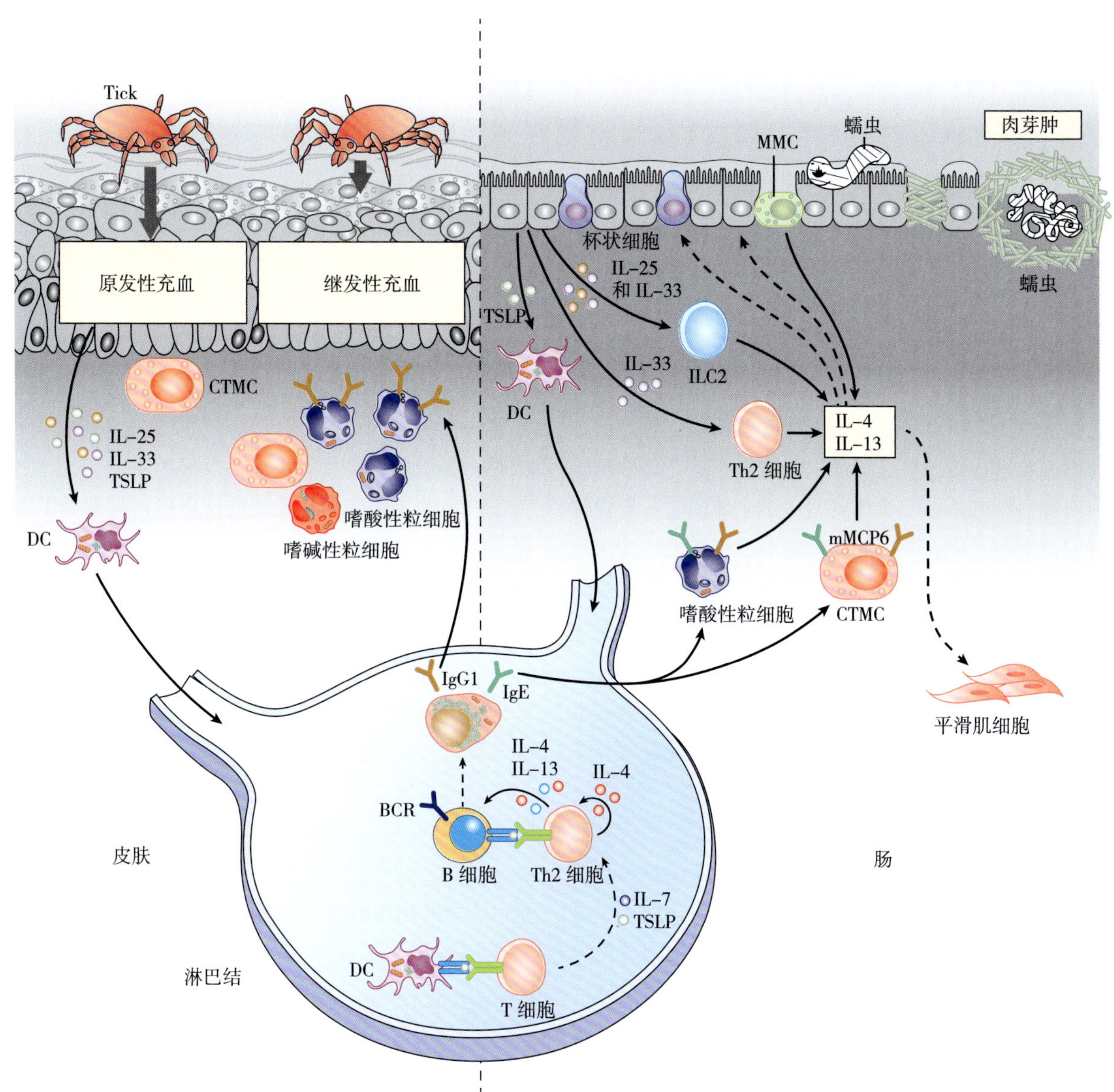

图 7-40　寄生虫及任何抗原，被吞噬细胞（如树突状细胞）摄取。有选择性地通过 Toll 样受体，刺激辅助性 T 细胞极化向 Th2，通过树突状细胞或者邻近组织及其他细胞（如肥大细胞）产生的 STAT5、IL-4、IL-5 和 IL-13 的激活作用来促进、推动 Th2 路线。进程通过 Th2 因子的持续作用放大。被破坏和死亡的细胞释放促进肉芽肿形成的细胞因子及其他细胞因子，如 IL-3（引自 Voehringer，2013）

第十四节　组织和器官移植

组织和器官移植主要可分为同种异体移植和异种移植两大类。此外，发生在自体不同组织的移植称为自体移植，如将一只眼的角膜移植到另外一只眼。同种异体移植和异种移植的植片往往不能被受体的免疫系统所接受，继而发生移植排斥反应。受体需要抗排斥药物来降低排斥反应。根据排斥反应发生的时间可以分为急性和慢性两种。

HLA 抗原是同种异体移植，尤其是皮肤植片移植时发生排斥反应的主要原因。只有当机体具有相同基因系时，才能接受供体植片。以皮肤植片为例，排斥反应并非仅仅发生在不同个体初始移植时，即使同样的 2 个个体在随后的植片植入中依然会发生快速的排斥反应，这说明个体应该对植片具有一定程度的记忆功能。

虽然从理论上讲，植片上存在的任何一种抗原（其风险都和改变的自身抗原相同）都可能使受体发生免疫排斥反应，但是和受体不同的重复多肽片段，尤其是 MHC 抗原，发生排斥反应的风险最高。淋巴细胞是表达 MHC 抗原最强的细胞，也是最危险的排斥细胞。因此，对于骨髓移植和实体器官移植而言，如果血型和 HLA 配型合适，植片的移植生存率是最高的，即使如此，免疫抑制药物往往也需要终生使用。

HLA 抗原中多态性（遗传差异）达到最大值。然而，它们也在许多其他抗原中以不同程度的变异出现，这些被称为次要抗原（minor antigen）。次要抗原也可以引起受体发生移植排斥反应，其具体的机制尚不清楚。目前的研究认为，次要抗原可能是慢性排斥反应发生的主要原因，而逐渐加重的排斥反应主要发生在异种移植，这可能是异种受体和供体之间非抗原区的糖类抗原存在差异或受体对于供体植片的敏感性较强的缘故。MHC 的差异是由混合淋巴细胞反应（MLR）所引起的，体外试验表明当淋巴细胞从一个个体到另一个个体内时，会发生混合淋巴细胞反应，并引起受体的淋巴细胞发生增殖反应，诱发受体发生免疫应答（供体淋巴细胞会自然地阻止混合淋巴反应发生，但往往会造成受体的 T 细胞发生抗原提呈）。如果受体和供体的 MHC 差异较大，移植必然会引起受体强烈的淋巴增殖反应。然而，全基因组和部分基因组测序技术的巨大进步使得基因位点的分子分型变得更加复杂，产生比以往更接近的匹配。事实上，现在的问题是如何确定不匹配配对的截止点。

大多带血管蒂组织的实体移植器官或骨髓移植早期都会发生强烈的同种免疫移植排斥反应，供体的成活需要长期免疫抑制药物的治疗。植片的排斥反应主要由周边环境中 $CD8^+$ 细胞毒性 T 细胞所引起，但是当供体的淋巴细胞死亡的同时，一种非直接的慢性排斥反应会逐渐发生，这种反应是受体 $CD4^+$ T 细胞介导的自然反应，多发生于巨噬细胞。许多类型的排斥反应像肾移植后的排斥反应是由间接同种异体识别和宿主 $CD4^+$ T 细胞活性导致的。

角膜移植排斥反应发生的比例相对较低，和上述实体器官移植不同，角膜的中央区没有血管，甚至淋巴细胞都含量甚少，基质层和周边区域的抗原尚不足以引起受体的强烈排斥反应，静态角膜很少表达高水平的 MHC。

角膜移植排斥反应的发生主要是通过间接的同种免疫排斥。受体对于排斥的抗原具有较强的记忆性，发生排斥反应后，如果二次移植的供体与第一次移植供体的植片含有相同的 MHC，则会引起受体快速强烈的 $CD4^+$ 排斥反应。角膜移植中植片的配型也很重要，虽然对于大多数角膜移植来说，即使未配型的植片其成功率依然很高。

随着分子技术的发展，其他参与同种免疫排斥的细胞逐渐得到认识。Th 细胞的亚型 Th1 和 Th17 细胞在 CD40-CD40L 的反应中具有一定作用，并可能涉及抗原的交叉提呈。此外，作为“危险信号”的巨噬细胞在先天性直接免疫排斥反应中具有重要意义。无论是富含血管的肾移植还是无血管的角膜移植，手术技巧对于植片的成功率都有很大影响。供体特异性抗 HLA 抗原抗体可以激活补体系统，进而引起同种免疫反应。对于移植成功率很高的角膜移植，其排斥机制很难完全阐述，有时疱疹病毒感染或角膜缝线的调整都可能引起排斥反应发生。事实上，有研究表明，HSV 感染导致的排斥反应是由于针对 HSV 的记忆 T 细胞的过度反应（Kuffova et al.，2016）。概括而言，先天性直接排斥反应的发生是巨噬细胞、树突状细胞等的共同刺激反应引发抗原提呈，继而引起记忆 T 细胞发生排斥反应。

调节性 T 细胞同样在免疫反应中具有重要作用，尤其是对于异体移植。移植手术过程中，调节性 T 细胞和初始 T 细胞会大量向创面渗出，引起组织周围发生炎症反应。此外 APC 迁移至周边淋巴组织，激活调节性和非调节性 T 细胞，对植片发生不同反应。效应 T 细胞（Th1/Th17 细胞）和调节性 T 细胞的平衡是植片是否能够成活的关键。

总而言之，异种移植的排斥反应（第一次角膜移植是“山羊到人”的异种移植）是由预先形成的抗体和补体介导的，并产生超急性排斥反应，这是通过补体调节蛋白未能跨越物种屏障而引起的。

第十五节　肿瘤相关的免疫反应

临床病理学检查表明，肿瘤在宿主体内也可以引起一定程度的免疫反应。无论是否有炎症反应或组织坏死发生，这种免疫反应都存在，主要基于观察到 T 细胞、巨噬细胞、NK 细胞浸润。实验室研究也发现，如果将刚刚切除的肿瘤组织器官移植到另一宿主，会快速引起免疫排斥反应；而如果是在同一宿主，一般没有排斥反应发生，这种排斥具有肿瘤特异性。由此可以得出结论：肿瘤具有特异性抗原细胞，可引起 MHC Ⅰ抗原提呈，并诱发 T 细胞的细胞毒性反应。

众所周知，癌症细胞的突变是非常频繁的，但是在肿瘤组织内却非常稳定。NK 细胞是肿瘤组织内对癌症细胞的特异性杀伤细胞，对于恶性转化的细胞、炎性细胞都有很强的杀伤作用。抗原特异性细胞毒性 T 细胞（多为 $CD8^+$，少量 $CD4^+$ 也可）可能也具有上述功能。此外，位于屏障部位并与微生物群相互作用的 ILC 也间接影响对肿瘤的免疫应答。

肿瘤抗原多为肿瘤特异性，仅在肿瘤组织或肿瘤相关病变表达，某些特殊情况下也可表达于正常组织细胞。大多肿瘤特异性抗原已经在移植的相关实验中获得证实，表明其有引起细胞毒性T细胞克隆复制的能力。同时也间接表明了肿瘤片段和基因可调控肿瘤的表达。肿瘤抗原通过细胞毒性T细胞被识别，T细胞将肿瘤抗原识别为突变后的正常自身蛋白，引起宿主的免疫耐受，而对于非自身蛋白则将其识别为外来抗原，引起宿主的免疫应答反应。因此，很多时候肿瘤抗原是正常的细胞产物，如黑色素瘤中的酪氨酸酶。多种肿瘤抗原是由癌基因在细胞循环或分化的过程中形成的。这些癌基因包括 *p21ras*、*HER-2/neu* 及最为重要的 *p53* 基因等，它们通常不在正常细胞中表达。像黑色素瘤中的MAGE系列蛋白常存在于脉络膜细胞组织。还有一些病毒基因，如SV40T抗原基因、人乳头状瘤病毒E6基因和EBV抗原基因等也可在肿瘤组织中表达。一些B细胞肿瘤尤其是在免疫缺陷疾病中，可间接和 *EBV* 基因相关，并似乎涉及 *myc* 癌基因易位至免疫球蛋白基因座。除此之外，反转录病毒也可通过 *src*、*myc*、*κ-ras* 等基因引起正常细胞向恶性细胞转化。人类嗜T细胞病毒-1（HTLV-1）基因也可以加重某些T细胞类肿瘤的恶化；同时有趣的是，在葡萄膜炎等球内感染时也可检测到其存在。

某些肿瘤细胞抗原是通过细胞毒性T细胞系和抗体特性进行辨别的，这些组织主要包括癌胚抗原和α-甲胎蛋白。其他肿瘤相关性抗原包括乳腺癌表面的细胞角蛋白MUC-1、神经脊细胞瘤的S-100和恶性黑素瘤、上皮细胞肿瘤的细胞角蛋白等。

免疫细胞对肿瘤组织的浸润，在某种程度上可被认为是机体对抗肿瘤的免疫应答。实际上，体内T细胞及抗原提呈细胞的迁移、对自身抗原的改变等都是机体免疫系统对肿瘤细胞免疫监控的过程。肿瘤浸润淋巴细胞（TIL）包括 $CD4^+$ 和 $CD8^+$ 细胞毒性细胞，前者可能给后者提供足够的细胞因子促使其肿瘤杀伤能力的形成。有些表现为MHC Ⅱ抗原的肿瘤细胞可能具有共激活细胞分子，可对 $CD4^+$ T细胞直接表现为肿瘤抗原，从而激活原位的免疫反应。

NK细胞在杀死肿瘤细胞尤其是病毒引起的肿瘤中同样具有重要意义。IL-2激活的NK细胞［淋巴因子激活的杀伤细胞（LAK细胞）］可显著分裂肿瘤细胞，目前已经有试验研究其成为肿瘤组织免疫治疗药物的可能性。巨噬细胞释放TNF-α（第一个经验证可以使肿瘤细胞坏死的细胞因子）在肿瘤杀伤过程中也有重要意义。研究表明，肿瘤细胞不能合成超氧化物歧化酶，而超氧化物歧化酶对于TNF-α释放的毒性超氧化物自由基有显著保护作用。

虽然肿瘤细胞可通过各种途径被杀死，但是很多肿瘤可逃避死亡。肿瘤细胞利用了各种策略：①它们可降低MHC Ⅰ的表达活性，从而抑制细胞毒性T细胞的杀伤作用；②减少对T细胞激活作用的共刺激因子的释放；③分泌TGF-β等免疫监控因子；④如果肿瘤细胞在新生儿阶段已经表达，则可形成免疫耐受；⑤和补体系统结合修改肿瘤分子的抗原性；⑥在细胞表面形成一定密度的糖萼来阻止免疫系统获得信息的过程等。免疫系统对肿瘤细胞的抑制和杀伤功能多通过改变上述过程来实现。肿瘤细胞对机体的破坏机制繁多，这也是目前肿瘤或癌症仍是人类的主要死因的原因。

肿瘤细胞更多是通过增加免疫耐受，而非促进免疫来逃避免疫系统。特别是调节性T细胞包含了重要的肿瘤浸润淋巴细胞因子TIL，可阻止特异性抗原的活性，增强抗体的免疫应答。Treg细胞表达免疫抑制/共抑制分子，如PD-1和CTLA-4，这些被称为“检查点”分子。使用检查点抑制剂的新疗法，即消除这些分子抑制作用的单克隆抗体或融合蛋白，通过解除Treg的控制并允许自然的抗肿瘤免疫反应来清除肿瘤，从而改变一些患者的治疗结果。

此外，其他细胞也可以抑制免疫反应。表达粒细胞（$Gr1^+$）或单核细胞（$Lys6C^+$）的髓系细胞和髓源性抑制细胞（MDSC）被TIL认为具有显著的免疫抑制作用，它们不仅能够有效抑制肿瘤细胞，而且对各种免疫应答都有一定程度的抑制作用。MDSC已经被认为是自身免疫性疾病等免疫相关疾病的有效治疗药物，其临床效果正在研究中。相比之下，其他细胞治疗药物侧重于对肿瘤特异抗原发生炎症前树突状细胞的激活，从而增强机体对肿瘤反应的对抗作用，这种方法在前列腺癌治疗上已经取得一定成效。其唯一问题在于如何确定对特异性抗原敏感的肽链片段，从而引发足够强度的免疫应答。

第十六节 眼的免疫系统

和其他组织器官相同，眼参与了机体的各种免疫应答，但是其免疫反应仅由存在于眼内的细胞、组织调控，这一点和脑组织相同，被认为是“免疫特权”。目前认为免疫特权是免疫耐受的第三种机制。眼的免疫防御机制包括固有性和适应性两种。

一、眼和固有免疫系统

关于眼部感染的研究目前集中在眨眼反射、眼睑及泪液成分如同工酶、乳铁蛋白、补体（p198）等方面。溶菌酶对于革兰氏阴性菌、某些真菌有效，但是对于革兰氏阳性菌如金黄色葡萄球菌无效。乳铁蛋白和转铁蛋白对于革兰氏阳性菌更加有效，这可能是因为它们能够结合铁，而铁是原核和真核细胞转化的辅助因子。此外，泪液对于细菌具有特殊的抗粘连特性，可阻止细菌对眼表组织的黏附和侵袭，也是戴接触镜者的安全保障。

泪液中还包括能够在睡眠或眼睑闭合时增多的多形核白细胞（PMN）。泪液中的细胞同样具有抗黏附特性，从而使它们顺利通过泪道，并不对角膜进行浸润。大多数白细胞直接从结膜血管穿过上皮层进入泪膜。PMN 包含蛋白酶 3，产生自由基的髓过氧化物酶、钙卫蛋白、β- 细胞溶解酶和组织蛋白酶等多种抗菌蛋白酶。

泪液的脂质层同样具有抗菌功能，主要是短链和长链脂肪酸发挥作用。其中，短链脂肪酸影响细菌细胞膜表面特性，而长链脂肪酸可对细菌的代谢产生直接作用。除此之外，防御素、表面活性蛋白 D 等阳离子肽也是组成结膜囊相关淋巴体系的一部分。

眼表组织的细胞也可加入结膜、角膜组织等引起的固有免疫反应，很多固有免疫受体细胞如 TLR 都含有眼表细胞成分。所有三种类型的 T 细胞（αβTCR、γδT 细胞和 ILC）都存在于结膜中，其中一些分泌 IL-22。更重要的是，结膜囊含有大量的树突状细胞。这种树突状细胞和皮肤的朗格汉斯细胞类似，可起到 APC 的作用，将淋巴细胞引流至淋巴结，进而至全身淋巴系统。这可能是环境中的抗原可以借助结膜囊进入全身的原因（图 7-41）。

二、适应性免疫系统和眼的第一道防线

泪液含有 IgA 等各种免疫球蛋白及白细胞等某些特异性的免疫细胞。IgA 由泪腺产生，以 sIgA 的形式分泌到泪液中。值得注意的是，泪液中 IgA 的水平受到肠道微生物群的影响，这是肠道 - 眼轴的一个体现，表明肠道微生物群对眼部 IgA 的产生有全身性影响。此外，泪腺还会产生其他的免疫抑制细胞因子，如 TGF-β。TGF-β 缺陷和血小板反应蛋白（TSP）缺陷小鼠表现出广泛的眼表病变。通过肽 KRFK，TSP 激活的 TGF-β 和该肽的局部治疗可防止眼表病理变化，包括 Th1 和 Th17 细胞的浸润，证实了泪液 TGF-β 在维持眼表稳态中的重要性（Soriano-Romani et al.，2018）。

Th2 型过敏反应是结膜组织对环境抗原敏感的最好证明。常见的过敏原包括花粉、尘螨、动物皮毛等。虽然过敏反应初始只发生在接触过敏原的局部，但是机体最初的反应其实是外周淋巴结 Th2 细胞的激活。这会引起局部结膜肥大细胞聚集，释放抗原特异性 IgE，造成局部的急性过敏反应。巨大乳头性结膜炎患者的结膜组织中，CCR7 受体被直接激活，趋化因子 CCL2 可能在肥大细胞脱颗粒、结膜树突状细胞迁移的过程中起到一定作用。

如果致敏反应长期存在，肥大细胞脱颗粒反复发生，可引起机体慢性炎症。这也是季节性过敏性结膜炎可常年存在，在一些特异性的个体可引起较严重的组织损害，甚至角膜损害［春季卡他性结膜炎（VKC）］。VKC 的损害很多是嗜酸粒细胞聚集的结果，研究发现，在特异性角结膜炎和 VKC 患者的结膜囊可检测到大量的嗜酸粒细胞阳离子蛋白（图 7-42）。巨大的乳头状结膜炎是

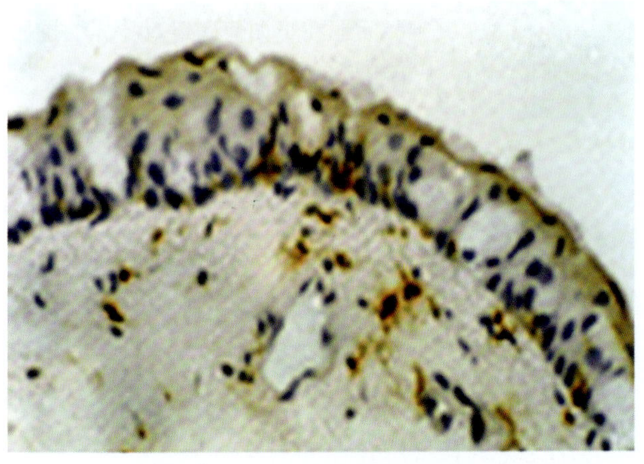

图 7-41 结膜树突状细胞

上皮和基质的树突状细胞都表达 MHC Ⅱ（免疫过氧化物酶，深棕色）

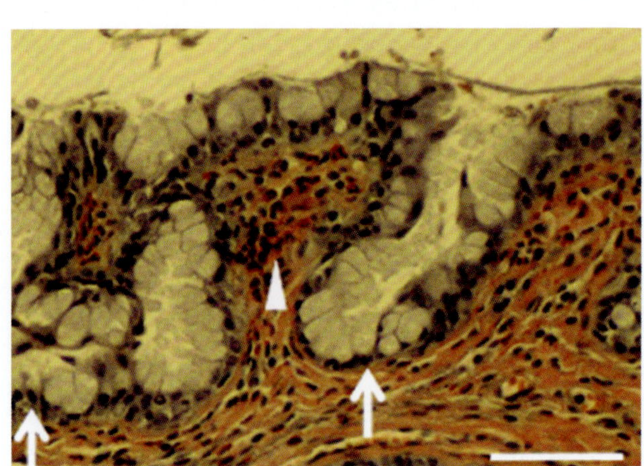

图 7-42 过敏性结膜炎的组织病理学实验模型

箭头标记结膜上皮细胞假导管组织形成和上皮下基质嗜酸性粒细胞渗透

VKC 和角膜接触镜诱导的过敏性疾病的一个特征，乳头已被证明含有 B 细胞滤泡和广泛的 T 细胞浸润。M 细胞是参与肠道黏膜炎症的特征性细胞，也同样突出（Zhong et al.，2007）。此外，不同类型的变应性结膜炎与不同的细胞因子产生模式和 Th 细胞模式有关。Th2 反应与 VKC 相关，而 Th1 与特应性角膜结膜炎相关。在过敏性眼病中也可能存在组胺酶功能缺陷，导致肥大细胞脱颗粒后组胺作用延长。然而，T 细胞，特别是 Th2 细胞，可能在大多数形式的过敏性结膜炎中发挥了最突出的起始作用。

角膜表面同样包括上皮内和基质内的白细胞，其中的一些细胞同样具有树突状 APC 的特性。这些细胞在角膜的防御型免疫反应中的机制不明，有研究表明，它们可以像结膜囊内的细胞一样捕捉外来抗原，并将其转移到周边淋巴结组织；同时，当周边上皮细胞和常驻巨噬细胞遇到外来微生物如疱疹病毒、病原菌侵袭时，这些细胞可以对其产生的细胞因子发生应答。这可能是眼表组织对病原菌的直接应答，如在世界范围内致盲率很高的沙眼衣原体感染时，其细胞信号通过上皮细胞内的 TLR2 进行转导。事实上，上述假设已经在铜绿假单胞菌感染性角膜炎模型中得到证实，少量的干扰 RNA 即可使 TLR9 受体静默。

三、进展性眼表疾病

还有一些眼部疾病并非过敏引起，但是也具有自身免疫反应的特性，像瘢痕性结膜炎、各种类型的角膜溶解失代偿及眼眶和巩膜的感染等。

1. 瘢痕性结膜疾病　结膜下纤维瘢痕化多发生在良性类天疱疮、Steven-Johnson 综合征等疾病。上述疾病都属于自身免疫性疾病，在其细胞膜基层可检测到整合素等抗体的存在。类天疱疮的特点主要是结膜基质，尤其是穹窿部严重的瘢痕组织持续形成（参见第 9 章）。在其发病组织中可检测到针对结膜上皮 β_4 整合素（半桥粒的一部分）的特异性自身抗体存在（参见第 4 章），这和主要引起皮肤病变的大疱性天疱疮截然不同。后者病变仅仅局限于皮肤，能够引起皮肤上皮组织分离，并能检测到针对桥粒芯蛋白、网蛋白等的抗体存在，但对于结膜组织无影响。结膜细胞中 TGF-β 含量失衡可能是类天疱疮的致病原因。炎症相关的结膜下纤维化与醛脱氢酶（ALDH1A3）的上调有关，该酶参与视黄醛的产生。在实验中这种酶的抑制剂，如双硫仑，可防止结膜纤维化（Ahadome et al.，2016）。这可能是通过涉及 M2 型巨噬细胞的 2 型免疫反应介导的。

Steven-Johnson 综合征与之相同，虽然具有自限性的特点，但是发病更为迅速。这种疾病通常和摄入的药物有关，药物可能是其发病的一种半抗原，疾病的炎症情况与药物暴露持续时间和程度密切相关。

2. 角膜炎和“溶解性”角膜溃疡　很多形式的角膜炎都被认为是自身免疫性疾病的一种。像带状疱疹后的盘状角膜炎（参见第 8 章），残留的单纯疱疹性病毒可能在发病过程中具有一定作用。真菌（如曲霉菌和镰刀菌）感染可引起强烈的固有免疫反应，涉及 IL-6/23 和 IL-17，并有明显的中性粒细胞激活。实验中，胸腺基质淋巴生成素（TSLP）和 IL-7 样蛋白激活角膜树突状细胞，在曲霉菌感染中诱导 TH2 样抗真菌反应（Sun et al.，2018）。

此外，还有一些可以导致角膜周边组织瘢痕化、变薄，溃疡形成的疾病也属于自身免疫性疾病或至少是自身免疫相关性疾病。这些疾病可表现出血管炎等复杂的自身免疫性疾病的特征；同时，像类风湿关节炎等，是没有显性感染存在的。因此，增加 B 细胞的含量和降低 Treg 细胞的水平都是抗角膜上皮抗体形成的必要因素。而像 Mooren 溃疡等周边角膜溃疡的疾病都有角膜相关的抗原，如钙粒蛋白；同时，在周边血也可以发现中性粒细胞和丝虫、线虫等的存在。这些疾病往往会引起角膜缘干细胞的缺失。免疫组化显示，主要为 T 细胞和巨噬细胞浸润到周边角膜和结膜（Shinomiya et al.，2013）。

3. 眼眶和巩膜的感染性疾病　巩膜感染大多数是自身免疫或免疫介导的，对于巩膜疾病，明确其感染病因是梅毒还是细菌性感染非常重要。表层巩膜炎和巩膜炎往往同时发病，其致病机制可能是和类风湿关节炎相似的Ⅳ型免疫病理因素。巩膜炎多发于有血管炎的类风湿患者，组织病理学研究发现，在周边血管炎患者中不仅可检测到巨噬细胞，还可检测到 $CD4^+$ T 细胞的存在，有部分患者还可检测到 $CD8^+$ T 细胞的存在。坏死性巩膜炎患者一般都会并发血管炎，而结节性巩膜炎的典型特征是可看到肉芽肿样病变。并非所有的巩膜病变都由 T 细胞所介导，B 细胞同样在三级淋巴结构的形成过程中具有一定作用。此外，在这些病变中检测到金属蛋白酶的活性增加（图 7-43）。巩膜感染的具体机制尚不明了，硫酸皮肤素或Ⅰ型胶原等细胞外基质的改变可能是原因之一。巩膜炎大多发生在前部巩膜，如果发生在巩膜后段，会给诊断造成很大困难，有时甚至会把某些巩膜感染误诊为眼眶的炎性假瘤。目前炎性假瘤的病因也不清楚，大剂量激

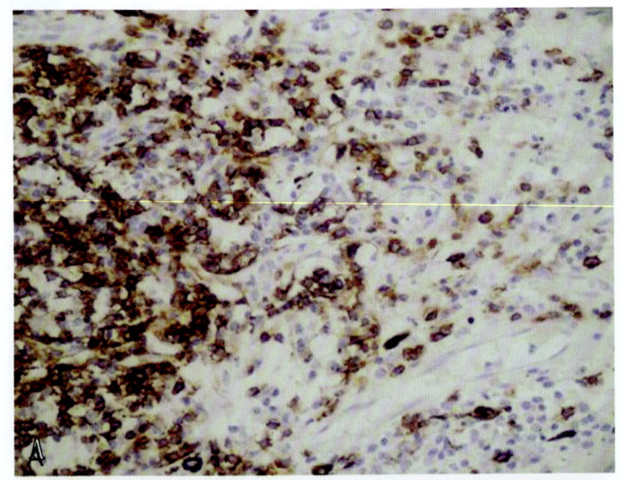

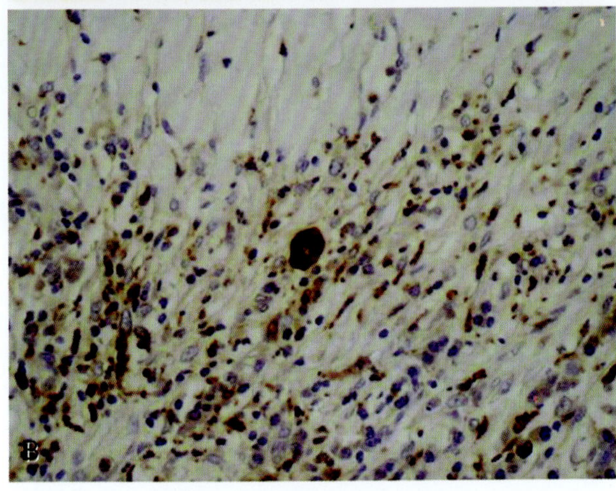

图 7-43 巩膜炎的免疫病理

A. 自身免疫性巩膜炎：自身免疫组化显示有 CD20 阳性 B 细胞浸润。B. 坏死性巩膜炎：特发性坏死性巩膜炎组显示有大量 CD68 阳性的巨噬细胞（原始放大倍数：×80）（引自 Usui et al., 2008）

素的冲击治疗是较好的方法。最近报道，眼眶炎性病变发生在一种以 IgG4 分泌浆细胞和 B 细胞广泛浸润为特征的炎症性疾病中，该疾病会影响多个器官（图 7-44）。该疾病的特点是广泛的淋巴结病，且 50% 的病例 EBV 呈阳性。

眼眶肌炎是一种特殊类型的炎性假瘤，其发病原因大多是某一条眼肌受到感染后引发的急性炎性改变，激素同样是治疗的唯一手段。

甲状腺功能障碍也可引起眼眶肌肉的肿胀，当四条肌肉都受累肿胀时会引起眼球突出和突眼症。Graves 病是突眼最常见的原因。Graves 病时甲状腺自身抗原甲状腺球蛋白和促甲状腺激素受体会发生改变，其外周血淋巴细胞可以和眼肌细胞膜抗原进行反应，引起进一步的病变。但是甲状腺球蛋白对眼肌的损害并不是最重要的，促甲状腺激素受体（TSHR）也在其中发挥了一定作用。已经有报道表明 TSHR 对 T 细胞敏感，而 T 细胞的浸润大多是通过分泌 IL-2 和 IFN-γ 的 Th1 细胞。

泪腺炎症性疾病分为原发性和继发性两类，原发性多由干燥综合征引起，继发性多继发于结节病。无论原发性还是继发性泪腺疾病，其致病原因均不清楚。两者多发生于老年人，均会引起泪液分泌减少，引起继发性角结膜粘连、瘢痕、干眼等疾病。原发性干燥综合征同时伴有唾液腺等其他腺体的分泌障碍，并且产生自身抗核糖核蛋白的抗体（antiRo 和 antiLa），具体原因不清楚。唾液腺活检发现大量 T 细胞浸润，但是活化的 T 细胞含量很少，这主要体现在 IL-2 受体（CD25）表达缺少。干燥综合征患者结膜活检可发现大量的 T 细胞浸润并激活。除此之外，泪腺中可检测到大量的细胞黏附分子存在于内皮细胞和上皮细胞。VCAM-1 和 E- 选择素在内皮细胞上均上调，提示这种慢性炎症会引起泪腺细胞的持续激活状态，最终这些细胞都会浓缩、凋亡。最近的研究发现，患有干燥综合征的哺乳动物中作为拮抗特异性含甲壳素病原菌的巨噬细胞产物几丁质酶会高度活化（图 7-45）。在感染巨细胞病毒的干燥综合征小鼠中，NK^{+} 细胞在清除活化的 T 细胞方面具有保护作用，这一过程依赖于 TRAIL。

4. *免疫赦免对于角膜植片成活的重要性* 角膜的免疫特殊性使得角膜移植与其他器官移植不同，早在 100 余年前人类已经进行了首例角膜移植手术，并且没有发生排斥反应。但是直到 1945 年，人们才发现其免疫赦免的存在。Peter Medawar 在关于皮肤移植同种异体反应性的研究中发现，当把植片放在前房前时并没有排斥反应发生，机体对异物产生了免疫耐受。他认为其原因主要在于角膜的无血管特性或细胞内组织缺少淋巴细胞；但是，同种异体反应特异性 T 细胞可以在外周淋巴组织中检测到，它们可能是由次级淋巴组织（SLO）产生的。这说明虽然角膜组织没有明显的异体抗原存在，但是来源于视网膜等其他眼内组织的抗原依然可传输到 SLO。使用可用于损伤的角膜表面的绿色荧光蛋白直接检测抗原向下颌下引流淋巴结的转运，结果表明眼部抗原确实通过淋巴管到达眼睛特异性引流淋巴结（图 7-46）。

眼睛（和大脑）的免疫特权概念已经进行了修改，因为所有组织都有可能调节免疫反应（基于组织的耐受性；Matzinger et al.，2011）。人们普遍认为，位于血 - 视网膜屏障和血 - 脑屏障后面（视网膜和大脑实质）且不被骨髓来源的迁移性固有免疫细胞穿过的组织，在正常状态下具有特权性质，因为这些组织中排除了免疫细

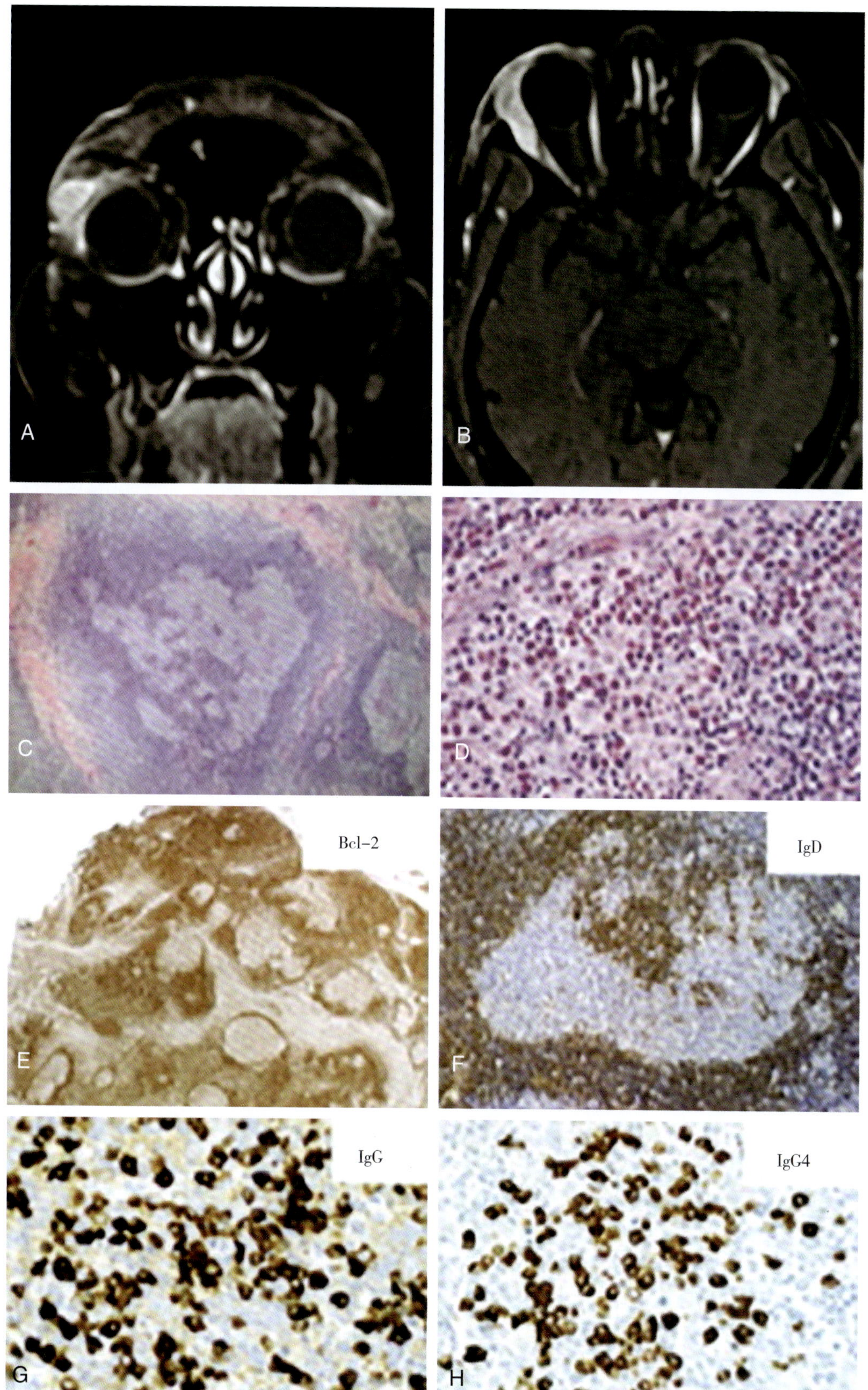

图 7-44　PTGC IgG4-ROD（病例 1）的放射学和组织学特征

冠状面（A）和轴向面（B）的 MRI 扫描显示右侧泪腺弥漫性增大，且对比增强均匀。在显微镜下，泪腺表现出纤维化和增大、不规则的淋巴滤泡，类似于三级淋巴器官，并伴有显著的套区侵入生发中心（C）。在滤泡间区域还存在大量的嗜酸性粒细胞和组织细胞（D）。Bcl-2 和 IgD 免疫组化染色强调了生发中心内的套区淋巴细胞（E、F）。IgG4:IgG 的比率超过 70%，并且每个高倍视野（HPF）观察到超过 100 个 $IgG4^+$ 浆细胞（G、H）（引自 Vizcaino et al.，2018）

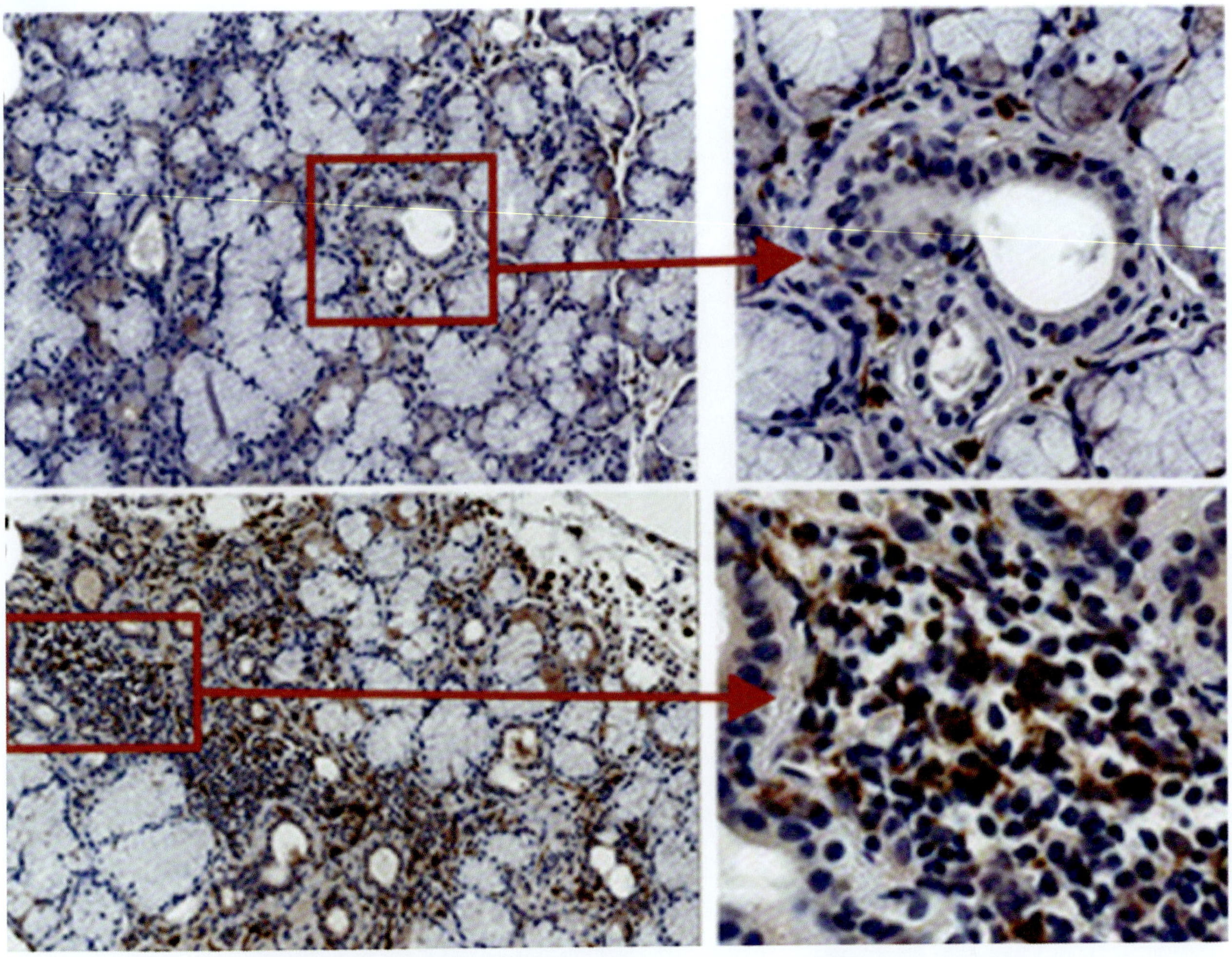

图 7-45 上图：标准小鼠唾液腺只有小部分巨噬细胞（免疫过氧化物酶 CD68 染色）。下图：患病唾液腺有大量 CD68 阳性的巨噬细胞（原始放大倍数：×20，×40）（引自 Greenwell-Wild et al.，2011）

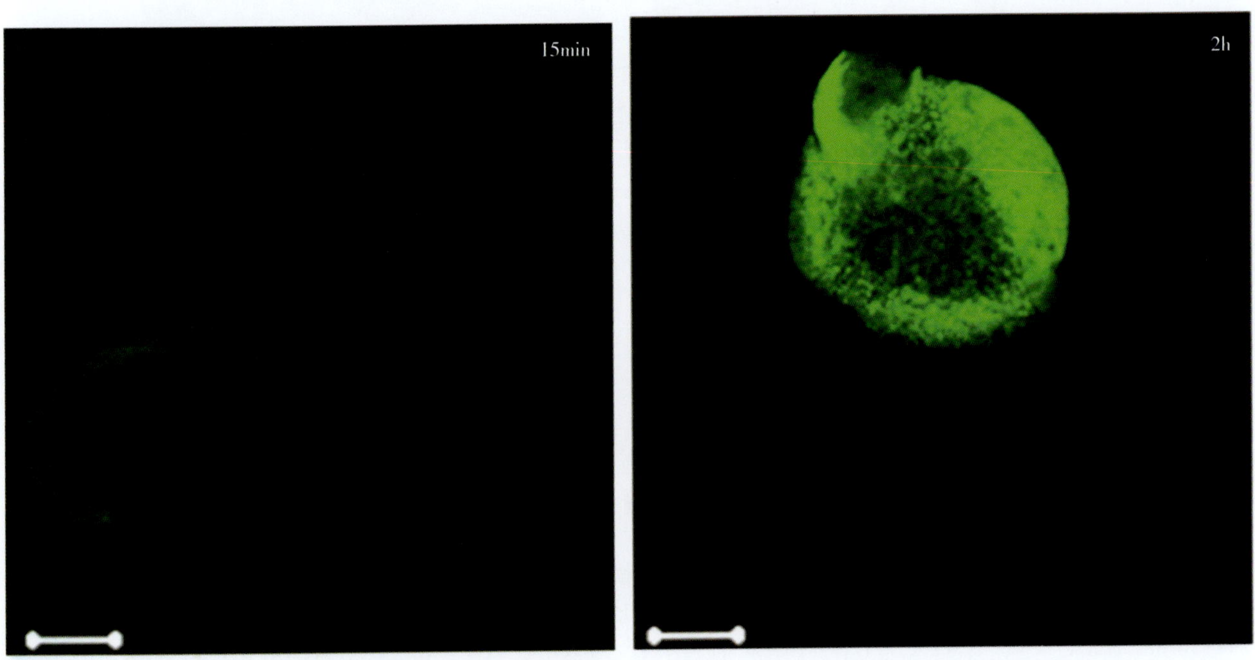

图 7-46 小鼠角膜表面经绿色荧光蛋白染色后，用免疫荧光蛋白染色法观察小鼠的颌下淋巴结

试验 2h 后，淋巴结内可见到蛋白质（引自 Dang et al.，2013）

胞。然而，葡萄膜和脑膜等组织具有丰富的血管，支持强大的免疫反应，类似于其他没有这种特权的血管组织。同样，角膜、巩膜和眼肌等间充质组织与来自肌腱、肌肉、腺泡组织、肝脏等其他类似组织在响应免疫挑战的能力方面没有差异。然而，与皮肤、肠道或肺黏膜组织等外部屏障部位的免疫反应相比，这些部位的免疫反应水平降低。相应组织反应强烈的部分原因是它们具有广泛的 ILC 补充。然而，视网膜和大脑的高度特权地位使它们容易受到潜伏感染，一旦感染重新激活，就会引发不受控制的损伤性组织破坏（Forrester et al.，2018）。

具有中等程度启动免疫应答能力的组织通过组织表达各种抑制性配体受体对，如 Fas-FasL、PD1-PDL1 和 trail-D5 达到这一水平的应答，即是免疫应答分子。重要的是，Treg 细胞（$CD4^+$ 和 $CD8^+$Treg 细胞）都在 SLO 中产生，特别是脾脏，有助于组织的这种免疫调节。

尽管眼内组织具有这种免疫赦免的特性，但是因为内眼手术而引起细菌感染的情况罕有发生，这可能和房水的抑菌特性有关，体外试验表明房水可以显著抑制细菌生长。虽然其抑菌机制尚不清楚，但房水中可以检测到多种抗菌蛋白，如补体、免疫球蛋白、防御素、乙型溶素等。眼内感染的发生还和细菌的菌群大小、毒力高低相关。

5. 眼内感染　眼内感染的类型多种多样，包括玻璃体、视网膜甚至视神经等组织均可发生球内感染，临床常见的有视网膜炎、葡萄膜炎甚至视神经炎等。眼内感染分为外源性和内源性两大类，外源性微生物大多比较明确，如细菌性眼内炎、巨细胞病毒感染性视网膜炎；也有少部分致病菌不清楚，这种情况通常被描述为特发性或非感染性葡萄膜炎（眼前节表现为虹睫炎，后节表现为后葡萄膜炎）。临床上后葡萄膜炎可以表现为视网膜静脉炎、多灶性脉络膜炎，关于后葡萄膜炎明确的分类正在研究中。

非感染性眼内感染多为自身免疫性或免疫介导性炎症感染。约 50% 的急性前葡萄膜炎病例和 HLA-B27 抗原及 ERAPI 密切相关，并继发全身疾病如强直性脊柱炎、鼠疫、大肠埃希菌、克雷伯菌等革兰氏阴性菌引起的肠道感染等疾病。除了已知的几种多发于东方和中东地区人群的疾病，如鸟枪弹样视网膜脉络膜病变（HLA-A29）、白塞病（HLA-B51）以外，后葡萄膜炎多和 MHC Ⅰ类抗原无显著相关性。Vogt 小柳原田综合征和 HLA-DR4（DRB1 0405 亚型，知识关联 7-11）关联密切，同时这个亚型在交感性眼炎的发病中也起到一定作用。

实验表明，后葡萄膜炎和葡萄膜视网膜炎相同，都是 $CD4^+$ T 细胞介导的自身免疫性疾病。自身抗原多存在于视网膜外层或视紫红质。无论是非感染性还是感染性葡萄膜脉络膜炎，其共同特点是机体的抵抗能力较弱，除了部分患者能够表达出 T 细胞反应外，大多数机体对于外源性视网膜抗原基本不产生抗体和免疫应答。最新研究发现，在转基因小鼠模型中可检测到葡萄膜炎患者最常见的视网膜 S 抗原的存在。

由于难以达到自身免疫的标准，许多形式的葡萄膜炎现在被认为是自身炎症性疾病的一部分，最初定义为没有 B 或 T 细胞激活的炎症发作。葡萄膜炎是许多此类综合征性疾病的一部分。大多数非感染性葡萄膜炎病例有感染性病原体作为起始原因的可能性也被提出。机体在感染后，即使恢复正常，仍然处于一种免疫 - 感染持续的失控状态，导致该机体更容易发生感染（Forrester et al.，2018）。

对于非感染性葡萄膜炎的机制和自身免疫相关最有利的证据来源于临床，临床上免疫抑制剂环孢素 A、抗 TNF-α 类单克隆药物、口服耐受性药物用于这类患者都能取得较好的临床效果。除此之外，免疫抑制剂类药物 FK-506、吗替麦考酚酯等在临床上也日益应用广泛。

6. 眼免疫系统的年龄相关性　目前所了解的眼免疫系统相关性疾病的发病机制、激活因子、受体细胞等，揭示了一些此前认为是年龄相关性、神经性、代谢性、发育性，甚至癌症的眼部或非眼部病变，其真正原因可能在于自身免疫系统的变化。像我们比较熟悉的糖尿病及其并发症、肥胖、阿尔茨海默病，以及经典的基因遗传病视网膜色素变性等都具有自身免疫系统的改变。无论初始改变是发育性、病毒性、遗传性还是其他原因，在机体受到感染后 PAMP、DAMP 和 PRR 均可激活免疫因子，分泌 IL-1 和其他家族分子，进一步形成病理学改变。例如，目前认为糖尿病视网膜病变的发生原因在于淋巴细胞的激活，部分原因是 CCR5 受体对血糖反应后的上游调控。此外，糖酵解途径的额外产物琥珀酸可引起肥胖、年龄相关性改变、糖尿病、癌症等多种病理学改变。

年龄相关性黄斑变性（AMD）是目前研究中关于自身免疫机制对疾病影响的一个最好例证。AMD 是发达国家最常见的致盲性眼病，其发病机制可以追溯到一系列的免疫因子突变，尤其是补体因子 H。

巨噬细胞和树突状细胞直接参与 AMD 的病理过程，早期黄斑病变与经典的炎性巨噬细胞密切相关，而当进展到湿性黄斑病变时，脉络膜新生血管的产生与交替（血管生成）的巨噬细胞直接相关。在萎缩型 AMD 中，IL-1 和 IL-18 在引起 RPE 的进行性萎缩中起着重要作用，而在湿型黄斑病变中，IL-18 被认为具有抗血管生成作用。然而，AMD 的发病机制涉及许多不同的方面，不仅涉及炎症的补充和诱导，AMD 实际上反映了一种多因素疾病，其主要风险仍然是年龄（图 7-47）。

关于固有免疫系统、适应性免疫系统在 AMD 发病机制中的作用，在青光眼和眼内肿瘤等疾病，以及在葡萄膜炎等更明确的炎性疾病中的作用，有待于进一步了解，免疫调节剂的潜在治疗靶点也有待于进一步研究。

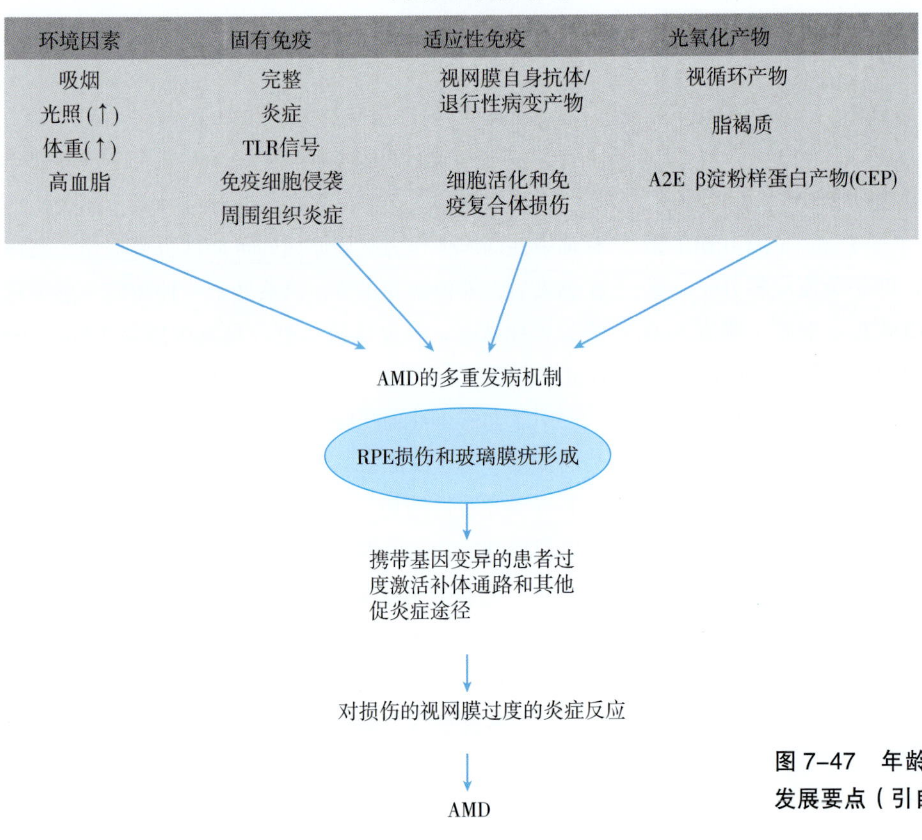

图 7-47　年龄相关性黄斑变性（AMD）发生发展要点（引自 Whitcup et al.，2013）

结语

眼及眼周围组织可能参与本章所述的任何免疫反应，或作为主要的攻击靶点（如盘状疱疹性角膜炎或弓形虫性脉络膜炎），或作为全身免疫疾病的一部分，如韦格纳肉芽肿或结节病。不同组织中，免疫反应的病理过程和机制基本相似。然而，正如简介中所述，每个组织有其独特的微环境，这无疑在免疫应答的最终表达中起着作用。重要的是，眼睛（和大脑）已成为免疫相关性疾病潜伏感染及治疗的首发位置。这一现象不仅源于 AIDS 流行和免疫抑制剂使用的增加，还包括埃博拉等疾病自然史中幸存者携带潜伏病毒的情况，同时研究也证实潜伏性巨细胞病毒感染可导致复发性前葡萄膜炎等疾病。

（余继锋　陈晓菲　贾　亮　李　想　译）

参考文献

Ahadome, S. D. et al., 2016. Aldehyde dehydrogenase inhibition blocks mucosal fibrosis in human and mouse ocular scarring. JCI Insight 1, e87001. https://doi:10.1172/jci.insight.87001.

Bach, J.F., 2018. The hygiene hypothesis in autoimmunity: the role of pathogens and commensals. Nat. Rev. Immunol. 18, 105–120. https://doi.org/10.1038/nri.2017.111. 2018.

Braza, M.S., et al., 2018. Inhibiting inflammation with myeloid cell-specific nanobiologics promotes organ transplant acceptance. Immunity 49, 819–828. https://doi.org/10.1016/j.immuni.2018.09.008. e816.

Castelli, E.C., Paz, M.A., Souza, A.S., Ramalho, J., Mendes-Junior, C.T., 2018. Hla-mapper: an application to optimize the mapping of HLA sequences produced by massively parallel sequencing procedures. Hum. Immunol. 79, 678–684. https://doi.org/10.1016/j.humimm.2018.06.010.

Ebbo, M., Crinier, A., Vely, F., Vivier, E., 2017. Innate lymphoid cells: major players in inflammatory diseases. Nat. Rev. Immunol. 17, 665–678. https://doi.org/10.1038/nri.2017.86.

Flajnik, M.F., 2018. A cold-blooded view of adaptive immunity. Nat. Rev. Immunol. 18, 438–453. https://doi.org/10.1038/s41577-018-0003-9. 2018.

Forrester, J.V., McMenamin, P.G., Dando, S.J., 2018a. CNS

infection and immune privilege. Nat. Rev. Neurosci. 19, 655–671. https://doi.org/10.1038/s41583-018-0070-8.
Forrester, J.V., Kuffova, L., Dick, A.D., 2018b. Autoimmunity, autoinflammation, and infection in uveitis. Am. J. Ophthalmol. 189, 77–85. https://doi.org/10.1016/j.ajo.2018.02.019.
Gaetan, D., Vincent, R., Philippe, L., 2019. The n-3 docosapentaenoic acid (DPA): a new player in the n-3 long chain polyunsaturated fatty acid family. Biochimie. https://doi.org/10.1016/j.biochi.2019.01.022.
Guilliams, M., et al., 2014. Dendritic cells, monocytes and macrophages: a unified nomenclature based on ontogeny. Nat. Rev. Immunol. 14, 571–578. https://doi.org/10.1038/nri3712.
Hafstrand, I., et al., 2019. Successive crystal structure snapshots suggest the basis for MHC class I peptide loading and editing by tapasin. Proc. Natl. Acad. Sci. U. S. A. 116, 5055–5060. https://doi.org/10.1073/pnas.1807656116 .
Kaplan, M.H., Hufford, M.M., Olson, M.R., 2015. The development and in vivo function of T helper 9 cells. Nat. Rev. Immunol. 15, 295–307. https://doi.org/10.1038/nri3824.
Koeken, V.A., Verrall, A.J., Netea, M.G., Hill, P.C., van Crevel, R., 2019. Trained innate immunity and resistance to Mycobacterium tuberculosis infection. Clin. Microbiol. Infect. https://doi.org/10.1016/j.cmi.2019.02.015.
Koelwyn, G.J., Moore, K.J., 2019. Defining macrophages in the heart one cell at a time. Trends Immunol. https://doi.org/10.1016/j.it.2019.01.010.
Kuffova, L. et al., 2016. High-Risk Corneal Graft Rejection in the Setting of Previous Corneal Herpes Simplex Virus (HSV)-1 Infection. Invest Ophthalmol Vis. Sci. 57, 1578–1587. https://doi:10.1167/iovs.15-17894.
Li, Z., et al., 2018. Adult connective tissue-resident mast cells originate from late erythro-myeloid progenitors. Immunity, 49, 640–653. e645. https://doi.org/10.1016/j.immuni.2018.09.023.
Lin, C., et al., 2019. Fever promotes T lymphocyte trafficking via a thermal sensory pathway involving heat shock protein 90 and alpha4 integrins. Immunity 50, 137–151, e136. https://doi.org/10.1016/j.immuni.2018.11.013.
Mantovani, A. et al. (2004). The chemokine system in diverse forms of macrophage activation and polarization. Trends Immunol. 25, 677–686. https://doi:10.1016/j.it.2004.09.015.
Marakalala, M.J., Martinez, F.O., Pluddemann, A., Gordon, S., 2018. Macrophage heterogeneity in the Immunopathogenesis of tuberculosis. Front. Microbiol. 9, 1028. https://doi.org/10.3389/fmicb.2018.01028.
Medawar, P.B., 1956. The immunology of transplantation. Harvey Lect, 144–176.
Menny, A., et al., 2018. CryoEM reveals how the complement membrane attack complex ruptures lipid bilayers. Nat. Commun. 9, 5316. https://doi.org/10.1038/s41467-018-07653-5 .
Riley, T.P., Baker, B.M., 2018. The intersection of affinity and specificity in the development and optimization of T cell receptor based therapeutics. Semin. Cell Dev. Biol. 84, 30–41. https://doi.org/10.1016/j.semcdb.2017.10.017.
Sakaguchi, S., Fukuma, K., Kuribayashi, K., Masuda, T., 1985. Organ-specific autoimmune diseases induced in mice by elimination of T cell subset. I. Evidence for the active participation of T cells in natural self-tolerance; deficit of a T cell subset as a possible cause of autoimmune disease. J. Exp. Med. 161, 72–87. https://doi.org/10.1084/jem.161.1.72.
Song, P., et al., 2017. Downregulation of interferon-beta and inhibition of TLR3 expression are associated with fatal outcome of severe fever with thrombocytopenia syndrome. Sci. Rep. 7, 6532. https://doi.org/10.1038/s41598-017-06921-6 .
Starling, S., 2018. Innate lymphoid cells: lipid surveillance by skin ILCs. Nat. Rev. Immunol. 18, 78–79. https://doi.org/10.1038/nri.2018.1.
Sun, L., Chen, C., Wu, J., Dai, C., Wu, X., 2018. TSLP-activated dendritic cells induce T helper type 2 inflammation in Aspergillus fumigatus keratitis. Exp. Eye Res. 171, 120–130. https://doi.org/10.1016/j.exer.2018.03.014.
Vizcaino, M.A., Joseph, S.S., Eberhart, C.G., 2018. Orbital progressive transformation of germinal centers as part of the spectrum of IgG4-related ophthalmic disease: clinicopathologic features of three cases. Saudi. Saudi. J. Ophthalmol. 32, 56–61. https://doi.org/10.1016/j.sjopt.2018.02.017.
Yousefi, S., et al., 2019. Untangling "NETosis" from NETs. Eur. J. Immunol. 49, 221–227. https://doi.org/10.1002/eji.201747053 .
Zhong, X., Liu, H., Pu, A., Xia, X., Zhou, X., 2007. M cells are involved in pathogenesis of human contact lens-associated giant papillary conjunctivitis. Arch. Immunol. Ther. Exp. 55, 173–177. https://doi.org/10.1007/s00005-007-0022-x.

延伸阅读

Anderson, G., Beischlag, T.V., Vinciguerra, M., Mazzoccoli, G., 2013. The circadian clock circuitry and the AHR signaling pathway in physiology and pathology. Biochem. Pharmacol. 85, 1405–1416.
Bach, J.F., 2018. The hygiene hypothesis in autoimmunity: the role of pathogens and commensals. Nat. Rev. Immunol. 18, 105–120. https://doi.org/10.1038/nri.2017.111. 2018.
Bajénoff, M., 2012. Stromal cells control soluble material and cellular transport in lymph nodes. Front. Immunol. 3, 304.
Chen, Y.S., Shen, C.R., 2015. Immune checkpoint blockade therapy: the 2014 tang prize in Biopharmaceutical science. Biomed. J. 38, 5–8. https://doi.org/10.4103/2319-4170.151150.
Cho, I., Blaser, M.J., 2012. The human microbiome: at the interface of health and disease. Nat. Rev. Genet. 13, 260–270.
Chong, A.S., Alegre, M.L., 2012. The impact of infection and tissue damage in solid-organ transplantation. Nat. Rev. Immunol. 12, 459–471.
Costello, E.K., Stagaman, K., Dethlefsen, L., Bohannan, B.J., Relman, D.A., 2012. The application of ecological theory toward an understanding of the human microbiome. Science 336, 1255–1262. https://doi.org/10.1126/science.1224203.
Craft, J.E., 2012. Follicular helper T cells in immunity and systemic autoimmunity. Nat. Rev. Rheumatol. 8, 337–347.
Croft, M., Duan, W., Choi, H., Eun, S.Y., Madireddi, S., Mehta, A., 2012. TNF superfamily in inflammatory disease: translating basic insights. Trends Immunol. 33, 144–152.
Croker, B.A., Lawson, B.R., Rutschmann, S., Berger, M., Eidenschenk, C., Blasius, A.L., et al., 2008. Inflammation and autoimmunity caused by a SHP1 mutation depend on IL-1, MyD88, and a microbial trigger. Proc. Natl. Acad. Sci. U.S.A. 105, 15028–15033.
Dang, Z., Kuffova, L., Liu, L., Forrester, J.V., 2013. Soluble antigen traffics rapidly and selectively from the corneal surface to the eye draining lymph node and activates T cells when codelivered with CpG oligonucleotides. J. Leukoc. Biol. 95, 431–440.
Dustin, M.L., Depoil, D., 2011. New insights into the T cell synapse from single molecule techniques. Nat. Rev. Immunol. 11, 672–684.
Ebbo, M., Crinier, A., Vely, F., Vivier, E., 2017. Innate lymphoid cells: major players in inflammatory diseases. Nat. Rev. Immunol. 17, 665–678. https://doi.org/10.1038/nri.2017.86.
Engelhardt, B., Ransohoff, R.M., 2012. Capture, crawl, cross: the T cell code to breach the blood-brain barriers. Trends Immunol. 33, 579–589.
Fallarino, F., Grohmann, U., Puccetti, P., 2012. Indoleamine

2,3-dioxygenase: from catalyst to signaling function. Eur. J. Immunol. 42, 1932–1937.
Flajnik, M.F., 2018. A cold-blooded view of adaptive immunity. Nat. Rev. Immunol. 18, 438–453. https://doi.org/10.1038/s41577-018-0003-9.
Forrester, J.V., Xu, H., 2012. Good news-bad news: the yin and yang of immune privilege in the eye. Front. Immunol. 3, 338.
Forrester, J.V., McMenamin, P.G., Dando, S.J., 2018a. CNS infection and immune privilege. Nat. Rev. Neurosci. 19, 655–671. https://doi.org/10.1038/s41583-018-0070-8.
Forrester, J.V., Kuffova, L., Dick, A.D., 2018b. Autoimmunity, autoinflammation, and infection in uveitis. Am. J. Ophthalmol. 189, 77–85. https://doi.org/10.1016/j.ajo.2018.02.019.
Gaetan, D., Vincent, R., Philippe, L., 2019. The n-3 docosapentaenoic acid (DPA): a new player in the n-3 long chain polyunsaturated fatty acid family. Biochimie. https://doi.org/10.1016/j.biochi.2019.01.022.
Geering, B., Stoeckle, C., Conus, S., Simon, H.U., 2013. Living and dying for inflammation: neutrophils, eosinophils, basophils. Trends Immunol. 34, 398–409.
Ginhoux, F., Merad, M., 2011. Microglia arise from extra-embryonic yolk sac primitive progenitors. Med. Sci. 27, 719–724.
Granzin, J., Wilden, U., Choe, H.-W., Labahn, J., Krafft, B., Buldt, G., 1998. X-ray crystal structure of arrestin from bovine rod outer segments. Nature 391, 918–921. https://doi:10.1038/36147.
Greenwell-Wild, T., Moutsopoulos, N.M., Gliozzi, M., Kapsogeorgou, E., Rangel, Z., Munson, P.J., et al., 2011. Chitinases in the salivary glands and circulation of patients with Sjogren's syndrome: macrophage harbingers of disease severity. Arthritis Rheum. 63, 3103–3115.
Greter, M., Lelios, I., Pelczar, P., Hoeffel, G., Price, J., Leboeuf, M., et al., 2012. Stroma-derived interleukin-34 controls the development and maintenance of Langerhans cells and the maintenance of microglia. Immunity 37, 1050–1060.
Guilliams, M., et al., 2014. Dendritic cells, monocytes and macrophages: a unified nomenclature based on ontogeny. Nat. Rev. Immunol. 14, 571–578. https://doi.org/10.1038/nri3712.
Hafstrand, I., Sayitoglu, E. C., Apavaloaei, A., Josey, B. J., Sun, R., Han, X., et al., 2019. Successive crystal structure snapshots suggest the basis for MHC class I peptide loading and editing by tapasin. Proc. Natl. Acad. Sci. U. S. A. 116, 5055–5060. https://doi.org/10.1073/pnas.1807656116.
Hara, Y., Shoji, J., Hori, S., Ishimori, A., Kato, H., Inada, N., et al., 2012. Evaluation of eosinophilic inflammation in a novel murine atopic keratoconjunctivitis model induced by crude Dermatophagoides farinae antigen. Allergol. Int. 61, 331–338.
Horton, R., Wilming, L., Rand, V., Lovering, R.C., Bruford, E.A., Khodiyar, V.K., et al., 2004. Gene map of the extended human MHC. Nat. Rev. Genet. 5, 889–899.
Hunter, C.A., Kastelein, R., 2012. Interleukin-27: balancing protective and pathological immunity. Immunity 37, 960–969.
Joffre, O.P., Segura, E., Savina, A., Amigorena, S., 2012. Cross-presentation by dendritic cells. Nat. Rev. Immunol. 12, 557–569.
Kieser, K.J., Kagan, J.C., 2017. Multi-receptor detection of individual bacterial products by the innate immune system. Nat. Rev. Immunol. 17, 376–390. https://doi.org/10.1038/nri.2017.25.
Kaplan, M.H., Hufford, M.M., Olson, M.R., 2015. The development and in vivo function of T helper 9 cells. Nat. Rev. Immunol. 15, 295–307. https://doi.org/10.1038/nri3824.
Kim, M., Johnston, M.G., Gupta, N., Moore, S., Yucel, Y.H., 2011. A model to measure lymphatic drainage from the eye. Exp. Eye Res. 93, 586–591.
Kiss, E.A., Diefenbach, A., 2012. Role of the aryl hydrocarbon receptor in controlling maintenance and functional programs of RORgammat(+) innate lymphoid cells and intraepithelial lymphocytes. Front. Immunol. 3, 124.
Klein, T., Bischoff, R., 2011. Physiology and pathophysiology of matrix metalloproteases. Amino Acids. 41, 271–290.
Koeken, V.A., Verrall, A.J., Netea, M.G., Hill, P.C., van Crevel, R., 2019. Trained innate immunity and resistance to Mycobacterium tuberculosis infection. Clin. Microbiol. Infect. https://doi.org/10.1016/j.cmi.2019.02.015.
Koelwyn, G.J., Moore, K.J., 2019. Defining macrophages in the Heart one cell at a time. Trends Immunol. https://doi.org/10.1016/j.it.2019.01.010.
Kolaczkowska, E., Kubes, P., 2013. Neutrophil recruitment and function in health and inflammation. Nat. Rev. Immunol. 13, 159–175.
Kumar, P., Rajasekaran, K., Palmer, J.M., Thakar, M.S., Malarkannan, S., 2013. IL-22: an evolutionary missing-link authenticating the role of the immune system in tissue regeneration. J. Cancer 4, 57–65.
Lalor, P.F., Faint, J., Aarbodem, Y., Hubscher, S.G., Adams, D.H., 2007. The role of cytokines and chemokines in the development of steatohepatitis. Semin. Liver Dis. 27, 173–193.
Lazennec, G., Richmond, A., 2010. Chemokines and chemokine receptors: new insights into cancer-related inflammation. Trends Mol. Med. 16, 133–144.
Li, Z., Liu, S., Xu, J., Zhang, X., Han, D., Liu, J., et al., 2018. Adult connective tissue-resident mast cells originate from late erythro-myeloid progenitors. Immunity. 49,640–653 e645. https://doi.org/10.1016/j.immuni.2018.09.023.
Lin, C., et al., 2019. Fever promotes T lymphocyte trafficking via a thermal sensory pathway involving heat shock protein 90 and alpha4 integrins. Immunity 50, 137–151. e136. https://doi.org/10.1016/j.immuni.2018.11.013.
Liston, A., Masters, S.L., 2017. Homeostasis-altering molecular processes as mechanisms of inflammasome activation. Nat. Rev. Immunol. 17, 208–214. https://doi.org/10.1038/nri.2016.151.
Manz, B.N., Groves, J.T., 2010. Spatial organization and signal transduction at intercellular junctions. Nat. Rev. Mol. Cell Biol. 11, 342–352.
Mantovani, A., et al., 2004. The chemokine system in diverse forms of macrophage activation and polarization. Trends Immunol. 25, 677–686. https://doi.org/10.1016/j.it.2004.09.015.
Marakalala, M.J., Martinez, F.O., Pluddemann, A., Gordon, S., 2018. Macrophage heterogeneity in the Immunopathogenesis of tuberculosis. Front. Microbiol. 9, 1028. https://doi.org/10.3389/fmicb.2018.01028.
Matzinger, P., Kamala, T., 2011. Tissue-based class control: the other side of tolerance. Nat. Rev. Immunol. 11, 221–230.
Menny, A., et al., 2018. CryoEM reveals how the complement membrane attack complex ruptures lipid bilayers. Nat. Commun. 9, 5316. https://doi.org/10.1038/s41467-018-07653-5.
Merad, M., Ginhoux, F., Collin, M., 2008. Origin, homeostasis and function of Langerhans cells and other langerin-expressing dendritic cells. Nat. Rev. Immunol. 8, 935–947.
Metz, M., Maurer, M., 2007. Mast cells – key effector cells in immune responses. Trends Immunol. 28, 234–241.
Mills, K.H., 2011. TLR-dependent T cell activation in autoimmunity. Nat. Rev. Immunol. 11, 807–822.
Minton, K., 2011. Granulocytes: a weighty role for eosinophils. Nat. Rev. Immunol. 11, 299.
Mjosberg, J., Bernink, J., Peters, C., Spits, H., 2012. Transcriptional control of innate lymphoid cells. Eur. J. Immunol. 42, 1916–1923.
Mosser, D.M., Edwards, J.P., 2008. Exploring the full spectrum of macrophage activation. Nat. Rev. Immunol. 8, 958–969.
Murray, P.J., Wynn, T.A., 2011. Protective and pathogenic functions of macrophage subsets. Nat. Rev. Immunol. 11, 723–737.
Neyt, K., Perros, F., GeurtsvanKessel, C.H., Hammad, H., Lambrecht, B.N., 2012. Tertiary lymphoid organs in infection and autoimmunity. Trends Immunol. 33, 297–305.
Ng, D., Gommerman, J.L., 2013. The regulation of immune

responses by DC derived type I IFN. Front. Immunol. 4, 94.
Quintana, F.J., 2013. The aryl hydrocarbon receptor: a molecular pathway for the environmental control of the immune response. Immunology 138, 183–189.
Rask-Madsen, C., Kahn, C.R., 2012. Tissue-specific insulin signaling, metabolic syndrome, and cardiovascular disease. Arterioscler. Thromb. Vasc. Biol. 32, 2052–2059.
Riley, T.P., Baker, B.M., 2018. The intersection of affinity and specificity in the development and optimization of T cell receptor based therapeutics. Semin. Cell Dev. Biol. 84, 30–41. https://doi.org/10.1016/j.semcdb.2017.10.017.
Satpathy, A.T., Wu, X., Albring, J.C., Murphy, K.I.M., 2012. Re(de) fining the dendritic cell lineage. Nat. Immunol. 13, 1145-1154.
Shinomiya, K., et al., 2013. Immunohistochemical analysis of inflammatory limbal conjunctiva adjacent to Mooren's ulcer. Br. J. Ophthalmol. 97, 362–366. https://doi.org/10.1136/bjophthalmol-2012-302631. 2013.
Song, P., Zheng, N., Zhang, L., Liu, Y., Chen, T., Bao, C., et al., 2017. Downregulation of interferon-beta and inhibition of TLR3 expression are associated with fatal outcome of severe fever with Thrombocytopenia syndrome. Sci. Rep. 7, 6532. https://doi.org/10.1038/s41598-017-06921-6.
Soriano-Romani, L., Contreras-Ruiz, L., Lopez-Garcia, A., Diebold, Y., Masli, S., 2018. Topical application of TGF-beta-activating peptide, KRFK, prevents inflammatory manifestations in the TSP-1-deficient mouse model of chronic ocular inflammation. Int. J. Mol. Sci. 20. https://doi.org/10.3390/ijms20010009.
St John, A.L., Abraham, S.N., 2013. Innate immunity and its regulation by mast cells. J. Immunol. 190, 4458–4463.
Starling, S., 2018. Innate lymphoid cells: lipid surveillance by skin ILCs. Nat. Rev. Immunol. 18, 78–79. https://doi.org/10.1038/nri.2018.1.
Sun, L., Chen, C., Wu, J., Dai, C., Wu, X., 2018. TSLP-activated dendritic cells induce T helper type 2 inflammation in Aspergillus fumigatus keratitis. Exp. Eye Res. 171, 120–130. https://doi.org/10.1016/j.exer.2018.03.014.
Swain, S.L., McKinstry, K.K., Strutt, T.M., 2012. Expanding roles for CD4(+) T cells in immunity to viruses. Nat. Rev. Immunol. 12, 136–148.
Timar, C.I., Lorincz, A.M., Ligeti, E., 2013. Changing world of neutrophils. Pflugers. Arch. 465, 1521–1533.
Trusko, B., Thorne, J., Jabs, D., Belfort, R., Dick, A., Gangaputra, S., et al., 2013. The Standardization of Uveitis Nomenclature (SUN) project. Development of a clinical evidence base utilizing informatics tools and techniques. Methods Info. Med. 52, 259–265.
Usui, Y., Parikh, J., Goto, H., Rao, N.A., 2008. Immunopathology of necrotising scleritis. Br. J. Ophthalmol. 92, 417–419.
van de Veerdonk, F.L., Netea, M.G., 2013. New insights in the immunobiology of IL-1 family members. Front. Immunol. 4, 167.
Vantourout, P., Hayday, A., 2013. Six-of-the-best: unique contributions of gammadelta T cells to immunology. Nat. Rev. Immunol. 13, 88–100.
Veldhoen, M., Brucklacher-Waldert, V., 2012. Dietary influences on intestinal immunity. Nat. Rev. Immunol. 12, 696–708.
Vitova, A., Kuffová, L., Klaska, I.P., Holan, V., Cornall, R.J., Forrester, J.V., 2013. The high-risk corneal regraft model: a justification for tissue matching in humans. Transpl. Int. 26, 453–461.
Vizcaino, M.A., Joseph, S.S., Eberhart, C.G., 2018. Orbital progressive transformation of germinal centers as part of the spectrum of IgG4-related ophthalmic disease: clinicopathologic features of three cases. Saudi J. Ophthalmol. 32, 56–61. https://doi.org/10.1016/j.sjopt.2018.02.017.
Voehringer, D., 2013. Protective and pathological roles of mast cells and basophils. Nat. Rev. Immunol. 13, 362–375.
Whitcup, S.M., Sodhi, A., Atkinson, J.P., Holers, V.M., Sinha, D., Rohrer, B., et al., 2013. The role of the immune response in age-related macular degeneration. Int. J. Inflam. 348092.
Williams, K.A., Coster, D.J., 2007. The immunobiology of corneal transplantation. Transplantation 84, 806–813.
Yousefi, S., Stojkov, D., Germic, N., Simon, D., Wang, X., Benarafa, C., et al., 2019. Untangling "NETosis" from NETs. Eur. J. Immunol. 49, 221–227. https://doi.org/10.1002/eji.201747053.
Yucel, Y.H., Johnston, M.G., Ly, T., Patel, M., Drake, B., Gümüş, E., et al., 2009. Identification of lymphatics in the ciliary body of the human eye: a novel 'uveolymphatic' outflow pathway. Exp. Eye Res. 89, 810–819.
Zhong, X., Liu, H., Pu, A., Xia, X., Zhou, X., 2007. M cells are involved in pathogenesis of human contact lens-associated giant papillary conjunctivitis. Arch. Immunol. Ther. Exp. 55, 173–177. https://doi.org/10.1007/s00005-007-0022-x.
Ziegler, A., Kentenich, H., Uchanska-Ziegler, B., 2005. Female choice and the MHC. Trends Immunol. 26, 496–502.
Zipfel, P.F., Skerka, C., 2009. Complement regulators and inhibitory proteins. Nat. Rev. Immunol. 9, 729–740.

第 8 章

微生物感染眼病

第一节 简 介

微生物感染的结果取决于感染生物的毒力与宿主反应强度之间的平衡，这种平衡将决定疾病的严重程度和感染的持续时间。在大多数感染中，组织的感染损伤是由微生物产生的活性成分直接导致的，如外毒素，而宿主抗微生物活性相关的炎症反应也会导致感染部位周围组织损伤。微生物毒性可定义为在宿主免疫反应下的生存能力。本章将集中介绍眼前节微生物感染，并且还将讨论眼后节感染，如眼内炎和眼弓形虫病。

第二节 引起眼部感染的微生物来源

一、环境中的微生物

表 8-1 列出了多种引起严重眼部感染的微生物，有的在环境中普遍存在，有的是人类身体正常菌群，不会使具有正常免疫力的健康个体感染或患病。这些微生物是机会致病菌，需要破坏眼表正常的物理屏障。例如，铜绿假单胞菌和棘阿米巴就是池塘、湖泊和家庭用水包括淋浴喷头中正常存在的淡水微生物；同样，曲霉菌和镰刀菌属普遍存在于植物腐生物和病原体中，它们的孢子在空气中无处不在，在炎热、潮湿地区，特别是在农业地区和收获季节数量更多。曲霉菌是全球分布最广的微生物之一，除了在极端寒冷的环境中，大多数人每天都会吸入曲霉菌属孢子。我们在厨房中发现的食物上的绿色霉菌主要是烟曲霉菌。此外，空气中的曲霉菌和镰刀菌孢子及水中传播的假单胞菌和沙门菌是浴室中的常见微生物。一般情况下，温暖的夏季气候和温带气候中微生物的数量通常比较多。

除了外部环境，一些微生物还存在于正常人的结膜（腺病毒）、皮肤（葡萄球菌）和鼻咽部（肺炎链球菌、白念珠菌）。

尽管弓形虫的性成熟阶段仅限于在家猫等猫科动物体内，但其在环境中依然普遍存在。人类通常无意中摄入被猫粪便污染（包括猫砂盆）的食物后，通过粪－口途径感染弓形虫。

表 8-1 眼部微生物病原体 *

微生物	种属、种类	主要感染部位
DNA 病毒	腺病毒	结膜
	单纯疱疹病毒	角膜
	带状疱疹病毒	角膜
	CMV	视网膜
RNA 病毒	寨卡病毒	结膜、视网膜
	登革病毒	视网膜
胞内菌	衣原体	结膜
革兰氏阴性菌	*PA*	角膜
	Sm	角膜
革兰氏阳性菌	*SP*	结膜、角膜、玻璃体 / 视网膜
	Sa	角膜
	芽孢杆菌	玻璃体 / 视网膜
酵母菌	念珠菌属	角膜
霉菌	镰刀菌属	角膜
	曲霉菌属	角膜
原生动物	弓形虫	视网膜
	棘阿米巴属	角膜
	微孢子虫	角膜
线虫	犬弓蛔虫	视网膜
	盘尾丝虫（河盲症）	角膜、视网膜
	罗阿丝虫（眼丝虫）	结膜

* 虽然检索病例报道有很多眼部致病微生物，但表中只包括了引起眼部感染的最常见致病微生物。CMV. 巨细胞病毒；*PA*. 铜绿假单胞菌；*Sm*. 沙雷菌；*SP*. 肺炎链球菌；*Sa*. 金黄色葡萄球菌。

二、潜伏病毒

嗜神经 DNA 病毒作为潜伏病毒可在体内持续存在，引起眼部感染。几乎所有人在幼儿时期都暴露于单纯疱疹病毒（HSV-1）和带状疱疹病毒（HZV），这些病毒潜伏在感觉神经节，包括三叉神经节；但如果 HSV 和

HZV 一旦被激活，就会沿着三叉神经节的神经纤维逆行迁移，从而造成面部皮肤和角膜的损伤。HSV 和 HZV 是美国和其他工业化国家角膜感染最常见的原因。非嗜神经病毒，如巨细胞病毒也广泛流行，在体内常潜伏于内皮细胞和骨髓来源细胞。非 DNA 病毒的持续存在也是反复感染的原因之一，如埃博拉病毒，一旦感染，患者即使侥幸存活，也会形成迟性发眼部炎症。

三、虫媒微生物导致的眼表感染

沙眼是微生物在不良卫生条件下大量繁殖的经典例子，通过苍蝇传播，苍蝇在人类排泄物中繁殖，并广泛接触与人类口腔、鼻腔和眼睛黏膜相关的液体。苍蝇会将细菌从感染眼传播到未感染眼。但它们并非衣原体真正的传播媒介，因为衣原体有独特的生命周期。相反，库蚊是寨卡病毒、登革病毒和西尼罗河病毒等黄病毒的传播媒介，这些病毒可能导致眼部疾病。导致河盲症的盘尾丝虫和罗阿丝虫是高度特异适应人类的寄生虫，需要黑蝇或蚊作为中间宿主，在非洲最为常见。

第三节 眼表的宿主防御机制及相关影响因素

一、物理屏障

眨眼具有非常有效的清洁机制，睫毛可以限制病原微生物进入眼球。此外，眼睑含有皮脂腺，能够分泌乳酸和脂肪酸，降低眼表环境中的 pH，可直接抑制细菌的复制。眼泪也含有很多抗菌成分，包括 lacritin 蛋白、乳铁蛋白、脂质运载蛋白溶菌酶、β- 防御素及其他抗菌肽。泪膜还可分泌免疫球蛋白 A（IgA）、IgG 和有助于防止细菌侵袭的补体（参见第 7 章）。泪液中的中性粒细胞也具有保护作用，当闭合眼睑后中性粒细胞分泌数量会明显增加。

二、上皮

角膜上皮表层顶端有一种多糖被膜，由聚糖黏蛋白 MUC1、MUC4 和 MUC16 组成（参见第 4 章）。这种黏蛋白层在眼表形成一道物理屏障，限制细菌黏附在角膜上皮，并且能够向泪膜中分泌黏蛋白（图 8-1）。上皮细胞间紧密连接，能够有效防止细菌渗透入角膜基质，因此，感染通常发生在外伤或角膜表面微环境改变后。上皮细胞还可分泌抗菌肽，包括 β- 防御素、抗

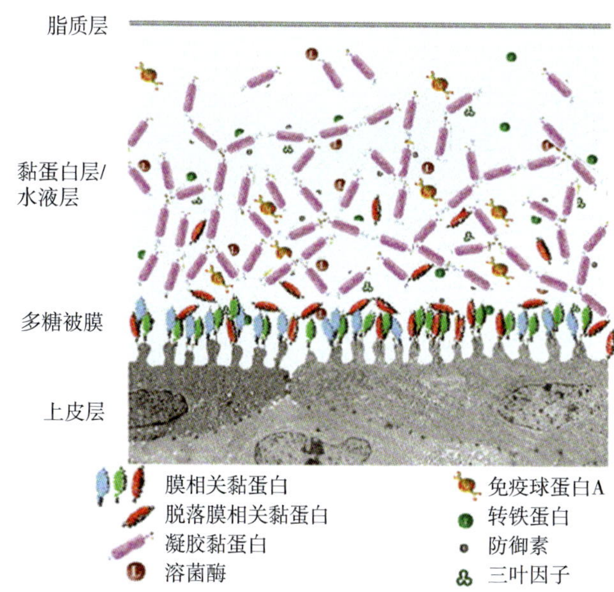

图 8-1 眼表黏蛋白

泪液中的水液层包含 MUC5AC（紫色）和其他泪液成分。多糖被膜包含聚糖黏蛋白 MUC1（蓝色）、MUC4（绿色）和 MUC16（红色）。细胞外结构域被释放到泪膜中（引自 Gipson，2004）

菌肽（LL-37）和钙网蛋白（S100A8/A9），还有角膜上皮细胞退化的角蛋白 -6A。这些角蛋白衍生的抗菌肽（KDAMP）有明显的二级结构，有独特的非 αβ 两亲构象——一个由 10 个富含甘氨酸的残基组成的中心疏水条带，且表现出广泛的抗菌活性。

三、角膜巨噬细胞和树突状细胞

通常认为普通哺乳动物的角膜缺乏髓系（骨髓来源）细胞，而其为角膜基质中的主要细胞，可产生角膜特异性胶原和蛋白聚糖。然而，随着免疫染色方法的进步，可以全角膜包埋而不是之前的仅能部分角膜组织包埋，有膜基质的骨巨噬细胞具有巨噬细胞的特点，角膜缘和角膜上皮基底膜（前弹力层）树突状细胞明显增多。这些细胞伸出伪足（“潜望镜”）到顶端表面，可能是为了探测微生物或微生物产物（图 8-2A ～ E）。角膜基质细胞炎症反应时纳米管也可连接远处的细胞（图 8-2F）。

四、共生细菌

对角膜表面的共生细菌尚无可靠的检测方法；然而，St Leger 等（2017）的一项研究表明，乳腺炎棒状杆菌定植于健康小鼠结膜，会刺激常驻的 γδ-T 细胞产生 IL-17a，诱导结膜上皮细胞释放抗菌肽，从而防止铜绿假单胞菌和白念珠菌的感染。乳腺炎棒状杆菌在健康人群结膜中普遍存在。

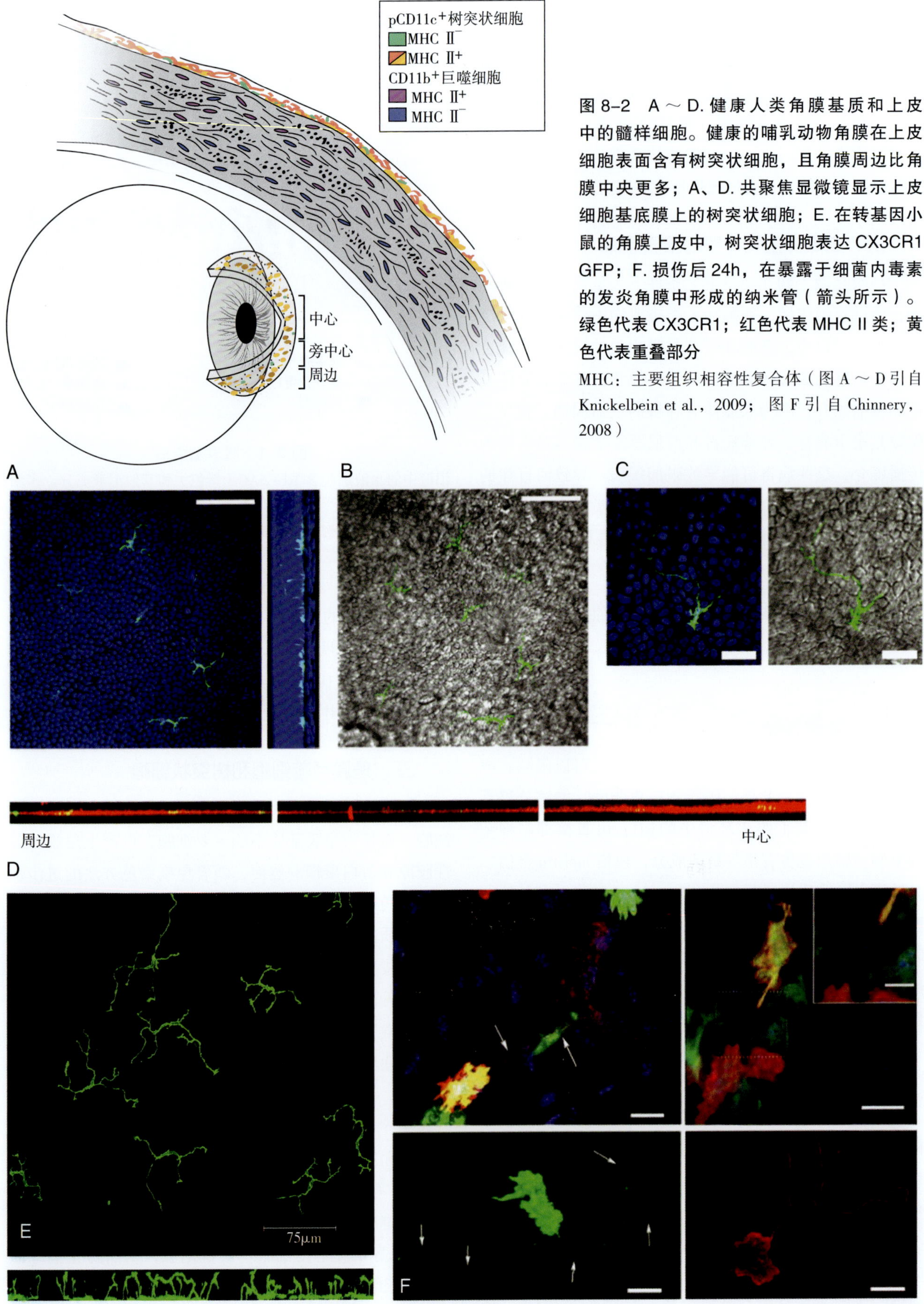

图 8-2 A～D. 健康人类角膜基质和上皮中的髓样细胞。健康的哺乳动物角膜在上皮细胞表面含有树突状细胞，且角膜周边比角膜中央更多；A、D. 共聚焦显微镜显示上皮细胞基底膜上的树突状细胞；E. 在转基因小鼠的角膜上皮中，树突状细胞表达 CX3CR1 GFP；F. 损伤后 24h，在暴露于细菌内毒素的发炎角膜中形成的纳米管（箭头所示）。绿色代表 CX3CR1；红色代表 MHC Ⅱ类；黄色代表重叠部分

MHC：主要组织相容性复合体（图 A～D 引自 Knickelbein et al.，2009；图 F 引自 Chinnery，2008）

五、病原体识别受体和中性粒细胞聚集反应

大多数有核细胞能够识别和处理微生物产物，巨噬细胞和树突状细胞是发挥以上功能的主要细胞。这些细胞表达多个拷贝的表面受体，能够识别细菌和真菌蛋白质、糖类、脂质和DNA及RNA，通常被称为病原体识别受体（PRR）（参见第7章）。配体结合细胞内信号受体导致炎性趋化细胞因子的产生。这些固有受体编码的生殖细胞系基因，与T细胞和B细胞相反，PRR是不变的受体，由生殖系基因编码，不经历基因重排，并且能够在受体结合后立即对微生物产物做出响应。这些固有免疫相关的固有受体能够识别与微生物相关的保守蛋白、脂类和核酸。然而，成熟的T细胞和B细胞主要是识别特定的肽类（在某些情况下，也可识别糖类）。这些受体还可识别内源性自体抗原、损伤相关分子模式（DAMP），包括硅、尿酸或石棉晶体和糖基化终末产物，这些受体会激活固有免疫反应。自身抗原也会引发免疫反应，可导致眼部炎症，如葡萄膜炎。

其中特征最明显的受体是细胞表面和细胞内Toll样受体、细胞表面C型凝集素、细胞内NOD样受体（NLR）。

六、Toll样受体（TLR）

TLR家族成员都是单一跨膜受体，能够识别保守结构的微生物产物。此外，激活这些受体可产生促炎症因子和趋化细胞因子，在组织感染部位聚集中性粒细胞、巨噬细胞和淋巴细胞。如图8-3所示，TLR通常位于富含胆固醇的浆细胞膜和内体中，并能识别脂质、蛋白质或核酸。脂质结合性TLR通常包括TLR2，TLR2与TLR1形成异二聚体或与TLR6形成脂肽；还包括TLR4 / MD-2，TLR4 / MD-2能够识别大多数的脂类脂多糖（LPS）。TLR5和TLR11识别蛋白质，能够被细菌鞭毛蛋白（TLR5）、大肠埃希菌或刚地弓形虫抑制蛋白（TLR11）激活。TLR3、TLR7、TLR8和TLR9位于内体膜上，能够抑制病毒、细菌的固定核酸。除了TLR3，所有TLR都能够通过MyD88受体分子刺激细胞，导致NF-κB向核移位，并表达编码促炎性细胞因子和趋化性细胞因子（趋化因子）的基因。TLR3和TLR4激活TRIF通路，导致IRF3转录并产生Ⅰ型干扰素，呈现抗病毒反应。活性TLR4能够影响辅助分子，包括脂多糖（LPS）、结合蛋白和CD14。这些辅助分子从细胞膜外提取一个内毒素分子并且形成单体内毒素和MD-2。这种单体内毒素和MD-2是一部分脂多糖的受体。CD14伴随TLR4从浆细胞质膜到内体以激活TRIF通路。

七、NOD样受体

NOD样受体（NLR）包含病原识别分子，同时也可激活NF-κB复合物，促进炎症和趋化因子的表达。有研究表明，NOD2可以从降解的细菌细胞壁肽聚糖中识别胞壁酰二肽，因此对革兰氏阴性菌和革兰氏阳性菌可以产生反应（知识关联8-1）。由于革兰氏阳性菌细胞壁肽聚糖较多，因此当发生葡萄球菌或链球菌感染时，NOD2可迅速激活。

知识关联8-1　NOD2和炎症

> NOD2突变与一些自身免疫性疾病密切相关，包括克罗恩病（一种常见的痛性炎性肠病）、Blau综合征（有多种自身免疫性疾病的表现，包括严重的葡萄膜炎）。NOD2的多态性可导致肠道和皮肤存在的一些无害的共生细菌，对胞壁酰二酞（MDP）呈现高反应性。这种作用机制还不太清楚。

NLR包括NLRP3（识别细菌毒素和结晶）和NLRC4（识别革兰氏阴性菌的鞭毛蛋白，如铜绿假单胞菌）（图8-4）。一旦被激活，这些NLR会形成一个大分子多蛋白复合物，称为炎性体。这种炎性体可以激活caspase-1，修饰IL-1β、IL-18和IL-33后，使其从非活性形式变为这些细胞因子的活性形式。caspase-1还会切割成孔蛋白的前体形式，并在细胞膜中使N端肽发生寡聚化，以形成孔，进而导致这些细胞因子的释放和坏死性细胞死亡，也称细胞凋亡。

C型凝集素：除了细菌产物，宿主细胞还可通过细胞表面活化的C型凝集素识别真菌细胞壁中的成分（图8-5）。Dectin-1识别β-葡聚糖，Dectin-2和Dectin-3识别α-甘露聚糖，并可被聚集的Dectin-1或异源活化的Dectin-2、Dectin-3活化，导致促炎症趋化因子的产生。

中性粒细胞：是最早对侵入微生物做出反应的细胞，是正常人血液中含量最高的白细胞，占白细胞总数的70%。血液中的中性粒细胞表达趋化因子受体，特别是CXCR1和CXCR2。CXCR1可结合IL-8和CXCL8；CXCR2可结合CXCL1、CXCL2和CXCL5（尽管小鼠中性粒细胞表达CXCR1，但它们不产生IL-8，主要通过CXCR2对CXCL1、CXCL2和CXCL5起反应）。中性粒细胞也表达位于血管内皮细胞上的受体黏附分子（知识

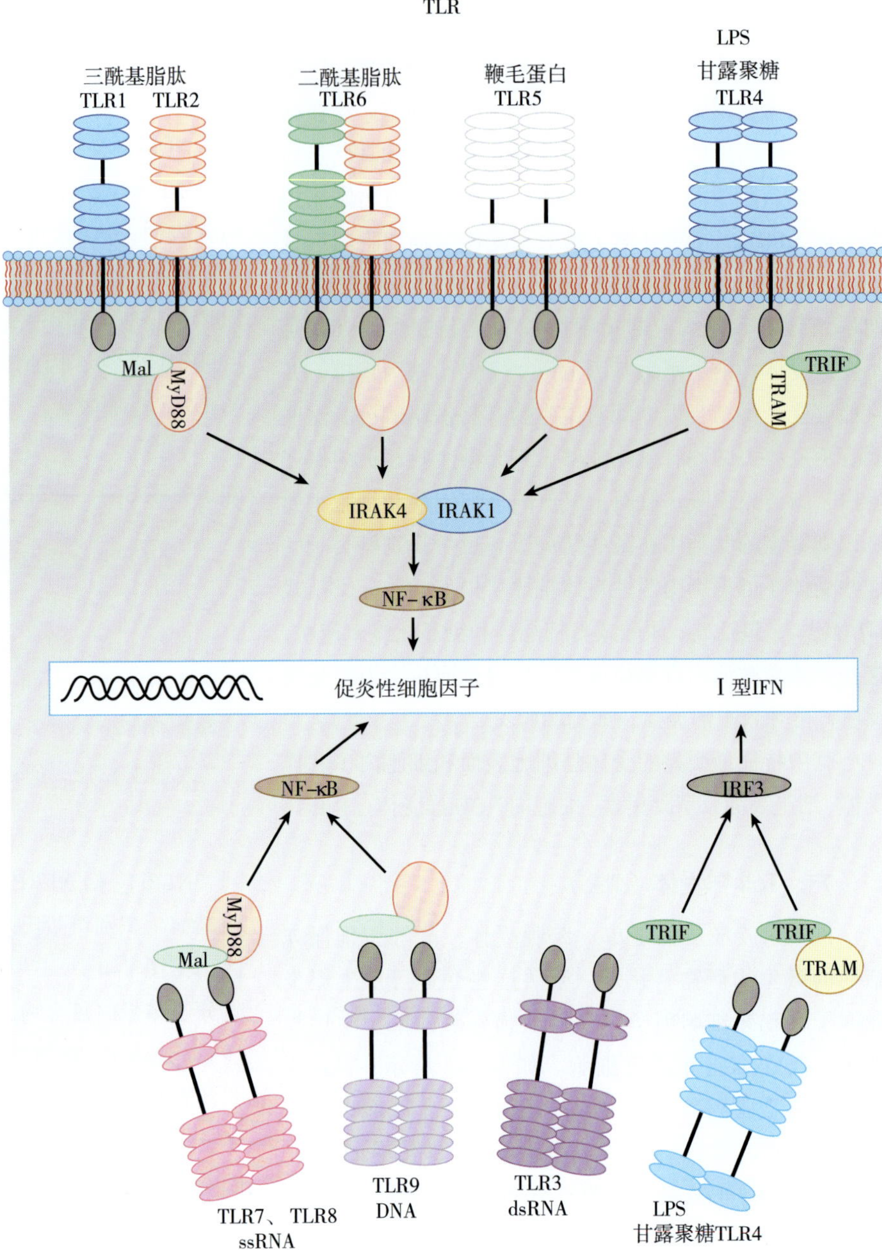

图 8-3 存在于细胞表面的 Toll 样受体（TLR）可识别微生物蛋白、甘露聚糖和脂蛋白，并通过 MyD88 和 NF-κB 信号通路产生促炎性细胞因子。相反，内体中的 TLR 识别核酸，并通过 MyD88 或 TRIF 和 IRF3 信号通路产生 I 型 IFN。细胞膜上的 TLR4 激活 MyD88，但可以通过胞吞作用激活 TRIF 通路

ss. 单链；ds. 双链（引自 O’Neill et al.，2013）

关联 8-2）。

在感染部位，通过一系列的促炎性细胞因子的表达，诱导血管内皮细胞黏附分子的表达，募集中性粒细胞（及其他白细胞）从毛细血管（包括角膜缘血管）迁移到感染组织处。选择素介导细胞间黏附分子（ICAM-1、ICAM-2 和 VCAM-1）与中性粒细胞表面的整合素结合、趋化因子促进其在血管内皮细胞间移动（图 8-6A）。在组织中，中性粒细胞迁移到感染部位也依赖于趋化因子的梯度，尤其是在血管组织，如角膜中，中性粒细胞需要从外周角膜缘血管迁移进入。

中性粒细胞对细菌和酵母菌的反应，包括吞噬作用、中性粒细胞脱颗粒和形成细胞外诱捕网（NET，图 8-6B）。如果无法吞噬更大的真菌菌丝或棘阿米巴，它们可与病原体表面结合并释放细胞毒性成分，包括活性氧、氮化物、抗菌肽、丝氨酸蛋白酶和金属蛋白酶。也可以是 NETosis 过程，在 DNA / 组蛋白丰富的组织中释放细胞毒性物质。中性粒细胞也表达病原体识别分子和配体，活化后可刺激产生促炎症趋化因子，使中性粒细胞浸润，并募集其他细胞如巨噬细胞和 T 细胞。在感染早期，中性粒细胞释放 NET 也会导致上皮细胞和角膜细胞的丢失及角膜损伤。视网膜和葡萄膜中巨噬细胞和树突状细胞的作用见第 1 章。然而，这些细胞也具有细胞毒性，并可以导致基质细胞和上皮细胞的丢失。基质金属蛋白酶也可以进一步降解基质胶原，导致视觉障碍

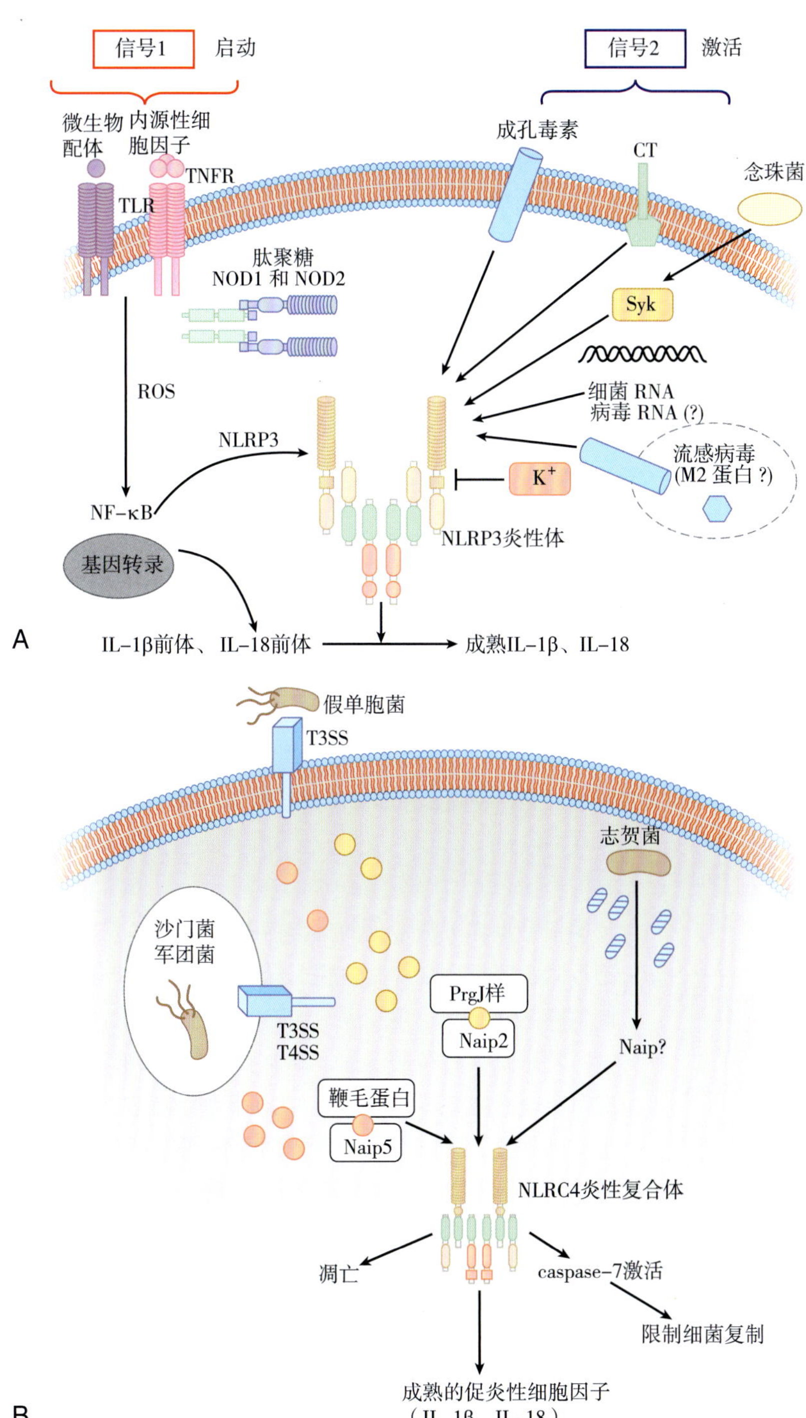

图 8-4　A. NOD 样受体 NLRP3; B. NLRC4 IL-1β 激活物。信号 1：TLR 激活物通过 NF-κB 影响 IL-1 前体形式基因的表达；信号 2：激活 NLRP3 或 NLRC4 炎性体复合物，进而激活 caspase-1，并裂解 IL-1β 成为 17 kDa 的活性形式（引自 Nunez, Nat Imm Rev, 2012）

和角膜瘢痕形成。

适应性免疫：虽然大多数细菌感染位于细胞外，并可以迅速被固有免疫抑制，但一些细胞内的病原体，如结核分枝杆菌、原生动物和某些病毒存活时间较长，可以诱导适应性免疫应答。因此，它们刺激 T 细胞和 B 细胞发生反应，来控制感染、减轻感染的严重程度。例如，CD4 细胞在单纯疱疹病毒性角膜炎中起着重要的调节作用，CD8 细胞可以调节潜伏在三叉神经节的单纯疱疹病毒。此外，长期暴露于空气中的真菌孢子可诱导全身性 T 细胞反应，可以减轻角膜感染的严重程度。弓形虫病和丝虫病都属于慢性感染性疾病，适应性免疫在确定疾病的严重程度和转归中起重要作用。其他可影响适应性免疫、使微生物感染易感性增加的因素，包括免疫抑制药物和 HIV 感染（参见第 7 章）。共生微生物包括细菌（如鼻腔金黄色葡萄球菌）、病毒（如巨细胞病毒）和真菌（如卡氏肺孢子菌），是免疫抑制个体机会性感染的启动者，包括 HIV 感染和服用免疫抑制药物的患者。

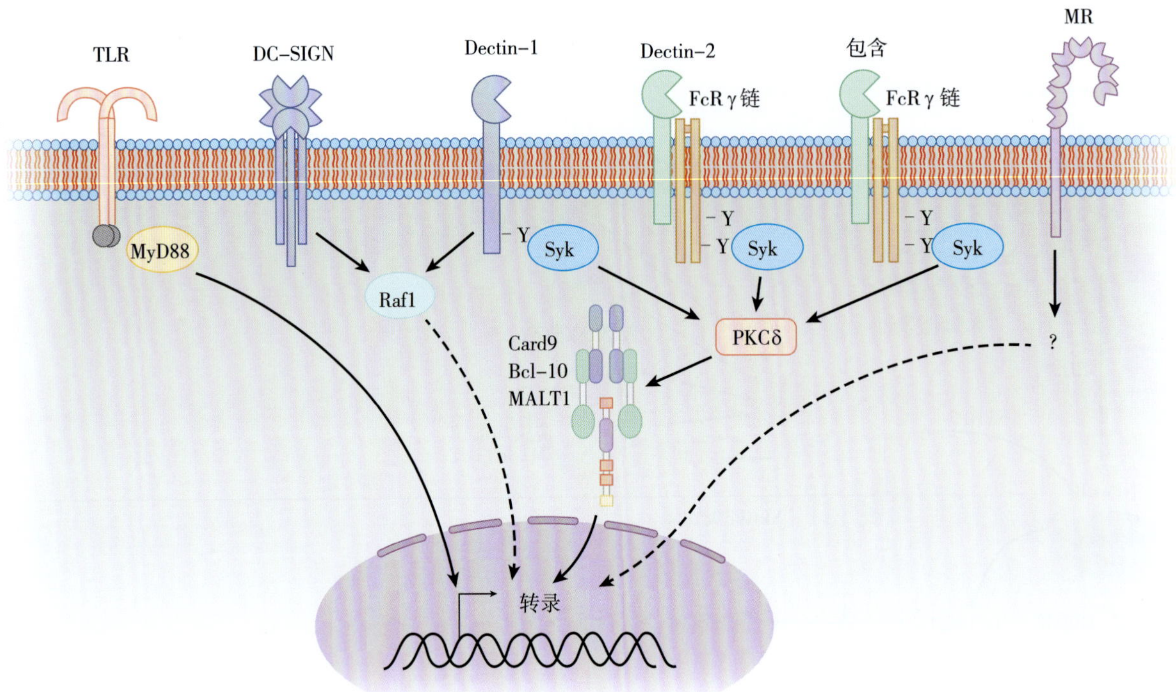

图 8-5 C 型凝集素识别真菌细胞壁的糖类，介导抗真菌免疫反应，包括吞噬作用和细胞信号转导。MR. 甘露糖受体；TLR. Toll 样受体（引自 Brown，Nat Imm, 2012）

知识关联 8-2 趋化细胞因子（趋化因子）

CXC 趋化因子，如 IL-8，是中性粒细胞的趋化因子，而促炎性细胞因子如 IL-1α、IL-1β 和 TNF-α 可以使角膜缘毛细血管内皮细胞诱导的血管细胞黏附分子表达增加。这些黏附分子的表达在结合并促进中性粒细胞迁移到角膜基质的过程中起关键作用（图 8-6）。这就是白细胞如淋巴细胞渗出的机制，其中血管内皮细胞上的特异性黏附分子和趋化因子的表达可以被不同细胞类型的特异性受体识别，从而使细胞定向性迁移到组织中。

八、角膜接触镜成为微生物性角膜炎的主要危险因素

角膜接触镜（隐形眼镜）是微生物性角膜炎的主要危险因素。全世界约有 1 亿 3400 万人戴隐形眼镜，镜片磨损是世界上最常见的角膜感染危险因素。长期存在隐形眼镜磨损，会抑制角膜上皮细胞的增殖和移行，抑制角膜基底细胞、角膜缘干细胞的再生。戴软性隐形眼镜，特别是大直径的镜片，减少了眼表的泪液流动，改变了眼表面的微环境，使微生物沉积在细胞表面。此外，卫生条件差，没有规范的隐形眼镜护理液，可造成细菌和真菌的大量繁殖。这些微生物往往能够形成生物膜，对抗生素产生耐药性。在一次角膜炎流行暴发事件中，只用护理液无法杀灭临床和环境分离的镰刀菌，导致在 2005 ～ 2006 年，美国、欧洲和新加坡出现了超过 300 例的角膜炎患者。同样，2007 年在芝加哥棘阿米巴角膜炎感染率的增高，最初被认为是由隐形眼镜护理液引起，导致该产品退出市场；然而，后来发现感染率的增高是芝加哥河水氯化的减少造成的。2011 年在英格兰东南部暴发的最近一次疫情延续了 2004 年的早期疫情，同样未能确定戴隐形眼镜是直接风险因素，而卫生条件差是一个重要因素。

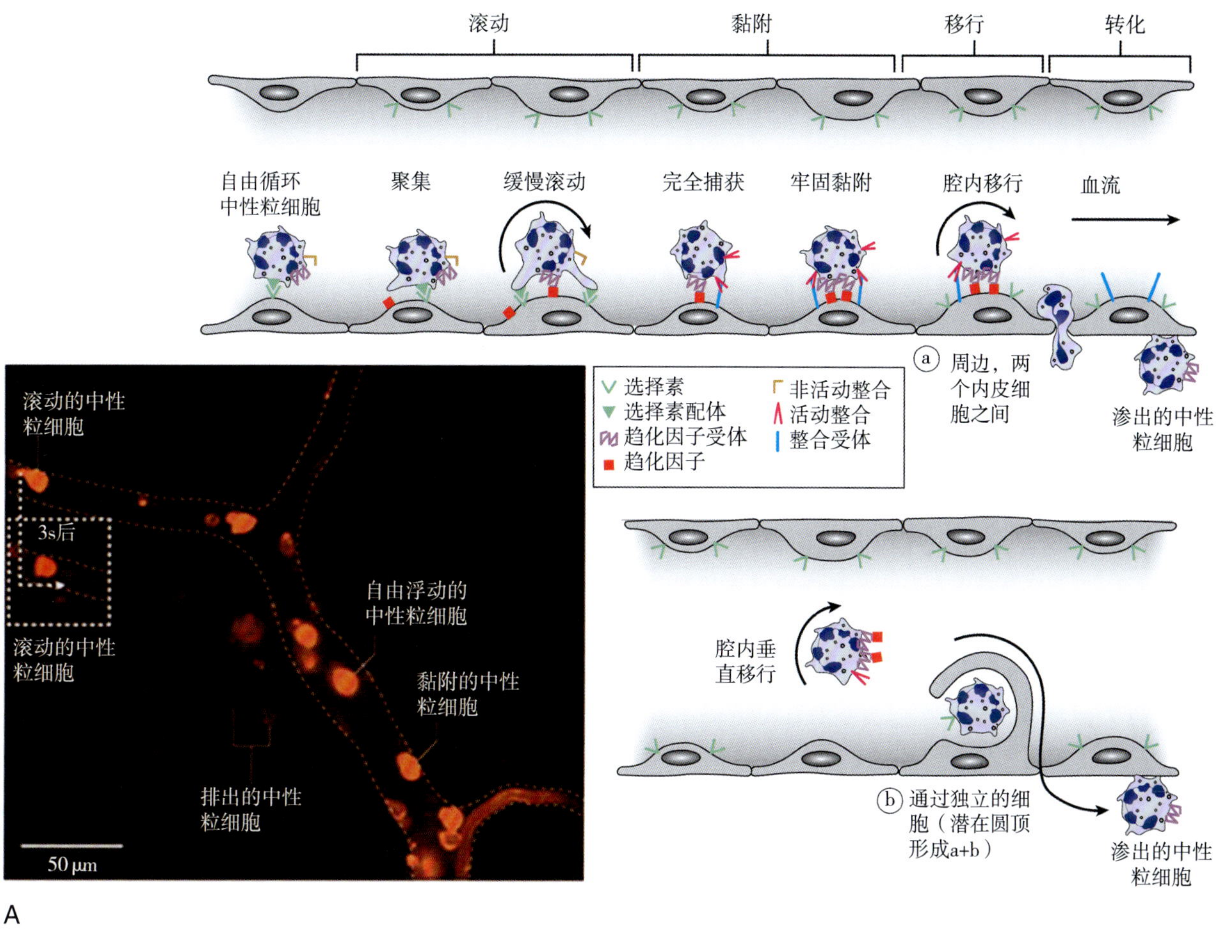

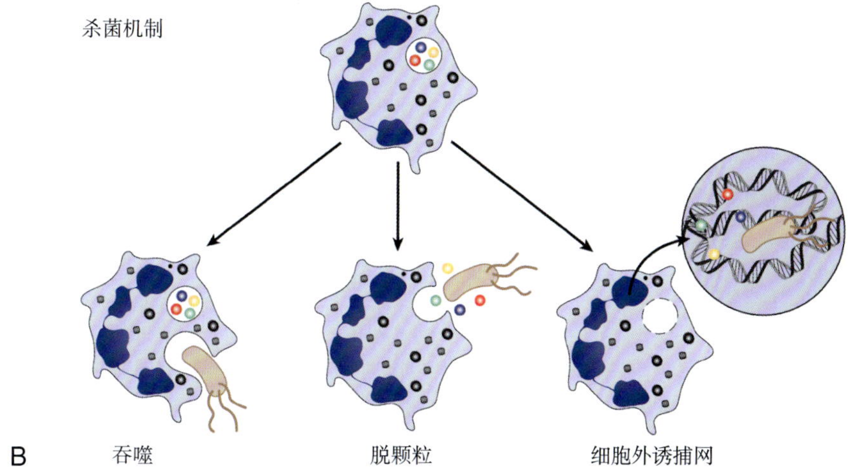

图 8-6　中性粒细胞浸润和活化

A. 中性粒细胞从毛细血管迁移到感染部位的过程。B. 中性粒细胞的抗菌活性：吞噬、脱颗粒，并释放活性氧和蛋白酶。1/3 杀伤力是由中性粒细胞外诱捕网（NET）完成的，中性粒细胞可释放 DNA、组蛋白和其他杀菌蛋白从而使其坏死（引自 Kubes，Nat Imm Rev，2013）

第四节　眼部病毒感染

一、DNA 病毒

最常见的 DNA 病毒主要引起呼吸道疾病，根据血清型的不同感染部位有所不同，大部分 DNA 病毒都可能在宿主体内建立潜伏感染，并终身存在。常见很多种病毒可以导致眼部感染。腺病毒能够导致流行性角结膜炎（血清型 3、7、8、19）和咽结膜热（血清型 1、2、3、5、7、14）。眼部感染最常见的病毒属于疱疹病毒科，它普遍存在并感染大量人群。人类疱疹病毒的血清分型共有 9 种（HHV-1 ～ HHV-9），其毒力水平各不相同。

巨细胞病毒（CMV）属于 HHV-5 血清型。它对许多细胞有感染潜能，尤其是对髓样细胞和内皮细胞这两种髓系细胞。慢性复发性前葡萄膜炎患者经常伴有 CMV 感染，这可能与潜伏在葡萄膜的髓样或内皮细胞中病毒持续存在有关（Voigt et al.，2017）。CMV 感染与其他疱疹病毒感染一样，其广泛存在但通常处于亚临床状态，并在宿主体内终身潜伏，因此即使在免疫功能正常的人群里，病毒重新激活时会导致炎症反复发作。而当免疫系统受损时，如老年人和免疫缺陷患者，CMV 更易被激活并累及视网膜（见下文）。眼部 CMV 感染最常表现为反复发作的双侧慢性肉芽肿性前葡萄膜炎；而在重度免疫抑制的个体中，如未经治疗的 HIV 阳性患者，可出现严重致盲性视网膜炎（见下文和第 9 章）。

1. *单纯疱疹病毒* 单纯疱疹病毒 1 型和 2 型（HHV-1、HHV-2）最常见，又称为 HSV-1 和 HSV-2。它们是嗜神经病毒，最初感染定位在上皮（如角膜、皮肤或黏膜）后靶向神经元，病毒可以在宿主体内终身潜伏。当受到紫外线照射或压力等刺激因素时会导致病毒从潜伏状态逃逸，并沿三叉神经节逆行迁移到角膜和皮肤，造成复发性单纯疱疹病毒性角膜炎和皮肤疱疹。HSV-1 是引起口腔、皮肤和眼部感染的主要原因，而 HSV-2 则引起生殖器感染。这些病毒在世界范围内普遍流行，世界卫生组织在 2017 年估计，50 岁以下人群中 37 亿人（占总人口的 67%）感染过 HSV-1，而 15 ～ 49 岁人群中约 4.17 亿人感染过 HSV-2。大多数口腔和生殖器疱疹病毒感染是轻微的或无症状的，而皮肤感染可导致疼痛的疱疹。这些病毒主要通过口腔或性接触（HSV-2）传播。原发性疱疹病毒性角膜感染（单纯疱疹病毒性角膜炎）可能由粒细胞、单核细胞和淋巴细胞的浸润而导致严重疾病。而在初次感染后，病毒进入角膜的感觉神经纤维，并逆行迁移到三叉神经节，而三叉神经提供角膜感觉神经支配（参见第 1 章）。HSV-1 进入潜伏期后通常可持续数年，病毒 DNA 存在于神经元中并无感染性。但暴露于紫外线、压力或免疫抑制后，HSV-1 会被重新激活，并通过轴突运输到角膜上皮，病毒在泪液中排出，可能引发强烈的炎症和免疫反应。HSV-1 病变可以通过其特征性的树枝状病变来识别（图 8-7A）。

（1）原发性感染：角膜上皮细胞 TLR9 的表达是重要的初始激活物，由 HSV-1 感染产生，并可由 HSV-1 DNA 单独诱导。这些细胞可以产生Ⅰ型干扰素（IFN-α/β），从而抑制病毒复制。自然杀伤细胞也可被聚集到角膜基质，并产生 IFN-γ 和肿瘤坏死因子 -α（TNF-α），可激活巨噬细胞。$CD4^+$ Th1、Th17 细胞和调节性 T 细胞（Treg 细胞）在限制初次应答中也发挥着重要的作用，Treg 细胞的抑制活性与 Th17 的促炎症和促血管生成活性平衡。

（2）血管和淋巴管生成：正常无血管的角膜，其新生血管和淋巴管的形成是 HSV-1 感染的一个特征。血管和淋巴管（图 8-7B）在启动对病毒的适应性免疫反应中起重要作用，因为淋巴管能够运输病毒抗原，血管能够运输成熟 HSV-1 特异性 T 细胞至角膜。然而，新生血管的形成会损害视敏度，而且新生血管主要受到血管内皮生长因子及其受体拮抗剂的调控。

2. *带状疱疹病毒* 带状疱疹病毒（HZV）属于 HHV-3 血清型，又称水痘 - 带状疱疹病毒，也是一种嗜神经病毒，感染婴幼儿和儿童后会以类似于单纯疱疹病毒的方式潜伏。原发性感染发生在肺部，病毒繁殖并可感染邻近的神经细胞。在儿童中，HZV 表现为广泛分布的皮疹，具有典型的临床特征（水痘皮疹）。在成人中（约 10% 的病例），HZV 通常作为儿童时期获得的潜伏感染迟发激活而出现。这种情况下，感染局限于单个背根神经节或脑神经，常表现为带状疱疹，感染的表面上皮细胞在感觉神经元的分布范围内发展成结痂的水疱性皮疹，可能极为疼痛。累及三叉神经节神经元的带状疱疹性眼病（HZO）是 HZV 感染的常见表现。三叉神经（第Ⅴ脑神经）的受累（参见第 1 章）会影响由其支配的其他组织，包括眼部和眼眶结构。HHV-3 随后可能导致不良后遗症，包括葡萄膜炎、青光眼、角膜炎、继发性白内障、由严重葡萄膜炎引起的眼压降低、眼睑和眼肌缺陷，以及眶尖综合征（由视神经炎和多发性眼肌麻痹引起的视力丧失）。其他疱疹病毒可在免疫受损患者中引起病毒性视网膜炎（见下文）。

3. *爱泼斯坦 - 巴尔病毒* 爱泼斯坦 - 巴尔病毒（Epstein-Barr virus，EBV）血清型为 HHV-4，是导致传染性单核细胞增多症（腺热）的病毒。EBV 感染上皮细胞和 B 细胞，并在患者体内终生潜伏。它极具传染性，约 90% 的成年人显示出以前亚临床或无症状感染的证据，表现为血清学阳性（抗 EBV 抗体）。患者可能会出现眼部症状，如轻度葡萄膜炎或视网膜非特异性表现，但由于大量无症状感染者的存在，很难确定与 EBV 感染的明确联系。EBV 与视网膜血管炎和多发性硬化症等疾病相关。更明确的因果关系可见于转移性扩散而导致的眼和其他血液系统的恶性肿瘤。

二、RNA 病毒

1. *麻疹病毒* 麻疹病毒（麻疹病毒属）是一种单链 RNA 病毒，具有负义核苷酸序列（参见第 3 章）。麻疹病毒包膜含有介导其进入细胞的两种蛋白质：血凝素（H）和膜融合（F）蛋白。通过这些蛋白质，麻疹病毒与宿主蛋白 CD46（一种补体调节蛋白）、淋巴细胞激

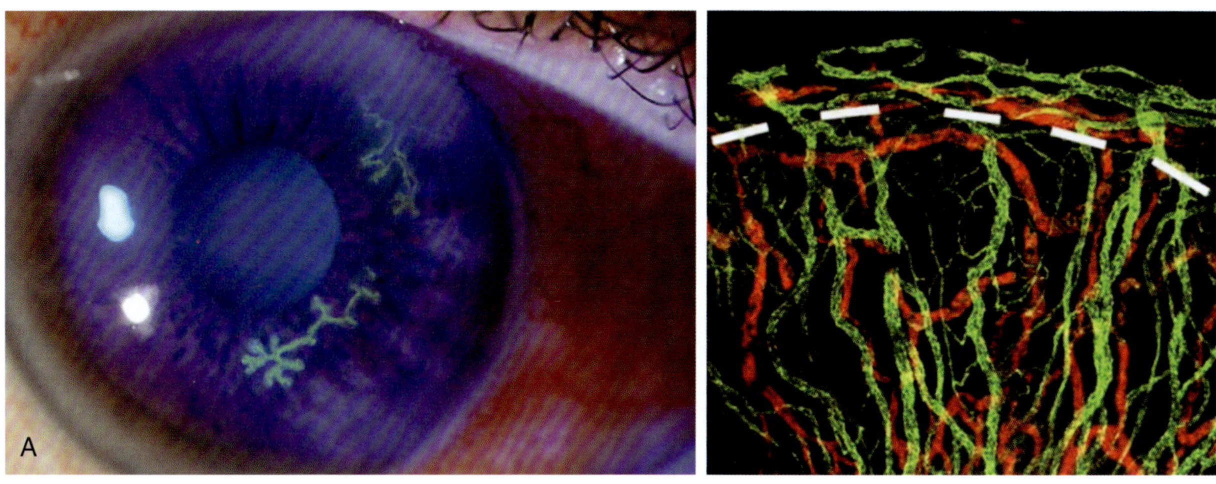

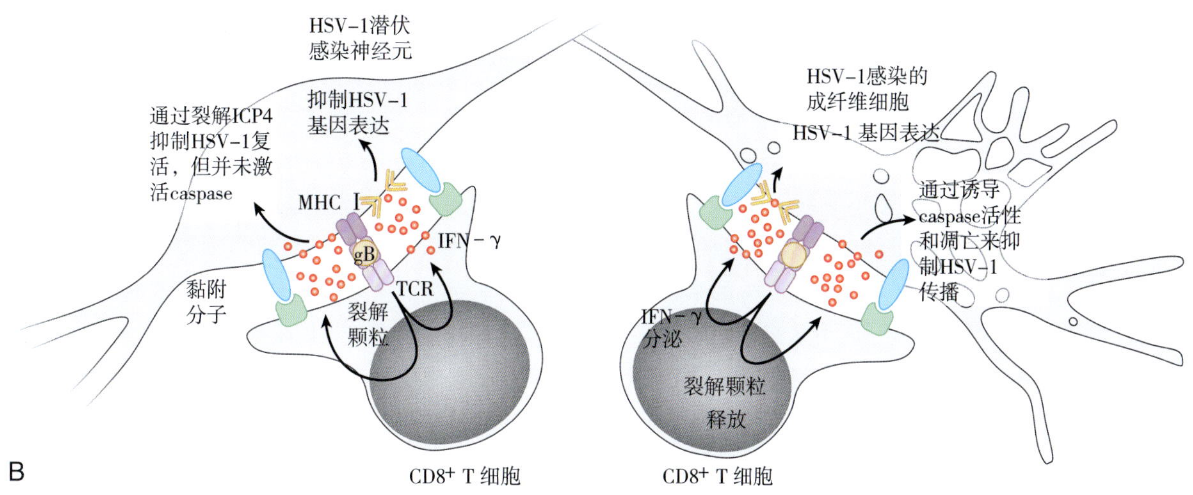

图 8-7　单纯疱疹病毒性角膜炎

A. 单纯疱疹病毒性角膜炎（HSK）形成特征性树枝状损伤和新生血管生成。B.HSV-1 特异性 CD8$^+$T 细胞，能够影响 HVS-1 对神经元和成纤维细胞的感染。IFN-γ 和裂解颗粒能够通过非裂解机制抑制潜伏的 HSV-1 复活。因此，只有当 T 细胞功能低下时 HSV-1 才能复活。然而，裂解颗粒诱导感染的纤维细胞出现凋亡（引自 Hendricks，Science, 2008）。C. 共聚焦显微镜图像显示动物角膜感染的 HSV-1 处于潜伏期状态。感染后 30 天的 LYVE-1$^+$ 淋巴管（红色）和 CD31$^+$ 血管（绿色）。虚线上部是角膜缘、下部是角膜；比例尺：500μm（引自 Wuest 和 Carr，J Exp Med, 2010）

活蛋白（SLAM，CD150）及一种黏附性蛋白质（nectin/PVRL4——原发性玻璃体视网膜淋巴瘤 4 蛋白）结合而引发机体感染。麻疹病毒具有高度传染性，在急性期可能致命，因为该病毒可能引起脑炎。目前有关其致病性和风险的虚假信息导致了麻疹疫苗接种率下降，进而使欧洲和美国近期麻疹暴发。麻疹感染是第三世界国家儿童发病和死亡的主要原因。

在急性感染阶段麻疹病毒可导致结膜炎和角膜炎，这可能导致永久性角膜瘢痕和失明。在营养不良、缺乏维生素 A 的儿童中，麻疹角膜炎可引起自发性角膜溃疡和眼球穿孔，导致完全视力丧失。据估计因麻疹感染可能有高达 60 000 例营养不良儿童失明。此外，麻疹病毒对中枢神经系统的影响会导致脑炎，且该病毒还可引起视神经炎和视网膜炎（见下文）。

2. *风疹病毒*　风疹病毒属于托加病毒科，可引起自限性或轻度疾病，特征为低热、淋巴结肿大和典型皮疹。它是一种单链 RNA 病毒，通过呼吸道分泌物（咳嗽、打喷嚏等）传播。具有普遍的传染性，但可通过接种疫苗有效控制。对眼睛的主要影响是通过母婴垂直传播，或在婴儿早期直接感染，因而导致多种缺陷，包括小眼畸形、先天性青光眼、白内障和视网膜炎等，表现为“椒盐样”视网膜病变。这些眼部症状可能伴随中枢神经系统和心脏症状一起出现。

3. *埃博拉病毒*　是一种单链反义 RNA 病毒，属于丝状病毒科，于 1976 年扎伊尔（现刚果民主共和国）的一次出血热疫情中发现。最初人们认为该病毒是通过非人灵长类动物传播给人类的。埃博拉病毒具有高度致病性，死亡率根据 5 种病毒株的不同波动范围在 50% ～ 90%。埃博拉病毒几乎完全是通过体液接触传播的，病毒主要通过伤口进入人体。2019 年，刚果民主共和国有 2500 人感染埃博拉病毒，近 1700 人死亡，世界卫生组织宣布埃博拉病毒感染为全球卫生紧急事件。这一发布增加了控制疫情的资源配置。

髓样细胞，包括树突状细胞和组织巨噬细胞，是埃博拉病毒的主要攻击目标，该病毒与树突状细胞间黏附分子特异性 -3 整合素（DC-SIGN）、TAM 受体酪氨酸激酶或 T 细胞免疫球蛋白和黏蛋白域 -1 蛋白（TIM-1）结合而引发病症。这些磷脂酰丝氨酸（PS）受体与病毒包膜结合，并介导病毒进入核内体。在这一过程中，病毒包膜模拟在外层脂膜表达 PS 的凋亡细胞，可抑制树突状细胞成熟，从而损害强大的适应性免疫反应的作用。埃博拉病毒可诱发细胞因子风暴，导致出血热症状，包括弥散性血管内凝血，最终引发器官衰竭。

从初次感染后存活下来的个体中发现病毒会保留在免疫特赦组织中，包括眼睛和睾丸。高达 40% 的幸存者可能在康复后数周或数月内复发，并可从患者关节液、精液、脑脊液和眼液中分离出病毒。复活的病毒会导致严重的组织损伤，在一项对 2014 ～ 2016 年西非疫情 96 名幸存者的研究中，近 40% 的人因前葡萄膜炎而失明，其他人则患有白内障或玻璃体视网膜病变。目前尚不清楚这种 RNA 病毒是否真正处于潜伏状态（即不复制但存活），还是以复制率非常低的慢性感染持续存在（见下文）。但现认为至少部分病例中病毒持续存在的原因是埃博拉病毒蛋白 35（VP35）能够抑制病毒清除所需的 I 型干扰素。

尽管已经开发了多种疫苗，但在最近疫情中使用的疫苗是重组水疱性口炎病毒 - 扎伊尔埃博拉病毒（rVSV-ZEBOV），该病毒表达一种 EBOV 蛋白。该疫苗由加拿大开发，并授权给默克公司，经最近疫情中的使用结果证实，它不仅适用于患者，还可用于与感染者接触的其他人。

三、虫媒病毒

1. 黄病毒　是正链 RNA 病毒，基因组大小约为 10.5kb，编码 10 种蛋白：3 种结构蛋白和 7 种非结构蛋白，这些蛋白参与病毒的复制、出芽及与宿主细胞蛋白的相互作用。具体包括寨卡病毒、登革病毒、西尼罗河病毒和黄热病病毒。这些病毒都会引起表 8-2 所述的眼部表现。

2. 寨卡病毒　世界卫生组织在 2016 年宣布寨卡病毒感染为“国际关注的突发公共卫生事件”，这是因为巴西和其他南美洲国家及波多黎各和美国南部出现了多起与该病毒有关的神经系统疾病病例。研究发现该寨卡病毒通过胎盘感染导致小头畸形和眼部损伤，主要是黄斑和视神经异常引起的失明。尽管与 2015 年和 2016 年的高峰相比，该疾病的发病率已经下降，并且在 2018 年没有暴发疫情，但这种蚊媒病毒仍对人类健康构成风险。

（1）传播：寨卡病毒是一种 RNA 型黄病毒，此病毒家族还包括登革病毒、西尼罗河病毒、黄热病病毒和

表 8-2　不同黄病毒间眼部表现区别

眼部表现	寨卡病毒	登革病毒	日本脑炎病毒	西尼罗河病毒	黄热病病毒	Kyasanur 森林病毒
结膜炎 / 角膜炎	+	+	−	−	−	+
黄斑区斑状病变	+	+	−	−	−	−
脉络膜视网膜萎缩	+ 局灶性色素沉着	+	−	−	−	+
视神经异常	+	+	−	+	+	−
白内障	发育不良、视杯变形、视网膜苍白	−	−	−	−	−
小眼畸形	+	−	−	−	−	−
虹膜缺损	+	−	−	−	−	−
葡萄膜炎	+	+	−	+	−	+
脉络膜视网膜炎	+	+	−	−	−	+
视网膜出血	+	+	+	−	−	+

日本脑炎病毒，所有这些病毒都是通过伊蚊属（*Aedes*）蚊子传播的（这些病毒也被称为虫媒病毒，意味着它们是通过节肢动物媒介传播的）。寨卡病毒还可通过胎盘母婴垂直传播。然而该病毒的一个独特传播途径是性传播，其可直接感染初级精母细胞和支持细胞，并在其中持续存活（迄今为止，感染后 188 天仍可检测到）。性传播是引起里约热内卢寨卡病毒感染暴发的重要传播途径（图 8-8A）。

（2）临床表现：急性感染通常会导致类似流感的轻微症状，并在几天内消失。在波利尼西亚和南美洲的疫情中，寨卡病毒还导致了发热、皮疹、肌痛和关节痛，严重病例甚至会出现多器官衰竭、脑膜炎、脑炎及吉兰－巴雷综合征（图 8-8B），这些是由于病毒感染引起了自身免疫性疾病，造成周围和自主神经损害，引起肌肉无力、疼痛、感觉异常，严重情况下还可出现呼吸衰竭。此外，寨卡病毒能通过胎盘传播给胎儿，引起胎儿中枢神经系统严重损害。因此，患有小头畸形的婴儿表现出学习障碍、智力低下和行为问题，更严重的病例还可能出现癫痫发作。

（3）眼部异常：健康个体急性感染寨卡病毒会发展为非化脓性结膜炎，但通常会消退，也可能出现前葡萄膜炎和后葡萄膜炎。

在疑似感染寨卡病毒的孕妇，尤其是妊娠早期感染的孕妇所分娩的婴儿中，无论是否患有小头畸形（图 8-9），

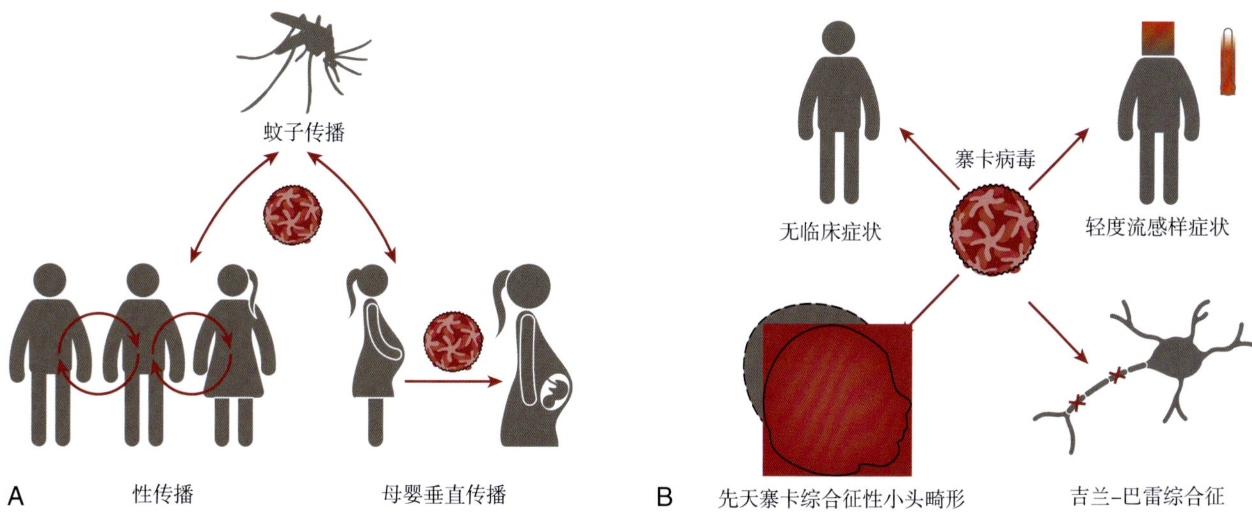

图 8-8 寨卡病毒的传播

A. 寨卡病毒通过蚊子叮咬、性接触及母婴垂直传播；B. 在健康成年人中，大多数感染无症状或仅引起轻微类似流感的症状；然而，寨卡病毒也可导致神经系统疾病，包括吉兰－巴雷综合征。先天性感染会导致神经元和眼部异常，包括小头畸形（引自 Pierson & Diamond，2019）

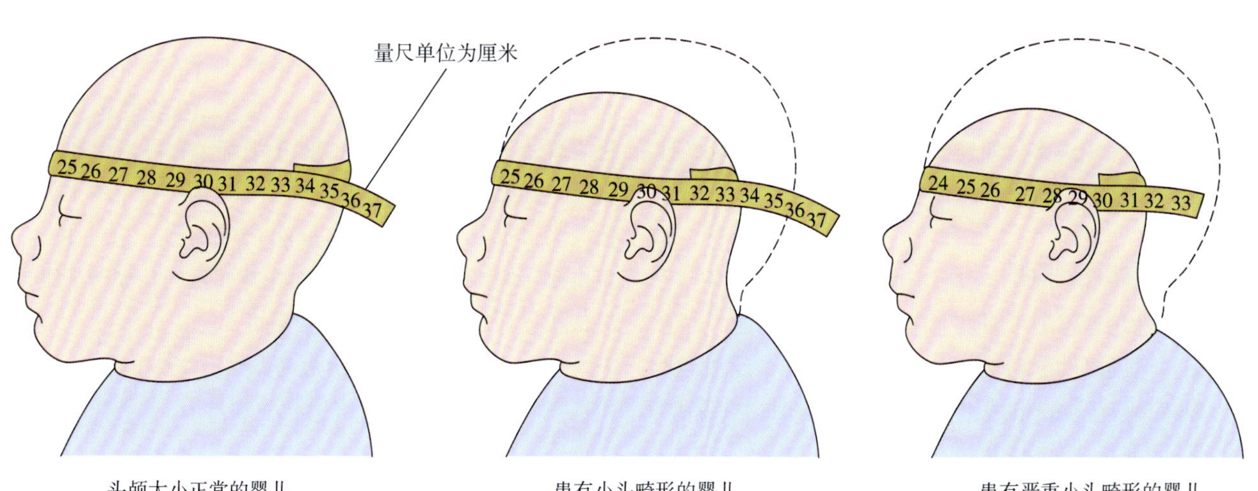

图 8-9 寨卡病毒母婴垂直传播导致的小头畸形

感染的母亲所生的婴儿可能会出现严重的神经系统和身体缺陷，包括小头畸形，这是由脑组织减少和颅骨发育受损所致（引自 Freitas，2016）

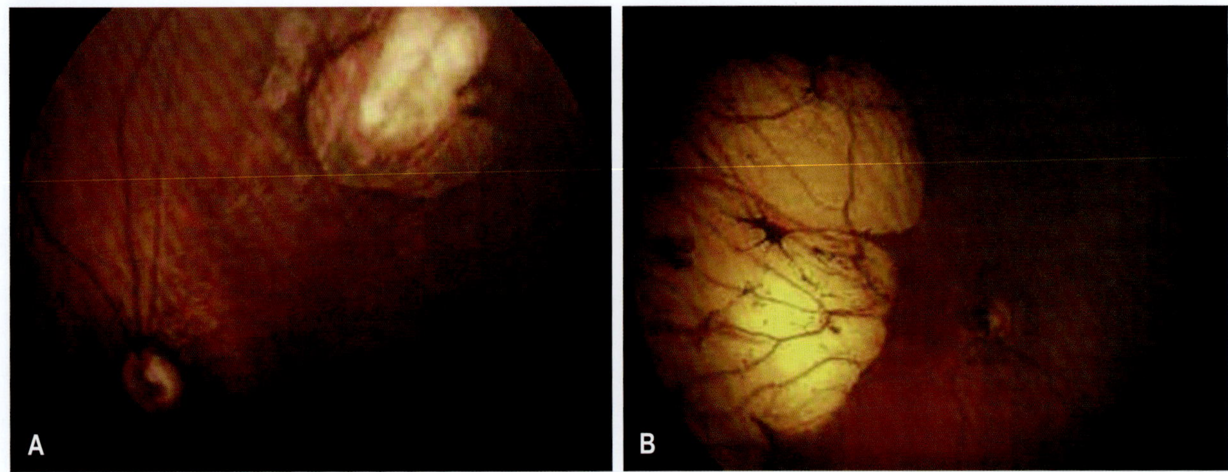

Fig. 8.10 Zika virus retinal abnormalities. (**A**) Peripheral temporal chorioretinal scar and atrophy with pigmentary, perilesional mottling in a 1-month-old infant with microcephaly. (**B**) Optic disc hypoplasia and large nasal chorioretinal atrophy and scar in a 20-day-old microcephalic infant. (From Freitas et al., 2016.) ★

都会出现双眼视网膜病变，主要表现为视网膜色素斑驳，并常伴随严重的脉络膜视网膜萎缩（图 8-10A）。此外，临床还观察到视盘发育不全（图 8-10B）、小眼畸形、先天性青光眼、虹膜缺损、白内障和眼内钙化等情况。

（4）治疗和疫苗：随着对寨卡病毒和其他黄病毒适应性免疫的深入了解，业界认为开发针对易感人群的疫苗及旨在流行病期间阻止病毒传播的疫苗至关重要。目前正在进行几种疫苗的研发，包括基于非感染性亚病毒颗粒、灭活（感染性）病毒和减毒活嵌合疫苗等。编码膜和包膜蛋白的 DNA- 质粒疫苗也在研发中。与登革病毒不同，寨卡病毒只有一个血清型，使疫苗开发相对简单。针对寨卡病毒的治疗策略有多个靶点，包括防止细胞死亡的 caspase-3，防止病毒进入的肽靶点，破坏病毒自噬和胞吞后病毒释放的氯喹，以及抑制病毒复制的抗癌药物替莫泊芬和利巴韦林。新的更有针对性的治疗方法还在研发中。

3. *其他虫媒病毒* 如登革病毒、西尼罗河病毒和日本脑炎病毒等。

四、病毒潜伏期

潜伏性病毒感染可能发生在任何细胞类型中，尽管某些细胞可以提供更利于潜伏的环境。现有一种感染模式，即感染发生在产前或新生儿期或婴儿期，之后病毒进入潜伏状态并终生存在于宿主体内。然而患者预后的最终结果部分取决于病毒的致病性（埃博拉病毒比巨细胞病毒更致命）和宿主免疫反应抑制感染的能力（HSV-1 在三叉神经节中通过 CD8 细胞维持潜伏性）。当宿主免疫反应受损时，如 AIDS 患者、老年患者或服用免疫抑制剂的患者等，其抑制病毒的能力丧失，病毒重新激活并会感染免疫健全个体中未受感染的组织。值得注意的是，许多健康个体能够维持病毒潜伏状态并不经历重新激活直至老年，这一情况不仅适用于病毒，也适用于其他病原体（Forrester et al., 2018）。

每种病原体都有其独特的方法实现潜伏。在角膜初次感染 HSV-1 过程中，病毒感染上皮细胞并进入感觉神经元轴突，随后逆行至三叉神经节胞体。病毒 DNA 或被插入到 DNA 核中，或作为游离体存在于核或细胞质中（参见第 3 章）。病毒游离体阶段由 HSV-1 潜伏相关转录物（LAT）调节，使病毒保持在潜伏阶段并通过阻断 caspase 活性抑制细胞凋亡。此外，在感染神经元附近发现了 HSV-1 特异性 $CD8^+$ T 细胞，它可以形成免疫突触，其中 T 细胞受体和 CD8 分子与神经元上的 I 类受体位置相近（图 8-7C）。虽然 CD8 细胞产生的 IFN-γ 很重要，但 CD8 细胞裂解颗粒中穿孔素的释放对于维持潜伏状态且不损伤神经元是必不可少的。

HSV-2 与水痘 - 带状疱疹病毒（VZV）在神经元中潜伏机制类似，可以使用靶向病毒 DNA 聚合酶的阿

★图 8-10 因版权问题不允许翻译。该图显示寨卡病毒引起的视网膜异常。A. 小头畸形 1 月龄患儿，颞侧周边脉络膜视网膜有瘢痕和萎缩，伴有色素沉着和病灶周围斑点；B. 小头畸形 20 天龄患儿，视盘发育不全，鼻侧脉络膜视网膜出现大面积萎缩和瘢痕（引自 Freitas，2016）

昔洛韦（及其衍生物）等药物治疗。而 CMV 游离体由于不存在明确的潜伏相关转录物，其位置未知。但普遍认为，髓样细胞是潜伏性感染的靶细胞，包括骨髓 $CD34^+$ 髓样前体细胞。前体细胞中的病毒转移使得潜伏性感染长期存在，随着髓样细胞的成熟和常驻巨噬细胞和树突状细胞进入组织，提供了持续的病毒来源，这些病毒可以在原位重新激活并引起炎症和组织损伤。这种机制解释了 CMV 感染如何诱发慢性复发性前葡萄膜炎（见上文）。

CMV 潜伏感染分为 3 期，以特定病毒蛋白（EBNA 1～EBNA3C，LMP1-LMP2B）和一种非编码 RNA（EBER）不同表达来区分。EBV 在 B 细胞中经历所有 3 期，但在上皮细胞中仅发展到潜伏Ⅰ/Ⅱ期，其中只表达部分所需蛋白。髓样细胞的 B 细胞前体细胞中可发生潜伏Ⅲ期，表达所有潜伏蛋白，使潜伏性感染终生持续存在。急性感染期，可能发生在唾液腺、三级淋巴器官（参见第 7 章）、骨髓和成年组织记忆 B 细胞等处。

关于埃博拉病毒和寨卡病毒等 RNA 病毒的潜伏期问题目前尚不清楚，因其更依赖于感染细胞的下游功能。如前所述，潜伏期、休眠期和持久性这些术语易混淆，所以很实用的解释是，真正的潜伏性和持久性是指生物体存活但不复制，而亚临床 / 低级别慢性持续感染是指生物体非常缓慢地复制。

五、病毒性视网膜炎

病毒性视网膜炎是盲症和视力损害的一个重要原因，尤其是在艾滋病患者中。引起视网膜炎的最常见原因包括单纯疱疹病毒、水痘 - 带状疱疹病毒和人类巨细胞病毒（CMV）感染。不常见但十分重要的原因还包括淋巴细胞性脉络丛脑膜炎病毒（LCMV）、EB 病毒、风疹病毒、麻疹病毒、西尼罗河病毒、登革病毒，以及被认为是一种新的病原体的切昆贡亚热病毒。

原发性巨细胞病毒感染是由 $CD8^+$T 细胞控制的，像所有的疱疹病毒一样，CMV 也会永久存在于宿主体内。CMV 主要是在先天性感染后致病，可导致脉络膜视网膜炎、脑积水和小头畸形。LCMV 是一种单链 RNA 沙粒病毒，人通过吸入或摄入被感染的鼠类便、尿液和唾液微粒后感染。尽管病毒的细胞毒性是直接导致视网膜损伤的重要原因，但在缺乏调控的情况下会出现过度的炎症和免疫反应，可能加重视网膜损伤的严重程度（见第 7 章）。CMV 和 LCMV 视网膜炎动物模型是通过注入病毒到玻璃体后迅速传播到淋巴结和脾，产生病毒特异性 T 细胞和视网膜毒性 T 细胞，这些可能会导致显著的组织损伤和视网膜疾病。

如上所述，艾滋病患者感染 CMV、HSV 和 VZV 的风险较高，这些病毒可能导致急性视网膜坏死和进行性外层视网膜坏死等疾病（见第 9 章）。高活性抗反转录病毒疗法（HAART）的出现，减少了 CMV 视网膜炎的发病率。然而，长期随访 HIV 伴 CMV 性视网膜炎接受 HAART 治疗的患者发现，这些患者视网膜炎并发症和视力丧失的风险依然会增加。

第五节　眼部细菌感染

眼表和细菌感染

肺炎链球菌和金黄色葡萄球菌能够引起结膜炎、睑缘炎。这些感染引起炎症和过敏但不影响视力并且相对容易治疗。然而全球范围内细菌感染角膜却是主要的致盲和视力损害因素。一旦细菌进入角膜基质层后可快速复制和介导明显的中性粒细胞浸润，从而导致视力丧失。

1. 铜绿假单胞菌毒力因子　全球范围内铜绿假单胞菌是导致细菌性角膜炎最常见的原因。这种革兰氏阴性菌在淡水中广泛存在，戴角膜接触镜和角膜损伤是主要的危险因素。虽然铜绿假单胞菌可诱导角膜的快速宿主反应，但大多数临床分离株可以抑制这种反应，从而促进细菌的生长。虽然这些细菌具有广泛的毒性因子，但是铜绿假单胞菌能够产生细胞外毒素参与Ⅲ型分泌系统（T3SS），这对细菌在宿主体内存活起到至关重要的作用。如图 8-11 所示，T3SS 包含一个针状的细胞器，可将外毒素直接注入宿主的细胞内。针状结构突出于细菌表面，在宿主细胞形成一个小孔，通过这个小孔将 ExoS、ExoT 或 ExoU 注入宿主细胞。ExoU 通过磷脂酶活性作用引起快速细胞溶菌作用和严重的角膜疾病。ExoS 和 ExoT 是两种关联蛋白，与 ADP 核糖基转移酶和 GTP 酶活化蛋白（GAP）酶活性相关，通过阻断细胞骨架的活动抑制细胞迁移和吞噬作用。动物模型研究发现，表达特定的 T3SS 外毒素和细菌的针样结构是细菌在角膜中生存和复制的基础。虽然几乎所有临床和环境分离的细菌菌株表达 ExoS 或是 ExoU，但是它们都不能同时产生外毒素。表达 ExoU 但不表达 ExoS 的菌株被定义为细胞毒性菌株，但是 ExoS 阳性菌株可以在角膜上皮复制却不导致快速溶解反应。ExoS 和 ExoT 通过抑制活性氧的生成提高细菌在中性粒细胞中的生存率。

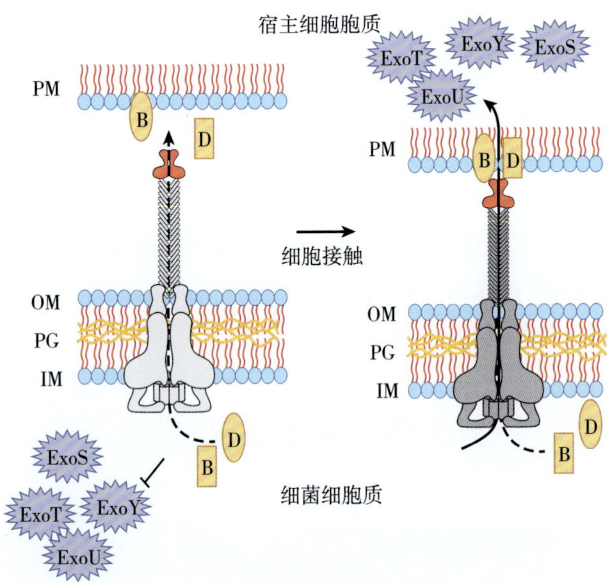

图 8-11 铜绿假单胞菌Ⅲ型分泌系统（T3SS）

T3SS 能够跨越细菌细胞膜，包括内膜（IM）、外膜（OM）和肽聚糖层（PG），并与宿主细胞质膜（PM）接触。转运蛋白 PopB（B）和 PopD（D）与针样复合体（PcrV、红色）形成孔样结构，受体蛋白通过细菌细胞被膜和针样复合物到达目标细胞的胞质。迄今为止，铜绿假单胞菌中已经发现 4 个效应蛋白，ExoS、ExoT、ExoY 和 ExoU。效应蛋白可直接杀伤（ExoU）或调节细胞功能，促进细菌在宿主细胞中生存（引自 Pearlman et al.，2013）

铜绿假单胞菌的角膜宿主反应在小鼠模型上已经进行了广泛的研究，发现虽然在感染的晚期阶段发生了适应性免疫反应，但是固有免疫反应调节在角膜细菌的快速增长中仍至关重要。实验数据显示，铜绿假单胞菌 LPS 和鞭毛蛋白激活巨噬细胞上的 TLR4、TLR5，可以产生 CXC 趋化因子和促炎性细胞因子。这两种因子可以阻止中性粒细胞从角膜缘血管到角膜基质聚集。抑制或封锁 TLR4/5、胞内信号通路、IL-1R 或中和 IL-1α/β 或 CXC 趋化因子，都会减少中性粒细胞浸润和破坏细胞功能，减弱杀菌作用，使细菌大量存活，从而导致更严重的角膜疾病。感染者分泌物中这些介质的表达也会升高。抑制分子如 TLR 家族的成员，神经肽、血管活性肠肽（VIP）甚至是高浓度的鞭毛蛋白对宿主炎症反应都有抑制作用，但作用机制尚未完全明确。不使用糖皮质激素的抗炎治疗并联合应用抗生素可能是一种潜在的疗法。

2. 肺炎链球菌　是细菌性角膜炎的一种常见病因，尤其是在发展中国家。肺炎链球菌作为一种肺部和上呼吸道的正常菌群，正常人结膜囊也可见肺炎链球菌。角膜的肺炎链球菌感染通常与外伤有关。肺炎链球菌可以产生一些外毒素，毒性最强的是肺炎球菌溶血素，可以直接在宿主细胞膜上形成孔洞，导致快速细胞渗漏和细胞死亡。肺炎链球菌溶血素以单体释放但在宿主细胞膜形成多聚体，导致孔隙的形成和细胞快速死亡。虽然某些血清型在临床分离株中常见，但并没有发现不同的血清型和感染的严重程度相关。

3. 金黄色葡萄球菌　金黄色葡萄球菌导致的感染没有链球菌或假铜绿单胞菌严重，通常形成周边溃疡。然而，抗生素耐药型，包括耐甲氧西林金黄色葡萄球菌（MRSA），使得这种感染较难治疗。金黄色葡萄球菌也产生一些毒性物质，包括溶血素 α、β 和 γ，促进体内细菌的生长。临床观察表明，可以通过裂隙灯显微镜下的临床表现来推测角膜感染的微生物类型。

（一）接触镜角膜细菌感染

角膜接触镜相关感染的发病率增高，一方面是因为角膜接触镜的使用增加，另一方面也可能是因为抗生素耐药性增加（Cheung et al.，2016）。其他一些菌种，如沙雷菌和血浆凝固酶阴性葡萄球菌（如表皮葡萄球菌），可导致轻度角膜炎症。这些菌种的感染多由戴角膜接触镜引起。在许多情况下角膜接触镜相关炎症不能培养出细菌，如接触镜相关红眼（CLARE）和接触镜周边溃疡（CLPU），尽管存在可能富含中性粒细胞的角膜浸润。通过 TLR 激动剂如 LPS 可在动物模型中复制 CLARE 和 CLPU，这可激活角膜细胞 TLR 导致细菌死亡和变性，使得角膜基质中性粒细胞聚集。

（二）细菌性眼内炎

细菌性眼内炎是玻璃体炎症反应，可以导致眼部广泛的组织损伤和视力下降。细菌可通过眼部手术（通常为白内障）或外伤后或穿通伤后的外源性感染侵入眼后段。眼内炎也可以由身体其他部位的感染，通过血液进入视网膜血管而导致。最近的研究也表明，糖尿病患者血 - 视网膜屏障的通透性增加，导致感染细菌性眼内炎的风险也相应增加。

凝固酶阴性葡萄球菌（表皮葡萄球菌）是导致术后眼内炎最主要的致病菌。链球菌、金黄色葡萄球菌和肠球菌（粪肠球菌和丙酸杆菌）也可导致感染。虽然创伤后眼内炎的病例多数可以分离出蜡样芽孢杆菌，但是外源性眼内炎最常见的致病菌是葡萄球菌、链球菌、大肠埃希菌和肺炎克雷伯菌。动物模型研究发现，细菌细胞壁成分激活 Müller 细胞的 TLR，以及视网膜神经纤维层和视网膜内核层上的小胶质细胞和巨噬细胞。但是，玻璃体中的透明细胞未被激活。尽管大多数感染应用抗生素治疗有效，但是细菌毒素和细胞浸润仍能造成视网膜损伤和视力损害。

（三）沙眼

沙眼是全球最常见的致盲原因。世界卫生组织（WHO）估计沙眼至少造成 130 万人失明，约 180 万人视力下降。沙眼在 42 个国家，共约 2 亿人口中流行，尤其是在撒哈拉以南的非洲地区。在埃塞俄比亚和苏丹估计有 50% 的儿童和 9% 的成年人患有活动性沙眼。而在过去 10 年中，沙眼防控项目已降低了沙眼发病率及其影响。现长期目标是在全球范围内消灭沙眼。

沙眼是由沙眼衣原体引起的，具体亚型（血清型）是 A、B、Ba 和 C。由于网状体没有细胞壁，这些细菌可以在结膜上皮细胞上复制。沙眼衣原体形成孢子样状态，具有基本的细胞壁结构。这个阶段具有传播性，可以通过人 – 人直接接触传播或者通过苍蝇介导传播，抑或通过苍蝇的躯干和腿传播，很多苍蝇会接触到人的眼、鼻、口腔黏膜，将沙眼衣原体从感染者传播到未感染者。

大多数人在儿童期首次接触到这种细菌时会被感染。纵向研究表明，衣原体感染后有潜伏期，之后结膜中可检测到细菌，并具有传播性。疾病的产生并不一定依赖于活细菌的存在，这些细菌会被宿主的反应清除。结膜上皮细胞复发感染导致炎症和典型的乳结膜乳头，最终产生结膜瘢痕。瘢痕组织收缩引起睑内翻（眼睑向内翻转）。然后睫毛擦伤角膜（倒睫），最终导致角膜混浊和失明。主要的疾病表现见图 8-12B。虽然动物实验发现，IFN-γ 在沙眼造成的炎症反应中具有重要作用，但其具体机制尚不明确。

世界卫生组织发起了全球消灭沙眼盲项目（GET 2020），采用安全方案减少沙眼传播，如通过手术治疗眼睑内翻；应用抗生素，至少两轮口服或局部使用阿奇霉素（Zithromax®，由辉瑞公司捐赠）；面部清洁防止人际传播和蝇人之间的传播；最后，改善环境，增加干净的水源，鼓励洗手和使用干净的厕所，这些措施会减少苍蝇的数量。

澳大利亚的沙眼　尽管沙眼早已在澳大利亚非原住民中消除，但在原住民中仍存在，主要是由于人口过密、卫生条件差和医疗资源缺乏。在 2009 年，1 ～ 9 岁的儿童中有 15% ～ 20% 患有沙眼。澳大利亚政府做出了重大承诺，通过使用流行的安全策略，改善住房和医疗保健，以降低沙眼的发病率。到 2015 年，感染沙眼的儿童数量已经下降到 4.6%，澳大利亚仅在中部的个别社区仍保持着较高的发病率。

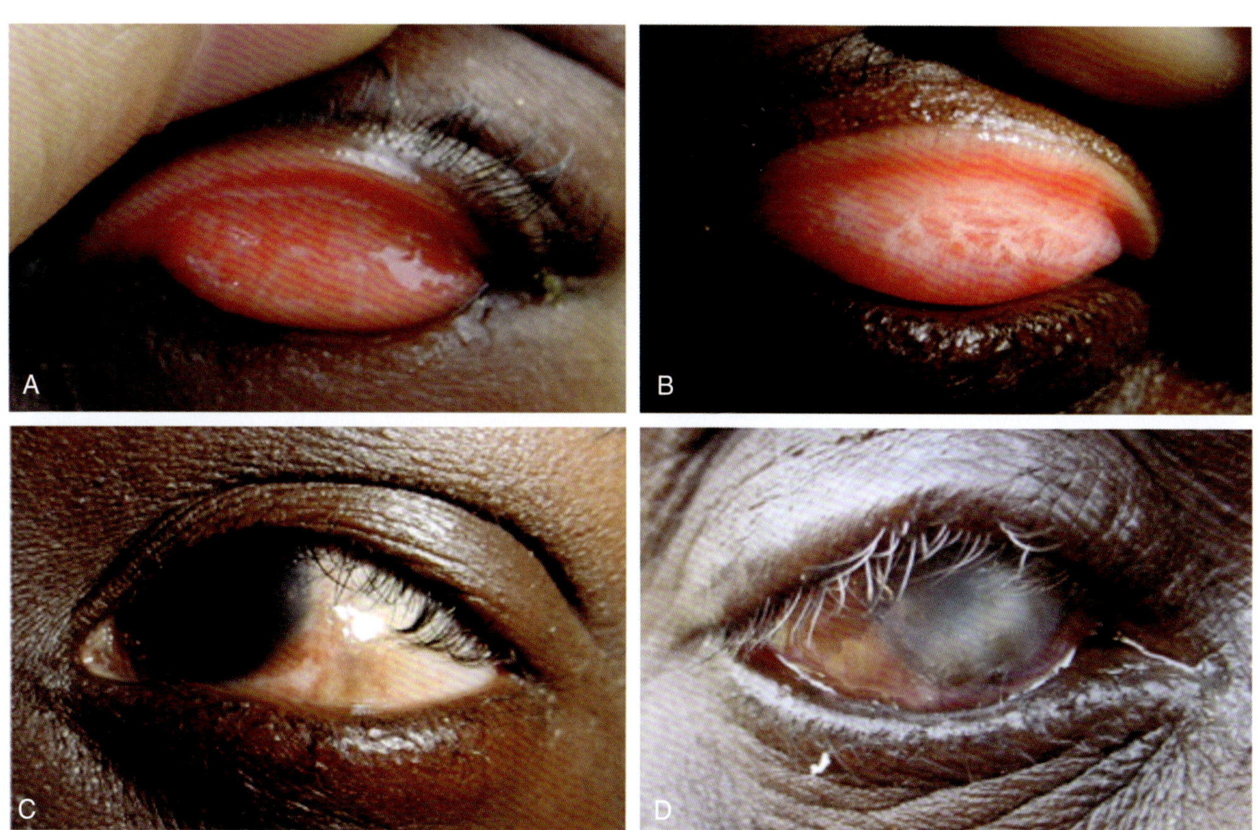

图 8-12　沙眼的临床表现

A. 儿童活动性沙眼主要表现为混合型乳头（TI）和滤泡（TF）；B. 睑结膜瘢痕（TS）；C. 睑内翻和倒睫（TT）；D. 角膜混浊与睑内翻倒睫（TT）（引自 Burton & Makey，2009）

第六节 眼部真菌感染

酵母和霉菌可以感染角膜，引起长期感染，其难以治疗。白念珠菌是角膜真菌感染最常见的菌种，常见于白内障术后或角膜移植、角膜内皮移植术后。角膜念珠菌感染与戴治疗性角膜接触镜、使用类固醇或免疫抑制相关疾病及角膜手术有关。白念珠菌的酵母形态感染角膜，然后在角膜基质发芽形成假菌丝。

然而，在世界范围内，霉菌是真菌性角膜炎的最主要致病菌种，眼外伤是其致病的主要危险因素。霉菌如曲霉菌和镰刀菌属是植物腐生菌并在农作物中大量生长，真菌性角膜炎发病率和患病率在农业地区更高、在丰收季节更高。丰收季节，空气中有大量的霉菌孢子。在全球范围内，真菌性角膜炎约占所有角膜溃疡的65%，真菌是比细菌更常见的眼部感染病原。茄病镰刀菌和尖孢镰刀菌是真菌性角膜炎的主要病原，其次是曲霉菌（黄曲霉和烟曲霉），而弯孢菌属、链格孢属和青霉菌属是不太常见的病原菌。

1. 曲霉菌和镰刀菌所致角膜感染　孢子或分生孢子主要生长在分生孢子梗或腐烂植物上（图 8-13A 和 B）。分生孢子主要通过风传播。角膜损伤后空气中的分生孢子或昆虫携带多个孢子进入角膜基质可以造成角膜感染（在印度农村，被牛尾扫伤也是常见的感染原因）。分生孢子一旦进入角膜基质就开始发芽，之后菌丝可以穿透整个角膜基质。由此产生的炎症反应表现为角膜溃疡，主要是因为中性粒细胞被招募到感染创伤部位（图 8-13C、D）。

菌丝的顶部包含多种蛋白酶，如胶原酶。这些酶能够促进菌丝在角膜基质的迁移。如果没有及时治疗，菌丝也可能渗透入前房，刺激中性粒细胞聚集，临床上可见前房积脓。前房积脓限制了菌丝进一步渗透眼后节。真菌引起的眼内炎虽然不常见，但难以治疗，通常需要摘除整个眼球。

2. 角膜接触镜相关真菌性角膜炎　相比农业地区，戴角膜接触镜在发达国家是导致真菌性角膜炎最主要的危险因素。角膜接触镜相关真菌性角膜炎在美国已有超过百例的报道。2005/2006 年西欧和新加坡暴发了角膜接触镜相关真菌性角膜炎。茄病镰刀菌和尖孢镰刀菌是该次疾病暴发的主要原因。这种角膜感染可以通过大植片全层穿透性角膜移植手术治疗，个别病例需要摘除眼球。外伤性真菌性角膜炎可由分生孢子直接引起。角膜接触镜相关真菌性角膜炎可能主要由菌丝导致。检查该次暴发中的接触镜发现，不仅有真菌孢子还包含镰刀菌的生物膜。真菌生物膜是由菌丝和胞外糖类形成的复合体，可以增加抗菌药物的耐药性。植入物和尿导管是形成真菌生物膜感染的重要原因。与眼表接触后，生物膜中的菌丝通过角膜微小擦伤侵入角膜基质导致感染。

3. 真菌性角膜炎的治疗　因为菌丝可以侵入到深层角膜基质，从而限制了抗真菌药物的作用，所以与抗生素用于治疗细菌性角膜炎相比，抗真菌药物治疗效果不佳。局部那他霉素或伏立康唑在真菌性角膜炎感染早期有效，但是总体来说真菌性角膜炎治疗非常困难，特别是在菌丝穿透至角膜深基质层后。全层穿透性角膜移植可用来治疗真菌性角膜炎。但是，如果在真菌没有完全清除的情况下移植很容易失败（高风险移植参见第 4 章）。甚至在一些轻度真菌性角膜炎的患者中，抗真菌治疗后角膜会出现纤维化，最终导致角膜混浊和视力损害。

4. 真菌性角膜炎的发病机制　尽管曲霉菌和镰刀菌可以产生真菌毒素，但是仍没有直接证据表明这种毒素是导致真菌性角膜炎的发病机制。大多数研究发现炎症反应是导致组织损伤的主要因素。宿主可以识别真菌细胞壁成分，包括 β- 葡聚糖和 α- 甘露糖苷。宿主细胞膜上 C 型外源性凝集素受体 -1 和受体 -2 可以结合 β- 葡聚糖和 α- 甘露糖苷（β- 葡聚糖还可以结合中性粒细胞 CD18）。图 8-13E 显示了真菌感染的角膜标本中 β- 葡聚糖的表达量。通过激活不同的信号通路，可以产生促炎性趋化细胞因子（图 8-5）。这些反应同时也激活了 IFN-γ 和 IL-17 产生 T 细胞（Th1 和 Th17 细胞），同时中性粒细胞也可产生 IL-17。IL-17 激活上皮细胞和成纤维细胞上的受体，产生细胞因子并加速宿主反应。

5. 真菌性角膜炎的激素使用　治疗真菌性角膜炎禁用糖皮质激素和非甾体抗炎药，如环孢素。使用糖皮质激素治疗真菌性角膜炎是特别危险的。如果在感染控制之前应用激素，会导致菌丝的疯狂生长而破坏组织。因此，找到一种更有针对性和有效的抗炎药物极为重要。其他治疗方法主要是破坏真菌的生存途径，如抗氧化剂和铁质清除通道。这些方法在动物模型中可以有效地控制疾病。

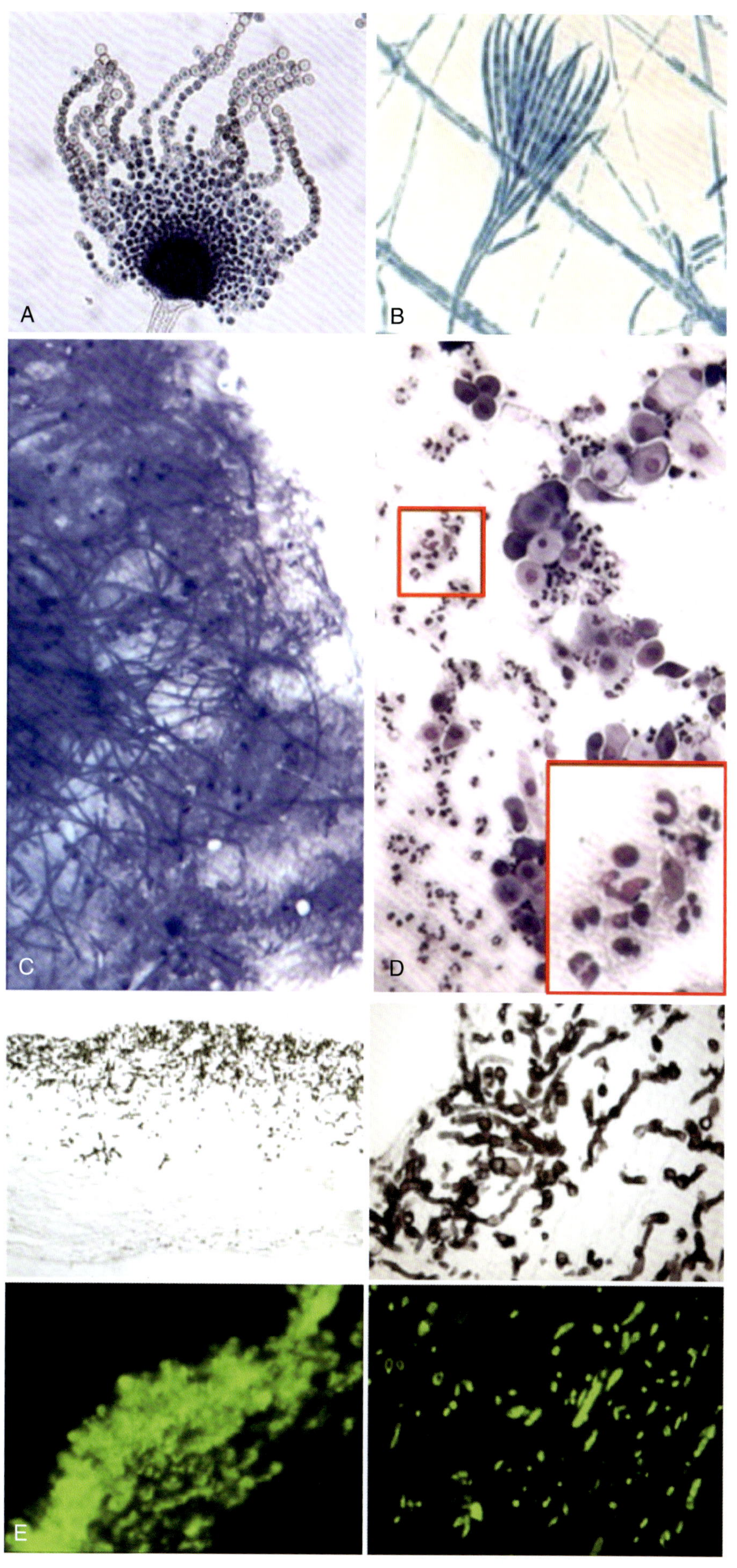

图 8–13　由镰刀菌属和曲霉菌属导致的真菌性角膜炎

黄曲霉（A）和茄病镰刀菌（B）分生孢子，茎部含有多个孢子（芽孢子），可以通过植物外伤进入角膜基质。曲霉菌所致的角膜溃疡吉姆萨染色可见分生孢子发芽形成菌丝（C）。角膜溃疡处以中性粒细胞为主（D）。菌丝渗透入角膜基质表达细胞壁成分 β- 葡聚糖（E）。上组：角膜移植后曲霉菌属感染银染色；下组：β- 葡聚糖抗体染色（图 C ～ E 引自 Karthikeyan et al.，2011）

第七节 原生动物引起的眼部疾病

（一）棘阿米巴角膜炎

卡氏棘阿米巴虫和其他种属原生动物可导致角膜感染，造成严重的疼痛和视力损害，并形成特有的病变特征（图 8-14）。感染通常与戴角膜接触镜有关，当角膜暴露在相对高浓度的独立生存的阿米巴水质环境中时发生。角膜炎发病率的增加与水处理的变化有关，如 2007 年芝加哥的角膜炎暴发事件。与镰刀菌疫情不同，棘阿米巴角膜炎发病率升高与接触镜护理液的污染相关。棘阿米巴角膜炎也可以与戴角膜接触镜无关，特别是在发展中国家，其临床表现不典型。

棘阿米巴是一种自由生活原生生物，有包囊和滋养体两种形态。滋养体是活跃阶段自由生活阿米巴，以细菌和真菌为食。如下所示，一些以细菌为食的种类，尤其是以军团菌属为食的种类，细菌可以在滋养体中复制，

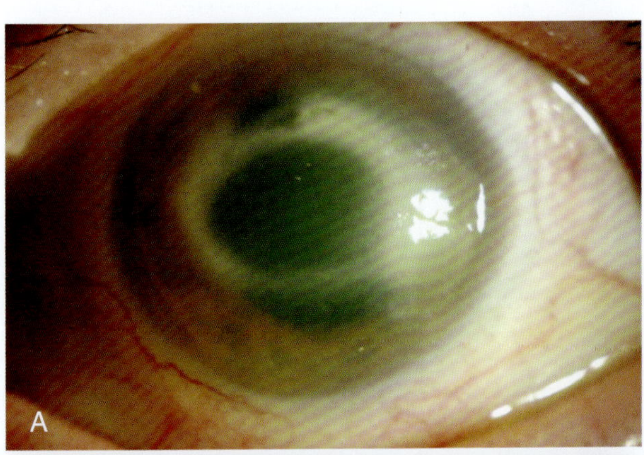

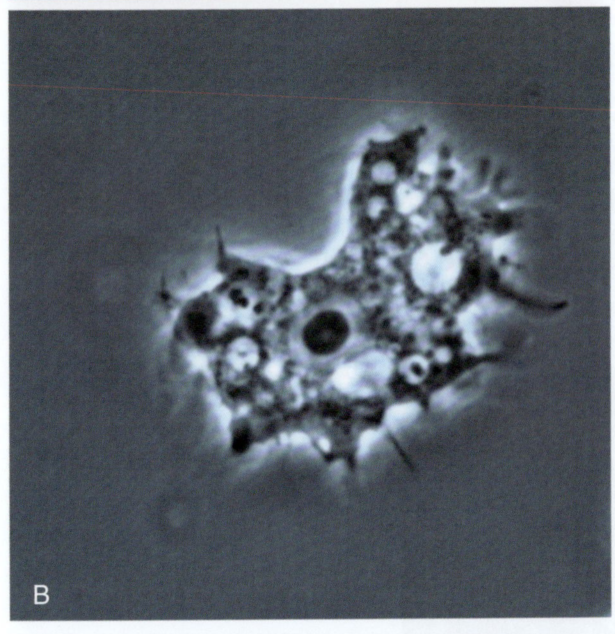

图 8-14　A. 阿米巴角膜炎的环形浸润；B. 阿米巴滋养体（图 A 引自 Tu & Joslin，2012）

当它们感染角膜时可以像“特洛伊木马”样，释放细菌进入角膜组织。在不良的生理条件下，滋养体转化为包囊，并且包囊壁可以抵抗外界环境、辐照和宿主的免疫系统。因此这些感染也极难治疗，需要使用高细胞毒性的药物，如双胍类和氯己定（羟乙磺酸丙氧苯脒、葡萄糖酸氯己定、聚六亚甲基双胍），治疗周期需要数月。这些药物细胞毒性极强，可引起严重的眼表损伤。此外，这些药物并不总是有效，患者仍然需要角膜移植手术治疗。阿米巴角膜炎主要发生于戴角膜接触镜者。眼外伤也可以造成阿米巴进入角膜基质。阿米巴可以来自土壤、空气、游泳池、浴缸、自来水和角膜接触镜护理液。洗澡或在池塘游泳时戴角膜接触镜会增加感染的风险。具体的感染方式不明，但可能是因为滋养体存在于角膜接触镜下。

1. *阿米巴致病因素*　病原体感染的第一步是通过糖类植物凝集素介导黏附于眼表。阿米巴表达 400 kDa 跨膜甘露糖结合蛋白（MBP）。MBP 由 130 kDa 亚单元组成，具有细胞表面受体的典型特征。因为在病原体染色中高表达，所以 MBP 与阿米巴毒性相关。实验动物免疫后可以免于被感染。第二个毒力因子是甘露糖诱导蛋白（MIP）133，这是一种胶原酶活性的丝氨酸蛋白酶，可以导致细胞病变，影响角膜上皮细胞。

2. *阿米巴所致宿主反应*　阿米巴病原体的宿主反应相关研究很少。在未受感染的人中通常也可以发现阿米巴抗原的血清抗体。这可能是环境暴露吸入或摄入阿米巴导致的。在动物模型中，眼泪中的 IgA 是对抗阿米巴的保护成分。滋养体也可在体外被中性粒细胞和巨噬细胞杀伤。角膜移植术后切除的病变角膜片中这两种细胞类型均可见到。然而，在术前由于阿米巴性角膜炎经历了长期的治疗过程，所以很难确定是哪种细胞杀死了滋养体。推测是激活的病原体受体识别刺激这些细胞侵入角膜。虽然尚未明确，但可能是由于胶原蛋白分解产物如 Pro-Gly-Pro 三肽，它直接激活中性粒细胞趋化因子受体。此外，内生细菌释放也可能引发本途径，介导炎症反应。对于本病的慢性感染过程这种作用机制效果不明显，可能是阿米巴包囊很难杀灭所导致的。

3. *阿米巴作为“特洛伊木马”*　由于一些细菌可不被阿米巴杀死，滋养体无意中充当了细胞内细菌的宿主，这种情况也和某些人类疾病相关。例如，阿米巴是军团杆菌的天然宿主（主要是嗜肺军团菌），与军团菌所致疾病相关。因此，棘阿米巴角膜炎临床分离株也含有假单胞菌（主要是铜绿假单胞菌）、分枝杆菌、衣原体的毒力表达有关。

（二）弓形虫病

弓形虫是引起感染性视网膜脉络膜炎最常见的原因。在发达国家，弓形虫引起的后葡萄膜炎的发病率高达 50%，发展中国家的发病率更高。弓形虫是一种专性细胞内寄生原虫，是最常见的病原体之一。全球人口中，血清阳性反应率占 70%。这种寄生虫可在几乎所有哺乳动物中寄生，并可以在家畜（尤其是猪）和宠物中引起感染。猫是最终宿主，是唯一支持弓形虫有性生殖的哺乳动物（图 8-15）。传播途径包括食用猫粪污染的食物而将虫卵摄入体内、食用未煮熟的肉类而将速殖子摄入体内，或妊娠期间（通常在妊娠晚期）发生母婴传播。在人类和其他中间宿主中，速殖子可侵及任何有核细胞，并快速进行无性繁殖。经口感染后，在肠上皮细胞中迅速繁殖，导致细胞死亡。这引发了由 IFN-γ 诱导的 Th1 T 细胞反应。弓形虫可以穿过上皮屏障感染单核细胞，并传播到多个器官，包括大脑和视网膜。尽管人体存在固有免疫应答反应，但寄生虫可以逃避免疫系统，并在某些组织中保持半休眠状态，但随时可再转变为速殖子状态。然而，对于免疫缺陷的患者，弓形虫可以再次繁殖，并导致多发性脑部和视网膜病变。尽管中性粒细胞能杀灭细胞外的生物体，但弓形虫也能感染中性粒细胞，并通过阻断 NF-κB 的激活和抑制 caspase-1 的活性来调

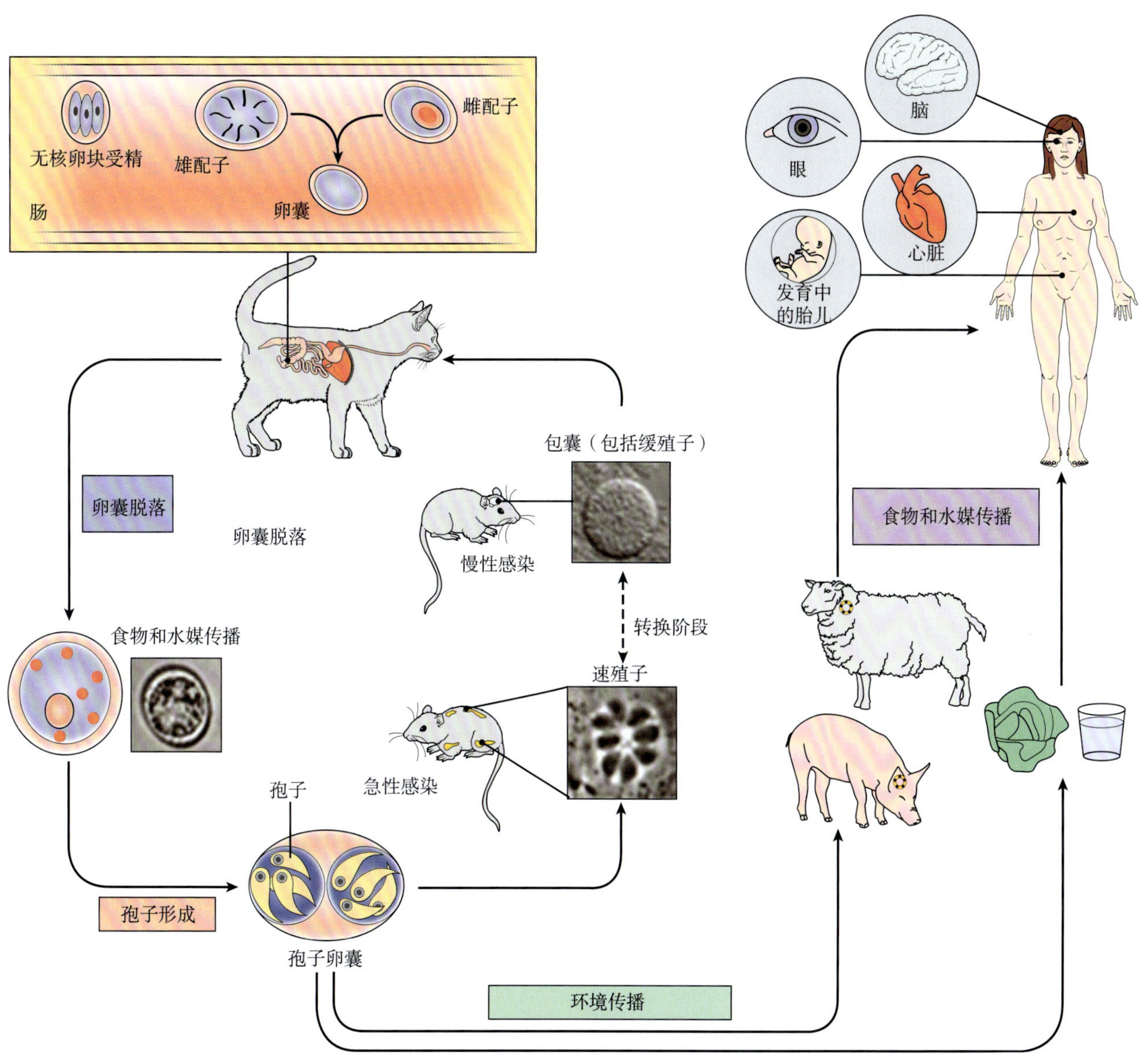

图 8-15　刚地弓形虫复杂的生命周期

人类常是弓形虫生命周期中偶然的中间宿主。猫是唯一的终末宿主，允许其进行有性生殖，雄配子和雌配子在猫的肠上皮细胞形成。弓形虫的配子融合形成卵囊后，即可在环境中生存下来，并被中间宿主摄取。中间宿主包括啮齿类动物、羊、猪和人类。快速复制的速殖子和缓慢复制的缓殖子在上皮细胞中产生，并可导致炎症和组织损伤，也包括眼睛的损伤（引自 Humter & Sibley, 2011）

节 IL-1β。

1. *宿主反应* 目前对弓形虫的研究主要是通过小鼠模型。弓形虫蛋白激活单核细胞中的 TLR2、TLR4 和 TLR11，并刺激树突状细胞产生 IL-12。IL-12 刺激 NK 细胞产生 IFN-γ，从而导致 $CD4^+$ 和 $CD8^+$ T 细胞的活化。然而，也存在一种 IFN-γ 依赖性的杀伤寄生虫的方式，以 CD40- CD40L 依赖性自噬为媒介。

2. *眼弓形虫病* 弓形虫引起葡萄膜和视网膜的炎症反应，导致葡萄膜炎、视网膜脉络膜炎，目前炎症发生的机制尚未明确。体外试验中，弓形虫可以在 Müller 细胞、视网膜色素上皮细胞和视网膜血管内皮细胞中繁殖。这些细胞产生的促炎因子和趋化因子，介导巨噬细胞和淋巴细胞迁移至视网膜。弓形虫感染的动物模型表明，$CD4^+$ 和 $CD8^+$ T 细胞的损耗导致疾病的复发，而不是因为其中之一缺乏，这意味着两种类型的细胞都是必需的。视网膜和脉络膜的感染发生在血 - 视网膜屏障（BRB）处，可通过多种途径发生。其中之一是“特洛伊木马”途径：感染弓形虫的单核细胞在激活后能穿过 BRB，并在视网膜中潜伏（详见之前关于病毒潜伏期的评论）。在免疫功能正常的个体，弓形虫性葡萄膜炎是自限性的，但是复发性病变与视网膜脉络膜炎和视力丧失发展有关。组织囊孢的再生可能与疾病的复发相关，会导致机体对感染不产生宿主免疫反应。

（三）蠕虫引起的眼部感染

蠕虫感染是一种罕见但公认的眼部疾病的病因之一，最常见的是弓蛔虫病。其他尚未被公认的蠕虫也可导致异常的视网膜感染，表现为单眼弥漫性亚急性视神经视网膜炎，在视网膜下部可发现蠕虫，引起色素性视网膜病变、轻度视网膜炎症，伴随视力进行性丧失。

弓蛔虫病 犬弓蛔虫和猫弓蛔虫是通过犬和猫传播的线虫。成虫寄生在肠道细胞中，卵随粪便一起排出，并被第二宿主摄取。第二宿主包括猪和啮齿类动物。幼虫从肠道中迁移出来，可以通过血液扩散到身体的任何部位。当猫和犬将第二宿主食入时，完成一个循环。人在摄入污染的食物后被感染，蠕虫的生活周期随之结束。然而，幼虫仍可以迁移至肠道传播，包括眼睛等多个器官。

犬弓蛔虫在眼内玻璃体视网膜下表现为大量白色物质。活的蠕虫也可迁移到前房。治疗眼部蠕虫感染需要口服阿苯达唑和噻苯达唑。

（四）盘尾丝虫病（河盲症）

线虫动物门的盘尾线虫是盘尾丝虫病（又称河盲症）的致病微生物，在撒哈拉以南的非洲、中美洲、南美洲和阿拉伯半岛，该病是严重的致盲性眼病。“河”一词与黑蝇相关，因为黑蝇是在河边繁殖的。自 20 世纪 70 年代以来，虽然已经进行了广泛的研究工作，但是西部和中部非洲仍然存在许多该病患者。河盲症会导致眼前、后节炎症反应，从而致盲。河盲症主要表现为硬化性角膜炎、视网膜脉络膜炎和视神经炎。

1. *寄生虫的生活周期* 已被感染人体内的一期幼虫（微丝蚴，L1），在被雌性黑蝇叮咬后便进入黑蝇体内，并通过肠道和胸腔转移至唾液腺，在经历了 2 次蜕皮后变为三期幼虫（L3）。在叮咬人类后，三期幼虫进入血液中，发展成四期幼虫（L4），然后成为成虫，寿命可以超过 10 年。成虫在胶原中被分开，雌虫一生中可以产生数百万个微丝蚴，其能在皮肤存活 30 个月，因此可以造成非常严重的感染。微丝蚴长度约为 300μm，可快速移动，通过裂隙灯显微镜观察，很容易在前房发现微丝蚴。眼底检查可以检测到视网膜中的微丝蚴。

2. *发病机制* 寄生虫感染人体后，本应引起较为强烈的免疫反应，然而活的微丝蚴引起的皮肤或眼睛组织损伤较小（图 8-16）。伴随着寄生虫的慢性感染，宿主和寄生虫共同进化，被感染的宿主产生较为强烈的免疫反应，主要产生调节性 T 细胞、IL-10 和 TGF-β，这有利于成虫、幼虫生命周期的延续。当幼虫自然死亡或治疗后死亡时，会对活性旋盘尾丝虫产生抑制反应。此时，感染的个体会有组织损伤，表现为盘尾丝虫病和角膜基质炎。流行病学和实验数据表明，盘尾丝虫病几乎所有的免疫病理直接或间接与微丝蚴死亡的场所有关。

3. *共生性沃尔巴克体细菌* 虽然死亡和退化的微丝蚴也可激发免疫反应，但研究发现了旋盘尾丝虫和其他丝虫属细胞内的立克次体细菌，使人们对这一疾病有了更深入的了解。沃尔巴克体普遍存在于昆虫和其他节肢动物的卵巢中。丝虫同昆虫一样，都会经历各个发育阶段（黑蝇中的旋盘尾丝虫、蚊子携带的吴策线虫可导致淋巴丝虫病），这可能说明了它们是唯一携带沃尔巴克体的线虫。通过检测沃尔巴克体表面蛋白（WSP）抗体，发现在妊娠子宫中线虫和微丝蚴的皮下组织沃尔巴克体最丰富（图 8-17）。因此，幼虫迁移通过皮肤和眼睛被释放后，微丝蚴死亡。有很多证据支持沃尔巴克体属介导的免疫与眼盘尾丝虫病有关。例如，①在丝虫感染者化疗后血液中发现了沃尔巴克体及其 DNA；②抗生素治疗包含沃尔巴克体的旋盘尾丝虫后不会引起角膜炎；③分离的沃尔巴克体通过激活 TLR2 诱导角膜炎症，这与从整个蠕虫提取的可溶物质作用相符。在感染微丝蚴患者的皮肤中也检测到沃尔巴克体。对其基因组的分析

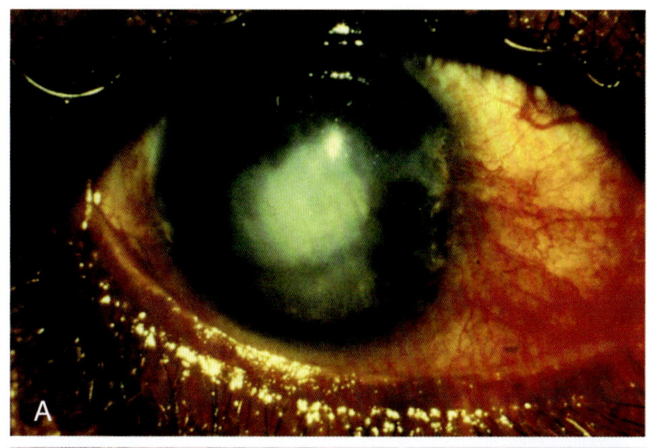

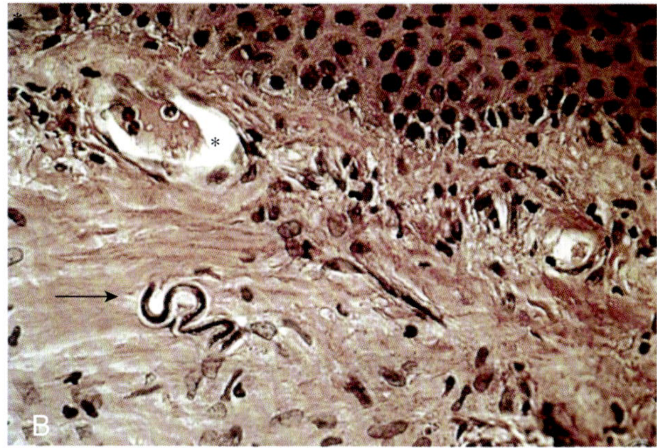

图 8-16　A. 寄生线虫引起的眼盘尾丝虫病（河盲症）晚期；B. 角膜基质的微丝蚴与炎症反应无关，而其他部位存在细胞浸润及角膜新生血管（箭头）（引自 Pearlman，2012）

表明，沃尔巴克体无 LPS 合成酶基因，因此不能产生内毒素。一种合成的沃尔巴克体脂能够诱导产生依赖 TLR2 和 TLR6 的角膜炎。这些发现表明在河盲症早期的炎症反应是通过沃尔巴克体脂肽激活 TLR2 / 6 介导的。

4. *盘尾丝虫病的防治*　20 世纪 70 年代，世界卫生组织提出了盘尾丝虫病防治方案（OCP），即空中喷洒杀虫剂联合化学治疗。虽然乙胺嗪因可以令虫体快速死亡，但也存在严重的不良反应。伊维菌素（Mectizan®）可以杀死微丝蚴，但不能杀伤成虫。经过多年的防治，西非地区的感染率明显减少，并且 Merck 公司免费提供伊维菌素。非洲控制盘尾丝虫病方案（APOC）类似的伊维菌素分发计划，在美国和阿拉伯半岛已经开始启动。这些方案都十分成功，并改善了数以百万人的生活。接下来的挑战是保持低水平的感染率和探索新的治疗药物，如针对沃尔巴克体的阿苯达唑和抗生素的研发。

针对沃尔巴克体的研究表明，多西环素和相关的抗生素不仅可以杀伤微丝蚴，也可以杀伤成虫，能有效治疗感染。但是多西环素要数周大剂量给药。因此需要

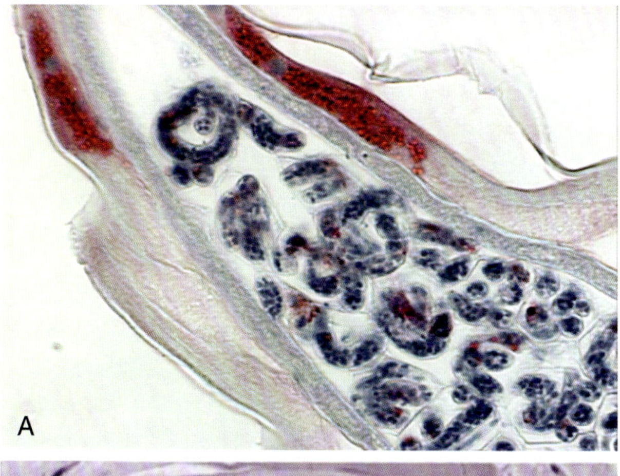

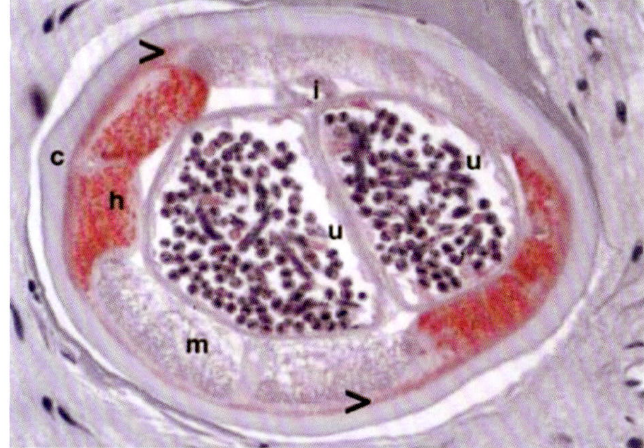

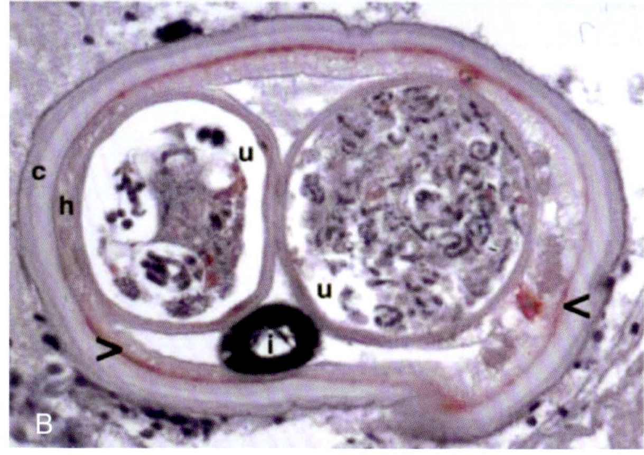

图 8-17　A. Endosymbiotic Wolbachia bacteria in the hypodermis and in the developing microfilariae in the uterus of an adult female filarial worm（Brugia malayi; longitudinal sections incubated with antibody to the Wolbachia surface protein and identified using alkaline phosphatase（red）, indicated by the arrows for the hypodermis, and the arrowhead for microfilariae）★；B. 单独用伊维菌素（上图）或多西环素（下图）治疗后的雌虫横断面（图 A 由 A. Hise 拍摄，引自 Pearlman et al., Science, 2002；图 B 引自 Hoerauf, Lancet, 2001）

★图 8-17A 因版权问题不允许翻译。该图显示位于皮下组织和胚胎中雌性成虫的共生性沃尔巴克体细菌（免疫组化切片染色的沃尔巴克体表面蛋白抗体）

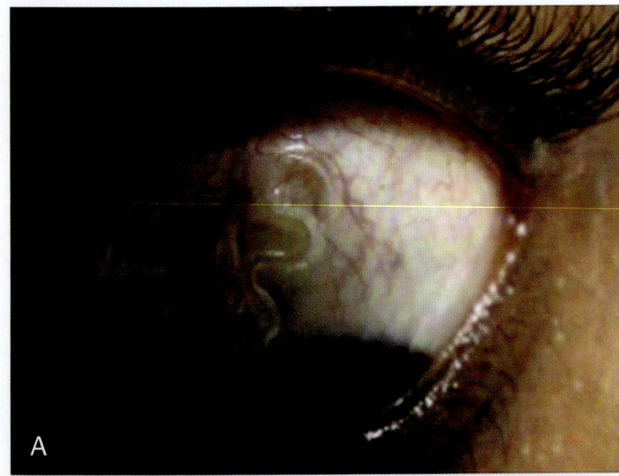

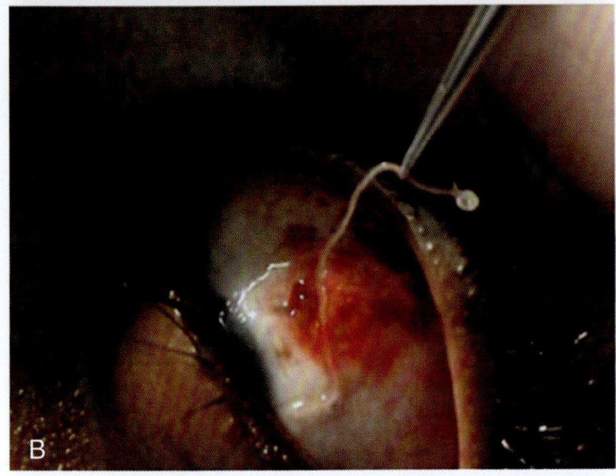

图 8-18 罗阿丝虫（眼丝虫）

A. 成虫可迁移至结膜；B. 可手术切除（引自 Shah & Saldana，2010）

开发更有效的抗生素。比尔及梅琳达·盖茨基金已经投资用于探索新的抗生素，这个项目对这种疾病的治疗十分重要。该团队在 2018 年报道了一种新型抗生素 AWZ1066，其能在丝虫病小鼠模型中迅速且选择性地杀灭沃尔巴克体细菌，减少成虫和微丝蚴的数量。他们还展示了另一种大环内酯类兽用抗生素泰乐菌素 A（tylosin A）的作用。这些药物临床试验的成功将大大减轻丝虫病对社会造成的负担。

（五）罗阿丝虫（罗阿丝虫病，眼丝虫）

罗阿丝虫是一种与旋盘尾丝虫有类似生活周期的丝虫。但是，罗阿丝虫成虫可以通过皮下组织迁移和微丝蚴存在于血液中。罗阿丝虫的中间宿主是大型斑虻属苍蝇，这种丝虫的传播并不局限于非洲西部地区。疾病的临床表现由于成虫的迁移差异而不同。罗阿丝虫可在人类宿主寄生长达 17 年之久。估计丝虫在皮下组织中的移动速度为每分钟 1cm。成虫也可迁移到结膜（不是角膜），可手术切除（图 8-18）。局部炎症，称为松鼠皮肿胀，可能发生在皮肤皮下组织，但不会引起严重的组织损伤。罗阿丝虫不含沃尔巴克体，感染后的治疗需使用糖皮质激素和乙胺嗪。

结语

总之，全世界范围内眼部微生物感染是致盲和视力下降的主要原因。眼前、后节均能发生感染，其致病机制是微生物活性和宿主抗微生物反应的动态平衡。眼部的病原菌经过了很多代的进化过程，而宿主杀灭病原菌的过程也会造成本身组织的损伤。正常生理条件下，眼表的屏障作用阻碍了环境中病原体侵入眼部组织。眼部微生物感染多发生在眼部外伤或长期戴角膜接触镜的情况下。

未来对于这种致盲性感染性眼病的治疗方法，需要在了解病原体的基础上，进一步理解发病机制。可能的治疗方案包括阻断病原体识别分子或中性粒细胞趋化因子。这些治疗方案可以与抗生素联合应用。然而，这些致病微生物，尤其是细菌会对抗生素产生耐药性。因此，临床迫切需要开发新的抗生素药物。抗菌肽在这方面具有一定的研发潜力，因为抗菌肽是一种生物制剂而不是药物。抗菌肽的特点突出，可以很容易地合成本地序列或取代特定的氨基酸，从而提高其治疗效果。针对性清除微生物中特定金属，如铁和锌的方法，也可能成为一种有效的治疗方法。

（田　磊　孙图南　肖国城　曾湘纹　译）

参考文献

Cheung, N., Nagra, P., Hammersmith, K., 2016. Emerging trends in contact lens-related infections. Curr. Opin. Ophthalmol. 27, 327–332. https://doi.org/10.1097/ICU.0000000000000280.

CDC, 2017. Centers for Disease Control and Prevention. National Center for Emerging and Zoonotic Infectious Diseases (NCEZID), Division of Vector-Borne Diseases (DVBD).

de Paula Freitas Jr., B., de Oliveira Dias, J., Prazeres, J., Sacramento, G.A., Ko, A.I., Maia, M., et al., 2016. Ocular findings in infants with microcephaly associated with presumed zika virus congenital infection in salvador, Brazil. JAMA Ophthalmol. 134, 529–535.

Forrester, J.V., 2018. Ebola virus and persistent chronic infection: when does replication cease?. Ann. Transl. Med. 6, S39. https://doi.org/10.21037/atm.2018.09.60.

Gorshkov, K., Shiryaev, S.A., Fertel, S., Lin, Y.W., Huang, C.T., Pinto, A., et al., 2018. Zika virus: origins, pathological action, and treatment strategies. Front. Microbiol. 9, 3252.

Hong, W.D., Benayoud, F., Nixon, G.L., Ford, L., Johnston, K.L., Clare, R.H., et al., 2018. AWZ1066S, a highly specific anti-Wolbachia drug candidate for a short-course treatment of filariasis. PNAS 116, 14.

Hoerauf, A., Mand, S., Adjei, O., Fleischer, B., Büttner, D.W., 2001. Depletion of wolbachia endobacteria in Onchocerca volvulus by doxycycline and microfilaridermia after ivermectin treatment. Lancet 357 (9266), 1415-6 14-1419.

Oliver, G.F., Carr, J.M., Smith, J.R., 2018. Emerging infectious uveitis: Chikungunya, dengue, Zika and Ebola-A review. Clin. Exp. Ophthalmol.

Pearlman, E., Leal Jr., SM., 2012. Review. Cytokine. 58 (1):107-111 460.

Pennisi, E. Worms May Not Act Alone in River Blindness. Science, Mar. 8, 2002 https://www.sciencemag.org/news/2002/03/worms-may-not-act-alone-river-blindness.

Pierson, T.C., Diamond, M.S., 2018. The emergence of Zika virus and its new clinical syndromes. Nature 560, 573–581.

Schmitt, H., Sell, S., Koch, J., Seefried, M., Sonnewald, S., Daniel, C., et al., 2016. Siglec-H protects from virus-triggered severe systemic autoimmunity. J. Exp. Med. 213, 1627–1644.

St Leger, A.J., et al., 2017. An ocular commensal protects against corneal infection by driving an interleukin-17 response from mucosal gammadelta T cells. Immunity 47, 148–158 e145. https://doi.org/10.1016/j.immuni.2017.06.014.

Ung, L., Bispo, P., Shanbhag, S., Gilmore, M., Chodosh, J., 2019. The persistent dilemma of microbial keratitis: global burden, diagnosis, and antimicrobial resistance. Surv. Ophthalmol. 64, 255–271.

Voigt, V., Wikstrom, M.E., Kezic, J.M., Schuster, I.S., Fleming, P., Makinen, K., et al., 2017. Ocular antigen does not cause disease unless presented in the context of inflammation. Sci. Rep. 7, 14226.

Voigt, V., et al., 2018. Cytomegalovirus establishes a latent reservoir and triggers long-lasting inflammation in the eye. PLoS Pathog. 14, e1007040. https://doi.org/10.1371/journal.ppat.1007040.

延伸阅读

Alizadeh, H., Apte, S., El-Agha, M.S., Li, L., Hurt, M., Howard, K., et al., 2001. Tear IgA and serum IgG antibodies against Acanthamoeba in patients with Acanthamoeba keratitis. Cornea 20, 622–627.

Ansari, Z., Miller, D., Galor, A., 2013. Current thoughts in fungal keratitis: diagnosis and treatment. Curr. Fungal. Infect. Rep 7, 209–218.

Bhosai, S.J., Bailey, R.L., Gaynor, B.D., Lietman, T.M., 2012. Trachoma: an update on prevention, diagnosis, and treatment. Curr. Opin. Ophthalmol 23, 288–295.

Borkar, D.S., Fleiszig, S.M., Leong, C., Lalitha, P., Srinivasan, M., Ghanekar, A.A., et al., 2013. Association between cytotoxic and invasive Pseudomonas aeruginosa and clinical outcomes in bacterial keratitis. JAMA. Ophthalmol 131, 147–153.

Bowler, G.S., Shah, A.N., Bye, L.A., Saldana, M., 2011. Ocular loiasis in London 2008–2009: a case series. Eye 25, 389–391.

Burton, M.J., Mabey, D.C., 2009. The global burden of trachoma: a review. PLoS Negl. Trop. Dis. 3, e460.

Carnt, N., Robaei, D., Minassian, D.C., Dart, J.K.G., 2018. Acanthamoeba keratitis in 194 patients: risk factors for bad outcomes and severe inflammatory complications. Br. J. Ophthalmol 102, 1431–1435.

Carnt, N., Hoffman, J.M., Verma, S., Hau, S., Radford, C.F., Minassian, D.C., et al., 2018. Acanthamoeba keratitis: confirmation of the UK outbreak and a prospective case-control study identifying contributing risk factors. Br. J. Ophthalmol 102, 1621–1628.

Chinnery, H.R., Pearlman, E., McMenamin, P.G., 2008. Cutting edge: Membrane nanotubes in vivo: a feature of MHC class II+ cells in the mouse cornea. J. Immunol 180, 5779–5783.

de Paula Freitas, B., de Oliveira Dias, J.R., Prazeres, J., Sacramento, G.A., Ko, A.I., Maia, M., et al., 2016. Ocular findings in infants with microcephaly associated with presumed Zika virus congenital infection in Salvador, Brazil. JAMA. Ophthalmol 134, 529–535.

Franchi, L., Munoz-Planillo, R., Nunez, G., 2012. Sensing and reacting to microbes through the inflammasomes. Nat. Immunol. 13, 325–332.

Garg, P., Kalra, P., Joseph, J., 2017. Non-contact lens related Acanthamoeba keratitis. Indian. J. Ophthalmol 65, 1079–1086.

Gipson, I.K., 2004. Distribution of mucins at the ocular surface. Exp. Eye Res. 78, 379–388.

Gorshkov, K., Shiryaev, S.A., Fertel, S., Lin, Y.W., Huang, C.T., Pinto, A., et al., 2018. Zika Virus: origins, pathological action, and treatment strategies. Front. Microbiol 9, 3252.

Hardison, S.E., Brown, G.D., 2012. C-type lectin receptors orchestrate antifungal immunity. Nat. Immunol 13, 817–822.

Hauser, A.R., 2009. The type III secretion system of Pseudomonas aeruginosa: infection by injection. Nat. Rev. Microbiol 7, 654–665.

Hoerauf, A., Mand, S., Adjei, O., Fleischer, B., Buttner, D.W., 2001. Depletion of wolbachia endobacteria in Onchocerca volvulus by doxycycline and microfilaridermia after ivermectin treatment. Lancet 357, 1415–1416.

Hong, W.D., Benayoud, F., Nixon, G.L., Ford, L., Johnston, K.L., Clare, R.H., et al., 2019. AWZ1066S, a highly specific anti-Wolbachia drug candidate for a short-course treatment of filariasis. Proc. Natl. Acad. Sci. U. S. A. 116, 1414–1419. https://wwwnc.cdc.gov/travel/page/zika-information.

Hunter, C.A., Sibley, L.D., 2012. Modulation of innate immunity by Toxoplasma gondii virulence effectors. Nat. Rev. Microbiol 10, 766–778.

Iovieno, A., Ledee, D.R., Miller, D., Alfonso, E.C., 2010. Detection of bacterial endosymbionts in clinical acanthamoeba isolates. Ophthalmology 117, 445–452 452 e441–443.

Jabs, D.A., Ahuja, A., Van Natta, M., Lyon, A., Srivastava, S., Gangaputra, S., 2010. Course of cytomegalovirus retinitis in the era of highly active antiretroviral therapy: five-year outcomes. Ophthalmology 117, 2152–2161 e2151–2152.

Joslin, C.E., Tu, E.Y., McMahon, T.T., Passaro, D.J., Stayner, L.T., Sugar, J., 2006. Epidemiological characteristics of a Chicago-area Acanthamoeba keratitis outbreak. Am. J. Ophthalmol 142, 212–217.

Karthikeyan, R.S., Priya, J.L., Leal Jr., S.M., Toska, J., Rietsch, A., Prajna, V., et al., 2013. Host Response and bacterial virulence factor expression in pseudomonas aeruginosa and streptococcus pneumoniae corneal ulcers. PLoS. One 8, e64867.

Karthikeyan, R.S., Leal Jr., S.M., Prajna, N.V., Dharmalingam, K., Geiser, D.M., Pearlman, E., et al., 2011. Expression of innate and adaptive immune mediators in human corneal tissue infected with Aspergillus or fusarium. J. Infect. Dis 204, 942–950.

Knickelbein, J.E., Watkins, S.C., McMenamin, P.G., Hendricks, R.L., 2009. Stratification of Antigen-presenting Cells within the Normal Cornea. Ophthalmol Eye Dis 1, 45–54.

Kolaczkowska, E., Kubes, P., 2013. Neutrophil recruitment and function in health and inflammation. Nat. Rev. Immunol. 13, 159–175.

Leal Jr., S.M., Pearlman, E., 2012. The role of cytokines and pathogen recognition molecules in fungal keratitis - Insights from human disease and animal models. Cytokine 58, 107–111.

Lee, E.J., Truong, T.N., Mendoza, M.N., Fleiszig, S.M., 2003. A comparison of invasive and cytotoxic Pseudomonas aeruginosa strain-induced corneal disease responses to therapeutics. Curr. Eye. Res 27, 289–299.

Lietman, T.M., Pinsent, A., Liu, F., Deiner, M., Hollingsworth, T.D., Porco, T.C., 2018. Models of Trachoma Transmission and

Their Policy Implications: From Control to Elimination. Clin. Infect. Dis 66, S275–S280.
Lima, T.S., Lodoen, M.B., 2019. Mechanisms of Human Innate Immune Evasion by Toxoplasma gondii. Front. Cell. Infect. Microbiol 9, 103.
Lima, T.S., Gov, L., Lodoen, M.B., 2018. Evasion of Human Neutrophil-Mediated Host Defense during Toxoplasma gondii Infection. mBio 9.
Miller, F.C., Coburn, P.S., Huzzatul, M.M., LaGrow, A.L., Livingston, E., Callegan, M.C., 2019. Targets of immunomodulation in bacterial endophthalmitis. Prog. Retin. Eye. Res 73, 100763.
Neelam, S., Niederkorn, J.Y., 2017. Pathobiology and Immunobiology of Acanthamoeba Keratitis: Insights from Animal Models. Yale. J. Biol. Med 90, 261–268.
Oliver, G.F., Carr, J.M., Smith, J.R., 2018. Emerging infectious uveitis: Chikungunya, dengue, Zika and Ebola-A review. Clin. Exp. Ophthalmol.
O'Neill, L.A., Golenbock, D., Bowie, A.G., 2013. The history of Toll-like receptors – redefining innate immunity. Nat. Rev. Immunol. 13, 453.
Pearlman, E., Johnson, A., Adhikary, G., Sun, Y., Chinnery, H.R., Fox, T., et al., 2008. Toll-like receptors at the ocular surface. Ocul. Surf 6, 108–116.
Pearlman, E., Sun, Y., Roy, S., Karmakar, M., Hise, A.G., Szczotka-Flynn, L., et al., 2013. Host defense at the ocular surface. Int. Rev. Immunol. 32, 4–18.
Pierson, T.C., Diamond, M.S., 2018. The emergence of Zika virus and its new clinical syndromes. Nature 560, 573–581.
Saint Andre, A., Blackwell, N.M., Hall, L.R., Hoerauf, A., Brattig, N.W., Volkmann, L., et al., 2002. The role of endosymbiotic *Wolbachia* bacteria in the pathogenesis of river blindness. Science 295, 1892–1895.
Shah, A.N., Saldana, M., 2010. Images in clinical medicine. Ocular loiasis. N. Engl. J. Med. 363, e16.
Sharma, S., Garg, P., Rao, G.N., 2000. Patient characteristics, diagnosis, and treatment of non-contact lens related Acanthamoeba keratitis. Br. J. Ophthalmol 84, 1103–1108.
Subauste, C.S., 2019. Interplay Between Toxoplasma gondii, Autophagy, and Autophagy Proteins. Front. Cell. Infect. Microbiol 9, 139.
Sun, Y., Karmakar, M., Taylor, P.R., Rietsch, A., Pearlman, E., 2012. ExoS and ExoT ADP ribosyltransferase activities mediate Pseudomonas aeruginosa keratitis by promoting neutrophil apoptosis and bacterial survival. J. Immunol 188, 1884–1895.
Sun, Y., Karmakar, M., Roy, S., et al., 2010. TLR4 and TLR5 on corneal macrophages regulate Pseudomonas aeruginosa keratitis by signaling through MyD88-dependent and -independent pathways. J. Immunol 185, 4272–4283.
Suryawanshi, A., Cao, Z., Sampson, J.F., Panjwani, N., 2015. IL-17A-mediated protection against Acanthamoeba keratitis. J. Immunol 194, 650–663.
Szliter, E.A., Lighvani, S., Barrett, R.P., Hazlett, L.D., 2007. Vasoactive intestinal peptide balances pro- and anti-inflammatory cytokines in the Pseudomonas aeruginosa-infected cornea and protects against corneal perforation. J. Immunol 178, 1105–1114.
Tu, E.Y., Joslin, C.E., 2012. *Microsporidia* and *Acanthamoeba*: the role of emerging corneal pathogens. Eye (Lond.) 26, 222–227.
Wuest, T.R., Carr, D.J., 2010. VEGF-A expression by HSV-1-infected cells drives corneal lymphangiogenesis. J. Exp. Med. 207, 101–115.

第 9 章

病理学

第一节　简　介

病理学知识对于临床实践非常重要，对其理解越深刻，则越有利于对临床实践的应用指导。掌握病理学知识对眼科学和视觉科学工作者的工作也大有裨益，可极大地拓展研究思路。研究病理过程中，尽管组织和细胞仍然是眼科病理学的核心，但近期在非侵入性的液体活检领域，特别是在肿瘤病理学方面，已经取得了显著进展，能够在血液或其他体液中检测到肿瘤 DNA 的痕迹。在眼科病理学中，这种方法包括检测和鉴定血液中黑色素瘤细胞，这对于葡萄膜黑色素瘤患者的诊断、预后和病情监测十分有帮助。此外，房水也可以用于检测视网膜母细胞瘤中的染色体变化。本章将针对眼科有关的多种疾病，全面阐述疾病的各种基本病理表现。

第二节　细胞与组织损伤

人体的细胞和组织死亡是正常生理的内稳态，不同组织对死亡的易感性不同。尽管细胞死亡有不同的途径，但最终会被人体清除。此外，不同组织的再生能力也不同，这同样适用于眼部和所有的特殊组织。

一、导致眼细胞和组织直接损伤的因素或条件

各种各样的有害因素、有害过程或物质缺乏均能引起眼的损伤，下面将对其中一些进行阐述。

1. 供氧减少　视网膜中央动脉阻塞导致视网膜供氧量下降，引起水肿致使视网膜混浊。

2. 物理因素

（1）机械性外伤：是最常见的眼外伤形式。钝性伤是指眼球仍保持完整的机械损伤。前后的变形可使眼内结构之间的脆弱连结分离，如晶状体睫状小带断裂会引起晶状体脱位，睫状肌与巩膜突的分离导致小梁网塌陷并产生房角后退性青光眼。而穿通伤或贯通伤可有多种原因，包括各种武器、工具、运动装备和居家用品等。这些几乎毫无例外地会导致眼内组织结构的严重紊乱。

（2）极限温度：如采用冷冻疗法预防或治疗视网膜脱离时，采用冻融可在视网膜周边形成粘连瘢痕。冷冻方法通过破坏睫状体、减少房水生成治疗青光眼。

（3）光损伤：如过度暴露于紫外线，可导致光子产生过量的自由基（如过氧化氢、超氧化物），当它们超过了自由基清除剂（如维生素 A、超氧化物歧化酶和谷胱甘肽转移酶）的清除能力，就会导致组织损伤。也就是说自由基产生过多或清除剂不足都可导致组织损伤，如雪盲时发生的角膜上皮损伤。各种眼科治疗使用的激光也可引起组织损伤，这取决于激光波长、吸收的部位和释放的能量大小。例如，用于治疗糖尿病患者血管增殖性视网膜病变的广泛视网膜光凝术，每个激光斑点都会破坏该部位视网膜的外 1/3 层及其下的视网膜色素上皮（RPE）细胞。激光灼伤的边缘还会有 RPE 反应性增生，于是临床上可以看到围绕白圈（胶质增生形成的瘢痕）的色素沉着。同样的情况还可见于经瞳孔的温热治疗（TTT），其采用红外光给脉络膜黑色素瘤加热（40℃）致使肿瘤细胞坏死。

目前，眼科可用于各种眼病治疗的激光有数种之多，而且还有一些新型激光机不断问世，如二极管激光、纳米激光等（表 9-1）。然而，目前尚无充分证据表明这些新型激光优于广泛应用且性能稳定的氩激光（Moutray，2018）。

（4）电离辐射：有三种类型。常用在眼科医疗实践中的如下：①带电粒子（电子和 α 粒子）。②不带电的粒子（中子）。③电磁辐射（X 射线和 γ 射线） 径向曲率角膜表面屈光角膜重塑。

质子束治疗是目前被大家广泛接受的眼部黑色素瘤外部治疗的方法之一。而 γ 射线源（如 ^{106}Ru 和 ^{60}Co）以放射性贴片的形式，用于黑色素瘤患者巩膜表面的局部处理。X 射线和 γ 射线可用于视网膜母细胞瘤的外照射治疗。

能量的计量单位是 Gy，用于表示靶组织吸收的能量大小。如果应用 ^{106}Ru 贴敷片处理黑色素瘤，肿瘤基底部的剂量需要达到 110Gy，而治疗视网膜母细胞瘤，外照射剂量只为 40～60Gy。使用大的剂量如不进行屏蔽保护，晶状体不可避免地会产生白内障。眼内、眼周、眼眶及眶周的放射性治疗，均可能导致近期和远期不良反应（知识关联 9-1）。

表 9-1 激光在眼科中的应用

类型	波长（nm）	作用机制	在眼科中的应用
氩激光	488 ～ 514	光凝作用	从脉络膜毛细血管到内核层的凝固作用
双调激光	532	光凝作用	比氩激光更安全用于黄斑区治疗
Nd-YAG 二极管激光	810	光凝作用	视网膜增生；视网膜光凝；睫状体破坏和脉络膜病变的 TPT
光动力学疗法	689	光辐射	脉络膜血管病变；脉络膜血管瘤；渗出性脉络膜瘤；脉络膜黑色素瘤
Nd-YAG 激光	1064	光断层扫描	后囊切开术；周边虹膜切除术
准分子激光	193	光漂白化	屈光手术（PRK、LASIK）；光疗角膜移植术
飞秒激光	1053	光断层扫描	屈光手术（LASIK 瓣制作；飞秒辅助白内障手术）

注：Nd-YAG. 钕钇铝石榴石；TPT. 经瞳孔热疗。

3. 化学致伤物　任何有毒性的化学物质如果作用于眼表都会损伤精致的眼部组织。临床上酸和碱的烧伤最为常见，此外去污剂也可引起明显的眼部损伤。

知识关联 9-1　放射治疗的并发症——细胞核组织的效应

任何辐射都对细胞核 DNA 有显著影响，可引起染色体断裂和移位。其结果是组织破坏和细胞分裂受抑，而这恰恰是消除肿瘤组织所需要的，但其对非肿瘤组织有如下不良反应。

1. 动脉内膜炎，炎症细胞浸润血管壁，在动脉内弹性膜中可见梭形细胞（肌成纤维细胞和内膜纤维增生）增殖、内皮细胞肿胀和纤维蛋白沉积，但管腔的缩窄可使肿瘤因缺血坏死而被破坏（见下图）。放射性动脉炎的远期并发症是毛细血管扩张。这种放射性血管病变可使血浆成分从视网膜血管壁渗漏出来。

2. 毛发、牙齿脱失和腺体组织丧失。眼眶放射治疗可损伤泪腺，导致干眼。

3. 放射剂量过大时，正常组织可大面积坏死。

4. 突变风险增大，可能导致后代畸形和诱发恶性肿瘤。

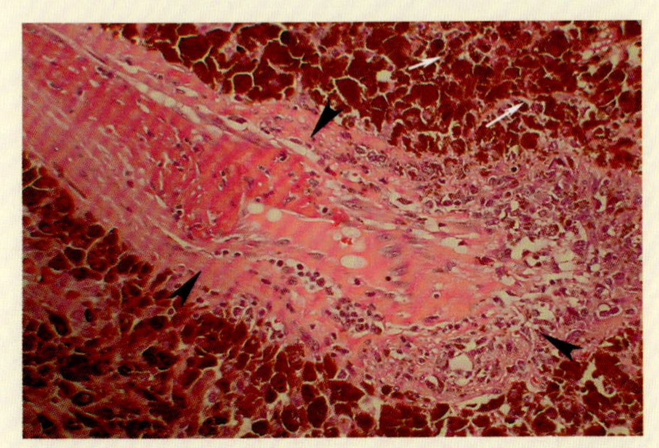

图示放射治疗后的黑色素瘤，伴有放射性动脉内膜炎（黑色箭头），周围有多量富含黑色素的嗜黑色素细胞（白色箭头），这是肿瘤坏死的结果

（1）酸烧伤：强酸（如盐酸、硝酸和硫酸）及酸性液体可使蛋白质凝固，因此可以限制其穿过角膜和巩膜向眼内进一步扩散。上皮和基质细胞的坏死可导致结膜反应性纤维化、眼睑发生变形（睑内翻或外翻）。角膜瘢痕很可能需要行角膜移植手术才能恢复视力。

（2）碱烧伤：强碱（如氨水和氢氧化钠）易穿透组织，当碱性液体渗入玻璃体时甚至可以到达视神经，高 pH 足以破坏晶状体细胞、葡萄膜和视网膜。

- 铁：铁对生命至关重要，但过量的铁可能对组织产生毒性。人们认为铁主要通过产生氧自由基来损伤组织。在圆锥角膜中，铁可以沉积在角膜上。铁也是白内障的形成因素之一，并可能参与年龄相关性黄斑变性的发病机制。
- 铜：铜对包括眼在内的多种组织具有毒性，可能导致视网膜退行性变和炎症。

4. 毒素　一般来自细菌、植物和动物（如蛇）。有些毒素能纯化并具有治疗价值，如肉毒杆菌毒素。然而，来自有机体的多数毒素均会引起严重的组织损伤，如铜绿假单胞菌产生的外酶 S 和外毒素 A，这些均可能导致严重的角膜溶解（参见第 8 章）；烟草和酒精可引起毒性营养性视神经病变，损伤乳头黄斑束。同样，许多用于治疗全身性疾病的药物也存在视网膜毒性的不良反应，如治疗结核病的乙胺丁醇。

5. 病毒　常见引起眼部损伤的病毒，包括单纯疱疹病毒和带状疱疹病毒（参见第 8 章）。

6. 免疫调节功能异常　有些自身免疫性疾病（如风湿性关节炎和多发性硬化）可累及眼部，有关内容将在炎症部分加以讨论。人类免疫缺陷病毒可引起免疫力低下，导致巨细胞病毒性视网膜炎。

7. 营养不良　维生素 A 缺乏会导致夜盲症，因为维生素 A 是视紫红质前体。此外它还在黏液产生中发挥作用，如果维生素 A 缺乏，会导致杯状细胞减少和泪腺分泌减少，从而造成结膜干燥症和角膜软化症。

维生素 B_{12} 缺乏与烟草 / 酒精性视神经病变有关。

铁、锌和铜等微量元素在视网膜生理过程中也起着重要作用。铁缺乏会影响视网膜，严重时会导致视网膜出血。锌缺乏与暗适应不良有关。过量的铜对视网膜有毒性，而铜缺乏与视神经病变有关。

8. 基因异常 复杂的基因活动中难免不发生错误，生殖细胞和增殖性体细胞（包括干细胞）都容易受到这些错误的影响。当生殖细胞内出现问题时，这些异常就能够传递给下一代。体细胞内如发生异常，则可导致细胞死亡或恶变。基因异常可以累及整个染色体，也可只影响染色体的某些部分、基因组或单基因。

染色体异常：多倍体指染色体数目为正常的整倍数，多见于肥大的肌细胞和老化的细胞，但在配子发育时不会发生，因为其无法形成生命体。

非整倍体指染色体数目增多，通常仅多出一条（三染色体），可见于唐氏综合征。

结构异常可发生在复制的过程中，并可能导致单基因的基因组加倍或删除。

单基因缺陷病：单基因缺失引起的疾病一般对蛋白质产物的结构具有广泛影响。这些疾病具有遗传性，常为常染色体显性遗传（如神经纤维瘤病 1 型，知识关联 9-2）、常染色体隐性遗传（如 Wilson 病，知识关联 9-3；Tay-Sachs 病）或性连锁疾病（如某些类型的视网膜色素变性）。多数遗传性疾病的问题出在细胞核 DNA，但应记住线粒体也含有 DNA，也能够自我复制，并且能对氧化 - 磷酸化过程中参与的酶进行编码。当线粒体的染色体发生突变时，其缺陷通过卵子传递给后代，而精子没有这些细胞质成分，因此线粒体疾病大多是通过母亲传递的（参见第 3 章和知识关联 9-4）。

知识关联 9-2 神经纤维瘤病 1 型（NF-1）与眼

这是一种几乎完全外显的常染色体显性遗传性疾病，由 17 号染色体上的 *NF-1* 基因突变引起。其特点是皮肤有咖啡斑和神经纤维瘤，眼部的异常表现如下。

1. 眼睑 咖啡斑和纤维瘤可累及眼睑。丛状神经纤维瘤可能导致美容问题和功能障碍。

2. 眼眶 视神经胶质瘤或眼眶丛状纤维瘤可导致眼球突出，发生在眼底和眶顶则可能发生骨缺损。

3. 眼前节 虹膜的 Lisch 结节和黑色素细胞错构瘤是 NF-1 的特有体征，还有角膜神经粗大。神经纤维瘤也可累及结膜、表层巩膜和巩膜。

4. 青光眼 青光眼的主要原因是神经纤维瘤侵犯房角，阻碍了房水流出。

5. 视网膜和脉络膜 脉络膜的错构瘤由黑色素细胞和神经元成分组成，也可能发生视网膜和色素上皮错构瘤。

6. 视神经 视路损伤是 NF-1 最常见的视力损害原因，发生率为 15%。通常表现为毛细胞型星形细胞瘤，累及视神经、视交叉、视束和下丘脑。

知识关联 9-3 Wilson 病（威尔逊病）

这是一种常染色体隐性疾病，由 Wilson 病蛋白（*ATP7B*）基因突变引起。其编码的阳离子转运酶可将铜转运入胆汁，并合成血浆铜蓝蛋白。铜的转运异常会使其在肝和大脑累积，导致肝硬化、神经和精神症状。

眼科检查发现这种患者很少有严重的视力丧失，主要表现：① Kayser-Fleischer 环（K-F 环）——由于铜在后弹力层沉积引起角膜边缘出现色素环；②向日葵白内障——由棕色或绿色色素在晶状体前囊下沉积所致。

知识关联 9-4 线粒体疾病与眼

遗传性线粒体疾病罕见，主要影响的是中枢神经系统和肌肉骨骼系统。异常线粒体见于骨骼肌纤维和外周部位，如用 Gomori 三色染色具有典型的破碎红色表现（如下图）。下列疾病者可有显著的眼科症状和体征。

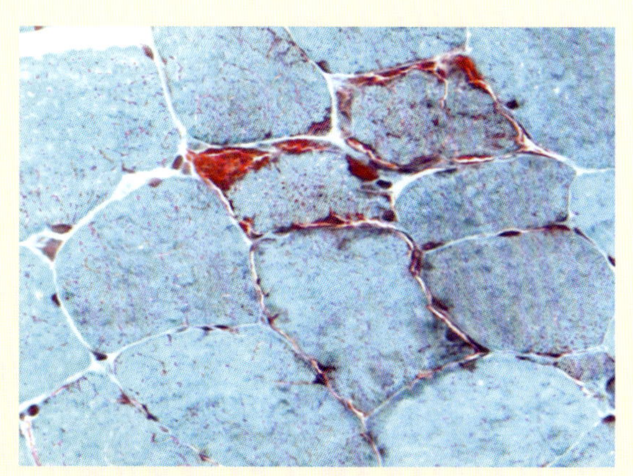

1.Leber 遗传性视神经萎缩 线粒体 DNA 发生点突变，导致 ATP 酶 6 异常，如年轻男性有视力丧失可能因为视神经髓鞘脱失。一般乳头黄斑束受累最为严重。

2. 慢性进行性外眼肌麻痹（CPEO） 为一种缓慢的进行性疾病，为双侧对称性眼肌营养不良，一般在童年后期或成年早期起病。可发生上睑下垂、眼外肌麻痹，偶尔发生色素性视网膜病变。

3. 眼肌麻痹（Kearns-Sayre）综合征 最初的体征和症状与 CPEO 相似，但色素性视网膜病变更为常见，黄斑受累最重。当发生眼肌麻痹之后，可出现心脏传导异常。

4. 米拉斯（MELAS）综合征 又称线粒体脑肌病、乳酸中毒和卒中发作。通常童年期发病，出现肌肉无力、复发性头痛、呕吐和癫痫发作。卒中样发作表现为暂时性一侧躯体无力。眼部体征包括眼外肌麻痹、非典型色素性视网膜病变和核性白内障。

二、细胞死亡机制

细胞有各种各样的死亡过程，有些对周围组织有严重损害。有害程度取决于引起损害物质的性质（如是否为有机体、毒力如何）或一系列条件（如是否存在营养缺乏、缺乏的程度如何），这决定了细胞或组织的结局。轻微的损伤可能是可逆的，但严重损伤或将导致细胞坏死、死亡及因凋亡而死亡。

1. 坏死　是描述一个细胞或一组细胞的死亡，通常在严重缺氧、物理或化学损伤后发生。坏死是病理性的，细胞内能源系统快速耗损，细胞膜和细胞器破坏，通常会有炎症反应。

2. 细胞凋亡　与坏死不同，凋亡或程序性细胞死亡，在健康和疾病状态中都非常重要。它通常是影响健康细胞中单个细胞的快速死亡过程。细胞凋亡是一个主动过程，一般蛋白质被 caspase 裂解，使核骨架和细胞骨架被破坏（参见第 4 章），而后 caspase 还激活 DNA 酶并使核 DNA 降解。下一阶段还涉及早期的吞噬识别，在细胞膜外层表达磷脂酰丝氨酸，因为细胞膜内层的磷脂被翻转到外面。与细胞凋亡有关的分子改变，见图 9-1。

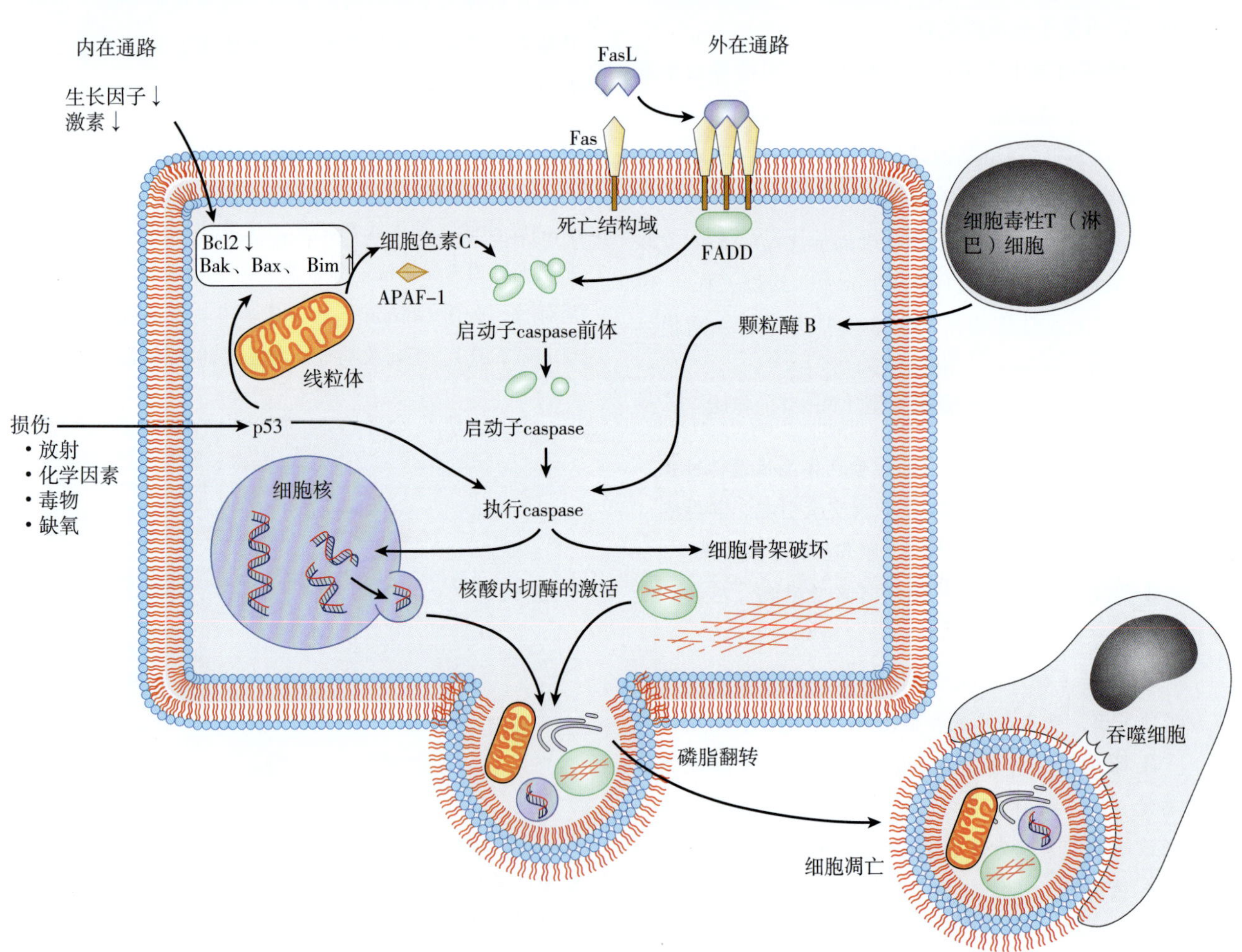

图 9-1　细胞凋亡的机制

诱导细胞凋亡有内在或外在两种通路。内在通路为各种细胞损伤、生长因子或激素的减少，直接影响抗凋亡蛋白 Bcl2 家族和促凋亡蛋白（Bak、Bax 和 Bim）的平衡或诱导激活 p53 作用于这些蛋白。促凋亡蛋白过多可增加线粒体的通透性，使其他促凋亡蛋白漏出（如细胞色素 C），并进入细胞质。细胞色素与细胞凋亡激活因子 -1（APAF-1）结合，形成的复合体可以裂解启动子 caspase。外在通路是由细胞表面的死亡受体与相应的配体参与引发的。细胞表面死亡受体包括 Fas 和 1 型 TNF 受体。Fas 配体（FasL）交联几个受体，使死亡结构域与之接触，形成 Fas 相关死亡结构域（FADD）的结合位点。这可以激活 caspase 前体。执行阶段更多 caspase 可进一步级联放大。细胞毒性 T 细胞可直接通过颗粒酶 B 激活执行 caspase。执行 caspase 也可以激活核酸内切酶，从而分解核染色质。细胞分解翻转的磷脂可避免炎症反应

3. 亚致死性细胞损伤　各种有害的药物会导致可逆性细胞损伤。尽管细胞并未死亡，但可能导致细胞发生变化。

（1）水肿肿胀：一般发生在细胞不能维持离子和流体内稳态的情况下。这将导致细胞膜能量依赖性离子泵动能丧失、细胞和细胞器肿胀，常使胞质空泡形成。眼球钝挫伤可能导致广泛的视网膜水肿（视网膜震荡），原因可能是一过性视网膜血管痉挛、局部缺血及血管内皮细胞损伤，液体渗漏到组织中。另外，它也可能由一过性神经节细胞轴浆流中断所致。

（2）萎缩：指细胞大小或数量简单减少所导致的受累组织和器官的缩小。眼球钝挫伤可能出现感光细胞萎缩和视网膜色素上皮（RPE）细胞的局限性萎缩（见下文）并延伸到视网膜（称假性视网膜色素变性）。

如果损害的程度较小，则细胞有时间适应、承受这种伤害，会发生如下适应性改变。

（3）肥大：通常是指细胞大小的增加，可能发生在损伤后的 RPE（见上文）。

（4）化生：是从一种类型的组织分化成另一种类型的病理变化。如干眼时泪液减少，于是正常结膜上皮细胞和杯状细胞发生改变，形成复层鳞状上皮。

第三节　愈合和修复

眼与任何其他组织一样，首先以急性炎症反应作为对损伤做出的第一反应，然后发生血管生成，并通过成纤维细胞的瘢痕反应进行伤口闭合。这些反应可能彻底改变该受损组织的结构和特殊功能，引发对视力的严重影响。例如，视网膜对裂洞的形成和脱离的反应是激活神经胶质增生，称为增生性玻璃体视网膜病变（PVR）。然而，这种增生并不能恢复视网膜和脉络膜的完整性，相反通过收缩和缩短视网膜起到不良作用，使视网膜复位手术难以成功。在眼部其他组织瘢痕也可产生类似的后果。

1. 角膜　角膜愈合常会导致角膜混浊（瘢痕）。角膜上皮再生起自角膜（角膜缘干细胞，参见第 4 章）并迅速扩展到全角膜。一般前弹力层（Bowman 膜）不可再生，因此基质细胞转变为成纤维细胞使伤口愈合。但因为胶原纤维往往排列不整齐，使角膜丧失了透明性（参见第 4 章）。不过角膜内皮的基底膜（Desçemet 膜）是可以再生的。角膜内皮通过滑行填充缺损，在后弹力层中可沉积出继发性膜，这种膜富有弹性，且经常在缺损的边缘形成蜷缩。

2. 虹膜　房水中存在纤溶蛋白酶，可抑制纤维蛋白凝块的形成，因此在虹膜基质中不会形成瘢痕。此外，房水可源源不断从后房进入前房，使虹膜切除术的缺损长久保持（对临床结果有益）。创伤后可能发生反应性的虹膜色素上皮细胞增殖，而基质中黑色素细胞由于创伤或炎症的破坏则会使虹膜色素脱失。

3. 晶状体　晶状体上皮细胞可通过纤维化生对某些外伤做出反应，但总体来说晶状体不能达到真正的愈合，反而会因创伤变得混浊（白内障）。

4. 视网膜　受损神经细胞被胶质细胞取代（神经胶质化），胶质细胞来自血管周围的星形细胞和 Müller 细胞。RPE 可增生和化生成纤维组织。在视网膜前膜中，可见胶质细胞和化生的 RPE 细胞，特别是当这些细胞从视网膜裂孔迁移出来之后。在视网膜脱离的情况下，这会导致广泛的胶质增生和纤维化（见上文），从而固定视网膜，使手术治疗无法进行。这种情况称为增生性玻璃体视网膜病变，是视网膜脱离手术失败的首要原因。目前尚无有效的预防和治疗方法。

5. 脉络膜　脉络膜黑色素细胞在创伤后并不发生增殖，脉络膜的瘢痕组织来自巩膜成纤维细胞。继发性纤维化可能会导致青光眼引流手术的失败。

6. 巩膜　表层巩膜成纤维细胞的增殖可形成瘢痕。

7. 视神经　视神经创伤后神经轴突丧失并发生脱髓鞘，导致胶质细胞和结缔组织细胞反应性增生。

第四节　炎　症

一、急性炎症导致何种改变

急性炎症是活体组织损伤产生反应的一个动态过程（图 9–2）。有害的致伤物可以是物理、化学、感染或免疫性的。急性炎症的典型体征为红、热、肿、痛和功能障碍，显微镜下的不同改变可以解释为什么产生这些体征。充血与微血管的变化有关，这可以解释“红”和“热”。受伤后的最初阶段发生血管收缩，继而毛细血管和小动脉扩张。这一方面是由于血管损伤直接影响，另一方面是受损的细胞释放一系列化学介质，导致渗出产生组织肿胀。富含蛋白质的液体通过血管壁进入间质组织，液体的增加可以稀释毒素，并提供保护性抗体、纤维蛋白和各种因子，有助于愈合过程的进行。蛋白质通道是直接内皮损伤产物，如组胺、缓激肽和白三烯等化学介质介导的。液体移动是由滤过压力的增加所致，部分由毛细血管充血和蛋白质丢失引起。随着渗出的发生，白细胞（中性粒细胞和单核细胞）迁移到损伤部位（图

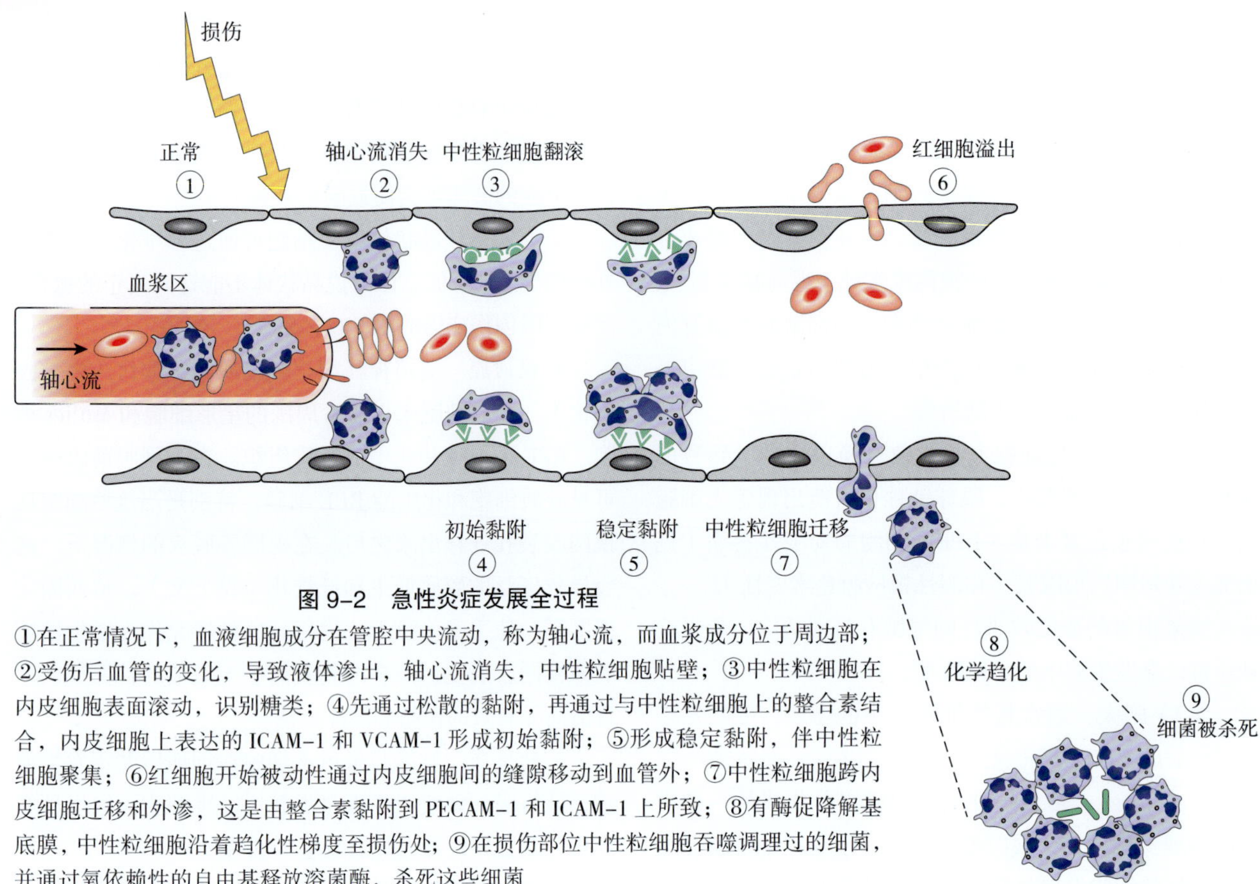

图 9-2　急性炎症发展全过程

①在正常情况下，血液细胞成分在管腔中央流动，称为轴心流，而血浆成分位于周边部；②受伤后血管的变化，导致液体渗出，轴心流消失，中性粒细胞贴壁；③中性粒细胞在内皮细胞表面滚动，识别糖类；④先通过松散的黏附，再通过与中性粒细胞上的整合素结合，内皮细胞上表达的 ICAM-1 和 VCAM-1 形成初始黏附；⑤形成稳定黏附，伴中性粒细胞聚集；⑥红细胞开始被动性通过内皮细胞间的缝隙移动到血管外；⑦中性粒细胞跨内皮细胞迁移和外渗，这是由整合素黏附到 PECAM-1 和 ICAM-1 上所致；⑧有酶促降解基底膜，中性粒细胞沿着趋化性梯度至损伤处；⑨在损伤部位中性粒细胞吞噬调理过的细菌，并通过氧依赖性的自由基释放溶菌酶，杀死这些细菌

9-2）。因为流速下降，这些细胞在此处与血管壁接触，使中性粒细胞贴壁。然后通过血管壁迁移出血管外，表达在选择蛋白（内皮细胞）上，而后再表达整合素（中性粒细胞上）。白细胞跨内皮迁移并到达血管外之后，其后续运动由趋化作用控制。细胞迁移是向着趋化因子浓度梯度高的地方移动前行的。趋化因子来自其他白细胞（细胞因子）、补体成分（C3a）、花生四烯酸衍生物（白三烯）或致病菌。白细胞一旦进入组织中，将通过吞噬作用清除有害物质。这个过程依赖于补体的细菌调理素作用，将细菌吞噬到白细胞中。白细胞中的溶酶体与吞噬体融合，细菌被氧自由基或活化的溶酶体灭杀。同时各种化学介质也跟着从炎症细胞里释放出来，出现在血浆中。炎症细胞释放的物质包括组胺、5- 羟色胺、前列腺素和白三烯及一系列细胞因子。这些介质（5- 羟色胺、前列腺素）可以引起血管扩张，血管通透性增加（组胺、白三烯），淋巴细胞增殖和巨噬细胞激活（细胞因子）。血浆中的化学介质与凝血系统、纤溶系统、补体系统及缓激肽系统均有关联。急性炎症的最后结局受各种因素的影响，包括致病菌及组织坏死程度等。炎症可通过消退、化脓、机化修复、瘢痕得到控制或进展为慢性炎症。

眼部炎症根据受累部位不同而各有特点，如角膜上小的外伤性上皮糜烂，可能愈合而不留任何瘢痕。然而，细菌性角膜炎却可能导致角膜脓肿的形成，最终导致严重的瘢痕性愈合。单纯疱疹病毒性角膜基质炎则可能出现持续性慢性炎症。眼的特殊结构和功能使之对外伤和感染的反应也具有自身特殊性，从而影响整个炎症反应的过程，不过尽管其他眼部组织传统上被认为存在“免疫豁免”，但它们对损伤和感染的反应往往与皮肤、肺和肠道等其他组织非常相似，并且目前这一免疫豁免的观点也受到了质疑（Forrester et al.，2018）。

二、感染如何引起炎症

微生物侵入身体内无菌组织并繁殖即为感染。对感染的局部反应通常是炎症，其是由细胞损伤和死亡所引起的。许多种类的微生物可能造成炎症（参见第 8 章），但每种微生物所引起的方式各不相同。相关的病理简要描述如下。

1. 细菌　眼内细菌感染罕见，但具有极大的破坏性。细菌的致病性根据种属不同而异（参见第 8 章），这是由机体对微生物的免疫反应性质所决定的。

（1）化脓性感染：眼内化脓性细菌感染称为眼内炎，可以是外源性或转移性的。全眼球炎即感染累及整个眼和眼周的组织，是一种快速和毁灭性的组织破坏，病理过程可在 48h 内完成（图 9–3）。革兰氏阳性球菌在引起化脓性感染的细菌中更为常见，可通过外伤或手术，也可通过血液进入眼内。因为炎症细胞的入口（如视网膜血管视盘和平坦部）距增殖的病原体有一定距离，所以玻璃体常是一种理想的细菌培养基。治疗效果可能不理想，因为视网膜血管的内皮能妨碍抗生素的扩散（参见第 6 章）。

中性粒细胞是播散性眼内炎的主要细胞类型。细菌可通过血液进入眼内，常见于细菌性心内膜炎或留置静脉内导管感染。在杀死细菌的同时，中性粒细胞释放裂解酶，这可能引发视网膜的全层损伤。

眼球壁是良好的屏障，正常情况下是难以入侵的。然而，如果遇到某种情况，如角膜溃疡时破坏了角膜，或不当使用类固醇、角膜接触镜超长时间和不正确的佩戴及眼内手术后伤口闭合不良等情况，细菌可直接通过角膜进入眼内。

可以增加眼内炎症风险的几种因素参见知识关联 9–5。

（2）慢性感染：分枝杆菌（结核、麻风病）、放线菌（皮肤和肺部感染）和螺旋体（梅毒、雅司病）均可导致组织的慢性破坏。伯氏疏螺旋体通过蜱进行传播，可引起关节炎、神经系统疾病和结膜炎（莱姆病）。布

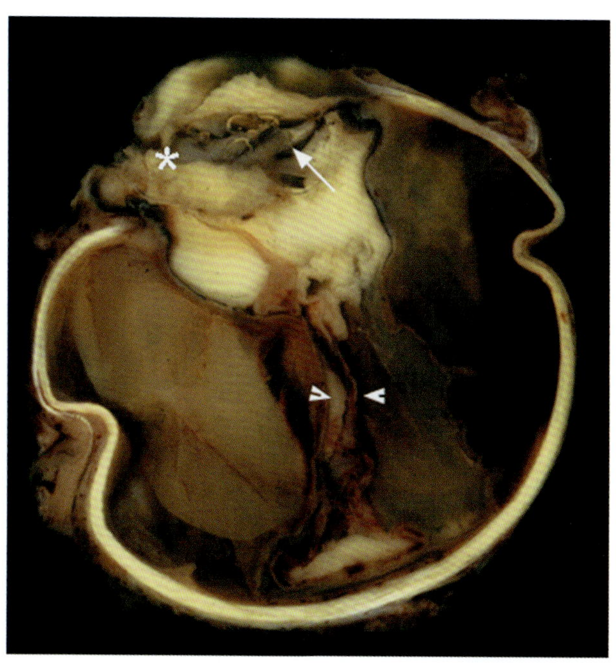

图 9–3　白内障手术后需要进行眼球摘除

由于人工晶状体（长箭头）开裂与伤口（*）感染使病情复杂化，玻璃体腔发生脓肿，脓液检测为革兰氏阳性球菌，视网膜（箭头）出现血性脱离

知识关联 9–5　增加眼内炎症风险的因素

· 手术顺利，如果术后发生眼内炎，其主要因素是活动性感染，如细菌性结膜炎。

· 外伤后眼内炎的主要因素是污染性异物残留，特别是有机性物质。

· 手术技术较差、伤口缝合不严和滤过泡漏，如外引流术可引起眼内炎。

· 人工晶状体污染是后期轻度细菌性眼内炎的常见原因。

· 慢性角膜溃疡和免疫抑制剂是少见的引起眼内炎的原因。

· 戴角膜接触镜时卫生较差，一旦发生角膜溃疡，可导致严重的眼内感染。

鲁菌可引起猫抓病，也被认为是引起神经视网膜炎的一个原因。这些常引起慢性感染的病原菌导致宿主产生体液和细胞免疫反应（参见第 7 章），免疫反应的特点是有巨噬细胞、淋巴细胞和浆细胞的参与。许多致病菌，如结核分枝杆菌具有在宿主巨噬细胞中生存的能力。在结核分枝杆菌感染的病例中巨噬细胞可聚集在被细菌致死或将要死亡的细胞周围（坏死），试图限制这些细菌的扩散。巨噬细胞将变得更加细长，表现出上皮细胞的形态特点（上皮样巨噬细胞）。这些上皮样巨噬细胞称为肉芽肿（图 9–4）。相邻的巨噬细胞融合在一起，形成多核巨细胞。肉芽肿中央的坏死组织大体上呈奶酪状，因此称为“干酪样坏死”或“干酪样变”。

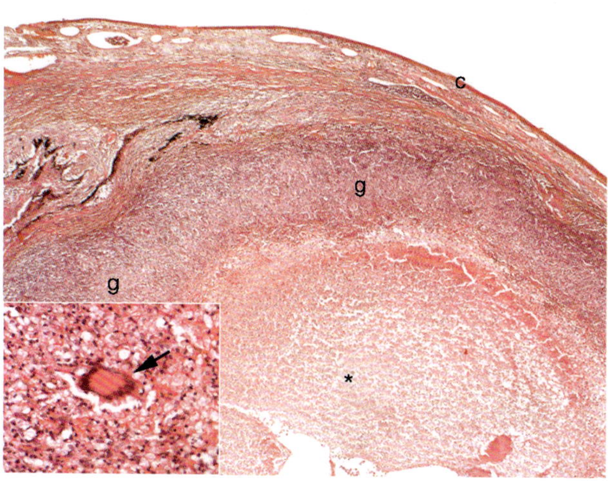

图 9–4　结核瘤累及前房

角膜炎（c）位于前方。干酪样坏死（*）充满前房，周围为肉芽肿性炎症（g）。肉芽肿性炎症在高倍镜下（左下插图）为上皮样巨噬细胞融合形成多核巨细胞（箭头）

2. 病毒　是引起眼部疾病最常见的病因，较多见的有单纯疱疹病毒、带状疱疹病毒（水痘组）和巨细胞病毒。

（1）单纯疱疹病毒性角膜炎：Ⅰ型单纯疱疹病毒引起表层角膜溃疡。角膜上皮呈指状或树枝状改变。原发性单纯疱疹感染通常发生在口腔黏膜、口唇或面部皮肤，随后通过神经在三叉神经节和交感神经节中形成潜伏性病毒感染。超微结构研究从形态学上可观察到角膜细胞（角膜基质细胞和上皮细胞）和神经中的病毒（图9–5）。有多种相关因素（紫外线、寒冷等）可再次激活病毒，病毒沿着感觉神经到达角膜上皮，然后侵入上皮、复制并扩散至其他上皮。有效的抗病毒治疗可减少疱疹病毒性角膜炎的并发症。并发症包括慢性纤维化、瘢痕（盘状角膜炎）伴基质血管化和持续性慢性炎症，其起因是富含血浆的成分渗漏到角膜基质中，导致形成淡黄色沉积物（继发性脂质角膜病）。

（2）眼部带状疱疹：带状疱疹病毒可感染神经节和感觉神经的分支，如三叉神经。病毒被再次激活时，就会复制，并在受累的神经或其分支分布的皮肤产生水疱。在此过程中，眼睑、结膜、角膜和葡萄膜均可受累。在睫状长神经和短神经周围有淋巴细胞浸润，脉络膜和睫状体中也可见淋巴细胞。

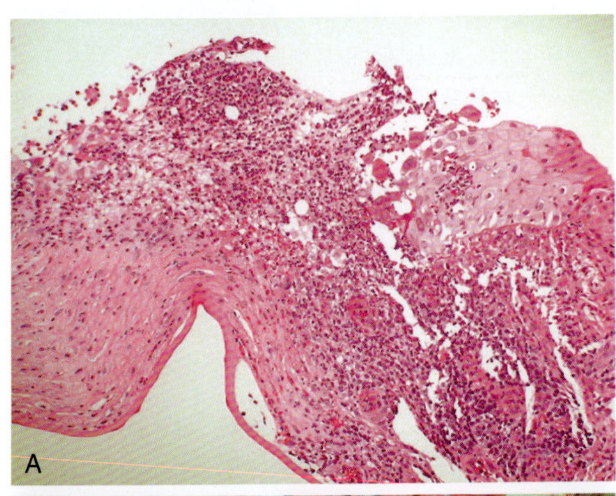

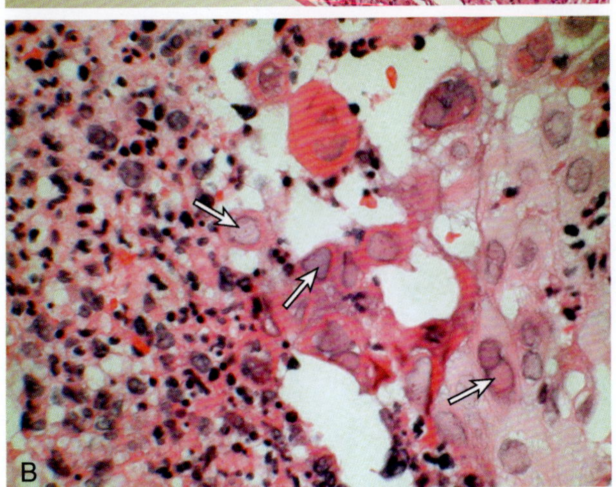

图9–5　A. 单纯疱疹病毒性角膜炎形成的角膜溃疡，图中显示溃疡基底部的急性炎症反应；B. 高倍镜下，溃疡边缘的上皮细胞内含有单纯疱疹病毒颗粒的核内包涵体（箭头）

（3）急性视网膜坏死：是最近30年才被认识的疾病，单侧或双侧发病，通常发生在免疫功能健全的患者中。急性视网膜坏死一般由单纯疱疹病毒或水痘–带状疱疹病毒感染引起。视网膜的活检在形态上很难区别这些病毒，聚合酶链反应（知识关联9–6）可能更有助于提供准确的诊断。眼球摘除术标本显示局部或大片出血性视网膜坏死，伴有玻璃体渗出和脉络膜炎细胞浸润。通过光学显微镜可以看到细胞核内的病毒包涵体。超微结构检查可在视网膜神经元、RPE和血管内皮细胞中找到病毒颗粒。这种病毒由中心高电子密度的核、周围层（衣壳体）和外包膜组成，传染性的病毒颗粒直径为190～220nm（参见第8章）。

（4）进展性外层视网膜坏死：在免疫力低下的患者中，单纯疱疹病毒和带状疱疹病毒可以引起视网膜外层的破坏，但并不发生玻璃体炎、视网膜血管炎或视盘炎，这三项一般与急性视网膜坏死有关。

（5）巨细胞病毒性视网膜炎：在抗反转录病毒疗

知识关联9–6　聚合酶链反应与眼

聚合酶链反应（PCR）是选择性扩增DNA特定片段。其基本反应是多次循环合成DNA。每个循环包括3个步骤。①变性：将目标核酸变性，使其成为单链。②退火：对特殊设计、与目标核酸区杂交的合成寡核苷酸引物进行退火。③延伸：通过DNA聚合酶催化退火的引物使其延伸。在典型的PCR分析中，20～40个循环获得的连续产物可成为后续周期的模板，最终使目标区呈指数扩增。

这种基本技术在各领域中的应用包括以下几方面。①检测基因突变和删除（如Leber遗传视神经萎缩）：产物直接测序；检测单链构象的多态性（SSCP）；检测限制片段长度多态性（RFLP）。②检测病原体：PCR用于检测各种病原体，特别是病毒性病原体（如乙肝病毒、巨细胞病毒、单纯疱疹病毒）。③检测基因表达变化：反转录PCR是对已知浓度或在同一反应中对照扩增目标的已知拷贝数目进行PCR产物生成量的比较。该技术在研究淋巴瘤的单克隆性方面非常有用。

法出现之前，巨细胞病毒性视网膜炎是 AIDS 患者的常见眼部感染，其特点是进行性视网膜区域性坏死，通常不伴有出血（图 9-6）。它在周边视网膜中可呈现颗粒状外观，或分布在血管周围被称为“霜样血管炎”。感染的细胞通常会增大，并具有特征性的“猫头鹰眼”包涵体（图 9-6）。现已知在免疫力正常的个体中，巨细胞病毒感染是导致慢性/复发性前葡萄膜炎的原因之一，通常伴有眼压升高（Posner-Schlossman 综合征）。

（6）麻疹病毒引起的眼部疾病：是在发达国家由于未接种疫苗而正在重新出现的一种疾病，它被公认为全球致盲的主要病因之一。麻疹可以引起结膜炎和（或）角膜炎，伴有角膜溃疡和瘢痕形成，麻疹病毒感染视网膜或视神经较少见，可导致视网膜病变和视神经炎，两者都可致盲。

3. 衣原体　是一种引起沙眼、成人和新生儿包涵体结膜炎的专性胞内细菌，也是引起全球人类失明较为常见的原因之一（参见第 8 章）。沙眼的组织病理学内容

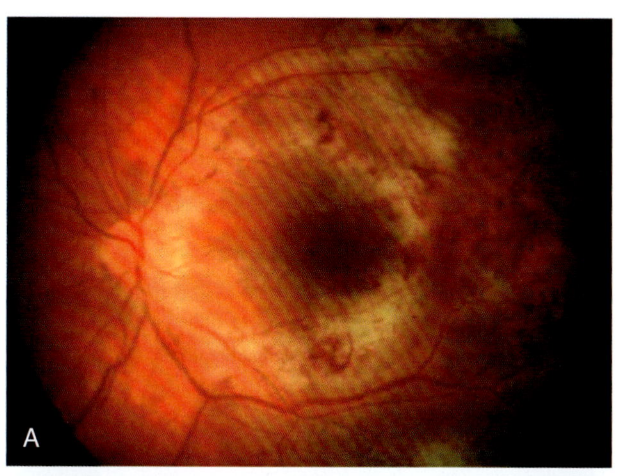

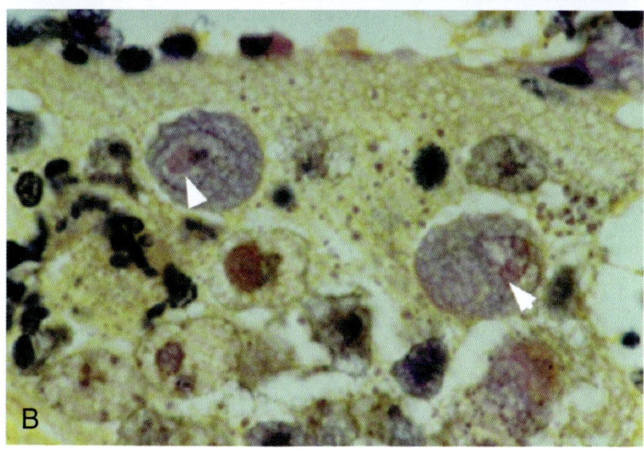

图 9-6　A. 急性 CMV 视网膜炎的眼底图像，显示沿视网膜血管弓分布的坏死区域，伴有小范围出血。B.CMV 视网膜炎的组织学显示坏死的视网膜中含有特征性的“猫头鹰眼”包涵体（箭头所示）（石碱苗素染色，图 A 由格拉斯哥的 Graeme Williams 医生提供）

在知识关联 9-7 中进行了描述。其之所以又名为包涵体结膜炎，是因为在吉姆萨染色的结膜涂片中可以看到细胞质内的包涵体（图 9-7），包涵体对视力的威胁较细菌要小得多，且常与生殖泌尿道感染相关。

4. 真菌　真菌病原体（参见第 8 章）因眼部感染部位不同而有差异。例如，念珠菌属属于导致内源性眼内炎最常见的病菌，特别是在吸毒者中。念珠菌还常常引起角膜感染，通常发生在手术后。曲霉菌属和镰刀菌属则在外伤感染性角膜炎中占较大比例，并且可能侵入角膜和眼前段。

毛霉菌病是一种血液传播的感染，常见于控制不佳的糖尿病患者或免疫低下的患者。几个属于毛霉目的真菌能够引起毛霉菌病。真菌偏好在血管腔中滞留生长，易引起继发血栓而导致血管闭塞。如寄生于眼动脉及其分支，则会导致眼眶组织、鼻和眼睛的坏死（图 9-8）。

一些真菌感染在全球范围内的某些地区更为普遍，

知识关联 9-7　沙眼的组织病理学

沙眼的组织病理学包括 4 个阶段。

第一阶段：结膜水肿、淋巴滤泡及淋巴细胞、浆细胞和多形核白细胞的弥漫性浸润。

第二阶段：结膜炎症明显，表现为滤泡增多、上皮增厚、血管翳形成及结膜基质的纤维血管化，最终导致乳头形成。

第三阶段：进行性纤维化，无滤泡或明显炎症。

第四阶段：严重的瘢痕形成，出现睑内翻和倒睫，从而导致睫毛刮擦角膜。由于泪腺和泪管炎症，泪液分泌减少。结膜上皮可有鳞状化生。

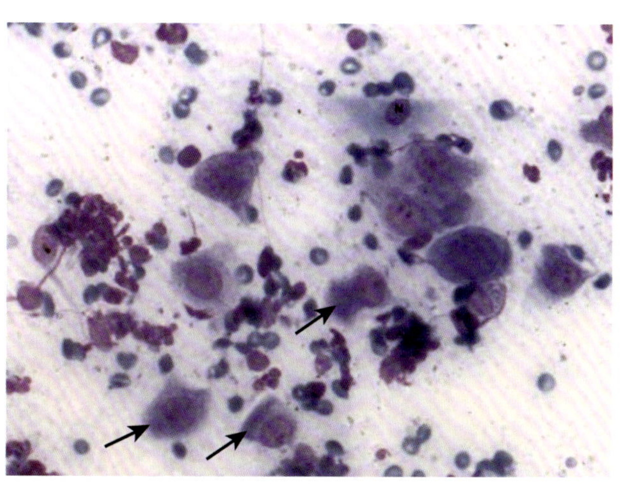

图 9-7　结膜涂片吉姆萨染色显示结膜上皮细胞和脓细胞。在一些细胞中可见嗜碱性细胞胞质内包涵体（黑色箭头）

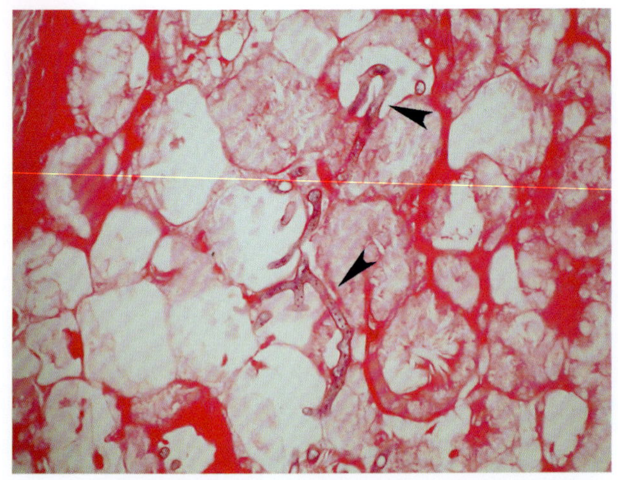

图 9-8 霉菌是最大的致病真菌，由宽大、无分隔的菌丝构成（箭头）。此病例中菌丝存在于梗死的眼眶脂肪中

如美国有眼部发生球孢子菌病、隐球菌病、组织胞浆菌病的报道。真菌利用固有免疫受体，如 Dectin-1，通过 CARD 9（参见第 7 章）在髓系细胞上进行信号转导介导的宿主反应，其中 Th17 细胞可提供保护。Dectin-1 基因缺陷与易感性增加有关，会导致严重真菌感染，引起广泛的组织破坏。与之相反，NOD2 信号的转导缺陷（参见第 7 章）则对曲霉菌感染具有保护作用。

5. 原虫和原生动物感染　这些感染中有些可引起眼部病变（参见第 8 章）。

（1）刚地弓形虫：是引起眼部感染的最常见原虫寄生虫。先天性感染可能发生在女性妊娠期。感染会导致典型的四联征（脑膜脑炎、脑积水、颅内钙化和视网膜脉络膜炎）。疾病的严重程度取决于感染发生的妊娠月份，一般在妊娠前 3 个月病情较重。先天性眼弓形虫病是一种反复发作性疾病，因为组织的包囊内有慢殖子持续存在，从而可能发生再激活。再激活病灶可表现为视网膜脉络膜瘢痕边缘的不规则区域，伴有玻璃体混浊(图 9-9)。

后天性感染（参见第 8 章）通常是由饮用未煮熟的含包囊或卵囊的水造成的（如来自被猫粪便污染的土壤）。感染时一般无症状，少数人可能有流感样症状并伴淋巴结病变。急性感染可引起视网膜脉络膜炎，但与先天性感染不同，它不造成陈旧性瘢痕。在免疫力低下的患者中，弓形虫视网膜脉络膜炎没有巨细胞病毒性视网膜炎常见，但可引起广泛的视网膜坏死。在石蜡切片中可以见到寄生虫和包囊（图 9-9）。

（2）棘阿米巴：过去棘阿米巴角膜炎发病率的增加与软性角膜接触镜用者增加有关，但如今这种形式的角膜炎已不常见。因为人们已经认识到了戴角膜接触镜时卫生的重要性。角膜上的阿米巴可吞噬垂死角膜细胞和多形核细胞的碎屑（图 9-10）。这里的阿米巴病原体不使用免疫组化方法很难鉴别出来。棘阿米巴性角膜炎疼痛严重，一般不发生穿孔，主要病变发生在浅层，但相应地对治疗的起效也比较缓慢。

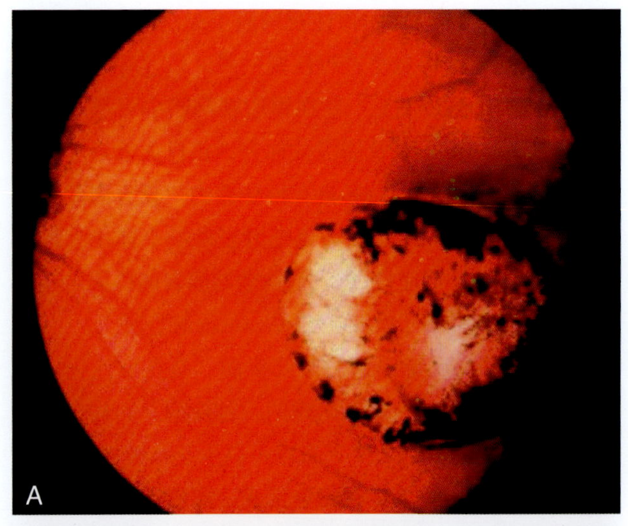

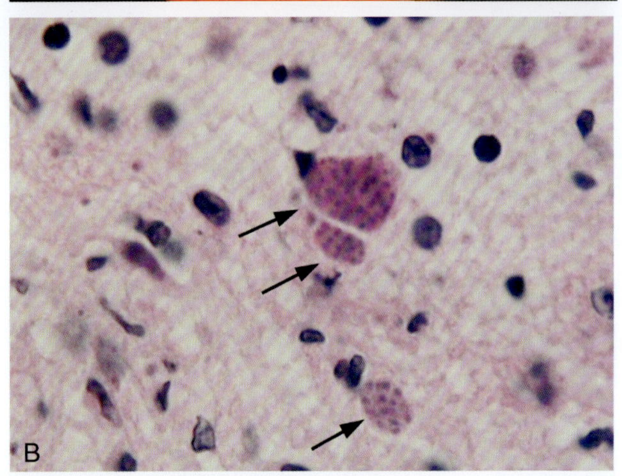

图 9-9　弓形虫包囊（箭头）

A. 先天性弓形虫感染患者静止期的视网膜脉络膜瘢痕；B. 视网膜的正常结构已被破坏 [图 A 转载自 Roberts, F., McLeod, R., 1999. Pathogenesis of toxoplasmic retinochoroiditis. Paristol. Today. 15(2), 51 - 57；经 Elsevier 许可使用]

（3）犬弓蛔虫：犬弓蛔虫的成虫，可达几厘米长，多生活在幼犬的肠道中，虫卵随粪便排出。婴幼儿如摄入虫卵则其在胃里释放出第二期幼虫。弓蛔虫幼虫可以轻易进入人体组织且不引起炎症反应，但其死亡后会激活免疫系统。最敏感的器官是肝、肺、大脑和眼睛，可能发生迟发性和速发性过敏反应。如果发生在眼可能有 3 种结局。①在视网膜后极部：有缓慢发展的轻度纤维化反应，产生类似于视网膜母细胞瘤的团块；②在视网膜中周部：产生快速的活动性炎症反应，特点是出现大

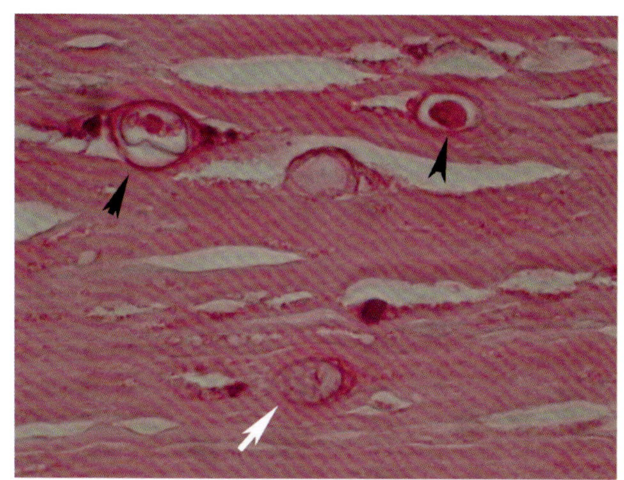

图 9-10 角膜接触镜佩戴者的角膜（PAS 染色）
角膜基质板层间可见棘阿米巴包囊（黑色箭头）和滋养体（白色箭头）

量的嗜酸性粒细胞，液体渗漏到视网膜和视网膜下，可继发视网膜脱离；③在扁平部的玻璃体基底部：会发生炎症和纤维化，可能诱发后葡萄膜炎，此时很容易被误认为是扁平部炎。

6. *其他寄生虫感染* 在热带地区若感染了蠕虫，如吴策线虫、罗阿丝虫和其他一些线虫幼虫，当其微丝蚴进入视网膜和玻璃体时可引起视网膜损伤和炎症（参见第 8 章）。但一般炎症的程度较轻，可发展为斑驳状色素性视网膜病变［弥漫性单侧神经视网膜炎（DUSN）］。其由蠕虫在视网膜下间隙迁移引起。

三、非感染性炎症

许多眼内和眼外的炎症没有任何感染的证据，这些病例可归咎于自身免疫、过敏或免疫介导的炎症机制。

四、肉芽肿性炎症

巨噬细胞与多核巨细胞聚集在组织破坏病灶周围可以形成肉芽肿。除了上述提到的感染性疾病外，这也是非感染疾病的特点。免疫学中，导致该病理改变的通常为迟发型超敏反应（DTH 反应，参见第 7 章）。肉芽肿性炎症是由 Th1/17 细胞介导的，巨噬细胞是效应细胞。这些肉芽肿反应的类型如下。

1. *对内源性物质的反应* 血浆、血液或细胞的破裂产物，如进入组织可引起巨细胞肉芽肿性反应。最常见的眼睑肉芽肿是睑板腺囊肿，是由睑板腺腺管阻塞引起的（图 9-11）。囊肿破裂（表皮或皮样囊肿）释放出角蛋白，可刺激和诱发慢性肉芽肿反应，而细胞外基质中红细胞和血浆也可引发炎症反应，细胞的这些反应取决于组织液中是否存在溶纤维蛋白酶（纤溶酶和纤溶酶原激活物）。在前房中，纤维蛋白被房水稀释并被房水中的溶纤维蛋白酶迅速分解。因此，对红细胞的反应只有当巨噬细胞从虹膜血管迁移进入前房时才会发生。玻璃体的类似反应则见于视网膜撕裂或视网膜增殖病变和视网膜血管破裂出血。类似的出血性肉芽肿还可见于眼眶的创伤出血（创伤性血性肿）。

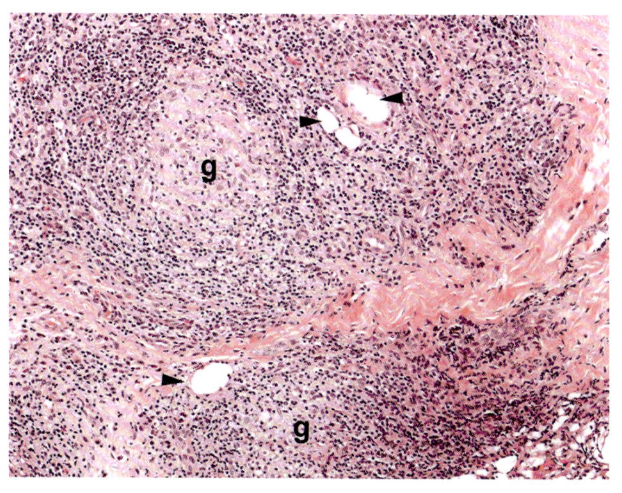

图 9-11 睑板腺囊肿
睑板腺囊肿阻塞睑板腺（Meibomian 腺）的脂质释放后形成脂肪球，刺激形成肉芽肿（g），脂质溶解后遗留脂肪空腔（箭头）。肉芽肿病灶周围有大量淋巴细胞和浆细胞。因为炎症反应和纤维化干扰了睑板的邻近腺体引流。睑板腺囊肿易复发。复发性睑板腺囊肿是诊断皮脂腺癌的一个重要鉴别点

2. *对外源性非生物物质反应* 组织中植入植物或有机物质如木质材料，可以产生与缝合棉或用合成材料制备的缝线相类似的反应。只是合成纤维或植物片段在偏振光下可出现双折射现象，周围有巨噬细胞和淋巴细胞。在组织液中如果是金属碎片会慢慢溶解，但有些元素，如铁则对视网膜有毒害作用，会导致神经元丢失，所以玻璃、金属异物对视网膜尤其危险。黄铜中含铜和锡，铜离子产生的反应是化脓性的，原因尚不清楚。有时可以因眼科手术中使用的材料而发生类似的反应。需要提醒的是，金属撞击产生的微小异物可以进入眼内并留在视网膜、玻璃体或睫状体中，尤其是视力未受影响的患者不易被发现，但异物缓慢释放的金属离子可导致视网膜退化，其中铜离子可引起炎症。

五、非肉芽肿性炎症

在许多病因学和发病机制中均存在淋巴细胞和浆细胞聚集。临床上发生的许多前葡萄膜炎和后葡萄膜炎，如白塞病就是以弥漫和密集的淋巴细胞和浆细胞浸润为特

征的。而视神经和视网膜血管炎、淋巴细胞性血管周围炎则是脱髓鞘疾病（多发性硬化）的特征。在内分泌性突眼患者的眼外肌中可能有淋巴细胞聚集（淋巴漏）。

六、自身免疫性疾病

自身免疫性疾病的病理生理学基本机制已在其他章节中讨论过（参见第 7 章）。正如上面提到的，许多眼及其附属器的炎性疾病都没有明确的致病微生物。其中有些与全身结缔组织疾病或已知的自身免疫性疾病的病因有关，另一些则仅局限在眼和眼周组织。下面描述一些此类疾病。

1. 干燥综合征　是累及泪腺、结膜副泪腺（Wolfring 腺和 Krause 腺，参见第 1 章）和唾液腺的疾病，淋巴细胞浸润破坏了泪腺分泌腺泡的组织结构。唾液和泪液分泌受损后可分别导致口干和眼干，这与表面上皮的鳞状化生与结膜上皮中的杯状细胞丢失有关。原发性干燥综合征患者一般会发现特异性抗体（抗 Rho，La）。

2. 风湿性眼病　类风湿关节炎患者的眼组织破坏是由 T 细胞介导的，但也包括免疫复合物介导的血管炎。实际上，包括系统性红斑狼疮（SLE）在内的几种血管炎性自身免疫性疾病，除了中性粒细胞外（它们表现出 NETosis，参见第 7 章）（Apel et al.，2018），还涉及 B 细胞和自身抗体。通常认为血管炎现象和中性粒细胞活性是血流受损的基础，可导致前节坏死性巩膜炎和周边角膜溃疡。对眼前节的影响是引起坏死性巩膜炎和边缘性角膜溃疡。自发的中央角膜溃疡（通常没有炎症细胞浸润）多见于类风湿疾病（角膜溶解），这一现象是由金属蛋白酶释放引发的。如果巩膜胶原蛋白的破坏很严重，可能引起组织纤维素样坏死，在坏死的巩膜周围出现肉芽肿反应，而巩膜变薄将导致其下面的葡萄膜巩膜软化穿孔。但由于继发性纤维化，很少引起睫状体脱离和穿孔。某些患者炎症过程较缓慢，伴随着反应性纤维化巩膜明显增厚（角膜缘性巩膜炎）。后极部的局部炎症反应可引起黄斑水肿，所引起的肿块类似于伴或不伴有渗出性视网膜脱离的恶性黑色素瘤（后结节性巩膜炎）。

3. 其他眼表疾病　自身免疫性疾病常见于大疱性疾病的眼睑皮肤，如天疱疮和黏膜类天疱疮等，都是极其严重的疾病，且治疗非常困难。上皮的基底膜一旦发生自身免疫反应，可导致严重的基质纤维化。对 Michel 转运介质涉及的组织做免疫荧光研究，显示有 IgG，有时含 C3 沿基底膜呈线性沉积（图 9-12）。这可导致上皮从基底膜上脱离，保护功能下降，容易产生继发性炎症和纤维蛋白渗出。在穹窿部，纤维素性渗出物为成纤维细胞的迁移提供了支架，随后会引起眼睑和眼球之间的粘连（睑球粘连）。全基因组关联分析已证实遗传倾向（参见第 3 章），这些患者 14 号染色体上的半乳糖脑苷脂酶基因和 16 号染色体基因间区域具有多态性。

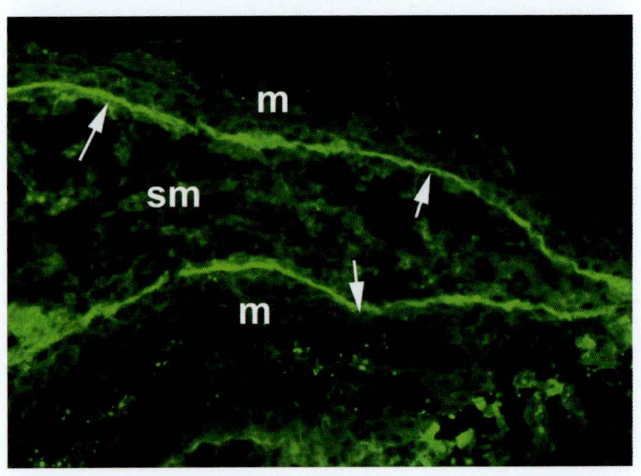

图 9-12　在眼部瘢痕性类天疱疮中，免疫荧光研究显示在结膜的基底膜中有线性的 IgG 荧光（箭头）。在黏膜（m）和黏膜下层（sm）中仅有背景染色

4. 晶状体诱发葡萄膜炎　白内障晶状体含有可溶性晶状体蛋白和其他蛋白质的降解产物（参见第 4 章）。该晶状体蛋白可以自发地或因创伤进入前房，诱发严重的巨细胞肉芽肿反应（图 9-13）。巨噬细胞和淋巴细胞从虹膜和睫状体中扩张的血管进入前房，通过晶状体囊的破口直接进入晶状体皮质。在炎症浸润中，常包括大量的中性粒细胞和嗜酸性粒细胞。炎症细胞在睫状体炎的情况下能直接穿过睫状体。

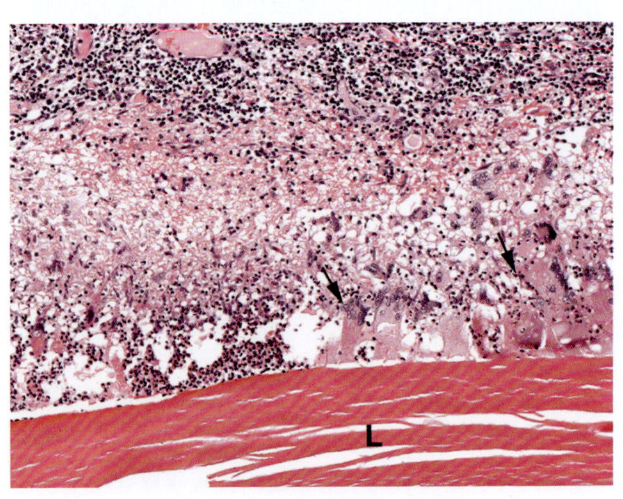

图 9-13　晶状体诱发的葡萄膜炎

晶状体皮质（L）遭受巨细胞肉芽肿反应的攻击（箭头），周围有淋巴细胞浸润

晶状体蛋白进入前房并不必然会产生显著的炎症反应。有时晶状体蛋白呈相对惰性，只诱发一种简单的巨噬细胞反应。肿胀的巨噬细胞导致房水流出道阻塞，导致眼压升高（晶状体溶解性青光眼）。如果导致急性破裂，则流出系统会被晶体物质堵塞（晶体微粒性青光眼）。

5. 交感性眼炎　在一侧眼睛受伤后，会发生双侧脉络膜、睫状体和巩膜（全葡萄膜炎）的肉芽肿性炎症。受伤的巩膜内通常有葡萄膜嵌顿，随后被隔离的眼抗原会致敏，导致后葡萄膜炎，其主要由 MHC Ⅱ类 $CD4^+$T 细胞介导，影响继发眼和对侧交感眼。这种免疫反应是直接针对眼部自身抗原的（参见第 7 章）。炎性浸润后葡萄膜可变得相当厚，其中包括聚集的巨噬细胞（图 9–14）。炎症过程也可累及视网膜色素上皮细胞并伴有巨噬细胞聚集（本质上为小肉芽肿结节即 Dalen–Fuchs 结节）。

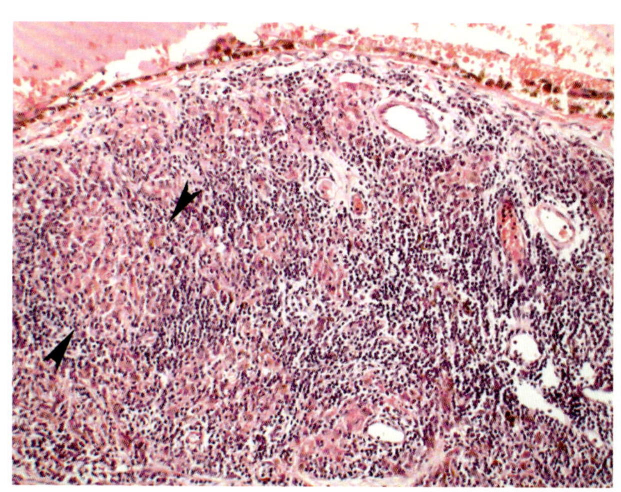

图 9–14　在交感性眼炎中，脉络膜因慢性炎症浸润而扩张增厚，包括肉芽肿（箭头）

特点是在巨噬细胞中有细小的黑色素颗粒。脉络膜的毛细血管尚未受累，视网膜色素上皮细胞含有浸润的巨噬细胞

6. 血管炎　一般特点是血管壁发生炎症，常伴有坏死。除了感染外主要由免疫介导。血管炎根据主要受累的血管大小进行分类。颞动脉炎和 Takayasu 动脉炎（大动脉炎）是主要的大血管炎。中等血管受累包括典型的结节性多动脉炎和川崎病。小血管炎则包括 Wegener 肉芽肿、Churg–Strauss 综合征、显微镜下多动脉炎和 Henoch - Schönlein 紫癜。

（1）颞动脉炎（巨细胞动脉炎）：是累及脑动脉、眼动脉、后睫状分支和视网膜中央动脉的全身疾病。失明最常见的原因是前部缺血性视神经病变，这是可以预防的，所以诊断很重要。在受累动脉中，树突状细胞在局部聚集，激活 $CD4^+$ 细胞，后者引导了效应炎性巨噬细胞的活性。早期这些 $CD4^+$ 细胞分化为 Th1 和 Th17 细胞，后者在早期阶段更重要。细胞因子引起巨噬细胞（包括 IL–1β 和 IL–6）、巨细胞和平滑肌细胞活化，使得血管重塑。在这种自身免疫性疾病中，尚未发现特定的抗原，但研究表明 PD–1/PDL–1 检查点抑制剂对树突状细胞：T 细胞激活的调控失衡是该病的基础（Zhang et al.，2017）。

显微镜下观察，可见血管有广泛炎性细胞浸润，淋巴细胞、浆细胞、嗜酸性粒细胞和巨噬细胞（图 9–15）。有跳跃性病变时炎症可呈斑片状（血管炎病灶与正常血管区域交替出现）。多核巨细胞通常位于碎裂的内弹力层附近。管腔可被纤维蛋白血栓堵塞，也可机化和再通。外膜和小动脉周围血管经常参与慢性炎症过程。类固醇疗法有时不能完全抑制该炎症过程，甚至不能阻止血管阻塞及随之而来的对侧眼失明。

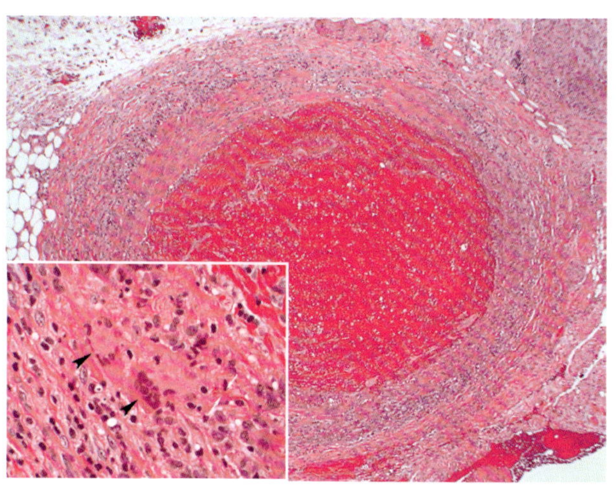

图 9–15　在颞动脉炎中可见管腔被血栓阻塞

血管内膜有增殖，中层有炎性细胞浸润，并伴随内弹性膜相关的多核巨细胞（如插图中黑色箭头所示）

（2）Takayasu 病（大动脉炎）：与颞动脉炎相似，但主要受累血管位于主动脉弓。本病能导致大脑、眼、面部、手臂、心脏和肾脏缺血，可以不同组合出现。Takayasu 病通常发生于 50 岁以下的人群，这一点与颞动脉炎不同。

（3）结节性多动脉炎（polyarteritis nodosa）：以中等及小动脉局灶性炎症为特征，病变导致血管壁纤维素样坏死及血栓形成，继而引发心脏、中枢神经系统、肾脏及肌肉等器官的缺血性改变和局灶性梗死。眼部受累虽罕见，但可累及眼动脉（ophthalmic artery）、视网膜中央动脉（central retinal artery）以及视网膜与脉络膜血管系统；血浆成分经视网膜下腔渗出可导致继发性视网膜脱离（retinal detachment）。

（4）川崎病（Kawasaki's disease）：好发于婴幼儿，主要累及主动脉主干分支（尤以冠状动脉为著）。眼部表现多呈前葡萄膜炎（anterior uveitis）或结膜充血。

（5）ANCA 相关性血管炎：抗中性粒细胞胞质抗体（antineutrophil cytoplasmic antibody，ANCA）是针对中性粒细胞及单核细胞胞质颗粒抗原的自身抗体。核周型染色模式（p-ANCA）见于显微镜下多血管炎及约 50% 的嗜酸性肉芽肿性多血管炎（eosinophilic granulomatosis with polyangiitis，旧称 Churg-Strauss 综合征）。胞质型染色模式（c-ANCA）见于肉芽肿性多血管炎（granulomatosis with polyangiitis, GPA，旧称 Wegener 肉芽肿）。

组织学检查中，GPA 的特征性表现为坏死、肉芽肿性炎症及小血管炎。GPA 的眼部表现较常见，包括巩膜炎、角膜巩膜溃疡或眶内肿块。眼部病变可为全身系统性疾病的组成部分，亦可以局限型存在。全身型典型累及肾脏、肺脏、上呼吸道及鼻窦，而局限型仅表现为上呼吸道及肺部病变，无肾脏受累。c-ANCA 在 90% 以上的全身型 Wegener 肉芽肿患者中呈阳性，大部分抗体靶向蛋白酶 3（PR3），少数靶向髓过氧化物酶（MPO）。局限型患者中 c-ANCA 阳性率仅为 60%。

显微镜下多血管炎及嗜酸性肉芽肿性多血管炎亦可出现眼部表现，但相对少见。

（6）免疫复合物介导的血管炎：最典型代表为 IgA 血管炎（Henoch-Schönlein 紫癜），其系统表现包括关节炎、肠道及肾脏受累。眼部表现罕见，可表现为角膜炎、前葡萄膜炎及眼部缺血。

7. 系统性红斑狼疮（systemic lupus erythematosus）是多系统自身免疫性疾病。对血液成分如白细胞 DNA 产生抗体是引起患者贫血、血小板减少和白细胞减少的原因。磷脂抗体水平升高和随后的凝血障碍会导致阻塞性血管病变，使患者变为出血体质。此外，DNA-抗 DNA 抗体复合物是死亡细胞 DNA 自释放而形成的，该复合物可以启动Ⅲ型超敏反应。系统性红斑狼疮可引发小血管炎，导致心、肺、肾、脑和皮肤组织损伤。

本病的眼部受累罕见，但也有"狼疮性视网膜病变"的报道。特征是视网膜微梗灶，严重病例发生视网膜中央动脉和静脉阻塞，出现出血性梗死。脉络膜病变则在临床少见，但荧光造影检查时可发现。

第五节　代谢性疾病

许多全身代谢性疾病会累及眼和眼外组织，且眼部并发症常较严重。

一、糖尿病

糖尿病视网膜病变主要是微血管病变，毛细血管阻塞和视网膜缺血是其主要特点（参阅关于退行性血管疾病的部分）。小血管主要的基础异常是基底膜的多层化，还有高血糖诱导的内皮和周细胞变性。然而，即使严格控制血糖，微血管并发症仍持续进展。导致这一现象有多种原因，包括晚期糖基化终末产物，线粒体损伤、氧化应激和表观遗传效应如 DNA 甲基化和组蛋白修饰（参见第 4 章）。

一旦发生初始的血管损伤，毛细血管增厚、阻塞，继而导致视网膜缺氧，随着受累视网膜组织的增多，视网膜缺氧进行性加重。这改变了各种生长因子之间的平衡，包括血管内皮生长因子（VEGF）、胎盘生长因子（PLGF）增加和色素上皮衍生生长因子（PEGF）减少，VEGF 和 PLGF 均有血管生成作用，PEGF 则有抗血管生成作用。未经治疗的视网膜缺血导致增生性糖尿病视网膜病变（PDR），这导致出血和视网膜损伤，是失明的直接原因。

除了血管病变，糖尿病也可影响眼的其他组织，相关的组织学表现包括：①虹膜色素上皮空泡形成；②睫状突基底膜增厚；③白内障（没有特异性表现）。黄斑区由于视网膜毛细血管渗漏和视网膜色素上皮层间液体转运功能障碍的共同作用，特别容易受到水肿的影响。由黄斑水肿导致的视觉损失极常见，但病情进展缓慢。

二、甲状腺眼病

内分泌性突眼可在没有甲状腺功能亢进症其他临床体征的情况下出现，表现为单侧（15%）或双侧眼球突出和眼球运动受限。诊断依据除了甲状腺功能亢进症的相关体征外，一般还包括三碘甲腺原氨酸（T_3）和甲状腺素（T_4）水平异常增高、促甲状腺素水平降低。计算机断层扫描或眼眶超声可显示眼外肌均匀肿胀，这些均能证实内分泌性突眼的诊断。在没有明显突眼症状的患者中，这些表现的比例很高（最高 85%）。甲状腺眼病是一种免疫介导疾病，眶成纤维细胞似乎是主要的靶目标。甲状腺突眼患者的胰岛素样生长因子 1（IGF-1）受体大量增加，与这些受体结合能够使细胞外基质增加，产生激活 T 细胞和巨噬细胞的作用，并且通过细胞因子启动和扩大免疫级联反应。

研究发现，眼外肌的血管周围有淋巴细胞浸润（淋巴细胞积聚），肌纤维内和肌纤维周围有糖胺聚糖聚集。这些发现与上述影像学的表现相关（图 9-16）。随着病情进展，肌纤维被纤维组织逐步代替。眶尖处的神经研

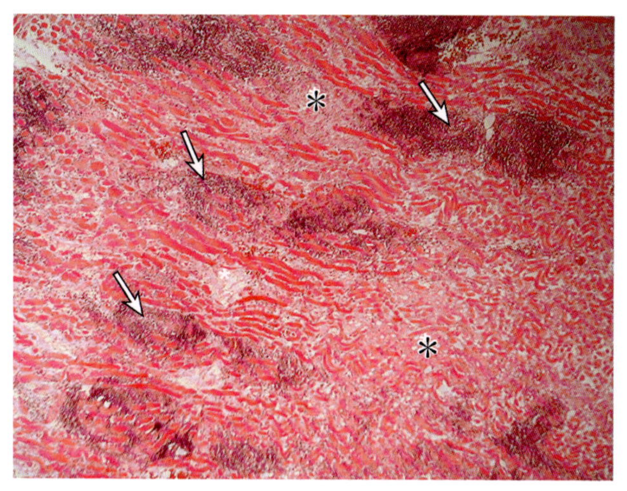

图 9–16　内分泌突眼表现

眼外肌的横纹肌纤维被脂质和黏多糖（星号）分开。肌肉中可见淋巴细胞（箭头）聚集

究显示此处运动神经出现大的轴突丢失，这是受肿胀肌肉压迫的结果，也是眼球运动受限（眼肌麻痹）的原因。

三、氨基酸代谢紊乱

1. 高胱氨酸尿症　本病在生物化学方面的异常表现是胱硫醚 β- 合成酶水平降低。患者有血栓栓塞倾向，因此手术和麻醉时风险较高，甚至可能致命。晶状体脱位（向下、稍微向后）是睫状小带纤维获得性代谢异常的结果。小带纤维的组织学检查显示，有一层厚的周期性过碘酸希夫反应阳性物质沉积在睫状突和平坦部的内表面。

2. 胱氨酸贮积症　蛋白质降解时溶酶体会持续释放胱氨酸，当胱氨酸运输通过溶酶体膜时会引发生化紊乱。患有胱氨酸贮积症者因运输系统的缺陷，氨基酸被困在溶酶体中，眼部表现出双折射胱氨酸结晶体，人们早已认识到它们在结膜、角膜、脉络膜、色素上皮及视网膜中的聚集等。组织学上的证明则需要结膜活检，用乙醇（100%）固定证实胱氨酸结晶体的存在。

第六节　老化、变性和营养不良

很难定义老化，但是总体来说本节描述的情况与其他章节内容是有重叠的。因组织功能的逐渐衰退（变性）而伴有组织营养缺乏（营养不良），这些都属于老化过程的一部分。

一、老化

程序化衰老理论和错误衰老理论两者并不一定互相排斥。第一种理论认为，基因决定着我们的老化，并且个体间存在差异；而内在的控制因素一方面包括线粒体中老化基因的表达，另一方面来自生命过程中端粒的连续缩短导致细胞分裂功能的丧失。端粒是重复核苷酸序列的一个区域，位于染色体臂末端，主要防止细胞分裂时经常引起的染色体逐渐变短。出生时的端粒约由 8000 个碱基对组成，成年之后约由 3000 个碱基对组成。细胞通常只能分裂 50 ～ 70 次并伴端粒缩短，随后细胞开始衰老、死亡或基因连续损伤导致恶性转化。除基因编程外，衰老还通过胰岛素 /IGF–1 信号通路激素调控。免疫系统功能也随时间推移而下降，失调的免疫反应与衰老性疾病（如阿尔茨海默病）有关。第二种理论认为，损伤由亚致死损伤的累加效应而来，这些亚致死损伤往往与减肥、吸烟、紫外线等因素相关。这种损伤是外部损害因素导致组织自由基产物增加所致。老化如果发生在眼睛的各种结构中会产生多种不同的影响。阿尔茨海默病中的淀粉样蛋白斑块和细胞内 Tau 蛋白聚集体都是阿尔茨海默病衰老的特征。最近的研究表明，视网膜的变化可以预测这些衰老变化。这些老化对眼睛的影响在知识关联 9–8 做了归纳总结。

知识关联 9–8　眼与老化

眼部所有结构都会老化，同时对视力也有不同程度的影响。

1. 眼睑及泪腺系统

（1）皮肤薄变和松弛：①冗余的皮肤褶皱和皱纹；②睑外翻或睑内翻；③上睑下垂和眉下垂；④眶脂肪脱垂；⑤流泪（泪点外翻所致）。

（2）泪腺萎缩：干眼。

2. 角膜

（1）曲率变化，光泽和敏感度渐失。

（2）老年环。

（3）周边 Hassall–Henle 小体。

（4）色素沉着（内皮葡萄膜色素）。

（5）角膜内皮细胞减少。

3. 小梁网与葡萄膜

（1）小梁网色素沉着增加。

（2）房水流出阻力增加。

（3）瞳孔变小，反应迟钝。

（4）睫状肌纤维化（导致老视）。

4. 晶状体

（1）黄色素积聚导致蓝光吸收增加。

（2）核硬化（导致老视）。

（3）悬韧带失去弹性（导致老视）。

5. 玻璃体

（1）玻璃体浓缩。

（2）伴有腔隙的玻璃体液化。

（3）玻璃体后脱离。

6. 视网膜和视网膜色素上皮

（1）神经细胞丢失和变性。

（2）基底膜增厚。

（3）视网膜色素上皮萎缩，黑色素减少，脂褐素增加。

（4）年龄相关性黄斑变性（参见知识关联9-12）。

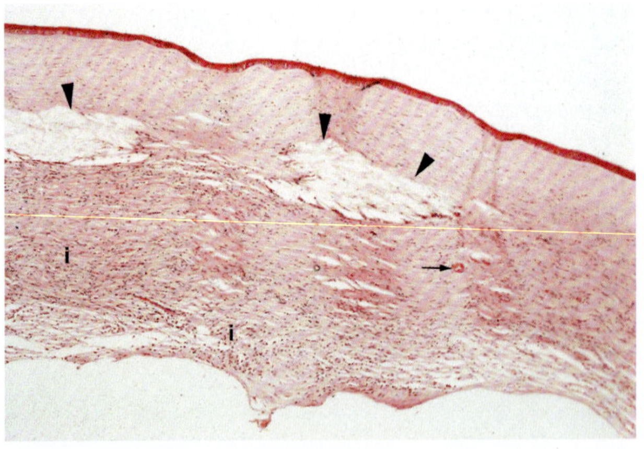

图 9-17 在角膜炎症相关疾病末期，血管（长箭头）渗漏的脂质以胆固醇结晶（角形箭头尖所示）的形式渗入基质。此处存在很强的炎性浸润（i）

二、变性

从病理上来说，组织的变性通常涉及结缔组织成分，如胶原蛋白、弹性蛋白和蛋白聚糖，但也可能表现为进行性破坏、功能障碍和持续产生这些成分的实质组织细胞的死亡。变性可以根据其构成和部位做如下描述。

1. 变性的成分 / 种类　变性可根据生化组成不同分为很多种，主要反映引发这一过程的初始因素。

变性可以影响多种组织（全身性的）或作用仅限于局部，如曾经的伤害或损伤（如产伤造成的臂萎缩）。眼睛是变性易发生的部位。

（1）玻璃样变性：指由无结构、很透明的基质（其中包括胶原蛋白和糖蛋白）代替了正常细胞，显微镜下呈玻璃状。玻璃样变性常发生在老化，良性高血压、糖尿病眼病和肾小血管细胞壁中。正常内皮细胞屏障的破坏，血浆渗漏到血管壁中，这是玻璃样变性的原因之一。

（2）脂肪变性：是最无害的。脂肪浸润形式发生于角膜周边部的基质内，是老化过程的一部分，也称之为老年环。角膜血管化后由于长期炎症反应，血脂会从血管渗出沉积在基质中（图 9-17）。

脂肪（中性脂肪和胆固醇）在中型和大型肌动脉（动脉粥样硬化）内膜沉积形成血栓（见上文血管疾病）。脂肪沉积于眼睑真皮内的巨噬细胞簇（黄色瘤）中通常是老化的特征，但要排除高胆固醇血症。

（3）弹性纤维变性：弹性纤维可通过特殊的染色剂（如地衣红）观察。在皮肤、血管和晶状体悬韧带等组织中弹性纤维呈细带状，而结构蛋白（弹性蛋白）呈线圈状排列，具有弹性（参见第 4 章）。长期在阳光下暴晒是导致皮肤“弹性变性”的常见原因，其结果往往是成纤维细胞功能缺陷和基质弹性改变，即弹性变差。弹性假黄瘤也会导致皮肤弹性变差。此情况下 Bruch 膜会破裂导致脉络膜暴露（血管样条纹症）。

（4）睑裂斑和翼状胬肉：是眼表所特有的变性类型。结膜内弹性样物质的沉积导致球结膜上结节形成并变厚（睑裂斑）。长期暴露在炎热、干燥、多尘环境中的个体，睑裂部边缘可出现弹性变性病灶，向角膜内呈翼状发展（翼状胬肉）（图 9-18）。被覆盖的弹性组织上皮细胞可能发生各种改变，包括异常增生和癌变。现认为翼状胬肉是由高强度紫外线的伤害造成的，通常发生于某些特定人群，如冲浪运动员和生活在太平洋岛屿的人。

（5）钙化：钙以羟基磷灰石结晶［$Ca_{10}(PO_4)_6(OH)_2$］的形式沉积于正常和病变的组织中。高钙血症状态下，如甲状腺功能亢进症、维生素 D 过多和骨骼转化中骨吸收过多，钙会沉积在正常的组织内，如肾和结膜，这个过程被称为转移性钙化。

相反，钙能够沉积在玻璃样变的结缔组织（血管）中或以正常血钙状态沉积在坏死组织内（如肺内结核后瘢痕组织、动脉粥样硬化斑块和视网膜母细胞瘤坏死组织等），称为营养不良性钙化。眼部组织钙化也发生在晚期肺结核患者的眼中，通常发生于视网膜色素上皮衍生的化生纤维组织中，有时可能发生骨化。

2. 淀粉样蛋白　是沉积于组织中的不溶性蛋白质，特别是在血管周围和在基底膜内。在苏木精和伊红染色切片中淀粉样蛋白具有均匀的粉红色外观；用刚果红染色，然后在偏振光下观察，则呈现苹果绿双折射（图 9-19）。淀粉样蛋白的成分多样，其影响取决于它是全身性的还是局部性的。

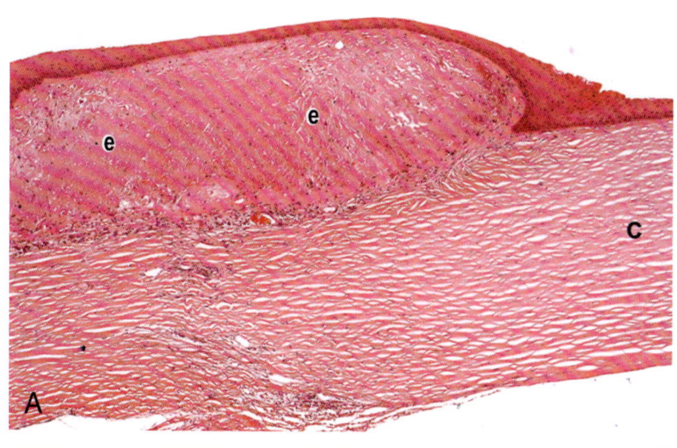

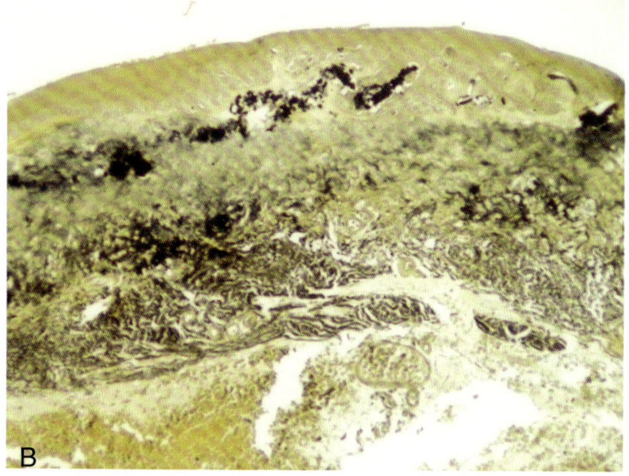

图 9–18 A. 翼状胬肉侵入角膜（c），胬肉由致密沉积的变性弹性蛋白构成（e）；B. 使用特定的染色剂后，变性弹性蛋白呈黑色（弹性纤维 EVG 染色）

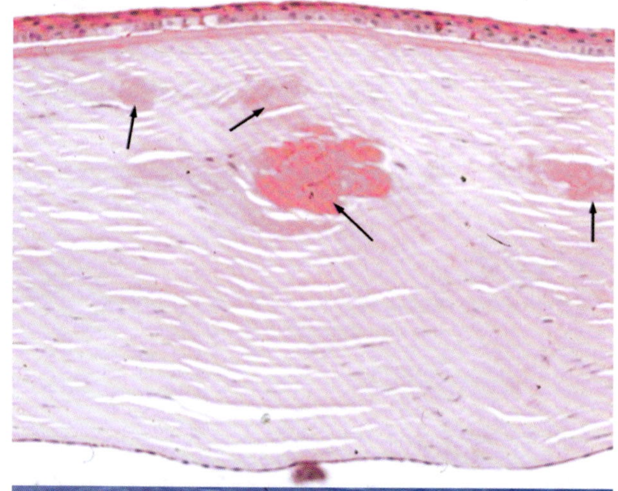

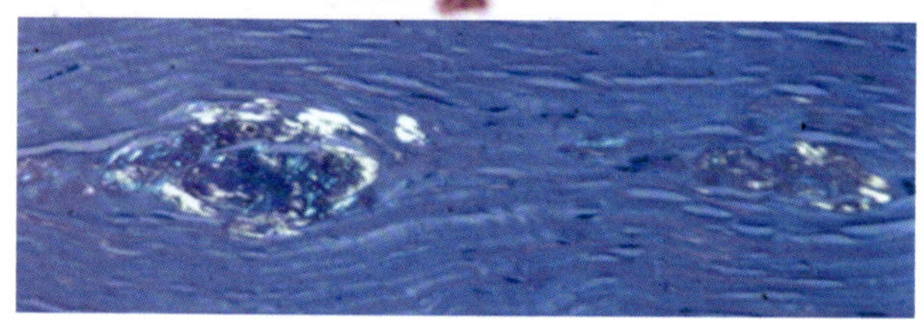

图 9–19 上图：角膜晶格状营养不良。基质沉积区（箭头）具有淀粉样蛋白的特征染色，偏振光下观察刚果红染色切片呈现苹果绿双折射（下图）

（1）全身性淀粉样蛋白沉积：①与单克隆浆细胞增殖有关，如骨髓瘤、华氏巨球蛋白血症，淀粉样蛋白轻链（AL）来源于免疫球蛋白片段；②与慢性炎症相关，如类风湿关节炎、遗传性家族性地中海热，淀粉样蛋白来自血清淀粉样蛋白（SAA），在许多炎性病变中是一种急性期的反应物。

（2）局部淀粉样蛋白沉积：①来自多肽激素的淀粉样蛋白，可沉积在内分泌肿瘤内，如甲状腺髓样癌；②来自前白蛋白的淀粉样蛋白，可沉积在老年人的心脏、大脑和关节内，阿尔茨海默病中淀粉样蛋白很重要。淀粉样蛋白也是黄斑变性玻璃膜疣的组成成分。

在没有全身性疾病的患者中，眼睑、眼眶或结膜中观察到的淀粉样蛋白多为孤立的结节状。系统性淀粉样变性时，淀粉样蛋白沉积在脉络膜和玻璃体中。角膜的淀粉样蛋白沉积（图 9–19）是晶格样营养不良的典型特征。

3. 剥脱综合征（假性剥脱综合征） 剥脱综合征是一种与年龄相关的全身性疾病，其中颗粒状无定形的嗜酸性物质在全身积聚。这种物质在眼部表面上呈白色蓬松状，沉积在晶状体表面、睫状突、虹膜表面和小梁网的内表面。累及房水流出系统则会导致继发性开角型青光眼。渗出物中含有基底膜蛋白和各种基质酶。尽管有学者认为剥脱综合征中有遗传因素会增加某些人群（如斯堪的纳维亚人）的发病率，但其真正的发病机制尚未完全了解。

4. 血管变性疾病 工业社会发病和死亡的一个主要原因是血管变性疾病（如动脉粥样斑块、动脉粥样硬化等），同时在代谢性疾病，如糖尿病中该病变发生率也有所上升。血管壁的变性过程可以有如下所述的多种形式。

（1）玻璃样变：在老化、高血压和糖尿病中，动脉和小静脉的血管壁由于胶原蛋白（玻璃样变）的沉积和正常平滑肌层的丢失而变厚（图 9–20），致使管腔变窄，组织的整体灌注减少，其应对代谢需求的能力也下降。高血压可与糖尿病和老年性退行性变的血管病变叠加，增加促使血管痉挛的收缩因素。

（2）血管闭塞性疾病：视网膜血管闭塞性疾病，可能表现为大血管或微血管闭塞。大血管闭塞主要影响视网膜中央动脉或静脉及其主要分支。微血管阻塞多发生在小动脉，主要引起组织无灌注和缺血。

（3）微血管阻塞：下列异常可能在高血压、糖尿病、艾滋病、放射性血管病变和血管炎等情况下见到，这是局灶性毛细血管闭塞导致的视网膜内斑块状缺血干扰造成的。

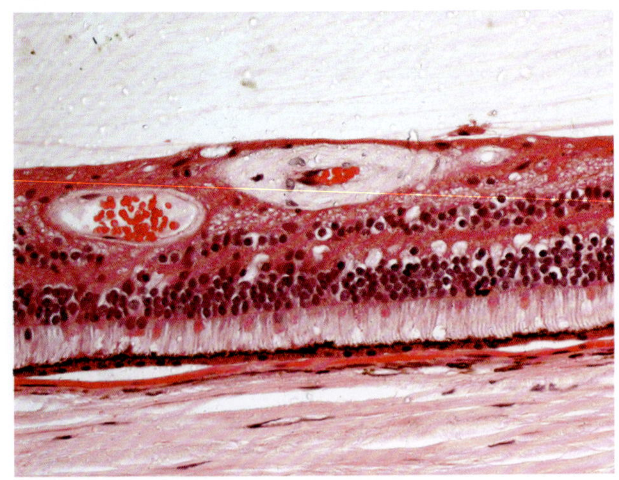

图 9-20　长期高血压患者的视网膜血管壁变厚、管腔变窄

- 微血管梗死——眼底镜检查中视网膜见蓬松的白色水肿（棉絮斑），代表中断的轴索末端水肿。轴浆流积聚在以前闭塞血管（图 9-21）供应区域的边缘。

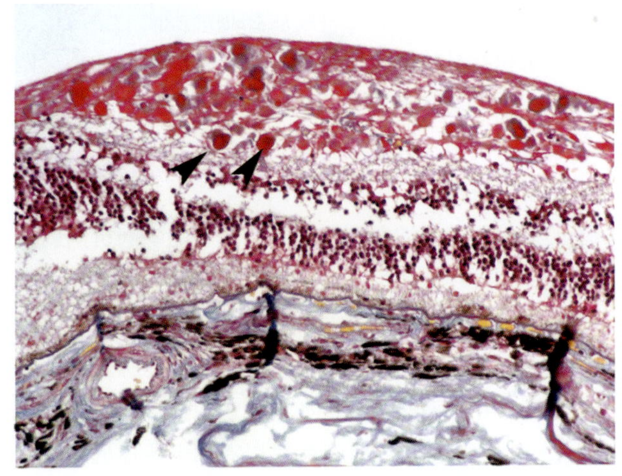

图 9-21　轴索崩解导致的水肿区是由于视网膜微小梗死。嗜酸性结构碎片（细胞样小体）代表水肿的轴突（箭头）末端。梗死主要涉及神经纤维层（Bodian 染色）

- 硬性渗出——血管床低灌注和深层毛细血管的内皮损伤导致血浆渗漏到外网层。临床上这种渗出呈黄色，界线清楚。组织学检测这些渗出的“硬物”是嗜酸性物质，在细胞质中可见含有脂质的泡沫状巨噬细胞（图 9-22）。
- 微血管瘤——糖尿病的支持细胞（周细胞）和视网膜中央静脉阻塞的血管内皮细胞坏死导致毛细血管壁功能的减退，可因毛细血管缺血导致另一效应，即随后产生的毛细血管壁小突起或爆裂，称为微动脉瘤。随着时间的推移，微血管瘤被基底膜沉积填充，但在荧光血管造影中可能会消失。

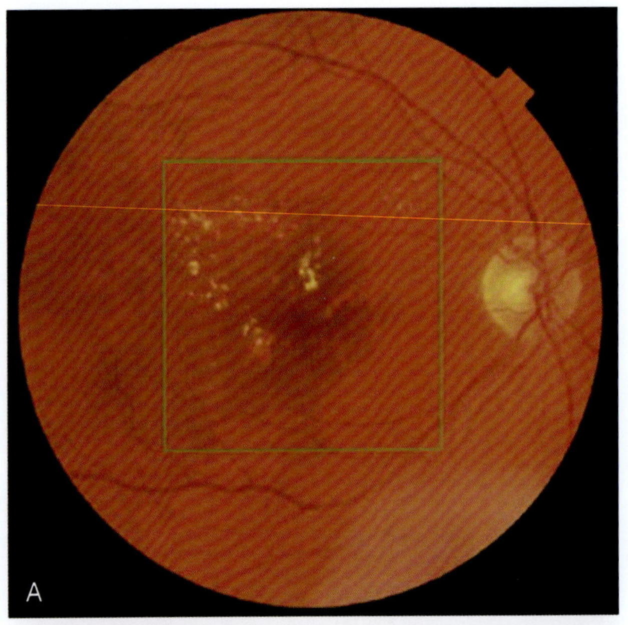

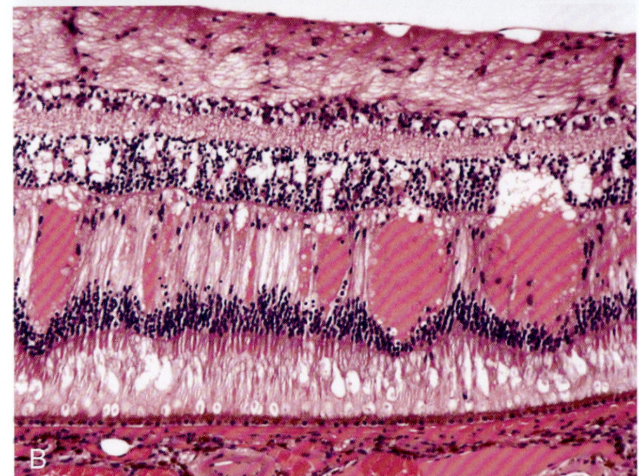

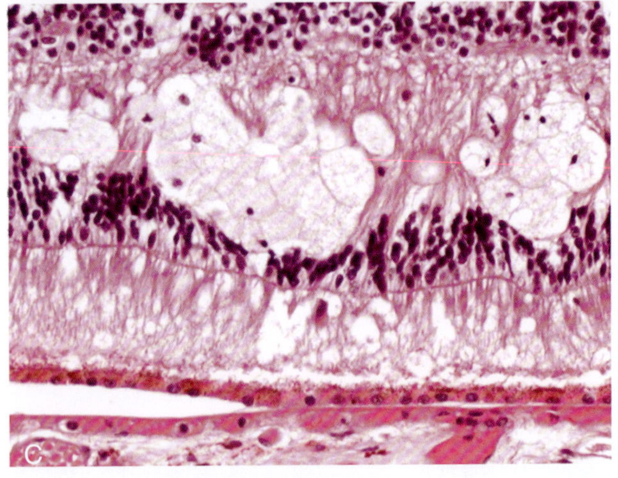

图 9-22　糖尿病黄斑水肿的眼底图像，黄斑区可见硬性渗出（A）。硬性渗出是由毛细血管内皮血浆渗漏引起的。渗出液在外网层，最初由蛋白质渗出物（B）组成，其后吸引沉淀的泡沫状巨噬细胞（C）将其清除

- 出血——血管壁的崩解导致红细胞外漏，以致视网膜中以下几种类型的表现。①火焰状出血：小动脉破裂使血液进入神经纤维层后形成火焰状出血。②点状出血：外网层毛细血管破裂形成点状出血，比火焰状出血范围更小、更局限。③斑片状出血：比点状出血范围大，提示血液从毛细血管进入光感受器和视网膜色素上皮之间。

- 新生血管——新形成的血管从小动脉无灌注区毛细血管床静脉侧生长，这是对视网膜内缺血的一种反应。这些血管在荧光血管造影时可见渗漏，主要发生在即将发展为血管增殖性视网膜病变的眼中。新生血管出现在毛细血管前微静脉和透明化样的静脉壁上，并在视网膜内和视网膜表面增殖。如果玻璃体已经脱离，纤维血管组织可在视网膜内表面生长；如果该纤维膜收缩，可以导致视网膜脱离。黏附在玻璃体内的纤维血管增殖可引起出血并形成牵拉条索。血管生成因子从玻璃体扩散穿过后房和前房引起虹膜表面（虹膜发红异色）和小梁网内表面的血管形成，可堵塞房角，导致继发性（新生血管性）青光眼。血管增殖也发生在早产儿的视网膜病变中（知识关联 9-9），其和视网膜相对缺血有着复杂的内在关系。

知识关联 9-9 早产儿视网膜病变

正常的视网膜血管生成

开始于约出生后 16 周。

从视神经开始向周边延伸。

在 32 周时到达锯齿缘（鼻侧），36 ～ 40 周到达颞侧锯齿缘。

早产

多种因素引起视网膜血管发育不全且发育受阻，如低氧、低血压和高氧等因素。

正常氧合恢复后可导致相对低氧，从而释放促血管生长因子，造成视网膜和玻璃体内快速且无序的血管增殖。

出血伴随继发性炎症和纤维化可导致牵拉和视网膜脱离。

（4）大血管阻塞：指管腔直径大于等于中型动脉直径的血管发生阻塞，包括视网膜中央动脉的血栓性闭塞，多与全身性疾病相关，如高血压和动脉粥样硬化等。

- 高血压——随着抗高血压的治疗，经典教科书中描述的急进性（恶性）高血压所致的视网膜出血、渗出和视盘水肿已不见。在高血压性视网膜病变的轻型病例中视网膜血管被描述为“铜丝样”或“银丝样”改变，这是玻璃样变性的结果。更严重一些的病例中，血管痉挛后血流通道狭窄，会造成远端血管内皮的缺血性损伤，后续内皮细胞肿胀、变性，纤维蛋白渗漏进入血管壁，进一步加重了管腔狭窄。高血压肾血管病变的特征是纤维素样坏死，可在难治性高血压的脉络膜和视网膜血管壁中发现。如果脉络膜毛细血管因纤维素样坏死阻塞，坏死的视网膜色素上皮细胞下方会有渗出，留下色素上皮脱失的小区域（Elschnig 斑）。
- 视网膜中央动脉阻塞——视网膜中央动脉是终末动脉，如血流阻塞会立即导致失明。

通常情况下，除黄斑区脉络膜毛细血管可见外，正常的透明视网膜会因为视网膜神经节细胞中的轴浆流动停止而变得不透明，阻止了脉络膜血管系统产生经典的红光反射穿透现象（樱桃红斑）（图 9-23）。视网膜中央动脉阻塞可能是视网膜中央动脉形成的血栓变性的结果，但更常见的是栓子。典型的是动脉粥样硬化斑块血栓形成引起心肌梗死或亚急性细菌性心内膜炎心脏瓣膜上的附壁血栓，视网膜内组织全部梗死后是不能存活的，也不会释放血管形成因子。因此，其发生新生血管性青光眼并发症的概率不到 5%，不像视网膜中央静脉阻塞，其发展为青光眼的比例高达 50%。栓子的多种来源见知识关联 9-10。

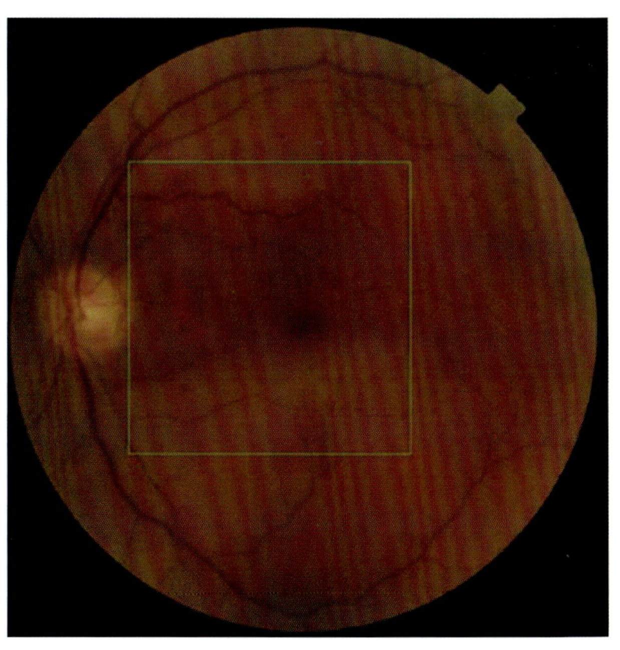

图 9-23 伴有睫状视网膜动脉的视网膜中央动脉阻塞的眼底图

除睫状动脉供血区域（绿色框内）外，视网膜颜色均苍白。睫状视网膜动脉是睫后短动脉的一个分支（眼动脉的一个独立分支）。由于该区域缺乏神经纤维层，黄斑呈红点状（图片由格拉斯哥的 Graeme Williams 博士提供）

- 视网膜中央静脉阻塞——视网膜中央动脉和静脉阻塞在眼底检查表现上类似，其特征性差异是后者在视

知识关联 9-10 栓子

栓子是指任何血液中携带的异常物质块，其大到一定程度可阻塞血管。各种类型的栓子列举如下。

1. 血栓 腿部和盆腔静脉血栓形成是引发肺栓塞和术中及术后死亡的主要原因。视网膜或脉络膜血管栓子主要源自二尖瓣和主动脉瓣处的血栓，或主动脉及颈动脉粥样硬化斑块脱落。另一来源可能是左心室的附壁血栓。

2. 空气栓塞 甲状腺手术颈部静脉负压时，或在输血中流体或空气被迫进入静脉循环时易发生。起泡的血液进入右心室时会干扰右心室泵血，这足以致命。

3. 肿瘤栓子 通常较小，在视网膜循环中不常见。大的远处转移多发生在脉络膜。

4. 脂肪和骨髓栓塞 多发生在四肢及躯干的严重创伤伴有多发骨折时。紫癜斑可见于上胸部，少量出血时视网膜上可发现。少见的严重的可发生远处的视网膜病变，病变处可见多个小血管产生的红色栓塞。

5. 主动脉粥样硬化或颈动脉斑块的栓子 可由胆固醇/钙化组织/血纤蛋白/血小板组成，并通过眼底镜检查或荧光血管造影成像看到其在视网膜循环中的移动。

6. 脓毒性栓子 1905 年由 Roth 在视网膜中发现和描述，当时亚急性细菌性心内膜炎比较常见。典型 Roth 斑具有白色的中心和红色的环绕，被认为是视网膜小动脉中白细胞和细菌嵌塞性物质引起的血管损伤所致。这种斑的外观和白血病细胞沉积或血小板减少性紫癜免疫抑制患者中单纯被红细胞环绕的梗塞相似。这一发现扩展了当代眼科学中 Roth 斑的定义。

7. 羊水栓塞 是分娩的并发症，特别是当胎儿需要处理时易发生。如果羊水释放的胎脂、胎毛和胎儿鳞屑进入母体血液循环，通常是致命的。

网膜内出血广泛。与视网膜动脉闭塞不同，静脉阻塞中视力可能有一些恢复，但绝大多数患者 3 个月内可形成红变性（新生血管性）青光眼（图 9-24）。广泛的视网膜缺血区、视网膜前新生血管形成和青光眼是最常见的并发症，如果缺血在荧光素血管造影中被证实，可通过全视网膜光凝术来预防。症状明显的新生血管性青光眼一般不适合治疗，若治疗其目的也只是减轻症状。如

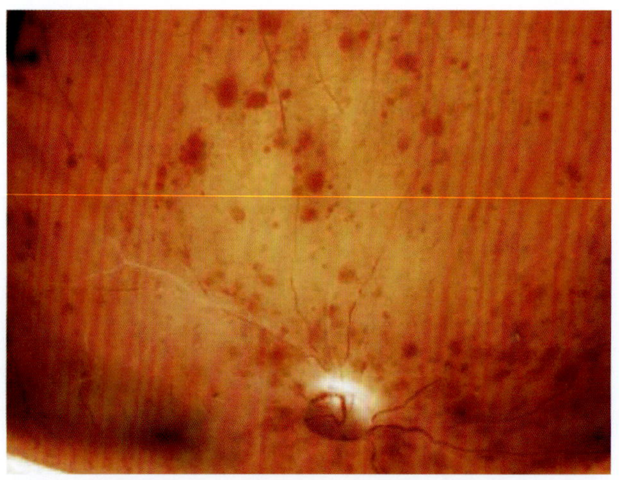

图 9-24 视网膜中央静脉阻塞的眼底像

视网膜内有大量出血。由于新生血管性青光眼，视盘呈杯状改变

果疼痛十分顽固，最终必要时可能要行眼球摘除。视网膜中央静脉阻塞可见于年轻患者，其和视网膜血管炎很难区分（见上文）；一些妇女口服避孕药导致血黏度过高可能也会引起静脉阻塞。如果静脉阻塞由视网膜血管炎引起，那这类视网膜中央静脉阻塞往往预后较好，并且应用类固醇或环孢素 A 可以阻止其发展为新生血管性青光眼。但该情况的发病机制尚不完全清楚（知识关联 9-11）。

知识关联 9-11 视网膜中央静脉阻塞的发病机制

如果满足 Virchow 三联征中的一个或多个因素，可能会导致视网膜中央静脉阻塞。

1. 血流异常

· 筛板处的静脉狭窄（其半径为筛板前的 50%；眼压升高时需维持视网膜毛细血管内的压力对抗眼压）易导致湍流。

· 全身血压急剧下降会导致视网膜中央动脉压力下降。

2. 血管壁异常

· 视网膜中央静脉的解剖结构特点，可导致湍流和内皮损伤。

3. 血液成分异常

· 血液黏度增加（如高球蛋白血症、真性红细胞增多症、口服避孕药等）。

5. 白内障　是老化过程中很常见的状况。开始是晶状体硬化，影响了调节功能和近距离阅读视力（老视，参见第 1 章），并发性白内障也可发生于任何原因导致

的晶状体损伤（参见第 4 章）。

（1）年龄相关性白内障：晶状体蛋白（参见第 4 章）分解为类蛋白，部分是由于老化过程，部分是由于暴露于日照，尤其是紫外线 / 蓝色波长光。其中氨基酸（如酪氨酸）释放转换为肾上腺素和黑色素，从而使晶状体色素沉着从黄色发展到棕色（棕内障）再到黑色（黑内障）（参见第 4 章）。

（2）继发性白内障：组织维持透明度的生化要求在第 4 章已经讨论过。任何代谢紊乱，如糖尿病或低钙血症都可能潜在地改变这种微环境，导致晶状体混浊。晶状体上皮细胞对电离辐射和机械性创伤尤其敏感。晶状体纤维细胞胞膜和上皮传输机制的解体促进了离子不平衡和流体流入，引起晶状体蛋白受破坏并影响透明度。

6. 青光眼　尽管房水流出系统畸形可导致先天性或少年性青光眼（参见第 2 章），但青光眼最常见的病因仍是变性疾病。青光眼可分为原发性和继发性。

（1）原发性开角型青光眼（POAG）：是一种随年龄增长发病率增加的疾病，是失明的最常见原因之一。尽管我们已经在一些基因（如肌动蛋白、视神经素和 TANK 结合激酶 1）中发现了突变，但只有不到 10% 的病例与特定基因突变相关，其余病例一般是多基因遗传。目前对于这些疾病的确切发病机制尚不清楚。

在原发性开角型青光眼中，眼压升高可归因于流出系统阻力的异常。然而至今在流出系统尚未发现显著的形态异常改变。尽管如此，此型青光眼中，房水外流阻力的异常是逐渐进展的，眼压从 18 ～ 23mmHg 的正常范围逐渐上升到 25 ～ 35mmHg。

缓慢发展上升的眼压可能伴随睫状后动脉阻塞性疾病。接着出现的缺血性视神经萎缩可能引起视力丧失。因此筛板前视神经纤维损伤可能伴有视盘毛细血管床压力诱导性缺血，或机械压力直接阻止了轴突内的轴浆流通过筛板区（参见第 1 章），产生跨筛板压力差。进入视盘颞侧的神经纤维束，在视盘颞侧水平线上下的穿入视神经神经纤维束被选择性破坏，产生筛板前神经纤维萎缩（图 9–25）。临床上，可发现视野缺损（弓形暗点），但黄斑的神经纤维，即乳头黄斑束能够幸免。随着萎缩的进展，视杯在垂直方向的变大比水平方向更显著。

（2）原发性闭角型青光眼：也由变性性疾病引起。随着年龄增长，晶状体前后方向变厚，在隐匿性小眼球中，如远视眼的群体晶状体前表面使瞳孔区虹膜前移，前房变浅；随着房角变得更窄，压力积聚在虹膜后部，并推动周边虹膜贴向小梁网。于是引发了一个恶性循环，后房压力可上升到 40 ～ 80mmHg。因为压力的急剧增加，其作用在筛板前的神经纤维阻止其轴浆流动，导致视盘肿胀（视盘水肿）。有趣的是，亚洲人群中发生的慢性闭角型青光眼是以一种非急性且无疼痛的形式出现的，但往往伴随严重的视网膜神经纤维层损伤和失明。

（3）继发性青光眼：有两种类型，即继发性开角型和继发性闭角型。在继发性开角型青光眼中，其房角阻塞是由炎症细胞（葡萄膜炎）、出血或肿瘤细胞浸润造成的，或当变性的晶状体囊破裂时由涌入前房的晶状体皮质和晶体性物质引起，它们含有的巨噬细胞吞噬了大量晶状体细胞碎片（图 9–26）。

继发性闭角型青光眼中，房角可能是由晶状体前移而机械性地关闭，如由眼内肿瘤（如葡萄膜黑色素瘤或

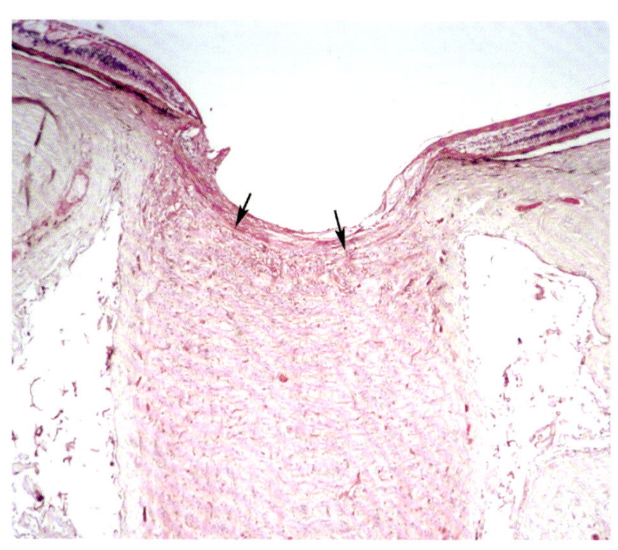

图 9–25　视神经萎缩的晚期，原发性开角型青光眼的筛板区（箭头）向后弯曲，视盘呈杯状

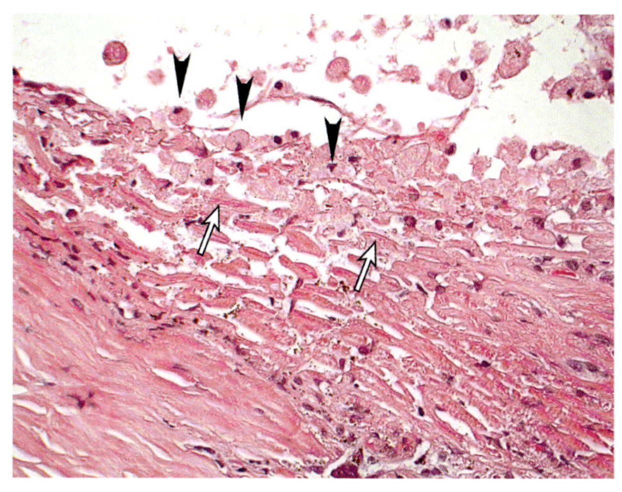

图 9–26　晶状体溶解性青光眼中，已吞噬晶状体物质的肿胀巨噬细胞（黑色箭头）阻塞小梁网（白色箭头）

视网膜母细胞瘤）引起。继发性闭角型青光眼更常见的病因是葡萄膜炎，其纤维蛋白黏附在周边虹膜和小梁网（前粘连）上，或由瞳孔虹膜和晶状体（后粘连）之间的粘连形成。两者均可引起眼压升高，原因是瞳孔（虹膜膨隆）或房角房水流动受阻。继发性青光眼的一种特殊形式是由房角纤维血管增生引起的新生血管青光眼（红变性）；最常见的继发于视网膜缺血和VEGF高表达及其他促血管生成因子的释放（见上文）。红变的纤维血管增殖产生虹膜和小梁网之间产生粘连，从而导致痛性眼压升高性青光眼且治疗几乎均无效。

婴儿和儿童先天性青光眼为房角形态异常，由小梁网发育异常引起。

7. 年龄相关性黄斑变性和黄斑盘状变性　年龄相关性黄斑变性（AMD，见知识关联9-12）是一种导致老年人严重视力减退和失明的疾病。对其发病机制目前了解甚少，可能是多因素致病的，可能在代谢、功能、遗传和环境等复杂因素的相互作用下致病。光感受器、视网膜色素上皮（RPE）、Bruch膜和脉络膜毛细血管均有异常发现。视网膜色素上皮细胞功能受损是导致临床相关AMD改变的分子通路中的早期关键事件（图9-27）。随着色素上皮的变性，光感受器出现不可逆转的变性。发病机制具体描述见知识关联9-12，病理特征见图9-28。

知识关联9-12　年龄相关性黄斑变性发病机制

AMD的发病机制是多因素的，涉及复杂的遗传、代谢和环境因素的相互作用。至少含有4个方面。

1. 遗传学

（1）AMD家族性因素。

（2）补体基因中的遗传变异。

· 补体因子H（CFH）：最常见的变异是单个核苷酸多态性，造成Y402H，增加AMD风险（纯合子增加7倍；杂合子增加2～3倍）。此基因的其他变异也增加了AMD的风险。常见的补体因子H相关基因*CFHR1*和*CFHR3*的单倍型缺失对AMD有保护作用。

· 补体因子I（CFI）：G119R的单核苷酸多态性使进展为AMD的风险增加了5倍。

· 其他补体因子的遗传变异，包括C2、C3、C9、补体因子B和玻连蛋白也与该病有关。

（3）编码高温需求蛋白A1（HTRA1）的基因的一个启动子变异是突变等位基因的一部分，该等位基因导致HTRA1表达增加并促成AMD的发生。

（4）其他具有潜在作用的基因包括*ABCA4*、*ELOVL4*、*FIBL-65*、*APOE*、*SOD2*。

2. RPE细胞功能受损

（1）RPE细胞在视网膜稳态中发挥重要作用，维持血视网膜屏障，调节生长因子的释放，并负责将离子、水分及代谢产物从视网膜下间隙运输到血液。

（2）RPE功能发生的变化包括：

· 线粒体DNA的直接损伤和由活性氧（ROS）引起的继发损伤：这发生在电子传递链中，可能产生有缺陷的电子传递蛋白，并进一步积累ROS。

· 脂褐素在RPE中积累。RPE不断通过溶酶体吞噬降解视杆细胞和视锥细胞的膜盘。脂褐素积累是降解过程的副产物。

· β淀粉样蛋白的产生上调了炎症途径基因。

· 组织因子的高表达可以促进炎症和血管生成。

· 溶酶体功能障碍与自噬调节异常（溶酶体介导的降解）相关。在老化的RPE中，自噬增加，但在AMD中功能失常，因为降解受损导致自噬体的积累。

3. 色素上皮下沉积物形成

（1）AMD常见色素上皮下沉积物。

· 硬性玻璃膜疣：透明，边界清楚；发生于RPE基底膜和Bruch膜之间。

· 软性玻璃膜疣：颗粒状或泡状，通常更广泛，和硬性玻璃膜疣分布相同。

· RPE基底膜和RPE细胞质之间线性沉积。

（2）局部炎症反应，特别是激活补体，可能是沉积物的作用。

（3）感光细胞死亡发生在这些沉积过量时。

4. 脉络膜新生血管

（1）局部炎症反应引起细胞外基质增加，可能会导致局部缺血。

（2）炎症细胞，包括中性粒细胞和巨噬细胞，可产生促血管生成分子如VEGF，导致促血管生成和抗血管生成活性的不平衡。

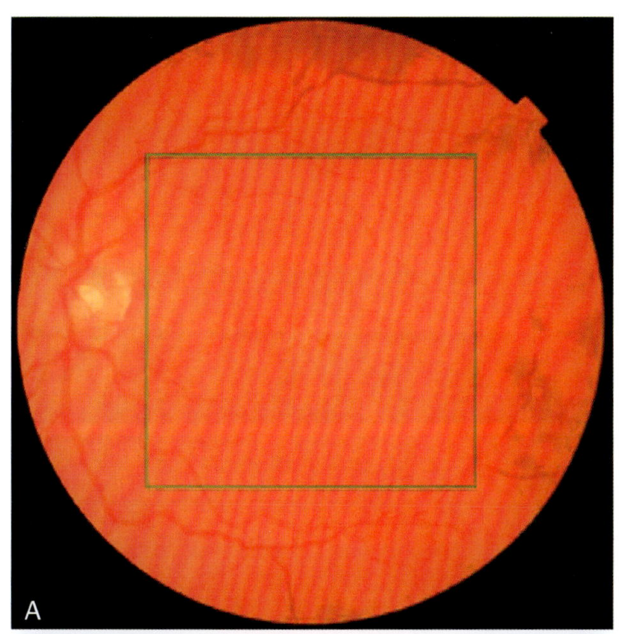

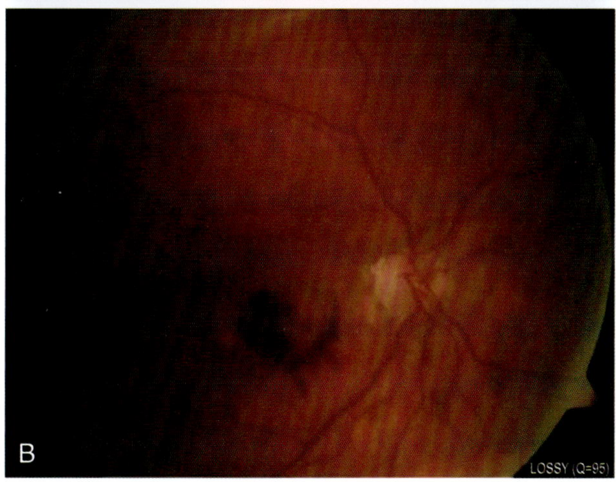

图 9-27 A. 干性年龄相关性黄斑变性的眼底图像，光感受器和 RPE 丢失导致边界相对清晰的低色素区域；B. 湿性年龄相关性黄斑变性的眼底图像显示了 RPE 萎缩区域，邻近的出血由纤维血管增殖引起（图片由格拉斯哥的 Graeme Williams 博士提供）

三、营养不良

与变性相比，营养不良可出现在任何年龄，其代表了正常细胞的功能紊乱（dys：改变；trophy：营养）。营养不良涵盖的疾病范围中均可出现细胞在生命各个阶段的功能和形态学异常。

1. 视网膜营养不良　许多病症的视觉损失是由光感受器变性引起的，这种变性与 RPE 皮片状萎缩和增殖相关。超出本章范围的详细情况，读者可以参考推荐阅读清单。

营养不良最初可能只累及周边视网膜，到晚期可累及黄斑，或可能主要累及黄斑（遗传性黄斑变性）。已发现超过 100 个基因突变与一种或多种形式的视网膜营养不良有关。有趣的是，相同的遗传缺陷可以与 2 个或

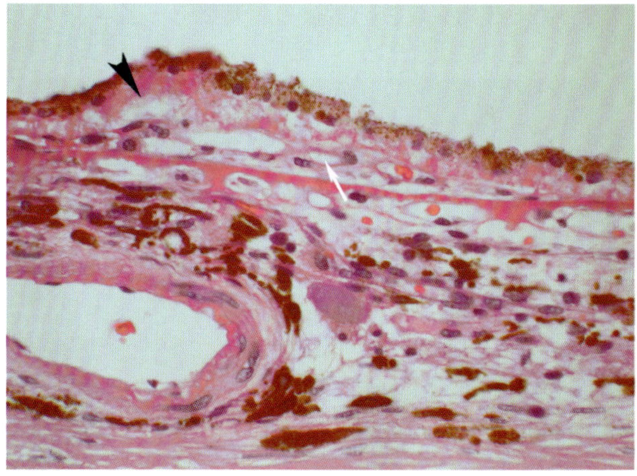

图 9-28 在年龄相关性黄斑变性中，视网膜色素上皮覆盖在一层基底线状沉积物（黑箭头）上吸引血管（白箭头）；黄斑盘状变性中可见鲜红的纤维血管增生。沉积物可引起覆盖的视网膜分离

多个表现型不同的营养不良有关，提示表观遗传在疾病表型中的作用（参见第 3 章）。

这里有 3 个例子来说明视网膜营养不良的病理。

（1）视网膜色素变性：这组疾病主要影响早期成年生活（遗传方面的详细信息，请参阅第 3 章）。首要症状是夜盲和从周边向后极区逐渐发展的视野缺损。晚期阶段，视网膜功能局限于中心黄斑区（“管状视野”）。白内障是常见晚期并发症。眼底检查发现视网膜萎缩、视网膜血管混浊和缩窄（玻璃样变），以及粗细混合的线状色素沉着（“骨针”）；黄斑区直到晚期才受累（图 9-29）。

显微镜下晚期患者显示中心凹的外核层只有单层细胞和明显发育不良的光感受器。周边部外核层消失，代之以 Müller 细胞，与 RPE 融合。RPE 细胞反应性增殖并迁移到视网膜，分布于玻璃样变性的血管周围（图 9-29），因此，检眼镜检查可见到“骨针”。

（2）卵黄样营养不良（Best 病）：是一种常染色体显性遗传性黄斑变性，其中心视力丢失与黄斑的盘状黄色组织有关，而组织学上与脂褐素在 RPE 细胞大量积累及视网膜的感光层萎缩有关。*Best1* 和 *PRPH2* 基因的突变引起卵黄样黄斑营养不良。*Best1* 编码的 bestrophin 蛋白，是控制氯离子运动的通道蛋白。而 *PRPH2* 编码的 peripherin2 蛋白，对维持视网膜感光细胞的正常功能至关重要（图 9-30）。

（3）Stargardt 病（眼底黄素斑）：这种疾病中，黄斑萎缩与小的黄色斑点有关。晚期视网膜外层丢失且色素上皮缺损，所以神经视网膜与 Bruch 膜融合。最初阶段 RPE 可因脂褐素和黑色素的积聚而增大。多数 Stargardt 病例是由 *ABCA4* 基因突变引起的，正常情况下

它负责把潜在的有毒物质运输出感光细胞（图 9-31）。

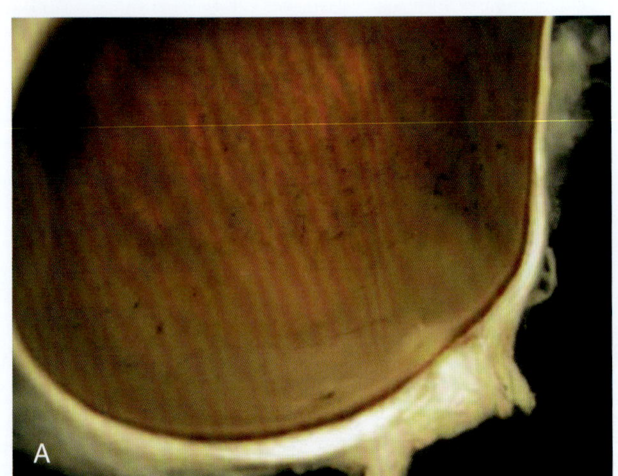

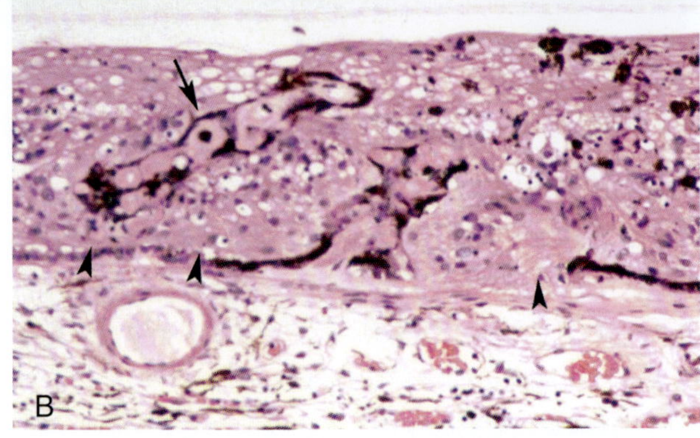

图 9-29 A. 视网膜色素变性的图像。视网膜在黄斑区和视盘周围变厚且苍白。周边有纤细的骨细胞样色素沉着。B. 视网膜色素上皮变性，感光细胞广泛萎缩并被胶质细胞（角型箭头）替换。视网膜色素上皮细胞迁移到视网膜并呈簇状围绕在玻璃样变的血管周围（箭头）。该图为 A 中所见的骨细胞样改变的组织学对应表现

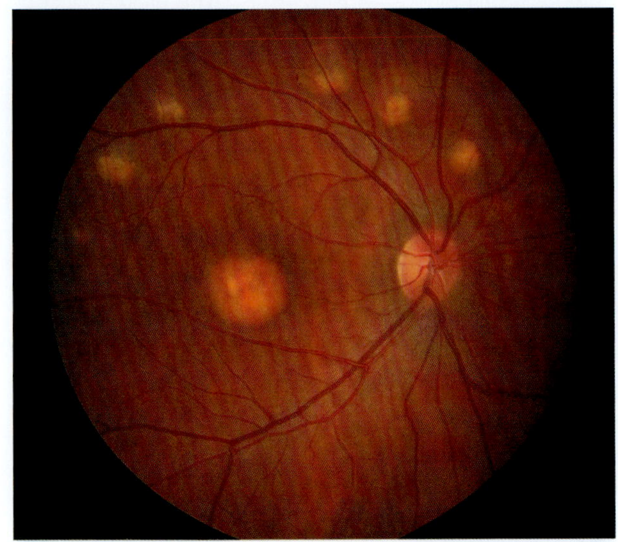

图 9-30 卵黄样黄斑病变的眼底

有一个经典的“蛋黄”病灶及卫星病灶（图片来自 Hart Moss, Eyewiki.aao.org/Best_Disease）

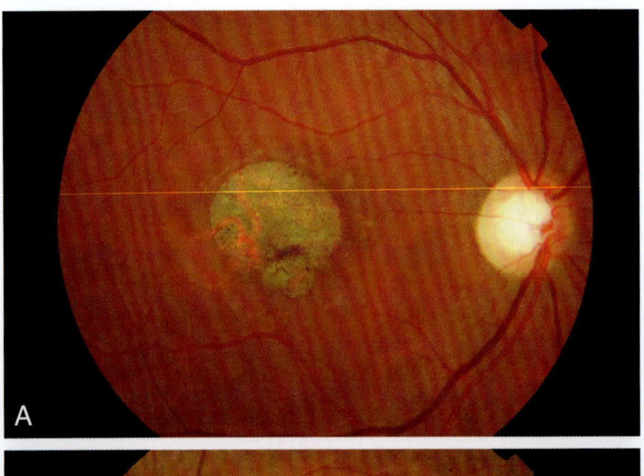

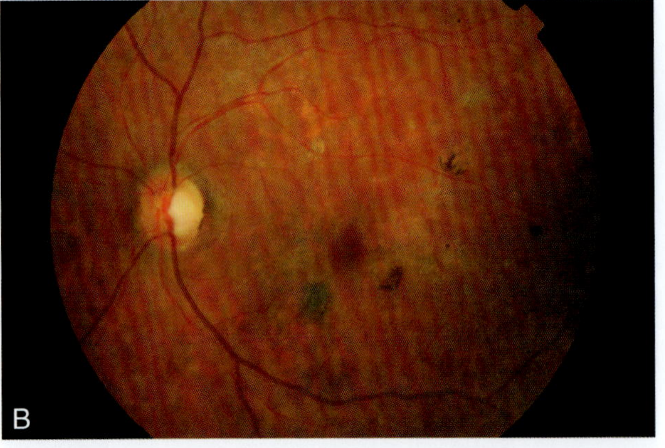

图 9-31 Stargardt 病的眼底（眼底黄素斑）

有黄色斑点伴随由色素上皮萎缩所致的黄斑区，外观上如同敲击过的金属片陷痕（图片由 Noemi Lois 提供）

2. 角膜营养不良　包括一大组遗传性疾病，病变一般累及双眼，进展缓慢，角膜混浊一般发生在病变的第 2 个、第 3 个和第 4 个 10 年。根据相关情况可分为上皮型、基质型及内皮型，其中基质型可能累及其他层。

（1）上皮 / 下皮营养不良：浅表性营养不良累及上皮细胞，使其在 Bowman 层上无法维持正常复制和黏附。Cogan 微囊营养不良中细胞的变性伴囊肿形成导致了上皮细胞的不稳定。根据不同亚型，上皮基底膜营养不良会出现不同变化。在临床比较常见的是地图状、点状或指纹状病变，组织学上会观察到多层基底板层物质或上皮内囊肿。大多数病例并没有遗传倾向。

（2）上皮 - 基质 TGF-β Ⅰ营养不良：与位于染色体 5q31 上的 TGF-β 诱导基因突变有关。其编码了一种在角膜上皮和基质细胞膜上表达的蛋白质，并在黏附和伤口愈合中发挥作用。突变导致的异常蛋白质可能经历转化并沉积为非纤维淀粉样物质。这种情况偏离了经典的淀粉样变过程。遗传方式是常染色体显性遗传，具有完全外显率。

- Bowman 层角膜营养不良：Reis-Bücklers 营养不

良（CDB1）与 Thiel-Behnke 营养不良（CDB2）

二者均于成年早期发病，CDB1 表现为角膜浅层细网状混浊，CDB2 则表现为蜂窝状混浊。组织学特征无特异性差异，均表现为 Bowman 层与上皮间结节状纤维组织增生。电镜检查可鉴别：CDB1 可见特征性高电子密度杆状结构，而 CDB2 则显示特征性卷曲纤维。

- 网格状角膜营养不良 1 型：临床以基质层交叉分布的细线状混浊为特征。显微镜下可见淀粉样物质（amyloid）沉积（图 9-19）。继发性非特异性淀粉样沉积偶见于炎症后瘢痕及纤维化终末期角膜。该型营养不良移植术后易复发。目前虽报道多种变异型，但均属罕见。
- 颗粒状角膜营养不良 1 型：表现为基质层内离散分布的致密混浊颗粒。组织学可见从浅基质层至后弹力层的非双折射性透明样沉积物。内皮层不受累。此型营养不良偶可于移植术后复发。
- 颗粒状角膜营养不良 2 型：旧称 Avellino 营养不良（Avellino dystrophy），其特征为淀粉样物质与透明样沉积物混合存在，累及全层基质（图 9-32）。

（3）其他基质层营养不良：存在一组与 TGF-β1 基因突变无关的基质层营养不良，此类疾病罕见且详细讨论超出本章范围。现举例如下：

- 斑状营养不良：是黏多糖病的一种形式，遗传方式为常染色体隐性遗传，由 16 号染色体 q22 的突变引起。其雪花状沉积物导致严重的视力损害，为常染色体隐性遗传病。角膜混浊呈现的是一种区域性模糊不清的“雪花”状特点；主要发生在眼轴区域，可导致严重的视力障碍。该病属于局限的黏多糖病。当细胞破裂时，黏多糖（酸性黏多糖）颗粒积聚在基质角膜的细胞质和相邻板层之间。角膜内皮细胞受累（图 9-33），同时沉积物积聚在后弹力层和上皮下。移植片中的斑状营养不良很少复发。

（4）内皮营养不良：是一组以角膜水肿与混浊为特征的疾病，在相对年轻时发病，不伴有炎症反应、青光眼或其他可识别的全身代谢性疾病。分类中的临床类型比病理结果更重要，后者各类型多有重叠。

- 先天性遗传性内皮营养不良：这种营养不良的角膜混浊可能发生在童年或成年早期，可能是常染色体隐性遗传或常染色体显性遗传。常染色体隐性遗传与 *SLC4A11* 基因突变有关，内皮异常，可能变得纤细有空泡形成。但特征性的表现在后弹力层，超微结构水平观察因异常的胶原沉积可见到细小的层状物。
- 虹膜角膜内皮综合征：是一种非家族性、单侧、多发生在成年人的疾病。活体特殊显微镜研究显示角膜内皮层中内皮变性区内围绕一个暗点有亮晕，这些区域可能围绕着正常形态的内皮细胞。这种所谓的虹膜角膜内皮综合征的最终结果是角膜失代偿、水肿和（或）青光眼，一般认为这种类型的角膜内皮异常与以下几种情况有关：①虹膜基质的逐渐萎缩（原发性虹膜萎缩）；②虹膜正常，内皮细胞长入小梁网导致青光眼（Chandler 综合征）；③虹膜痣的存在（虹膜痣综合征）。

在这种综合征中，超微结构水平受累的内皮细胞有巨大变化，如可见大疱形成及表面大量的微绒毛。

- Fuchs 角膜内皮营养不良：是常见的角膜营养不良，

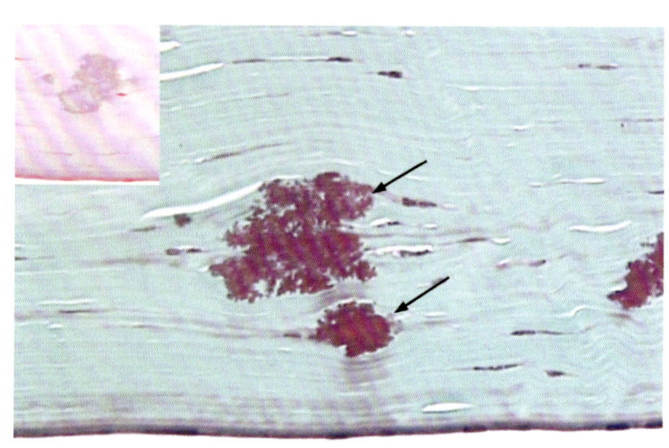

图 9-32　角膜颗粒状营养不良，透明的无定形沉积（角质蛋白）在 Masson 染色中强着色（箭头），但在苏木精和伊红染色中弱着色（见插图）

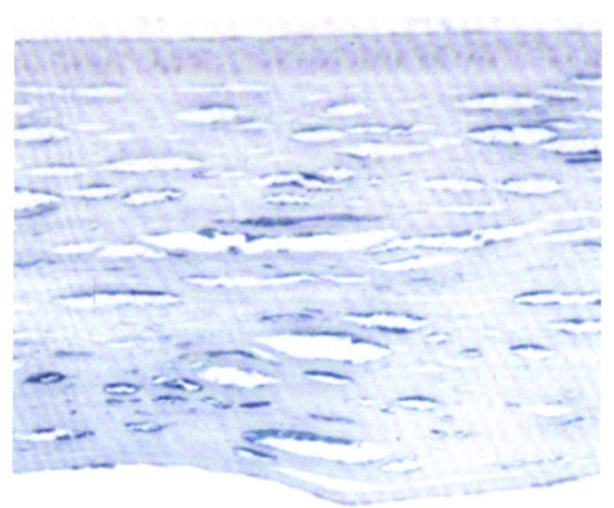

图 9-33　角膜斑状营养不良，黏多糖沉积在角膜基质和内皮中（阿利新蓝染色）

老年人多受累，女性发病多于男性。遗传基础具有复杂性及异质性，遗传方式不明的病例最为常见。碳酸氢钠转运蛋白样（SLC4A11）基因突变（Vilas et al.，2011）与迟发型Fuchs角膜营养不良症及其他角膜营养不良（后文详述）相关。因为该蛋白在许多组织中广泛分布，目前对这种突变的特点尚不清楚。临床表现包括双侧基质混浊弥漫性水肿。其异常限于上皮水肿和后弹力层增厚，伴内皮数量明显减少。后表面的后弹力层可见大的结节状赘生物（图9-34），内皮细胞大小不一。当赘生物（Hassal-Henle疣）仅限于正常角膜周边部时，对角膜的透明性影响极小。

- 后部多形性营养不良：这种罕见的常染色体显性遗传疾病会导致双侧非进行性、局限性或弥漫性的混浊，直到发病10余年后，才会进展到需要进行角膜移植的严重程度。该病有3种变异形式，其中2种已经确定了突变的基因（*COL8A2*和*ZEB1*）。在形态上，特别是严重弥漫的情况，后部角膜表面被分层的细胞所覆盖，这些细胞具有突出的桥粒连接，类似于角膜上皮细胞（图9-35）。
- X连锁角膜内皮营养不良：会导致男性婴儿出现缓慢进展的角膜混浊，通过后照法可见类似月球表面陨石坑的内皮变化，显微镜下可见内皮细胞稀疏。

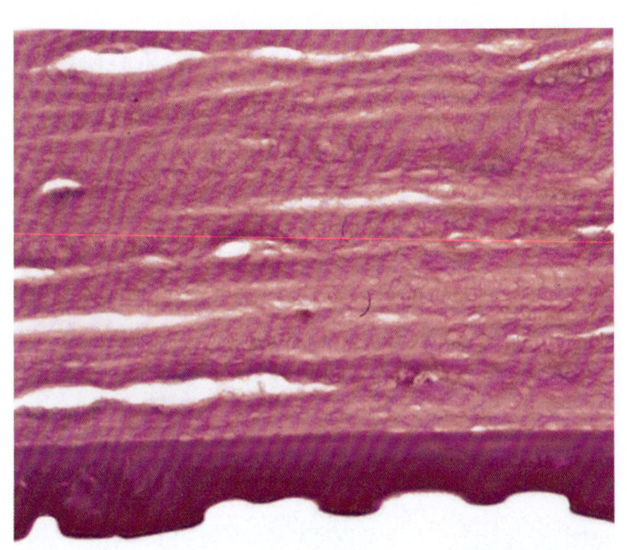

图9-34 Fuchs角膜内片营养不良中，后弹力层增厚和大赘生物在后表面（PAS染色）的投影

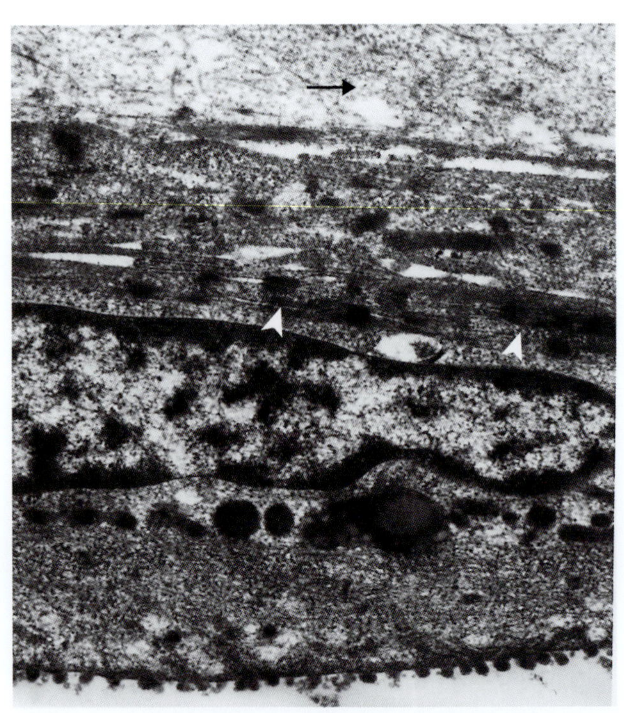

图9-35 后部多形性角膜营养不良显示角膜后表面有细胞衬里，电子显微镜下胞质内有单个纤维和桥粒附着（角形箭头）的所有上皮细胞特征。异常胶原层（箭头）沉积在原始后弹力层的后表面

第七节 肿 瘤

和其他组织一样，眼组织受到化生和发育异常的影响，某些情况下可导致肿瘤生长。一些眼组织的肿瘤和生长物与非眼组织一样，如皮肤黑色素瘤，但葡萄膜黑色素瘤生长方式可威胁生命，这和皮肤黑色素瘤甚至结膜黑色素瘤大不相同，归因于眼内对免疫状态的赦免（参见第7章）。对于眼内肿瘤来说，有很好的实验证据表明，眼部的环境可改变肿瘤的免疫反应。与此相反，其他肿瘤如眼睑鳞状细胞癌，与其他部位的同类肿瘤相比，眼周肿瘤的行为没有显著的差异。

肿瘤细胞的增殖生长是逐渐、无目的的，与周围组织和身体需求无关，并且刺激其生长的因素消除后仍能持续生长。

肿瘤在临床上可分为良性或恶性两种，也可以按照其病理组织来源分类（表9-2）。良性肿瘤通常边界清楚并且可被包裹，生长缓慢，多在原发部位生长；可能会通过对邻近结构的压迫影响寄主（如继发于泪腺多形性腺瘤引起的眼球突出）。恶性肿瘤不同，其生长不规则，边界不清且没有包裹；在原发部位及周边生长迅速，通过破坏相邻结构而产生影响（如葡萄膜黑色素瘤发生

表 9-2　肿瘤的组织分类

组织来源	良性	恶性
上皮细胞		
表皮	乳头状瘤	癌（鳞状细胞、基底细胞等）
腺体	腺瘤	腺癌
间充质细胞		
脂肪	脂肪瘤	脂肪肉瘤
纤维	纤维瘤	纤维肉瘤
软骨	软骨瘤	软骨肉瘤
骨	骨瘤	骨肉瘤
平滑肌	平滑肌瘤	平滑肌肉瘤
横纹肌	横纹肌瘤	横纹肌肉瘤
神经外胚层细胞		
神经胶质细胞	神经节细胞瘤	神经胶质瘤
	星形胶质细胞瘤	神经母细胞瘤
视网膜细胞		视网膜母细胞瘤
黑色素细胞		黑色素瘤
脑膜	脑膜瘤	恶性脑膜瘤
施万细胞	神经纤维瘤	恶性周围神经鞘瘤
造血 / 淋巴网状组织		白血病
		淋巴瘤
生殖细胞	良性畸胎瘤	恶性畸胎瘤
		恶性胚胎瘤
		精原细胞瘤

注：肿瘤可起源于体内任何组织，但为了方便分成 5 类。并不是所有恶性肿瘤都对应一个良性肿瘤，同样，有些类型的良性肿瘤极少见与之对应的恶性肿瘤。

的肝转移）。

一、肿瘤发病机制

1. *癌前病变*　很多病理情况都与恶性肿瘤的发展相关，主要包括良性肿瘤恶变、慢性炎性和上皮内瘤变。

良性肿瘤可发生恶变，一个很好的例子就是良性腺瘤引起的结肠癌。通常认为是通过基因的逐渐改变发生的。良性肿瘤恶变也可发生在眼部，如腺癌可能在泪腺长期存在的多形性腺瘤中转化。慢性炎症，特别是极长期炎症，可能会促使“应激组织”转变为恶性肿瘤，这是目前急需研究的领域。例如，干燥综合征有泪腺腺泡萎缩、慢性淋巴细胞浸润，而后引起干眼的临床症状。淋巴瘤的转化发生在大量干燥综合征患者，可能由泪腺中单克隆淋巴细胞群发展而来。可能与免疫失调有关，通过免疫检查点分子（如 PD1）在 Treg 细胞上过度抑制宿主抗肿瘤反应的结果（参见第 7 章）。上皮内瘤代表了癌症的中间阶段。皮肤过度暴露于紫外线可能会导致光化性或日光性角化病的发展。临床表现为过度角化病变，组织学检查揭示为表皮癌前变化。检查可见核分裂加快，从基底细胞到鳞状上皮细胞的正常成熟时往往极性丢失，上皮（多形性）内核（发育异常）的大小和形状显著不同。这些组织学变化在通过基底膜侵入上皮组织前就已发生，因此称为原位癌。

2. *致癌原因*　环境和遗传因素都是促使细胞发生癌变的因素，这是一个多重影响的过程。诱导肿瘤的 3 个主要环境因素是化学品、辐射和病毒。化学品致癌最初多是一个细胞短时间暴露在致癌物中，然后扩散。长期接触某种物质，通常不引起突变，而是通过刺激细胞增殖来发挥作用（尽管一些化合物可以同时充当引发剂和促进剂，即属于完整致癌物）。电离辐射的致癌是直接伤害 DNA，特别是在细胞增殖期间，并可能导致在一定范围内从单一基因突变改变为染色体缺失。紫外线辐射主要影响皮肤形成嘧啶二聚体，通常可以通过 DNA 修复机制进行切除治疗。着色性干皮病中这些缺陷和多种皮肤肿瘤的发生有关。而病毒可能对某些人类癌症的发展起作用。致癌病毒可能会导致眼部的几种疾病，如结膜乳头状瘤和泪道乳头状瘤可分别由人乳头状瘤病毒 16 型和 11 型引起。EB 病毒的免疫抑制作用促进了眼眶伯基特淋巴瘤及眼内弥散性大 B 细胞淋巴瘤的发生。

癌症遗传因素的影响已经被大家所认识。以孟德尔方式遗传的一些综合征有很高的癌症风险，如着色性干皮病就是一种常染色体隐性遗传病，其 DNA 修复如果失败会导致皮肤癌。而神经纤维瘤病则是一种常染色体显性遗传病，其特点为多发性神经纤维瘤和肉瘤风险增高，这是由 17 号染色体上 *NF-1* 基因缺陷所致。Li-Fraumeni 综合征也含几种类型癌症发生的高风险，如儿童肉瘤和年轻女性的乳腺癌，这是 *p53* 基因种系突变的结果。

3. *致癌基因和肿瘤抑制基因* 细胞的原癌基因（proto-oncogene）是刺激细胞分裂的正常基因，肿瘤抑制基因是抑制细胞分裂的正常基因。原癌基因和肿瘤抑制基因在身体生长、再生和修复期间非常活跃，但它们在促进和抑制细胞生长之间的平衡受到严格控制。这种平衡在癌细胞中会永久性丧失。

细胞的原癌基因编码一些参与细胞增殖的蛋白质，包括生长因子、生长因子受体、胞质内信号转导分子和细胞核调节蛋白。但癌变时这些正常基因永久性地转变为致癌基因，细胞增殖不再受到控制。原癌基因可通过突变成为致癌基因，结果是导致产生功能异常或过表达的蛋白质。

肿瘤抑制基因是使细胞增殖停止的正常基因。肿瘤发生需要两个肿瘤抑制基因的拷贝均丢失方可。而 *Rb* 基因丢失在视网膜母细胞瘤发生中起重要作用（参见第 3 章）。

4. *肿瘤扩散和转移* 恶性肿瘤扩散途径如下。

（1）局部侵犯正常组织（如基底细胞癌）。

（2）淋巴扩散（如眼睑鳞癌）或血行转移（如脉络膜恶性黑色素瘤）。

（3）上皮内扩散（如睑板腺癌的佩吉特样扩散）。

（4）自然通道扩散（如视网膜母细胞瘤扩散到蛛网膜下隙；支气管癌扩散到胸膜；卵巢癌累及腹膜）。

肿瘤细胞浸润的基本机制：①肿瘤细胞分泌溶解酶破坏基底膜；②细胞间黏附分子丢失，常伴有细胞 - 基质黏附分子升高；③细胞移动增加使得肿瘤细胞穿透到更远处和扩散。

二、错构瘤

错构瘤是一种肿瘤样但并非肿瘤的畸形，由一些原本在特定位置可见的正常组织混合构成。最常见的错构瘤多由血管或皮肤黑色素细胞组成。

1. *血管瘤* 毛细血管瘤因小毛细血管以分叶生长方式增殖而成。海绵状血管瘤由大的厚壁血管管道和纤维分隔组成。毛细血管瘤和海绵状血管瘤均可发生在眼睑、眼眶和脉络膜。广泛的血管瘤可以脑三叉神经血管瘤病（Sturge-Weber 综合征）的方式出现。毛细血管瘤在儿童期可自行消退，但是海绵状血管瘤却没有自行消退的趋势。

2. *痣* 黑色素细胞来源于神经嵴，通过真皮迁移到达表皮细胞。痣是这些神经外胚层细胞异常迁移、增生和成熟的结果，可发生在葡萄膜，也可发生在皮肤（图 9-36）。最初皮肤中的黑色素细胞于表皮和真皮交界处聚集成团，临床上表现为棕色斑，称为交界痣。随着年龄的增长，增生的痣细胞与表皮细胞分离并向真皮内迁移，形成棕色丘疹。如在表皮与真皮交界处和真皮内均可见增生的黑色素细胞，称为复合痣。更晚时，增生完全发生在真皮内就称为皮内痣。

与皮肤痣相似，痣也可发生在结膜（图 9-37）。在虹膜和脉络膜处痣表现为静止扁平的棕色或黑色区域。任何部位的痣均可恶变为黑色素瘤。

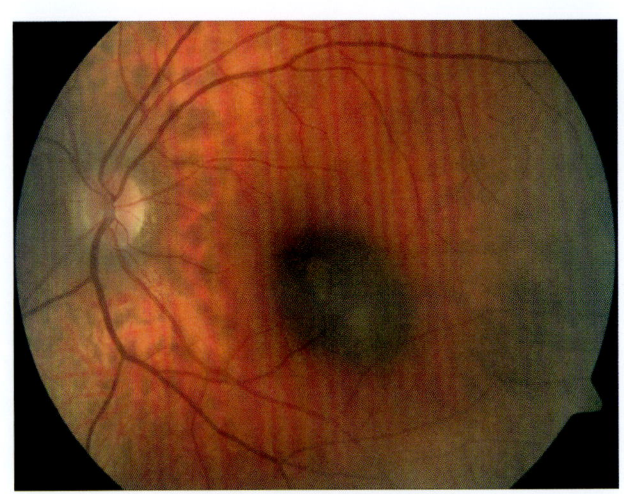

图 9-36 脉络膜痣的眼底像

可见边界清晰、轻度隆起的色素性肿瘤。肿瘤边界清晰且无视网膜下液和橘色外观，这与黑色素瘤有显著不同，脉络膜痣几乎不随时间推移而增长

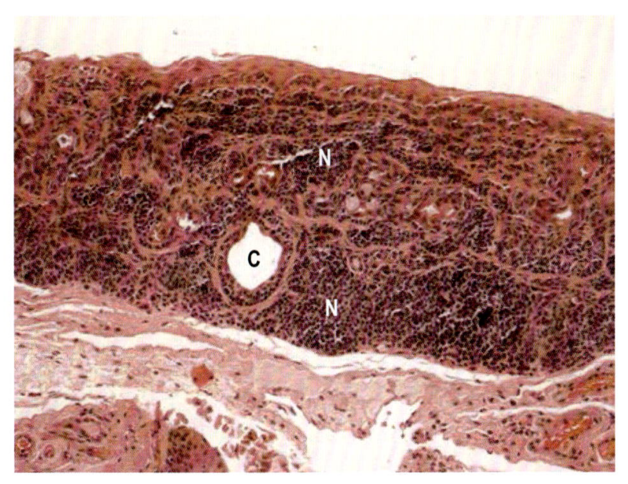

图 9-37　结膜上的复合痣展示了成熟痣细胞（N）的巢状结构。表皮内陷标志着痣内特征性小型囊肿（C）的形成

三、迷芽瘤

与错构瘤相比较，迷芽瘤也是一种肿瘤样而非肿瘤的畸形。迷芽瘤通常由不应出现在该部位的组织混合组成。

1. *皮样瘤*　眼表皮样瘤是相对常见的迷芽瘤。皮样瘤呈结节样（光滑呈白色，其上有毛发），发生在儿童球结膜或眶骨外角皮肤上。组织学检查可见脂肪、纤维组织、毛囊和汗腺组成的混合体。

2. *斑痣性迷芽瘤*　是一种少见的病变，表现为眼睑结节。由上皮细胞和类似晶体囊样物质的基底膜组成，位于致密的纤维样基质中。

四、畸胎瘤

畸胎瘤来源于全能生殖干细胞，可发生在中线的任何部位，此处为生殖细胞向生殖腺迁移的终止点。眼眶畸胎瘤少见，且多发生在新生儿。眼眶畸胎瘤导致突眼，球后囊性肿物的组织学检查可发现内容物主要为来源于 3 个胚层的干细胞，如呼吸道或胃肠道上皮、含脂肪的基质、软骨和骨及神经外胚层组织。大部分眼眶畸胎瘤是良性肿瘤，手术切除可治愈。

五、良性上皮性肿瘤

1. *表面上皮的良性肿瘤*　乳头状瘤是起源于上皮表层的良性肿瘤。眼睑最常见的肿瘤是基底细胞乳头状瘤（脂溢性角化病）和鳞状细胞乳头状瘤。前者保留了正常上皮基底细胞样外观，后者表现为鳞状上皮分化。良性鳞状上皮增生可能与疸病毒（传染性软疣）或人类乳头状瘤病毒（病毒性疣）感染有关。结膜乳头状瘤可有蒂或无蒂。有蒂的乳头状瘤通常被结膜上皮所覆盖，而无蒂乳头状瘤则常表现为鳞状上皮分化。结膜乳头状瘤的发生也可能与人类乳头状瘤病毒感染有关。

2. *附属腺体的良性肿瘤*　肿瘤来源于腺体导管和腺泡，在眼睑和泪阜部位则可能来源于汗腺、毛囊皮脂腺或皮脂腺。眼部最大的皮脂腺是睑板腺。汗腺腺瘤依据其向腺泡或导管结构分化的程度来分类，与此类似，毛囊肿瘤也根据毛囊成分向不同成分的分化来分类。如毛母质瘤表现为向毛发基质分化，皮脂腺瘤则是含脂质的皮脂腺细胞增生，最常见的皮脂腺瘤是位于泪阜处的黄色肿块。

六、恶性上皮性肿瘤

1. *基底细胞癌*　眼科临床最多见的恶性肿瘤是基底细胞癌，占眼睑恶性肿瘤的 90% 以上。基底细胞癌通常发生在 50 岁以上的白种人中，与日晒有关。也可能发生在有 Gorlin-Glotz 综合征（基底细胞痣综合征）的年轻患者身上。这些肿瘤的临床表现为结节样病灶，后期可发展为周围边缘隆起的溃疡。硬化型基底细胞癌表现为硬化斑块。由于黑色素细胞的沉积，偶尔可见基底细胞癌着色，此时在临床上容易与恶性黑色素瘤相混淆。对基底细胞癌局部侵犯的病灶可行彻底手术切除，以预防复发和避免侵犯眼眶。如侵犯眼眶则需要做眶内容物剜除手术。4 种主要的基底细胞癌的组织学类型如下。

（1）结节 / 实体型基底细胞癌：由界限清晰且较大的增生性基底细胞团组成（图 9-38A），可见大量有丝分裂象。在肿瘤细胞团的边缘细胞呈栅栏状排列。此种类型可发生囊样变性（结节囊肿性）。手术切除可治愈。

（2）浅表型基底细胞癌：较结节型少见，表现为鳞状斑片状。组织学见肿瘤细胞小巢从表皮下芽状突出，深度仅及真皮浅层。癌巢间的分割较宽，手术较难彻底切除。局部治疗可能有效。

（3）浸润 / 硬化型基底细胞癌：是基底细胞癌中较具侵犯性的一种临床类型。肿瘤细胞呈小条带状生长而非巢状，病变细胞包埋在致密的纤维基质中（图 9-38B）。与其他类型相比，浸润性基底细胞癌没有明显界限，周边栅栏样结构不明显，手术切除困难。

（4）微结节型基底细胞癌：是一种较易发生侵袭的基底细胞癌，肿瘤由基底细胞处呈小结节聚集，与浸润型较为相似，亚临床侵犯常很明显。

2. *鳞状细胞癌*　与基底细胞癌相比，鳞状细胞癌的发生率较低，占所有眼睑恶性肿瘤的 1% ～ 5%。危险因

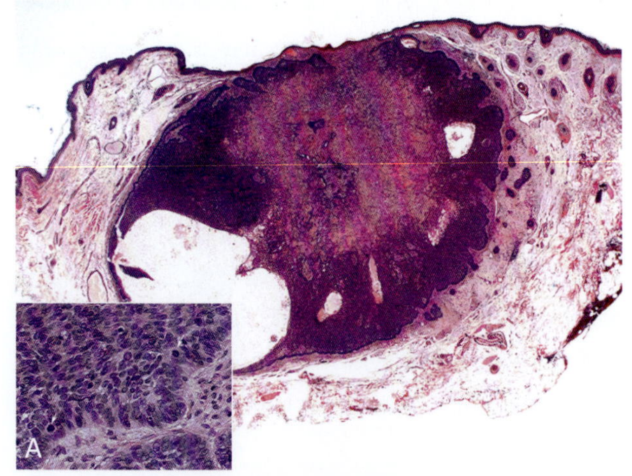

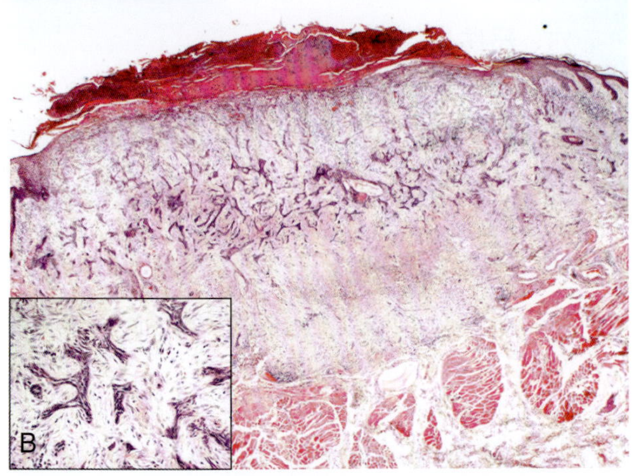

图 9-38 A. 结节型基底细胞癌边界清晰，囊样变性较常见。插图显示肿瘤细胞周边栅栏样特征；B. 硬化型基底细胞癌的边界不清，小条带状肿瘤侵入深部，而临床表现不明显。如插图所示肿瘤细胞条带边界参差不齐。此型周边核排列成栅栏样的特征不明显。成纤维细胞穿插在组织中被称为间质促纤维增生基质

素包括日晒和免疫抑制。鳞状细胞癌表现为快速生长的溃疡结节或乳头瘤样生长，有些病例肿瘤表面形成角质化的角状物。首次病灶切除不彻底可导致复发和眼眶侵犯。根据起源部位的不同，淋巴的扩散也不同，上眼睑的向耳前淋巴结转移，而下眼睑的向颌下淋巴结转移。

组织学上，鳞状细胞癌可分为高、中、低分化几种。高分化肿瘤细胞呈玻璃样粉色胞质，有细胞间桥和癌珠（图 9-39）。其中有些特征在较低分化的肿瘤中消失，但细胞间桥通常仍可辨认。罕见情况下，鳞状细胞的癌细胞呈梭形，这种细胞更具有侵袭性。

原位和侵袭性鳞状细胞癌均可累及结膜和角膜。肿瘤的形态和眼睑肿瘤相同，也与日晒、免疫抑制有关，特别是与 HIV 感染有关。

3. 皮脂腺癌　占所有眼睑恶性肿瘤的 1% ～ 5%，肿瘤通常起源于睑板腺，但也可能起源于眼睑皮肤的 Zeiss 腺或皮脂腺。皮脂腺癌通常发生在老年人，女性好发。皮脂腺癌的临床表现不一，不易与鳞状细胞癌或基底细胞癌相鉴别，皮脂腺癌与一些良性病变如睑板腺囊肿和睑结膜炎有相似之处。

不同的临床表现与肿瘤不同的组织生长方式有关。肿瘤可表现为结节状或弥漫性生长，可能为高、中和低分化。结节型皮脂腺癌的肿瘤细胞呈小叶状排列，细胞胞质呈泡沫状或空泡状（图 9-40A）。弥漫型的则表现为单个肿瘤细胞散布在表面上皮内［佩吉特样（Pagetoid）扩散］和附属器内。冷冻切片脂肪染色有助于诊断（图 9-40B）。对活检不能区分的小样本免疫组化 BerEP4、上皮细胞膜抗原和雄激素受体阳性有助于诊断。

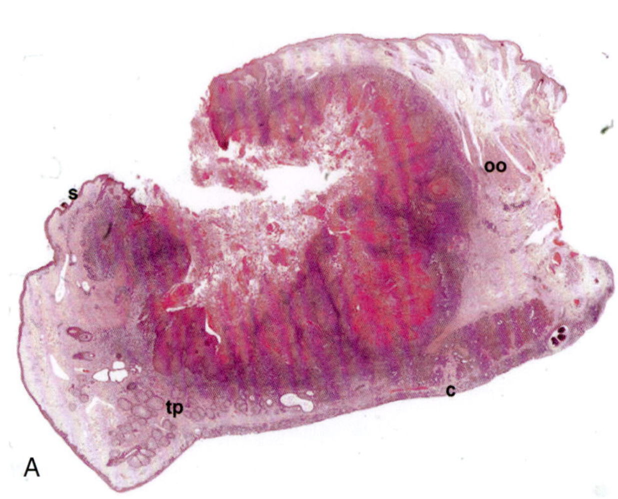

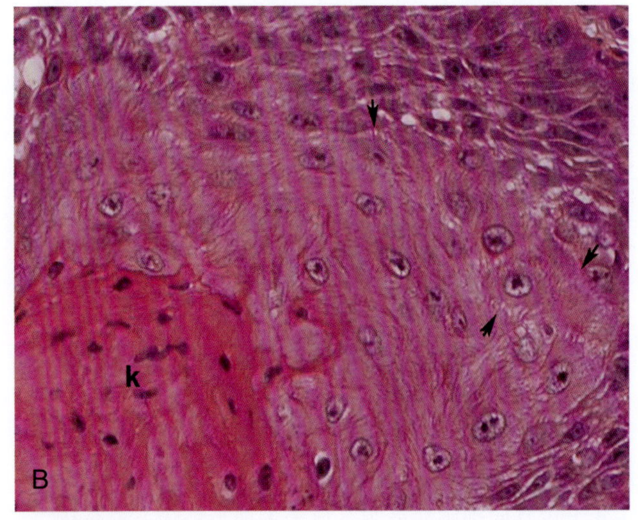

图 9-39　鳞状细胞癌

A. 眼睑鳞状细胞癌广泛浸润眼睑，从皮肤表面（s）穿过眼轮匝肌（oo）进入睑板（tp），未累及结膜表面（c）；B. 细胞表现为角质化（k）和细胞间桥（箭头）

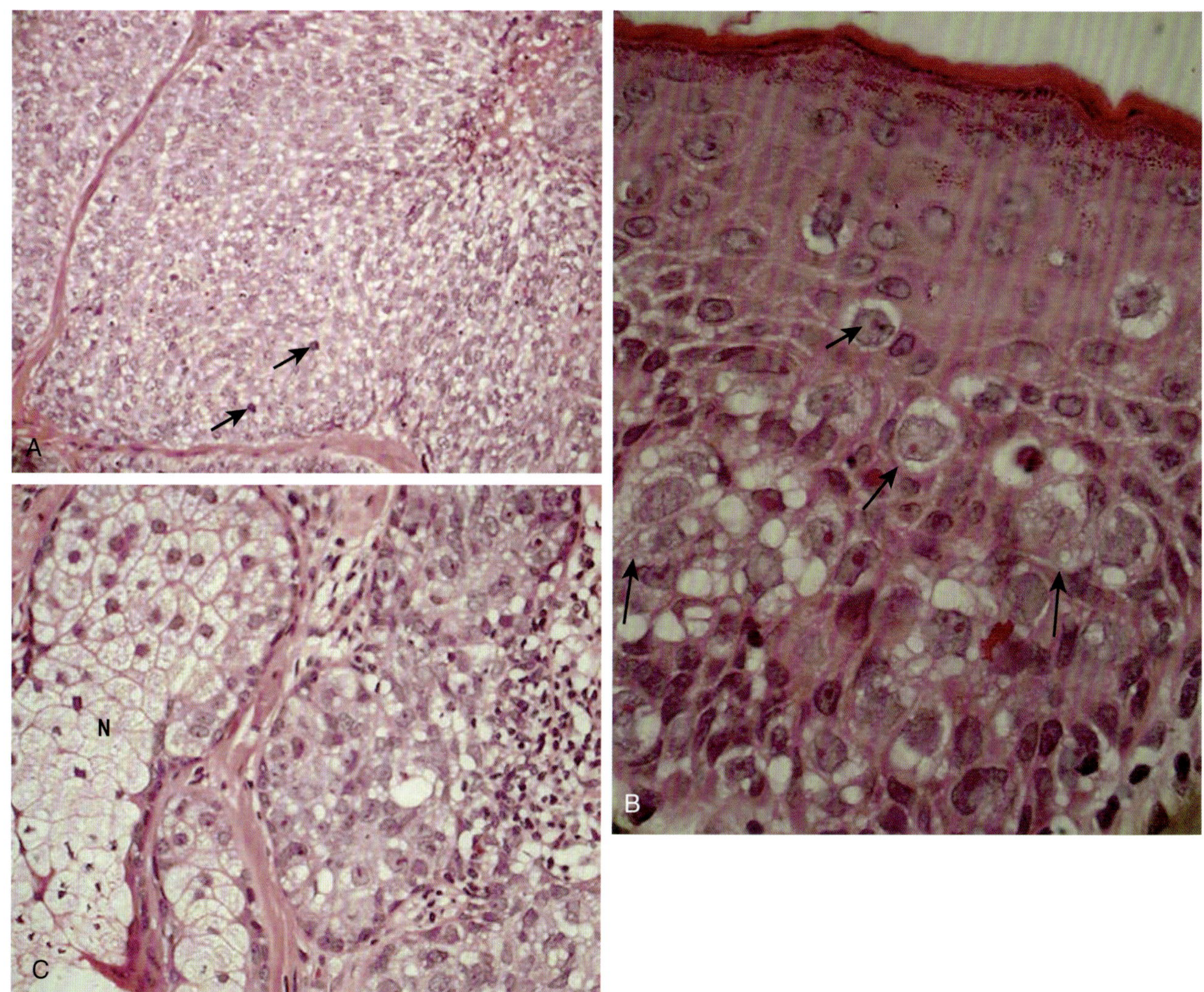

图 9–40　A. 皮脂腺癌由含有空泡状细胞质的肿瘤细胞小叶组成。图中可见频繁的有丝分裂象（箭头）；B. 皮脂腺癌的佩吉特样扩散，显示表皮内单个具有空泡状细胞质的不典型细胞（箭头）；C. 皮脂腺癌侵犯皮脂腺。图中可见一个用于对比的相邻正常皮脂腺（N）

皮脂腺癌可发生于与内脏恶性肿瘤有关的 Muir-Torre 综合征。在这些肿瘤中，DNA 修复基因 *MSH2*、*MLH1*、*MSH6* 和 *PMS2* 中可能存在生殖系突变。这种染色缺失可以通过免疫组化检测出来。与多数其他眼睑恶性肿瘤相比，皮脂腺癌预后差，但是早期诊断和手术治疗可以显著提高治疗效果。

七、恶性黑色素瘤

1. 结膜黑色素瘤　恶性黑色素瘤可起因于原发性获得性黑变病，即之前存在的痣或新发生的痣。原发性获得性黑变病也称为结膜上皮内色素细胞性肿瘤，在中老年患者中表现为单侧或双侧结膜弥漫扁平的色素区域。结膜黑色素瘤表现为隆起的色素性或肉样结膜病灶。与皮肤的相应肿瘤一样，有向局部淋巴结转移的倾向，这与葡萄膜黑色素瘤不同，但也可能扩散到脑或其他器官。厚度超过 5mm 和位于穹窿部的肿瘤预后较差。治疗可选彻底切除病灶。继发于原发性获得性黑变病的黑色素瘤可能为多灶性的，局部使用丝裂霉素 C 化疗可能有帮助。

2. 葡萄膜黑色素瘤　起源于虹膜、睫状体和脉络膜的黑色素细胞，这些部位的发病率大致与部位所占体积相近，分别为 8%、12% 和 80%。这些肿瘤几乎都为单侧，初始表现为色素性或非色素斑块状病灶；肉眼表现见图 9-41。

（1）虹膜黑色素瘤：通常表现为生长缓慢的结节状肿物，肿瘤可存在多年。组织学上，虹膜黑色素瘤可由较小的、淡染的梭形细胞组成，诊断依赖于表面或基质侵犯的识别。复发的虹膜黑色素瘤常转变为多形性上

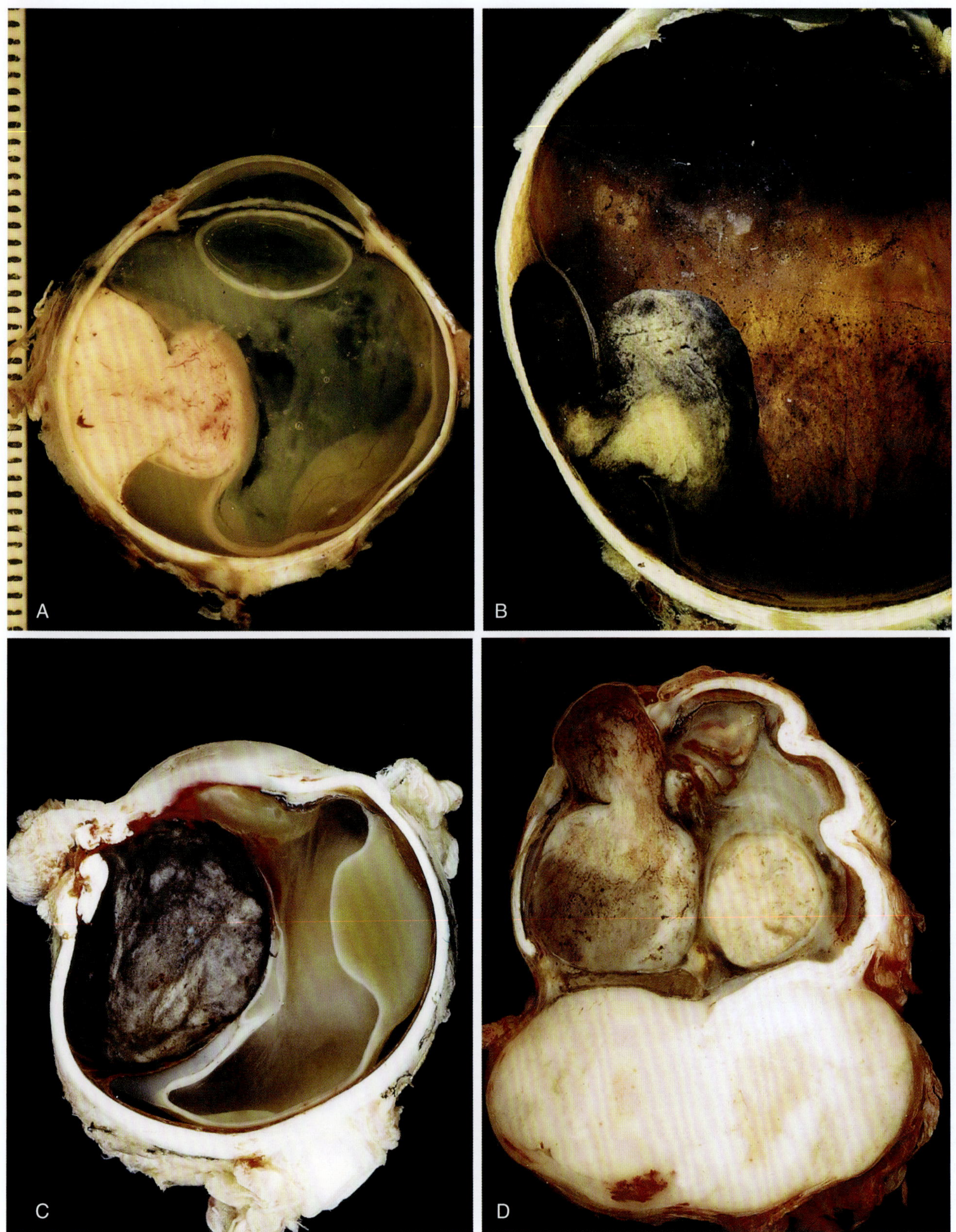

图 9-41 葡萄膜黑色素瘤

A. 大部分肿瘤无黑色素，呈蘑菇样生长；B. 部分色素性黑色素瘤已突破视网膜；C. 卵圆形黑色素瘤的黑色液体渗漏到视网膜下间隙，引起渗出性视网膜脱离，曾试图用手术摘除肿瘤，但没有成功；D. 晚期黑色素瘤，穿破前部和后部巩膜

皮样肿瘤。尽管病变保持在局部时间较长，但仍可弥漫性地在虹膜表面和前房角内扩散，侵犯小梁网可导致继发性青光眼。

（2）睫状体和脉络膜黑色素瘤：其在发现之前可增至很大（10 ～ 20mm）。肉眼观察肿瘤表现多样，可为卵圆状、结节样或典型的蘑菇形肿瘤。蘑菇形是肿瘤突破 Bruch 膜后侵犯视网膜下腔形成的，也可表现为渗出性视网膜脱离，或由直接压迫效应导致急性闭角型青光眼，或由肿瘤产生的血管生长因子导致新生血管性青光眼。肿瘤可通过收集管（前节）、涡静脉（中部）或睫状短血管（后节）向眼外扩散。偶尔可以因眼眶肿块而表现为突眼，大的肿瘤可能自发坏死或出现眼内炎的症状。葡萄膜黑色素瘤临床上可能与许多疾病相似，一些典型的相似病例见图 9-42。

组织学上，依据细胞类型可将恶性黑色素瘤分为梭形细胞型、上皮样型和混合细胞型（图 9-43）。其中大多数肿瘤是混合细胞型的。黑色素瘤的血管模式可以用 PAS 染色来评估。有 9 种已知的模式，包括平行、平行伴交联和闭合血管环网。显微镜下发现巩膜内扩散或眼外扩散对于葡萄膜黑色素瘤的分期也十分重要。转移播散（最常见转移到肝）通常发生在 2 ～ 3 年，但也有发生在 40 年后的报道。免疫组化通常表现为 S-100、HMBAS 和 Melan-A 阳性，这对转移性黑色素瘤的诊断有很大帮助。

治疗方法包括眼球摘除、局部切除手术，以及针对斑块的放射敷贴疗法或质子束放射治疗，还可实施手术或放射治疗后的二次眼球摘除术。术后可见复发性青光眼或新生血管性青光眼、白内障和放射性视网膜病变。

影响葡萄膜黑色素瘤预后的因素如下。①患者的年龄：老年患者预后差。②肿瘤的大小：肿瘤越大预后越差。③肿瘤位置：睫状体肿瘤较脉络膜肿瘤预后差。④细胞类型：含上皮样细胞成分的肿瘤比仅由梭形细胞组成的肿瘤预后差。⑤血管模式：在 PAS 染色中有闭合血管环的肿瘤预后较差。⑥细胞遗传学：同源染色体 3（单染色体 3）的杂合性丧失，特别是合并染色体 8q 额外拷贝时，与发生转移性致死密切相关。如有染色体 6p 畸变，特别是数目增加，预后较好。包括细胞遗传学（分析染色体异常）在内的葡萄膜黑色素瘤的预后参数等见知识关联 9-13 和 9-14。

知识关联 9-13　葡萄膜黑色素瘤预后不良的影响因素

临床特征

- 年龄较大
- 肿瘤尺寸（BD ＞ 16mm 或高度＞ 10mm）
- 肿瘤厚度
- 睫状体位置
- 弥漫性肿瘤（高度＜ BD 的 20%）
- 眼外延伸

组织病理学特征

- 类上皮细胞类型
- 闭合的血管环
- 巩膜外扩散

细胞遗传学特征

- 3 号染色体丢失（单体 3）
- 染色体 8q 增加或 8p 丢失
- 染色体 1p 丢失
- 染色体 6q 缺失

知识关联 9-14　免疫组化

免疫组化是一种检测细胞或组织内特定蛋白质的方法，其操作流程如下：

· 抗原修复：通过蛋白酶消化或微波加热处理。组织切片。

· 一抗结合：一抗与特异性抗原结合。

· 二抗孵育：酶标二抗与一抗 - 抗原复合物结合。

· 显色反应：加入相应底物（substrate）及显色剂（chromogen），酶催化反应在抗原抗体结合部位形成有色沉积物。

免疫组化的主要临床应用包括：

· 肿瘤分类：淋巴瘤共同白细胞抗原（CLA）阳性；癌细胞角蛋白（CK）阳性；黑色素瘤 S100 及 Melan-A 阳性。

· 肿瘤亚型鉴别：淋巴瘤可细分为 B 细胞型（CD20 阳性）与 T 细胞型（CD3 阳性）；肺癌通常 TTF-1 阳性；胃肠道癌通常 CDX-2 阳性。

· 预后评估及治疗指导：MIB-1 高增殖指数的淋巴瘤（见图 9-49）提示侵袭性强；雌激素受体阳性乳腺癌可采用内分泌治疗。

· 病原体诊断：可应用针对单纯疱疹病毒、巨细胞病毒等病原体的特异性抗体检测。

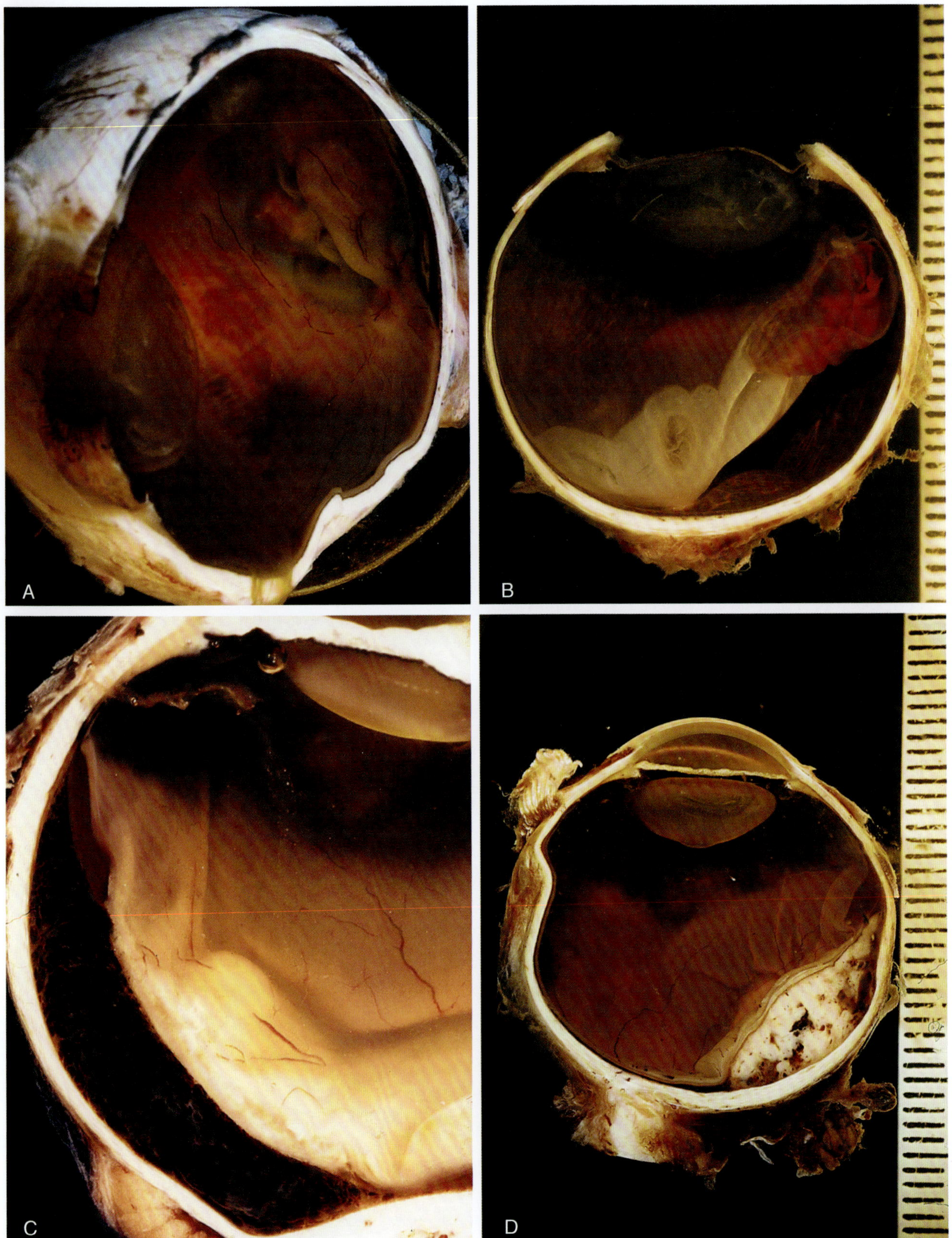

图 9-42　与葡萄膜黑色素瘤表现相似的疾病

A. 黄斑盘状变性出血；B. 视网膜周边微囊样变性出血形成大囊肿；C. 脉络膜血管瘤；D. 乳腺或肺转移而来的肿瘤

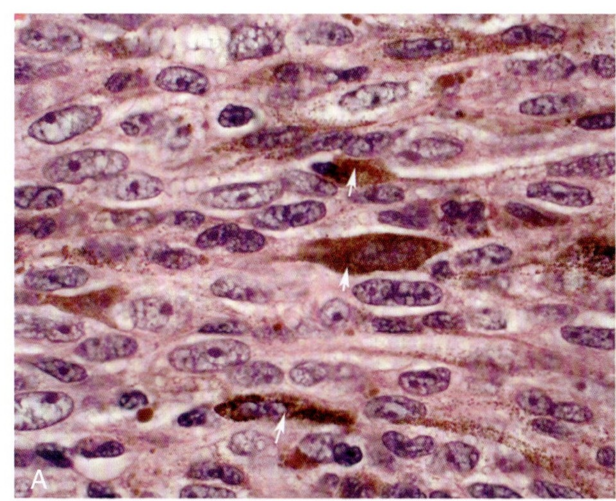

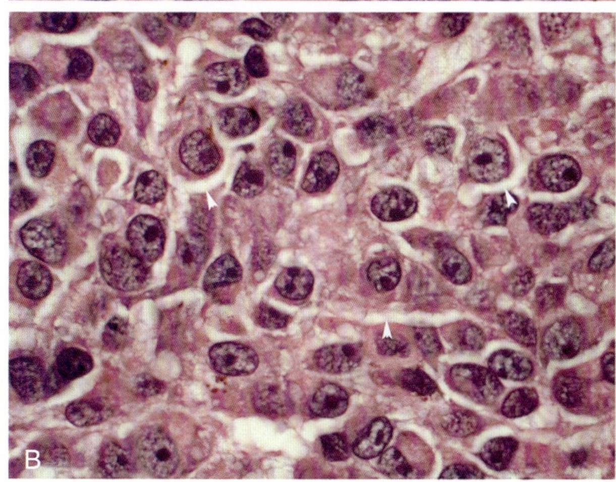

图 9-43　A. 在 B 型梭形恶性葡萄膜黑色素瘤中，细胞的胞质含有黑色素颗粒（箭头）；B. 上皮样黑色素瘤细胞体积比梭形 B 细胞大，细胞间有明显的空隙，相互分离（箭头）

八、视网膜原发性恶变

1. *神经纤维瘤和神经鞘瘤*　这些肿瘤来源于周围神经，发生在眶内。神经纤维瘤来源于神经内膜，而神经鞘瘤来源于包裹轴突的施万细胞。组织学上神经纤维瘤由梭形细胞组成，并且有波浪状的核和胶原，偶见轴突穿过肿瘤。神经纤维瘤可能与 I 型神经纤维瘤病有关，特别是丛状型和弥漫型两型。神经鞘瘤表现为栅栏状排列的梭形细胞（Antoni A）和黏液样（Antoni B）区域。与神经纤维瘤相反，神经鞘瘤偶尔可见轴突出现在肿瘤周边部。以陈旧性出血、厚壁血管和异型细胞核等为特征的变性改变相对比较常见。偶尔神经鞘瘤含有黑色素，应与梭形细胞黑色素瘤的眼外扩散相鉴别。

2. *恶性周围神经鞘瘤*　在眶内罕见。大多数为新发肿瘤，此前无神经纤维瘤或神经鞘瘤证据。亦可能与 I 型神经纤维瘤病有关。

3. *视网膜母细胞瘤*　是发生在婴幼儿的恶性肿瘤，如不治疗可导致死亡，在活产婴儿中发病率为 1/20 000。肿瘤来源于胚胎视网膜细胞，可单侧或双侧发病。肉眼观察呈表面光滑的白色肿物，可表现为向玻璃体腔内的内生性生长或向视网膜下间隙的外生性生长（图 9-44）。肿瘤内可见坏死的黄色区域或钙化的白斑。组织学上，肿瘤由胞质很少的蓝染小细胞组成，一般有丝分裂率很高，伴明显的凋亡和肿瘤内部的局灶性坏死，这表明细胞更新较快。来源于坏死性肿瘤的 DNA 可能沉积在血管壁或形成嗜碱性湖。分化形式主要包括以下几种。

（1）Homer-Wright 玫瑰花结：多层的环状核围绕嗜酸性纤维物质（图 9-45A）。

（2）Flexner-Wintersteiner 菊花团：环状排列的细胞包绕着连续的膜（图 9-45B）。

（3）管状花结（fleurettes）：原始光感受器，胞体排列形成花束状，这些结构在治疗过的肿瘤中最常见。

视网膜母细胞瘤预后判断的重要依据有肿瘤大小、分化程度、是否有脉络膜和视神经侵犯。通过早期诊断及现代化的治疗手段，包括放射治疗和化学治疗，治愈率可以 > 90%。未经治疗的病例中肿瘤可以通过视神经或沿脑膜蔓延到脑，或通过血液转移至内脏和骨骼，最终导致死亡。

第 3 章中讨论了视网膜母细胞瘤的遗传学，但值得指出的是异常基因携带者在儿童时期有松果体肿瘤的风险（三侧性视网膜母细胞瘤），成年早期则有软组织肿瘤和成骨肉瘤的风险，而老年时期也有患癌症的风险。

视网膜母细胞瘤需要与下列疾病鉴别诊断：① Coats 病（图 9 - 46A）；②星形细胞错构瘤（图 9 - 46B）；③早产儿视网膜病变；④永存原始玻璃体增生症（图 9-46C）；⑤眼内炎（图 9 - 46D）；⑥弓蛔虫性视网膜炎。

4. *星形细胞错构瘤*　是发生在视网膜上的良性星形细胞肿瘤，可以是部分结节性硬化综合征患者的眼部表现或作为一个孤立的特征性表现。肿瘤由星形细胞组成，形成有利于钙磷沉积的基质。由于钙化的存在可能导致误诊为视网膜母细胞瘤。

5. *神经胶质瘤*　有青少年型和成人型两种。前者公认预后良好。通常与 NF-1 相关；而后者则罕见且致死率高，往往与广泛的颅内蔓延有关。

约 50% 的神经胶质瘤累及视神经的眶内段，但视神经的颅内段或视交叉部分也有可能受累。如肿瘤发生在眶内段可能会导致眼球突出、视盘水肿和视力丧失。CT

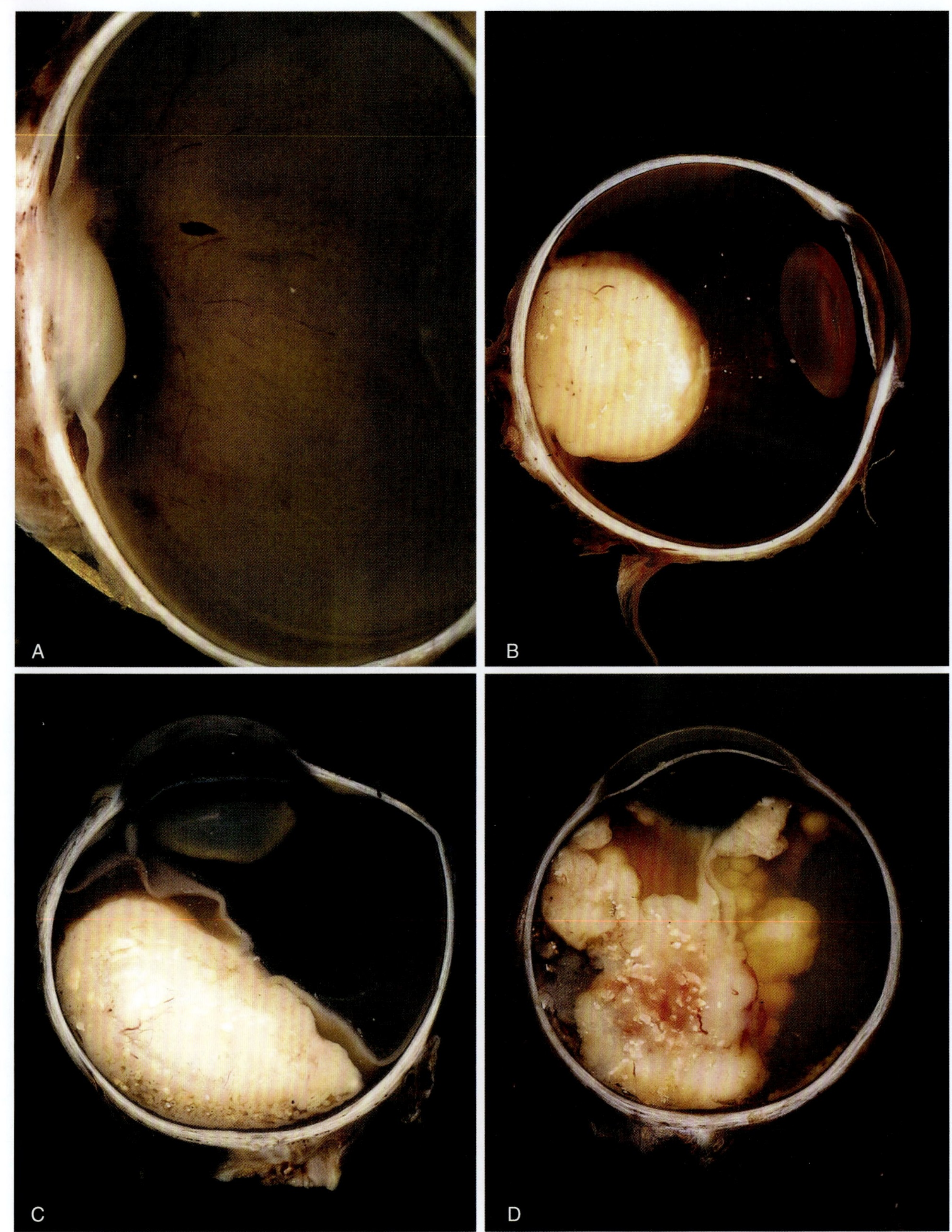

图 9-44 视网膜母细胞瘤大体表现

A. 位于视盘表面小的视网膜母细胞瘤，伴有少量钙化斑；B. 玻璃体内较大的视网膜母细胞瘤伴种植；C. 外生性视网膜母细胞瘤引起视网膜脱离；D. 巨大外生性视网膜母细胞瘤伴有明显钙化和漏斗状视网膜脱离

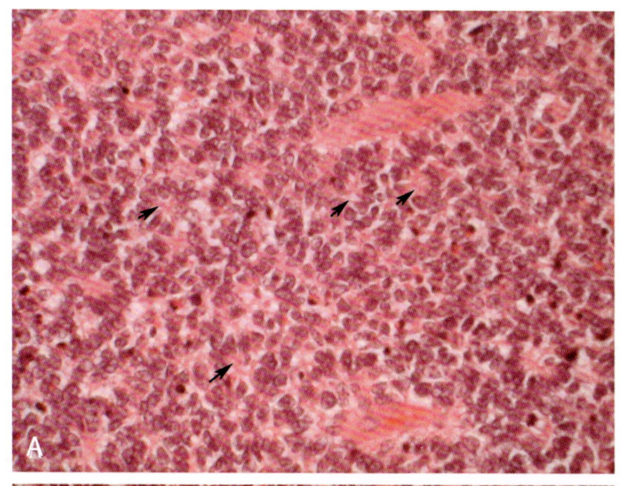

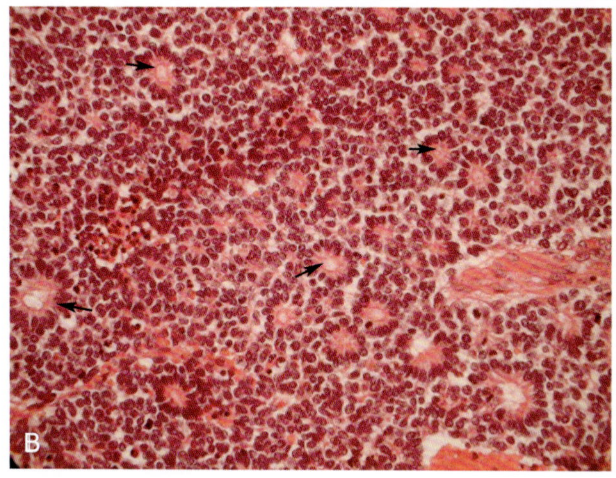

图 9-45　视网膜母细胞瘤的分化表现为各种形式的菊花团

A. Homer - Wright 玫瑰花结由细胞核包围的中枢神经纤维缠结而构成，细胞可有重叠；B. 特征性 Flexner-Wintersteiner 菊花团，内衬为一层类似于正常视网膜（箭头）外界膜的膜，周围被单层细胞包绕

或 MRI 对描述肿瘤的位置、形态和范围有帮助。患者中 50% 以上的肿瘤可自行停止生长，但在肿瘤持续生长的情况下需要手术干预。手术时应切除受累的视神经，如果肿瘤较广泛并且伴有暴露性角膜炎等其他并发症，则应摘除包括被肿瘤组织侵犯的视神经在内的眼球组织。虽然往往要以视力的丧失为代价，但视神经胶质瘤在有效而彻底的手术后通常预后较好。

切除的肿瘤病理显示神经呈纺锤形肿胀，在肿瘤组织内几乎见不到残余的正常神经组织。这些肿瘤在组织学上与颅内星形细胞瘤一样，大多数是毛细胞，常发现黏液样变性区和 Rosenthal 纤维（图 9-47）。这些肿瘤可诱发覆盖的蛛网膜增生，可能造成临床上的误诊。如果活检的标本中仅包含神经周围组织，则这种增生的组织可能被误诊为脑膜瘤。

6. *脑膜瘤*　视神经脑膜瘤可能是原发性的，也可能来源于视神经鞘膜或是颅内脑膜瘤蔓延扩散的结果。成人视神经脑膜瘤的生长相对比较缓慢，而儿童视神经脑膜瘤则表现出更强的侵袭性。肿瘤组织包绕视神经，可能引起视神经萎缩。组织学上与颅内脑膜瘤相似，有时以一种过渡形式为主，有时则以大量沙样小体为主。

7. *周围神经肿瘤*　施万细胞瘤和神经纤维瘤很少发生在眼眶或眶周组织。神经纤维瘤，特别是丛状型，可能与 NF-1 有关。

九、来源于肌肉组织的肿瘤

这些肿瘤罕见，可能会累及眼球或眼眶。

1. *平滑肌瘤和平滑肌肉瘤*　平滑肌瘤偶尔起源于虹膜和睫状体。相对应的恶性肿瘤是平滑肌肉瘤，极为罕见。

2. *横纹肌瘤和横纹肌肉瘤*　发生在眼睑和眼球上的良性横纹肌肿瘤实际上尚未见到。

横纹肌肉瘤是最常见的儿童眼眶恶性肿瘤。它通常在 20 岁之前发病，表现为快速发展的眼球突出和移位。如果临床高度怀疑横纹肌肉瘤，应立即取组织活检以明确诊断，让患者及时接受化学治疗和放射治疗的联合治疗。如遵循此原则处理，横纹肌肉瘤儿童的存活率可显著提高。肉眼观察这些肿瘤由棕褐色的鱼肉样组织构成。组织病理学检查可分为 3 种亚型，即胚胎型、腺泡型和多形型。其中，胚胎型是眼眶内最常见的类型，由一层层小卵圆形或梭形细胞构成（图 9-48）。在少数病例中，可以看到瘤细胞中有胞质横纹，但一般辨别困难。肌肉调节基因 *MyoD1* 的免疫组化染色可能对确诊有帮助。在大龄儿童中，腺泡型横纹肌肉瘤可能更为常见；而多形型横纹肌肉瘤在眼眶内罕见，常发生于成人。

十、血管性肿瘤

这些肿瘤很少见，但可以发生在任何年龄。

1. *血管瘤*　已在错构瘤中介绍。

2. *上皮样血管瘤*　以前的命名为血管淋巴样增生伴嗜酸性粒细胞增多症，属良性的血管病变，可发生于眼睑皮肤，偶尔发生于眼眶内。它的血管组织主要由有内皮细胞的血管和炎症细胞组成，包括淋巴样滤泡和大量的嗜酸性粒细胞。

3. *卡波西肉瘤*　是一种内皮细胞肿瘤，可在眼睑和结膜上迅速生长，最常见于免疫功能不全的患者，特别是 AIDS 患者。它由 8 型疱疹病毒感染引起。组织学上可以看到这些肿瘤由恶性梭形细胞组成，它们排列在一个筛网状间隙中，这些间隙中含有渗出的红细胞。

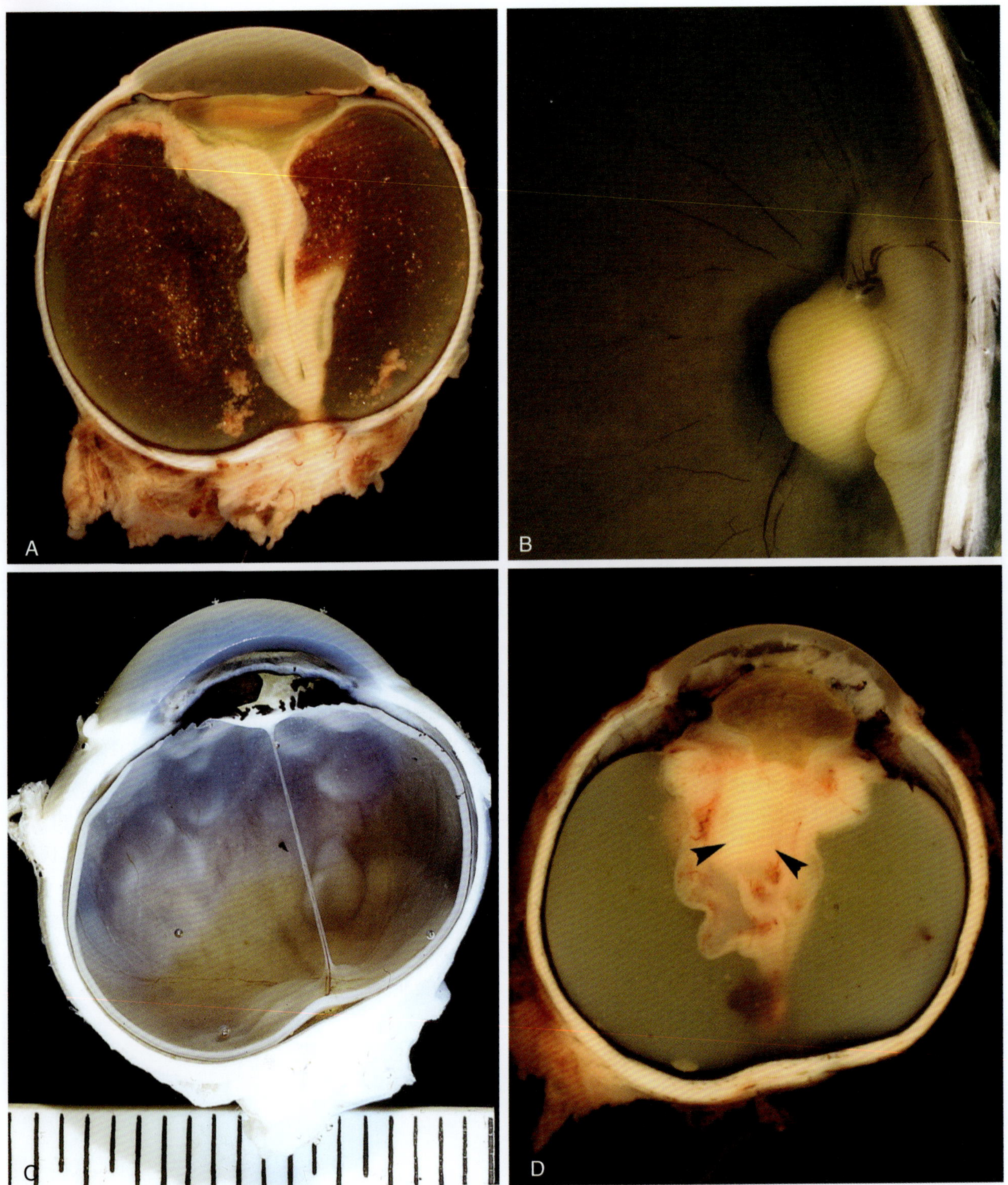

图 9-46 与视网膜母细胞瘤相似的疾病

A. 在 Coats 病中，异常的血管会渗漏富含脂质的血浆，所以在视网膜下的渗出物中有大量的胆固醇结晶；B. 星形细胞错构瘤表现为由视网膜突向玻璃体的静止的圆形结节；C. 永存原始玻璃体增生症是在晶状体后形成白色的团块，而永存的玻璃样动脉则返回视盘；D. 转移性眼内炎中，玻璃体腔内充满脓肿，形成白色的团块（箭头），视网膜已脱离

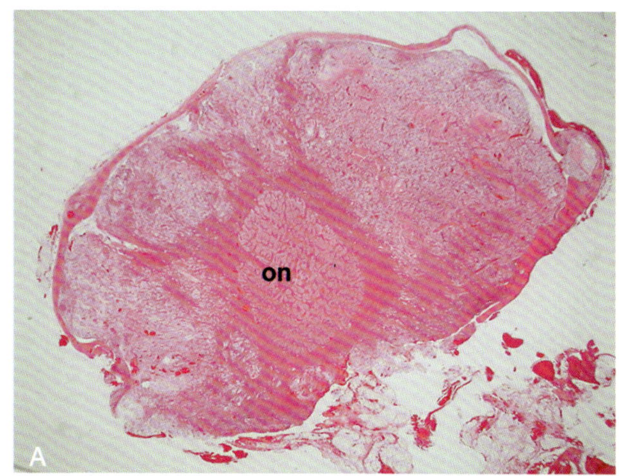

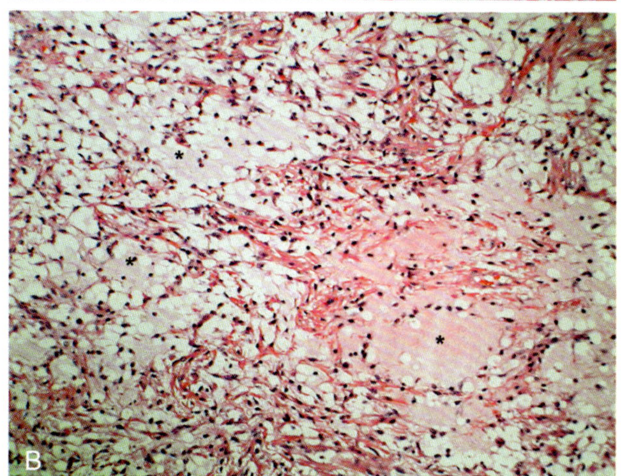

图 9-47　A. 低倍镜下观察：视神经胶质瘤已侵入视神经组织，但仍保留了一些可辨认的视神经结构（on）；B. 高倍镜下观察：肿瘤组织由不规则排列的增生星形细胞组成，可见无数小的囊样空隙（*）

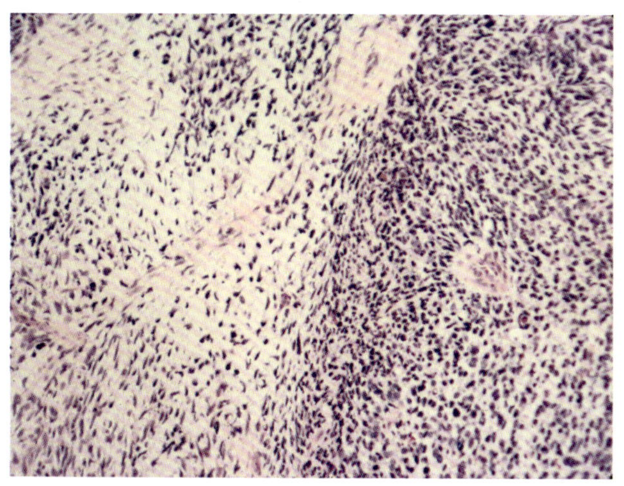

图 9-48　胚胎性横纹肌肉瘤病理

细胞呈卵圆形及梭形，兼有细胞性区域及黏液样区域

十一、其他结缔组织肿瘤

肿瘤可来自结缔组织的任何细胞成分，包括脂肪组织、软骨和骨组织。眼眶脂肪瘤少见，但由于脂肪瘤与切除的眼眶脂肪鉴别困难，可能会造成漏诊。原发性脂肪肉瘤极少累及眼球。同样，眼的软骨肿瘤罕见。眼眶骨肉瘤也很少见，但目前认为其是继视网膜母细胞瘤成功治疗之后居第二位的原发性肿瘤。

孤立性的纤维性肿瘤、血管周皮细胞瘤和巨细胞血管纤维瘤是一组具有相关性的肿瘤，与其他结缔组织肿瘤相比，在眼眶处发病相对更常见。由于最近确定的一种常见的染色体易位［inv(12)(q13q13)］，可产生 NAB2-STAT6 融合产物，因此认为这些肿瘤是同一类疾病，故称孤立性纤维瘤。在组织学上，它们都由梭形细胞组成，具有薄壁的分支血管结构。孤立性纤维瘤具有一系列纤维性肿瘤的特征性细胞结构（之前认为是血管周皮细胞瘤），是多细胞性肿瘤，一些肿瘤组织中包含基质巨细胞（之前认为是血管纤维瘤）。大多数肿瘤是良性的，但它们的生物学行为难以预测。体积大和细胞成分更多的肿瘤更有可能复发和发生转移。

十二、淋巴肿瘤

眶隔后的组织中既没有淋巴管，也没有淋巴组织。然而，在结膜、泪腺和泪液的引流系统中存在淋巴细胞。

眼附属器的淋巴瘤可累及结膜、眼睑、泪腺和眼眶。系统性疾病引起结膜淋巴瘤的发生率较低，仅为 20%；而眶内淋巴瘤发生率为 35%，泪腺淋巴瘤的发生率为 40%，眼睑淋巴瘤的发生率为 67%。眼淋巴瘤往往在全身播散性疾病中是最先发生的，因此所有眼淋巴瘤患者都有必要进行全身检查和血液学检查。免疫组化（图 9-49，知识关联 9-15）、分子生物技术（知识关联 9-6 和知识关联 9-16）和流式细胞学检查可以区分淋巴瘤的亚型。流式细胞学检查可用于分离混杂细胞群中的特定细胞，细胞在悬浮液中可用荧光标志物标记，在激光束的激发下，细胞通过流式细胞仪时进行电子计数，该技术可用于玻璃体标本的检测。

借助这些技术，可对绝大多数淋巴细胞增殖进行分类，确定其是良性（反应性淋巴增生）或恶性（淋巴瘤）的，应该避免诸如“假性淋巴瘤”之类的用语。

最常见的眼部淋巴增生性病变如下。

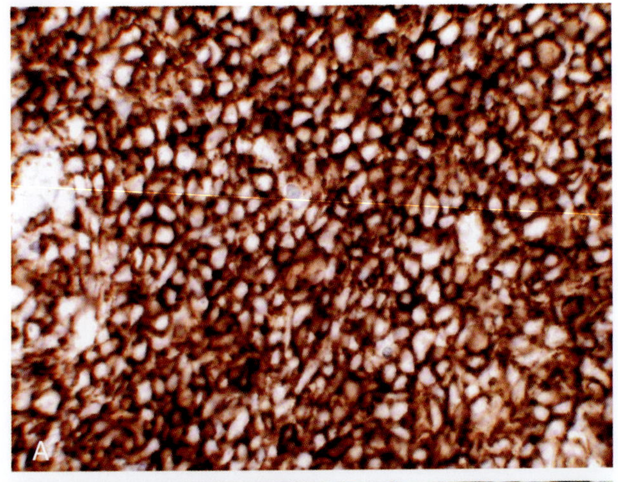

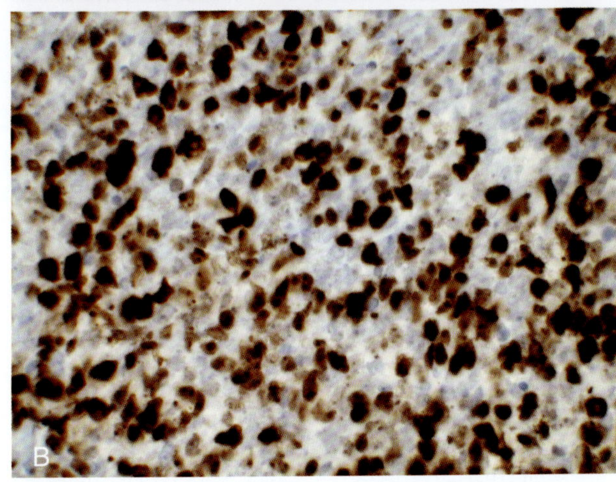

图 9-49 A. 免疫组化显示，在 B 细胞淋巴瘤的细胞膜有 CD20 的表达；B. 免疫组化显示，在高分化 B 细胞淋巴瘤（弥漫性大 B 细胞淋巴瘤）的细胞核中有大量 MIB-1（增殖细胞核抗原）的表达，提示这些细胞增殖活跃

知识关联 9-15 肿瘤细胞遗传学

与正常细胞相比，肿瘤细胞染色体会发生数量和结构的异常。肿瘤细胞中的染色体异常可以分为三类。

· 原发性异常：对于肿瘤发生是必不可少的，如视网膜母细胞瘤中的 *Rb1* 基因。

· 次要异常：是肿瘤进展和克隆演化的表现，如结肠腺瘤 – 腺癌序列中的 *p53* 丢失。

· 细胞遗传学噪声：是由任何肿瘤中的遗传不稳定所引起的。

例如，在淋巴瘤中：

· 在非结外边缘区淋巴瘤中，t(11;18) 和 t(1;14) 有助于诊断。

· 在滤泡性淋巴瘤中，t(14;18) 有助于诊断。

· 在弥漫性大 B 细胞淋巴瘤中，具有染色体易位导致 *C-MYC* 和 *BCL2* 重排的肿瘤预后较差。

知识关联 9-16 原位杂交

在此技术中，单链互补核酸序列可与细胞或组织中特定 DNA 或 RNA 序列结合，这些杂交位点可通过添加荧光原位杂交（FISH）酶标探针来识别。

· FISH 可用来检测肿瘤中染色体拷贝数增加、缺失和易位（尤其是淋巴瘤）。

· 原位杂交可用于评估淋巴样增殖中的克隆性，并且检测 EB 病毒或巨细胞病毒感染中的病毒核酸。

1. 良性淋巴增生　与淋巴结的反应性滤泡增生有类似的过程，可在结膜或眼眶内形成肿瘤团块。

2. 结外边缘带淋巴瘤（EMZL）　是眼部最常见的一种低分化 B 细胞淋巴瘤，起源于黏膜相关淋巴组织。EMZL 通常病程较慢，但可在其他结外部位复发，并且很少转化为高分化型淋巴瘤。

3. 滤泡性淋巴瘤　与该处淋巴结组织相对应，在大多数病例中代表系统性疾病的一部分。

4. 弥漫性大 B 细胞淋巴瘤　较少见，约有 40% 的病例与系统性疾病有关，这些淋巴瘤临床上具有侵袭倾向。

5. 原发性眼内淋巴瘤　可侵犯视网膜、视网膜下间隙、玻璃体和视神经（图 9-50）。它可以与原发性中枢神经系统淋巴瘤共同发生或单独发生，是罕见的淋巴瘤，但是近年来发病率有显著增高。大多数为弥漫性大 B 细胞淋巴瘤，通常发生于老年人，但也可能与 AIDS 有关。

6. 其他淋巴瘤　很少累及眼部，包括套细胞淋巴瘤、B 细胞慢性淋巴细胞白血病、Burkitt 淋巴瘤、外周 T 细胞淋巴瘤和 NK 细胞淋巴瘤。眼部霍奇金淋巴瘤罕见，白血病也可引起眼部或眼眶的浸润。特别是粒细胞性肉瘤在健康的儿童中可以表现为单发的眼眶肿物。

十三、泪腺肿瘤

1. 多形性腺瘤（良性混合瘤）　是最常见的泪腺上皮肿瘤，通常发生于中老年人，但也可能发生于任何年龄人群。肿瘤生长缓慢，表面有假性包膜。组织学上可见上皮和间充质成分的混合，后者包括黏液样组织、软骨、脂肪，偶有骨组织（图 9-51A）。对肿瘤进行彻底切除是很重要的，如果肿瘤组织只是被“剥掉”，后续很容易复发，虽然癌变风险可能很小，但残留的肿瘤恶变成多形性癌（恶性混合瘤）的风险高。

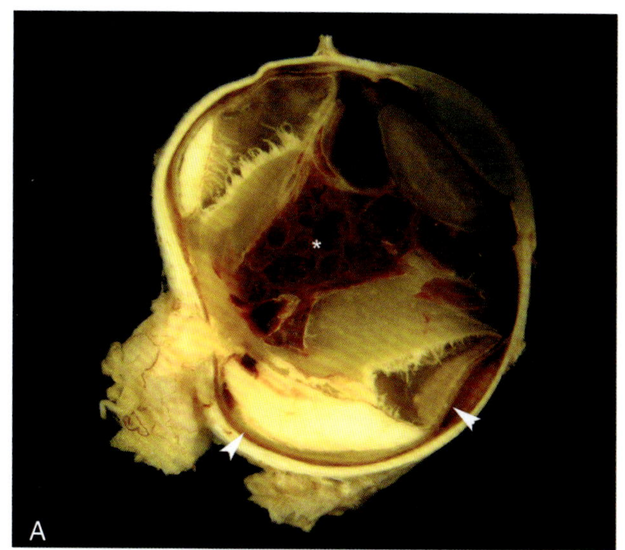

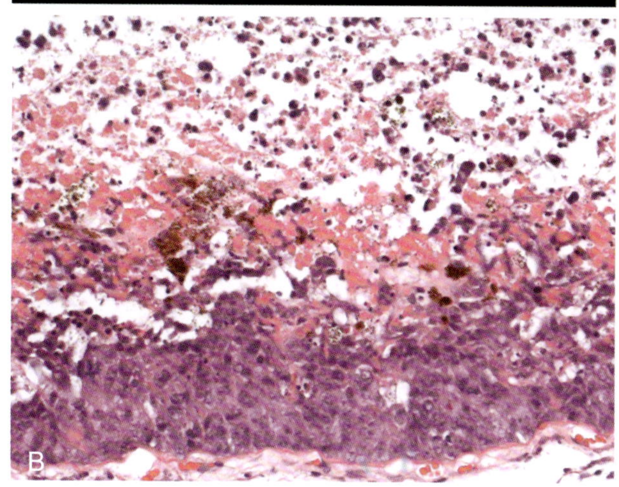

图 9-50　A. 原发性眼内淋巴瘤患者被摘除的眼球。玻璃体（*）中有出血和渗出物，视网膜表面见白色的肿瘤（箭头）。B. 组织学表现，视网膜被多形性大淋巴瘤细胞取代，坏死和凋亡细胞延伸到玻璃体腔

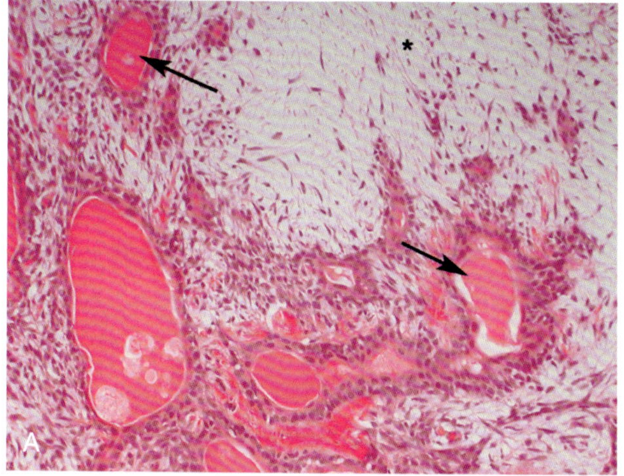

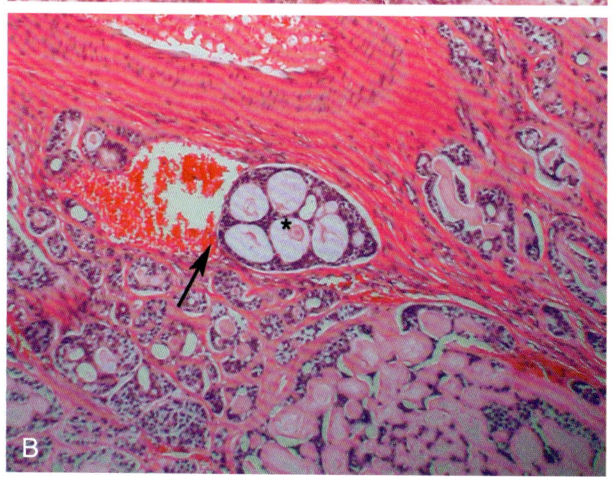

图 9-51　A. 多形性腺瘤由良性分支腺体组成（箭头），位于黏液样基质内（*）；B. 腺样囊性癌呈"瑞士奶酪"样改变（*），可侵犯血管（箭头）和周围神经

2. *腺样囊性癌*　是仅次于多形性腺瘤的第二常见的泪腺上皮肿瘤。虽然不少人在中年或老年时才明确诊断，但年轻人中也常见。其往往比多形性腺瘤病程短，因为往往在早期肿瘤组织就侵犯神经和眼外肌肉，患者会出现眼球突出、麻木、疼痛和复视等症状。该肿瘤组织学表现有多种，常见筛状或"瑞士奶酪"样改变（图 9-51B），疼痛和麻木可能是肿瘤侵犯周围神经所造成的，这种侵袭性肿瘤需要根治性手术且应用补充性放射治疗或化学治疗。

3. *其他恶性上皮肿瘤*　有少数的泪腺上皮肿瘤为腺癌，没有证据表明存在良性的混合肿瘤。黏液表皮样癌是另一种罕见的可发生于泪腺的肿瘤。

4. *泪囊肿瘤*　并不常见，通常起源于上皮组织。乳头状瘤表现为外生性的、翻转的或混合生长的形式，上皮可能是鳞状上皮细胞或过渡细胞类型。泪囊癌可发生于乳头状瘤内或由其发展而来。这些都是可以侵袭周围组织结构的恶性肿瘤。

十四、转移性肿瘤

在成人中，转移性肿瘤最常见于葡萄膜（图 9-42D）。眼眶转移通常占 1/10，而转移到眼睑和结膜罕见。大多数转移性肿瘤为癌，最常见的原发部位是乳腺、前列腺、肺或胃肠道，这些原发癌的转移可参考其他相关著作。免疫组化（知识关联 9-14）和新的分子生物学技术（知识关联 9-17）在鉴定原发部位方面很有帮助。在儿童的转移性肿瘤中，转移到眼眶较常见，而很少发生在葡萄膜。神经母细胞瘤、尤因（Ewing）肉瘤、威尔姆斯（Wilms）肿瘤和横纹肌肉瘤均可能发生眼眶转移。

知识关联 9-17 下一代测序

下一代测序（NGS）是一组使快速、准确和成本效益高的测序成为可能的测序技术。NGS 技术包括：

（1）基因检测 panel

· 对一定数量的目标基因进行测序。

· 在遗传性乳腺癌和卵巢癌中有用。

· 在某些癌症中用于识别可作为药物靶标的突变。

（2）全外显子测序

· 对基因组中基因的蛋白质编码区域进行测序。

· 允许识别改变蛋白质序列的遗传变异。

· 在罕见病症的基因定位中非常有用。

（3）全基因组测序

· 一次性对整个基因组的所有 DNA 进行测序。

· 特征描述遗传性疾病。

· 特征描述癌症中的驱动突变。

· 追踪疾病暴发。

在未知原发病灶的转移性癌中，可以应用各种 NGS 技术来识别原发病灶（因为具有特定于部位的突变），并识别相关突变，以便后续使患者能够接受基因型匹配的靶向治疗。

十五、误诊为肿瘤的疾病

有些发生于眼周和眶部的肿块和肿物，可能会被误诊为肿瘤。

1. 囊肿

（1）眼睑：眼睑的单纯性囊肿很常见。

· 汗腺囊肿：源于摩尔（Moll）腺。囊肿壁薄，在睑缘处呈透明或蓝色肿胀。组织学上有双层上皮排列的壁，内层为立方细胞，外层为肌上皮细胞。

· 表皮样囊肿：可能继发于毛囊导管的阻塞，因外伤及手术使上皮包埋在组织中。表皮样囊肿内衬角化鳞状上皮，囊肿内充满角蛋白，囊肿破裂可能引起异物巨细胞反应。

· 儿童的皮样囊肿：发生于儿童胚胎发育过程中，由外胚层嵌顿在额突和上颌突之间所致，皮样囊肿内富含毛发和毛囊皮脂腺。

（2）结膜：结膜的囊性病变也很常见。以往的创伤使结膜上皮巢嵌塞在结膜基质中，形成上皮包涵性囊肿，扩张的淋巴管融合可形成淋巴囊肿，这种淋巴管扩张可因错构性畸形而发生或继发于炎症。

（3）眼眶：眼眶内也可发生囊肿，CT 有助于病变的鉴别。皮样囊肿也可以发生在眼眶内，必须完整切除，因为囊肿破裂后，其内容物可诱发肉芽肿性过敏反应。黏液性囊肿是慢性鼻窦炎导致引流阻塞后造成鼻旁窦扩张所致，它由内衬上皮细胞，有时含有杯状细胞的囊腔组成。血性囊肿是一种机化的血肿，有自发性的，也有钝挫伤引起的。

2. 特发性眼眶炎症　特发性眼眶炎症（炎性假瘤）是一种眶内非肉芽肿性炎症，找不到明显的局部原因或任何系统性疾病。其表现为单侧或双侧的眼部肿块，临床上可能被误认为是肿瘤。在活检标本中，病变早期的表现为眼眶组织水肿及淋巴细胞、浆细胞和淋巴滤泡的炎性浸润。随着病情的发展，出现胶原沉积，炎症细胞被纤维组织分隔（图 9-52）。大多数病例对皮质类固醇的治疗有显著的疗效，除非病变已经严重纤维化。其他免疫抑制剂，如硫唑嘌呤或低剂量放射治疗，均可用于皮质类固醇治疗无效的患者。特发性硬化性炎症，是其中一种形式的眶内炎症，它的特点是缓慢而持续的纤维化过程，眼眶各结构进行性受累。该病变可以是多系统疾病的眼部表现，在其他部位也有进行性的纤维化。在硬化性和非硬化性炎症中有些病例的血清 IgG4 水平会增高，并在组织中发现 IgG4 阳性的浆细胞（参见第 7 章）。这种与 IgG4 相关的疾病可能是双侧性的，也可能影响其他部位，通常类固醇治疗有效。

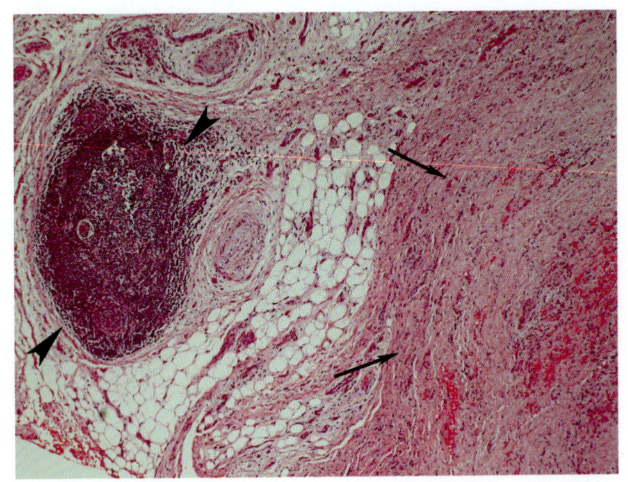

图 9-52　特发性眼眶炎症中，眶内脂肪组织被纤维组织所取代（箭头）。同时伴有炎症细胞浸润，包括淋巴滤泡（箭尖）

（叶　子　刘安琪　张远霞　乔国庆　译）

延伸阅读

Apel, F., Zychlinsky, A., Kenny, E.F., 2018. The role of neutrophil extracellular traps in rheumatic diseases. Nat. Rev. Rheumatol. 14, 467–475. https://doi.org/10.1038/s41584-018-0039-z.

Forrester, J.V., McMenamin, P.G., Dando, S.J., 2018. CNS infection and immune privilege. Nat. Rev. Neurosci. 19, 655–671. https://doi.org/10.1038/s41583-018-0070-8.

Moutray, T., et al., 2018. Different lasers and techniques for proliferative diabetic retinopathy. Cochrane Database Syst. Rev. 3. https://doi.org/10.1002/14651858.CD012314.pub2. CD012314.

Roberts, F., MacDuff, E., 2018. Pathology Illustrated. Elsevier Churchill Livingstone, Edinburgh.

Roberts, F., Thum, C.K., 2014. Lee's Ophthalmic Histopathology. Springer, London.

Sehu, K.W., Lee, W.R., 2005. Ophthalmic Pathology: An Illustrated Guide for Clinicians. Blackwell Publishing, Oxford.

Vilas, G.L., Morgan, P.E., Loganathan, S.K., Quon, A., Casey, J.R., 2011. A biochemical framework for SLC4A11, the plasma membrane protein defective in corneal dystrophies. Biochemistry. 50, 2157–2169. https://doi.org/10.1021/bi101887z.

Yanoff, M., Fine, B.S., 2008. Ocular Pathology, fifth ed. Elsevier Mosby-Wolfe, London.

Zhang, H., et al., 2017. Immunoinhibitory checkpoint deficiency in medium and large vessel vasculitis. Proc. Natl. Acad. Sci. U. S. A. 114, E970–E979. https://doi.org/10.1073/pnas.1616848114. 2017.

COVID-19 与相关眼部改变

严重急性呼吸系统综合征 - 冠状病毒 2 型（SARS-CoV-2）属于 β- 冠状病毒，是一种可潜在导致致命性病毒性肺炎的病原体，被称为新型冠状病毒（导致 COVID-19，Coronavirus disease 2019）。2020 年 3 月，世界卫生组织宣布 COVID-19 出现全球性"大流行"，截至 2020 年 7 月，全球感染人数超过 1400 万，死亡人数超过 60 万。尽管该病主要通过呼吸道传播，但也有报道称病毒可以感染结膜上皮细胞，并通过鼻咽部进入呼吸道。结膜上皮细胞表达 SARS-CoV-2 刺突（S）蛋白的 ACE2 受体，以及 S 蛋白修饰所需的丝氨酸蛋白酶 TMPRSS2，这些都是实现病毒感染所必需的条件。通过反转录 PCR 进行 SARS-CoV-2 RNA 检测也发现 COVID-19 患者的结膜分泌物和眼泪呈阳性。患者可能出现结膜炎，包括结膜水肿和泪液分泌过多（极少数情况下还会出现角结膜炎）；而那些结膜炎患者往往也可合并更严重的肺部疾病。结膜炎中的炎症反应很可能与引起严重肺部疾病的细胞浸润和细胞因子风暴产生的结果相关。除结膜改变外，有学者在感染 COVID-19 病毒且出现感染症状后 11 ～ 33 天内对 12 名成年患者（6 名男性，6 名女性，年龄 25 ～ 69 岁）进行检查并发现了视网膜变化。其中 4 名患者出现了轻微的棉絮斑和微出血（见附图），出现这些异常的根本原因尚未确定，可能与细胞因子风暴后血脑屏障的破坏有关。

在本书于 2020 年中期出版第 4 版时，描述感染个体眼部异常的论文相对较少。迄今为止的证据表明，眼表并不是 COVID-19 病毒最初感染的主要部位。此外，眼部表现也并不是 SARS-CoV-2 感染的主要结果，英国超过 20 000 名 COVID-19 患者中，只有 0.04% 感染者报告了结膜炎。然而，随着这一大流行的持续，或将会有更多眼部受累的报道，而这些结论有可能会被改变。

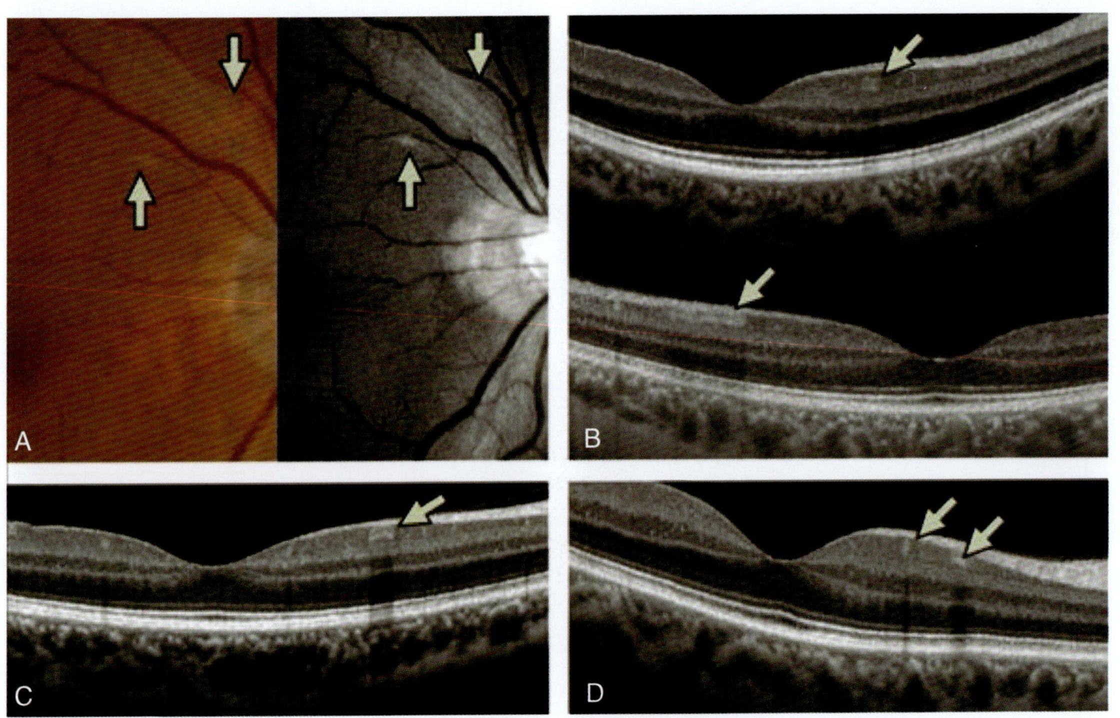

附图　4 名 COVID-19 患者的视网膜改变

A ～ D 代表 4 名不同的患者。A. 彩色眼底照相和无红光成像显示在上方视网膜动脉弓部位有一处棉絮斑，伴有微小出血；B ～ D. 3 位患者光学相干断层扫描（optical coherence tomography，OCT）B 扫描横截面检查提示内丛状层和神经节细胞层的高反射改变，所有患者均可观察到这一特征

（刘安琪　杨昆昆　译）

延伸阅读

1. Gupta, A., Madhavan, M.V., Sehgal, K., Nair, N., Mahajan, S., Sehrawat, T.S., et al., 2020. Extrapulmonary manifestations of COVID-19. Nat. Med. 26, 1017–1032.
2. Ma, D., Chen, C.B., Jhanji, V., Xu, C., Yuan, X.L., Liang, J.J., et al., 2020. Expression of SARS-CoV-2 receptor ACE2 and TMPRSS2 in human primary conjunctival and pterygium cell lines and in mouse cornea. Eye (Lond) 34, 1212–1219.
3. Zhou, L., Xu, Z., Castiglione, G.M., Soiberman, U.S., Eberhart, C.G., Duh, E.J., 2020. ACE2 and TMPRSS2 are expressed on the human ocular surface, suggesting susceptibility to SARS-CoV-2 infection. Ocul. Surf.
4. Marinho, P.M., Marcos, A.A.A., Romano, A.C., Nascimento, H., Belfort Jr., R., 2020. Retinal findings in patients with COVID-19. Lancet 395, 1610.
5. Docherty, A.B., Harrison, E.M., Green, C.A., Hardwick, H.E., Pius, R., Norman, L., I. C. investigators, et al., 2020. Features of 20 133 UK patients in hospital with covid-19 using the ISARIC WHO Clinical Characterisation Protocol: prospective observational cohort study. BMJ 369, m1985.
6. Willcox, M.D., Walsh, K., Nichols, J.J., Morgan, P.B., Jones, L.W., 2020. The ocular surface, coronaviruses and COVID-19. Clin. Exp. Optom. 103, 418–424.